BIOGRAPHIE
MÉDICALE

PAR ORDRE CHRONOLOGIQUE

D'APRÈS

DANIEL LECLERC, ÉLOY, ETC.

MISE DANS UN NOUVEL ORDRE, REVUE ET COMPLÉTÉE

PAR

MM. BAYLE ET THILLAYE

TOME PREMIER

PARIS

ADOLPHE DELAHAYS, LIBRAIRE

4-6, RUE VOLTAIRE, 4-6

1855

BIOGRAPHIE MÉDICALE

I

PARIS. — IMP. SIMON RAÇON ET COMP., RUE D'ERFURTH, 1

BIOGRAPHIE

MÉDICALE

PAR ORDRE CHRONOLOGIQUE

D'APRÈS

DANIEL LECLERC, ÉLOY, ETC.

MISE DANS UN NOUVEL ORDRE, REVUE ET COMPLÉTÉE

PAR

MM. BAYLE ET THILLAYE

TOME PREMIER

PARIS

ADOLPHE DELAHAYS, LIBRAIRE

4-6, RUE VOLTAIRE, 4-6

1855

BIOGRAPHIE MÉDICALE

PAR ORDRE CHRONOLOGIQUE *.

AVANT JÉSUS-CHRIST.

Avant J.-C. 1526. — MÉLAMPE était d'Argos et vivait environ l'an du monde 2705. Il naquit dans une famille illustre. Salmonée, qui régnait dans l'Élide, eut une fille d'une grande beauté; elle se nommait Tyro, et elle épousa Cretès, qui succéda à Salmonée. Tyro donna à Cretès trois fils, Amythaon, Pherès et Aéson. D'Amythaon et d'Aglaïde naquirent Mélampe et Bias. Mélampe eut tant de goût pour les sciences qu'il passa d'Argos en Égypte dans le dessein de s'instruire de celles qu'on cultivait dans ce pays. Il en rapporta de grandes connaissances dans la Grèce, mais aussi une partie de la superstitieuse mythologie et de la magie des Egyptiens. L'art même de guérir, si fort au goût de ce dernier peuple, mérita encore toute son attention; la preuve des progrès qu'il y avait faits se tire des histoires suivantes : — Les filles de Prœtus, roi des Argiens, étaient devenues folles. Il les guérit en les purgeant avec l'ellébore, dont il avait reconnu la vertu par l'effet qu'il produisait sur ses chèvres après qu'elles en avaient brouté. Mélampe ne s'en tint pas là; il fit baigner les filles du roi dans une fontaine d'eau chaude pour achever la cure. Voilà les premières purgations dont il soit fait mention parmi les Grecs. On donna depuis le nom de mélampodium à l'ellébore. — Le savoir de Mélampe dans la médecine est encore prouvé par l'histoire de l'Argonaute Iphiclus, fils de Philacus. Ce jeune homme, fort chagrin de n'avoir pas d'enfants, s'adressa à Mélampe, qui lui conseilla de prendre de la rouille de fer, pendant dix jours, dans un peu de vin; ce remède produisit l'effet qu'il en attendait. Leclerc doute du fait dans son *Histoire de la Médecine*; mais, s'il est vrai, il n'est pas difficile de l'expliquer par des raisons que l'expérience confirme encore aujourd'hui. Pour parvenir à la découverte de ce remède, il n'était pas nécessaire que Mélampe fît parade de son habileté dans l'art des incantations et qu'il feignît de recourir à une voie extraordinaire, la révélation du vautour. Tout cela ne tendait qu'à en imposer à ses

* Nous avons en général suivi pour l'ordre dans lequel les médecins sont placés dans cet ouvrage, le tableau chronologique que Sprengel a placé à la fin du t. IV de son *Histoire de la Médecine*. C'est ce qui explique pourquoi les dates que nous plaçons avant chaque nom ne s'accordent pas toujours avec celles qu'Eloy indique dans les biographies de quelques-uns des médecins des temps primitifs. Ces contradictions sont en petit nombre; lorsqu'elles se présenteront, le lecteur pourra adopter celle des deux chronologies qui lui paraîtra le plus convenable.

(*N. du réd. de l'Encycl.*)

compatriotes ignorants. Mais cette supercherie, si digne des gens avides d'honneur et d'argent, et dont la conduite des empiriques nous fournirait cent exemples, était fort en vogue dans les premiers âges de la médecine. On doit cependant convenir que, si Mélampe employa les incantations, les charmes et les augures dans le traitement des maladies, ce fut à l'imitation des Égyptiens, chez qui il en avait puisé la pratique. Ce manége était fort en vogue chez ce peuple, et le fut chez tous ceux qui remplacèrent le défaut de leurs connaissances par l'air mystérieux qu'ils mirent dans l'exercice de la médecine. La vanité des personnes qui en faisaient profession y trouva d'autant mieux son compte que l'ignorance des gens à qui ils avaient à faire se prêtait aveuglément à toutes les pratiques de l'odieux manége qui déshonora si fort l'enfance de notre art. Une seule chose peut les excuser à nos yeux, c'est que la religion s'accordait avec la façon de penser des uns et des autres. Les premiers semblaient plus attachés au culte des dieux, dont ils imploraient le secours ou dont ils attendaient les révélations ; les seconds se laissaient aisément persuader par ce cérémonial que les médecins étaient des hommes protégés et favorisés du ciel. Que s'ensuivait-il de là ? C'est que les peuples marquaient en tous temps une extrême vénération pour les médecins, et que, dans la maladie, ils avaient pour leurs ordonnances toute la docilité possible. On commençait l'incantation ; le malade prenait les potions qu'on lui prescrivait comme des choses essentielles à la pratique religieuse : il guérissait et ne manquait pas d'attribuer aux charmes l'efficacité des remèdes. Si les prêtres d'Esculape ou d'Isis avaient connu la vertu du quinquina, il leur aurait été bien facile d'accréditer, aux dépens de cette écorce, la partie du culte qu'ils auraient voulu ordonner en l'administrant. Cependant il faut convenir que ces momeries pouvaient augmenter la confiance du malade en son médecin, changer même l'état de la maladie par les influences nécessaires des dispositions de l'esprit sur celles du corps, deux effets qui ne sont pas de petite importance pour accélérer le succès des remèdes.

Hérodote, Pausanias, Ovide et Apollodore, en parlant des cures faites par Mélampe, semblent nous suggérer que la médecine n'était pas alors aussi imparfaite qu'on le pense communément ; car, si nous considérons les propriétés de l'ellébore, et surtout de l'ellébore noir, dans les maladies particulières aux femmes, et en même temps l'efficacité des bains chauds à la suite de ce remède, nous conviendrons que tout cela était bien sagement prescrit dans le cas des filles de Prætus. D'une autre part, en supposant, comme il est vraisemblable, que l'impuissance d'Iphiclus provenait du relâchement des solides et d'une circulation languissante des liquides, il est évident que, pour corriger ces défauts, les préparations faites avec le fer étaient tout ce que, avec les connaissances modernes, on aurait pu ordonner de mieux. Mais, comme si ce n'eût point été assez de faire honneur à Mélampe de ces deux cures, dans lesquelles on a mis tout l'esprit et la justesse des indications les mieux prises, on a voulu encore lui attribuer des morceaux d'écriture qui ont paru en grec dans le seizième siècle ; ils ne sont cependant qu'un tissu de sottises et de puérilités. Celui qui est intitulé : *Ex palpitationibus Divinatio* ne contient que neuf pages et demie d'impression, et celui qui porte le titre de *Divinatio ex nævis corporis* est en quarante-trois lignes. Ils ont été publiés en grec à Rome en 1545, in-4°, avec les Histoires d'Élien. Le second fut imprimé en latin à Venise en 1552, in-8°, avec d'autres ouvrages ; en grec et en latin à Paris en 1658, in-folio, avec la Métoposcopie de Jérôme Cardan. M. Goulin, qui parle de ces deux espèces d'ouvrages dans la lettre adressée à M. Fréron au sujet de l'Histoire de l'Anatomie et de la Chirurgie de M. Portal, les attribue à un autre Mélampe qui vivait en Égypte environ mille ans plus tard que le premier, sous un des rois Ptolomée. Ceci se rapporte assez au sentiment de Pierre Castellan et de Néander, qui citent un Mélampe qui fleurissait après Empédocle. C'est au plus ancien que quelques auteurs donnent un fils nommé Thyodamas ou Théodamas ; il hérita du savoir de son père et se distingua autant que lui dans la médecine. C'est du même dont Virgile fait mention au troisième livre des Géorgiques :

> Præterea, nec jam mutari pabula refert,
> Quæsitæque nocent artes : cessere magistri
> Phyllirides Chyron, Amythaoniusque Melampus.

Av J.-C. 1450. — ORPHÉE, à qui la fable donne Apollon pour père et Clio pour mère, a été regardé comme médecin. Qui ne l'était pas dans l'antiquité fabuleuse ? Il fut du voyage des Argonautes aussi bien qu'Esculape, ce qui prouve qu'ils étaient contemporains. La Grèce crédule, et surtout prodigue de l'apothéose, décerna à Orphée les honneurs accordés aux demi-dieux et aux héros. Sa tête, déposée dans une des cavernes de Lesbos, rendait des oracles, au rapport de Philostrate.— Les Grecs, qui ont cru qu'Orphée était de Thrace et roi du pays, l'ont fait passer pour un homme à peu près du caractère de Mercure ou Hermès Trismégiste, c'est-à-dire pour un homme universel. Ils ont cru, en particulier, que c'était à lui qu'on devait rapporter l'invention de la magie et de l'expiation des crimes. D'autres ont écrit qu'Orphée était Egyptien : aussi il y a apparence qu'il est plus ancien que les Grecs ne l'ont débité. Il en est de lui à peu près comme d'Esculape, que la mythologie grecque a mis au nombre de ses héros, après l'avoir enlevé à d'autres nations. — Ce trait prépare déjà à croire l'existence d'Orphée fabuleuse. et Cicéron n'en a point douté. Il est vrai qu'on a quelques pièces de poésie sous le nom de ce médecin, dans lesquelles il est parlé des vertus de certains simples et de la guérison de certaines maladies ; il est vrai encore que Pline a reproché à ce poète d'avoir examiné les plantes avec trop de curiosité, relativement à leurs vertus magiques ; mais il y a long-temps qu'on a reconnu que ces ouvrages lui sont faussement attribués. On ne peut cependant disconvenir qu'ils ne soient anciens, puisqu'on les attribuait déjà à Orphée du temps de Cicéron, qui nous apprend qu'ils étaient d'un autre poète nommé Cercops.— Galien parle d'un Orphée à qui il donne le surnom de théologien ; celui-ci a écrit des livres touchant la manière de composer divers poisons.

Av. J.-C. 1450. — MUSÉE, poète grec que l'on croit avoir vécu du temps d'Orphée et avant Homère, environ 1450 ans avant Jésus-Christ, passe pour avoir enseigné des remèdes pour les maladies. Pline dit qu'il s'appliqua à la connaissance des plantes, de même qu'Orphée ; mais cet auteur remarque que Musée fut le dernier des deux qui écrivit sur cette matière. Les ouvrages de l'un et de l'autre ont cependant bien l'air d'être supposés ; au moins passaient-ils anciennement pour tels, car Pausanias les donne à un certain Onomacritus qui était d'Athènes.

Av. J.-C. 1270. — CHIRON LE CENTAURE était fils de Saturne et de Phylira. Suivant le sentiment de ceux qui croient que Saturne est le même que Noé, on pourrait faire passer Chiron pour un de ses fils ; mais il faut faire attention que les Grecs, dont les annales n'étaient pas si anciennes que celles des Egyptiens, ne regardaient pas leur Saturne comme étant si ancien. Ils disent qu'il a été roi d'une partie de l'Italie et qu'il a vécu vers le milieu du vingt-septième siècle du monde; en sorte qu'il peut avoir été le père de Chiron, qu'ils font vivre du temps du voyage des Argonautes, au commencement du vingt-huitième.— La fable a fait Chiron moitié homme et moitié cheval, parce qu'il connaissait également la médecine des hommes et des bêtes. Suidas dit qu'il avait composé un livre de la médecine des chevaux. Mais il est plus probable que Chiron n'a été mis au rang des Centaures que parce qu'il était de Thessalie. On a feint que ce pays était la patrie de ces monstres, parce que, les Thessaliens ayant été les premiers qui se fussent appliqués à dompter les chevaux, ceux qui les virent de loin à cheval se figurèrent que l'homme et le cheval ne faisaient qu'un même corps. — Quelques-uns ont dit simplement que Chiron avait inventé la médecine. D'autres le regardent comme le premier qui ait trouvé des herbes et des médicaments pour la guérison des maladies, et particulièrement pour celle des plaies et des ulcères. Les Magnésiens, peuple voisin de la Thessalie, lui offrirent pour ce sujet les prémices des plantes, et le considérèrent comme le premier qui eût traité de la médecine. On prétend qu'il a donné son nom à la centaurée et à quelques autres plantes. Certains auteurs lui attribuent uniquement l'invention de la chirurgie. Galien veut que les Grecs aient donné le nom de chironiens aux ulcères malins et qui sont comme incurables, parce que Chiron a été le seul qui ait su les guérir. Mais il y a plus d'apparence qu'on leur a donné ce nom par une raison tout opposée, qui est qu'un ulcère de cette nature avait réduit cet habile chirurgien au désespoir. La fable dit que Chiron lui-même était atteint de cet ulcère, et qu'il venait de ce qu'Hercule l'avait blessé, sans y penser, avec une flèche trempée dans le sang de l'hydre de Lerne.

Parmi les enfants de Chiron, on remarque deux filles, qui ont la réputation d'avoir été savantes. L'une, qui s'appelait Hippo, s'est distinguée dans la physique; l'autre, nommée Ocyroé, s'est rendue célèbre, au rapport d'Ovide, par les connaissances qu'elle avait du métier de son père. La mère de celle-ci s'appelait Chariclo.—Une grotte du mont Pélion, en Thessalie, était la demeure de ce Centaure; c'est là que se sont rendus tous les grands hommes de la Grèce, pour apprendre de lui les sciences et les arts. On compte parmi ses disciples Esculape, Hercule, Aristée, Thésée, Télamon, Teucer, Jason, Pélée, Achille, qui prirent à son école plus ou moins de connaissances médicinales. Dans le vieux temps, tout le monde voulait être médecin; on pense de même aujourd'hui, quoique les circonstances aient changé. Anciennement on ne voulait être médecin que pour soi-même, parce que les personnes qui s'appliquaient par état à la cure des maladies étaient en fort petit nombre, et que chaque père de famille était proprement le médecin de ses enfants. Aujourd'hui, malgré la multitude de ceux qui font de la médecine leur profession unique, tout le monde fait parade d'être savant dans cette science. On donne aux autres des conseils qu'on ne voudrait pas suivre soi-même sans avoir pris l'avis de son médecin. Un gentilhomme, à sa campagne, décide hardiment de ce qu'il faut faire pour la maladie de son fermier; tout au plus il consulte son curé, qui va feuilleter le livre de madame Fouquet, le Médecin charitable, et, pour les cas graves, l'Avis au peuple sur sa santé. Encore ne nuirait-on pas à ce pauvre fermier, si l'on suivait avec attention et discernement les sages conseils du célèbre Tissot; on gâte tout, parce qu'on fait mauvais usage de ces conseils et qu'on ne sait point les appliquer à propos. Mais le gentilhomme lui-même devient malade. Il se défie de son savoir en médecine; le moindre mal qui trouble les plaisirs dont il jouit dans sa terre jette l'alarme dans sa maison. Ses jours précieux demandent la présence et l'avis du médecin; ceux du cultivateur, qui par son travail soutient une famille nombreuse, n'ont pas mérité cette attention. Quelle conduite! Qu'on me pardonne cette di-

gression; si l'on s'en offense, ce n'est pas ma faute. Les traits sont d'après nature, et, malheureusement pour l'humanité, on ne manque pas de modèles sur qui on peut les copier.

Av. J.-C. 1163.—ESCULAPE, nom d'un ancien personnage, sur le compte duquel on a débité un si grand nombre de fables qu'il est presque impossible de les séparer de la vérité, avec laquelle elles sont, pour ainsi dire, alliées. Cicéron dit qu'il y a eu trois Esculapes. Le premier, qu'on adorait en Arcadie, était fils d'Apollon; il est inventeur de la sonde et du bandage. Le second, qui était frère du deuxième Mercure, fut foudroyé par Jupiter et inhumé à Cynosure dans le Péloponnèse. Le troisième était fils d'Arsippe et d'Arsinoé; il inventa la purgation, et l'on dit qu'il fut le premier qui s'avisa d'arracher les dents. — Daniel Leclerc, auteur de l'Histoire de la Médecine, prétend qu'il n'y a eu qu'un Esculape, qui était Phénicien, ou plutôt neveu de Chanaan, qu'il regarde pour être le même qu'Hermès. Selon lui, si l'on suppose un autre homme du même nom et de la même profession chez les Grecs, il n'a dû sa réputation qu'à l'erreur dans laquelle on est tombé en le confondant avec le Phénicien. — Les Égyptiens rapportent qu'Esculape apprit la médecine d'Hermès, qu'ils regardent comme l'inventeur de cette science; et, si l'on en croit Sanchoniathon, historien de la plus haute antiquité, Esculape et Hermès étaient cousins germains. On prouve ainsi leur parenté: Saduc ou Sadoc, frère de Misor, qui était père d'Hermès, eut premièrement sept fils qu'on a appelés Dioscures, Cabyres ou Corybantes, et un huitième qui fut Esculape, dont la mère était une des filles de Saturne et d'Astarté. Cette généalogie rend bien vraisemblable l'opinion de ceux qui veulent qu'Esculape ait appris la médecine d'Hermès. Au reste, il est évident par ce que dit Le Clerc, de qui on tient ce que l'on a avancé, que toute cette famille s'était appliquée à l'étude de la médecine; car Sanchoniathon ajoute que les Cabyres eurent des enfants qui recherchèrent les vertus des plantes, qui trouvèrent des remèdes contre la morsure des animaux venimeux, et qui se servirent d'enchantements pour la cure des maladies. On dira peut-être qu'il y a peu de fonds à faire sur l'autorité de Sanchoniathon, dont les fragments qui nous restent sont regardés comme des pièces supposées par Dodwel et Dupin. Mais on sait qu'il a écrit en phénicien l'Histoire de l'ancienne théologie et des antiquités de la Phénicie ; l'on sait encore que Philon de Biblos, qui vivait du temps d'Adrien, a traduit cette Histoire en grec, et qu'il nous reste des fragments de cette version dans Porphyre et dans Eusèbe, que Fourmont et plusieurs autres savants ont regardés, pour de bonnes raisons, comme des pièces qui portent l'empreinte de l'authenticité.

On lit dans les auteurs orientaux qu'Esculape fut disciple d'Édris, et les chrétiens d'Orient ont une tradition par laquelle il paraît qu'Énoch ou Édris est le même que le Trismégiste des Égyptiens. Sur ce que les mêmes auteurs nous racontent d'Esculape, on est porté à croire qu'il donna naissance à l'idolâtrie. Esculape, disent-ils, après la mort d'Édris ou d'Énoch, éleva, à l'instigation du diable, une statue à son maître et son bienfaiteur, qu'il représenta avec une branche de guimauve à la main. Il visitait souvent cette statue, à laquelle il paraissait rendre des honneurs extraordinaires. Cette superstition passa d'Esculape à ses successeurs : on éleva d'autres statues à l'imitation de la sienne, et de là vint l'idolâtrie. — Voilà tout ce que nous savons de l'Esculape égyptien ou phénicien. Quant à celui des Grecs, nous en avons un plus grand nombre de connaissances, mais elles sont toutes très-fabuleuses et conséquemment incertaines. On voit cependant, à travers les ténèbres qui les couvrent, qu'en cela, comme en bien d'autres choses, les Grecs ont eu la manie d'enlever aux Égyptiens leur mythologie, et de la déguiser par des fictions et des allégories pour se l'approprier. — Cet Esculape passe pour le fils d'Apollon et de Coronis, ou, selon d'autres, d'Arsinoé, fille de Leucippe, roi de Messénie. Quant à Coronis, elle était fille de Phlégias, roi des Lapithes. Voici quelles sont les circonstances de la naissance d'Esculape, selon Pausanias : « Coronis, enceinte d'Apollon, allait » avec son père dans le Péloponnèse, » lorsqu'elle accoucha d'un fils sur le » territoire d'Épidaure, où elle le laissa. » Un berger du voisinage, s'étant aperçu » que son chien et une de ses chèvres » manquaient au troupeau, se mit à les » chercher ; il les trouva auprès de cet » enfant, la chèvre lui donnant la ma-

» melle et le chien faisant le guet. Mais, » comme il vit de plus que cet enfant » était environné d'un feu céleste, il » conçut pour lui une grande vénéra- » tion. » Pindare rapporte cette naissance autrement, et l'histoire n'en est que plus merveilleuse. Il dit que « Co- » ronis, étant grosse d'Apollon, n'avait » pas laissé que d'accorder des faveurs à » un jeune Arcadien nommé Ischies ; » qu'Apollon en fut si irrité qu'il envoya » Diane, sa sœur, à Lacerie, ville de » Thessalie où demeurait Coronis, pour » y attirer la peste ; que Coronis mourut » de cette peste, et, lorsqu'elle fut éten- » due sur le bûcher, le dieu, se souvenant » du gage précieux qu'elle portait dans » son sein, y accourut, tira l'enfant du mi- » lieu des flammes, le porta au Centaure » Chiron, et le chargea de son éducation. »

Voilà bien du merveilleux. Mais on a débité sur la naissance d'Esculape beaucoup d'autres fables, dont nous faisons grâce au lecteur, pour lui faire remarquer que plusieurs contrées se sont disputé l'honneur d'avoir donné le jour à ce personnage. C'était assez la coutume des Grecs par rapport aux hommes illustres, et tout le monde sait que sept villes se disputèrent la gloire d'avoir donné naissance au poète Homère. On convient unanimement qu'Esculape fut élevé sous la direction du Centaure Chiron, et que, par les leçons de ce grand maître, mais surtout par celles d'Apollon, son père, il posséda mieux que personne l'art de guérir les maladies. On convient encore que sa supériorité dans cet art lui mérita des autels, et qu'il ne fut mis au nombre des dieux qu'après avoir rendu de grands services aux hommes, en guérissant les ulcères, les plaies, les fièvres et les autres maladies par des enchantements, des potions lénitives, des incisions et des remèdes appliqués à l'extérieur. Ce fut aussi par la grande connaissance qu'il avait de toutes les parties de la médecine qu'il fut trouvé digne d'accompagner la troupe des héros à qui on a donné le nom d'Argonautes. — Les Grecs ne renoncèrent pas à leurs hyperboles dans ce qu'ils écrivirent sur la vie d'Esculape ; ils l'ont traitée avec les mêmes exagérations que celle des autres personnages qui ont illustré leur pays, et dont ils nous ont transmis les éloges. Selon eux, Esculape ne guérissait pas seulement les hommes des plus dangereuses maladies, mais il avait encore le pouvoir de ressusciter les morts. Ils citent là-dessus un grand nombre d'exemples. Hippolyte fut le dernier à qui il rendit la vie, après que son corps eut été mis en pièces par son char. Ils ajoutent que Pluton se plaignit fortement de ce médecin, disant que, si on le laissait faire, personne ne mourrait plus, que les enfers seraient bientôt déserts; et que, sur sa plainte, Jupiter tua Esculape d'un coup de foudre et avec lui Hippolyte; mais qu'à la sollicitation d'Apollon, il fut placé entre les astres sous le nom d'Ophiucus.

Ce n'est pas tout. Il a fallu donner une femme à Esculape pour perpétuer la race de ce personnage chez les Grecs. Il épousa Épione; selon d'autres, Hygeia ou Lampetia, et il en eut deux fils, Machaon et Podalire, dont Homère a fait tant d'éloges. Ses filles sont: Æglé, Panacea, Jason, Hemé et Acéso, auxquelles certains auteurs ajoutent Ériopis. On dit qu'elles s'appliquèrent toutes à l'étude de la médecine. — Après la mort d'Esculape, on lui éleva un grand nombre de temples tant dans la Grèce que dans les colonies grecques. Schulze en compte jusqu'à soixante-trois, après Pausanias et d'autres écrivains. Les peuples y accouraient de toutes parts pour être guéris de leurs maladies; le traitement consistait apparemment en des moyens fort naturels, mais qu'on déguisait par mille cérémonies aux malades: ceux-ci ne manquaient pas d'attribuer à la protection miraculeuse du dieu auquel ils s'adressaient ce qui n'était qu'un pur effet de l'habileté des prêtres. — Les Romains, qu'on pourrait appeler les copistes de la superstition et de l'idolâtrie des Grecs, élevèrent aussi un temple à Esculape, qu'ils placèrent dans l'île du Tibre. L'occasion en fut bien extraordinaire, suivant le récit d'Aurelius Victor, historien latin du quatrième siècle. Rome et son territoire étaient ravagés par la peste; dans cette désolation, on envoya dix ambassadeurs à Épidaure, avec Q. Ogulnius à leur tête, pour inviter Esculape à venir au secours des Romains. Les ambassadeurs y étant arrivés, comme ils s'occupaient à admirer la statue du dieu de la médecine, un grand serpent sortit de dessous l'autel, et, traversant le temple, il alla se jeter dans le vaisseau des Romains, et entra dans la chambre d'Ogulnius. Les ambassadeurs, comblés de joie à ce présage, mirent à la voile, et arrivèrent heureusement à Antium, où les tempêtes qui s'élevèrent alors les re-

tinrent pendant quelques jours. Le serpent prit ce temps pour sortir du vaisseau, et alla se cacher dans un temple du voisinage qui était dédié à Esculape. Le calme étant revenu sur la mer, le serpent rentra dans le vaisseau, et les ambassadeurs continuèrent leur voyage. Mais, lorsqu'ils furent arrivés à l'île du Tibre, le serpent quitta pour la seconde fois le vaisseau et s'avança sur le rivage, où on lui bâtit un temple l'an 462 de Rome, et la peste cessa. C'était par le conseil des interprètes des livres sybillins qu'on avait envoyé cette ambassade à Epidaure. — Ce qu'on vient de rapporter du fameux serpent qui se jeta dans le vaisseau des Romains paraît bien extraordinaire; mais, dans le fond, c'était une grosse couleuvre que les prêtres du temple d'Esculape avaient eu soin d'apprivoiser, et qu'ils avaient accoutumée à se nicher dans le piédestal de la statue de ce dieu de la santé. On raconta de ce serpent toutes les choses merveilleuses dont on vient de parler, et le peuple les crut sans peine. « Au reste, dit le père Catrou, » ce n'était pas la première fois qu'on » eût tiré une de ces couleuvres du » temple d'Épidaure; déjà les Syconiens » en avaient transporté une dans leur » ville sur un char, et je ne sais quelle » femme, nommée Nicagore, en avait » été la conductrice. C'est ainsi que la » fourberie grecque fournissait des Es- » culapes aux peuples qui voulaient bien » se laisser tromper, et c'est ainsi que » Rome en fut la dupe. »

Pline dit que ce fut par une espèce de mépris pour l'art qu'Esculape avait inventé qu'on choisit l'île du Tibre pour lui bâtir un temple. Mais peut-on croire que les Romains n'avaient envoyé une ambassade solennelle à Épidaure qu'à dessein d'injurier le dieu dont ils réclamaient la protection? Plutarque a donné une meilleure raison du choix que l'on faisait de certains lieux pour y bâtir les temples d'Esculape. Il a pensé que celui des Romains et presque tous ceux de la Grèce avaient été situés dans des endroits hauts et découverts, afin que les peuples qui s'y rendaient pour leurs maladies eussent l'avantage d'être en bon air. Il n'y a point de doute que ce ne fût à l'imitation des Grecs que les Romains placèrent le temple d'Esculape hors de leur ville. Il y a même encore une autre raison que celle de Plutarque, qui a porté les uns et les autres à donner la préférence à cette situation. Ils ne bâtirent aucun temple dans les villes, de peur que la foule des malades qui s'adressaient aux prêtres d'Esculape pour être guéris, n'incommodât les habitants. Ils éloignèrent même ces temples de l'enceinte des villes pour se mettre plus sûrement à l'abri des impressions qui pourraient donner atteinte à la salubrité de l'air qu'on y respire. — On voyait dans le temple d'Épidaure la statue d'Esculape d'une grandeur extraordinaire; elle était composée partie d'or et partie d'ivoire, et elle avait été sculptée par le fameux Thrasymède. Le dieu était représenté assis sur un trône, tenant d'une main un bâton et s'appuyant de l'autre sur la tête d'un dragon, avec un chien à ses pieds. On représentait encore Esculape avec une verge de pin à la main et un serpent à ses pieds. Le territoire d'Épidaure était fertile en serpents; ces animaux n'y étaient point dangereux; car on en nourrissait toujours dans le temple du dieu de la médecine, et ils servaient à transplanter ailleurs le culte de cette divinité. Le bâton qu'on mettait à la main d'Esculape était, pour l'ordinaire, entortillé d'un serpent. Quelquefois on mettait un coq à ses pieds, pour symbole de la vigilance; d'autrefois un aigle, symbole du jugement et de la longue vie. L'aigle était ordinairement à sa droite, et, à sa gauche, on voyait une tête de bélier, pour marquer les songes et les divinations. Quant au serpent, il entourait son bâton pour faire voir que la médecine est le soutien de la vie, mais qu'elle doit être exercée avec discrétion et prudence, dont ce reptile est l'emblème; ou bien que cette science fait changer de peau, comme cet animal se dépouille de la sienne.

Mais revenons à la personne d'Esculape, et voyons si, à travers le voile dont on a couvert son histoire, on ne pourrait pas entrevoir quelque apparence de vérité. Sans avoir égard aux récits fabuleux que présente la théologie des Grecs sur son compte, on penserait volontiers que c'était un Phénicien qui, ayant étudié la nature avec succès, surtout cette partie qui a rapport à la médecine et à la pharmacie, se fit une grande réputation dans l'esprit de ses compatriotes. On est encore porté à croire que le nom d'Esculape n'est point le sien, mais celui dont les peuples qui connaissaient sa capacité et ses talents l'avaient honoré; car c'était assez la coutume chez les Orientaux de donner aux hommes d'un mérite supé-

rieur un nom tiré des choses dans lesquelles ils excellaient. Il en était à peu près de même chez les Romains, où les surnoms n'étaient si communs que parce qu'ils avaient la même origine que celle des noms chez les Orientaux. Il en faut cependant excepter les surnoms que la disposition de certaines parties du corps fit donner aux personnages de l'ancienne Rome.— Ce fut par une suite de l'usage établi chez les Orientaux qu'Hermès reçut le nom de Siphoas, comme une distinction honorable et relative à ses grands talents; les Grecs ont rendu ce nom par celui de Trismégiste. Les Égyptiens firent la même chose à l'égard d'Esculape; ils lui imposèrent un nom relatif à l'art qu'il possédait et à l'adresse qu'il montrait dans l'exercice de cet art. Ils l'appelèrent Askel-ab, le père de la science, suivant la coutume des premiers Orientaux, qui donnaient assez ordinairement à celui qui avait servi le genre humain par quelque découverte utile le nom de père de cette découverte. Jubal, le premier inventeur de la musique, est appelé dans les saintes Écritures le père de tous ceux qui savent jouer de la harpe et des instruments. Tubalcain, qui sut le premier amollir et façonner le fer par le moyen du feu, y porte le nom de Abesta, ou de père du feu. Par une suite du même usage, celui dont nous parlons fut appelé par les Phéniciens, ses compatriotes, d'un nom relatif à ses talents, Askel-ab, ou père de la science et de l'adresse, nom que les Grecs ne tardèrent pas de corrompre, et dont ils firent Æsculapius.

On aperçoit aisément, à travers toutes les fables que les Grecs ont débitées sur le compte de ce personnage, qu'il fut un des bienfaiteurs du genre humain; mais, pour se former une idée juste d'Esculape et de son caractère, il serait à souhaiter qu'on pût séparer exactement la vérité de la multitude de fictions dont elle est enveloppée. Nous allons essayer de le faire avec l'auteur du Dictionnaire universel de Médecine, d'où la meilleure partie de cet article a été tirée. — Le lecteur nous permettra sans doute d'user du témoignage de ceux qui ont écrit sur la médecine; car il est à présumer que, si quelqu'un a dû s'instruire de l'histoire réelle d'Esculape, ce sont apparemment ceux qui ont exercé un art dont il est le fondateur. Celse est le premier qui en ait parlé. La fin de l'agriculture, dit-il dans la préface du premier livre, c'est de fournir des aliments au corps ; la fin de la médecine, c'est de lui procurer la santé. Il n'est point de partie du monde où cet art ait été parfaitement ignoré. Les nations les plus barbares connaissaient les vertus des plantes et d'autres remèdes que la nature semble présenter aux hommes, et dont les plus sauvages font usage lorsqu'ils sont malades ou blessés. Mais on peut dire que la médecine n'a fait nulle part de plus grands progrès que dans la Grèce ; on dirait que ce fut sa patrie ; elle y a fleuri longtemps avant que de fleurir parmi nous. Esculape passe pour en être le premier inventeur. Il dut les autels qu'on lui éleva aux efforts généreux qu'il fit pour donner à cet art, imparfait et grossier avant lui, une forme plus scientifique et plus régulière. — On trouve dans Galien quelque chose de plus particulier sur Esculape. Si cet auteur eût été pardonnable de donner dans les exagérations de ses compatriotes, c'eût été dans cette occasion où il avait à parler du père de son art et du dieu de son pays. Cependant il a presque entièrement évité ce défaut. Esculape, le dieu de notre pays, dit-il, prescrivit des chansons, des divertissements et une espèce de musique à ceux qui, par une agitation d'esprit trop violente, avaient transmis dans leur corps plus de chaleur que la modération n'en comportait. Il conseilla à d'autres (et ceux à qui il donnait cet avis n'étaient pas en petit nombre) de chasser, d'aller à cheval et de s'occuper des exercices militaires. Il leur indiqua l'espèce de mouvement qu'il leur croyait plus salutaire, et, parmi les exercices militaires, ceux qui leur étaient convenables. Il ne pensait pas qu'il lui suffit d'avoir appris aux hommes le moyen de relever l'esprit de son abattement par l'exercice; il leur montra encore à proportionner ce remède à la maladie et la nature de l'un à la nature de l'autre. *De Sanitate tuendâ*, liv. II, chap. 8.

La vraie médecine forme des conjectures sur la nature ou la constitution du malade, et c'est ce que les médecins appellent idiosyncrasie ; mais tous conviennent que ce sujet de leurs conjectures est extrêmement difficile à connaître, et c'est par cette raison qu'ils font remonter l'origine de leur art à Apollon et à Esculape. *Methodus medendi*, liv. III, chap. 7. — Les Grecs font descendre les arts du ciel. Ils furent, disent-ils, communiqués aux hommes par les fils et les descendants des dieux. C'est sur ce fondement qu'Esculape fut regardé comme l'inventeur de la médecine, qu'il avait apprise d'Apollon, son père, et qu'il enseigna aux hommes. Quoique ceux-ci eussent avant lui quelque connaissance de la vertu des plantes, ce qu'on ne peut refuser au Centaure Chiron et aux autres héros de la Grèce dont l'éducation lui fut confiée, il s'en fallait bien que la médecine eût la forme d'un art. Aristée paraît avoir fait quelques expériences, de même que Mélampe et Polyidus. On peut encore prouver par Homère que les Égyptiens connaissaient d'autres remèdes que ceux qu'on tirait des plantes ; d'ailleurs, on est obligé d'avouer que l'ouverture des cadavres, que la coutume de les embaumer avait rendue nécessaire, a instruit les premiers médecins de plusieurs choses concernant la chirurgie et les opérations de la main. Accordons d'ailleurs au hasard quelques méthodes de guérir, comme l'opération de la cataracte, qu'on doit à un bouc qui, étant attaqué de cette maladie, recouvra la vue par une épine qui lui entra dans l'œil. On dit que l'usage des clystères nous vient de la cigogne ou de l'ibis, qui, remplissant d'eau toute la longueur de son cou et s'insérant le bec dans l'anus, fait faire à l'un et à l'autre l'office de nos seringues. L'historien Hérodote nous dit que c'était la coutume d'exposer les malades dans les rues et dans les lieux les plus fréquentés, afin qu'ils pussent recevoir des avis salutaires de la part de ceux qui auraient été attaqués de leurs maladies. Et certes il est constant que, par ce moyen, la médecine faisait quelques progrès ; les expériences et les faits se multipliaient ; mais on ne voit point que la raison eût encore joué le moindre rôle dans la guérison des maladies. L'obligation qu'on eut à Esculape, ce fut d'avoir appris aux hommes à raisonner sur un objet aussi important pour eux que leur santé ; et c'est en posant les fondements d'une médecine raisonnée qu'il mérita le titre d'inventeur de la médecine en général. Les principes d'Esculape passèrent aux Asclépiades, ses descendants, comme une partie de l'héritage de leur aïeul. Entre ces descendants, il n'y en a point sous qui la médecine ait fait plus de progrès et sous qui elle ait eu plus de succès que sous Hippocrate, d'après Galien (dans son introduction).

En conférant les récits fabuleux des Grecs avec ce que nous venons de citer de Galien et de Celse, on pourrait former quelques conjectures, sinon vraies, du moins vraisemblables, sur le compte d'Esculape. Il paraît d'abord qu'il fut le fils naturel de quelque femme d'un rang distingué, qui le fit exposer sur une montagne située dans le territoire d'Épidaure pour pallier son crime et éviter les reproches ordinaires en pareil cas. Il tomba entre les mains d'un berger, dont le chien l'avait découvert; car c'est assez la coutume de ces animaux, pleins de sagacité, d'avertir leurs maîtres, soit en arrêtant, soit en aboyant, de tout ce qu'ils rencontrent d'extraordinaire pour eux. En ajoutant à cet événement toutes les circonstances dont la superstition ne manqua pas de l'orner, nous retrouverions bientôt le fait tel qu'on le lit dans les auteurs grecs. Il est probable que la mère de cet enfant se chargea secrètement de son éducation, et le fit mettre entre les mains de Chiron, qui élevait dans ce temps-là tous les enfants de la Grèce qui avaient quelque naissance.—Nous pouvons supposer que le jeune Esculape montra à Chiron des talents supérieurs; et cette supposition n'est point contraire à l'expérience, puisque nous voyons tous les jours des enfants illégitimes que la nature semble avoir dédommagés par là de l'obscurité de leur origine. Il est encore vraisemblable que le maître proportionna ses soins au mérite reconnu de son élève, et que l'élève, qui prévit que son esprit et ses connaissances seraient un jour toute sa fortune, tâcha de s'assurer cette ressource par son application aux leçons de Chiron. Peut-être aussi l'ambition s'en mêla-t-elle. Ne pouvant se promettre de faire dans le monde un rôle égal à celui que la naissance promettait à ses condisciples, ce fut un nouvel aiguillon pour lui. Toutes ces conjectures paraîtront moins chimériques si l'on considère que la vie de beaucoup de grands hommes contient quelques circonstances de cette nature. Esculape préféra donc de s'avancer à la fortune et à la gloire par le chemin que Chiron lui ouvrait que d'en prendre un autre vers lequel il n'était point entraîné par son génie. Il fit de la médecine son étude favorite, et il parvint à un si haut point d'intelligence dans cet art que ses compatriotes lui donnèrent le nom d'Esculape pour le mettre en parallèle avec celui qui avait inventé la médecine en Phénicie, avec lequel il pouvait avoir d'ailleurs des rapports qui nous sont inconnus. Peut-être aussi fut-ce à Chiron même qu'il dut ce titre honorable. De quelque part qu'il lui vînt, tout concourut à en imposer à ses superstitieux compatriotes; l'obscurité de sa naissance, jointe aux connaissances qu'il avait de la médecine, les engagea à lui donner Apollon pour père, et l'orgueil national en fit ensuite un dieu.

Voilà ce qu'il y a de plus vraisemblable par rapport à Esculape; car on ne peut convenir, avec certains auteurs, que ce personnage soit de pure invention. Hippocrate fut un de ses descendants, et l'on produit une généalogie par laquelle il paraît qu'il était le dix-huitième en ligne directe. Si la chose eût été autrement, si les Asclépiades avaient été assez impudents pour appuyer de leur consentement un tissu de fictions, les médecins de l'île de Cnide, jaloux d'Hippocrate, n'auraient pas manqué d'exposer au public la fausseté de cette histoire. On sait d'ailleurs que les descendants d'Esculape ont régné dans la Carie depuis Podalire jusqu'à Théodore second, qui fut obligé de se retirer dans l'île de Cos, voisine de la Carie, lors de la descente des Héraclides. On pourrait ajouter l'observation suivante à tout ce qui vient d'être dit: c'est que, si la médecine n'eût pas déjà fait des progrès considérables lorsque Hippocrate parut, cet homme, tout habile qu'il était, n'aurait jamais eu assez d'expérience pour en déduire les règles que nous tenons de lui, règles dont nous éprouvons tous les jours la vérité, règles qui ne se sont point démenties dans l'espace de deux mille ans, règles sans lesquelles la médecine ne mériterait pas le nom de science, règles enfin dont on ose faire le plus grand éloge, parce qu'on est convaincu qu'il n'y a point en Europe de médecin qui connaisse sa profession et qui soit sincère qui ose le désavouer. — Si l'on en croit ce que M. Goulin dit dans ses Mémoires littéraires et critiques pour servir à l'histoire de la médecine, Esculape ne vécut guère au-delà de l'an 2790 du monde.

Av. J.-C. 1184. — MACHAON était frère de Podalire, tous deux fils d'Esculape. Celui-là était l'aîné, ainsi qu'on le recueille de ce que Q. Calaber fait dire à Podalire au sujet de la mort de Machaon; que ce cher frère l'avait élevé

comme son fils, après que leur père avait
été reçu dans le ciel, et qu'il lui avait
enseigné à guérir les maladies. Il est vrai
qu'Homère met toujours Podalire le premier, lorsqu'il parle de lui et de son
frère ; mais ce n'est pas une preuve qu'il
soit l'aîné : il est vraisemblable que c'est
pour s'accommoder aux règles de la versification. La manière dont le poète parle
de Machaon fait voir qu'il était plus
estimé que son frère et qu'on l'appelait
préférablement à lui pour panser les
grands de l'armée. En effet, ce fut Machaon
qui traita Ménélaus, blessé par Tindare,
en essuyant premièrement le sang de sa
plaie, et en y appliquant ensuite des
remèdes adoucissants, comme faisait son
père. C'est à tort qu'on a dit que Machaon avait sucé la blessure de Ménélaus,
et qu'on a rapporté cette cure pour appuyer la méthode adoptée par quelques
chirurgiens français, en particulier par
Anel, qui donne la description d'une
espèce de seringue pour pomper les liqueurs, le sang et le pus extravasés.
L'expression d'Homère a fait prendre le
change au sujet des moyens employés
par le médecin grec ; c'est à la double
signification du mot dont le poète s'est
servi dans cette rencontre qu'on doit
attribuer l'erreur dans laquelle plusieurs
savants sont tombés. — Ce fut encore
Machaon qui guérit Philoctète, qui était
devenu boiteux pour avoir laissé tomber
sur son pied une flèche trempée dans le
fiel de l'Hydre de Lerne, présent ou
dépôt que lui avait remis Hercule en
mourant. Cette cure est une preuve que
Machaon était plus habile dans son art
que le Centaure Chiron, qui ne put se
guérir d'une plaie de cette espèce. — Au
reste, les deux frères étaient soldats aussi
bien que médecins, et Machaon doit avoir
été fort brave, puisqu'il fut du nombre
de ceux qui entrèrent dans le cheval de
bois, cette fameuse machine dont les
Grecs se servirent pour prendre Troye.
Il fut blessé à l'épaule dans une sortie
que firent les Troyens, et enfin il fut
tué dans un combat de seul à seul par
Nérée, ou, selon d'autres, par Euripile,
fils de Télèphe. Pausanias, qui parle de
ce combat, ajoute que Machaon fut en-
seveli dans la Messénie, où ses os furent rapportés du camp de devant Troye
par les soins de Nestor. Sur quoi il faut
remarquer que ce combat, qui se donna
devant le camp des assiégeants, ne se
rapporte pas bien avec ce que l'on a dit
d'après Hyginus, que ce vaillant médecin fut du nombre de ceux qui entrèrent dans le cheval de bois ; car on sait
que Troye fut prise immédiatement après
que les guerriers qui étaient dans ce cheval en furent sortis. Mais ne pourrait-on
pas concilier ce trait d'histoire avec le premier en disant que le camp des Grecs a demeuré quelque temps devant Troye après
la prise de cette ville, pour que les assiégeants pussent profiter de tous les avantages qu'ils attendaient de leur conquête.

La femme de Machaon s'appelait An-
ticlea ; elle était fille de Dioclès, roi de
Messénie. Il en eut deux fils, Nicomacus
et Gorgasus, qui demeurèrent à Phère
et possédèrent le royaume de leur aïeul
jusqu'à ce que les Héraclides, au retour de la guerre de Troye, se fussent
emparés de la Messénie et de tout le Péloponnèse, d'où ils les chassèrent aussi
bien que quelques autres petits rois.
Pausanias parle encore de trois autres
fils de Machaon, qu'il nomme Sphirus,
Alexanor et Polémocrates. Il y a apparence qu'une partie d'entre eux furent
médecins, et peut-être qu'ils suivirent
tous la profession de leur père, qui fut
soigneusement conservée dans leur famille. Au reste, on ne sait si Machaon
était roi par lui-même ou s'il tenait cette
dignité de sa femme ; mais Homère l'appelle en deux ou trois endroits *pasteur
des peuples*, qui est le titre qu'il donne
à Agamemnon et aux autres rois.

Ovide, pour désigner un médecin,
fait ainsi mention de Machaon, au premier livre *De Ponto*, épître IV :

> Utque Machaonüs Peautius artibus heros ;

Et au troisième livre, épître IV :

> Firma valent per se, nullumque Machaona quærunt.

Martial en parle aussi dans la seizième
épigramme du deuxième livre :

> Zoilus ægrotat, faciunt hanc stragula febrem :
>   Si fueris sanus, coccina quid facient ?
> Quid torus à Nilo ? Quid Sidone tinctus olenti ?
>   Ostendit stultas quid nisi morbus opes ?
> Quid tibi cum medicis ? Dimitte Machaonas omnes.
>   Vis fieri sanus ? Stragula sume mea.

Suivant les Mémoires littéraires et
critiques de M. Goulin, la naissance de
Machaon peut être fixée vers l'an du
monde 2765.

Av. J.-C. 1184. — PODALIRE, second fils d'Esculape et frère de Machaon,
a pu naître, selon M. Goulin, vers l'an
2785 et florissait conséquemment dès les
dix ou quinze premières années du vingt-
neuvième siècle. Quoique Homère ne

l'eût jamais employé, non plus que son frère, qu'à des opérations chirurgicales, on peut conjecturer que, nés d'un père tel qu'Esculape, ils étaient médecins de profession et n'ignoraient rien de ce qu'on savait alors dans l'art de guérir, qui était encore dans son enfance.—Podalire se trouva à la guerre de Troye, et, comme il revenait de cette expédition, il fut poussé par une tempête sur les côtes de Carie, où il fut reçu par un berger qui n'eut pas plutôt appris qu'il était médecin qu'il le mena au roi Damæthus, dont la fille était tombée du haut d'une maison. Cet accident fournit à Podalire une belle occasion de montrer son savoir, puisque, en saignant des deux bras cette princesse, il lui conserva la vie. Damæthus, plein d'admiration et de reconnaissance, la lui donna en mariage avec la Chersonèse pour dot. Notre médecin-chirurgien y fit bâtir deux villes, l'une qu'il appela Syrnum, du nom de Syrna, sa femme, et l'autre Bybassus, qui était le nom du berger qui l'avait reçu après son naufrage. Podalire eut plusieurs enfants, entre autres Hippolochus, qu'Hippocrate mettait au nombre de ses ancêtres. — C'est dans cette cure de Podalire qu'on trouve le plus ancien exemple de la saignée dont l'histoire fasse mention. Étienne de Byzance, le seul auteur qui rapporte ce fait, est cependant trop éloigné des temps dont il parle pour mériter quelque confiance. En supposant même le fait exact, ce n'est sûrement pas la première saignée qui ait été faite ; et, sans parler de l'hippopotame ou cheval marin qui, selon Pline a enseigné cette opération aux hommes, une ancienne tradition des Égyptiens pourrait faire soupçonner que la saignée est de leur invention. D'ailleurs, l'anatomie était à peine connue chez ce peuple, et toutes les connaissances médicinales tenaient encore au plus grossier empirisme, qui avait déjà porté la saignée et même l'artériotomie à une sorte de perfection.

Av. J.-C. 617. — ARISTÉE, roi d'Arcadie, à qui la fable donne Apollon pour père et Cyrène pour mère, fut remis dans son enfance au Centaure Chiron, qui lui enseigna la médecine et l'art de deviner. Il profita dans cette école, car on dit qu'il montra aux hommes de son temps à faire l'huile, à cailler le lait, à recueillir le miel, et plusieurs autres choses utiles à la société. C'était

sur de semblables connaissances que roulaient les leçons de Chiron, ce fameux maître de tous les enfants bien nés de la Grèce. On a attribué à Aristée la découverte des vertus du silphium ou lasser, plante dont le suc ou la gomme était d'un grand usage parmi les anciens médecins ; mais on ne connaît pas bien aujourd'hui ce médicament, à moins que, suivant le sentiment de Saumaise, on ne le prenne pour notre assa fœtida.

M. Huet, évêque d'Avranches, a voulu prouver qu'Aristée est un personnage déguisé sous le voile de la fable, mais que, dans le fonds, il est le même que Moïse. Son système est curieux ; il peut cependant passer pour une imagination.

Av. J.-C. 584. — NEBRUS, trisaïeul d'Hippocrate, se rendit célèbre par les connaissances qu'il avait de la médecine, mais il le devint davantage par l'oracle que les prêtres de Delphes publièrent à son sujet. Les Crisséens, peuple de la Phocyde, furent attaqués en vertu d'un décret des Amphictyons. Le siége de Crissa avait déjà duré huit ans, et la peste ravageait le camp des assiégeants, lorsque ceux-ci eurent recours à l'oracle de Delphes, qui leur répondit que, *pour recouvrer la santé et prendre la place, il fallait faire venir de l'île de Cos le faon d'une biche avec de l'or.* L'obscurité de ces paroles jeta les assiégeants dans le plus grand embarras ; mais ils trouvèrent enfin l'explication de l'énigme dans la personne de Nébrus et dans celle de son fils Chrysus, dont le premier signifie en Grec un faon de biche et le second de l'or. L'un et l'autre partirent pour se rendre devant Crissa, montés sur une galère équipée aux frais de Nébrus, qui porta aux assiégeants des médicaments si salutaires qu'à leur moyen ils furent délivrés de la peste dont ils étaient désolés.

Tel fut toujours l'air mystérieux que les Grecs mirent dans les actions des hommes qui avaient servi la patrie. Mais ce qu'il y a de grand dans la conduite de Nébrus, du côté des secours de son art qu'il alla offrir aux assiégeants, a été flétri par un trait de la barbarie la plus monstrueuse. Il empoisonna les sources d'où les assiégés tiraient leurs eaux, et viola ainsi tout à la fois les droits de la guerre et de l'humanité. Quant à ce qui regarde Chrysus, il paraît qu'il paya de sa personne au siége de Crissa, car il fut tué à l'assaut que les Grecs donnèrent à cette ville.

Av. J.-C. 584. — ASCLÉPIADES (les), médecins qui se disaient descendants d'Esculape, ont eu la réputation d'avoir conservé la médecine dans leur famille pendant plus de sept cents ans. Galien a même avancé que de leur temps l'anatomie avait été poussée à un degré de perfection qu'elle n'eut pas dans les siècles postérieurs à l'extinction de cette famille. Mais Galien n'a parlé ainsi que parce qu'il était prévenu en faveur des Asclépiades. — Asclépiades veut dire les enfants d'Asclépius, qui est le nom grec d'Esculape. Plusieurs auteurs ont pris le soin de faire leur histoire; et, si nous avions les écrits d'Aratosthène, de Phérécide, d'Apollodore, d'Arius de Tarse et de Polyanthus de Cyrène, nous en saurions quelque chose de plus particulier. Quoique leurs ouvrages soient perdus, les noms d'une partie des Asclépiades se sont conservés, comme le prouve la liste des ancêtres d'Hippocrate, qui se disait le dix-huitième descendant d'Esculape. La généalogie de ce médecin se trouve encore tout entière de la manière suivante : — Hippocrate était fils d'Héraclide ; celui-ci fils d'un autre Hippocrate, fils de Gnosidicus, fils de Nébrus, fils de Sostratus III, fils de Théodore II, fils de Cléomitidée II ou Cléomytades, fils de Crisamis II, fils de Sostratus II, fils de Théodore I, fils de Crisamis I, fils de Cléomitidée I ou Cléomyttades, fils de Dardanus, fils de Sostratus I, fils d'Hippolochus ou Hippologue, fils de Podalire, fils d'Esculape. — On ne manquera pas de dire que cette généalogie est fabuleuse ; mais, accordant qu'il peut s'être glissé quelque erreur ou quelque chose d'inventé dans cette succession des Asclépiades, il est du moins certain qu'on connaissait avant Hippocrate diverses branches de la famille d'Esculape outre la sienne, et que celle d'où ce médecin était issu se distinguait des autres par le surnom d'Asclépiades Nébrides, c'est-à-dire de Nébrus, parce que ce Nébrus, père de Gnosidicus, avait encore un autre fils nommé Chrysus, qui pouvait avoir fait une branche séparée de celle d'où Hippocrate était sorti. D'ailleurs, Nébrus s'était particulièrement rendu fameux dans la médecine, et, suivant la remarque d'Étienne de Byzance, la prêtresse d'Apollon avait rendu un témoignage avanta-

geux de ses connaissances à cet égard. — Il y avait encore d'autres branches d'Asclépiades qui étaient répandues en divers endroits; on comptait même trois écoles célèbres que les descendants de cette famille avaient établies. La première était celle de Rhodes, qui manqua aussi la première par l'extinction de cette branche des successeurs d'Esculape. Ceci arriva apparemment long-temps avant Hippocrate, puisqu'il n'en parle point, comme il fait de celle de Cos, qui était la seconde, et de celle de Cnide, la troisième. Ces deux dernières florissaient en même temps que celle d'Italie, où brillèrent Pythagore, Empédocle et d'autres philosophes médecins, quoique les écoles grecques fussent plus anciennes. Ces trois écoles, qui étaient les seules qui fissent alors du bruit, se disputaient à qui ferait les plus grands progrès dans la médecine ; l'émulation qui régna entre elles ne manqua pas d'assurer le succès de leurs études. Galien donne la préférence à celle de Cos, parce qu'elle a formé un plus grand nombre d'excellents disciples, parmi lesquels Hippocrate tient le premier rang. Celle de Cnide occupait la seconde place, et celle d'Italie la troisième. On ne connaît aucun écrit qui ait paru sous le nom de celle-ci; mais les écoles de Cnide et de Cos transmirent à la postérité les fruits de leurs travaux. Ce fut de la première que sortit cet ouvrage qui porte le nom de *Sentences Cnidiennes* ; et l'on regarde les *Prénotions Coaques*, qui se trouvent parmi les œuvres d'Hippocrate, comme un recueil d'observations faites par les médecins de la seconde. — Hérodote parle d'une école qui était à Crotone, patrie de Démocède, célèbre médecin qui vécut du temps de Pythagore. Le même historien fait encore mention d'une école de médecine établie à Cyrène, où Esculape avait un temple; mais, comme le service était différent de celui qu'on pratiquait dans la Grèce, cette circonstance pourrait faire soupçonner qu'il y avait aussi à Cyrène des Asclépiades d'une autre sorte.

Av. J.-C. 584. — ÉPIMÉNIDE, natif de Gnosse ou de Pheste dans l'île de Crète, fut anciennement compté entre les Sages de la Grèce ; on doit même le placer au rang des philosophes-médecins s'il est vrai qu'il avait une connaissance fort étendue des plantes, et qu'en particulier il était au fait de l'usage médicinal de l'ognon marin ; dont il instruisit les Grecs. Il mérite encore d'être regardé sous le point de vue qui le rapproche des médecins par les merveilles qu'il opéra à Athènes. On dit qu'il fit cesser la peste qui désolait cette ville en la purifiant d'un crime qu'avait commis un de ses habitants. Au rapport des historiens, il se servit d'eaux lustrales; mais, instruit comme il était des propriétés des plantes, il est bien apparent que ce fut par elles qu'il chassa la peste, et qu'en particulier il composa des eaux de ces plantes, avec lesquelles il fit ces lustrations qui en imposèrent au peuple. Ce fut à cette occasion qu'il se lia d'amitié avec Solon, et qu'il instruisit ce législateur des moyens les plus propres à bien gouverner. — On a dit qu'Épiménide avait passé vingt-sept ans à dormir dans un souterrain ; mais c'est une allégorie, qui ne signifie autre chose sinon qu'il fut long-temps absent de sa patrie, et qu'il employa le temps de ce sommeil emblématique à parcourir les contrées éloignées dans le dessein de multiplier ses connaissances. De retour en Crète, il composa plusieurs ouvrages en vers, et continua de s'occuper de la science jusque dans un âge fort avancé. Il mourut au commencement du trente-cinquième siècle, 596 ans avant J.-C.

Av. J.-C. 580. — PYTHAGORE s'est avisé le premier d'introduire la philosophie dans la médecine, et a remué, en conséquence, tous les ressorts de son imagination pour expliquer les causes des maladies et différentes choses de ce genre. Il y a plusieurs opinions sur sa patrie et sur le nom de son père ; mais le sentiment le plus général est qu'il naquit à Samos d'un statuaire nommé Mnésarque. Il y a aussi différentes opinions sur la date de sa naissance : les uns la placent à la troisième ou quatrième année de la XLIIIe olympiade, c'est-à-dire à l'an du monde 3398 ou 3399, avant l'ère chrétienne 606 ou 605 ; d'autres le font naître quarante ans plus tard. L'abbé Lenglet Dufrenoy est de ce nombre. Fondé sur l'autorité de Dodwel, habile écrivain irlandais qui mourut au commencement de ce siècle, il remarque, dans les fastes de l'histoire grecque, premier volume de ses Tablettes chronologiques, qu'on croit que Pythagore est né la première année de la LIIIe olympiade, 568 ans avant la venue de notre Seigneur. — Dès l'âge le plus tendre,

Pythagore sentit que la vertu et le savoir formaient seuls le mérite des hommes. Il résolut donc d'acquérir l'une et l'autre, et ne négligea rien pour se rendre universel. Après avoir étudié jusqu'à l'âge de dix-huit ans, sous un certain Hermodamas et sous les prêtres de Samos, sa curiosité fut si peu satisfaite des instructions qu'il en avait reçues, qu'il résolut d'aller chercher dans les pays étrangers les secours qu'il ne trouvait pas dans sa patrie. Il se rendit d'abord à Syros, où il prit les leçons du philosophe Phérécyde ; de là il passa à Milet, où il se lia avec Thalès, qui lui conseilla de voyager en Égypte. Ce fut là que les prêtres, qui étaient alors comme les dépositaires du savoir des autres nations, l'initièrent à leurs mystères. De l'Egypte, où il avait séjourné vingt-cinq ans, il pénétra dans la Chaldée, et il y conféra avec les Mages les plus célèbres de Babylone. Enfin, après avoir parcouru les contrées les plus renommées par la culture des sciences, il revint à Samos dans le dessein d'y ouvrir une école de philosophie; mais, ayant trouvé cette ville pleine de troubles et de dissensions par la tyrannie de Polycrate, et ne pouvant s'accommoder d'un séjour peu propre à un homme qui ne cherchait que la paix, il s'en bannit lui-même pour se retirer dans la partie la plus florissante de l'Italie, qu'on appelait la Grande-Grèce. Il se fixa à Crotone, ville sur le bord de la mer Ionienne, aujourd'hui Cotrone, sur le golfe de Tarente ; et il y fonda une école devenue célèbre, où il cultiva également l'esprit et le cœur de ses disciples. Il instruisait les personnes de toute condition dans leurs devoirs, et c'était avec tant de douceur, qu'il se faisait aimer de chacun. Il fut aussi bien récompensé de ses peines; car jamais philosophe n'a eu des disciples plus fidèles et plus reconnaissants. Il y a apparence que ce fut à Crotone qu'il apprit ce qu'il savait de médecine et d'anatomie. Quant à ce qui regarde cette dernière science, il n'est point nécessaire de supposer qu'il ait disséqué des animaux pour acquérir les connaissances qu'il en avait, puisqu'on peut être instruit de la structure du corps sans être anatomiste.

On dit que Pythagore épousa Théano, fille de Brontin, Crotoniate ; mais d'autres soutiennent que Théano ne fut que sa maîtresse. Quoi qu'il en soit, il en eut une fille et deux fils ; le second, nommé Theulagès, continua l'école de son père, où il eut le célèbre Empédocle pour disciple. Damo, sa fille, avait un esprit propre aux sciences et naturellement porté à la vertu : un père tel que Pythagore ne manqua pas de cultiver ces heureuses dispositions, et cette fille ne tarda pas à devenir l'exemple des dames de Crotone. — Quelques auteurs prétendent que ce philosophe mourut paisiblement à Métaponte, ville de la Grande-Grèce, sur le golfe de Tarente, à l'âge de quatre-vingt-dix ans. Selon d'autres, le peuple de Crotone, animé par un jeune homme de cette ville que Pythagore n'avait pas voulu admettre dans son école, vint mettre le feu à sa maison, un jour qu'il y était renfermé avec ses disciples. Ce philosophe, heureusement échappé au danger, erra de ville en ville, et vint enfin se réfugier à Métaponte. Mais la haine contre les pythagoriciens s'étant répandue, sur ces entrefaites, dans toute la Grande-Grèce, la persécution se ranima contre lui avec tant de fureur dans ce nouvel asile, qu'il fut obligé de se sauver dans un temple consacré aux Muses, où il se laissa mourir de faim. On a déjà remarqué combien les historiens se sont plus à mettre du merveilleux ou de l'extraordinaire dans la mort des grands hommes de l'antiquité; mais, de quelque façon que Pythagore ait fini ses jours, sa mémoire ne laissa pas que d'être en vénération chez les peuples de la Grèce, qui l'honorèrent comme un dieu et convertirent sa maison en temple.

Celse assure que ce philosophe hâta les progrès de la médecine; il passa même, selon Élien, pour avoir parcouru les villes dans le dessein de guérir les maladies plutôt que pour y enseigner la philosophie. Mais, quoi qu'en disent ces auteurs, il paraît qu'il s'occupa beaucoup plus des moyens de conserver la santé que de ceux de la rétablir, et qu'il chercha plus à prévenir les maladies par le régime qu'à les guérir par les remèdes. La manière dont Celse s'exprime porte au moins à le croire ainsi : l'application à l'étude, dit-il dans sa préface, toute nécessaire qu'elle soit à la culture de l'esprit, est contraire à la santé du corps. Les méditations, les veilles, amoindrissent bientôt les tempéraments les plus forts; c'est pourquoi la médecine a fait dès le commencement partie de la philosophie, et la contemplation de la nature a toujours marché de pair avec la science de se conserver en santé. Le docteur Cocchi prend les choses sous un autre point de vue dans sa Dissertation italienne, qui fut traduite en français et publiée à Paris en 1762, in-8°, sous le titre de *Régime de Pythagore*. Non-seulement il regarde ce philosophe comme auteur du Régime frais végétal, qui a tant d'influence sur la conservation de la santé et la cure de certaines maladies, mais il ajoute qu'il fut profond mathématicien, et qu'il poussa la géométrie beaucoup au-delà des éléments qu'en avaient donné les Égyptiens. Il se servit, continue le traducteur de Cocchi, de l'arithmétique comme d'un calcul universel et analytique. Il fut grand physicien et astronome. Il posséda de plus l'histoire naturelle et la médecine, qui n'est autre chose que le résultat de diverses notions scientifiques jointes à une certaine sagacité. Il est vrai que ce philosophe, ainsi que ses disciples, pour dérober sa doctrine à l'intelligence du peuple, l'enveloppa d'expressions étranges et singulières, qui devinrent très-obscures peu de temps après que l'explication verbale en eut été interrompue. Mais, si les circonstances où il s'est trouvé nous étaient connues, son système, que nous regardons comme obscur et dangereux par sa nature, ne nous paraîtrait plus tant s'éloigner de ce caractère de sagesse que l'on remarque dans le reste de sa conduite. Peut-être le plaisir de faire du bien aux autres, peut-être aussi le désir de la louange, dont les plus grands hommes sont le plus avides, l'engagèrent à ne point supprimer certaines vérités que la prudence exigeait en même temps qu'il cachât à la multitude. Car anciennement on croyait ne pouvoir gouverner le peuple qu'à la faveur de quelque fausseté adroitement insinuée dans le public, et qu'on avait soin de soutenir et de répandre de plus en plus par tous les moyens et tous les ressorts possibles. Et, comme toutes les vérités, par le rapport qu'elles ont nécessairement entre elles, contribuent également à détruire l'erreur et à découvrir l'imposture, les sectes philosophiques ne pouvaient manquer de devenir suspectes à la tyrannie. De là vient que les pythagoriciens, et généralement toutes les écoles de philosophie se virent obligées dans la suite de se servir, pour leur propre sûreté, de la fameuse méthode de deux manières d'enseigner, l'une cachée et l'autre publique;

l'une privée, claire et directe ; l'autre obscure, oblique et symbolique. Cette considération paraît avoir échappé à certains auteurs qui ont traité les préceptes de Pythagore de visions. A l'égard de ceux qui lui ont attribué des enchantements et des miracles, ce serait une grande simplicité, dans un siècle aussi éclairé que le nôtre, d'entreprendre de leur répondre sérieusement.

Il pensait que la santé est le fondement de la félicité humaine, et qu'elle dépend d'une harmonie ou rapport du mouvement et des forces ; qu'elle consiste dans la permanence de la figure, comme la maladie dans le changement qui se fait dans la même figure ; que les événements auxquels le corps humain est sujet résultent de la conformation originaire, relativement à la combinaison des causes extérieures ; que le cerveau et le cœur sont les deux principaux instruments de la vie ; que les liqueurs du corps humain se distinguent en trois substances, selon la différence de leur densité : en sang, en eau ou lymphe ou sérosité, et en vapeur ; qu'il y a trois sortes de vaisseaux, les nerfs, les artères et les veines ; que la matière prolifique, animée par son application au corps de l'embryon, y met en mouvement le sang dont se forment ensuite les parties plus dures, charnues et osseuses. Cette matière prolifique, était, selon lui, l'écume du sang le plus pur, mais composé de deux substances, l'une grossière et l'autre subtile ; elle provenait du cerveau en forme d'émanation. M. Le Camus, médecin de la Faculté de Paris, a adopté ce système dans notre siècle, en disant que le cerveau était une graine animo-végétale, qui servait à la reproduction des animaux. J'ai emprunté cette remarque de M. Goulin, dans ses Mémoires littéraires et critiques pour servir à l'histoire de la médecine.— On nous a transmis quelques-unes des maximes que Pythagore croyait nécessaires à la conservation de la santé. « Si vous voulez vous bien porter, accoutumez-vous, disait-il, à des mets simples et que vous puissiez trouver partout. » C'est pour cette raison qu'il s'était interdit les viandes et qu'il s'était réduit aux légumes et à l'eau. Il proscrivit cependant les fèves, à l'imitation des Égyptiens. Il ne permettait de s'approcher des femmes que quand on était incommodé par l'excès de la vigueur. Il blâmait d'ailleurs l'intempérance en tout, soit dans la nourriture, soit dans le tra-

vail.—L'harmonie, dans laquelle il faisait consister la santé, constituait aussi la vertu, tout ce qui est bon, et Dieu même ; l'univers ne subsistait que par elle. Selon sa célèbre et mystérieuse doctrine des Nombres, chaque nombre avait sa dignité et son degré de perfection ; mais cette doctrine attachait aux nombres impairs bien d'autres propriétés qu'aux nombres pairs. Les premiers représentaient l'espèce masculine, et les seconds l'espèce féminine. Entre tous les nombres, celui de sept était le plus énergique. Cette opinion fit éclore celle des années climatériques, qui prit naissance dans la Chaldée ; et il est vraisemblable que ce fut là que Pythagore puisa sa doctrine des Nombres. Le docteur Cocchi la relève au point de dire qu'il n'appartient qu'aux vrais médecins d'en sentir l'importance sur la vicissitude alternative de l'augmentation et de la diminution des maladies dans les jours impairs, et du progrès par périodes septénaires de tout ce qui arrive et de tout ce que l'on peut observer sur le corps, soit dans l'état de maladie, soit dans l'état de santé. — Notre philosophe avait certainement de grandes connaissances ; mais il y a quelquefois de l'enthousiasme chez ceux qui en ont fait l'éloge, comme il y a des imputations flétrissantes dans les écrits des auteurs qui ont parlé désavantageusement de lui. C'est faire tort à Pythagore que de dire qu'il n'avait d'autres notions sur les maladies que celles des peuples chez qui il avait voyagé et des magiciens qu'il avait consultés ; qu'il croyait que l'air est plein d'esprits et de démons, auteurs des prodiges, des songes et des maladies qui surviennent soit à l'homme, soit à la bête ; qu'il reconnaissait une vertu magique dans les plantes, qu'il avait sur cette matière un livre que Pline lui attribue de concert avec toute l'antiquité ; qu'il n'a rien dit de remarquable sur les propriétés naturelles des plantes, à l'exception du chou, à qui il en attribuait de particulières. On a été plus loin ; on a dit que le système de ce philosophe n'était qu'un tissu d'absurdités qu'il inventa ou qu'il adopta ; que tout le mérite de cet homme extraordinaire se réduit à avoir pris des chimères pour des réalités, à avoir supposé dans l'économie animale des lois imaginaires, au lieu d'avoir découvert celles qui en remuent les ressorts : à avoir arrêté les progrès de la science en enseignant à ses contemporains et en transmettant à la postérité des erreurs scellées de son autorité. A travers ces imputations, on a cependant l'indulgence de ne glisser qu'une seule chose d'excuse, c'est que, après tout, sa théorie n'a été ni meilleure ni plus mauvaise que beaucoup d'autres qu'on a appuyées dans la suite sur différents systèmes de philosophie : réflexion bien humiliante pour l'esprit humain.

Mais, si l'on respecte les droits de l'impartialité, on doit convenir que Pythagore n'a rien négligé de ce qui pouvait orner son esprit et augmenter la sphère de ses connaissances ; il paraît même qu'il y a réussi, puisque Pline et Plutarque rapportent que le sénat de Rome le déclara le plus sage de tous les Grecs deux cents ans après sa mort, et que, en vertu de ce titre, il lui érigea une statue sur la place des Comices. Quant à son savoir en médecine, on doit principalement l'attribuer au séjour qu'il fit en Égypte. Il n'est point douteux qu'il n'ait donné des leçons sur cette science dans son école, mais il l'est encore moins qu'elles n'allaient pas au-delà de la théorie, car on ne lui suppose aucune cure. Peut-être que ce qu'il en a dit aurait davantage influé sur les progrès de l'art de guérir, s'il n'y avait point mêlé quelques-unes des erreurs qui l'avaient infecté jusqu'alors. Au reste, comme ce philosophe n'a point écrit, et qu'il s'est borné à instruire ses disciples, à qui il dévoilait les secrets de sa doctrine, on ne peut guère le juger par lui-même. Nous n'avons d'autres connaissances de ses sentiments que celles que nous tenons des auteurs qui l'ont suivi ; car on ne croit pas que les fragments qu'on lui attribue soient de lui.

Av. J.-C. 524. — DÉMOCÈDE, médecin, était de Crotone, ville autrefois célèbre par son école. Hérodote dit qu'il fut chassé de sa patrie par la sévérité de Calliphon, son père, et qu'il passa à Égine et ensuite à Athènes, où il se fit estimer par ses talents. Delà il se rendit à Samos, et, comme il fut bientôt connu par la guérison des malades qui implorèrent son secours, il mérita la confiance de Polycrate, roi de cette île, qu'il tira d'un pas dangereux. Cette cure lui valut deux talents d'or et l'amitié du tyran. Mais la mort malheureuse de celui-ci changea promptement le sort de Démocède. Tout le monde sait que ce prince fut tué par Oretès, et que Darius, fils d'Hystaspe,

fit mourir l'assassin vers l'an 234 de Rome, 519 avant J.-C. On sait encore que Darius se paya de cet acte de justice par l'enlèvement des richesses de Polycrate et de tous ses esclaves, qu'il fit transporter à Suse. Démocède, qui fut confondu avec ces derniers, éprouva le même sort qu'eux et fut conduit dans la même ville. Honteux d'être ainsi traité, il fit ce qu'il put pour cacher sa profession ; mais ayant été découvert pour ce qu'il valait, on l'obligea de travailler au soulagement de Darius qui s'était disloqué le pied et qui souffrait de grandes douleurs. Il traita encore Atossa, femme de ce roi et fille de Cyrus, d'un ulcère qu'elle avait au sein ; et comme il réussit dans ces deux cures, elles lui méritèrent de très-riches présents et tant de considération de la part de Darius, que ce prince le faisait quelquefois manger à sa table. Mais il ne borna point sa reconnaissance envers Démocède à ces preuves de son estime ; il lui en donna de si publiques, qu'après lui avoir assigné dans Suse une maison magnifique pour son logement, il voulut encore qu'il fût le canal des graces, et qu'il n'y eût point de moyen plus assuré de les obtenir que par sa protection. Ces bienfaits ne flattèrent Démocède qu'en apparence ; car ayant trouvé l'occasion de retourner en Grèce, sous la promesse qu'il avait faite de servir d'espion, il se garda bien de revenir à la cour de Darius. C'est ainsi qu'il préféra la liberté aux honneurs, et qu'il se moqua de ceux qui lui avaient donné la commission de trahir sa patrie. Il se maria ensuite avec la fille de Milon, ce fameux lutteur, son compatriote, dont la force était extraordinaire.

Av. J.-C. 504. — EMPÉDOCLE, disciple de Parménide et de Thélagues, était d'Agrigente, où il naquit vers le commencement de la LXXIIIe olympiade, qui tombe l'an du monde 3510, avant J.-C. 488. Il fut partisan du système de Pythagore sur la transmigration des âmes, et il mit cette opinion en vers dans un poème que les anciens ont beaucoup loué pour la richesse des métaphores, l'énergie des expressions, et la beauté des images. Il composa aussi des vers sur la médecine, au nombre de six mille, suivant Daniel Le Clerc ; c'est là qu'il étale les sentiments singuliers qu'il avait sur cette science. Quant à sa méthode de traiter les malades, elle passe pour avoir été accompagnée de toutes ces mystérieuses chimères que Pythagore avait introduites dans l'art de guérir. Il faut cependant lui rendre justice et avouer qu'il ne laissa pas de faire plusieurs cures singulières, parce qu'apparemment il ne faisait pas toujours usage de ses vaines spéculations. On rapporte qu'il se servait quelquefois de la musique comme d'un remède pour les maladies de l'esprit, et même pour certaines maladies du corps.

Ses connaissances dans la physique lui firent faire bien des miracles aux yeux de ses ignorants compatriotes. Ils crurent que la science était surnaturelle et magique, et que c'était par elle qu'il opérait des choses qu'ils regardaient au-delà des forces de l'homme. On s'imagina, par exemple, qu'il avait ressuscité une femme; mais il se trouve qu'il l'avait seulement guérie du mal de mère, ou suffocation hystérique, qui lui donnait toutes les apparences de la mort. Une autre merveille, qu'il opéra dans sa patrie, provient de ce qu'il avait reconnu que la stérilité et la peste, qui ravageaient souvent la Sicile, étaient causées par un vent du midi qui s'insinuait par les ouvertures de certaines montagnes; il conseilla de fermer ces gorges; ses conseils furent suivis et ces calamités disparurent.

On trouve dans un ouvrage de Plutarque, qu'Empédocle connaissait la membrane qui tapisse la coquille du limaçon dans l'organe de l'ouïe, et qu'il la regardait comme le point de réunion des sons et l'instrument immédiat par lequel se fait leur perception. Au reste, nous n'avons aucune raison de croire que cette découverte anatomique ait été faite avant lui. Quant à sa physiologie, il ne paraît pas qu'elle fût plus raisonnée que celle de son maître; son opinion sur les quatre éléments qui étaient dans une guerre continuelle, mais sans pouvoir jamais se détruire, faisait le fondement de sa doctrine. Cependant il perça quelquefois à travers le voile qui couvre les opérations de la nature. Par une conjecture aussi juste que délicate, il assura que les graines dans les plantes étaient analogues aux œufs dans l'animal; et depuis lui, les philosophes et les médecins ont été dans la persuasion que le germe de la reproduction des êtres vivants était contenu dans l'œuf. Empédocle ne s'en est point tenu là; il a cru que certaines parties du corps des animaux étaient contenues dans la semence du mâle, et certaines autres dans celle de la femelle; et comme il a supposé que les parties qui

Biographie médicale, TOM. I.

étaient séparées cherchaient naturellement à se réunir, il a conclu que c'était de la tendance à ce rapprochement que venait l'appétit vénérien dans l'un et l'autre sexe. — C'est sur ce témoignage de Galien que Daniel Le Clerc prête ce dernier sentiment à Empédocle. On y trouve le canevas du système des particules organiques qui a fait d'autant plus d'honneur à un savant naturaliste de nos jours, que, suivant ses idées, on peut expliquer tout ce qui a rapport à la réproduction des êtres vivants, sans recourir à l'analogie établie par le philosophe d'Agrigente, entre la graine de la plante et l'œuf de l'animal. Tout ingénieux que soit le système des particules organiques, tout dominant qu'il soit aujourd'hui dans la manière de penser, en est-il plus vraisemblable que l'opinion des ovaristes? Dans le mystère obscur que ces deux systèmes prétendent éclairer, c'est moins à la raison qu'à l'expérience à décider de la préférence de l'un sur l'autre. Les observations fondées sur la dernière ne sont point favorables à l'hypothèse des particules organiques. L'analogie entre les graines dans les plantes et les œufs dans l'animal est plus dans l'ordre de la nature; et si le système établi sur cette analogie ne peut résoudre toutes les difficultés, il jette au moins un jour satisfaisant sur le chaos qui couvre l'ouvrage de la génération. — Notre philosophe faisait un si grand cas de la médecine, qu'il élevait presque au rang des immortels ceux qui excellaient dans cet art. Il était en cela bien éloigné de penser comme Héraclite, qui disait que les grammairiens pourraient se vanter d'être les plus grands fous, s'il n'y avait point de médecins. Apparemment que les contemporains de cet homme mélancolique avaient eu la prudence de fermer l'entrée de la médecine à sa philosophie, ou peut-être qu'ils avaient eu la témérité de lui proposer quelques questions embarrassantes : deux injures dont Héraclite se vengea sur leur profession.

Quant à l'histoire qui rapporte qu'Empédocle se précipita dans les flammes du mont Etna, afin de passer pour un Dieu et de persuader, en disparaissant, qu'il avait été élevé aux cieux; Pausanias, son disciple, ainsi que Timée, la démentent absolument dans Diogène de Laërce qui est de leur sentiment. Il y a même lieu de croire que, s'il tomba dans ces flammes, ce fut par un motif et par un malheur semblable à celui de Pline qui fut englouti par l'embrasement du mont Vésuve, pour avoir voulu en examiner la cause de trop près. Mais Néanthés rapporte la fin d'Empédocle d'une autre manière. Il dit qu'il se cassa la cuisse en tombant de son char en voyage et qu'il est mort de cette chute, à l'âge de soixante-dix-sept ans. Aristote ne lui donne que soixante ans de vie, pendant que d'autres en prolongent le terme jusqu'à cent neuf.—Empédocle remporta le prix de la course à cheval dans les jeux de la LXXXIe olympiade ; mais comme il ne pouvait, en qualité de pythagoricien, régaler le peuple ni en viande, ni en poisson, il fit faire la représentation d'un bœuf avec une pâte de myrrhe, de miel et de toutes sortes d'aromates, et la distribua par morceaux à ceux qui se présentèrent.

Av. J.-C. 502. — HÉRACLITE, philosophe natif d'Ephèse, vécut au commencement du trente-sixième siècle, presque en même temps que Pythagore. Il convient de faire mention de lui, non qu'il eût été bien savant en médecine, mais parce qu'il se plut à tourner les médecins en ridicule.—On le surnomma le ténébreux, à cause de sa grande obscurité dans la façon de s'énoncer : Platon même, ce beau génie de la Grèce, ne put comprendre ses écrits, à l'exception d'une partie de sa physique qu'il inséra dans ses propres ouvrages. Quelques auteurs font Héraclite disciple de Xénophane; d'autres ont écrit qu'il n'eut pas de maître et qu'il devint philosophe par de profondes et continuelles méditations. Il établit le feu pour principe général de toutes choses, et il annonça que le monde finirait par un embrasement. Les uns ont attribué la cause de ses larmes à cette réflexion; d'autres ont dit qu'il gémissait et pleurait continuellement de la folie des hommes. Quoi qu'il en soit, la philosophie lui inspira un tel détachement des grandeurs, qu'il céda à son frère la principauté d'Ephèse; on ajoute que Darius, fils d'Hystaspe, roi de Perse, rechercha son amitié, mais que cela le flatta peu. Enfin ce philosophe misanthrope fut le contraste de Socrate par sa vanité, comme il le fut de Démocrite par ses pleurs : il traitait tous les hommes d'ignorants et croyait tout savoir. — La singularité de son esprit l'engagea à se retirer dans un lieu écarté pour fuir le commerce de ses semblables: mais comme il ne vivait que d'eau et d'herbages, il devint hydropique. Cette

maladie l'obligea de se rapprocher des lieux habités; il demanda à quelques médecins s'ils pourraient bien changer la pluie en un temps sec et serein, et voyant qu'ils ne savaient que répondre à cette énigme, il ne voulut pas les consulter davantage. Ce fut alors que, de son ordonnance, il s'exposa tout nu au soleil et alla ensuite se jeter dans une étable, où il se couvrit le corps de fumier dans la pensée qu'il consumerait, par ce moyen, l'humidité superflue qui était dans ses entrailles. Mais il n'eut aucun succès de cette nouvelle espèce de remède; les chiens le mangèrent dans son fumier, d'où il n'avait pu se relever par trop de faiblesse. Cela lui arriva dans la soixantième année de son âge. — Il n'est point étonnant qu'Héraclite ait donné dans ce travers. Il s'imagina avoir trouvé l'occasion de se railler des médecins, qu'il n'aimait pas, et il fut la dupe de sa façon de penser. Il avait pris depuis long-temps le ton insultant à leur égard; il avait coutume de dire : « qu'il n'y » aurait rien au monde de plus sot que » les grammairiens, s'il n'y avait pas de » médecins. » La mauvaise opinion qu'il avait de ceux-ci paraît encore dans quelques lettres de sa façon qui nous sont restées; il y parle avec beaucoup de mépris de la plupart des médecins de son temps. Mais ce qu'il en dit fait voir que sa médecine était aussi obscure que sa philosophie, et que ses sentiments sur l'une et sur l'autre étaient à peu près également ridicules. Henri Etienne a publié des fragments d'Héraclite avec ceux de Démocrite, de Timon, et de quelques autres. Commelin a aussi donné une édition grecque et latine des lettres des anciens Grecs, parmi lesquelles on en trouve quelques-unes d'Héraclite. Cette édition est de 1609 in-8°.

Av. J.-C. 500. — MÉTRODORE, médecin natif de Chio ou Scio dans l'Archipel, fut disciple du philosophe Démocrite, et maître d'Hippocrate et d'Anaxarque. Il vécut avant le milieu du trente-septième siècle. Pline, Athénée et Isaac Tzetzès font mention de ses ouvrages, mais ils sont perdus; celui qui est cité par Pline traitait des plantes qui entrent dans la composition des médicaments. Si Métrodore n'a pas mieux pensé en médecine qu'en philosophie, il a bien donné dans le travers; car il croyait le monde éternel et infini. — Il y a eu plusieurs Métrodore; un disciple de Sabinus, qui est mis, ainsi que son maître, au rang des anciens commentateurs d'Hippocrate ; un autre cité par Cœlius Aurelianus et Galien, qui fut disciple et sectateur d'Asclépiade ; un autre encore qui étudia sous Chrysippe.

Av. J.-C. 500. — ALCMOEON, disciple de Pythagore, était de Crotone et vivait dans le trente-cinquième siècle du monde. Quoiqu'il ait fait son étude principale de la philosophie, il n'a pas laissé de s'appliquer à la médecine ; et au rapport de Chalcidius, ancien commentateur de Platon, il est le premier qui ait disséqué des animaux, dans le dessein de connaître la structure des parties dont ils sont composés. Plusieurs auteurs rapportent les sentiments de ce philosophe-médecin. Suivant Daniel LeClerc, qui cite Aristote et Galien, il croyait que l'ouïe se fait, parce que les oreilles sont vides en dedans, et que tous les lieux vides résonnent quand la voix y pénètre. Il pensait que les chèvres respirent en partie par l'oreille ; et à ce sujet, on l'a soupçonné d'avoir remarqué le canal de communication entre la bouche et les oreilles, que nous appelons aujourd'hui la trompe d'Eustache : mais ce fait est douteux. Il n'en est pas de même de la découverte du limaçon, partie de l'oreille interne, qui est une espèce de cornet en forme de spirale à double conduit : tout le monde convient qu'elle lui appartient. Il disait encore que l'âme réside principalement dans le cerveau, et qu'elle reçoit les odeurs qu'on attire en respirant ; que la langue distingue les saveurs ; que la semence est une partie du cerveau ; que le fœtus se nourrit dans le ventre de sa mère, en attirant la nourriture par tous les endroits de son corps, qui est extérieurement poreux comme une éponge ; que la santé dépend de la juste température des qualités, comme de la chaleur, de la sécheresse, du froid, de l'humidité, etc. ; que les maladies naissent lorsque l'une domine sur l'autre. Tels étaient les sentiments physiologiques d'Alcmœon, qui, la plupart, sont calqués sur ceux de Pythagore, son maître.

Av. J.-C. 494. — DÉMOCRITE, médecin-philosophe, était de Milet. On place différemment le temps de sa naissance et de sa mort. Trasillus dit qu'il vint au monde la troisième année de la LXXVIIe olympiade, et Apollodore au com-

mencement de la LXXXe ; ce qui fait une différence de dix ans seulement. Mais il en est une plus grande entre les années auxquelles on a fixé sa mort. Quelques-uns la mettent à la première année de la XCIV^e olympiade, 404 avant J.-C. ; ce qui ne peut s'accorder avec les époques de sa naissance et la vie longue qu'on lui donne unanimement. D'autres placent sa mort en 361 avant J.-C., la quatrième année de la CIV^e olympiade ; et à ce compte, en mettant sa naissance en la LXXVIIe, il a vécu cent neuf ans, qui est le terme de vie qu'on lui donne ordinairement. — Démocrite fut surnommé Abdéritain, parce qu'il passa la plus grande partie de sa vie à Abdère, ville de Thrace. Sa naissance était des plus illustres, s'il est vrai qu'il descendait d'un frère d'Hercule, ainsi qu'il est marqué dans la lettre que les Abdéritains écrivirent à Hippocrate à son sujet. Il étudia sous Leucippe, et, suivant quelques-uns, sous Anaxagore ; il s'attacha à toutes les sciences, même à la médecine ; et il eut une si grande passion de s'instruire, qu'il consuma tout son patrimoine à voyager. Il alla s'enrichir des connaissances de la Perse, de l'Egypte, de Babylone et des Indes ; il s'entretint partout avec les philosophes, les médecins, les sacrificateurs, les magiciens, les gymnosophistes. Il poussa même si loin l'ardeur de s'instruire par les voyages, qu'Eusèbe dit qu'il y passa la plus grande partie de sa vie, et qu'il ne les interrompit qu'à l'âge de quatre-vingts ans. Elien est du même sentiment, mais il ajoute que Démocrite, en cherchant à s'instruire, eut un autre objet dans ses courses, et que ce fut le plaisir de passer sa vie inconnu et étranger en tous lieux, qui les lui fit prolonger jusque dans un âge aussi avancé. — On attribue plusieurs ouvrages à ce philosophe-médecin. Tels sont les suivants : *De la nature de l'homme ou de la chair, De la peste et des maladies pestilentielles, Du pronostic, De la diète, Des causes des maladies.* Mais on sait parfaitement qu'il ne nous reste aucun de ceux qu'il a composés, et quoiqu'on ait encore aujourd'hui, dans la Bibliothèque du roi de France, quelques manuscrits grecs de chimie qui portent son nom, on ne doute point qu'ils ne soient supposés. Les *Traités,* dont parle Van der Linden, et qu'il attribue à Démocrite, ne lui appartiennent pas plus que ceux que je viens de citer. Voici la notice qu'il en donne :

Physicorum et mysticorum liber, avec les commentaires de Synesius et de Stephanus. Il était à Leyde parmi les manuscrits de la bibliothèque de Jean Elichmann, savant médecin de cette ville.

De arte sacra, de rebus naturalibus et mysticis libellus, ex venerandæ Græcæ vetustatis de arte chymica reliquiis, erutus : nec non Synesii et Pelagii, antiquorum philosophorum, in eumdem commentaria. Interprete Dominico Pizimentio, Vibonensi Italo. On trouve ce livre dans le recueil d'Antoine Mizauld, qui a paru à Cologne en 1572, in-12, et en 1574, in-16, sous le titre de *Memorabilium, sive, arcanorum omnis generis centuriæ novem.*

Comme Démocrite avait une passion extrême pour l'étude, il s'arrêtait autour des tombeaux, afin de mieux méditer dans la solitude. Quelques jeunes gens vinrent un jour l'y troubler, et comme ils s'étaient déguisés en spectres pour lui faire peur, il leur dit, sans lever les yeux : « Ne cesserez-vous point de faire les fous ? » Cet amour de la retraite le fit assez ressembler à Héraclite, à cette différence près, que celui-ci pleurait de la sottise des hommes, au lieu que Démocrite en riait continuellement :

Perpetuo risu pulmonem agitare solebat.

Cette manière d'agir le fit passer pour fou dans l'esprit des Abdéritains qui, peu de temps auparavant, lui avaient érigé une statue et fait présent de cinq cents talents, en considération de son ouvrage intitulé *Le diascome.* Ils prirent ses ris continuels pour une marque de démence ; ce qui les engagea à faire venir Hippocrate pour le traiter. Ce médecin trouva Démocrite occupé à disséquer divers animaux ; et lui ayant demandé pourquoi il le faisait, il en eut pour réponse, que c'était pour découvrir la cause de la folie qu'il regardait comme un effet de la bile. Cette réplique fit connaître à Hippocrate qu'on se trompait fort dans le jugement qu'on portait de cet homme ; non-seulement il dit que Démocrite n'était pas insensé, mais que personne n'était plus capable que lui de guérir la folie des autres. Diogène de Laërce rapporte que ce philosophe était doué d'une si grande sagacité, qu'il discerna, en présence d'Hippocrate, que le lait qu'on lui apportait, était d'une chèvre noire qui n'avait encore fait qu'un chevreau. Ce qu'on ajoute est plus frappant : on dit qu'ayant salué à titre de fille une jeune personne qui accompagnait Hippocrate, il la salua le lendemain à titre de femme, parce qu'il reconnut à ses yeux qu'elle avait été déflorée la nuit précédente. Si le fait est vrai, cette clairvoyance est capable de rendre la philosophie odieuse à la moitié du genre humain. Au reste, fût-il vrai autant qu'il paraît destitué de vraisemblance, la philosophie n'a point à craindre d'essuyer aucun reproche à ce sujet aujourd'hui, où les médecins de nos jours n'ont point la sagacité de Démocrite. — Si Pétrone est digne de foi, Démocrite a tiré des sucs de toutes les plantes, et il a employé une grande partie de sa vie à faire des expériences sur les pierres et sur les arbrisseaux. Mais la pratique de la médecine était-elle la fin de ses occupations ? ou ne cherchait-il qu'à satisfaire sa curiosité ? C'est ce qui est difficile à décider. Sénèque dit qu'il avait trouvé le secret d'amollir l'ivoire, ainsi que celui de composer des émeraudes avec des cailloux mis au feu. C'est sur ces faits et les précédents qu'on l'a regardé comme un savant anatomiste et un bon chimiste, et que plusieurs auteurs ont avancé qu'il avait écrit sur les sciences qui lui ont fait donner ces noms.

On dit que ce philosophe, étant ennuyé de vivre, retrancha tous les jours quelque chose de sa nourriture ; mais que sa sœur l'ayant prié de ne pas se laisser mourir dans le temps de certaines fêtes qui étaient prochaines, afin qu'elle ne fût pas privée du plaisir de l'y trouver, il se fit apporter du pain chaud et vécut encore trois jours en le flairant. D'autres, pour renchérir sur le merveilleux, ont dit qu'il s'était rendu aveugle par la réverbération d'un miroir ardent, afin d'être moins distrait dans ses méditations. Laberius veut que ce fut pour ne pas voir la prospérité des méchants ; et Tertullien dit que Démocrite ne se détermina à cet aveuglement volontaire, que parce qu'il ne pouvait pas voir le sexe sans émotion. Ce trait d'histoire est mis au rang des fables par Plutarque ; si Démocrite devint aveugle, il est bien apparent qu'il le devint par accident ou par vieillesse. Mais de quelque manière que ce soit, Cicéron nous apprend que ce philosophe s'en était aisément consolé, et que, s'il ne pouvait plus distinguer le blanc d'avec le noir, il savait néanmoins discerner le bien d'avec le mal.

Av. J-.C. 472.—ÉPICHARME, célèbre poète et philosophe pythagoricien, vécut vers 440 avant J.-C. et mourut âgé de plus de quatre-vingt-dix ans. Quelques auteurs disent qu'il était Sicilien et d'autres de l'île de Cos ; et de cette diversité d'opinions, on a prétendu qu'il y a eu deux Epicharme : mais les autorités que Manget a recueillies font assez voir que ces deux prétendus personnages n'en font qu'un. C'est à lui qu'on attribue l'invention de la comédie qu'il introduisit à Syracuse, où il fit représenter un grand nombre de pièces que Plaute imita dans la suite. Il a aussi composé plusieurs traités de philosophie et de médecine, dont Platon sut profiter; ses ouvrages sont même souvent cités par Pline, au sujet des propriétés des simples. On dit que la bibliothèque du Vatican renferme plusieurs manuscrits qui portent le nom d'Epicharme.

Av. J.-C. 472. — ICCUS, médecin natif de Tarente, fut en réputation vers l'an 3530. Sa sobriété donna lieu à ce proverbe si fort en usage parmi les Grecs : *le repas d'Iccus*, pour dire un repas où il n'y a rien de superflu. On fait l'honneur à ce médecin de le regarder comme celui qui a jeté les premiers fondements de la médecine gymnastique, qu'Hérodicus a réduite en art peu de temps après lui. C'est par les préceptes que ce dernier y ajouta, qu'il mérita le nom d'inventeur.

Av. J.-C. 460. — HIPPOCRATE est le plus ancien médecin dont les ouvrages soient venus jusqu'à nous, et pour cette raison, il a été regardé comme le père de la médecine. Il descendait d'Esculape au dix-huitième degré; et du côté de sa mère Phénarète ou Praxithée, il était allié à Hercule au vingtième. Voici sa généalogie telle que les auteurs l'ont tirée des ouvrages d'Ératosthène, de Phérecyde, d'Apollodore et d'Arius de Tarse. — Esculape, élève de Chiron, épousa Epione, fille d'Hercule, dont il eut plusieurs enfants de l'un et de l'autre sexe. — Ses fils, Podalire et Machaon, régnèrent, le premier dans la Carie, et le second dans la Messénie. Les descendants de Podalire furent : Hippoloque, Sostrate I, Dardanus, Cléomyttades I, Crisamis I, Théodore I, Sostrate II, Crisamis II, Cléomyttades II, Théodore II, Sostrate III, Nébrus, Gnosidicus de Cos, Hippocrate I, Héraclide de Cos, le grand Hippocrate. — Les descendants de Podalire régnèrent dans la Carie jusqu'à Théodore II, sous lequel se fit la fameuse descente des Héraclides qui les chassèrent de l'héritage de leurs pères, et les contraignirent de se retirer à Cos, île voisine de la Carie. Les descendants de Théodore s'illustrèrent dans cette nouvelle patrie, où ils firent la médecine avec beaucoup de succès; et quoique cette science se soit considérablement perfectionnée entre les mains de Nébrus, de Gnosidicus, d'Hippocrate I, d'Héraclide, on peut assurer qu'aucun d'eux n'eut les talents ni le fonds de savoir d'Hippocrate II. La nature avait accordé à ce grand homme un tempérament si vigoureux, que le travail le plus opiniâtre ne put l'altérer. Il avait d'ailleurs une pénétration et une étendue d'esprit si prodigieuses, que les abîmes des sciences n'avaient rien de trop profond pour lui; et son amour pour les connaissances de son art allait si loin, qu'il n'y avait rien de si obscur dont il ne pût se promettre de venir à bout par la persévérance dans le travail.

Ce fut dans les beaux jours de la Grèce qu'il naquit dans l'île de Cos, l'une des Cyclades, la première année de la LXXXe olympiade, la cinquième du règne d'Artaxerxès Longuemain, roi de Perse, 460 ans avant l'ère chrétienne. Il fut ainsi le digne contemporain de Socrate, d'Hérodote, de Thucydide et des autres grands hommes qui ont illustré cette patrie des anciens savants. Son grand-père Hippocrate et son père Héraclide n'étaient pas seulement d'habiles médecins, mais des gens versés en toute sorte de littérature. Aussi ne se contentèrent-ils pas de lui apprendre leur art; ils l'instruisirent encore dans la logique, dans la physique, dans la philosophie naturelle, dans la géométrie et dans l'astronomie. Hippocrate étudia même l'éloquence sous Gorgias le Léontin, le rhéteur le plus célèbre de son temps. — Quoique l'île de Cos fût très-heureusement située, et que les ancêtres d'Hippocrate l'eussent rendue fameuse par l'école de médecine qu'ils y avaient fondée, quoiqu'il eût ainsi toutes les commodités possibles pour s'initier dans la théorie de son art sans être obligé d'abandonner sa patrie; cependant, comme les plus grandes villes de la Grèce n'étaient pas fort peuplées, et que d'ailleurs il savait que c'est à l'expérience à perfectionner dans un médecin ce qu'il tient de l'étude, il suivit lui-même le précepte qu'il donne aux autres dans le livre qu'il a intitulé *la Loi*. Il voyagea pendant douze ans dans plusieurs provinces, et il s'y informa de la vertu des simples, ainsi que des expériences et des découvertes qu'on avait faites relativement à la cure des maladies. La Macédoine, la Thrace, la Thessalie, furent les pays qui attirèrent le plus son attention : ce fut dans ces contrées qu'il recueillit la meilleure partie des observations précieuses qui sont contenues dans ses *Épidémiques*. Galien remarque qu'Hippocrate avait souvent été à Smyrne; mais il prétend que c'était une autre ville que celle qui porte ce nom dans l'Asie-Mineure. Mercurialis ajoute qu'il avait encore voyagé dans la Scythie, dans la Libye et à Délos. Durant ces voyages, il s'arrêta à Éphèse près du temple de Diane, où il transcrivit et mit en ordre les tables de médecine qu'on y conservait. Il y avait aussi un temple dans l'île de Cos, qui jouissait de la plus grande célébrité sous l'invocation d'Esculape; notre auteur profita encore des mémoires qu'on y avait déposés, et les connaissances qu'il en tira, lui prêtèrent des lumières dans la composition de ses ouvrages. Il était d'usage alors que les convalescents, en apportant leurs offrandes dans les temples, y fissent enregistrer les remèdes qui les avaient guéris, afin qu'ils pussent servir à d'autres dans une maladie semblable : Hippocrate recueillit soigneusement ces observations, et il en profita pour le bien de l'humanité.

Tout cela contribua beaucoup à sa réputation; elle fut même poussée à un si haut degré, que la plupart des princes et des rois tentèrent de l'arracher à sa patrie pour le fixer à leur cour. Il fut appelé auprès de Perdiccas II, roi de Macédoine, qu'on croyait attaqué de consomption; mais après l'avoir examiné avec cet œil perçant qui lui faisait distinguer les causes des maladies les plus cachées, il décida que son mal était occasionné par la passion violente dont il brûlait pour Phila, maîtresse de son père, et il décida juste. Artaxerxès lui fit offrir de grosses sommes et des villes entières pour l'engager à passer en Asie au secours de ses provinces et de ses armées que la peste désolait. Et afin de le décider à entreprendre ce voyage, il ordonna de lui compter d'avance cent talents; mais Hippocrate regarda ces richesses comme le présent d'un ennemi

de sa patrie, et l'opprobre éternel de sa maison s'il les acceptait. Il les rejeta avec cette hauteur qui caractérise si bien sa grande âme, et répondit ainsi au gouverneur de l'Hellespont qui les lui offrait de la part d'Artaxerxès : « Dites à votre » maître que je suis assez riche; que » l'honneur ne me permet pas de rece- » voir ses dons, d'aller en Asie et de se- » courir les ennemis de la Grèce. » Artaxerxès fut vivement offensé de cette réponse. Il menaça la ville de Cos d'une destruction entière si elle ne lui livrait Hippocrate; mais ses habitants parurent dans la résolution de s'exposer à toutes sortes d'extrémités, plutôt que de sacrifier leur concitoyen à la colère d'Artaxerxès; et les menaces de ce prince n'eurent aucune suite.

A la tête des ouvrages d'Hippocrate, on trouve un décret du peuple d'Athènes, qui accorde à ce médecin une couronne d'or, le droit de bourgeoisie et l'éducation gratuite pour les jeunes gens de l'île de Cos comme pour les enfants des Athéniens même. Ce peuple généreux lui décerna encore les honneurs que l'on rendait à Hercule; et ce fut par sa sage prévoyance qu'il les avait mérités. Les Illyriens lui offrirent de grandes sommes pour qu'il se rendît en leur pays et travaillât à les délivrer de la peste qui les désolait; mais comme il connut, par certains vents qui régnaient alors, que cette maladie passerait ensuite dans la Grèce, il ne voulut point s'en éloigner, persuadé que sa présence et ses avis ne tarderaient pas à être nécessaires à sa patrie. Dans cette vue, il envoya d'avance ses disciples dans toutes les villes, les chargea de ses conseils et les munit des secours propres à arrêter les ravages de l'épidémie naissante. Fort éloigné de jouir du repos qu'il n'accordait point à ses élèves, il tenait le gouvernail d'une entreprise dont l'amour de la patrie était le premier mobile. Attentif à tout ce qui se passait, informé des progrès de la maladie, il volait dans les endroits où sa présence était jugée nécessaire.

L'importance de ce service qu'il rendit à la Grèce, et le grand nombre d'autres qu'il rendait tous les jours, lui méritèrent non-seulement l'estime de sa nation, mais encore celle des peuples voisins. Il n'y eut bientôt qu'une voix sur son compte, et la célébrité dont il jouit fut d'autant plus solidement établie, qu'il n'y était parvenu que par des vertus, un désintéressement, une modestie qui égalaient son habileté. Mais il se présenta une nouvelle occasion de donner à la Grèce une preuve éclatante de ces rares qualités. Le sénat d'Abdère l'engagea à se transporter dans la solitude de Démocrite et à travailler à la guérison de ce sage que le peuple prenait pour un fou. Hippocrate s'y rendit et pensa bien différemment sur le compte de Démocrite. Ses raisons convainquirent même les Abdéritains, qui lui présentèrent dix talents en récompense des peines qu'il avait prises pour les tirer d'inquiétude ; il refusa ce présent, et fit encore voir, à cette occasion, combien il méprisait les richesses.

Pline fait Hippocrate auteur de la médecine clinique, que d'autres ont attribuée à Esculape ; mais il n'y a pas d'apparence que l'on ait tant tardé à visiter les malades dans leur lit. Il est un si grand nombre de choses qui distinguent cet habile médecin, que Pline a tort de le parer d'un mérite supposé, pendant qu'on en trouve tant de réels dans sa conduite. Le principal consiste à le voir tout employer pour dissiper les nuages d'une fausse philosophie sur les débris de laquelle il établit la véritable médecine. On ne remarque dans ses observations, dans ses raisonnements, ainsi que dans ses remèdes, aucune trace de cette superstition philosophique, qui de son temps subjuguait les esprits. Son bon sens la lui fit mépriser ; et ne conservant de la philosophie que ce qui pouvait être de quelque usage, il joignit avec sagesse le raisonnement et l'expérience ; ce qu'aucun médecin n'avait fait avant lui. Telle est l'origine de la médecine dogmatique ou rationelle dont cet heureux accord est le premier fondement.

Hippocrate tourna principalement ses vues du côté de l'observation. Attentif à examiner les mouvements de la nature dans le cours des maladies, il s'attacha non-seulement à connaître les symptômes passés, présents et futurs, mais à les décrire de telle façon, que les autres pussent les connaître comme lui. L'habileté qu'il montra en cela est encore aujourd'hui un sujet d'admiration ; car personne ne l'a surpassé, peut-être même égalé, dans la manière d'exposer les indications et les pronostics des maladies. C'est aussi ce qui lui a mérité le nom de Prince de la Médecine. Mais ce grand génie ne s'en tint pas là ; il fut encore l'inventeur de cette excellente partie de l'art de guérir, que nous appelons dié-

tétique et qui concerne les aliments ou le régime des malades. Il lui parut si important de s'attacher à cet article, qu'il en fit son remède principal et souvent unique, surtout lorsque la personne incommodée est d'un bon tempérament et qu'elle conserve ses forces. — Ce médecin est le plus ancien auteur chez qui l'anatomie soit traitée comme une science. Il a semé dans ses ouvrages une si grande quantité d'observations sur cette partie de la médecine, qu'on en composerait un corps considérable en les réunissant. Si d'ailleurs l'on parcourt les traités admirables qu'il nous a laissés sur les luxations, les fractures et les articulations, on ne doutera point qu'il n'ait eu une profonde connaissance de l'ostéologie. Convaincu lui-même des progrès surprenants qu'il y avait faits, et jaloux de transmettre à la postérité des preuves durables de sa science et de son industrie, nous lisons dans Pausanias qu'il fit fondre un squelette d'airain, qu'il consacra à Apollon de Delphes (1). Hippocrate se distingua encore par son habileté dans la chirurgie. Les écrits qu'il a laissés sur cette partie doivent être mis au rang de ce qu'il a fait de mieux ; ils sont clairs, méthodiques, parfaits, et méritent encore d'être lus dans notre siècle, quoique cet art soit maintenant poussé bien loin. Ce qu'il en a dit n'est pas le fruit d'une simple théorie ; il a lui-même exercé la chirurgie, et il l'a fait pendant une vie longue et appliquée. Toutes les opérations connues de son temps entraient dans sa pratique ; il faut cependant en excepter la lithotomie, qu'il interdit à ses disciples, ainsi qu'il paraît du livre *De jurejurando*, dont la formule contient cette promesse : *Calculo vero laborantes haudquaquam secabo ; sed viris opera-*

---

(1) On a suivi l'opinion de Riolan qui fut au nombre de ceux qui ont pensé qu'Hippocrate avait disséqué des cadavres humains, et c'est d'après lui qu'on a fait parler Pausanias. Mais un critique moderne (M. Goulin) prouve que cet historien n'a rien écrit de semblable ; voici comme il traduit le passage cité par Riolan : Il y avait, parmi les offrandes faites à Apollon, la représentation en airain d'un homme exténué par une longue maladie, les chairs duquel étaient consumées et fondues, et qui n'avait plus que les os. On disait à Delphes que c'était une offrande du médecin Hippocrate.

toribus hanc operationem obeuntibus relinquam. A l'égard de la matière médicale, il ajouta beaucoup à celle qui était en usage parmi les Cnidiens ; et comme ceux-ci n'employaient d'autres remèdes que le lait, le serum lactis, et le suc épaissi du concombre sauvage, il attribuait la simplicité de cette médecine au défaut de génie et d'expérience. Il avouait cependant qu'avec ces remèdes si simples on pouvait guérir de très-grandes maladies ; mais il ne sentit pas moins qu'il était important d'enrichir la matière médicale, pour la mettre en état de répondre à la variété des cas. Le choix qu'il fit de ses médicaments est si judicieux, il les employa même avec tant de succès, que la plupart sont encore aujourd'hui en usage, et se trouvent dans cette foule immense de remèdes, dont nous sommes surchargés. Parmi les médicaments familiers à Hippocrate, il en est plusieurs qu'on ne saurait trop définir, tant il est difficile d'expliquer leur préparation. Sa pharmacopée, qu'il cite plus d'une fois, n'a jamais été publiée ; en sorte que nous n'en pouvons juger que par ce que nous trouvons dans ses livres sur les maladies des femmes et dans d'autres endroits. C'est de là que nous apprenons qu'il ne fit jamais usage que de peu de remèdes et des plus simples.

Hippocrate mourut à Larissa, ville de Thessalie, âgé de quatre-vingt-dix ans, et selon d'autres de quatre-vingt-cinq seulement ; mais il y en a qui le font vivre jusqu'à cent quatre et même cent neuf ans ; ce qui ferait honneur à son savoir et à son régime. Il fut inhumé entre Gyrtone et Larissa. C'est ainsi qu'en parle Soranus qui rapporte que de son temps on montrait encore l'endroit où était son tombeau. Ce grand médecin n'avait point demandé aux Dieux, pour récompense des services qu'il rendait aux hommes, ou des plaisirs, ou des richesses, mais une vie longue et de la santé, du succès dans son art, et une réputation durable chez la postérité. Ces souhaits sont contenus dans le serment qu'il exigeait de ses disciples. Ils furent accomplis à son égard dans toute leur étendue ; car il vécut fort âgé, sain de corps et d'esprit ; et tels furent ses succès dans la médecine, qu'il en a été regardé comme le fondateur. Les honneurs dont on l'a comblé pendant sa vie ont rendu sa mémoire immortelle. Il mérita une statue d'or de la part des Argiens ; les Athéniens lui décernèrent des cou-

ronnes, le maintinrent lui et ses descendants dans le Pritanée, et l'initièrent à leurs grands mystères : marque de distinction qu'on accordait rarement aux étrangers, et dont Hercule seul avait été honoré avant lui.

Quelque grandes qu'eussent été les marques de considération que les contemporains d'Hippocrate lui ont données, eux qui semblent avoir épuisé tous les moyens que dicte la reconnaissance pour honorer son mérite, la postérité ne voulut rien leur devoir de ce côté-là. Elle substitua les éloges aux récompenses ; monuments plus durables que ces mystérieuses cérémonies du paganisme, dont l'éclat passager finit avec la personne. Platon et Aristote, les deux plus sublimes génies qui peut-être ont paru depuis lui ; l'ont regardé comme leur maître et n'ont pas dédaigné de le commenter. Tous les auteurs anciens l'ont vanté comme le père de la médecine, et l'ont proposé comme le premier guide dans les difficultés dont cet art est rempli. Macrobe a dit de lui : *Hippocrates qui tam fallere quam falli nescit.* Mais il faut remarquer que cet illustre médecin était bien éloigné de penser aussi favorablement sur son compte : après avoir mérité l'admiration de ses contemporains par sa science, il fallait encore qu'il méritât celle de la postérité par sa modestie. En effet, il ne fait point de difficulté d'avouer ses fautes ; on ne voit pas non plus qu'il craigne de rapporter les exemples des malades qui sont morts entre ses mains. Il avait coutume de dire qu'il fallait si bien apprendre la médecine, qu'on manquât le moins qu'il est possible, et il ajoutait que dans cette profession, celui-là est fort à louer, qui fait le moins de fautes. Au cinquième livre des Epidémiques, il avoue, même avec une ingénuité dont il n'y a guère que les grands génies qui soient capables, qu'ayant été appelé auprès d'Autonomus qui avait reçu un coup à la tête, il prit la blessure du crâne pour une des sutures et négligea de le trépaner. Le jour suivant le malade sentit une douleur violente au côté, il eut des convulsions dans les bras. Hippocrate reconnut alors sa faute, trépana Autonomus ; mais ce fut en vain, car il y avait une quinzaine de jours qu'il était malade, on était en été, et il mourut le jour suivant. Une autre preuve que donne ce médecin de son ingénuité à avouer ses malheurs, c'est dans le premier et le troisième livre des Épidémiques. De quarante-deux malades, il ne s'en trouve que dix-sept qui se soient tirés d'affaire; tous les autres sont morts. Cet aveu n'a rien coûté à sa modestie; c'est pourquoi on doit le croire, lorsqu'il dit dans le second livre qu'on vient de citer, en parlant de certaine esquinancie qui était accompagnée de grands accidents. que tous les malades en échappèrent; s'ils étaient morts, ajoute-t-il, je le dirais de même. Quintilien le loue beaucoup de cette ingénuité; et si l'on voit dans ce procédé le caractère d'un homme d'honneur et de probité, il paraît qu'il était tel par toutes ses maximes, mais spécialement par celles que renferme le serment qu'il exigeait de ses disciples. Je sais que certains auteurs regardent le livre *De jurejurando* comme supposé; mais comme toute l'antiquité l'a attribué à Hippocrate, et que d'ailleurs il est calqué sur les sentiments que tout le monde lui accorde, on n'avance rien de trop, en lui faisant honneur des maximes, dont il faisait jurer l'observance à ses élèves. Telle est la teneur de ce serment : « Qu'un médecin sera » obligé de regarder comme son propre » père celui qui lui aura enseigné la mé- » decine; qu'il lui fera part de tout ce » qui sera en son pouvoir, par rapport » aux choses nécessaires à la vie ; qu'il » regardera aussi les enfants de cet homme » comme ses frères, et qu'il leur ensei- » gnera à son tour la même profession , » s'ils ont dessein de l'apprendre, sans » en exiger aucun salaire; qu'il leur com- » muniquera tout ce qu'il saura, comme » à ses propres enfants; et qu'il usera de » même à l'égard de tous ceux qui vou- » dront s'engager par le présent serment, » mais non pas à l'égard des autres. Qu'il » ordonnera à ses malades le régime de » vivre qu'il jugera leur être le plus con- » venable, et qu'il empêchera de tout » son pouvoir qu'on leur nuise. Qu'il » ne se laissera jamais persuader de » donner à personne une drogue mor- » telle ou du poison, ni ne conseillera » aux autres de le faire, et que pareille- » ment il ne donnera à aucune femme » des remèdes pour la faire avorter; » mais qu'il exercera son art en homme » de bien. Qu'il ne taillera point ceux » qui ont la pierre dans la vessie; mais » laissera faire cela aux personnes qui se » destinent particulièrement à cette opé- » ration. Que dans les maisons où il en- » trera, ce sera uniquement à dessein de » travailler au bien du malade, et qu'il

» se conduira en sorte que l'on n'ait ja- » mais aucune matière de soupçon con- » tre lui, ou qu'on ne le puisse accuser » d'avoir fait le moindre tort ou la moin- » dre injure à qui que ce soit, particu- » lièrement d'avoir abusé de quelque » femme, ou fille, ou jeune homme, soit » libre, soit esclave ; enfin, qu'il obser- » vera de tenir secret ce qu'il aura vu » ou entendu, soit en faisant la méde- » cine, soit autrement, lorsqu'il jugera » que c'est une chose qui ne doit pas » être publiée. La conclusion est qu'il » souhaite que toute sorte de bonheur » lui arrive dans l'exercice de sa profes- » sion s'il tient religieusement son ser- » ment, et le contraire s'il se parjure. » Celui qui fait ce serment jure par » Apollon le médecin, par Esculape, par » Hygiœa , par Panacea , et par tous les » autres dieux et déesses. » Se peut-il un plus honnête païen? On voit assez par ce serment qu'Hippocrate ne se contenta pas d'enseigner son art à ceux de sa maison ; comme il faisait la méde- cine par un principe d'humanité, et non pas simplement pour en tirer du profit et de la gloire , il voulut bien encore faire part de ses connaissances aux étrangers qui en avaient du goût. Il fut le premier des Asclépiades qui en usa de cette ma- nière : ce qui fit que la médecine, qui avait été renfermée dans une seule fa- mille, fut dès lors communiquée à tout le monde , et put être apprise, au moins dans la Grèce, par tous ceux qui voulu- rent s'y appliquer. Mais afin que cette communication fût plus générale, Hip- pocrate écrivit de gros ouvrages, si utiles encore aujourd'hui à toute l'Eu- rope. Les plus célèbres écoles l'ont suivi et le suivent encore comme l'interprète le plus fidèle de la nature; et malgré les révolutions que l'esprit de système a opposées à la simplicité de l'ancienne médecine, le génie de ce grand homme est toujours sorti victorieux des entraves qu'on a voulu mettre à sa doctrine. Quoi qu'en disent même les novateurs de nos jours, Hippocrate conservera dans tous les siècles à venir un ascendant, une gloire, une réputation, que deux mille ans et plus ont laissés sans atteinte.

Le précieux dépôt de doctrine que que nous devons au prince de la méde- cine s'est conservé dans les ouvrages qui sont passés jusqu'à nous ; les savants ne lui donnent cependant pas tous ceux qu'on lui attribue, non plus que toutes les lettres qu'on a mises sous son nom,

La différence de style et de principes a fait soupçonner plusieurs de ces ouvrages d'être supposés. Mais ce qui achève de confirmer ce soupçon, c'est que Galien lui-même avoue que ce ne fut que sous l'empire d'Adrien que deux médecins d'Alexandrie, Artémidore Capito et Dioscoride, recueillirent les ouvrages d'Hippocrate pour en faire un corps, cinq cents ans après la mort de l'auteur. Il est bien difficile qu'après un si long terme on ait pu réussir à faire ce recueil avec assez de discernement pour n'y rien mettre d'étranger.

Erotien, qui vécut sous l'empire de Néron, tâcha de fixer les véritables ouvrages d'Hippocrate, et il ne mit point dans ce nombre tous ceux que nous avons aujourd'hui sous le nom de ce médecin. Il ne parle ni du livre *De Natura muliebri*, ni de celui *De Virginibus*; il reconnaît à la vérité les deux livres *De Morbis muliebribus*, ainsi que celui *De Sterilibus*, ce qui semble en assurer l'authenticité; mais malgré l'autorité d'Erotien, les éditeurs d'Hippocrate s'accordent tous à regarder la fin du premier livre *De Morbis muliebribus* comme supposée, ce qui pourrait rendre suspects les deux livres en entier. Il y a encore bien d'autres remarques à faire sur les ouvrages attribués à Hippocrate; mais comme je suis obligé d'abréger un article qui insensiblement prend trop d'étendue, je ne puis mieux faire que de renvoyer le lecteur à l'Histoire de la médecine de Daniel Le Clerc. Il y trouvera cette matière amplement discutée, partie I, livre III, chapitre XXX. — Ce serait ici la place de donner la notice de toutes les éditions d'Hippocrate, mais comme on les a beaucoup multipliées, je me bornerai aux principales.

ÉDITIONS GRECQUES. — A Venise, par Aldus, 1526, in-folio. — A Bâle, par Frobenius, 1538, in-folio, corrigée sur trois copies manuscrites par Jean Cornarius.

ÉDITIONS LATINES. — L'ancienne version latine des œuvres d'Hippocrate et de Galien est perdue, mais nous en avons de nouvelles qui ont paru depuis la publication de quelques traités de ces médecins, mis au jour à Venise en 1493 et en 1497, et presque tous traduits de l'arabe. — A Bâle, par A. Cratander, 1526, in-folio. La version est de plusieurs mains. — A Rome, 1525 et 1549, in-folio. La traduction est de Marcus Fabius Calvus de Ravenne, qui l'entre-

prit par ordre du pape Clément VII, sur les manuscrits grecs du Vatican. — La version de Janus Cornarius, à Venise, 1545, in-8°. — La même à Paris, 1546, in-8°. — La même à Bâle, 1546, in-folio, en très-beaux caractères, par Frobenius. — Encore par le même, en 1553, in-folio. — Idem, par le même, en 1556, in-folio. — La même version, encore par Frobenius, 1554, deux volumes in-8°. — La même à Bâle, par J. Culman de Geppingen, 1558, in-fol. — La même à Lyon, en 1562, in-8°. — La même à Lyon, en 1564, in-folio, avec le commentaire de Marinellus et les arguments de Culman. — La même à Venise, 1575, in-fol. — La même dans la même ville, 1619, in-folio. — La même à Vicence, en 1610, in-folio, avec une traduction paraphrasée des lettres et de quelques autres traités, qui se trouve à la tête de l'ouvrage, et qui est de la façon de Cornarius. — La même à Cologne, en 1542, in-8°. — La version d'Anuce Foës, à Francfort, par Wéchel, 1596, in-8°. — La même, avec les notes de Prosper Martianus, Rome, 1626, in-folio.

ÉDITIONS GRECQUES ET LATINES. — De Jérôme Mercuriali, à Venise, chez les Juntes, 1578, in-folio. — La version latine de Jean Cornarius avec le texte, Bâle, 1579, in-folio, par les soins de Théodore Zwinger. — Celle d'Anuce Foës, à Francfort, chez Wechel, 1595, in-folio. — La même, Francfort, 1621 et 1624. — Encore à Francfort, 1645. — La même à Genève, 1657, in-folio. — De J. A. Van der Linden, avec la version de Cornarius, Leyde, 1665, deux vol. in-8°. — De René Chartier, revue et comparée avec les manuscrits; on y a joint les ouvrages de Galien. La version est châtiée en plusieurs endroits, avec des variantes et des corrections à la fin de chaque volume. Paris, 1679, treize tomes en neuf vol. in-folio. Dix tomes ont paru du vivant de Chartier, en 1639 et 1649.

Malgré ces nombreuses éditions des œuvres d'Hippocrate, on en a donné quelques autres dans ce siècle, sous ces titres :

Opera omnia latine, ex Jani Cornarii versione, una cum J. Marinelli commentariis, ac P. M. Pini Indice. Venetiis, 1737, trois tomes en un vol. in-folio, par les soins de J.-B. Paitoni.

Opera omnia, cum variis lectionibus non modo huc usque vulgatis, verum ineditis potissimum, partim depromptis ex Cornarii et Sambuci codd. in cæsar. Vindobonensi bibliotheca hactenus asservatis et ineditis, partim ex aliis ejusdem bibliothecæ Mss. Codd. collectis : quorum ope sæpenumero græcus contextus fuit restitutus. Accessit index Pini copiosissimus, cum tractatu de mensuris et ponderibus studio et opera Stephani Mackii. Viennæ Austriæ, græce et latine, 1743, 1749, 1759, deux vol. in-folio.

Hippocratis opera genuina, minus certa, spuria, recensuit, præfatus est Albertus de Haller. Lausannæ, 1769-71, quatre vol. in-8°.

Av. J.-C. 460. — ACRON, ou AGRON, célèbre médecin, à qui plusieurs auteurs donnent encore le nom de Créon, naquit à Agrigente ou Gergenti, ville de Sicile. On dit qu'il se distingua, vers le commencement du trente-sixième siècle, par les leçons de philosophie qu'il donna à Athènes, dans le temps où Empédocle, son concitoyen, y enseignait la même science : c'est au moins le sentiment de Suidas. Mais cet écrivain a confondu Acron avec un autre ; car celui dont nous parlons n'aurait jamais passé pour empirique, s'il eût joint la philosophie à la médecine. Sa façon de penser n'était assurément fondée sur rien moins que sur les principes qui résultent de cette union ; elle était même diamétralement opposée à celle d'Empédocle, qui tint un des premiers rangs parmi les médecins philosophes. Celui-ci expliquait les symptômes des maladies et les vertus des médicaments par les principes de la philosophie, au lieu qu'Acron soutenait l'inutilité du raisonnement dans la médecine, et s'en tenait uniquement à l'expérience. C'est l'invariabilité de ses sentiments à cet égard, qui l'a fait passer pour fondateur de la secte empirique : on s'est pourtant trompé, puisque cette secte ne fut établie que fort long-temps après lui, et qu'elle doit sa naissance à Sérapion d'Alexandrie, et à Philinus de Cos, qui en furent les chefs dans le trente-huitième siècle.

C'est sur un passage de Pline que l'empirisme revendique Acron comme son fondateur. Voici le texte de cet historien : *alia factis ab experimentis se cognominans empiricen, cœpit in Sicilia Acrone Agrigentino, Empedoclis physici authoritate commendato.* Mais l'autorité de ce passage devient caduque,

par là même qu'il y est dit qu'Empédocle a fait l'éloge d'Acron et de ses sentiments. On vient de voir que ces deux personnages étaient bien éloignés d'avoir les mêmes principes ; d'où il paraît, en combinant ce qu'on a dit plus haut, que de même qu'Acron ne s'est jamais donné pour auteur de la secte empirique, il n'a aussi jamais eu Empédocle pour panégyriste. Il est cependant vrai qu'Acron était empirique, mais à la manière des Asclépiades, et sans avoir pris le ton de chef de sectaires. De quelque manière qu'il ait été, il exerça la médecine avec assez de succès et la juste application qu'il fit quelquefois des choses qu'il avait apprises par l'expérience, lui procura la plus grande considération. Ce fut lui qui délivra la ville d'Athènes de la peste qui ravagea la Grèce au commencement de la guerre du Péloponnèse, quatre cent vingt-six ans avant Notre-Seigneur. Comme il savait que les Égyptiens avaient la coutume d'allumer des feux dans les rues et les places publiques, pour purifier l'air, il employa le même expédient, et vint ainsi à bout d'éloigner la maladie.

Acron retourna dans sa patrie dans le dessein d'y finir ses jours, et suivant Diogène de Laërce, il demanda aux Agrigentins un endroit dans leur ville, pour s'y bâtir un tombeau. Mais le même auteur ajoute qu'Empédocle s'opposa à cette demande, qu'il parla au peuple avec beaucoup de chaleur, et qu'il finit par lui faire voir que la prétention d'un homme à la qualité de premier médecin de son temps n'était point une raison pour enfreindre les anciens usages et accorder la sépulture dans la ville. Telle fut en effet la vanité d'Acron, qu'il n'appuya sa demande que sur la supériorité de son mérite : mais comme le mérite le plus réel se fait autant d'ennemis que d'admirateurs, quand il n'est pas modeste, Empédocle donna un libre cours à sa jalousie, et n'écouta qu'elle dans la harangue qu'il fit au peuple. La décision de celui-ci ne fut pas favorable à Acron. Il en fut piqué au vif. Mais il le fut davantage de la conduite d'Empédocle, et surtout de la raillerie insultante qu'il en essuya, lorsque ce médecin philosophe lui demanda quelle épitaphe il voulait que l'on mît sur son tombeau, et qu'il proposa d'y faire graver des vers grecs, qu'on a rendus par les suivants :

Acronem summum medicum, summo patre natum,
In summa tumulus summus habet patria.

Daniel Leclerc en a donné cette tra-

duction française : « Acron Agrigentin,
» le plus éminent des médecins, fils d'un
» père éminent, gît dans ce roc éminent,
» à l'endroit le plus éminent de sa patrie
» éminente. » Suidas, qui parle des ouvrages d'Acron, dit qu'il a écrit, en
langue dorique, un traité de médecine
et un livre sur les aliments les plus convenables à l'état de santé.

Av. J.-C. 455. — EURYPHON, médecin Cnidien, vivait du temps de Platon le comique, contemporain d'Aristophane, et par conséquent du temps
d'Hippocrate, avec qui Soranus dit
qu'il se rencontra chez le roi Perdiccas II.
Cela n'empêche cependant point de croire
qu'Euriphon était plus âgé qu'Hippocrate, puisqu'il a passé pour auteur des
Sentences cnidiennes qui sont citées par
ce dernier.

Platon le comique parle d'Euryphon,
lorsqu'il introduit Cinesias, fils d'Eva-
goras, se produisant au sortir d'une
pleurésie, maigre comme un squelette,
la poitrine pleine de pus, les jambes
comme un roseau, et tout le corps chargé
d'eschares, à la suite du feu qu'Euryphon avait porté sur différentes parties
du corps de ce pauvre malade, qui doit
être regardé comme un phthisique ou un
empyique consommé. Ce passage montre
assez que ce médecin employait les cautères actuels dans l'empyème, ainsi
qu'Hippocrate l'a pratiqué.

L'usage du cautère actuel remonte à
la plus haute antiquité. Les Egyptiens
et les Lybiens ont appliqué le feu à la
tête de leurs enfants, mais à différents
âges, pour prévenir les maladies. Les
Scythes nomades se brûlaient divers endroits du corps, pour remédier à l'excessive humidité et à la faiblesse de leurs
articulations. Les peuples qui mènen
une vie dure ont été constamment attachés à cette pratique, que la mollesse
de nos mœurs a rendue si rare parmi
nous.

Av. J.-C. 440. — HÉRODICUS,
était de Sélymbre ou Sélivrée, ville de
Thrace. C'est au moins le sentiment de
Plutarque; mais ce n'est pas celui de
tout le monde, car il y a des auteurs qui
le disent natif de Lentini en Sicile. Hérodicus fit la médecine dans le trente-
sixième siècle, et fut en même temps
maître d'une académie où la jeunesse venait s'exercer. Les avantages qu'il remarqua que l'on retirait de ces exercices

par rapport à la santé lui donnèrent
occasion de faire entrer la gymnastique
dans la médecine, c'est-à-dire, de recommander les exercices du corps en
vue de guérir ou de prévenir les maladies. Il avait d'ailleurs appris par sa
propre expérience de quelle utilité
pouvaient être ces exercices: quoiqu'il
eût une maladie incurable, il était parvenu à un âge assez avancé.

Les exercices militaires sont beaucoup
antérieurs dans la Grèce au temps d'Hérodicus, et par conséquent à la gymnastique médicinale pratiquée par lui, ou
par quelqu'autre que ce soit. Ces exercices furent en usage au commencement
des olympiades, qui datent de l'an 776
avant Jesus-Christ : Hercule en est regardé comme l'instituteur, préférablement aux autres héros de la nation. Les
exercices inventés par Hercule ne se
soutinrent point également dans tous les
temps; ils eurent plus ou moins de vogue
suivant le goût et le génie des peuples.
Ils tombèrent enfin dans une sorte d'oubli, dans la Grèce; c'est ce qui engagea
Iphitus, contemporain de Lycurgue, à
les remettre en vigueur quatre cent quarante-deux ans après leur institution, à
peu près huit cent quatre-vingt-quatre
ans avant la naissance du fils de Dieu.
Mais ces exercices prirent une consistance plus durable dès le commencement
des olympiades; ils servirent même à
fixer les époques dans l'histoire grecque,
et à régler la chronologie par le nombre
et les années de chaque olympiade.

Tout le monde sait combien les jeux
olympiques étaient célèbres; ils reve-
naient tous les quatre ans. Les pythiens
se préparaient avec moins de pompe et
de solennité. Les Grecs avaient encore
tous les trois ans les jeux néméens et
isthmiens, qu'on appelait des exercices
consacrés aux dieux; mais ils n'étaient
point à comparer aux premiers. Une
couronne et l'honneur d'avoir vaincu,
étaient toute la récompense du vainqueur.
Outre ces jeux, il y en avait d'autres,
institués dans des villes particulières, où
l'honneur n'était pas le seul prix de la
victoire. Toutes ces circonstances réunies produisirent un tel effet, que les
Grecs regardèrent l'acquisition de la vigueur et des forces du corps comme une
affaire importante, et bientôt la connaissance du régime et des autres moyens
propres à se procurer cette vigueur, devint parmi eux une science que les jeux
publics rendirent nécessaire. Mais le

temps et l'expérience firent aussi apercevoir que les exercices qui n'avaient d'autre but que la victoire étaient en même temps utiles à la santé; et l'on en conclut qu'on multiplierait ces derniers avantages, si, en introduisant ces exercices dans l'art de guérir, on les soumettait aux règles que cet art prescrit. Telle fut l'origine de la gymnastique médicinale.

Galien fait Esculape auteur de cette sorte de médecine; de quoi ne l'était-il pas dans l'esprit des Grecs? Mais dans la supposition qu'il eût déjà reconnu l'utilité de l'exercice, il y a apparence que Herodicus alla plus loin, et qu'il est le premier qui en fit un art. L'expérience qu'il en avait, et les avantages qu'il en tira pour lui-même, semblent marquer qu'il aurait dû réussir à l'égard des autres; Hippocrate, qui avait été son disciple, ne lui rend cependant point un témoignage fort avantageux à ce sujet. « Herodicus, dit-il, prétendant surmon- » ter la fatigue que cause la maladie par » une autre fatigue, attirait à ses malades » tantôt des inflammations, tantôt des » maux de côté, etc., les rendait d'ail- » leurs pâles, livides et défaits. » C'est ainsi que les meilleures choses peuvent tourner en abus.

Nous avons perdu tous les ouvrages de ce médecin, et ce n'est que sur le rapport de Galien que nous savons quels étaient ses sentiments. Pline a observé en général que, pour bien entendre la doctrine d'Herodicus, il fallait être savant dans la musique et dans la géographie, et que l'étude en était si difficile, que la plupart de ses disciples l'avaient abandonnée.

Av. J.-C. 430. — PLATON naquit à Athènes la première année de la LXXXVIIIe olympiade, qui revient à l'an du monde 3570, avant Jésus-Christ 428. Il descendait, par son père Ariston, de Codrus, roi d'Athènes, et par sa mère Péryctyone, de Dropides, frère de Solon, ce célèbre législateur des Athéniens. Son premier nom fut Aristoclès; mais il le quitta pour prendre celui de Platon, qu'on lui donna soit à cause de la largeur de ses épaules et de son front, soit à cause de son style ample et diffus. Il a paru peu d'hommes qui aient été autant favorisés de la nature que ce philosophe. Une physionomie heureuse, de grandes richesses, une naissance illustre, et, plus que tout cela, le plus beau génie, furent son partage. Ses parents ne négligèrent rien pour son éducation. Il eut d'abord beaucoup de goût pour la peinture et pour la poésie; il apprit même à peindre, fit des odes et des tragédies; mais ce goût ne fut que passager. A l'âge de vingt ans, il commença à suivre Socrate, qui le dégoûta de ces amusements; il comprit, par les leçons de ce grand homme, que la philosophie est la véritable étude du sage, et il résolut de s'y livrer entièrement. — A vingt-huit ans, c'est-à-dire après la mort de Socrate, il alla étudier à Mégare, sous Euclides; de là à Cyrène, sous le mathématicien Théodore; puis en Italie, sous Philolaüs et Euritus; enfin en Egypte, chez les prêtres de cette nation. Il se transporta aussi en Perse pour y consulter les Mages; son dessein était même de pénétrer jusqu'aux Indes pour y entendre les Gymnosophistes; mais les guerres de l'Asie l'obligèrent à revenir dans sa patrie, où il ouvrit une école de philosophie dans un jardin appartenant à un citoyen nommé Académus, dont le nom a été immortalisé pour avoir cédé ce terrain à Platon et à ses disciples, qui prirent de là le nom d'Académiciens.

A l'exemple de Pythagore, de Démocrite et d'autres philosophes, Platon traita de diverses choses concernant la théorie de la médecine. Il reconnaissait quatre éléments : le feu, l'air, la terre et l'eau. Il enseignait que c'est par la moelle de l'épine que commence la formation du corps humain, et que la colonne osseuse est destinée à la mettre en sûreté. Les os ne sont, selon lui, qu'une terre subtile, pure et ténue, dont la moelle forme une masse en y jetant tour à tour du feu et de l'eau; de manière que ces deux éléments n'ont plus la faculté de lui faire perdre la consistance qu'elle a acquise. Ce qu'il dit sur la formation des chairs et des nerfs est appuyé sur les différentes combinaisons des éléments. Il croyait l'âme immortelle renfermée dans la tête, et l'âme mortelle dans le reste du tronc; mais il donnait à celle-ci différents sièges, suivant qu'elle remue les passions ou qu'elle est avide d'aliment, de boisson et de tous les autres besoins du corps. Platon a débité bien d'autres rêveries sur ce qu'il appelle âme inférieure, ainsi que sur la génération. Fondé sur la métempsycose, il imaginait que les hommes injustes et pusillanimes étaient changés en femmes à la seconde génération. Il regardait la matrice comme un animal avide de concevoir, et il déduisait de cette propriété des idées plus singulières les unes que les autres. En général, celles qu'il avait sur l'économie du corps humain sont assez mauvaises, et malheureusement la célébrité de son nom les accrédita, toutes grossières qu'elles étaient. Ainsi pensa le divin Platon, qui prouve, par son exemple, qu'il échappe aux grands hommes des absurdités bien propres à consoler l'ignorance et à corriger l'orgueil du savoir.— Ce philosophe parle avec estime des sentiments d'Hippocrate ; mais on est en droit de lui reprocher de les avoir plus souvent défigurés qu'éclaircis. Il ne pensait cependant pas comme lui touchant les qualités nécessaires à ceux qui exercent la médecine. « On doit avoir, » dit-il, dans une ville de bons méde- » cins, qui, outre l'étude requise pour » apprendre leur profession, aient vécu » depuis leur jeunesse avec un grand » nombre de malades, et aient eux-mê- » mes passé par plusieurs sortes de ma- » ladies, tellement qu'ils soient natu- » rellement infirmes et valétudinaires. » Hippocrate veut au contraire un médecin qui se porte bien : en effet celui qui sait se conserver en santé par les règles de son art, fait présumer de son intelligence pour rendre le même service aux autres.

Quelques auteurs ont dit que Platon avait choisi exprès l'Académie, le lieu le plus malsain qu'il y eût à Athènes, pour y demeurer avec ses disciples, par cette raison même que ce lieu était malsain, et dans la pensée que la mauvaise disposition du corps rendrait l'esprit meilleur. Mais il est bien permis de douter que ce philosophe ait fait choix de l'Académie dans cette vue, quoi qu'en dise M. Le Camus, docteur régent de la Faculté de médecine de Paris, qui prête cette idée à Platon et qui l'adopte lui-même dans son ingénieux ouvrage intitulé : Médecine de l'esprit, où il remarque que la santé faible rend souvent l'homme plus propre à tirer parti des facultés de son âme. — Platon mourut subitement dans un festin, l'an 348 avant Jésus-Christ, le jour qu'il commençait sa quatre-vingt-unième année. Il n'a point été marié. On a différentes éditions de ses œuvres, telles que celle de Bâle, 1534, deux volumes in-folio ; celle de Henri Etienne, 1578, trois volumes in-folio ; de Francfort, 1602, même format.

Av. J.-C. 398.— CTÉSIAS, médecin cnidien, vécut du temps de Xénophon. Il fut pris dans la bataille que Cyrus le Jeune donna, en 401 avant Jésus-Christ, contre son frère Artaxerxès Mnémon, et guérit ce dernier de la blessure qu'il avait reçue dans le combat. Ce prince le retint ensuite auprès de lui ; et, comme il pratiqua la médecine en Perse pendant dix-sept ans, il profita de ce temps et de la faveur du roi pour écrire l'histoire des Assyriens, des Mèdes et des Perses, qu'il tira des annales, dans lesquelles les actions les plus remarquables des souverains étaient consignées. Cette histoire, qui est en vingt-trois livres, a été tellement estimée de Diodore de Sicile et de Trogue Pompée, qu'ils ont mieux aimé la suivre que celle d'Hérodote, par la raison que Ctésias assure avoir pris tout ce qu'il avance dans les Mémoires de la maison royale. Plusieurs critiques n'ajoutent cependant aucune foi aux récits de cet historien.

Av. J.-C. 384. — ARISTOTE, philosophe, et précepteur d'Alexandre-le-Grand, naquit, à Stagyre, la première année de la xcix^e olympiade, l'an du monde 3620, avant Jésus-Christ 384. Cette patrie d'Aristote était anciennement une ville de Thrace ; mais il doit être regardé comme Macédonien, parce que cette ville faisait partie du royaume de Macédoine lorsqu'il y naquit. Nicomachus, son père, fut premier médecin d'Amyntas, aïeul d'Alexandre-le-Grand. Tous les historiens s'accordent assez sur ces circonstances de la naissance d'Aristote ; il s'en trouve même qui disent que ce philosophe descendait de Machaon, fils d'Esculape. Cela peut être ; mais il est très-visible que les rabbins ont donné dans l'erreur quand ils ont prétendu qu'Aristote était de leur nation. — Ce philosophe est traité par Athénée d'homme qui aimait la bonne chère et les plaisirs de la table. On dit que, ayant dissipé son bien par ses débauches, il se fit soldat ; qu'ensuite il chercha le moyen de subsister par un petit trafic de poudres de senteur et de remèdes, qu'il débitait dans les marchés d'Athènes ; mais que, s'étant appliqué à la philosophie, il ne tarda pas à jeter les fondements de cette grande réputation à laquelle il est parvenu. Aristote était un peu bègue ; il avait les yeux petits et les jambes fort maigres. C'est ainsi que la nature s'oublie quelquefois dans la formation des corps qu'elle anime par l'esprit et le génie. Notre philosophe sentit tous les avantages qu'il pouvait tirer de ces précieux dons, et il les cultiva avec succès ; il fut même si appliqué à l'étude que la nuit il tenait une boule d'airain au-dessus d'un bassin pour se réveiller au bruit qu'elle faisait en tombant de la main, lorsqu'il se laissait aller au sommeil.—Aristote suivit pendant vingt ans les leçons de Platon et fit sous lui d'admirables progrès ; il lui manqua cependant du côté de la reconnaissance, s'il est vrai que son maître a eu raison de l'accuser d'ingratitude. Diogène Laërce rapporte que Platon s'en plaignait en disant : « Il a rué contre nous, comme les » poulains font contre leur mère. » Sur quoi Elien observe que cette comparaison est d'autant plus juste que les poulains donnent des coups de pieds à leur mère, lorsqu'ils se sentent fortifiés et rassasiés de leur lait ; et il ajoute qu'Aristote avait, non-seulement élevé une école à Athènes pour contrecarrer celle de Platon, mais qu'il avait tellement déplu à son maître par son luxe et par ses railleries que celui-ci l'en avait repris publiquement. Ceci ne s'accorde pourtant point avec ce que dit un ancien auteur de la vie d'Aristote. Il assure que ce fondateur de la secte péripatéticienne n'érigea l'école du Lycée qu'après la mort de Platon, et même après celle de Speusippe, successeur de ce dernier. En effet, Aristote demeura huit ans en Macédoine en qualité de précepteur d'Alexandre, et ce ne fut qu'après son retour à Athènes qu'il enseigna pendant treize ans dans le Lycée, terrain qui lui fut donné pour y rassembler ses disciples, et que Périclès avait fait servir aux exercices militaires. La coutume d'Aristote était de se promener dans le Lycée avec ses disciples en leur donnant ses leçons, et c'est de là qu'ils furent nommés Péripatéticiens, du mot grec qui signifie *se promener*. Ces leçons étaient de deux sortes : les intérieures et les plus savantes, qui étaient réservées aux disciples choisis, se faisaient le matin ; les extérieures, qui étaient plus à la portée du commun de ses auditeurs, se donnaient l'après-dîner.

Ce fut la quatrième année de la cviii⁰ olympiade, qui était la trente-neuvième d'Aristote, que Philippe le fit venir à Pella, capitale de la Macédoine, pour être le précepteur d'Alexandre. Il avait été destiné à cet emploi dès le moment de la naissance de ce prince, et rien n'est plus flatteur que la lettre que Philippe lui écrivit à ce sujet : « Philippe » à Aristote, salut. Je remercie moins » les dieux de m'avoir donné un fils que » de l'avoir fait naître dans un temps où » il sera à portée de recevoir vos instruc- » tions. J'espère que, élevé par vous, » il se rendra digne et du sang dont il » il sort et de la monarchie qui lui est » destinée. » Aristote fut en grande faveur à la cour de Macédoine. Il y fit les fonctions de précepteur d'Alexandre, jusqu'à ce que ce prince, âgé de vingt ans, succéda à son père la première année de la cxi⁰ olympiade, 3668 du monde; et, après y avoir demeuré un peu plus de huit ans, il plaça Callisthène, son petit-neveu, auprès de ce jeune roi, pour le suivre dans ses expéditions.

Aristote a écrit deux livres de médecine et d'autres concernant l'anatomie, qui ne sont point parvenus jusqu'à nous; mais nous avons de lui l'Histoire des animaux avec celle de leur génération et de leurs parties. Le goût d'Alexandre et l'envie qu'il eut de connaître la nature et les différentes propriétés des animaux le portèrent à faire travailler son précepteur à cette recherche. Il lui fournit pour cela la somme de huit cents talents, dont il est assez difficile de fixer la valeur, parce que cette monnaie ancienne était d'un prix différent chez tous les peuples. Mais, comme on peut supposer que le talent dont il s'agit ici est le talent d'Athènes ou Attique, qui valait la moitié de celui des Hébreux, c'est-à-dire environ deux mille quatre cent trente-trois livres, monnaie de France, il se trouvera, suivant cette supputation, qu'Alexandre aura fourni à Aristote la somme d'un million neuf cent quarante-six mille quatre cents livres. Toute grande que fût cette somme pour mettre notre philosophe en état de faire face à la dépense de ses recherches, ce prince lui soumit encore plusieurs milliers d'hommes de divers cantons de la Grèce et de l'Asie, afin qu'il en apprît tout ce qu'ils auraient pu eux-mêmes découvrir dans l'exercice continuel qu'ils faisaient de la chasse et de la pêche et dans l'habitude où ils étaient, pour la plupart, de nourrir des animaux. Aristote se chargea d'interroger ces gens et de rapporter à Alexandre ce qu'ils lui auraient communiqué. Il semble que, avec tant de secours, ce philosophe devait produire quelque chose de fort

exact sur cette partie de l'histoire naturelle ; mais il y a long-temps qu'on
a remarqué qu'il avait avancé beaucoup
de faits contraires à la vérité. Il eut cependant toutes les qualités nécessaires à
la réussite de son travail : judicieux autant qu'on peut l'être, infatigable à l'é-
tude, il saisissait promptement l'idée
d'une chose, en développait tous les re-
plis et l'exposait avec beaucoup de clarté.
Mais Aristote ne tira point parti de ces
talents dans son Histoire des animaux ;
soit par défaut de goût, soit par trop de
crédulité, il se contenta d'analyser les
découvertes des autres, plutôt que de
se donner la peine d'en faire lui-même.
Toute l'antiquité lui a reproché sa négligence à s'assurer de la vérité des faits,
ainsi que la confiance aveugle qu'il eut
dans le rapport des gens soumis à ses
ordres.

On pourrait l'excuser en disant que,
n'ayant pu tout voir par ses propres yeux
et tout faire par lui-même, il a été contraint de s'en rapporter fréquemment au
témoignage des autres. Cela peut être admis à certains égards. Il y a des occasions
où il a été obligé de s'en tenir au rapport
d'autrui en ce qui concerne, par exemple,
certaines propriétés des animaux que le
hasard seul fait découvrir ; mais il y en a
d'autres où il aurait dû travailler par lui-
même ou du moins être présent et diriger le travail de ceux qu'il employait.
Telles sont en particulier les choses qui
regardent l'anatomie. Si l'on en juge avec
impartialité, on sera obligé d'avouer que
ce philosophe n'a rien connu ou n'a connu
qu'assez imparfaitement la structure et
les usages des parties. On trouve dans
ses écrits un tissu d'erreurs, qu'il est inutile de rapporter ; encore a-t-il tiré beaucoup de lumières des ouvrages d'Hippocrate, comme on s'en apercevra en comparant ces deux auteurs. Il faut cependant remarquer qu'Aristote a fait mention
de l'intestin jéjunum, qu'il a distingué
le colon, le cœcum et le rectum, et,
par conséquent, qu'il a connu les intestins un peu mieux qu'Hippocrate, qui
semble n'avoir eu connaissance que du
colon et du rectum. En général, il est
à propos d'observer, au sujet de l'anatomie de ce philosophe, qu'il n'a jamais
disséqué que des bêtes, et que, de son
temps, on n'avait pas encore osé disséquer des cadavres humains. C'est ce
qu'il indique lui-même lorsqu'il dit que
les parties internes de l'homme sont inconnues ou qu'on n'en a point des con-

naissances bien certaines, mais qu'il en
faut juger par la ressemblance qu'elles
doivent avoir avec les parties des autres
animaux. — Aristote a aussi écrit quelques livres touchant les plantes, dont
deux nous sont parvenus. Ils ont été imprimés en grec à Bâle, en 1539, in-8°;
en grec et en latin à Paris, 1619, in-
folio ; mais l'auteur traite cette matière
plutôt en philosophe qu'en médecin.

Athénée a dit que Ptolomée Philadelphe avait acheté de Nelée les ouvrages
d'Aristote ; mais Strabon et Plutarque
ont parlé différemment de cette acquisition. Il est assez vraisemblable ou que
ce bruit fut répandu pour faire honneur
à la bibliothèque de Ptolomée, dont on
sait combien ce prince était jaloux ; ou
que Nelée vendit des écrits supposés
pour être mis dans cette bibliothèque,
ce qui arrivait fréquemment alors ; ou
bien, comme le croit François Patritius,
philosophe du seizième siècle, que Nelée
vendit un exemplaire pour la bibliothèque d'Alexandrie ; et qu'il en garda un
autre par devers lui. Ce dernier passa à
ses héritiers ; mais, comme ils étaient
grossiers et ignorants, ils le cachèrent
dans un caveau, dans la crainte qu'il
ne fût enlevé pour la bibliothèque de
Pergame, pour laquelle on faisait de
grandes recherches. Long-temps après,
cet exemplaire fut vendu à Apellicon de
Teos, qui, plus curieux de livres que
véritablement philosophe, remplit mal
les lacunes que l'humidité et les vers
avaient faites, et y introduisit quantité
de fautes. Sylla, s'étant rendu maître
d'Athènes environ deux cent cinquante
ans après la mort d'Aristote, s'empara
de la bibliothèque d'Apellicon, et fit
transporter à Rome les écrits qu'il y
trouva rassemblés. Ce fut alors qu'un
grammairien, nommé Tyrranion, qui
avait une bibliothèque fort nombreuse
et qui était attaché à la doctrine d'Aristote, obtint du bibliothécaire de Sylla
la permission de transcrire les ouvrages
de cet auteur ; mais livrés à des copistes
qui n'avaient ni savoir ni exactitude,
ils devinrent encore plus défectueux entre leurs mains. Andronicus le Rhodien,
qui avait été élevé dans le Lycée, étant
venu à Rome, s'appliqua à tirer ces ouvrages de la confusion et du désordre où
ils étaient tombés. Il travailla à rétablir
les originaux et composa des sommaires
de chaque traité. Ceci arriva dans le quarantième siècle, du temps de Cicéron,
qui dit à Trébatius, au commencement

de ses Topiques, que, parmi les philosophes mêmes, il y en avait très peu qui connussent Aristote. Cicéron témoigne d'ailleurs beaucoup d'estime pour la philosophie péripatéticienne, qui embrasse, dit-il, toute la nature. Mais on ne reconnaît plus les ouvrages d'Aristote à la description que Cicéron et Diogène de Laërce nous en ont laissée.

Aristote fut soupçonné, quoique absent, d'avoir eu part à la conjuration d'Hermolaüs et de Callisthène contre Alexandre, ce qui le mit si mal dans l'esprit de ce prince qu'il en fut absolument disgracié. Arrien, Pline et Xiphilin le chargent de quelque chose de plus, et l'accusent d'avoir été complice de la mort d'Alexandre. Pline dit même ouvertement qu'il a indiqué la corne de mule comme la seule matière propre à contenir l'eau de la fontaine du Styx, qu'Antipater envoya à son fils Cassandre pour empoisonner ce conquérant. Ce fut en punition de ce crime que l'empereur Caracalla voulut faire brûler tous les ouvrages d'Aristote. Mais Plutarque traite ces soupçons de faux bruits, et il justifie ce philosophe sur ce qu'il ne se trouva aucune marque de poison dans le corps d'Alexandre. Aussi l'humeur extravagante de Caracalla ne fit aucun tort à la mémoire d'Aristote, et le crime dont on l'a noirci est d'ailleurs si peu prouvé que la plupart des auteurs inclinent à attribuer la mort d'Alexandre à l'excès d'une débauche de table. — Ce n'est pas la seule chose qu'on a reprochée à Aristote ; il fut encore accusé d'une espèce d'idolâtrie singulière. Sa passion pour sa femme Pythias le porta, dit-on, à l'ériger en divinité et à lui rendre le même culte après sa mort que les Athéniens rendaient à Cérès. Quelques auteurs ont écrit que ce philosophe étant poursuivi à ce sujet par Eurymédon, prêtre de cette déesse, la crainte qu'il eut d'être maltraité par les Athéniens le porta à s'empoisonner. D'autres rapportent qu'il s'enfuit à Chalcis, ville d'Eubée, et qu'il répondit à ceux qui lui demandaient la raison de sa retraite qu'il voulait épargner aux Athéniens un second crime contre la philosophie, donnant par là à entendre la manière dont ils s'étaient conduits envers Socrate, qu'ils avaient condamné à la mort, et le danger que lui-même avait couru. Esychius assure que non-seulement il y eut arrêt de mort contre Aristote, mais que cet arrêt fut exécuté et que notre philosophe avala de l'aconit. Saint Justin et saint Grégoire de Nazianze n'ont point pensé de même ; ils rapportent qu'Aristote mourut de déplaisir de n'avoir pu comprendre la cause du flux et du reflux de l'Euripe, détroit entre Aulis, port de la Béotie, et l'île d'Eubée. Sur quoi Cælius Rhodiginus et quelques autres ont inventé cette fable qu'Aristote s'était précipité dans l'Euripe en disant : *Causa causarum, miserere mei.* C'est ainsi qu'on a fait anciennement beaucoup de contes sur la mort des grands hommes. Plusieurs auteurs parlent plus uniment de celle d'Aristote, et disent qu'elle fut occasionnée par un accès de colique, à laquelle il était sujet. Ce philosophe avait alors soixante-trois ans, ce qui revient à la troisième année de la cxiv^e olympiade, l'an du monde 3682, avant Jésus-Christ 822, le second après la mort d'Alexandre. Comme les historiens qui ont calculé les différentes époques sur les olympiades ne sont pas toujours d'accord entre eux, dans cette variété d'opinions, j'ai eu recours aux fastes de l'histoire grecque ou à la suite des olympiades, qui se trouvent dans le premier volume des Tablettes chronologiques de M. l'abbé Lenglet Dufresnoy. Cet ouvrage m'a servi de règle dans tout le cours de ce Dictionnaire.

Les œuvres d'Aristote ont été plusieurs fois imprimées : Bâle, 1550, in-fol., en grec, par les soins de Desidier Érasme, qui avait préparé cette édition ; Venise, 1562, dix tomes en neuf volumes in-8° ; avec les commentaires d'Averroès, Francfort, 1587, cinq volumes in-4°, en grec, par Frédéric Sylburgius ; Paris, 1619, 1634, deux volumes in-fol., grec et latin, de la version de Guillaume Duval. M. Van Swieten cite une édition de Paris, 1654, quatre volumes in-folio.

Av. J.-C. 374. — THESSALUS, fils aîné d'Hippocrate et frère de Dracon, participa à la gloire de son père, et montra les mêmes sentiments que lui dans l'exercice noble et désintéressé qu'il fit de la médecine. Ceux qui ont soutenu le contraire ont pris Thessalus de même que Dracon pour les fils d'un autre Hippocrate qui était d'Athènes. En effet, ces derniers étaient si ignorants que, pour parler d'un mal-habile homme, on disait en proverbe : « Il est » aussi ignorant que les fils d'Hippo- » crate. »

Thessalus vécut dans le trente-sixième

siècle, et passa la plus grand partie de sa vie à la cour d'Archélaüs, roi de Macédoine. On lui attribue, aussi bien qu'à son frère et même à leurs enfants, quelques-uns des livres qui se trouvent dans le recueil des œuvres d'Hippocrate, et l'on était déjà dans cette opinion avant Galien. — Les enfants de Thessalus se sont beaucoup distingués dans la médecine. L'aîné portait le nom d'Hippocrate et les autres s'appelaient, l'un Gorgias et l'autre Dracon.

Av. J.-C. 374.— DRACON, célèbre médecin, deuxième fils d'Hippocrate et frère de Thessalus, a vécu vers la fin du trente-sixième siècle. On ne sait aucune particularité de sa vie, sinon qu'il eut un fils qui fut médecin de Roxane, femme d'Alexandre-le-Grand. Le nom de ce fils n'est pas absolument certain ; quelques-uns l'appellent Hippocrate et d'autres Dracon.

Av. J.-C. 374. — POLYBE de Cos, disciple et gendre d'Hippocrate, fut un des plus célèbres médecins du trente-sixième siècle. Galien loue beaucoup son adresse et son expérience, et lui rend le témoignage de n'avoir jamais abandonné la pratique ni les sentiments de son beau-père. Cependant, si les ouvrages qu'on lui attribue sont réellement de lui, on doit convenir qu'il s'est quelquefois écarté de la doctrine de son maître, et notamment sur le passage de la boisson dans la trachée-artère et le poumon. Polybe était un homme d'un caractère sérieux, qui préférait la retraite et l'étude au tumulte du monde et aux plaisirs. Plein de zèle pour sa patrie, il aima mieux la servir dans l'enseignement et l'exercice de son art que de chercher les faveurs de la fortune dans les places que sa réputation aurait pu lui procurer. C'est à lui que les jeunes médecins de la Grèce durent leur éducation après la mort d'Hippocrate. Il leur apprit gratuitement ce qu'il avait puisé dans la pratique et l'observation. — On dit Polybe auteur de plusieurs livres, dont quelques-uns existent encore aujourd'hui. Tels sont ceux qui traitent des moyens de conserver la santé, des maladies, de la nature de la semence. Ils ont été mis en latin par Albanus Torinus et imprimés à Bâle en 1544, in-8°. Jean Placotomus et Guinther d'Andernach ont donné une version du premier ouvrage, avec des notes. Il est cependant

assez probable que ces livres sont supposés ; mais ceux qui se trouvent dans les éditions d'Hippocrate, comme le livre *De Natura pueri* et d'autres qui ont déjà passé anciennement pour être de Polybe, lui font beaucoup d'honneur. Ils sont les mieux raisonnés de tous les livres attribués à son beau-père.

Av. J.-C. 371. — THÉOPHRASTE, philosophe natif d'Erèse, ville de l'île de Lesbos, dans l'Archipel, florissait vers l'an du monde 3680. Il était fils d'un foulon ; mais le goût qu'il sentit pour les sciences lui fit quitter l'atelier de son père pour se mettre sous la conduite d'un certain Leucippe, qui était de la même ville que lui. De cette école il passa à celle de Platon et ensuite à celle d'Aristote, où il se distingua parmi ses condisciples. Ce dernier maître fut si charmé de la beauté de son esprit et de la douceur de son éloquence qu'il changea son nom, qui était Tyrtame, en celui d'Euphraste, qui signifie *celui qui parle bien.* Mais ce nom ne répondant point encore assez à la haute estime qu'Aristote faisait de son génie et de sa façon de parler, il l'appela Théophraste, c'est-à-dire un homme dont le langage est divin. — Aristote, se voyant obligé de sortir d'Athènes, où il craignait le sort de Socrate, abandonna son école à Théophraste, dont le nom devint alors si célèbre par toute la Grèce qu'il compta dans le Lycée jusqu'à deux mille disciples, et mérita par ses bonnes qualités l'estime du peuple et la bienveillance des rois. Théophraste mourut chargé d'années ; il cessa tout à la fois de travailler et de vivre. Toute la Grèce le pleura, et le peuple d'Athènes assista à ses funérailles.

Saint Jérôme, dans une lettre à Népotien, met la mort de Théophraste à la cent septième année de son âge ; mais le sentiment le plus commun est qu'il ne vécut pas au-delà de la quatre-vingt-cinquième. C'est assez loin pousser sa carrière ; cependant Cicéron rapporte que ce philosophe se plaignit de la nature en mourant, de ce qu'elle avait accordé aux cerfs et aux corneilles une vie si longue et si inutile, pendant qu'elle avait tellement raccourci celle des hommes qu'ils ne pouvaient point atteindre à la perfection dans les sciences et dans les arts. Mais cette plainte est fondée sur une vieille erreur. Les naturalistes modernes assurent que les animaux ne vivent point aussi long-temps qu'on le croit encore aujourd'hui, et M. Valmont de Bomare fait là-dessus cette remarque, article *Cerf* de son Dictionnaire d'histoire naturelle : « Comme la durée de » la vie dans les animaux est proportion- » nelle au temps de leur accroissement, » le cerf, qui est cinq à six ans à croî- » tre, vit aussi sept fois cinq ou six ans, » c'est-à-dire trente-cinq à quarante ans, » malgré ce que l'on a débité de fabu- ▪ leux sur la durée de sa vie. » Ainsi parle M. Valmont; mais, toute juste que puisse être sa réflexion à l'égard des animaux, elle ne fera pas cesser les plaintes de l'homme qui reprochera à la nature de n'avoir pas mis la même proportion entre le terme de son accroissement et la durée de sa vie. — Diogène de Laërce fait mention de plus de deux cents traités que Théophraste a composés sur toutes sortes de sujets. La plus grande partie est perdue par les malheurs des temps, et l'autre se réduit à une vingtaine de pièces qui ont été recueillies dans le volume de ses œuvres, dont on a les éditions suivantes :

De historia plantarum libri X. De causis plantarum libri VI. Accessere Aristotelis et Alexandri Aphrodisiensis opuscula quædam. Venetiis, in-fol., en grec, sans indication d'année. Empédocle est le premier qui ait reconnu dans les plantes la différence des sexes. Aristote, qui florissait cent seize ans après lui, c'est-à-dire l'an 344 avant l'ère chrétienne, nous a conservé le sentiment de ce philosophe-médecin, qui était aussi le sien. Ce fut encore celui de Théophraste, son disciple. Pline même, qui écrivait plus de trois cents ans après ce dernier, atteste que les naturalistes admettent la différence des sexes non-seulement dans les arbres, mais encore dans toutes les plantes. Il semble que ces observations auraient dû faciliter les progrès de la botanique ; mais elles furent négligées durant une longue suite de siècles. En 1690, Camérarius rappela des idées trop long-temps méconnues ; Vaillant, en France, observa le mécanisme et la fécondation des plantes ; Charles von Linné, en Suède, renchérit sur tout ce qui avait été dit avant lui, et, comme il établit mieux que personne le système sexuel, il en a tiré autant de gloire que s'il en eût été l'inventeur.

Tarvisii, 1483, in-fol., en latin, de la version de Théodore Gaza. Ce savant avait beaucoup de connaissances des lan-

gues ; mais, comme il était aussi fort hardi dans ses traductions et qu'il ne faisait point de difficulté de créer, pour ainsi dire, de nouveaux mots latins, on ne le comprend pas toujours aisément. Mais ce n'est pas la seule plainte qu'on ait faite sur les anciennes éditions des ouvrages de Théophraste ; il y a long-temps qu'on a remarqué qu'elles sont toutes plus ou moins défectueuses.

Opera omnia. Venetiis, 1495, in-fol., en grec. — *Ibidem,* 1498, in-folio, en grec. — *Ibidem*, 1504, in-folio, *ex interpretatione Gazæ, cum Aristotelis libro de animalibus.* — *Ibidem*, 1513, in-folio. — *Parisiis*, 1529, in-8°. — *Basileæ*, 1534, in-folio. — *Ibidem*, 1541, in-folio. — *Ibidem*, 1550, in-fol. — *Venetiis*, 1552, in-8°, en grec. — *Hanoviæ*, 1605, in-folio, *interpretibus Daniele Furlano Cretensi et Adriano Turnebo.*—*Lugduni Batavorum*, 1613, in-folio, *ex interpretatione Theodori Gazæ et castigatione Danielis Heinsii. Liber de lapidibus, ex interpretatione Furlani. Caracteres ab Isaaco Casaubono. Reliqua opuscula ab Adriano Turnebo.* En grec et en latin.

De historia et causis plantarum libri, cum notis et commentariis Bodæi a Stapel, Julii Cæsaris Scaligeri in eosdem animadversionibus et Roberti Constantini Cadomensis annotationibus. Amstelodami, 1644, in-folio.

De suffruticibus, herbisque ac frugibus, sive Theophrasti de historia plantarum libri quatuor (a VI ad IX), Theodoro Gaza interprete. Argentorati, in-12, sans indication d'année.

De causis plantarum liber primus. Parisiis, 1550, in-4°, en grec.

De causis plantarum liber sextus. Ibidem, 1588, in-8°, en grec et en latin.

Gli tre primi libri dell' Istoria delle piante di Theophrasto, tradotti in italiano da Michele-Angelo Biondo, medico. Venise, 1549, in-4°.

Ce philosophe a parlé dans ses ouvrages de la nature, de la différence et des vertus de plusieurs plantes, ainsi que des phénomènes qui regardent leur végétation et leur culture. On a fait tant d'estime de ce qu'il a écrit sur cette matière que de savants auteurs se sont occupés à l'éclaircir par leurs commentaires. Tels sont :

Julii Cæsaris Scaligeri Commentaria in sex libros Theophrasti de causis plantarum. Lutetiæ, 1556, in-folio,— *Genevæ,* 1566, in-folio

Observationes in libros de Historia et causis plantarum Theophrasti per Dominicum Vignani factæ, studio Andreæ Checcacii. Pisis, 1625, in-4°.

Ildephonsi Sorellæ Epitome medica de differentiis herbarum ex Historia plantarum Theophrasti. Valentiæ, 1642, in-8°.

Mais les écrits de Théophraste qui ont rapport à la médecine ne se bornent point à ceux qu'il a donnés sur les plantes; il y en a d'autres sur différentes matières, comme :

De Lapidibus, Daniele Furlano interprete. Hill en a publié une belle édition à Londres, 1746, in-folio, en grec et en anglais, avec de savantes notes.

De Igne. Parisiis, 1552, in-4°, en grec. *Hardervici*, 1616, in-12, de la version d'Adrien Turnèbe.

De Odoribus. Hardervici, 1616, in-12; en français, 1656, in-8°, par L'Estrade.

De Sudoribus, Daniele Furlano interprete. Le même, avec un livre *de Vertigine. Parisiis*, 1576, in-8°, en grec et en latin.

Av. J.-C. 370. — DIOXIPPUS, médecin et disciple d'Hippocrate, naquit dans l'île de Cos et vécut vers la fin du trente-sixième siècle. Suidas dit qu'il a écrit un livre de la médecine en général et deux autres des pronostics. Le même auteur ajoute que Dioxippus fut appelé par Hécatomnus, roi de Carie, pour traiter ses fils Mausolus et Pixodarus, qui étaient dangereusement malades; mais qu'il ne consentit à se rendre à la cour de ce prince que sous la condition qu'il cesserait de faire la guerre à son pays.

Av. J.-C. 370. — PHILISTION, médecin du trente-septième siècle, que Diogène-Laërce fait originaire de Sicile, était de Locres suivant d'autres. Il a passé pour empirique, comme le remarque l'auteur du livre intitulé : *Subfiguratio Empirica*, qui est attribué à Galien; et, selon Athénée, il a écrit sur la manière d'apprêter les viandes. Tout ce qu'on sait de lui d'ailleurs, c'est qu'on voit, par des fragments de ses ouvrages, qu'il faisait servir la respiration au rafraîchissement de la chaleur naturelle; que des quatre qualités premières, le chaud, le froid, l'humide et le sec, il croyait que les unes étaient actives et les autres passives; qu'il avait inventé une machine pour réduire les luxations,

et que, dans les ulcères anciens et sordides, il faisait usage du chou broyé, ou de décoction avec la farine d'orge. Philistion eut quelques disciples, entre autres, Eudoxe le Cnidien; il eut aussi un frère qui est cité par *Cælius Aurelianus*, sans le nommer autrement.

Av. J.-C. 370. — PETRON ou PETRONAS, médecin que Celse dit avoir vécu avant Erasistrate et Hérophile, mais bientôt après Hippocrate, c'est-à-dire, entre le milieu du trente-septième siècle et le commencement du suivant, n'est connu que par la singularité de sa pratique. Celse rapporte que Petron faisait couvrir les fébricitants, afin de provoquer les sueurs et d'exciter la soif. Lorsque la fièvre diminuait, il ordonnait de l'eau froide, et s'il venait à bout d'augmenter les sueurs par cette méthode, il croyait avoir sauvé son malade. Si les sueurs ne paraissaient point il redoublait la dose d'eau et excitait le vomissement. Lui arrivait-il de guérir le malade par l'une ou l'autre de ces voies, il lui ordonnait de manger sur-le-champ de la chair de porc rôtie et de boire du vin, sinon il le faisait vomir de rechef à force d'eau salée. C'était en cela que consistait principalement sa pratique. Toute singulière qu'elle fût dans plusieurs points, elle ne plut pas moins aux malades que les sectateurs de la doctrine d'Hippocrate n'avaient pu guérir, qu'à ceux que les partisans d'Hérophile et d'Érasistrate n'ont pu assez promptement soulager dans la suite. — Galien parle aussi de Petron. Après avoir condamné la méthode de ceux qui macéraient leurs malades par de trop longues abstinences, il le blâme pour être allé à l'autre extrémité, c'est-à-dire pour leur avoir donné trop de nourriture.

Av. J.-C. 354. — DIOCLÈS de Caryste dans l'île d'Eubée, aujourd'hui Négrepont, médecin de la secte dogmatique, est cité par Pline qui lui rend le témoignage d'avoir été le plus renommé après Hippocrate et ses fils. C'est autant pour cette raison, que pour le grand attachement qu'il eut aux maximes d'Hippocrate, que les Athéniens l'appelaient Hippocrate second. Galien en fit beaucoup d'estime, il en parle comme d'un médecin très-habile et très-zélé, et qui avait fait de grands progrès dans l'art de guérir. Il fut en réputation 130 ans après la naissance du père de la médecine, c'est-à-dire, 320 ans avant l'ère chrétienne, sous le règne du roi Antigonus, à qui il dédia un ouvrage qui nous a été transmis par le moyen de Paul d'Egine, qui a pris soin de recueillir différents fragments des anciens. Cet ouvrage a été imprimé sous ces titres :

De tuenda sanitate ad Antigonum regem libellus, *Albano Torino interprete. Basileæ.* 1541, *in-folio*, avec les OEuvres d'Alexandre Trallien.—*Aurea ad Antigonum regem epistola, de morborum præsagiis et eorum extemporaneis remediis*, *Antonio Mizaldo interprete. Lutetiæ*, 1572, *in-8°.* Il y a encore une édition de Francfort de 1612, in-12 avec l'école de Salerne, et une autre de Leipsick de 1655, in-4°, grecque et latine, par les soins d'André Rivinus. La lettre de Dioclès contient des préceptes touchant la conservation de la santé, qui consistent à prévoir les maladies par de certains signes, et à les prévenir en faisant de certains remèdes. — Les auteurs parlent de quelques autres ouvrages de la façon de Dioclès, mais ils ne sont point parvenus jusqu'à nous. Athénée fait mention d'un écrit dans lequel il traitait des poissons, d'un autre sur la manière d'apprêter les viandes ; et il remarque que plusieurs anciens médecins s'étaient attachés à ce dernier sujet. Philistion, Erasistrate, Philotime, Eutidème, Glaucus, Dionysius, sont les premiers qu'il cite à cette occasion. Il y a apparence que le but de ces auteurs n'était pas de raffiner sur le goût, mais de rendre les viandes plus saines et meilleures pour la santé. Cependant Platon n'approuve pas que l'art des cuisiniers se soit introduit dans la médecine. Il prétend que cet art est, par rapport à cette science, ce que l'art de farder et de parfumer est par rapport à la gymnastique ; il ajoute même que, sous prétexte de rendre les viandes plus saines, cet art n'a que trop souvent produit un effet tout contraire. On voit, par ce passage de Platon, qu'on avait déjà commencé de son temps à agiter des questions sur les qualités et le choix des aliments. Peut-être même que ce philosophe avait en vue les livres de Dioclès, dont il a pu avoir connaissance, puisqu'il n'est mort que vingt-huit ans avant le temps où ce médecin, déjà sur l'âge, jouissait de la réputation que ses talents lui avaient méritée.

Dioclès a particulièrement traité des maladies des femmes. Son livre qu'il a intitulé la *Boutique du Médecin*, à l'exemple d'Hippocrate, a les plantes pour objet. Il en a écrit un autre *Des Semaines*, c'est-à-dire, du temps de la grossesse ; et suivant Galien, il est le premier qui ait traité de l'administration anatomique. Ce dernier prétend même que cette façon d'écrire était inutile avant Dioclès, parce qu'à l'école des Asclépiades, les connaissances anatomiques passaient de père en fils et du maître au disciple par une tradition orale. Mais les Asclépiades ayant communiqué leur art à des étrangers, et les instructions domestiques s'étant peu à peu ralenties, il a fallu remédier au défaut d'un enseignement traditionnel, en consignant ce que l'on savait en anatomie dans des monuments capables de remplacer les leçons données de vive voix. La manière dont Galien parle de ces monuments prouve assez qu'il en faisait peu de cas.

La pratique de Dioclès était à peu près la même que celle d'Hippocrate. Il purgeait et saignait dans les mêmes circonstances. Cœlius Aurelianus, qui détaille la manière dont notre médecin traitait certaines maladies, nous apprend qu'il faisait prendre de la colle de taureau, ou de la colle-forte, cuite dans l'eau, avec de la farine et des ronces, à ceux qui crachaient le sang ; qu'il ordonnait d'avaler une pilule, c'est-à-dire, une balle de plomb, à ceux qui étaient attaqués de l'ileus. Hippocrate ne fait point mention de ce remède, auquel on a postérieurement substitué le vif-argent. — Dioclès ne s'attacha pas seulement à la pratique de la médecine ; il exerça encore la chirurgie, comme avaient fait les Asclépiades. Parmi les instruments de son invention, on en remarque un dont il se servait pour retirer le fer d'une flèche, lorsqu'il était resté dans la plaie. Du temps de Celse, on appelait encore cet instrument du nom de Dioclès. Il avait pareillement inventé des espèces de bandages pour la tête, qui portaient aussi son nom. Au reste, ce médecin méprisa les vaines conjectures de la philosophie, et préféra la connaissance de la nature à toutes les imaginations de l'esprit humain, qui s'égare en bâtissant des systèmes plus brillants que vrais. Galien, qui n'a pas toujours pensé de même, rend un témoignage bien avantageux de la conduite de Dioclès, lorsqu'il dit qu'il faisait la médecine par un principe d'humanité, comme avait fait Hippocrate, et non par intérêt ou vaine gloire. Ce généreux désintéressement a été la vertu de la plupart des médecins qui ont suivi de près le savant vieillard. — Galien parle d'un autre Dioclès qui était Chalcédonien ; mais on ne sait pas quand il a vécu.

Av. J.-C. 341. — PRAXAGORE, fils de Néarque, naquit à Cos. Il fut contemporain de Dioclès, et vécut conséquemment dans le trente-septième siècle. L'anatomie excita son attention et sa curiosité ; mais, réduit à ne disséquer que des brutes, ce qu'il savait en anatomie était très-superficiel et point exact : c'est le jugement qu'en porte Galien, qui certainement avait lu les ouvrages de Praxagore, dont il faisait peu de cas. Ce médecin n'en eut cependant pas moins de réputation ; elle fut même telle qu'elle lui attira des disciples, entre autres Philotime, Plistonique et le fameux Hérophile, qui ont cultivé tous trois l'anatomie, et rendu publics leurs travaux et leurs observations. — Praxagore est un des derniers Asclépiades qui aient eu quelque réputation dans l'art de guérir. L'opinion où il était que les nerfs tiraient leur origine du cœur, et que les artères parvenues à l'extrémité des parties se convertissaient en nerfs, l'avait conduit à regarder le cerveau comme une excroissance ou un appendice de la moelle épinière. Il prétendait aussi que les artères ne contiennent point de sang, d'où l'on peut inférer qu'il commença à distinguer les artères des veines. Erasistrate, après lui, fit la même distinction et s'expliqua plus clairement sur le contenu de ces différents vaisseaux ; selon lui, les veines ne sont naturellement remplies que de sang, et les artères que d'esprit ou d'air.

Tout attaché que parut le médecin dont nous parlons à la secte des dogmatiques, il osa abandonner la méthode d'Hippocrate. Il rapportait les causes des maladies à la qualité des humeurs ; il en distinguait même de dix espèces, sans compter le sang : mais un système aussi mal arrangé n'a pu influer sur sa pratique, sans le conduire plus souvent à l'erreur qu'à la vérité. On trouve dans Cælius Aurelianus quelques fragments de sa doctrine. Ses procédés curatifs dans la passion iliaque tenaient plus à l'art de tourmenter les malades qu'à celui de les soulager. Après avoir long-temps continué les vomitifs sans succès dans la vue de *faire évacuer* par en haut les excré-

ments contenus dans les intestins, il ouvrait quelquefois la veine, et remplissait le canal intestinal d'air qu'il injectait par l'anus. Lorsqu'il avait mis le malade à ces cruelles épreuves, il incisait le ventre et même l'intestin, dont il tirait les matières retenues, et le recousait. Sa pratique n'était ni plus douce, ni plus efficace dans le traitement de l'épilepsie ; il commençait par faire raser la tête, et après plusieurs remèdes rebutants et inutiles, il employait le fer et le feu. Cælius Aurelianus et Galien citent plusieurs de ses ouvrages, dont la perte ne mérite pas nos regrets, si l'on en juge par ce qui nous en reste : on trouve dans la méthode curative de Praxagore plus de témérité que de raisonnement, plus d'essais que d'observations. C'est ainsi qu'au rapport de Celse, les sectateurs d'Hippocrate s'égarèrent dans la pratique, en imaginant différentes manières de traiter les maladies.

Av. J.-C. 336. — CHRYSIPPE, médecin cnidien, fils d'Erinée et disciple d'Eudoxe, vécut dans le trente-septième siècle du monde. Il eut un fils du même nom et de la même profession que lui, mais qui périt malheureusement. Ptolémée *Lagus*, à qui échut *le royaume d'E-gypte* dans le partage des états d'Alexandre-le-Grand, le fit cruellement mourir sur le rapport d'un calomniateur. Chrysippe le père se récria fortement contre la pratique des rationnels et contre plusieurs usages universellement estimés. En particulier, il déclama contre la saignée et les purgatifs, quoique ces remèdes eussent été pratiqués de temps immémorial. C'est de Galien que nous apprenons ceci ; mais nous ne savons point sur quel fondement Chrysippe appuyait ses opinions. Ses écrits, déjà fort rares du temps de Galien, ne sont pas venus jusqu'à nous ; et d'ailleurs Galien lui-même s'est moins attaché à réfuter ce médecin qu'Erasistrate, son disciple, dont les sentiments étaient conformes à ceux de son maître. Quelque grande qu'eût été l'aversion de Chrysippe pour les purgatifs, elle n'alla pas jusqu'aux vomitifs et aux lavements dont il faisait quelquefois usage. — Pline parle aussi de ce médecin et se déclare ouvertement contre sa façon de penser. Il lui reproche d'avoir employé plus de babil que de raisons pour renverser les maximes des anciens, quoiqu'elles fussent établies sur l'expérience de plusieurs siècles. Pline ajoute que Chrysippe a écrit sur les herbages et en particulier sur les propriétés du chou. Il y a eu plusieurs personnages du nom de Chrysippe; les auteurs en comptent jusqu'à vingt, parmi lesquels on trouve neuf médecins. Galien parle d'un second Chrysippe qui était Sicilien, à qui il reproche son ignorance dans la langue grecque, et en même temps sa présomption qui allait jusqu'à vouloir donner la leçon sur le vrai sens des mots les plus difficiles de cette langue. On ne sait point le temps dans lequel ce médecin a vécu; mais on connaît quelques-uns de ses ouvrages qui témoignent qu'il avait du savoir en philosophie et en médecine. Leurs titres sont :

De affectibus et ægritudinibus animi, deque remediis ægro animo convenientibus.

De anima.

Commentaria absque causis conscripta, çurativa et moralia.

Av. J.-C. 327. — PLISTONICUS, disciple de Praxagore, vécut dans le trente-septième siècle. Ce médecin a écrit quelque chose touchant les humeurs et sur l'usage de l'eau pour la conservation de la santé. Il a aussi parlé de la préparation des aliments dans l'estomac; mais ce qu'il en dit ne s'accorde pas avec le sentiment d'Hippocrate. Celui-ci attribuait la digestion à la coction, et Plistonicus soutenait qu'elle se fait par une espèce de putréfaction. Quelques modernes ont rajeuni cette dernière opinion.

Av. J.-C. 320.—PHILOTIME, disciple de Praxagore, vécut dans le trente-septième siècle. On ne sait rien autre chose de ses sentiments, si ce n'est qu'il suivait ceux de son maître : non content d'ôter au cerveau l'origine des nerfs, et au cœur celle des artères, il assurait encore que l'un et l'autre sont inutiles. Galien, qui nous apprend combien il trouvait cette opinion de Philotime singulière, convient cependant qu'il avait fait des découvertes en anatomie et en chirurgie. Celse cite ce médecin comme un auteur grave, au chapitre xx de son huitième livre; c'est au sujet de la luxation du fémur, dont la réduction, dit-il, est difficile ou ne se soutient guère. Il en est, suivant cet écrivain, qui prétendent que cet os ne peut jamais être contenu dans sa loge naturelle après qu'on l'y a remis;

mais il ajoute qu'Hippocrate, Dioclès, Philotime, Niléus et Héraclide de Tarente assurent d'y avoir réussi.

Av. J.-C. 307. — HÉROPHILE, célèbre médecin, dont Cicéron, Pline et Plutarque parlent avec éloge, naquit à Carthage selon Galien, mais d'autres auteurs le disent Chalcédonien. Il étudia sous Praxagore, et fut en réputation vers la fin du trente-septième siècle, sous le règne de Ptolémée dit Lagus ou Soter. Ce médecin s'est appliqué à toutes les parties de l'art, qui de son temps était exercé avec toutes ses dépendances par une seule personne. Attaché au vieil usage, Hérophile ne changea rien à sa façon de faire, après qu'il eut été témoin de la division de la médecine en trois parties, chacune desquelles fit dans la suite toute l'occupation d'un homme. Quand l'état où Hérophile a trouvé la médecine ne prouverait pas qu'il se mêlait de la chirurgie, l'histoire suivante serait la démonstration de son intelligence à cet égard. Le philosophe Diodore, son contemporain, avait sur plusieurs choses des opinions singulières; il soutenait en particulier qu'il n'y avait point de mouvement dans la nature. Si quelque corps se meut, disait-il, il se meut dans le lieu où il est, ou dans le lieu où il n'est pas. Or, il ne se meut point dans le lieu où il est; car ce qui est dans un lieu y demeure, et par conséquent on ne peut pas dire qu'il se meut. Il ne se meut point aussi dans le lieu où il n'est pas; car un corps ne peut agir ni pâtir là où il n'est pas. Donc rien ne se meut. Telle était la conclusion de Diodore. Mais Sextus l'Empirique a fait voir combien elle est fausse, par le trait dont Hérophile s'est servi pour confondre ce philosophe et détruire les conséquences qu'il tirait de ses sophismes. Diodore, s'étant un jour disloqué le bras, vint prier notre médecin de le lui remettre; et c'est à cette occasion qu'il essuya la mortification la plus humiliante pour un homme à paradoxes. Hérophile lui dit : Où l'os de votre bras s'est remué dans le lieu où il était, ou dans le lieu où il n'était pas. Or, il ne peut s'être remué, suivant vos principes, dans l'un ni dans l'autre lieu : donc il ne s'est point remué. Le pauvre Diodore vit bien que ce médecin se moquait de lui; il le pria instamment de laisser la dialectique et les sophismes, et de le traiter selon l'art de la médecine. On croit communément qu'Hérophile et

Erasistrate furent les premiers qui eussent disséqué des cadavres humains ; on les a même accusés d'avoir travaillé sur des hommes vivants. Tertullien charge formellement Hérophile de cette cruauté. « Hérophile, dit-il, ce médecin ou » ce boucher, qui a disséqué un nom- » bre infini d'hommes pour sonder la » nature, qui a haï l'homme pour le » connaître, n'en a peut-être pas mieux » pour cela pénétré l'intérieur ; la mort » apportant un grand changement à tou- » tes les parties, qui ne doivent plus » être les mêmes, lorsqu'elles n'ont plus » de vie, particulièrement ne s'agissant » point ici d'une mort simple, mais » d'une mort procurée par les divers » tourments auxquels la recherche » exacte des anatomistes a exposé des » malheureux. » Le fait pourrait être véritable ; mais ne serait-on pas aussi en droit de soupçonner qu'Hérophile et Erasistrate étant les premiers qui ont disséqué des corps humains, la nouveauté de leur entreprise frappa les esprits, fit qu'on exagéra la chose et qu'on en publia beaucoup plus qu'il n'y en avait, comme c'est la coutume en pareille occasion ? N'en fut-il pas d'Hérophile et d'Erasistrate comme de Médée, qui eut la réputation de faire bouillir les hommes vifs, parce qu'elle fut la première qui mit en usage les bains chauds ? Tout cela est bien apparent. Mais le peu de doute qui restait là-dessus a été levé par le docteur Cocchi qui, dans son oraison *De usu artis Anatomicæ*, imprimée à Florence en 1736, in-4°, a pleinement lavé Hérophile et Erasistrate du reproche odieux qu'on leur a fait si long-temps. Quoi qu'il en soit, il est certain que ces deux médecins ont excellé dans l'anatomie, par rapport au temps où ils ont vécu et aux connaissances peu exactes qu'on avait de cette science avant eux.

C'était à Alexandrie, capitale de l'Egypte, qu'Hérophile faisait ses dissections, et ce fut à la curiosité des rois du pays, qui se plaisaient à protéger les arts, qu'il dut la liberté de s'instruire dans l'anatomie. Les médecins qui vinrent après lui ne jouirent que très-rarement de cette liberté ; ils furent pendant plusieurs siècles sans pouvoir disséquer de cadavres humains, soit qu'il n'y eût plus de rois aussi curieux et aussi favorables aux sciences que les premiers Ptolomées, soit que le scrupule des peuples, qui avaient en horreur toute mutilation de corps

morts eût passé jusqu'aux souverains, ou l'eût emporté sur leur autorité.

Une des preuves principales de l'exactitude d'Hérophile en anatomie, c'est l'attention qu'on lui remarque à examiner des parties auxquelles on ne s'était point encore attaché. Entre autres choses, il a passablement traité la Névrologie ou la dissection des nerfs, qui était alors un pays inconnu ; il a observé les veines lactées ; et, suivant Goelicke, il a nommé duodénum le premier des intestins continu à l'estomac. Les tuniques rétine et choroïde et la membrane arachnoïde du cerveau reçurent de lui leur nom. Celui de prostate, dans les parties génitales des hommes, vient encore d'Hérophile, ainsi que ceux de veine artérieuse et d'artère veineuse, pour les vaisseaux que nous appelons aujourd'hui artère pulmonaire et veine pulmonaire. Il a encore donné le nom de pressoir à l'endroit où tous les sinus de la dure mère viennent aboutir. On en saurait peut-être davantage, si les écrits de ce médecin n'étaient pas perdus : on n'a de lui qu'un fragment sur le ligament rond de la tête du fémur, que nous devons au docteur Cocchi. Ce ne fut pas seulement par son application à l'anatomie qu'Hérophile se distingua ; il cultiva encore la botanique avec beaucoup de soins ; il fit même tant d'estime des herbes les plus communes, qu'il disait ordinairement qu'il n'y a pas jusqu'à celles qu'on foule tous les jours aux pieds qui n'aient de très-grandes propriétés. On ajoute qu'il a été le premier de tous les anciens médecins dogmatiques qui ait fait un fréquent usage de médicaments, tant simples que composés ; en sorte que ni lui ni ses disciples n'entreprenaient de traiter aucune maladie sans médicaments. Il disait cependant que « les médicaments » n'étaient rien, ou qu'ils étaient les » mains des dieux, selon qu'on savait les » employer. » On attribue encore à [ce médecin d'avoir le premier traité, avec exactitude, la doctrine du pouls, qui avait été négligée jusqu'à lui. Il s'élève même contre les pronostics d'Hippocrate, et blâme ce grand maître d'avoir passé trop légèrement sur cet objet. Pline accuse cependant Hérophile d'avoir poussé ses recherches sur le pouls au-delà de ce qui convenait, et d'en avoir fait un art si minutieux, qu'il fallait être musicien et même géomètre pour en juger parfaitement, c'est-à-dire, pour entendre la cadence et la mesure relatives à l'âge, au sexe, au tempérament et à la maladie. Les difficultés dont Hérophile embarrassa cette matière rebutèrent tellement ses disciples, que plusieurs abandonnèrent son école. D'autres plus courageux demeurèrent attachés à sa doctrine ; on connaît même les noms d'un grand nombre de ses sectateurs, qui enseignèrent les principes de ce médecin long-temps après sa mort. Tels furent Zeuxis de Tarente, Alexandre Philalèthe, Démosthène Philalèthe, Zénon, Andréas, Callianax, Bacchius, Chrysermus, Héraclide Erythréen, Aristoxène, Gaius, Démétrius, Speusippus, Mantias, Apollonius Mus, Callimachus, Dioscoride dit Phacas, Philinus, etc.

De nos jours, on a reproché aux Solano, aux Nihell, aux Bordeu, d'avoir mis trop de subtilité dans la doctrine du pouls. Ils ont eu des sectateurs, mais la plupart, ainsi que les disciples d'Hérophile, ont trouvé leurs recherches trop embarrassantes, et n'ont point eu le courage de suivre ces médecins dans leurs observations. La vérité a cependant triomphé, et il ne manque pas de praticiens qui la reconnaissent tous les jours dans l'étude qu'ils font de la doctrine de ces nouveaux Hérophile. Au reste, la remarque que Pline a faite sur la manière dont l'ancien Hérophile a traité de la méthode de juger des maladies par le pouls, n'est fondée que sur une erreur populaire à laquelle ce médecin donna lieu, en introduisant le terme *Rhytmus*, mot qui signifie cadence et qui par là convient à la musique. Cependant Galien ne lui a pas été plus favorable que Pline ; il a voulu venger Hippocrate des reproches qu'Hérophile lui avait faits, et il a prétendu que celui-ci s'était embarrassé dans des difficultés au sujet de sa doctrine sur le pouls, dont il n'avait pu se tirer que par des absurdités. Mais Galien a condamné trop légèrement cette doctrine. Il a relevé jusqu'aux moindres fautes d'Hérophile, fautes qu'il devait excuser dans un homme qui avait traité d'une matière que personne n'avait approfondie avant lui.

Av. J.-C. 304. — ÉRASISTRATE était de Julis, dans l'île de Céos ou Céa, et non point dans l'île de Cos, comme quelques auteurs l'ont cru. Une fille d'Aristote nommée Pythias fut sa mère, selon Pline ; mais Suidas n'est point de ce sentiment, car il assure qu'Erasistrate était fils de Crétoxène, sœur du médecin Médius. Il importe peu d'examiner les fondements de ces différentes opinions ; Il suffit de savoir qu'Erasistrate vécut dans le trente-huitième siècle du monde, qu'il fut un des plus renommés disciples de Chrysippe Cnidien, et que la réputation qu'il acquit dans la pratique de la médecine lui mérita l'estime de Séleucus Nicanor, roi de Syrie. Il était à la cour de ce prince lorsque Antiochus Soter, son fils, tomba dangereusement malade d'une fièvre violente, dont personne ne pouvait connaître la cause. Erasistrate lui-même n'y put rien découvrir dans ses premières visites ; mais, ayant examiné le jeune prince de plus près et s'étant aperçu que la vue de Stratonice, sa belle-mère, lui causait des changements extraordinaires, au lieu qu'il ne paraissait aucune impression dans sa personne lorsque quelque dame ou toute autre personne entrait dans sa chambre, il se décida bientôt sur la cause de la maladie d'Antiochus, et ne douta plus qu'elle ne fût l'effet de la passion dont il était épris pour Stratonice. C'était beaucoup pour ce médecin que d'avoir découvert la cause du mal qui menaçait les jours du jeune prince ; il ne s'agissait plus que de l'annoncer à Séleucus ; mais, comme l'avis qu'il se proposait de lui donner demandait beaucoup de ménagement, il se servit de détours par la crainte d'indisposer le roi contre son fils. Il lui déclara que la maladie de ce fils était incurable, parce qu'elle était causée par la passion violente qu'il avait pour une femme qu'il ne pouvait jamais posséder. Le roi parut moins surpris du caractère de la maladie d'Antiochus que de la raison de son incurabilité ; mais ce médecin lui ayant répliqué que ce jeune prince aimait sa femme qu'il n'était point d'humeur de céder à personne, Séleucus le pressa d'en faire le sacrifice pour sauver la vie à son fils. Alors Erasistrate trancha le mot en demandant au roi s'il céderait Stratonice à ce fils bien-aimé, en cas qu'il en fût amoureux ; et, voyant qu'il était déterminé à le faire, il lui avoua ingénuement que c'était le seul moyen d'arracher Antiochus d'entre les bras de la mort. Séleucus déclara aussitôt son fils roi des provinces de la Haute-Asie, et lui donna Stratonice en mariage, quoiqu'il en eût déjà un enfant.

Les annales de la médecine nous fournissent d'autres exemples assez semblables. Soranus et Castellan ont rapporté qu'Hippocrate avait guéri Perdiccas, qui fut depuis roi de Macédoine, après avoir observé que ce jeune prince changeait de couleur toutes les fois qu'il voyait Phila, maîtresse d'Alexandre, son père. Galien a raconté de lui-même qu'il découvrit, par une semblable observation, l'amour d'une dame romaine pour un comédien nommé Pylade. De tels exemples ne sont point rares aujourd'hui. Comme le cœur de l'homme est toujours le même, les médecins remarquent de temps en temps toute la promptitude avec laquelle la possession de l'objet aimé influe sur le retour des malades à la santé ; ils observent encore les ravages que produit l'amour dans les personnes que la religion, la décence, la disproportion de naissance ou de fortune retiennent dans le devoir. Ces malheureuses victimes d'un amour inconsidéré languissent, dessèchent et périssent enfin, toutes les fois que la raison ne peut l'emporter sur la fougue de la passion qui les agite. — Pierre Castellan dit qu'Erasistrate, ennuyé, dans la vieillesse, de supporter les douleurs d'un ulcère qu'il avait au pied et qu'il avait inutilement tenté de guérir, s'empoisonna avec le suc de ciguë et mourut. Son corps fut enterré vis à vis de Samos, sur une montagne appelée Mycalé.

Ce fut principalement par l'anatomie que ce médecin se fit considérer. Avant lui et Hérophile on n'avait point osé disséquer de cadavres humains ; et l'on s'était borné à examiner les viscères des animaux. Mais Ptolémée Lagus et Philadelphe son fils, qui avaient tous deux beaucoup d'empressement à favoriser les lettres et les arts, ayant passé par dessus le scrupule qu'on s'était fait jusqu'alors de toucher aux cadavres humains pour les disséquer, accordèrent aux médecins les corps des criminels qu'on avait suppliciés. Il y a apparence qu'Erasistrate profita d'une conjoncture si favorable. Ses recherches le menèrent non-seulement aux découvertes qui lui ont acquis tant de réputation dans son siècle, mais il poussa encore ses vues jusqu'à chercher à reconnaître le siége et les causes des maladies. On tàcha cependant de noircir la mémoire de ce médecin ; on mit sur son compte, ainsi que sur celui d'Hérophile, d'avoir disséqué des hommes vivants. Celse lui-mème, dans la fameuse dispute entre les dogmatiques et les empiriques, les représente comme des anatomistes cruels qui disséquaient les hommes *etiamnum spiritu remanente*, ce qu'il traite de barbare et d'inutile. On a cependant d'autant plus de peine à croire que cela soit ainsi que, si Erasistrate avait disséqué des hommes vivants, il ne serait pas tombé dans les erreurs qu'il a avancées. Lui qui ne pouvait pas comprendre que les artères et les veines pussent contenir la même liqueur, aurait-il eu le moindre sujet d'en douter, s'il eût travaillé sur des hommes vivants ? Aurait-il contesté l'existence du sang dans les artères ? aurait-il assuré que, pendant que la veine cave se remplissait de sang, l'aorte ne contenait que de l'esprit ou de l'air qu'elle recevait des poumons au moyen de la respiration ? Mais le trait qu'on a lancé contre Erasistrate peut aller de pair avec la fable de Médée, qui a passé pour faire bouillir des hommes vivants, parce qu'elle fut la première qui mit en usage les bains chauds. C'est encore ainsi que Carpi, ce grand restaurateur de l'anatomie parmi les modernes, fut accusé d'avoir disséqué deux Espagnols vivants, et, pour cette raison, condamné au bannissement. Tout son crime, si c'en est un, consiste à avoir disséqué deux Espagnols morts de la vérole, pour reconnaître la cause et les effets de cette maladie, qui était alors nouvelle en Europe.

Le rang que tient Erasistrate entre les anciens médecins nous engage à entrer dans quelques détails sur sa pratique. Galien dit de lui qu'étant sectateur fidèle de la doctrine de Chrysippe, son maître, il était anti-phlébotomiste déclaré. C'est ainsi qu'en parle encore Strabon, disciple d'Erasistrate ; il fait même un mérite à ce médecin d'avoir traité sans saignée toutes les maladies pour lesquelles on employait ordinairement ce remède. Mais, quand Strabon n'aurait rien dit là-dessus, les ouvrages d'Erasistrate prouvent assez quels étaient ses sentiments à cet égard, puisqu'il ne fait mention de là saignée qu'une seule fois, à propos du vomissement de sang ; encore est-ce pour montrer qu'elle était inutile dans ce cas. Selon lui, les ligatures des extrémités du corps, comme les bras et les jambes, valaient bien la saignée, qu'elles remplaçaient dans les pertes de sang ; et la diète achevait le reste. — Ce médecin désapprouva pour un temps l'usage de l'opium ; il y revint cependant dans la suite ; mais, pour les purgations, il les rejeta constamment. Au moins, s'il se détermina quelquefois à purger ses malades, ce qu'il ne faisait que fort rarement, il n'employa que les remèdes les plus bénins ; et, lorsqu'il ordonnait des lavements ou des vomitifs, il voulait aussi qu'ils fussent doux ; car il blâmait, à l'exemple de Chrysippe, la quantité et l'âcreté de ceux dont les anciens s'étaient servis. Les médicaments simples plaisaient tant à Erasistrate qu'il ne voulait entendre parler ni de compositions royales, ni de tous ces antidotes que ses contemporains appelaient les mains des dieux. Il ne pouvait supporter qu'on mêlât les remèdes tirés des minéraux avec ceux que fournissaient les plantes et les animaux, les productions de la mer avec celles de la terre : il vaudrait beaucoup mieux, disait-il, s'en être tenu à la tisane, à la citrouille et à l'hydroleum. Par la tisane, les bouillons d'orge et la citrouille, il voulait marquer la diète, et par l'hydroleum, ou l'eau mêlée avec l'huile, les lavements, les fomentations, les onctions ; réduisant ainsi la médecine à des moyens trop simples pour combattre toutes les maladies. On lit dans Galien qu'Erasistrate faisait si grand cas de la chicorée dans les maux des viscères du bas-ventre, et particulièrement dans ceux du foie, qu'il n'avait pas dédaigné de décrire tout au long la manière de l'apprêter. Il craignait même si fort qu'on ne fît point un bon usage de cette plante qu'il poussa le détail de la manière de la préparer jusqu'à entrer dans les circonstances les plus minutieuses.

Erasistrate n'était pas moins ennemi des sophismes que des médicaments composés. La crainte qu'il avait que les systèmes qu'il pourrait former sur les causes des maladies ne le jetassent dans l'erreur, n'influassent sur sa pratique, et ne le trompassent dans les cures qu'il aurait à faire, l'avait obligé de prendre beaucoup de précautions à cet égard. Demi-dogmatique comme il était, ainsi qu'Hérophile, il ne raisonnait et n'employait les remèdes que la raison suggère que dans les seules maladies organiques.

Ce médecin n'a point écrit sur toutes les maladies connues, peut-être faute d'avoir eu occasion de faire un assez grand nombre d'expériences. Ceci paraît d'autant plus vraisemblable que Galien nous apprend qu'on avait accusé Erasistrate de négliger la pratique, d'être trop

sédentaire et de voir rarement les malades. Il avait cependant embrassé toutes les parties de la médecine ; il s'était même appliqué à la chirurgie, ainsi qu'avaient fait les médecins qui ont vécu avant lui. Opérateur hardi dans le traitement du squirrhe au foie et de toutes les tumeurs auxquelles ce viscère est sujet, il incisait la peau et tous les téguments qui la couvrent ; et, suivant Cælius Aurelianus, de qui on tient le récit de cette manœuvre, il appliquait alors des médicaments sur le foie même. Mais Erasistrate, qui opérait si témérairement sur cette partie, n'approuvait pas la paracentèse ou la ponction du ventre dans l'hydropisie. Il ne voulait point encore qu'on se fît arracher une dent, sinon qu'elle branlât ; et, à ce sujet, il avait coutume de dire que l'instrument fait pour arracher les dents que l'on montrait au temple d'Apollon était de plomb. De là il concluait qu'on ne doit tenter l'extraction que de celles qui veulent tomber et qui ne demandent, pour être tirées, que l'effort que l'on peut attendre d'un instrument de cette matière.

Erasistrate est le premier médecin qui ait fait mention du passage du sang dans les vaisseaux qui ne sont point naturellement destinés à le recevoir. Quelques modernes, et en particulier le célèbre Boerhaave, ont appelé ce déplacement *error loci*, et sur lui ils ont établi la théorie de l'inflammation. Erasistrate a fait encore d'autres découvertes également importantes. Il a parlé de l'artère bronchique, qui, selon lui, naît des artères intercostales, et non de l'aorte ; il a connu les principaux et vrais usages du cerveau et des nerfs, ou du moins les usages que les anatomistes ont assignés depuis à ces parties. Rufus Ephésien dit même que ce médecin distinguait deux sortes de nerfs, les uns qui servent au sentiment et les autres au mouvement.

Nous ne saurions rien des sentiments d'Erasistrate, si Galien et Cælius Aurelianus n'en avaient fait mention dans leurs ouvrages ; c'est même d'après ces auteurs que nous connaissons les titres des livres qu'il a écrits. Galien, qui rend à ce médecin le témoignage d'avoir parlé fort exactement de l'hydropisie, cite de lui les traités suivants : des Maladies du ventre ; de la Conservation de la santé ; des Choses salutaires ; de la Coutume ; des Fièvres et des Plaies ; des Divisions, ouvrage dans lequel il avait réuni diverses observations sur les maladies ; de la Déjection , du Vomissement et du Crachement de sang. Il avait encore traité de la paralysie et de la goutte ; les anciens citent même plusieurs livres d'anatomie qu'il avait composés dans un âge fort avancé. Erasistrate s'était aussi exercé contre les médecins de Cos ; et , comme il n'avait pas épargné Hippocrate plus que les autres , il en a souvent contredit les sentiments dans ses écrits.

Strabon , qui vécut sous Jules , Auguste et Tibère , remarque qu'il y avait eu un peu avant lui une école d'Erasistratéens à Smyrne , dans laquelle Hicesius présidait. Cet Hicesius a passé pour un des plus grands médecins de son temps. Erasistrate avait même encore des sectateurs du temps de Galien , qui a vécu plus de quatre cents ans après lui, et qui nomme entre autres un Martial qu'il avait connu à Rome. Il y en avait eu auparavant un plus grand nombre , comme un Héraclide et un Xénophon qui avaient été ses disciples. Celui-ci a écrit touchant les noms des parties du corps aussi bien qu'un autre sectateur d'Erasistrate nommé Apollonius , qui était de Memphis et qui n'est peut-être pas différent d'Apollonius, fils de Straton, cité par Galien. On compte encore parmi les partisans d'Erasistrate un Artémidore de Sidé , un Caridémus, un Apollophanes , un Ptolomée, un Hermogènes , dont Galien parle comme d'un zélé sectateur de son maître ; un Apoëmantes , un Chrysippe , un Straton , et enfin un Ménodore , indiqué par Athénée. Ils avaient tous une si grande vénération pour Erasistrate qu'ils regardaient ses sentiments comme des oracles émanés de la divinité même.

Av. J.-C. 200. — PHILINUS , disciple d'Hérophile , qui vécut dans le trente-huitième siècle , était de l'île de Cos. Athénée nous apprend que Philinus avait écrit touchant les plantes , et qu'il avait fait quelques commentaires sur Hippocrate. Il faut qu'il ait ensuite abandonné la doctrine de ce savant maître , puisqu'il est regardé , ainsi que Sérapion d'Alexandrie , pour chef de la secte empirique.

Av. J.-C. 279. — EUDÈME , médecin, vécut dans le trente-septième siècle du monde ou le commencement du trente-huitième. Galien le joint ordinairement à Hérophile , à qui il le compare pour son exactitude dans l'anatomie, particulièrement en ce qui concerne les nerfs. Galien rapporte la composition d'une thériaque dont usait Antiochus Philométor , qui avait été décrite en vers par un Eudème et se trouvait gravée sur la porte du temple d'Esculape. Si cet Eudème a été contemporain du roi dont on vient de parler , qui est Antiochus-le-Grand, comme on l'apprend de Pline, il aurait vécu du temps des disciples d'Hérophile ; et, suivant Daniel Le Clerc, il y a quelque apparence qu'il pourrait être le même qu'Eudème l'anatomiste. Mais cela est bien incertain ; car on sait qu'Antiochus ne monta sur le trône de Syrie qu'en 3780 , ce qui ne se rapporte point avec l'époque où l'on fait vivre le premier Eudème.

Av. J.-C. 279. — SÉRAPION d'Alexandrie , médecin du trente-huitième siècle du monde , fut le premier qui s'avisa de soutenir qu'il ne sert de rien de raisonner dans la médecine, et qu'il faut s'attacher uniquement à l'expérience. Cette levée de bouclier contre les maîtres de l'école grecque annonça le dessein de Sérapion pour l'établissement d'une nouvelle secte : ce fut l'Empirique , dont il devint le chef. Ce médecin osa fronder la doctrine d'Hippocrate ; nous apprenons même de Galien qu'il maltraita ce grand homme dans ses écrits , où il fit d'ailleurs paraître beaucoup d'orgueil , se louant à tout propos , et ne faisant aucune estime des auteurs qui avaient paru avant lui. — Sérapion passe pour avoir écrit un livre des médicaments qu'on peut faire aisément. On dit qu'il a paru à Venise en 1558 , in-folio , sous le titre de *Liber Simplicium* ; mais il est plus probable qu'il appartient à Jean Sérapion qu'à celui dont il est ici question. Quoi qu'il en soit , Cælius Aurelianus rapporte quelques échantillons de sa pratique , qui font voir qu'il avait retenu les remèdes d'Hippocrate et des autres médecins de ce temps-là , quoiqu'il rejetât leurs raisonnements. On n'est pas bien au fait des moyens dont Sérapion se servait pour appuyer ses opinions , parce que ses écrits sont perdus. Ceux des autres empiriques ont eu le même sort , et ils seraient tous tombés dans un profond oubli si leurs adversaires n'avaient été obligés d'en parler en les réfutant. Le système de cette secte , tout opposé qu'il était à la saine doctrine , aurait pris facilement sur la multitude , si l'on ne se fût empressé d'en démontrer le vide ; alors , comme aujourd'hui , il suffisait d'invoquer l'expérience pour donner cours aux remèdes et aux procédés curatifs. Mais, dès qu'il est prouvé que l'expérience marche à tâtons, qu'elle est même aveugle et téméraire quand elle n'est point éclairée par la raison, le masque tombe, et sous les apparences d'un médecin empirique on ne trouve plus qu'un charlatan. — Il y a eu un autre Sérapion, médecin et poëte. Celui-ci était natif d'Athènes et vivait sur la fin du premier siècle et le commencement du second, sous l'empire de Nerva et de Trajan. Il eut beaucoup de part à l'amitié de Plutarque, ainsi qu'il l'assure lui-même.

Av. J.-C. 276. — MANTIAS, disciple d'Hérophile, vécut dans le trente-huitième siècle du monde. Il demeura constamment attaché aux sentiments de son maître; au lieu que plusieurs autres, sortis de la même école, les abandonnèrent et devinrent empiriques. Galien dit que ce médecin a été le premier nonseulement des Hérophiliens, mais de tous ceux dont il avait connaissance, qui aient décrit plusieurs bons médicaments. Mantias a composé quelques livres uniquement destinés à faire voir la manière dont on devait s'y prendre pour les bien préparer.

Av. J.-C. 276. — GLAUCIAS, médecin du trente-huitième siècle, fut attaché en cette qualité au service d'Alexandre-le-Grand. Ce prince le fit inhumainement crucifier pour venger la mort d'Héphestion, son favori, qu'il imputa à ce médecin, qui l'avait traité de sa dernière maladie.— Alexandre eut plusieurs autres médecins : Philippe, Alexippus et Pausanias. Alexippus ayant guéri *Peucestas*, ce conquérant lui écrivit pour l'en remercier; et Pausanias étant dans le dessein de donner de l'ellébore à Cratérus, le même prince lui fit connaître toute la part qu'il prenait à la maladie de ce courtisan, en l'exhortant à ne négliger aucune précaution pour assurer la réussite de ce remède.

Av. J.-C. 276. — AMMONIUS, ancien chirurgien qui était natif d'Alexandrie, vécut dans le trente-huitième siècle. Il fut surnommé Litholome, c'est-à-dire coupeur de pierres, parce qu'il s'avisa le premier de couper ou de rompre dans la vessie les pierres qui étaient trop grosses pour pouvoir sortir sans danger par l'ouverture qui se fait pour

cela. Sa méthode était de saisir la pierre avec un crochet pour l'empêcher de rentrer, et de la couper ensuite avec un instrument convenable, mince et émoussé par sa pointe, qu'il posait à plomb, en prenant garde de ne point offenser la vessie avec l'instrument ou avec les éclats de la pierre. Sur quoi Daniel Le Clerc remarque que le mot *lithotomie*, dont on se sert pour marquer l'opération par laquelle on tire la pierre de la vessie, n'est pas propre, et que l'on parlerait plus juste en appelant cette opération *cystotomie*, puisque c'est la vessie, et non pas la pierre, que l'on coupe. Mais l'usage a prévalu, et le mot *lithotomie* s'applique aujourd'hui à toutes les méthodes de tailler.

Av. J.-C. 263. — BACCHIUS, médecin, sectateur d'Hérophile, a écrit un livre qui traite des choses les plus remarquables concernant Hérophile et ceux de sa secte. Suivant Galien, il a encore donné des commentaires sur les Epidémiques d'Hippocrate, dont il a éclairci les endroits les plus obscurs. C'est tout ce que l'on sait de ce médecin, sinon qu'il a vécu dans le trente-huitième siècle du monde.

Av. J.-C. 221.—APOLLOPHANES, médecin d'Antiochus III, roi de Syrie, surnommé le Grand, vécut dans le trente-huitième siècle du monde, et se distingua par son habileté dans sa profession. Déjà célèbre par ses talents, il jouissait de l'estime de son maître, lorsqu'il lui rendit le service important dont l'amour des peuples fut la récompense. Hermias, premier ministre du prince, exerçait des concussions et des violences qui répandaient la désolation dans le royaume, sans que personne osât en porter plainte. Le pouvoir que ce ministre avait usurpé le faisait craindre de tout le monde ; mais Apollophanes aima assez le bien public pour le préférer à la fortune et à la vie, que le ministre irrité pouvait lui faire perdre. Il hasarda tout, et fut le seul qui entreprit de découvrir au roi le mécontentement général de ses sujets. Antiochus profita de cet avis, fit éclairer de près la conduite d'Hermias, et, l'ayant trouvé coupable, le condamna à la mort en 3784. Cette action d'Apollophanes apprend aux médecins qu'il y a des occasions où ils peuvent faire un bon usage du libre accès qu'ils ont auprès des princes.

Av. J.-C. 146. — APOLLONIUS père et fils, médecins du trente-huitième siècle du monde, étaient tous deux d'Antioche et avaient succédé à Philinus et à Sérapion, si l'on en croit l'auteur du livre intitulé : l'Introduction, qui est parmi les ouvrages de Galien. Il se peut que l'un de ces Apollonius ait été plus renommé que l'autre, puisque Celse n'en reconnaît qu'un seul. Galien ne parle aussi que d'un Apollonius empirique, qui, suivant lui, avait demeuré long-temps à Alexandrie, et avait composé des livres intitulés : Des Médicaments aisés à préparer ou à trouver. Il rapporte même la description de plusieurs de ces médicaments, et il marque de l'estime pour leur auteur, quoiqu'il le censure en quelques endroits, pour avoir traité cette matière sans distinguer assez exactement les cas où les remèdes dont il parlent peuvent être propres.

Av. J.-C. 138. — NICANDRE, auteur grec, fut non-seulement grammairien, mais encore poète et médecin. On dit qu'il fleurit vers l'an du monde 3741, sous le règne d'Attale Ier, roi de Pergame, qui fut surnommé Galatonicès. Suidas veut que Nicandre fut fils de Xénophane de Colophon, ville d'Ionie, quoique d'autres le fassent Étolien de nation. Il est cependant assuré, par le témoignage même de Nicandre, qu'il était de Claros, autre ville d'Ionie dans le voisinage de Colophon. Mais ce n'est point uniquement sur le lieu de la naissance de ce médecin qu'il y a diversité de sentiments parmi les auteurs; il y en a encore sur le temps dans lequel il a vécu. Quelques-uns veulent qu'il ait été en réputation sous le règne du dernier des Attales, surnommé Philometor, et sous celui d'Aristonicus, bâtard d'Eumenès II, qui tenta d'usurper le royaume de Pergame qu'Attale avait donné aux Romains. A ce compte, Nicandre serait moins ancien qu'on ne l'a dit, puisqu'il aurait vécu environ l'an du monde 3870. Il y a aussi quelque difficulté sur le nom du père de notre auteur; car le Scholiaste nous apprend qu'il s'appelait Damnée. — Quoi qu'il en soit de cette diversité d'opinions qu'il importe peu de discuter, on ne peut se refuser aux témoignages de Nicandre et du Scholiaste sur le nom de la patrie et celui du père. Quant au temps de l'existence de ce médecin, je le fixerais volontiers sous le règne d'Attale Philometor, prince qui cultiva les arts et les fit aimer plus qu'Attale I, qui ne s'occupa que de la guerre et du soin d'étendre ses conquêtes. Passons maintenant aux ouvrages de Nicandre. Il en a écrit plusieurs qui sont cités par Eustache, le Scholiaste d'Aristophane et Athénée; mais il ne nous reste que deux poèmes intitulés : *Theriaca* et *Alexipharmaca*. Dans le premier il parle des animaux vénimeux, et dans le second, il traite des antidotes. Les remèdes qu'il met dans cette classe y sont arrangés sans beaucoup de choix, ni de jugement. On a cependant recherché ces deux poèmes avec grand empressement, ainsi que le témoigne le nombre d'éditions qu'on en a publiées :

En grec, à Venise, 1499 et 1500, in-folio, avec les œuvres de Dioscoride; 1518, in-4°, et 1523, in-6°. — En grec, à Cologne, 1530, in-4°, avec l'interprétation du poème *De Theriaca*, par un auteur anonyme, et différents commentaires de celui intitulé *Alexipharmaca*. On y a joint un traité des poids et des mesures. — En latin, Cologne, 1531, in-4°. C'est la traduction de Jean Lonicer. — En vers latins, par Henri Cordus, Francfort, 1532, in-4°. — En grec et en latin, Paris, 1549, in-8° de la traduction de Jean de Gorris, avec des notes. — Valence, 1552, in-8°, de la traduction de Pierre-Jacques Stève, médecin de cette ville, avec des explications. — Paris, 1557, in-4°. C'est le Poème *Alexipharmaca*, avec de courtes observations en grec et la traduction en vers latins de Jean de Gorris. Le même y a joint une préface dans laquelle il traite de tout ce qui a rapport aux poisons, et à la fin une apologie sur le lièvre marin, adressée à Guillaume Rondelet. — Paris, 1566, in-folio. Cette édition comprend les deux poèmes de la traduction de Jean de Gorris. — De la même traduction, Genève, 1606, in-fol. avec les ouvrages des différents poètes. Édition grecque et latine. — Paris, 1622, in-fol. On y a joint les vingt-quatre livres Définitions médicinales du traducteur Jean de Gorris. — Helmstadt, 1614, in-8°. En vers latins par Cordus, avec les autres poésies du traducteur. — Les *OEuvres de Nicandre*, traduites en vers français par Jacques Grévin. Anvers, 1567 et 1568, in-4°.

Suivant Pierre Lambecius, l'un des plus savants hommes du dix-septième siècle, il y a un bel exemplaire manuscrit de Nicandre dans la Bibliothèque impériale de Vienne. Il est orné de figures d'animaux vénimeux, et d'un commentaire de la main du sophiste Eutechnius.

Divers auteurs parlent avantageusement de Nicandre; on trouve même plusieurs épigrammes à sa louange dans le premier livre d'Anthologie. Une ancienne inscription fait mention d'un Mutius Fonteius Nicander, mais on ne sait pas quand il a vécu.

Av. J.-C. 138. — CLÉOPHANTUS, médecin empirique dans le trente-huitième siècle du monde, fut chef d'une secte connue sous le nom de Cléophantins. Il est cité par Celse et par Pline. Au témoignage du premier, il a écrit de l'usage du vin dans les maladies, contre le sentiment des autres médecins qu'il a combattus. En parlant de la fièvre tierce, Celse rapporte que Cléophantus arrosait la tête de ses malades de beaucoup d'eau chaude avant l'accès, et qu'ensuite il leur donnait du vin à boire. Asclépiade, qui a suivi la pratique de ce médecin, ne fait nullement mention de lui.—Il y a eu un autre Cléophantus, contemporain de Cicéron : cet orateur dit qu'il était médecin peu fameux, mais d'ailleurs homme de considération.

Av. J.-C. 100. — ASCLÉPIADE, médecin qu'on dit natif de Myrlée, mais qui, suivant Pline, était de Prusa, dans la Bithynie, a été confondu par quelques auteurs avec Asclépiade le grammairien, disciple d'Apollonius, qui, selon Suidas, enseignait à Rome du temps de Pompée. C'est ce dernier qui était de Myrlée; Asclépiade le Bithynien se distingua à Rome un peu avant lui, car il y florissait déjà l'an du monde 3910. Il était venu s'établir dans cette ville, à l'imitation d'une infinité d'autres, qui avaient commencé à s'y jeter dans l'espérance de faire une plus grande fortune que chez eux. Dès qu'il y fut arrivé, il enseigna la rhétorique; mais ne trouvant pas son compte à cette profession, il voulut essayer si celle de la médecine serait moins ingrate. Il était déjà avancé en âge lorsqu'il prit ce parti; et quoique, suivant Pline, il n'eût aucune connaissance de l'art de guérir les maladies, il crut que, l'ayant étudié quelque temps, il paierait assez d'esprit : monnaie qu'on prend encore aujourd'hui pour bonne en cette rencontre, ainsi qu'on la prenait autrefois. La voie la plus courte que ce

nouveau médecin trouva pour se mettre en crédit, ce fut de prendre le contrepied d'Archagatus, qu'il savait avoir été blâmé à cause de la cruauté de sa méthode, et de condamner non-seulement sa pratique, mais encore une grande partie des remèdes que les autres médecins mettaient tous les jours en usage.

Les remèdes qu'Asclépiade improuvait consistaient, selon la remarque de Pline, à étouffer les malades à force de les charger de couvertures, pour tirer de la sueur de leur corps à quel prix que ce fût, ou à les rôtir auprès du feu, ou aux rayons du soleil. Il condamnait aussi une ancienne méthode de guérir les esquinancies, en introduisant dans la gorge, avec beaucoup de peine et d'effort, un certain instrument qui servait à ouvrir le passage; mais il se récriait encore plus contre les vomitifs que l'on prenait alors très-fréquemment, et même contre les purgatifs qu'il regardait comme nuisibles à l'estomac. Il avait là-dessus des sentiments singuliers: lorsque le ventre était resserré, il jugeait les lavements suffisants pour le relâcher, et il en donnait dans presque toutes les maladies, quoique plus rarement que ne faisaient les autres médecins et avec plus de précautions. Cependant, il ordonnait quelquefois des vomitifs, qu'il faisait particulièrement prendre après le souper, mais pour ce qui est des purgatifs, il s'en abstenait presque entièrement. C'était d'Erasistrate qu'il avait copié cette façon de penser et d'agir; il n'en fit pas de même à l'égard de la saignée que ce médecin n'approuvait pas. Asclépiade y eut souvent recours, soit que l'évidence des bons effets qu'on tire de ce remède l'eût convaincu de la nécessité qu'il y a de s'en servir, soit que ce remède s'accommodât mieux à ses principes que les purgatifs. Il comptait particulièrement sur la saignée dans les douleurs, et pour cette raison, il saignait dans la pleurésie, parce que cette maladie est accompagnée de douleur. Il ne saignait point dans la péripneumonie ou inflammation du poumon, parce qu'elle est ordinairement sans douleur. Il ne saignait point non plus dans aucune espèce de fièvre, pas même dans la frénésie; mais il tirait du sang dans l'épilepsie, et en général dans les maladies convulsives, aussi bien que dans les hémorrhagies, de quelque nature qu'elles fussent. Il pratiquait la même chose dans l'esquinancie, ouvrant tantôt les veines du bras, tantôt celles de la langue, tantôt celles du front, et même celles des angles des yeux, appliquant de plus des ventouses scarifiées, le tout pour ouvrir les pores. Si ces remèdes ne suffisaient pas, il faisait une incision aux amygdales il en venait même à la laryngotomie, c'est-à-dire, à l'ouverture du larynx ou de la trachée artère. Cælius Aurelianus regarde cette opération comme une invention téméraire d'Asclépiade, qui n'avait été pratiquée de personne. Notre auteur était aussi pour la paracentèse, mais il voulait qu'on ne fît qu'un fort petit trou pour l'évacuation des eaux.

Comme ce fut avec raison qu'Asclépiade condamna quelques-unes des pratiques dont on vient de parler, et que ce fut avec autant de raison qu'il en approuva d'autres, sa façon de penser fit impression, et il paraît qu'on ne s'attacha guère à démêler ce qu'il y avait de faux dans la généralité de ses idées, d'avec ce qui était vrai. Mais ce qui acheva de mettre ce médecin en crédit, ce fut l'heureux concours des circonstances qui se présentèrent au temps de son établissement à Rome. La mort des ennemis d'Archagatus ; l'inutilité reconnue des enchantements et des amulettes, qui jusqu'alors avaient été fort en usage ; l'honneur qu'avait fait à la médecine Attale, dernier roi de Pergame, qui fut si passionné pour la connaissance des plantes, qu'il avait un jardin destiné à les cultiver dans l'enceinte de son palais ; le goût pour la botanique et la médecine, qui était passé à Rome avec les richesses de ce prince, lorsqu'il institua le peuple romain héritier de ses états ; enfin, la réputation qu'Asclépiade avait à la cour de Mithridate VI, roi de Pont, prince versé dans l'art de la médecine : tout cela lui fut favorable et le fit accueillir à Rome, surtout lorsqu'il eut déclaré qu'il n'y avait rien de cruel et d'effrayant dans sa méthode de traiter les maladies.

Il serait trop long d'entrer dans tout le détail des vues d'Asclépiade ; mais quelles qu'aient été ses vues dans la manière de faire de la médecine, il est certain que jamais cette science ne fut en si mauvais état que de son temps. Jusqu'à Asclépiade, dit Pline, l'antiquité avait tenu bon. Hérophile avait eu beau raffiner, ni lui, ni ses partisans, n'avaient été suivis de tout le monde et l'on voyait encore des restes considérables d'ancienne médecine sou-

tenir le crédit qu'elle avait eu dès le commencement. Mais ce nouvel Esculape ayant réduit toute la science d'un médecin à la recherche et à la connaissance des causes des maladies, la médecine, qui avait été pendant tant de siècles un art fondé sur l'expérience, ne fut plus qu'un tissu de conjectures et changea entièrement de face. Asclépiade établit la pratique sur la théorie, et prit ainsi le contrepied d'Hippocrate, qu'il chercha à censurer, surtout au sujet de la doctrine des jours critiques. Ces jours, disait-il, ne sont pas plus propres à la crise les uns que les autres ; c'est une erreur d'attendre qu'une maladie se termine d'elle-même dans un certain temps, sans rien faire, ainsi que se conduisait Hippocrate. Le médecin doit par ses soins et par ses remèdes accélérer ou avancer la guérison, il doit, pour ainsi dire, se rendre maître du temps. Il condamnait la sage inaction d'Hippocrate, et c'était apparemment elle qu'il avait en vue, lorsqu'il disait, en raillant, que la médecine des anciens n'était autre chose qu'une méditation ou une étude de la mort. Il voulait, sans doute, faire entendre par là qu'il semblait que les anciens médecins ne se tenaient auprès des malades que pour observer de quelle manière et par quels accidents ils mouraient, plutôt que pour les empêcher de mourir, sous prétexte que la nature doit tout faire en ces occasions. Tel était le faux tour qu'Asclépiade donnait à la doctrine d'Hippocrate, pour la tourner en ridicule, pendant que celle qu'il débitait lui-même méritait la censure la plus vive.

Sa philosophie consistait dans la doctrine des corpuscules d'Épicure, et par la disposition des corps et le cours de ces corpuscules, il rendait aisément compte de toutes les maladies et de tous leurs symptômes. Pareille doctrine était fort aisée à débiter ; mais s'il s'agissait de la réduire en pratique, c'était une source de bévues : chose très-ordinaire parmi les philosophes médecins. Voici comme Asclépiade raisonna. Après avoir établi les atômes et les différentes combinaisons des particules, relativement à la grandeur, à la figure, au nombre et à l'ordre, pour fondement de sa théorie, il en déduisit les divers interstices ou pores, dont les corps sont percés dans toute leur masse ; et il en inféra que le corps humain subsiste dans son état naturel, tant que les matières circulent librement par les pores, et qu'il commence, au contraire, à en sortir lorsque leur circulation est embarrassée.

Ces idées philosophiques plurent à beaucoup de monde; mais ce qui fit qu'on se rangea plus aisément de son parti au préjudice de l'ancienne médecine, c'est qu'il affecta de ne proposer que des remèdes fort doux et fort simples dans la cure des maladies. Pline les réduit à cinq : abstinence des viandes, l'abstinence de vins en certaines occasions, les frictions, la promenade et la gestation, c'est-à-dire les différentes manières de se faire porter ou voiturer. Chacun voyant qu'il pouvait faire cela avec beaucoup de facilité, crut que cette médecine était d'autant meilleure, qu'elle était aisée à pratiquer : en sorte qu'Asclépiade, qui était d'ailleurs fort éloquent et en même temps grand philosophe, attira, pour ainsi dire, tout le genre humain à lui, et fut regardé comme s'il était venu du ciel. Une chose, surtout, contribua beaucoup à lui faire gagner l'estime des Romains; car, ayant un jour rencontré un convoi funèbre, il découvrit que le corps, que l'on portait au bûcher, avait un reste de vie; il lui donna tous les secours qui dépendaient de son art, et il parut plutôt ressusciter un mort que guérir un malade.

Les vues qu'Asclépiade se proposait, par les différents exercices qu'il conseillait aux malades, se rapportaient à rendre les pores plus ouverts, et à faire passer plus librement les sucs et les petits corps qui causent les maladies par leur séjour. Les médecins qui avaient paru avant lui n'avaient eu recours à la gestation que sur la fin des maladies longues, et lorsque les convalescents, étant sans fièvre, se trouvaient encore trop faibles pour pouvoir prendre de l'exercice en marchant. Asclépiade alla plus loin; il employa la gestation dans les fièvres les plus ardentes et dès le commencement de la maladie. Il avait pour maxime qu'il fallait guérir la fièvre par la fièvre, qu'il fallait épuiser les forces du malade, en le faisant veiller, et en le laissant avoir soif jusque-là que, les deux premiers jours, il ne lui permettait pas seulement de se rafraîchir la bouche avec une goutte d'eau. On dira sans doute que cette pratique, qui a quelque rapport avec celle d'Hérodicus, répondait mal aux douceurs qu'Asclépiade promettait à ses malades. Celse en fait la remarque; mais il ajoute que si ce médecin les traitait en bourreau pendant les premiers

jours de la maladie, il leur accordait dans la suite toutes les aisances possibles, jusqu'à régler la manière dont ils devaient faire dresser leur lit pour être couchés plus mollement.

Ce médecin employait aussi la friction en diverses circonstances, dans la même vue d'ouvrir les pores. L'hydropisie est une des maladies où il pratiquait ce remède; mais l'usage le plus singulier qu'il en faisait, c'est lorsqu'il tâchait de faire dormir les frénétiques à force de les frotter. Il n'est pas moins surprenant de voir qu'Asclépiade, qui exerçait si fort les malades, condamnait l'exercice à l'égard des personnes qui se portent bien, disant ouvertement qu'il ne leur est point nécessaire : dogme qu'il avait tiré d'Érasistrate.

Pline rapporte qu'Asclépiade s'était constamment étudié à gagner les esprits par des manières toutes particulières. Tantôt il promettait du vin aux malades et leur en donnait à propos, quoiqu'il le défendît ordinairement; tantôt il leur faisait boire de l'eau fraîche, et comme il avait été un des premiers qui eût mis en usage ce dernier remède, il prenait plaisir à être appelé le donneur d'eau fraîche, ou le médecin de la fraîcheur, et à être considéré par cet endroit. Cependant le vin ne contribua pas moins à établir sa réputation; Apulée témoigne qu'Asclépiade s'est aussi avisé de l'accorder aux malades. Il permettait cette liqueur aux fébricitants, lorsque le mal avait perdu sa première violence. Loin de l'interdire aux frénétiques, il leur en faisait boire jusqu'à les enivrer : le vin, disait-il, assoupit; or le sommeil est absolument nécessaire dans la frénésie. Il semble que par la même raison il en devait priver les léthargiques, qui ne dorment que trop; néanmoins, il le croyait propre à réveiller leurs sens assoupis. Mais ce n'était pas toujours du vin naturel qu'il ordonnait. Quelquefois il faisait prendre à ses malades du vin mariné, c'est-à-dire trempé avec de l'eau de mer; s'imaginant que le vin aidé de la pointe du sel, dont cette eau est chargée, pénétrait plus aisément, et avait plus de force pour dilater les pores. Si l'on excepte quelques cas particuliers, tel que celui de la frénésie, dont il prétendait guérir les malades par l'ivresse, il voulait toujours que le vin fût trempé. Il ordonnait, dit Cœlius Aurelianus, à ceux qui avaient un catarrhe, de doubler ou de tripler la quantité qu'ils avaient coutume de boire : mais, ajoute le même auteur, il leur enjoignait de le boire avec autant d'eau : ce qui montre avec quelle sobriété les anciens usaient du vin en parfaite santé. Cette liqueur n'entrait ordinairement dans leur boisson que pour un sixième, ou tout au plus pour un quart ; il n'est donc pas surprenant que, dans les fièvres même, elle ne leur fût point interdite.

Asclépiade ne s'en tenait pas à ce que nous venons de rapporter, il imaginait encore tous les jours quelque nouvelle invention pour faire plaisir à ses malades. Il les faisait mettre dans des lits qui étaient comme des espèces de berceaux, qu'on remuait pour les endormir ou pour adoucir leurs douleurs. Il avait même inventé plusieurs sortes de bains, et entre autres des bains suspendus. Une médecine si douce et si flatteuse enleva tous les suffrages ; mais ce qui confirma encore davantage les Romains dans l'opinion qu'ils avaient conçue, c'est qu'Asclépiade osa publiquement défier la fortune, en disant, au rapport de Pline, qu'il consentait qu'on ne le crût point médecin, s'il était jamais attaqué de maladie. Il parvint effectivement à une extrême vieillesse sans aucune incommodité, et il mourut d'une chute, suivant le témoignage du même Pline. Suidas rapporte différemment sa mort. Il dit qu'Asclépiade périt d'une inflammation de poitrine, la médecine lui ayant manqué la première fois qu'il a eu recours à elle. Cela a dû être ainsi, si par inflammation de poitrine on entend péripneumonie ; comme il ne saignait point dans cette maladie, il n'est point étonnant qu'il en soit mort. M. Goulin croit qu'on peut fixer la mort d'Asclépiade vers l'an du monde 3944, à l'âge de près de quatre-vingts ans.

Si Asclépiade eût étudié de bonne heure la médecine et dans les meilleures sources, avec les talents qu'on lui a remarqués, il aurait pu rendre de grands services à sa profession, il aurait même contribué à la perfectionner. Mais lorsque l'esprit est prévenu et rempli d'autres connaissances, on fait rarement beaucoup de progrès dans une science aussi étendue, et qui demande toute la jeunesse pour en apprendre les principes, et toute la maturité de l'âge pour les méditer et pratiquer avec jugement et réflexion. Quand on a multiplié ses connaissances sans ordre et sans projet formé, il arrive seulement qu'on sait beaucoup, qu'on doute long-temps, et qu'on finit

par ne croire rien, ou croire à sa mode. C'est de cette dernière façon que pensa Asclépiade. Comme l'esprit de système le dominait, au lieu de faire des expériences et de raisonner ensuite, il commença tout au contraire par se former des opinions bonnes ou mauvaises des choses. Il recommanda les unes et proscrivit les autres, suivant le courant de ses idées, et n'eut aucun égard pour les observations de plusieurs siècles, qui constataient l'efficacité d'un remède ou qui en bannissaient un autre de la pratique, comme pernicieux. N'a-t-il pas décrié, tant qu'il a pu, la purgation, remède sans lequel la médecine manquerait dans une infinité d'occasions? Tandis qu'il privait quelques-uns de ses malades des liqueurs rafraîchissantes dont ils avaient besoin, il enivrait les frénétiques : pratique détestable, mais toutefois moins fatale que la première. Qu'est-il arrivé à Asclépiade et à tous les aventuriers en médecine comme lui ; à ces gens qui ont plus de confiance dans leur esprit que dans leur sens, et qui, à l'exemple des fous, se sont formé des monstres pour faire voir leur adresse en les domptant? C'est que leur pratique a été funeste à leurs contemporains, dont ils avaient malheureusement acquis la confiance, et qu'elle a été rejetée avec mépris par les hommes sensés qui leur ont succédé.—L'ascendant qu'avait pris Asclépiade sur les médecins de son temps lui a procuré beaucoup de réputation pendant sa vie et après sa mort; il n'a même pas manqué de disciples et de sectateurs. Thémison tira de lui les principaux fondements de sa théorie. Le témoignage de l'antiquité est presque tout à son avantage. Apulée l'appelle le prince ou le premier des médecins, si l'on en excepte Hippocrate seul. Il est mis au rang des plus grands auteurs par Scribonius Largus, et Sextus l'Empirique dit qu'il ne cède le pas à aucun autre médecin. Celse en faisait aussi beaucoup d'estime. Une autre preuve de la grande réputation qu'Asclépiade avait acquise, c'est que Mithridate, roi de Pont, tâcha de l'attirer à sa cour; mais il se trouvait trop bien à Rome pour se donner à un prince qui était en guerre avec les Romains. Ce qu'il y a encore d'avantageux pour lui, c'est qu'il a été le médecin et l'ami de Cicéron (*quo nos medico amicoque usi sumus*), et que cet orateur faisait beaucoup de cas de son éloquence (*eloquentia vincebat cæteros medicos*).

Ceci prouve qu'Asclépiade n'avait pas quitté le métier de rhéteur par nécessité et faute d'en être capable, mais uniquement pour faire une plus grande fortune. Galien même, qui n'était pas pour la médecine d'Asclépiade, avoue qu'il était fort éloquent; il lui reproche cependant qu'il était sophiste, et qu'il était en possession de contredire tout le monde. Cœlius lui impute aussi ce défaut. Mais ceux qui ont le plus approfondi la doctrine d'Asclépiade n'ont trouvé dans la plupart de ses sentiments qu'un tissu d'erreurs, et malgré les louanges qu'on lui a prodiguées, ils ont à juste titre accusé ce médecin d'avoir arrêté les progrès de l'art par l'éloquence séduisante avec laquelle il a débité ses principes.—Il nous reste quelques fragments de ses ouvrages dans ceux d'Aëtius, comme : *Malagmata hydropica quæ evacuant humorem. Emplastrum e Scylla. Quæ uteri ulcera ad cicatricem ducunt.* C'est à quoi se réduit tout ce que nous avons de lui; il a cependant composé plusieurs traités dont Cœlius Aurelianus et Celse font mention. Le premier lui attribue un livre *de Ulceribus*, et trois autres *de Celeribus passionibus*, ainsi que des traités *de Finibus, de Definitionibus, de Luc, de Parascevastica.* Le second parle d'un ouvrage *de Auxiliis communibus.* Mais rien de tout cela n'est parvenu jusqu'à nous.

Av. J.-C. 63. — THÉMISON, médecin qui est souvent cité par Pline et par Celse, était de Laodicée en Syrie. Il naquit dans le quarantième siècle du monde et vécut jusque vers l'an 25 de l'ère chrétienne. Quelques auteurs l'ont mis au nombre des auditeurs d'Asclépiade, mais M. Goulin a prouvé le contraire dans ses mémoires. « S'il avait entendu Asclépiade, dit-il, on voit qu'il aurait vécu 109 ans. Mais quand on supposerait que Thémison aurait atteint l'âge de 80 ans, il est évident qu'il ne serait né que vers l'année 3949, lorsqu'Asclépiade n'existait déjà plus. Donc il ne fut pas son disciple. » Il est vrai que Thémison avait d'abord embrassé les sentiments d'Asclépiade, mais il est vrai encore qu'il les abandonna dans la suite, et qu'il en adopta d'autres sur lesquels il établit la secte méthodique, dont il est auteur. Dioscoride rapporte que ce médecin ayant été mordu par un chien enragé, ou, comme veulent d'autres, ayant servi avec assiduité un de ses amis qui était tombé dans la rage, fut attaqué de la même maladie. Cœlius Aurélianus ajoute que la cure traîna en longueur, et que pendant le temps qu'elle dura, Thémison fut tenté plusieurs fois d'écrire sur la nature et les symptômes de son mal, mais qu'autant de fois il lui en reprit de nouveaux accès. Il parvint cependant à se guérir radicalement, après avoir été beaucoup tourmenté de cette maladie. Suivant Cœlius, ce médecin a composé plusieurs ouvrages, dont il rapporte même les titres, mais aucun n'est parvenu jusqu'à nous. Galien parle aussi de Thémison et nous apprend que c'est à lui qu'on doit la description du diacode, remède composé du suc et de la décoction de têtes de pavots et de miel. Il nous dit encore qu'il avait écrit sur les propriétés du plantain simple, et qu'il s'en attribuait la découverte. Le même médecin est aussi auteur d'une composition purgative appelée *Hiera*, et l'on croit qu'il est le premier qui ait employé les sangsues; on ne trouve au moins personne, qui s'en soit servi avant lui, comme d'un moyen curatif.—Thémison vécut assez vieux, car on sait qu'il était avancé en âge lorsqu'il jeta les premiers fondements de sa secte. M. Goulin croit qu'il pouvait avoir 55 ans lorsqu'il abandonna la doctrine d'Asclépiade pour établir la sienne. Les vers qu'on lit dans la dixième satire de Juvenal ont porté quelques auteurs à croire qu'il avait poussé sa carrière jusqu'à l'empire de Domitien qui commença à régner l'an 81 de salut, mais les critiques avouent que le poète parle ici de Thémison pour désigner tel médecin de sa secte qu'on voudra. Voici ces vers :

. . . . Quorum si nomina quæras,
Promptiùs expediam, quot amaverit Oppia mœchos,
Quot Themison ægros autumno occiderit uno.

Nous ne connaissons la doctrine méthodique dont Thémison est l'inventeur que par Cœlius Aurélianus. Cet auteur faisait dépendre toutes les maladies de trois sources : d'un excès de resserrement des fibres, *strictum ;* d'un excès de mollesse, d'affaiblissement, *laxum ;* et de la réunion de ces deux causes, *mixtum.*

APRÈS JÉSUS-CHRIST.

Ap. J.-C. 5.—CELSE, ou AURELIUS CORNELIUS CELSUS, médecin de la secte éclectique, naquit à Rome ou selon d'autres à Vérone, et vécut sous l'empire d'Auguste, de Tibère, de Caligula, de Claude et même de Néron. Quintilien nous le représente comme un homme d'un génie médiocre; on le lit au moins ainsi dans les *Institutiones oratoriæ* de cet auteur, dont le passage est conçu en ces termes : *Quid plura? Cum etiam C. Celsus, mediocris vir, ingenii, non solum de his omnibus conscripserit artibus, sed amplius rei militaris, et rusticæ etiam, et medicinæ præcepta reliquerit; dignus vel illo proposito ut illum scisse omnia illa credamus.* Mais comme il est tout évident que Quintilien se contredit dans ce passage, il est important d'entrer là-dessus dans quelque discussion. M. Goulin a parfaitement rempli cette tâche à la page 230 de ses Mémoires littéraires et critiques pour servir à l'Histoire de la Médecine, et nous ne pouvons mieux faire que de copier ce qu'il y dit. — « Le » Clerc a très-bien senti que ces mots » *médiocris vir ingenii* formaient une » contradiction avec la dernière phrase; » et il a tâché de la faire évanouir et de » concilier Quintilien avec lui-même. » *Comment s'imaginer en effet qu'un* » homme aussi instruit que Celse fût » un esprit médiocre? M. Quesnay, dans » ses Recherches sur l'origine de la chi- » rurgie, page 307, n'a pas voulu voir » cette contradiction; il s'est appliqué » sur les yeux un bandeau épais : « Le » langage de cet écrivain, dit-il, les sé- » duit (les médecins); il n'avait pas » trompé de même Quintilien qui en » pouvait juger. Selon lui, Celse est un » auteur médiocre, un petit génie. Ce » jugement doit répandre des soupçons » sur le fond même des ouvrages de cet » auteur. » Si M. Quesnay a écouté ses » soupçons, il n'avait donc pas lu Celse; » en ce cas, ses soupçons n'avaient et » n'ont encore aucune force; mais s'il » l'avait lu, il faut tirer l'une ou l'autre » de ces deux conséquences: ou qu'il ne » l'avait pas entendu; ou qu'il n'était

» plus de bonne foi. — M. Dujardin, » dans son Histoire de la chirurgie, » page 354, rend plus de justice à Celse, » et dit avec Le Clerc : « Si Quintilien » traite Celse d'esprit médiocre, c'est » en le comparant avec Homère, Platon, » Aristote, Caton, Varron et Cicéron : » or, sans les avoir égalés, c'est beau- » coup d'être admis à la comparaison. Il » est encore après eux bien des places » honorables. On peut donc considérer » Celse comme un bel esprit de son siè- » cle, et comme un littérateur dont les » connaissances étaient étendues et va- » riées. » — Mais on a remarqué, depuis » environ quinze ans, que ce passage de » Quintilien était fautif; c'est à quoi » M. Le Clerc et les plus habiles criti- » ques n'avaient fait nulle attention, » puisqu'ils avaient seulement essayé » d'accorder le judicieux rhéteur avec » lui-même. Il est étonnant que M. Du- » jardin et les personnes instruites avec » lesquelles il était en liaison, l'aient » ignoré. Un médecin hollandais a réta- » bli ce texte, et M. Sanchez, ancien » premier médecin de l'impératrice de » Russie, et connu par son érudition, a » publié de vive voix cette correction. » M. Capperonnier, que la mort vient » d'enlever, au grand regret des gens » de lettres auxquels il se faisait un plai- » sir d'ouvrir le trésor qui lui était con- » fié, a approuvé la nouvelle leçon et l'a » mise en marge de l'exemplaire du » Quintilien publié par M. l'abbé Cap- » peronnier, son oncle.
» L'erreur est venue de ce que, dans » le manuscrit dont on s'est servi pour » donner la première édition des *Insti-* » *tutiones oratoriæ*, il y avait *C. Celsus* » *med acri vir ingenio :* on ne prit » point garde que *med* était le mot *me-* » *dicus* abrégé; cette abréviation étant » jointe avec les quatre lettres suivantes, » dont la première peut-être était mal » peinte, et ressemblait plus à un *o* qu'à » un *a*, l'éditeur, pas assez attentif, a cru » voir *mediocri*, qui s'est glissé dans » toutes les éditions. La correction qu'on » a présentée ainsi, *C. Celsus medicus,* » *acri vir ingenio,* semble d'autant plus

» juste qu'elle est simple, naturelle, » conforme aux éloges donnés à Celse, » qu'elle épargne une contradiction à » Quintilien, qu'elle peint Celse comme » il le mérite, et qu'il recouvre en même » temps la qualité de médecin, qui lui » est due, et qu'on lui a long-temps con- » testée. » — C'est donc rendre justice à Celse que de le regarder comme un homme d'esprit et de science, et même comme le plus éloquent de tous les médecins latins. En effet, son style peut être mis au nombre des modèles d'éloquence, et pour cette raison il a mérité le surnom de *Cicéron médecin*, que la postérité lui a donné. On convient que ce n'est pas *toujours* pour apprendre la médecine qu'on doit lire les ouvrages de Celse, que les préceptes qu'on y trouve ne sont pas également *bons dans* tous les endroits, et qu'on y rencontre du faible ou du défectueux, relativement aux connaissances dont l'art de guérir a été enrichi depuis l'an 30 de salut que cet auteur écrivait. Malgré cet aveu, on ne voudrait point se ranger du parti d'Heurnius, qui dit que les ouvrages de Celse valent mieux pour se former un beau style latin que pour s'instruire de la médecine : *Latinos inter medicos primus est Cornelius Celsus : sed prudenter legendus. Nam in multis Asclepiadem methodicum sectatur, ut fatetur ipse. Hujus cote stylum subigemus, et plaris latinitatem ejus quam medicinam faciemus.* Le détail dans lequel nous allons entrer prouvera évidemment qu'à bien des égards on ne peut point adhérer au sentiment d'Heurnius. — La profession de Celse a été le sujet d'une dispute ; il s'agissait de savoir s'il avait été médecin. Pline ne lui donne point cette qualité ; mais la preuve que l'on tire du texte rétabli de Quintilien, dont il a été parlé d'après M. Goulin, suffit pour faire cesser la contestation. D'ailleurs, tout le monde convient aujourd'hui qu'il faut que Celse ait fait profession de la médecine, qu'il ait sérieusement étudié cette science et qu'il l'ait constamment pratiquée, puisqu'il s'est trouvé en état de nous laisser tant de remarques intéressantes sur ses différentes parties, et notamment sur la chirurgie. Ce médecin s'était fait un plan d'étude régulier qu'il a suivi ; il s'est même disposé à la pratique par les études préliminaires qui en assurent les succès. Suivant Morgagni, Celse avait des connaissances très-étendues en anatomie, et telles qu'il n'aurait point eues, s'il ne s'y fût appliqué par état. Il a au moins traité l'ostéologie avec autant d'exactitude qu'il était possible de son temps, parce que les moyens de s'instruire manquaient, et qu'un squelette trouvé par hasard était l'unique ressource des anatomistes les plus curieux.

Celse est d'ailleurs fort éloigné de parler de la médecine et de la chirurgie en simple spéculateur ; il entre dans des détails de pratique qui font preuve de son attachement à l'observation ; il a même si bien décrit l'opération de la taille, que Rau avait coutume de renvoyer ceux qui voulaient l'apprendre, à la lecture des ouvrages de cet auteur. Celse taillait cependant avec trop de restriction ; car il n'opérait qu'au printemps, et jamais sur des sujets qui eussent moins de neuf ans et plus de quatorze. Cet écrivain parle encore de la cure de la cataracte par abaissement, de la méthode de percer les os de plusieurs trous pour aider à la séparation de la partie cariée, de l'hydrocèle interne et externe, de la commotion du cerveau, etc. Boerhaave dit qu'on trouve dans les ouvrages de Celse beaucoup de choses qu'on fait passer aujourd'hui pour neuves ; il y en a au moins plusieurs qui ont fait honneur aux modernes en les perfectionnant. Telle est la méthode de M. Foubert pour le traitement de la fistule à l'anus. Ce chirurgien a recours à l'instrument tranchant lorsqu'il y a plusieurs sinus, et c'est ainsi que Celse en agissait ; mais lorsque la fistule est simple, ce dernier propose d'y passer un fil de lin qu'on serre tous les jours, jusqu'à ce que tout le trajet fistuleux soit emporté. A son exemple, M. Foubert conseille de faire passer un fil de plomb dans la fistule, dont le foyer pénètre dans le rectum, d'en former une anse qu'on serre médiocrement en contournant les deux bouts, et de continuer ainsi à plusieurs reprises pour couper les parties contenues dans cette anse.—Hippocrate et Asclépiade sont les deux auteurs auxquels Celse s'est principalement attaché, quoiqu'il ait aussi tiré quelque chose de ses contemporains. Il a suivi le premier lorsqu'il s'est agi du pronostic et des opérations de chirurgie ; il a même traduit mot à mot un si grand nombre de passages de ce savant maître de l'école grecque, qu'on lui a encore donné le nom d'*Hippocrate latin*. Mais il paraît que, pour tout le reste de la médecine, il s'est beaucoup plus attaché à Asclépiade, qu'il appelle un bon auteur, et duquel il avoue lui-même avoir pris plusieurs choses. C'est cet aveu qui a donné occasion à quelques écrivains de mettre Celse au rang des médecins de la secte méthodique. On voit cependant, par la manière dont il parle des trois sectes principales qui étaient établies de son temps, qu'il ne prend parti pour aucune d'elles ; il n'y a d'ailleurs qu'à conférer sa pratique avec celle des méthodiques, pour être convaincu qu'il ne s'accorde pas toujours avec eux. Il y a apparence que si ce médecin n'était pas de la secte éclectique, comme on l'a dit d'abord, il se conduisait du moins suivant les principes de cette secte, choisissant ce qui lui paraissait de meilleur dans chaque auteur, sans suivre en aveugle aucun de leurs sentiments. Par exemple, il ne rejetait pas la saignée, mais il en condamnait l'abus et l'usage trop général dans toutes les maladies. Il ne veut que des purgatifs doux, et rejette ceux qui agissent avec violence. Il ne s'attache guère aux jours critiques. Il ne conseille point à un homme qui se porte bien de s'assujettir à une diète trop sévère ; il ordonne cependant cette diète dans les maladies, et vante beaucoup l'usage des frictions et des bains. — Il y a eu un nombre considérable d'éditions de l'ouvrage que Celse a donné sur la médecine ; il est intitulé : *De re medica Libri octo.* On a long-temps regardé cet ouvrage comme complet, mais si l'on en croit Morgagni, le quatrième livre n'est pas entier ; il y a une lacune considérable. Voici la liste de ces éditions rangées suivant le format sous lequel l'ouvrage a paru.

In-folio. — *Florentiæ, apud Nicolaum.* 1478. — *Mediolani, apud Leonardum Bachel et Uldericum Sinczezneler.* 1481.—*Veneliis, apud Joannem Rubeum.* 1493. L'orthographe de ces trois éditions est très-mauvaise. — *Ibidem,* 1496. — *Veniliis, apud Philippum Pinzi.* 1497. — *Veniliis, apud Lucam Antonium Juntam.* 1524.—*Ibidem, apud Aldum, ex emendatione Baptistæ Egnatii.* 1524. — *Parisiis, apud Christianum Wechelum.* 1529. Avec le livre de Scribonius Largus qui traite de la composition des médicaments. Par les soins de Jean Ruel.—*Veneliis, apud Aldi filios.* 1547. Avec les *Medici Antiqui.*—*Basileæ, apud Joannem Oporinum.* 1552. Avec les notes de Guillaume Pantin. — *Parisiis, apud*

Henricum Stephanum. 1567. Au troisième tome des *Medici Antiqui.*

In-quarto. — *Lugduni, apud Simonem Bevelaquam.* 1516. — *Veneliis, apud Aldum et Andream Asulanum, ex emendatione Baptistæ Egnatii.* 1528. — *Lugduni Batavorum, apud Franciscum Raphelengium.* 1592. Avec les notes de Jérémie Drivère sur le premier livre, et celles de Baudouin Ronss sur les autres.

In-octavo. — *Mediolani,* 1481. — *Hagenoæ, apud Joannem Soterem.* 1528. Avec les notes de Jean Cæsarius. — *Parisiis,* 1533. — *Salingiuci,* 1536. — *Antucrpiæ, apud Matthæum Ceromnium.* 1539. Avec les notes de Drivère. — *Tiguri,* 1540. — *Lugduni, apud Sebastianum Gryphium.* 1542.— *Patavii, apud Marcum Antonium de Galassis.* 1563. *Cum Sereno Sammonico et Rhemnio Faunio Palæmone.* — *Lugduni, apud Guillelmum Rovillium.* 1566. Avec les notes de Robert Constantin. — *Veneliis, apud Hieronymum Scotum.* 1566. — *Amstelodami, apud Joannem Wolters, cum Roberti Constantini et Isaaci Casauboni, aliorumque scholiis ac locis parallelis, curâ et studio Theod. Jansonii ab Almeloveen.* 1713. — *Patavii, apud Josephum Cominum, cum notis Constantini et Casauboni, aliorumque scholiis ac locis parallelis.* 1722. *Curâ Joan. Bapt. Vulpii, una cum Sereno Sammonico.* — *Lugduni Batavorum, apud Joannem Arnoldum Langerak, cum notis integris Cæsarii, Constantini, Jos. Scaligeri, Casauboni, Morgagni.* 1746, 1750. — *Basileæ, apud Rudolphum Turneisen.* 1748, 2 vol. — *Patavii, apud Josephum Cominum, una cum Sereno Sammonico, et octo Epistolis Morgagni in Celsum, et duabus in Sammonicum.* 1750. — *Rotterodami, apud Beman, cum notis variorum.* 1750. — *Lipsiæ, apud Gasparem Fritsch, cura Car. Christian. Krause, cum animadversionibus Cæsarii, Constantini, Jos. Scaligeri, Casauboni, Almeloveenii, Morgagni, Trilleri.* 1766.

In-duodecimo et minori forma.— *Lugduni, apud Joannem Tornæsium.* 1549. — *Ibidem, apud Joannem Tornæsium et Guillelmum Gazeium.* 1554. — *Ibidem,* 1557, 1566, avec les ouvrages de Serenus et de Rhemnius. Encore en 1587, 1592 et 1608. — *Genevæ, apud Joannem de Tournes.* 1625.—*Lugduni Batavorum, apud Joannem Elzevi-*

rium, ex recognitione Joann. Antonid. Van der Linden. 1657. — *Ibidem, apud Salomonem Wagenaar.* 1665. — *Amstelodami, apud Joannem Wolters, cum Roberti Constantini, Isaaci Casauboni, aliorumque scholiis ac locis parallelis, cura et studio Theod. Jansonii ab Almeloveen.* 1687. — *Jenæ, apud Joh. Fel. Bielkium.* 1713. Avec une préface de George-Wolfgang Wedel. — *Lugduni Batavorum, ex editione Almeloveen, apud Joannem Arnoldum Langerak.* 1730. — *Parisiis,* 1771. *Ex recensione.* J. *Valart.* — Il y a aussi différentes traductions de l'ouvrage de Celse, parmi lesquelles on remarque les suivantes : — J. Kuffner a mis cet auteur en allemand, et sa version a paru à Mayence en 1531, in-fol. — L'abbé Chiari l'a publié en italien à Venise en 1747. — Henri Ninin, de Poix au diocèse de Rheims, docteur régent de la faculté de médecine de la même ville et médecin de S. A. S. M. le comte de Clermont, a traduit en français les huit livres de Celse. Ils furent imprimés à Paris en 1754, 2 vol. in-12. — Les quatre premiers livres de notre auteur traitent des maladies internes, ou de celles qui se guérissent simplement par la diète. Le cinquième et le sixième des maladies externes, à quoi il a ajouté diverses formules de médicaments, tant pour le dehors que pour le dedans. Le septième et le huitième, des maladies qui appartiennent à la chirurgie. Janus Dousa, Baudouin Ronss, Jean Sambuc et Pithoeus ont fait des vers à la louange de Celse. Voici une épigramme du dernier, dans laquelle il fait ainsi parler ce médecin :

Dictantes medici quandoque et Apollinis artes,
Musas Romano jussimus ore loqui.
Nec minus est nobis per paura volumina fama,
Quam quos nulla satis bibliotheca capit.

Ap. J.-C. 23. — PLINE (CAÏUS-PLINIUS-SECUNDUS), dit l'Ancien, sans avoir beaucoup contribué à l'avancement des sciences naturelles par ses propres travaux, ne les a pas moins utilement servies en recueillant les résultats des recherches de tous ceux qui l'avaient précédé, en y ajoutant toujours un nouvel intérêt par sa manière de les présenter, de les lier, et surtout en transmettant à la postérité ce que contenait de plus important une multitude de livres que le temps a dévorés. L'art avec lequel il sut compiler le place à côté des écrivains les plus originaux.

Né à Vérone, ou suivant d'autres à Côme, l'an 23 de l'ère vulgaire, d'une famille illustre, il se distingua d'abord dans la profession des armes. Admis dans le Collége des augures, il fut ensuite envoyé comme gouverneur en Espagne, puis chargé du commandement de la flotte de Misène. Il mérita l'amitié vraiment honorable de Vespasien et de Titus, qui lui confièrent souvent des affaires importantes.

Pline doit être compté parmi les hommes les plus laborieux qui aient existé. Les fatigues de la vie militaire, les emplois publics, les devoirs qu'impose la faveur des grands, les voyages ne l'empêchèrent jamais de se livrer à l'étude. Les moments qu'il lui dérobait lui paraissaient perdus, et il avait réglé sa manière de vivre de manière à n'en perdre presque aucun. Il compensait par le travail de la nuit le temps qu'il avait été obligé de donner aux affaires durant le jour. Pendant ses repas, il se faisait toujours lire quelque ouvrage, et toute interruption le contrariait. Le moindre instant était de la sorte utilisé, même ceux où il se dépouillait pour prendre le bain, ou se faisait essuyer après en être sorti. Ce n'est que pendant qu'il y était plongé qu'il se reposait tout-à-fait. Il ne voyageait jamais sans livres, sans tablettes et sans secrétaire qui lisait continuellement ou écrivait des extraits sous sa dictée. C'est même pendant les voyages que, plus libre de toute autre occupation, il travaillait le plus. Il n'allait dans Rome même qu'en voiture, pour profiter ainsi du temps qu'exigeaient des courses nécessaires. Il reprochait un jour à son neveu, Pline le Jeune, de ne pas tirer parti de la même manière des heures qu'il consacrait à la promenade.

Les fruits d'une vie aussi constamment occupée ne pouvaient manquer d'être nombreux. Pline fut un des écrivains les plus féconds de l'ancienne Rome. Malheureusement du grand nombre de ses ouvrages un seul est arrivé jusqu'à nous ; mais celui-là embrasse presque tout l'ensemble des connaissances humaines. C'est l'histoire du monde, c'est un tableau habilement tracé du savoir des anciens presque en tout genre. Si ce livre, vraiment étonnant, auquel, dans son genre, on n'en peut comparer aucun autre, fait vivement regretter les écrits perdus de Pline, il console en même temps un peu par son universalité. — Les circonstances singulières de la mort de Pline ajoutent à l'intérêt qu'inspire naturellement un pareil homme. La terrible éruption du Vésuve de l'an 79 de J.-C., qui causa ou du moins commença la ruine d'Herculanum et de Pompéï, fut aussi fatale à Pline. C'est dans une lettre de son neveu à l'historien Tacite (*lib. VI, epist.* 15) qu'on trouve les détails curieux et touchants de sa mort. Il se trouvait alors à Misène, où le retenait un commandement maritime. Il étudiait suivant son usage, quand l'éruption commença. Désirant l'observer de plus près et donner des secours, s'il y avait lieu, il se mit en mer avec quelques bâtiments. Au milieu de l'effroi de tous ceux qui l'accompagnaient, il dictait tranquillement ses observations sur le phénomène dont il devait être la victime. La cendre brûlante et les pierres qui tombent sur le navire ne peuvent l'empêcher d'aller jusqu'à Stabia, où il est retenu par le vent contraire. Là, malgré l'imminence du danger toujours croissant, il se met au bain, soupe gaiement, et dort d'un sommeil paisible. Réveillé par ses amis, qui voyaient les toits prêts à s'écrouler, il se retira avec eux dans la campagne, et se rapprocha de la mer, qui ne permettait pas l'embarquement. C'est là que, resté presque seul avec deux esclaves, il fut étouffé par une fumée brûlante et sulfureuse. Il n'était âgé que de cinquante-six ans. Sa perte fut vivement sentie par tout ce qu'il y avait de distingué parmi ses contemporains, qui n'estimaient pas moins ses vertus qu'ils n'admiraient son savoir.

Les livres perdus de Pline étaient la plupart historiques, ou relatifs à l'art oratoire. On en peut voir l'énumération dans une des lettres de Pline le Jeune (*lib. III, epist.* 5). Il laissa en outre à son neveu cent soixante volumes de notes, qu'il avait refusé de vendre à un prix excessif.

Pline le Jeune, à qui l'on doit ce qu'on sait des habitudes et de la manière d'étudier de son oncle, le peint ainsi en peu de mots : *Acre ingenium, incredibile studium, summa vigilantia (ubi supra).* — Pline n'avait jamais rien lu sans en faire d'extraits, et avait coutume de dire qu'il n'y a pas de si mauvais livre dont on ne puisse tirer quelque chose d'utile. — L'Histoire naturelle de Pline a été, pendant bien des siècles, la principale et même la seule source où l'on puisât quelques notions sur cette science, l'i-

gnorance de la langue grecque empêchant de recourir aux écrits d'Aristote, de Théophraste et de Dioscoride, auxquels Pline doit une grande partie des faits qu'il a recueillis. Mais en empruntant de ces auteurs et de beaucoup d'autres Grecs, il les traduit trop souvent d'une manière inexacte, et confond les choses et les noms. On doit aussi lui reprocher les fables, les superstitions qu'il admet trop facilement, et qui néanmoins contribuèrent sans doute pendant long-temps à le faire lire avec plus d'avidité. Mais ces défauts épars, quoique nombreux, diminuent peu l'admiration que commande un si vaste et si étonnant édifice. Au reste, si Pline a surtout rassemblé les observations des autres, il avait aussi beaucoup vu et observé lui-même, et il a fait connaître le premier un grand nombre de plantes, d'animaux et autres objets, dont les naturalistes grecs n'ont pas fait mention.

On lira avec plus de plaisir le jugement qu'en porte Buffon, que celui que nous pourrions en porter nous-mêmes. « Il travailla sur un plan bien plus grand que celui d'Aristote, et peut-être trop vaste. Il a voulu tout embrasser, et il semble avoir mesuré la nature et l'avoir trouvée trop petite encore pour son esprit. Son Histoire naturelle comprend, indépendamment de l'histoire des animaux, des plantes et des minéraux, l'histoire du ciel et de la terre, la médecine, le commerce, la navigation, l'histoire des arts libéraux et mécaniques, l'origine des usages, enfin, toutes les sciences naturelles et tous les arts humains ; et ce qu'il y a de plus étonnant, c'est que dans chaque partie Pline est également grand. L'élévation des idées, la noblesse du style relèvent encore sa profonde érudition. Non-seulement il savait tout ce qu'on pouvait savoir de son temps, mais il avait cette facilité de penser en grand qui multiplie la science, il avait cette finesse de réflexion de laquelle dépendent l'élégance et le goût, et il communique à ses lecteurs une certaine liberté d'esprit, une hardiesse de penser qui est le germe de la philosophie. Son ouvrage, tout aussi varié que la nature, la peint toujours en beau. C'est, si l'on veut, une compilation de tout ce qui avait été écrit avant lui, une copie de tout ce qui avait été fait d'excellent et d'utile à savoir ; mais cette copie a de si grands traits, cette compilation contient des choses rassemblées d'une manière si neuve, qu'elle est préférable à la plupart des ouvrages originaux qui traitent des mêmes matières. »

Un des traits remarquables du talent de Pline, c'est l'art d'intéresser à chaque objet, en y rattachant avec une adresse et une brièveté singulières des faits curieux et piquants, qui semblent venir se placer d'eux-mêmes. L'énergie et la vivacité font le caractère de son style, mais il n'est pas exempt de dureté, et devient quelquefois obscur par sa concision. L'esprit y nuit aussi quelquefois à la justesse. — Dans la partie de l'ouvrage de Pline consacrée à la médecine, on ne trouve qu'une multitude de recettes indiquées pour telle ou telle maladie, sans aucune distinction de ses causes. La superstition, la magie sont souvent mêlées aux remèdes qu'il prescrit. La recommandation presque continuelle de la véronique, du bouillon blanc et de quelques autres médicaments prouve que de son temps comme du nôtre la mode influait sur la thérapeutique, et donnait à certains remèdes favoris une vogue à peu près indépendante de leurs propriétés. On doit aussi juger par le grand nombre de moyens, souvent ridicules, qu'il indique pour combattre les maladies cutanées, que ces affections étaient alors très communes.

Plusieurs commentateurs se sont exercés sur Pline ; Ermolao Barbaro et Nic. Leoniceno s'occupèrent les premiers de corriger son texte, en recourant aux sources où lui-même a puisé. Saumaise, dans ses *Exercitationes Plinianæ* (Utrecht, 1687), s'attache surtout à relever ses fautes. Les notes utiles de Dalechamp, botaniste distingué, le commentaire plus ample du jésuite Hardouin, si célèbre par son érudition et ses paradoxes, et les dissertations de Rezzonico (*Disquis. Plinianæ*, Parme, 1763 - 1767, 2 vol. in-fol.), sont loin d'avoir éclairci toutes les difficultés du naturaliste romain. Un travail satisfaisant sur cet auteur ne peut être exécuté que par une réunion de savants également versés dans l'antiquité et dans les diverses branches de l'histoire naturelle et des arts. Puisse l'édition de Pline qui doit faire partie de la belle collection des classiques latins de M. Lemaire, remplir ce but ! — Le défaut de connaissances positives nécessaires pour une pareille tâche rend extrêmement imparfaites les traductions de Pline. La vieille version française d'Antoine Dupinet, utile dans son temps, est à peu près oubliée aujourd'hui. Celle de Poinsinet de Sivri, beaucoup plus moderne, et chaque jour consultée, ne laisse guère moins à désirer.

Des trente-sept livres de l'Histoire du monde, ou histoire naturelle de Pline, le premier n'offre que le plan de l'ouvrage et l'indication des auteurs, en nombre presque infini, dans lesquels il a puisé. Il traite, dans le second, du monde, des éléments et des astres. Les quatre suivants (3-6) sont relatifs à la géographie. L'homme et son industrie sont l'objet du septième. Quatre livres (8-13) sont ensuite consacrés à l'histoire des animaux. Celle des plantes en forme seize (12-27), dans les six derniers desquels elles sont surtout considérées comme médicaments. Il envisage les animaux sous le même point de vue dans les cinq qui suivent (28-32). Les livres 33 et 34 traitent des métaux et de l'art de les travailler ; le 35e de la peinture et de l'histoire de cet art ; le 36e des marbres et des pierres ; le 37e des pierres précieuses. — Il existe de cette espèce d'encyclopédie un grand nombre d'éditions, dont plusieurs sont du quinzième siècle.

Caii Plinii secundi naturalis historiæ libri XXXVII. Venise, 1469, grand in-folio. — Première édition, très-belle, très-rare et très-chère. — *Id. ex resensione J. Andreæ episcopi Aleriensis.* Rome, 1470, grand in-folio également très-rare, ainsi que les deux suivantes. — Venise, 1472, in-fol. — Rome, 1473, in-fol. — *Ex emendatione Phil. Beroaldi*, Parme, 1479, gr. in-fol. —Trévise, 1479, in-fol. — Parme, 1481, in-folio. — Venise, 1483-1486, in-fol. — *E castigationibus Hermolai Barbari*, Hagen, 1518, in-fol. — Paris, 1532, in-folio. — *Edente Danesio*, Venise, 1535 et 1536, 3 vol. in-8; l'*index* à part, 1538. — Venise, 1559, in-fol. — Lyon, 1561, 4 vol. petit in-12. — *Ibid.* 1587, in-fol., avec les notes de Dalechamp. — Francfort-sur-le-Mein, 1599, in-fol., avec les mêmes notes. — Amsterdam, 1635, 3 vol. petit in-12, jolie édition d'Elzévir. — *Ibid. Cum notis variorum*, 1669, 3 vol. in-8°; bonne et rare. — Paris, 1685, 5 vol. in-4°; *in usum Delphini*, avec les doctes commentaires du P. Hardouin. — *Ibid.* 1723, 3 vol. in-fol. fig., avec les mêmes commentaires. — Berlin, 1766, 5 vol. in-12 : les tomes 4 et 5 ne contiennent que les tables. — Paris, 1779, 6 vol. in-12, édition estimée due aux soins de Brotier.—Leipsick, 1778-1791, 10 vol. in-8°, avec les commentaires de

Hardouin, édition très-ample, mais peu soignée.

Histoire naturelle de Pline, traduite en français ; avec des notes par Antoine Dupinet, Lyon, 1562, et Paris 1608, 2 vol. in-folio. — Trad. par Poinsinet de Sivry, avec le texte latin, et des notes par (Guettard et autr.), Paris, 1771-1782, 12 vol. in-4° ; — en italien, par Christ. Landino, Venise, 1476. in-fol. 1543, in-4° ; — par Ant. Bruccioli, *Ibid.*, 1548. par L. Domenichi. *Ibid.*, 1561, in-4° ; — en espagnol, avec des notes par Ger. de Huerta, Madrid, 1624, 2 vol. in-folio. Diverses parties de ce vaste ouvrage ont aussi été imprimées et traduites à part. — *C. Plinii S. historiæ naturalis liber nonus, de aquatilium naturâ recensuit. Ampliss. commentariis instruxit L. Th. Gronovius.* Amsterdam, 1778, in-8°. — *Ad Titum imperatorem præfatio... recens et notis illustravit. D. Durandus.* Londres, 1728, petit in-8°, pièce rare. — *Histoire naturelle de l'or et de l'argent, extraite de Pline, liv. XXXIII, trad. par D. Durand.* Londres, 1725, in-folio. — *Histoire de la peinture ancienne, extraite de Pline, liv. XXXV, trad. par D. Durand.* Londres, 1739, in-fol. — Volume estimé et peu commun, comme le précédent. — *Traduction des XXXIV, XXXV et XXXVI° livres de Pline, avec des notes, par E. Falconnet.* La Haye, 1773, 2 vol. in-8°, 2° édit. — *Morceaux extraits de l'Histoire naturelle de Pline, trad. par Gueroult.* Paris, 1785. in-8° — 1809, 2 vol. in-8°, avec le texte. — *Histoire des animaux traduite de Pline par Gueroult.* Paris, 1802, 3 vol. in-8°. **Marquis.**

Biographie médicale, t. u.

Ap. J.-C. 33. — CHARMIS, médecin natif de Marseille, vécut à Rome sous Néron. Il accusa d'ignorance tous les médecins qui avaient paru avant lui, condamna la méthode ordinaire de guérir, et entre autres usages celui des bains chauds, auxquels il préférait en tout temps et même au cœur de l'hiver, les bains d'eau froide. C'était là son principal secret. Ce remède n'était cependant pas nouveau, puisque Musa et Euphorbus l'avaient pratiqué long-temps avant lui. Quoi qu'il en soit, Charmis sut si bien persuader son monde, qu'il se trouva, dit Pline, des vieillards consulaires qui se faisaient gloire d'être vus tout raides de froid au sortir de l'eau. Il savait encore si bien se faire payer, qu'il

amassa beaucoup de biens. Pline ajoute qu'il exigea une fois d'un malade, qui était de quelque province de l'empire romain, la somme de deux cents grands sesterces, c'est-à-dire environ vingt mille livres de France. — Thessalus et Crinas partageaient entre eux la faveur et la confiance des Romains, lorsque Charmis se rendit dans la capitale du monde. Tous trois s'annoncèrent plus en charlatans qu'en vrais médecins ; et le système particulier que chacun d'eux s'était formé séduisit des esprits curieux de nouveautés, et servit également à les enrichir.

Après J.-C. 37. — SERVILIUS DAMOCRATES ou DEMOCRATES, médecin qu'on dit avoir vécu dans le premier siècle sous l'empire de Néron, a écrit deux livres, en vers iambiques grecs, touchant la composition des médicaments. L'un de ces livres était intitulé : *Philiatros*, l'ami des médecins, et l'autre *Clinicus* ou le médecin. On en trouve quelques fragments dans Galien, et l'on y voit, entre autres choses, la description du mithridate tels que nos apothicaires le préparent encore aujourd'hui. — Il y a aussi une description de la thériaque, mais elle est un peu différente de celle d'Andromaque.

Après J.-C. 41. — SCRIBONIUS LARGUS, médecin qui vécut dans le premier siècle sous l'empire de Claude, gagna des sommes considérables par les différentes espèces de médicaments qu'il inventa ou qu'il recueillit de la pratique des autres personnes de l'art. On sait, en particulier, qu'il se donna beaucoup de mouvements pour avoir la composition du remède de Pacchius Antiochus, et l'on voit de là que, du temps de Scribonius, bien des médecins avaient leurs formules qu'ils tenaient cachées. Notre auteur n'en agit point ainsi ; il mit au jour les siennes entre l'an 43 et l'an 48 de salut ; et quoiqu'elles fussent pour la plupart vaines ou superstitieuses, elles furent d'autant mieux accueillies, qu'il assura, en les publiant, qu'elles avaient eu les plus heureux succès. Il afficha d'ailleurs des sentiments si honnêtes, qu'il ne put manquer d'être cru sur sa parole. C'est moins l'appat du gain ou l'amour de la gloire, dit-il, qui l'ont engagé à donner ses remèdes au public, que la satisfaction d'être versé dans la médecine. Il ajoute même qu'il ne connait rien de plus grand, et qui rapproche davantage l'homme de la Divinité, que de conserver la vie à quelqu'un, que d'entretenir sa santé en vigueur, que de rétablir celle qui est altérée. Mais à travers toutes ces bonnes intentions, Freind et plusieurs autres n'ont vu qu'un empirique dans la personne de Scribonius Largus. — Son recueil de médicaments est souvent cité par Galien. L'auteur l'avait dédié à Julius Callistius, celui de tous les affranchis de Claude qui était le plus en faveur. Ce n'est pas seulement par cette dédicace qu'on peut juger du temps auquel Scribonius a vécu; cet auteur parle de Messaline et de Claude, dans un endroit de son recueil, d'une manière qui ne permet pas de douter qu'il n'ait écrit sous leur règne. Après avoir donné la description d'un dentifrice, il ajoute : *Messalina Dei nostri Cæsaris hoc utitur :* Messaline l'épouse de notre Dieu César en fait usage : expression qui ne permet point de douter que cette princesse vivait encore, conséquemment qui prouve que Scribonius écrivit avant l'an 48, qui est celui que Messaline fut mise à mort à cause de sa lubricité.

Scribonius étudia sous Triphon et Apuleius Celsus, et fut grand partisan du système d'Asclépiade; ce qui le rapproche un peu de la secte méthodique à qui les opinions de ce dernier ont donné lieu. Le recueil de notre auteur contient beaucoup de remèdes externes ou chirurgicaux, mais en même temps un plus grand nombre d'internes; et c'est à tort qu'on a conclu des premiers que Scribonius était chirurgien et non point médecin. Il était l'un et l'autre, puisqu'il dit lui-même qu'il a cru ne pouvoir rien faire de mieux que de se rendre habile dans toutes les parties de l'art qu'il exerçait déjà sous le règne de Tibère. L'ouvrage qu'il a écrit a été imprimé plusieurs fois sous ce titre : — *De compositione medicamentorum Liber. Basileæ*, 1529, in-8°, par les soins de Ruel. *Venetiis*, 1547, in-folio, parmi les *Medicæ Artis Principes. Lutetiæ*, 1567, in-folio. *Patavii*, 1655, in-4°, avec les notes de Jean Rhodius. — Quelques savants ont cru que ce traité de Scribonius avait été écrit en grec, et que le livre que nous avons en latin n'est qu'une traduction, qui a même été faite long-temps après la publication de l'original. Mais ce sentiment ne s'accorde pas avec ce que l'auteur dit à Callistius; car, après l'avoir remercié de la bonne volonté

qu'il a toujours eue pour lui, il le remercie encore d'avoir saisi l'occasion de le servir, en présentant à l'empereur ses livres de médecine écrits en latin : *Scripta mea Latina Medicinalia.* — Ce qui a donné lieu de croire que nous n'avons qu'une traduction de l'ouvrage de Scribonius, c'est que le latin ne répond pas à la pureté que cette langue conservait encore du temps de Claude. Mais Rhodius a d'une certaine façon démontré qu'on s'est trompé à cet égard, et que notre édition a tout l'air d'un original, quoique le langage ne soit pas tout-à-fait aussi pur que celui de Celse qui avait écrit peu de temps auparavant. Cela prouve seulement, selon Rhodius, que ceux qui vivent dans le même siècle ne parlent pas toujours également bien. Marsilio Cagnati, savant médecin de Vérone, est du sentiment de ce dernier auteur. M. Goulin a renchéri sur tout cela. Il remarque, dans ses Mémoires, que Scribonius désigne beaucoup de maladies sous leur dénomination latine, et qu'il fait suivre le terme grec, en ajoutant : *Græci vocant :* or, si ce traité n'était pas original, le traducteur aurait suivi une autre marche; il aurait présenté d'abord le nom grec de la maladie, et il aurait ajouté : Les Latins l'appellent ainsi.

Quant à la personne de Scribonius, il est tout vraisemblable qu'il est né dans le sein de l'empire romain; mais quand on fait attention à son style, on ne saurait guère se persuader que c'est un Romain de race distinguée. M. Goulin ajoute qu'il est plus difficile encore de croire qu'il ait été de la famille Scribonia, quand on se rappelle les éloges qu'il donne à Callistius, les services qu'il en a reçus de tout temps, la cour qu'il paraît lui faire, l'affectation qu'il montre, lorsqu'il nomme l'empereur, d'y joindre les mots *deo et divinis manibus;* tout ceci n'annonce guère un homme de la famille Scribonia, alliée à celle de Pompée et d'Auguste, à moins que ce ne soit peut-être par adoption. N'annoncerait-il pas plutôt un affranchi ou le fils d'un affranchi, qui chercherait à s'étayer dans le poste où il était? Mais quel était ce poste? Serait-ce se tromper que de conjecturer qu'il était médecin militaire ou à la suite de quelque légion? Car il observe lui-même qu'il est toujours en voyage, en route, *sumus enim (ut scis) peregre.* — Il est parlé d'un Scribonius dans l'inscription suivante, et Rhodius croit que c'est le même dont il s'agit dans cet article :

SCRIBONIÆ JUCUNDÆ
L. SCRIBONIUS ASCLEPIADES
UXORI STATUIT.

Après J.-C. 54. — DIOSCORIDE (Pedacius), médecin natif d'Anazarbe, ville de Cilicie qui fut depuis nommée Césarée, vécut environ 36 ans avant l'ère chrétienne, au rapport de Vossius qui ajoute qu'il fut médecin d'Antoine et de Cléopâtre. Mais ce savant critique s'est trompé avec Suidas qui a confondu ce Dioscoride avec un autre surnommé Phacas; car celui d'Anazarbe assure dans la préface de son ouvrage *de Materia medica*, qu'il vivait du temps de C. Licinius Bassus, qui est le même que les fastes consulaires nomment C. Lecanius Bassus, et qui fut consul avec M. Licicius Crassus, du temps de Néron, l'an 64 de salut. Il est cependant difficile de mettre cette époque à l'abri de toute contradiction : les curieux se souviennent assez de la grande dispute qu'il y a eu autrefois entre Pandolphe Collenucius et Leonicus Thomæus, pour savoir si Pline avait décrit Dioscoride comme Thomæus le croyait; ou si Dioscoride avait tiré son ouvrage de celui de Pline, ce qui était le sentiment de Collenucius. — Dioscoride d'Anazarbe fit premièrement le métier des armes, qu'il quitta pour s'appliquer à la médecine et surtout à la connaissance des simples. Il a écrit là dessus un ouvrage en grec, dont la diction n'est pas fort pure, comme le remarque Galien et comme Dioscoride l'avoue lui-même; mais il ne pouvait guère faire mieux, car on parlait mal cette langue dans sa province. Ce défaut n'est pas le seul qu'on ait reproché à cet auteur. Il paraît que, dans l'exposition qu'il fait de la vertu des médicaments, il ne s'est pas toujours conduit par sa propre expérience, mais qu'il a souvent ajouté foi au bruit public. D'ailleurs, il ne donne point la manière de se servir des remèdes dont il parle; il n'entre même point dans la distinction des causes et des différents états de la maladie à laquelle ils peuvent convenir.—L'ouvrage que Dioscoride a écrit sur la matière médicale est un des premiers livres des médecins grecs qu'Alde ait imprimé, après l'avoir tiré de Constantinople. Les éditions de Venise sont de lui. Mais il y a un exemplaire manuscrit dans la bibliothèque de Vienne, qui, selon Pierre

Lambecius, est plus parfait que tout ce qui est sorti de la presse. Ce savant bibliothécaire et historiographe de l'empereur Léopold Ier en parle dans le catalogue des manuscrits de la bibliothèque impériale, qui est en huit volumes in-folio. Il dit que cet exemplaire est tout enluminé. Haller fait aussi mention de cet ouvrage dans ses notes sur la méthode d'étudier la médecine par Boerhaave; il croit qu'il a été écrit vers l'an 505; mais il n'en fait pas la même estime que Lambecius, et il ne le regarde que comme un abrégé alphabétique tiré du livre de Dioscoride, dans la vue d'en faire remarquer les plantes dont il donne les figures. Celles-ci ne sont pas d'un grand secours pour l'avancement de la botanique, si, comme le dit Haller, on veut en juger par les planches que Dodocus a fait graver sur ce modèle.—Voici maintenant la notice, tant des éditions de Dioscoride que des commentaires qu'on a publiés sur les ouvrages de cet auteur; c'est de la bibliothèque botanique de Jean-François Séguier que je l'ai tirée.

Dioscoridis Libri IX, quibus accesserunt Nicandri Theriaca et Alexipharmaca. Venetiis apud Aldum, 1499, *in-folio.* En grec. — *Ibidem, cum nonnullis additionibus Petri Paduanensis in margine Libri notatis, et Dioscoridis Tractatu de naturis et virtutibus aquarum, cura Antonii de Toledo Lugdunensis. Lugduni,* 1512, *in-folio.* En latin. — *Libri VIII, cum Hermolai Barbari Corollariorum Libris V, et Joannis-Baptistæ Egnatii Annotationibus. Venetiis,* 1516, *in-folio.* En latin. —*Libri VIII, scilicet de Medicinali Materia Libri V. De Animalibus venenatis Libri III. Joanne Ruellio Suessoniensi interprete. Parisiis,* 1516, *in-folio.— Libri VI, de Materia medica. Venetiis,* 1518, *in-4°.* En grec.—*Ibidem, Latine, interprete Marcello Vergilio, Secretario Florentino, cum ejusdem Annotationibus. Florentiæ,* 1518, *in-folio. Ibidem,* 1523, *in-folio. Coloniæ, cum Hermolai Barbari Commentariis,* 1529, *in-folio. Latine, edente Jano Cornaro. Basileæ,* 1529, *in-4°.—Ibidem, Græce,* 1529, *in-4°. — Interprete Ruellio, cum Barbari, aliorumque Annotationibus. Argentorati,* 1529, *in-folio. Basileæ,* 1532, *in-8°. Parisiis,* 1537, *in-8°, sine notis. Basileæ,* 1539 *et* 1542, *in-8°.* — En italien, par Fausto di Longiano. Venise, 1542, in-8°. — *Joanne Ruellio Interprete. Lugduni,* 1543, *in-12. Cum stirpium et animalium imaginibus ultra millenarium, et Annotationibus Gualtheri Hermanni Ryff, Argentinensis Medici, et Scholiis Joannis Loniceri, Francofurti, 1543, in-folio.* — En italien, par Ant. Montignano. Florence, 1545, in-8°. — En allemand, par Jean Dantzen. Francfort, 1546, in-folio. — *Interprete Ruellio. Lugduni, 1547, in-16, sine notis. Cum Valerii Cordi Annotationibus, et Euricii Cordi judicio de herbis et simplicibus medicinalibus. Francofurti, 1549, in-folio,* avec figures. *Adjectis castigationibus Joannis Goupylii Pictaviensis, et notis. Parisiis, 1549, in-8°,* grec et latin. *Cum Annotationibus e selectiori Medicorum promptuario. Lugduni, 1550, in-8°,* avec figures. — En français, par Martin Mathée, médecin, avec des annotations. Lyon, 1553, in-folio. A la fin de l'ouvrage, on trouve un recueil contenant la description et les propriétés de plusieurs simples dont il n'a été fait aucune mention par Dioscoride. En français, par le même. Lyon, 1559, in-4°, et 1580, in-4°. — *Ruellio interprete. Lugduni, 1554, in-16, sine notis et indice. — Venetiis, 1554, in-folio,* en latin. *Ibidem, 1561,* en latin. — *Jano Cornario interprete, cum ejusdem Emblematibus singulis capitibus adjectis. Basileæ, 1557, in-folio.* — En espagnol avec des annotations et des figures, par André Lacuna. Salamanque, 1563, in-folio. Valence, 1561, in-folio. — *Opera quæ extant omnia, ex interpretatione Jani-Antonii Saraceni, Lugdunensis Medici. Accessit Liber Parabilium eodem interprete. Lugduni, 1598, in-folio.* C'est une des meilleures éditions. — En allemand, par Pierre Uffenbach. Francfort, 1610, in-folio, avec figures. *Ibidem, 1614,* in-folio.

Les commentaires qu'on a mis au jour sur les écrits de Dioscoride ne sont pas en moindre nombre que les éditions de ses ouvrages : cet auteur a été presque le seul qu'on ait suivi jusqu'au temps qu'on s'est plus sérieusement occupé à tirer la botanique de la confusion, où les anciens avaient plongé cette belle science. — *Hermolai Barbari, Patricii Veneti, in Dioscoridem Corollariorum Libri V, cum præfatione Joannis-Baptistæ Egnatii, 1492, in-folio,* sans nom de ville ; mais on croit que l'édition est de Rome. — *Exegesis omnium simplicium Dioscoridis. Extat in operibus Brunfelsii editis anno 1530, in-folio.*

— *Annotatiunculæ aliquot Cornelii Petri Leydensis in quatuor Libros Dioscoridis. Antverpiæ, 1533, in-12.* — *Stirpium differentiæ ex Dioscoride secundum locos communes, auctore Benedicto Textore, Segusino. Parisiis, 1534, in-12. — Index Dioscoridis. Ejusdem historiales campi cum expositione Joannis Roderici Castelli albi, Lusitani. Antverpiæ, 1536, in-folio.* — *Leonardi Fuchsii in Dioscoridis historiam certissima adaptatio, cum earumdem iconum nomenclaturis Græcis, Latinis et Germanicis. Argentinæ, 1543, in-folio. — Andreæ a Lacuna commentaria in Dioscoridem. 1552, in-folio.* En espagnol. — *Andreæ a Lacuna, Segobiensis, Annotationes in Dioscoridem. Lugduni, 1554, in-16.* — *Enarrationes in Dioscoridem de materia medica ab Amato Lusitano, cum nominibus Græcis, Italicis, Hispanicis, Germanicis et Gallicis. Argentorati, 1554, in-4°. Venetiis, 1557, in-4°. Lugduni, 1558, in-8°; præter correctiones, lemmatum Roberti Constantini, accesserunt Annotationes Fuchsii et Dalechampii. — Joannis Cosmæ Holzachii, Basiliensis, Annotationes in Dioscoridem. Lugduni, 1556, in-12. — Roberti Constantini Annotationes in Dioscoridem. Lugduni, 1558, in-8°. — Valerii Cordi Annotationes in Dioscoridem. Argentinæ, 1561, in-folio. — Pedacii Dioscoridis ad Andromachum, hoc est, de curationibus morborum per medicamenta paratu facilia, Libri III. Primum græce editi, partim a Jacobo Moibano, Augustano, partim post ejus mortem a Conrado Gesnero in linguam latinam conversi, adjectis ab utroque interprete symphoniis Galeni et aliorum. Argentorati, 1565, in-8°. — Annotazioni in Dioscoride per Antonio Pasini. Bergame, 1592, in-4°. — Nicolai Maroguæ Commentarii in tractatus Dioscoridis et Plinii de amomo. Basileæ, 1608, in-4°.* En italien, par François Pona. Venise, 1617, in-4°. — *Petri Andreæ Matthioli Commentarii in sex. libros Dioscoridis, adjectis. quam plurimis plantarum et animalium imaginibus. Venetiis, 1554, in-folio.* Il y a beaucoup d'autres éditions de ces commentaires, ainsi qu'on peut le voir à l'article MATTHIOLE. — *Commentaires sur Dioscoride.* Poitiers, 1628, in-folio, dans le recueil des œuvres de Jacques et de Paul Contant, apothicaires de Poitiers.

Ap. J.-C. 54. — ANDROMAQUE,
le père, naquit en Crète, et vécut dans
le premier siècle de salut sous le règne
de Néron. Nous ne savons rien touchant
les sentiments et la méthode de ce médecin ; la seule chose qui nous reste de
lui, est un recueil qui contient grand
nombre de descriptions de médicaments
composés, la plupart de son invention.
On s'occupait beaucoup alors de la matière médicale ; mais on s'y appliqua encore davantage du temps de Galien, qui
a pris soin de rapporter les médicaments,
dont Andromaque a parlé, et qui met
ce médecin au rang des auteurs qui en
ont le mieux écrit. Il le blâme cependant
de ce qu'il s'était contenté d'en donner
la description, sans ajouter leurs propriétés, ou sans indiquer les maladies
auxquelles ils sont propres. — La plus
fameuse des compositions qu'Andromaque ait donnée, c'est l'antidote qu'il appelle *galène*, c'est-à-dire tranquille, et
qu'on a nommée *thériaque*, dans la suite
des temps. C'est dans un poème grec en
vers élégiaques, qu'il dédia à Néron, et qui
nous reste encore aujourd'hui, qu'il a enseigné la manière de préparer cet antidote
et qu'il a désigné les maladies auxquelles il
est propre. Il fit cette description en vers
plutôt qu'en prose, afin qu'on ne pût pas y
faire si facilement quelque altération: c'est
du moins ce qu'en a pensé Galien, qui approuve en cela la prudence d'Andromaque.

Jusqu'alors l'antidote de Mithridate
avait été le seul qui fût entre les mains
de tout le monde ; mais aussitôt que celui d'Andromaque eut paru, le premier
devint presque hors d'usage, quoiqu'à
dire le vrai, ce dernier puisse être regardé comme une imitation de l'autre.
La différence qui se rencontre entre eux
ne consiste presque que dans l'addition
des vipères, qui entre de plus dans la
thériaque, et dont on formait des trochisques, après les avoir fait cuire dans l'eau
avec de l'aneth et du sel. La description
de la thériaque renferme plus de soixante
drogues, dont une bonne partie sont des
aromates. Il y a aussi quelques simples
communes, et des gommes ou des sucs
épaissis, entre lesquels le plus considérable est l'opium. Si cet antidote avait les
qualités que son auteur lui attribue, il
ne faudrait presque point d'autre remède.
Quoi qu'il en soit, la thériaque fut si fort
estimée à Rome, que plusieurs empereurs la firent composer dans leur palais,
et qu'ils prirent un soin particulier de faire
venir toutes les drogues nécessaires et de

les avoir bien conditionnées. L'empereur
Antonin en prenait même tous les jours
à jeun, gros comme une fève ; et telle
fut dans la suite des temps la réputation
de ce remède, que divers médecins entreprirent en vain d'y faire des changements et de produire des thériaques de
leur façon. Celle d'Andromaque se soutint nonobstant cela, et ce qu'il y a de
plus particulier, c'est qu'encore qu'on y
ait remarqué depuis long-temps bien des
défauts et des superfluités, on ne laisse
pas de suivre la description donnée par
le médecin de Néron. Dans les principales villes de l'Europe, la thériaque se
prépare même avec beaucoup de solennité, et presque tous les statuts de pharmacie ordonnent d'en faire la dispensa-
tion publiquement. — Andromaque eut
un fils du même nom que lui. Il mit en
prose la description de la thériaque que
son père avait donnée en vers.

Apr. J.-C. 54. — THESSALUS, médecin, qui naquit à Tralles, ville de Lydie, fut en réputation dans le premier
siècle, sous l'empire de Néron : il eut
beaucoup de part aux bonnes grâces de
ce prince. Comme Thessalus fut le premier qui étendit le système des méthodiques, il passa pour l'avoir porté à sa perfection ; et si l'on en croit ce qu'il dit
dans plusieurs endroits de ses ouvrages,
il doit même être regardé comme le fondateur de cette secte.

Au rapport de Galien, ce médecin
était fils d'un cardeur de laine ; mais la
bassesse de son extraction et le peu de
soin qu'on avait eu de son éducation
n'empêchèrent pas qu'il ne fît une fortune étonnante. Il trouva le moyen de
s'introduire chez les grands, il sut adroitement profiter du goût qu'il leur connut
pour la flatterie, il obtint leur confiance et
leurs faveurs par les lâches complaisances
auxquelles il ne rougit point de s'abaisser,
enfin il joua à la cour un personnage indigne d'un médecin. Ces moyens, dit M.
Goulin dans ses mémoires, ont toujours
conduit à la fortune, chez les nations où la
considération est accordée aux richesses.
Tel était l'état où Thessalus trouva Rome
lorsqu'il s'y montra, tel il était encore
dans le temps où Galien y vivait. Le premier, comme beaucoup d'autres, profita
de ces circonstances ; le second crut indigne de lui de les mettre en usage : les
principes de la saine philosophie, qu'il
avait sucés de bonne heure, et dont il
se nourrit toute sa vie, l'affranchirent

du joug de l'intérêt; il préféra la médiocrité de l'honnête homme, à l'or qu'il fallait acheter au prix de la liberté, et par des bassesses et des intrigues. A l'entendre parler, on se persuaderait à peine que c'est un homme séparé de nous par un intervalle de seize siècles. Voici comme le même M. Goulin rend le texte de Galien. « A Rome, personne ne s'occupe à la recherche de la vérité; on ne désire que l'argent, les charges publiques, les plaisirs; on ne travaille, on ne s'agite que pour se les procurer. Celui qui se livre à l'étude de la philosophie est regardé comme un insensé. Parmi ceux qui paraissent s'intéresser à moi, quelques-uns me reprochent souvent d'être trop attaché à la vérité; ils prétendent que je n'en retirerai jamais aucun avantage ni pour eux ni pour moi, tant que je ne renoncerai point à cet attachement, tant que je ne serai point exact à faire ma cour le matin et que je n'irai point souper chez les grands. C'est par ces assiduités en effet qu'on se procure des connaissances, qu'on s'attire des protecteurs, qu'on obtient d'être appelé : c'est par ces assiduités que les artistes inspirent de la confiance, et non par des talents réels dans leur profession. Eh ! qui serait capable d'en juger? Seraient-ce des hommes dont tous les instants de la journée sont remplis? Le matin est employé en visites réciproques; après quoi on se quitte, on se sépare; beaucoup se rendent au barreau pour y suivre leurs procès; un plus grand nombre courent voir les danseurs et la course des chevaux; la plupart se mettent autour d'une table de jeu, ou volent à un rendez-vous de galanterie, ou vont aux bains, ou s'enivrer dans une taverne, ou faire quelque partie de débauche, ou contenter quelque goût, quelque fantaisie. Mais le soir, chacun se rassemble et se réunit pour souper; et, après avoir bu beaucoup de vin, on ne suit plus la coutume des anciens dans leurs repas agréables, où l'on donnait à la ronde aux convives, une lyre, une harpe, ou quelqu'autre instrument de musique (il était alors du bon ton d'en savoir toucher, et honteux de ne pas le savoir); on n'y agite plus de ces questions qui amusaient en même temps qu'elles instruisaient ; en un mot, il ne s'y passe rien d'honnête. Mais on s'y présente des défis le verre à la main ; c'est à qui videra le plus grand ; et l'on dé-

cerne la palme, non pas à celui qui sait toucher le plus d'instruments, ou disserter le mieux sur des objets philosophiques, mais à celui qui met à sec le plus de coupes, et les plus amples. Aussi, le matin, la plupart de ceux que je rencontre sont encore ivres; ils exhalent l'odeur du vin, comme s'ils venaient de le boire. Lors donc que tous ces gens viennent à tomber malades, ils n'appellent point les plus habiles médecins, qu'ils ont négligé de connaître étant en santé, mais ceux qui sont de leurs parties, qui les flattent, qui leur accorderont de l'eau froide, s'ils en demandent; le bain, s'ils le désirent; de la glace ou du vin, en un mot tout ce qu'ils s'aviseront de souhaiter. Ce n'est pas là la conduite que tenaient ces anciens médecins, illustres descendants d'Esculape, qui voulaient être obéis des malades, comme les généraux d'armées de leurs soldats et les rois de leurs sujets. Le médecin le plus exercé dans son art n'est pas celui auquel ils donnent leur confiance et qu'ils consultent, ils la réservent pour celui qui a le plus assidûment fait sa cour : c'est pour lui que les chemins sont aplanis et faciles, c'est pour lui que toutes les portes s'ouvrent; en peu de temps il devient riche et puissant, et il a pour disciples des valets de chambre, qui ne sont plus en âge de servir. Thessalus, profitant adroitement des circonstances et de la disposition des esprits, ne se contenta pas de flatter les riches de Rome, mais il se vanta de montrer toute la médecine en six mois : par cette forfanterie, il s'attira beaucoup de disciples. » A ces réflexions, Galien ajoute que Thessalus n'avait qu'un trop grand nombre d'imitateurs; d'où nous pouvons conclure qu'on distinguait alors, aussi bien qu'aujourd'hui, la fin de l'art et la fin de l'ouvrier.

La hauteur que Galien loue si fort dans les descendants d'Esculape, est un sentiment que lui a dicté son attachement à cette ancienne famille : Hippocrate en était, et personne ne fut plus humain et en même temps plus décent que lui. Les bassesses que Galien reproche à Thessalus auraient cependant été blâmées par Hippocrate lui-même ; ce grand homme voulait qu'un médecin fût bien en toutes choses, et son livre *De decenti ornatu* nous présente des maximes qui font honneur à sa façon de penser. Elles ne sont pas moins recommandables pour être anciennes; mais le mépris qu'on en fait, ainsi que de tant d'autres conseils répandus dans les écrits de ce savant maître, nous font encore rencontrer des Thessalus dans les maisons des malades. Malheureusement pour l'honneur de la médecine et le bien du genre humain, la race de s'en éteindra jamais. — Aux qualités dont nous avons parlé, Thessalus ajoutait une impudence excessive. Autant il était humble et soumis avec ceux dont il voulait acquérir et conserver la protection et la confiance, autant il était insolent et fier vis-à-vis de ceux qui exerçaient la même profession que lui. On pourrait croire que Galien, qui en parle de la sorte, le faisait par passion; d'autant plus qu'il maltraite extraordinairement ce médecin en toute occasion, et qu'il n'épargne pas plus ses disciples, qu'il appelle les ânes de Thessalus. Mais une preuve que Galien avait quelque raison de le traiter d'impudent, c'est qu'encore qu'il fût tout visible que Thessalus avait bâti sur les fondements jetés par Thémison et en partie par Asclépiade, il ne laissait pas de se vanter que tout était de son invention. Il débutait par ces termes dans une épître adressée à Néron : J'ai fondé une nouvelle secte, qui est la seule véritable, y ayant été obligé, parce qu'aucun des médecins qui m'ont précédé n'a rien trouvé d'utile ni pour la conservation de la santé, ni pour chasser les maladies, et qu'Hippocrate lui-même a débité sur ce sujet plusieurs maximes nuisibles. Non content d'avoir dit qu'il n'y avait personne à qui il n'enseignât aisément l'art de la médecine en six mois, il ajoutait qu'il n'avait eu d'autre maître que lui-même, et qu'il avait composé tant d'écrits qu'il ne pourrait jamais avoir le temps de les lire.

Cette promesse de Thessalus d'enseigner la médecine en aussi peu de temps lui attira une grande foule de disciples. En effet, si cet art n'eût consisté qu'en ce que les méthodiques voulaient que l'on sût, il est certain qu'il ne fallait pas un long terme pour l'apprendre. D'un côté, ils retranchaient aux médecins dogmatiques l'examen des causes des maladies; d'un autre, ils substituaient aux pénibles observations, sur lesquelles les empiriques se fondaient uniquement, les indications tirées de deux genres de maladies qui étaient la base de leur système et en même temps la chose la plus aisée. De cette manière, le seul travail qui restait aux méthodiques ne consistait presque qu'en la connaissance et le choix des remèdes; ce qui n'était pas non plus fort difficile, puisqu'ils n'en cherchaient principalement que de deux sortes. Cette médecine ressemblait-elle à cet art qu'Hippocrate avait déclaré long, et pour lequel il regardait la vie trop courte? — Comme Thessalus se vantait d'avoir seul trouvé le véritable secret de la médecine, cet entêtement le porta à traiter d'ignorants et de ridicules tous les médecins qui l'avaient devancés, sans en excepter aucun. *Cuncta majorum placita et rabie quadam in omnis ævi medicos perorantem :* ce sont les propres termes de Pline qui emploie les couleurs les plus fortes pour le peindre. Thessalus écrivit contre les aphorismes d'Hippocrate un ouvrage qui est cité par Galien et par la plupart des anciens. Il est cependant sûr qu'à l'exception de quelques changements qu'il introduisit dans la méthode de traiter les maladies, il n'avait rien inventé de nouveau dans la médecine : tout ce qu'il fit consista à renchérir sur les principes de Thémison, chef des méthodiques, qui vécut environ cinquante ans avant lui. Ses autres ouvrages sont intitulés, l'un *De communitatibus*, l'autre *De syncritica*. — Ce médecin mourut à Rome vers l'an 65 de salut. On voyait anciennement son tombeau en la voie Appienne. Il avait ordonné d'y graver cette courte, mais autant insultante que fastueuse inscription: *Vainqueur des médecins.*

Après Jésus-Christ 54. — CRINAS, ou CRITIAS, médecin de Marseille, vécut dans le premier siècle du temps de Néron. Après avoir professé la médecine dans son pays, il alla s'établir à Rome, où Thessalus s'était attiré tous les regards. Il savait que ce médecin s'y était fait une grande réputation par les moyens qui auraient dû le perdre : ses déclamations contre ceux qui l'avaient précédé, le renversement de toutes les opinions reçues, ses prétentions au droit de faire de nouvelles lois; rien de tout cela n'avait pu le décréditer parmi le peuple qui le suivait en foule, comme un comédien qui va au théâtre, ou comme un athlète qui se rend au cirque. Crinas, qui avait joint l'étude des mathématiques et de l'astrologie à celle de la médecine, sentit tout l'ascendant qu'il avait sur un tel homme; il n'eut pas de peine à se persuader qu'il était facile de détruire les fondemens d'une réputation aussi mal établie. Il partit pour Rome, et à peine y fut-il arrivé, qu'il diminua beaucoup le crédit de Thessalus et partagea avec lui la pratique de cette ville. Son goût pour l'astrologie avança sa fortune; comme il consultait les astres chaque fois qu'il ordonnait quelque chose à ses malades, cela le fit passer pour plus circonspect et plus religieux que les autres médecins, et lui fit gagner de grandes sommes. Il devint si riche, qu'après avoir payé de son vivant la dépense employée aux fortifications de plusieurs villes, il laissa encore, en mourant, dix millions de sesterces à celle de Marseille, c'est-à-dire environ un million de livres de France.

Apr. J.-C. 68. — ATHÉNÉE d'Attalie, ville de Cilicie, où il naquit vers l'an 54 du salut, fut le chef d'une nouvelle secte connue sous le nom de *Pneumatique*. Pline, qui vécut du temps de ce médecin, ne parle point de lui, soit que ses écrits ne lui eussent point été connus, soit que la secte qu'il forma n'eût pas encore été bien établie avant la mort de ce naturaliste. Athénée eut cependant assez de disciples et de sectateurs; il y en a même plusieurs dont les noms nous sont restés, comme Théodore, Agathinus, Hérodote, Magnus, Archigène, etc. — Galien parle des sentimens d'Athénée. Il dit que ce médecin croyait que le feu, l'eau, l'air et la terre ne sont point les véritables élémens; mais qu'il donnait ce nom à ce qu'on appelle les qualités premières de ces quatre corps, c'est-à-dire au chaud, à l'humide, au froid et au sec, dont le chaud et le froid tiennent lieu, selon lui, de causes efficientes, et l'humide et le sec de causes matérielles. Athénée ajoutait un cinquième élément qu'il appelait *esprit*. Il concevait que cet esprit pénètre tous les corps et les conserve dans leur état naturel; sentiment qu'il avait tiré des stoïciens, et qui porte Galien à donner à Chrysippe, l'un des plus fameux d'entre ces philosophes, le nom de père de la secte pneumatique. C'est la même opinion que Virgile insinue dans ces vers :

Principio cœlum, ac terra, camposque liquentes,
Lucentemque globum lunæ, titaniaque astra,
Spiritus intus alit : totamque infusa per artus
Mens agitat molem; et magno se corpore miscet.

Athénée, appliquant ce système à la médecine, voulait que la plupart des maladies vinssent lorsque l'esprit, dont on a parlé, souffre ou reçoit le premier quelque atteinte. Mais comme les écrits de ce médecin ne sont pas venus jusqu'à nous, on ne sait point particulièrement ce qu'il entendait par cet esprit, ni comment il concevait qu'il souffre. On peut seulement recueillir de la définition qu'il donnait du pouls, qu'il croyait que cet esprit est une substance qui pouvait être plus ou moins étendue ou resserrée. Le pouls, disait-il, n'est autre chose qu'un mouvement qui se fait par la dilatation naturelle et involontaire de l'esprit qui est dans les artères et dans le cœur; lequel esprit, se mouvant de lui-même, meut en même temps le cœur et les artères. C'est tout ce qu'on peut découvrir des sentimens d'Athénée, à la réserve que l'on sait encore qu'il avait adopté l'anatomie d'Aristote sur la structure de la plupart des parties du corps humain.

Galien remarque qu'aucun des médecins contemporains d'Athénée n'avait écrit si universellement que lui sur la médecine; mais il ne nous reste de tous ses ouvrages que deux ou trois chapitres qu'on trouve dans les recueils d'Oribase et dont on ne peut rien tirer qui serve à l'établissement de l'opinion qui fait le fondement de sa doctrine, et encore moins qui fasse voir de quel usage elle était par rapport à la pratique de la médecine.

Après Jésus-Christ 81. — ARETÆUS ou ARETÉE, de Cappadoce, était de la secte pneumatique; selon Daniel Le Clerc, quoiqu'à plusieurs égards il fût aussi méthodique, surtout par rapport à l'air, à la chambre et à l'exercice des malades. Cet auteur est connu et très-estimé encore aujourd'hui, pour la politesse de son style, pour l'exactitude de ses descriptions et pour la solidité de son jugement. Le style d'Arétée est ordinairement concis et serré; il varie cependant sa diction, quand la matière le demande. Il s'étend lorsqu'il est obligé de discuter quelque sujet, mais toujours avec *élégance*; son style est même quelquefois vif et tranchant, quand il a en vue de mieux persuader son lecteur. En général, il paraît avoir pris Hippocrate pour modèle dans sa manière d'écrire; il avait lu les ouvrages de cet auteur, et il en cite le nom. Mais on ne trouve, dans les livres qui nous restent de lui, aucune trace de cette théorie qui fut tant au goût de Galien, et que ce médecin répandit avec tant de profusio.t dans les différents Traités qu'il a composés. C'est sur ce fondement que certains écrivains se sont appuyés pour dire qu'Arctée n'avait pas vu, ou qu'il n'avait point approuvé les ouvrages du médecin de Pergame; mais cette preuve est bien faible en comparaison de celle-ci : Arctée ne peut avoir vu, ou aprouvé les ouvrages de Galien, puisqu'il a vécu long-temps avant lui. Ce serait le renvoyer trop loin, que de le mettre avant les Césars. Daniel Le Clerc, qui combat cette opinion, dit que ce médecin a parlé de l'antidote des vipères, dont Andromaque a été l'inventeur, et qu'il a encore fait mention de l'antidote de Mithridate. De là il conclut qu'Arctée, bien loin d'avoir précédé les premiers empereurs, n'a vécu qu'après le roi Mithridate, et tout au plus sous Néron ; il ajoute qu'il n'a pas même atteint la fin du règne de cet empereur, puisqu'il a précédé Dioscoride qui florissait l'an 64 de salut, c'est-à-dire la dixième année de l'empire de Néron. Vossius croit Arctée plus ancien, et il se fonde sur ce que ce médecin a écrit en langage ionique, qu'il assure n'avoir plus été en usage long-temps avant les Césars ; mais Le Clerc rapporte des preuves, d'après Menage, par lesquelles il croit qu'on s'est servi de ce langage du temps d'Adrien et de Sévère.

Les ouvrages d'Arctée présentent l'histoire toute simple des maladies et de leur guérison; comme il se borne à tracer la marche de la nature, il nous décrit plutôt ce qui arrivait à ses malades, que ce qu'il pensait de la cause de leurs maux. Rien ne lui paraissait plus nécessaire que l'anatomie, tant pour parvenir à la découverte de cette cause, que pour distinguer la manière propre de la combattre ; et pour cette raison, il a mis à la tête de presque tous les chapitres une description anatomique de la partie malade dont il va parler. Il est vrai que son anatomie est fort mauvaise ; mais de son temps il manquait bien des secours à l'étude de cette partie de la médecine. Quelque grand que soit ce défaut, Freind le croit effacé par tant de bonnes choses, qu'il n'a pas balancé à donner à Arctée et à Alexandre de Tralles le premier rang après Hippocrate. Le célèbre Haller fait aussi tant d'estime d'Arctée, que non-seulement il le place parmi les meilleurs écrivains de l'antiquité, mais qu'il est quelquefois tenté de le préférer à Hippocrate. La seule raison qui le retient, c'est que ce médecin ayant vécu après le père de l'école grecque, il a pu profiter de ses ouvrages ainsi que des découvertes qui ont été faites depuis lui.— Arctée est le premier médecin qui ait fait usage des cantharides en vésicatoires. Les méthodiques, et même la plupart des anciens, employaient les médicaments qu'ils appelaient métasyncritiques, pour tirer du centre à la circonférence. Ils prenaient pour cela de la moutarde ou de la plante appelée thapsia. Arctée le pratiquait aussi ; mais il se servait encore des cantharides pour attirer plus puissamment et pour faire venir sur la peau des vessies qui se remplissent d'une eau âcre et chaude, qui se vide ensuite au soulagement des malades. Ce n'est là, il est vrai, que l'effet secondaire des cantharides ; mais c'était à quoi se bornaient les vues des anciens dans la pratique. Avant ce médecin, on n'avait fait d'autre usage des cantharides qu'intérieurement. Hippocrate en a dit quelque chose; mais la connaissance des effets de cette mouche sur les voies urinaires a tenu toute l'antiquité fort en réserve sur ce remède. Nicandre, Dioscoride, Scribonius Largus et plusieurs autres ont regardé les cantharides comme une sorte de poison ; et si Galien a quelquefois parlé de leur usage interne pour faire uriner, il recommande d'y joindre tant de précautions, qu'on s'aperçoit assez qu'il ne le croyait pas à l'abri de tout danger.

Il y a apparence qu'Arctée a demeuré à Rome, puisqu'il fait mention des vins et des aliments qui étaient le plus en usage dans cette ville, et que, dans le traitement des maladies, il insiste beaucoup sur la diète, la gestation, les fomentations et les bains qui étaient tant au goût des médecins romains. En tel endroit qu'il ait pratiqué son art, on ne peut douter qu'il ne s'y soit distingué, puisque ses ouvrages rendent un témoignage très-avantageux de son habileté. Il a écrit huit livres, dont les quatre premiers expliquent les causes et les signes des maladies tant aiguës que chroniques. Il a assigné deux livres pour l'explication de ce qui regarde chaque espèce de ces maladies ; et il a distribué de même les quatre autres, deux pour détailler la cure des maladies aiguës, et deux pour celle des maladies chroniques. Haller croit que les livres qui regardent les maladies chroniques ne sont pas complets et qu'il y manque quelques chapitres. Il y a un grand nombre d'éditions de cet ouvrage:

De acutôrum et diuturnorum morborum causis et signis libri iv. *De eorumdem curatione libri* iv, *Venetiis*, 1552, *in-4°.* Cette version est de Junius-Paulus Crassus, qui l'a ensuite revue et corrigée ; mais le traducteur était mort quand elle fut imprimée à Bâle, avec les écrits d'autres médecins grecs, en 1581, in-4°. — *Parisiis*, 1554, in-12. Cette édition a été faite sur celle de Venise. — *Parisiis*, 1554, in-8°, en grec, par les soins de Goupil, qui a eu recours à trois anciens manuscrits.—*Ætiologica, semeiotica et therapeutica morborum acutorum et diuturnorum ex Mss. Codd. Veneto-Bavarico-Augustano collatis. Augustæ Vindelicorum*, 1603, *in-folio*, en grec et en latin, avec les notes de Georges Henisch. On n'estime guère cette édition; Le Clerc accuse même Henisch d'avoir fait dire à Arétée, dans ses commentaires, des choses auxquelles celui-ci n'a jamais pensé. — *Parisiis*, 1567, *in-folio*, en latin, avec les *Medicæ artis principes*, recueilli par Henri Etienne. — *Patavii*, 1700, *in-8°.* — *Aretæi de causis et signis acutorum et diuturnorum morborum libri* iv. *De curatione acutorum et diuturnorum morborum libri* iv. *Cum Mss. II. Harleiano et Vaticano contulit J. Wigan. Accedunt præfatio, dissertationes in Aretæum, variæ lectiones, notæ et emendationes, Tractatus de Ionica Aretæi dialecto, et lexicon difficilium vocum. Oxonii*, 1723, *in-folio.* Grec et latin. Guillaume Triller a publié des remarques sur l'édition de Jean Wigan. — Pierre Petit avait fait des annotations sur Arétée dès l'an 1662; mais elles demeurèrent cachées dans quelque cabinet, jusqu'à ce qu'Isaac Maittaire fit imprimer à Londres, en 1726, in-4°, tout ce qui a rapport aux trois premiers livres. Le célèbre Boerhaave, ce juste estimateur des médecins grecs, nous a procuré une édition d'Arétée qui est préférable à toutes celles qui ont paru avant la sienne, parce qu'il l'a enrichie de tout ce que Petit, Wigan, Maittaire et Triller ont fait sur cet auteur; elle fut publiée à Leyde, en 1735, in-folio, en grec et en latin. Amand Koënig, imprimeur de Strasbourg, vient de donner une autre édition d'Arétée, sous le titre:—*Aretæi, Cappadocis medici insignis ac vetustissimi, libri septem a Junio-Paulo Crasso Patavino accuratissime in latinum sermonem versi. Argentorati*, 1768, *in-8°.* Le viii° livre contient treize chapitres, mais on ne trouve dans ce volume

qu'une partie du douzième chapitre et le treizième, sans compter encore les lacunes qu'il y a dans le reste de l'ouvrage. *Lausannæ*, 1772, *in-8°*, par les soins de M. de Haller, qui a consulté les anciennes éditions, pour rendre la sienne complète.

Ap. J.-C. 81. — AGATHINUS, médecin du premier siècle, dont Galien, Cœlius Aurelianus et Ætius font mention. Ses ouvrages, qui roulent sur l'ellébore, le pouls, et quelques autres sujets, sont écrits selon les principes de la secte pneumatique, dont il était partisan; et au rapport de Suidas, il a enseigné les mêmes principes à Archigène, qui exerça la médecine à Rome sous l'empire de Trajan, c'est-à-dire à la fin du premier siècle et au commencement du suivant. Galien, qui réfute les sentiments d'Agathinus sur le pouls, remarque que ce médecin n'approuvait pas qu'on entreprît de tout enseigner par les définitions, d'où il paraît qu'il n'était pas fort prévenu en faveur de la logique, dont Galien a fait tant de cas. Celui-ci le compare à un de ses maîtres, médecin pneumatique, qui se moquait des logiciens; il avait commencé d'étudier sous lui, mais il ne tarda pas à l'abandonner dès qu'il s'aperçut qu'il avait des sentiments contraires aux siens.

Ap. J.-C. 97. — ARCHIGÈNE, médecin natif d'Apamée, en Syrie, dont le père s'appelait Philippe, fut disciple d'Agathinus. Il professa son art à Rome sous Domitien, Nerva et Trajan, et mourut la dernière année du règne de celui-ci, en 117, à l'âge de soixante-trois ans, selon le rapport de Suidas. Archigène a beaucoup écrit sur la physique et sur la médecine; Galien parle de dix livres sur les fièvres, et de douze lettres savantes, qui sont de la façon de ce médecin. Mais rien de tout cela n'est parvenu jusqu'à nous; ce qui nous reste de ses ouvrages se réduit à quelques fragments que l'on trouve dans Aëlius, comme : *Hiera; De balneis naturalibus; De spongiæ usu; De dropace, picatione et sinapismo; De vertiginosis, insania, resolutione, tetano et convulsione, cephalæa et hemicrania; De pectore suppuratis; De volvulo, cœliaca affectione, dysenteria; De hepatis abcessu; De his qui per circuitum quemdam sanguinem mingunt; Ischiadis exacerbatæ cura; De elephantiasi; De viperarum esu et pruriti-*

bus; De lepra; De cancris mammarum, fluxu muliebri, uteri abscessu, uteri exulceratione, cancris uteri, etc. — Juvénal a mis le nom d'Archigène dans ses ouvrages pour marquer quel médecin que cesoit. Il en parle en différents endroits :

> . . . . *Tunc corpore sano*
> *Adrocat Archigenem, onerosaque pallia jactat.*
> *Satyra* VI, *vers.* 236.
> *Hec dubitet Ladas, si non eget Anticyra, nec*
> *Archigene.* . . . .
> *Satyr.* XIII, *v.* 98.
> *Ocyus Archigenum quære, atque ens quod Mithridates*
> *Composuit.* . . . .
> *Satyr.* XIV, *v.* 82.

Comme ce poète a vécu jusqu'à la douzième année d'Adrien, il a été contemporain d'Archigène, et à la manière dont il en parle, on ne saurait douter que ce médecin n'ait été en grande considération. Mais ce n'est pas sur le seul témoignage de Juvénal que la réputation d'Archigène est établie ; il a encore en sa faveur celui de Galien, qui est d'autant plus fort, que cet auteur est du métier, et qu'il n'est pas trop prodigue de louanges à l'égard de ceux qui ne sont pas de son parti. « Archigène, dit-il, au cha-
» pitre VI du second livre *De locis af-*
» *fectis*, a appris avec autant de soin et
» aussi bien qu'aucun autre tout ce qui
» concerne l'art de la médecine ; ce qui a
» rendu avec justice recommandables
» tous les écrits qu'il a laissés et qui sont
» en grand nombre. Mais il ne me sem-
» ble pas pour cela qu'il soit irrépré-
» hensible dans tout ce qu'il a écrit ; et
» comme il n'a pas fait difficulté de re-
» prendre ceux qui l'ont précédé, quoi-
» qu'il eût beaucoup profité de leur tra-
» vail, on ne trouvera pas mauvais que
» nous, qui venons après lui, le traitions
» comme il a traité les autres. Il est bien
» difficile, ajoute Galien, qu'étant homme
» on n'erre pas en quelque occasion, soit
» pour ignorer entièrement certaines
» choses, soit pour n'en pas juger comme
» il faut, soit enfin parce qu'on écrit
» quelquefois un peu plus négligem-
» ment. » Il ne se peut pas une censure plus honnête. Archigène eut un disciple nommé Philippe, dont Galien fait aussi beaucoup d'estime.

On regarde communément Archigène comme chef des éclectiques, sorte de médecins qui ne voulaient se ranger d'aucun parti, mais se faisaient chacun un plan le meilleur qu'ils pouvaient, et s'appropriaient dans chaque secte tout ce qu'ils croyaient leur convenir. La secte éclectique est encore aujourd'hui celle des médecins les plus raisonnables. — Quoiqu'on compte Archigène parmi les pneumatiques, cela n'empêche point de le mettre encore au nombre des médecins de la secte éclectique ou choisissante. Il est aisé de concilier ces différends en disant que, si Archigène est placé parmi les pneumatiques, ou s'il est entré dans les sentiments d'Athénée, cela n'empêche pas qu'il n'ait eu la liberté de choisir ce qu'il trouvait de meilleur dans les autres sectes. Quoi qu'il reconnût peut-être les mêmes causes de maladies que les dogmatiques et les méthodiques, il se peut qu'ayant joint à ces causes celle sur laquelle les pneumatiques comptaient le plus, c'est-à-dire l'esprit, il se peut, dis-je, qu'on l'ait mis pour cette raison au nombre des partisans de cette dernière secte. Quoi qu'il en soit, l'auteur de l'introduction qui met Archigène dans la secte éclectique, le place aussi entre les pneumatiques ; Galien lui-même, qui ne parle nulle part de la première de ces sectes, remarque en plus d'un endroit qu'Archigène était du parti d'Athénée ou de celui des pneumatiques. Voilà à quoi se borne tout ce que nous savons du médecin qui fait le sujet de cet article. Une infinité d'autres, également célèbres dans l'antiquité, ne nous sont pas mieux connus, parce que leurs ouvrages ont péri par les malheurs des temps.

Ap. J.-C. 97. — RUFUS, d'Ephèse, vécut sous l'empire de Trajan, vers l'an 112 de salut. Galien, qui le met au rang des plus habiles médecins, nous apprend qu'il avait écrit en vers hexamètres un ouvrage sur la matière médicale ; il était en quatre livres, mais il est perdu, et il ne nous en reste que des fragments qu'on trouve dans le Dioscoride grec publié par Aldus. Rufus a aussi composé un traité *De atra bile* et quelques autres qui sont cités par Suidas. Nous n'avons plus rien de tout cela ; les écrits de ce médecin qui sont passés à la postérité consistent en un petit traité des noms grecs de diverses parties du corps humain, et en un autre des maladies des reins et de la vessie, avec un fragment où il est parlé des médicaments purgatifs. Le but de Rufus dans le premier de ces ouvrages, fut de donner une idée générale de l'anatomie, et particulièrement d'empêcher ceux qui de son temps étudiaient la médecine, de se tromper en lisant les auteurs qui ont nommé certaines parties du corps, les uns d'une manière et les autres d'une autre. On trouve dans le même ouvrage une description de la matrice, où il parle des tuyaux qui s'ouvrent dans la capacité de ce viscère, et qui sont connus aujourd'hui sous le nom de trompes de Fallope. Pour le reste, on recueille de ce que Rufus dit dans ce livre, que toutes les démonstrations anatomiques se faisaient en ce temps-là sur les bêtes. Choisissez, dit-il, un animal le plus semblable à l'homme qui se puisse; vous n'y trouverez pas toutes les parties semblables en tout à celles de l'homme, mais elles auront du moins quelque rapport les unes avec les autres. Anciennement, ajoute-t-il, on montrait l'anatomie sur des corps humains. On recueille encore de ce livre, que les nerfs qu'on a appelés dans la suite *récurrents*, étaient alors nouvellement découverts. Le petit ouvrage qui traite des maladies des reins et de la vessie ne contient rien de particulier. Cet auteur avait aussi fait quelques commentaires sur Hippocrate. — Les trois livres de Rufus sur les noms grecs des parties du corps humain furent publiés à Paris en 1554, in-8°, chez Turnèbe, par les soins de Goupil. L'édition est grecque. Il en avait déjà paru une en latin avec Aretée, de la traduction de Junius Paulus Crassus, Venise, 1552, in-4°. Goupil revit cette traduction et la fit imprimer à Paris en 1554, in-8°. Ces livres ont ensuite été publiés parmi les *Medici principes* de Henri Etienne, 1567, in-folio. Ils le furent une seconde fois par Crassus, toujours sous le titre d'*Appellationes partium corporis humani*, Venise, 1555, in-4°. Il y a aussi une édition de Bâle de 1581, in-4°.

Le livre de Rufus sur les maladies des reins et de la vessie, avec son fragment des médicaments purgatifs, parut en grec avec les trois livres dont on vient de faire mention, et ceux de Soranus qui sont intitulés : *De utero et muliebri pudendo*. C'est Goupil qui en est l'éditeur et Turnèbe l'imprimeur, Paris, 1554, in-8°. La même année on les publia en latin en plus petit format, et depuis avec les *Medicæ Artis principes* de Henri Etienne, 1567, in-folio. Il y a une édition récente de tous les ouvrages de Rufus qui a paru à Londres en 1726, in-4°, en grec et en latin, par les soins de Guillaume Rinch. — Le père Labbe, jésuite et l'un des plus laborieux écrivains du dix-septième siècle, fait mention de Rufus dans sa *Bibliotheca nova*

Manuscriptorum, et lui attribue deux ouvrages, l'un *De venereis*, et l'autre *De ossibus*. Les livres *De sanitate*, qu'on trouve parmi les écrits de Galien, lui sont encore attribués par Rhasès. Mais les ouvrages de notre médecin, qui sont perdus, montent à un plus grand nombre : ils consistent en cinq livres sur la diète ; Suidas en parle et Oribase fait mention du second. En citant les quatre livres sur les plantes, Galien paraît en désigner quelqu'autre ; et dans le même endroit, il parle encore d'un ouvrage de Rufus qui était intitulé : Livres de Thérapeutique. C'est de là que la plupart des fragments qu'on trouve dans Aëtius paraissent avoir été pris. Galien cite aussi un Traité sur la mélancolie ou l'atra-bile. On en trouve cinq autres loués par Suidas : un sur la diète des personnes corpulentes ; un autre sur les remèdes vulnéraires, un troisième sur les tumeurs ou excroissances auxquelles l'on donne le nom de fics ; un quatrième sur la médecine ancienne ; et le dernier sur le lait, le vin et le miel. Cette distribution de livres porte à croire que cet ouvrage est différent de celui qui traite de la diète et dont on a dit plus haut que Suidas avait parlé. Les auteurs citent un autre Rufus, connu sous le nom de Menius Rufus.

Ap. J.-C. 97. — CASSIUS FÉLIX vivait au commencement du premier siècle, du temps de Celse (1), qui en parle comme du plus ingénieux médecin qu'il ait connu. Galien et Scribonius Largus l'appellent Cassius le médecin, et ces deux derniers, ainsi que le premier, rapportent la description d'un médicament qu'il donnait contre la colique et qu'il faisait préparer par un de ses esclaves, nommé Atimetus. Il entrait du suc épaissi de pavot dans ce remède. Cassius suivait la doctrine d'Asclépiade; il a même laissé des preuves de ses sentiments à cet égard dans les problèmes de

---

(1) Il y a ici entre Eloy et Sprengel, dont nous suivons la chronologie, une différence très-notable, le premier plaçant Cassius au commencement du premier siècle, et le second à la fin de ce siècle. Sprengel n'a point expliqué les raisons sur lesquelles il s'appuie pour reculer ainsi l'époque où Cassius a vécu ; nous n'avons pas cru cependant devoir abandonner sur ce point sa chronologie.

(*N. du réd. de l'Encyclop.*)

médecine et de chirurgie que nous avons sous son nom, et que Gesner et Adrien Jonghe ont traduits du grec en latin. La plupart des questions qu'il propose dans cet ouvrage sont curieuses, et leurs solutions extrêmement ingénieuses. On remarque en particulier la manière dont il explique la paralysie qui survient au côté opposé à la partie de la tête qui est blessée; il en rend raison en faisant observer que les nerfs qui tirent leur origine de la base du cerveau, se croisent, en sorte que ceux qui viennent de la partie droite de cette base se portent vers le côté gauche, et ceux qui partent de la gauche vont se rendre au côté opposé. — Différents auteurs parlent d'un Cassius Jatrosophista, que Daniel Le Clerc croit être le même que celui dont Celse fait mention; aussi lui attribuet-on l'ouvrage que je viens de citer et qui a paru sous ce titre :

Naturales et medicinales quæstiones LXXXIV, circa hominis naturam et morbos aliquot, Conrado Gesnero interprete, nunc primum in lucem editæ. Eædem græce, longe quam antea castigatiores, cum scholiis quibusdam. His accedit catalogus medicamentorum simplicium et parabilium quæ pestilentiæ veneno obversantur, aucthore Antonio Schnebergero. Tiguri, 1562, in-8°, en grec et en latin. *Lutetiæ,* 1541, in-8°, en grec. *Lugduni Batavorum,* 1595, in-12, *cum Theophylacti Simocati quæstionibus physicis. Francofurti,* 1541, in-4°, en latin, de la version d'Adrien Jonghe, avec les corrections de l'exemplaire grec. *Lipsiæ,* 1653, in-4°, par les soins d'André Rivinus. — Il se trouve encore un autre médecin du nom de Cassius; c'est L. Annius Cassius Mithradorus.

Ap. J.-C. de 97 *à* 117. —SORANUS, fils de Ménandre et de Phoëbe, était d'Ephèse, et vivait dans le deuxième siècle, sous l'empire de Trajan et d'Adrien. Il professa d'abord la médecine à Alexandrie, mais comme les talents étaient mieux accueillis à Rome, il ne tarda point à s'y rendre. Soranus était partisan de la secte méthodique; il fut même un des plus habiles médecins de cette secte, suivant Cælius Aurelianus, qui le regarde comme celui qui a mis la dernière main à la méthode. Egalement estimé des médecins de son parti et de ceux qui n'en étaient pas, il a joui de la plus grande considération. Galien, qui ne devait guère l'estimer, par la raison qu'il a quelquefois maltraité Hippocrate, n'a cependant pu se refuser à parler de lui avantageusement; il rapporte la description de quelques médicaments de la façon de Soranus, et il lui rend la justice de dire qu'il a vu, par expérience, que ces médicaments étaient bons. — Ce médecin a laissé quelques ouvrages qui ne sont point parvenus jusqu'à nous. On en ignorerait parfaitement le contenu si l'on n'avait ceux de Cælius Aurelianus pour se dédommager de cette perte; car celui-ci a la franchise d'avouer que tout ce qu'il a écrit n'est qu'une traduction des livres de Soranus. Mais le manuscrit que M. Cocchi, professeur d'anatomie à Florence, a tiré de la bibliothèque de cette ville, où il avait été apporté de celle de Constantinople par Jean Lascaris, n'appartiendrait-il pas au Soranus dont nous parlons? Il est au moins d'un Soranus d'Ephèse, et il traite des bandages et des signes des fractures. Le docteur Cocchi l'a publié a Florence en 1754, in-folio, avec les deux livres d'Oribase qui sont intitulés : *De fractis et luxatis.*

Il ne faut point confondre Soranus de la secte méthodique avec deux autres du même nom. Le premier de ceux-ci, natif d'Ephèse comme le précédent, mais plus jeune que lui, a composé un traité des maladies des femmes et de leurs parties secrètes, dont Adrien Turnèbe a publié un fragment en grec, qui fut imprimé à Paris en 1554, in-8°, avec quelques ouvrages de Rufus Ephésien, sous ce titre : *De utero et muliebri pudendo Libellus.* Ce fragment a aussi été publié en latin à Paris en 1556. L'anatomie y est mieux traitée que dans les écrits de Galien, qui fait souvent ses descriptions d'après les ouvertures des bêtes, au lieu que le Soranus dont nous parlons a travaillé sur le corps humain. La manière de traiter de sa structure, telle qu'on la remarque dans la pièce que Turnèbe nous a transmise, a toujours fait regretter la perte des autres ouvrages de ce médecin. L'attention même avec laquelle il a écrit sur l'anatomie le distingue de l'autre Soranus d'Ephèse qui vivait sous Trajan, car tout le monde sait que les méthodistes s'occupaient peu de cette partie de la médecine. — Le second Soranus était de Malles, en Cilicie, d'où on le surnomma Mallotes. On a cru que le traité qui porte le titre d'*Isagoge saluberrima in Artem medendi,* et que nous avons de l'édition de Bâle chez Cratandre, 1528, in-folio, avec quelques ouvrages sur la matière médicale, et de celle de Venise chez Aldus, 1547, in-folio, avec les *Medici antiqui*, était du second Soranus; mais Vossius assure qu'il n'est point de lui, non plus que des deux autres, et qu'il a été composé par un auteur latin plus récent. Ce qui rend cette opinion vraisemblable, c'est que l'auteur de ce livre s'adresse à Mécène, comme s'il prétendait faire croire à ses lecteurs qu'il vivait du temps de ce favori d'Auguste ; mais l'imposture est trop grossière, elle n'a point fait de dupes. Au reste, cette remarque apprendra aux curieux quelle estime on doit faire des lettres sous le nom de Marc-Antoine à *Soranus*, avec les réponses de ce médecin au sujet de *Cléopâtre*. Ce ne peut être ni l'un ni l'autre des Soranus d'Éphèse qui ait fait ces réponses, puisque Cléopâtre vivait dans le trente-neuvième siècle du monde et le commencement du quarantième ; on ne croit pas non plus que ce soit le Soranus de Cilicie qui les ait écrites, et elles semblent plutôt faites à plaisir, ainsi que les lettres.

Ap. J.-C. 117. — MOSCHION, disciple d'Asclépiade le Bithynien, au commencement du quarantième siècle du monde, fut appelé le correcteur, parce qu'il corrigea quelques-unes des opinions de son maître. Galien parle de ce Moschion, et il en fait d'ailleurs citer un autre par Soranus qui lui attribue des livres sur l'ornement et l'embellissement du corps. Pline en cite un troisième qui est auteur d'un ouvrage touchant les raiforts, et Plutarque en nomme un quatrième qui était son contemporain et son ami, qui vivait par conséquent au commencement du second siècle de salut.— On trouve dans le *Lindenius renovatus* et dans presque tous les bibliographes, un ouvrage sous le nom d'un Moschion, médecin de la secte méthodique, dont il est assez difficile de fixer l'âge, mais qu'on ne croit pas pouvoir placer plus haut que le huitième siècle. Haller croit que ce livre fut composé en latin et traduit ensuite en grec; c'est au moins le sentiment de Gaspar Wolff qui en a donné une édition, et qui parle d'une Julie Agrippine à qui Moschion avait envoyé une recette pour avoir des garçons: mais on ne sait quelle est cette femme. Voici le titre de ce livre :
De muliebribus affectibus liber unus.

Basileæ, 1538, *in-8º*, grec et latin, parmi les *Gynæciorum libri* mis au jour par *Spachius. Basileæ*, 1566, *in-4º, cum Conradi Gesneri Scholiis et emendationibus*, en grec, par les soins de Gaspar Wolff. *Argentinæ*, 1597, *in-folio.* L'auteur y parle des secours qu'on peut donner aux femmes dans les accouchements; il paraît même qu'il a exercé cet art, sans y savoir grand'chose. En effet, il avait beaucoup de lenteur dans les cas qui exigent de l'accélération; car dans celui où l'enfant se présente mal, il se borne à graisser les parties de la mère avec des onguents, pour s'attacher ensuite à ramener cet enfant par la tête. Hardi jusqu'à la témérité dans le cas de la chute de matrice, il ne balance point d'extirper ce viscère, dès que le contact de l'air et l'état d'étranglement où il se trouve le menacent de gangrène. En général, il savait peu de chose de la bonne chirurgie, mais il était un assez passable anatomiste pour son temps.

Ap. J.-C. 131. — GALIEN (Claude) était de Pergame, ville de l'Asie-Mineure, qui fut célèbre à divers égards et particulièrement par son temple d'Esculape. Il y naquit vers la 131ᵉ année de l'ère chrétienne, environ la quinzième du règne d'Adrien. Le prénom de Claude ne doit pas nous porter à croire que Galien était chrétien : tout au contraire, il fut l'ennemi déclaré de ceux qui professaient la religion chrétienne. Il prit apparemment ce nom, parce qu'il s'était mis sous la protection de la famille Claudia ; car il était d'usage que les clients et les affranchis portassent le nom de leurs patrons ou de leurs anciens maîtres.

Galien nous apprend que son père, qui s'appelait Nicon, était un fort honnête homme, qu'il avait beaucoup de biens, qu'il était savant dans les belles-lettres, qu'il entendait la philosophie, l'astronomie, la géométrie et même l'architecture. Il ne nomme pas sa mère, il remarque seulement qu'elle était bonne ménagère et d'une chasteté à toute épreuve; mais d'ailleurs de très-mauvaise humeur, jusqu'à mordre ses servantes, et ne pas mieux vivre avec son mari, que Xantippe ne vivait avec Socrate. Le père de Galien n'épargna rien pour son éducation. Il l'enseigna premièrement lui-même, et dès qu'il fut un peu avancé, il lui donna les meilleurs maîtres, soit pour les belles-lettres, soit pour la philosophie. Galien s'attacha d'abord à l'école des stoïciens, il passa de là à celle des académiciens ; mais comme il ne voulait rien ignorer des opinions philosophiques qui avaient le plus de vogue de son temps, il alla prendre encore les leçons des péripatéticiens et des épicuriens. Les trois premières sectes furent assez de son goût, et il tira de chacune d'elles ce qu'il y trouva de meilleur ; il n'en fut pas de même de la quatrième, il la rejeta entièrement.

Après avoir pris de tels principes, il embrassa la médecine à l'âge de dix-sept ans, y étant poussé par un songe qu'avait fait son père. A l'âge de dix-neuf ans, il fréquenta les leçons d'un disciple d'Athénée, mais il n'y tint pas long-temps, parce que ce maître faisait gloire d'ignorer la logique, bien loin de la croire nécessaire à un médecin. Il étudia ensuite sous Ælianus Meccius, sous Numesianus, sous Pélops, Stratonicus, Satyrus, Phesianus, Heraclianus, et sous Æschrion. L'envie de s'instruire fut non-seulement le sujet qui l'engagea à les écouter tour à tour, mais il y fut encore porté, parce que la plupart avaient été disciples d'un Quintus qui passait pour le plus grand médecin de son temps. Galien lui-même le considérait comme tel ; mais ce qu'il y a de plus particulier dans l'attachement qu'il marque pour Quintus, c'est qu'il semble avoir été dans des principes fort opposés aux siens. Quintus, dit-il, n'a pas craint de publier que le froid, le chaud, le sec et l'humide sont des noms ou des qualités dont la connaissance appartient plutôt aux baigneurs qu'aux médecins ; il a même raillé ceux-ci, en disant qu'il fallait laisser l'examen de l'urine aux peintres et aux teinturiers. Galien se récrie fort contre une pareille doctrine, et il ajoute que cela serait à peine pardonnable à un sectateur de Thessalus, bien loin qu'on pût le souffrir dans un médecin du rang de Quintus. Mais s'il le censurait à cet égard, il ne laissait pas d'ailleurs d'en faire beaucoup de cas, particulièrement pour son exactitude dans l'anatomie. En effet, il ne perdit aucune occasion de voir ceux qui avaient été auditeurs de ce médecin, parce qu'il n'avait point laissé d'écrits.

Galien voyagea beaucoup dans sa jeunesse, tant pour profiter de la conversation et des avis des plus habiles médecins de son temps, que pour s'instruire des particularités qui regardent les drogues qui se tirent de divers pays. Il demeura pendant quelques années à Alexandrie, capitale de l'Egypte, le rendez-vous de tous les savants et la meilleure école de médecine que l'on connût alors. Il parcourut la Cilicie, la Palestine, les îles de Crète et de Chypre ; il fit deux voyages à Lemnos, pour voir ce que c'était que la terre Lemnienne dont on parlait comme d'un médicament utile à plusieurs maux ; il alla encore dans la Célo-Syrie pour examiner l'opobalsamum ou le baume. A l'âge de vingt-huit ans, il revint d'Alexandrie à Pergame ; et comme il avait acquis une connaissance particulière des blessures des nerfs, et qu'il possédait une méthode de les traiter qu'on n'avait point pratiquée avant lui, il en fit l'expérience sur les gladiateurs que le pontife de sa ville natale remit à ses soins. Il les pansa et les traita avec tant de succès, qu'il n'en mourut pas un des plaies de cette nature. Cet exemple et plusieurs autres, qu'on pourrait citer, font voir que Galien entendait aussi bien la chirurgie que la médecine.

Au bout de quatre ans, il quitta sa patrie à cause d'une sédition qu'on y avait excitée, et il en partit pour Rome âgé de trente-deux ans, comme il le dit lui-même. Il chercha à s'établir dans cette ville ; mais il y trouva beaucoup d'opposition de la part des médecins, parce qu'il prétendait savoir ce qu'ils n'avaient jamais su et ce qu'ils ne voulaient point se donner la peine d'apprendre. Une prétention de cette espèce a fait et fera toujours un grand nombre d'ennemis, quelque bien fondée qu'elle puisse être. Néanmoins son mérite perça ; il se fit connaître à des personnes considérables par leur savoir et par leur rang. Il fut en relation avec un Eudème, philosophe péripatéticien de grande réputation ; il le guérit même d'une fièvre qui de quarte était devenue triple-quarte par un mauvais usage que ce philosophe avait fait de la thériaque. Ce qu'il y eut encore de particulier à cet égard, c'est que Galien guérit son malade avec le médicament qui auparavant lui avait été préjudiciable, et qu'il prédit quel serait l'accès qui manquerait le premier et le temps de l'entier rétablissement d'Eudème. On remarquera, à l'occasion de ce pronostic, que notre auteur se vantait de connaître dès la première visite qu'il faisait, ou dès le premier accès d'une fièvre, quelle sorte de fièvre on devait avoir, ou tierce, ou quarte, ou quotidienne. Il fut encore dans l'estime de Sergius Paulus, préteur; de Barbarus, oncle de l'empereur Lucius; de Severus qui était alors consul et qui fut depuis empereur; de Boëthus, homme consulaire, en présence desquels il eut occasion de faire des dissections, et particulièrement de démontrer les organes de la respiration et de la voix.

Sa réputation augmenta encore par l'heureux succès qu'il eut dans la cure de la maladie, dont fut attaquée la femme de Boëthus, qui lui fit pour cela un présent de quatre cents pièces d'or. Hippocrate et Erasistrate ont découvert, par une adresse particulière de leur art, que deux princes qui étaient regardés comme malades d'une fièvre lente, n'avaient point d'autre mal que celui que leur causait l'amour d'une personne qu'ils désespéraient de posséder. Galien, pour ne rien devoir de ce côté-là à ces grands médecins, se vante d'avoir aussi connu, pendant qu'il était à Rome, qu'une femme chez laquelle il fut appelé et que l'on croyait dangereusement malade, n'avait point d'autre mal que celui d'être éperdument amoureuse d'un baladin. — Les marques que Galien donnait de sa pénétration et de son habileté dans la médecine, et l'entrée qu'il avait chez les grands, ne firent que lui attirer plus d'ennemis parmi ceux de sa profession, qui l'appelaient un médecin raisonneur et faiseur de miracles. La jalousie alla plus loin; car ayant détourné une fluxion dangereuse par une seule saignée, et guéri des épileptiques en leur attachant au cou la racine de péone, il fut soupçonné de magie. Cette haine que lui portaient les médecins de Rome, l'obligea de quitter cette ville après y avoir séjourné environ quatre ou cinq ans, et de retourner dans sa patrie, étant pour lors âgé de trente-sept ans. Il dit que ce fut la peste qui l'engagea à se retirer; apparemment que ces deux causes y avaient également contribué; mais il n'eut pas demeuré long-temps à Pergame, que les empereurs Marc-Aurèle et Lucius Nerus, qui avaient ouï parler de lui, le firent venir à Aquilée où ils étaient alors. Il n'y fut pas plutôt arrivé, que la peste, qui s'était déjà fait sentir dans cette ville, menaça ses habitants de plus grands ravages; ce qui obligea les empereurs à reprendre au plus vite le chemin de Rome, accompagnés de peu de monde. Lucius mourut dans ce voyage, et son corps fut porté dans la capitale de l'em-

pire. Galien s'y rendit ensuite avec bien de la peine, et peu de temps après Marc-Aurèle voulut l'emmener avec lui en Allemagne; mais il s'en excusa, alléguant, pour raison, qu'Esculape, pour qui il avait une dévotion particulière depuis que ce Dieu l'avait garanti d'un apostème mortel, l'avait averti en songe de ne point sortir de Rome. Il y demeura donc pendant l'absence de l'empereur, et il y écrivit plusieurs livres, entre autres celui de l'usage des parties du corps. Mais comme il se défiait des médecins de cette ville, il se tenait le plus souvent à la campagne, dans un lieu où Commode, fils de Marc-Aurèle, faisait son séjour sous la conduite d'un nommé Pitholaüs, à qui l'empereur avait donné ordre d'appeler Galien, si ce jeune prince venait à être malade. En effet, ce médecin eut occasion de le traiter d'une fièvre qui parut d'abord assez forte, et ayant eu le bonheur de le guérir, Faustine, mère de Commode, ne balança pas de publier que Galien faisait voir ce qu'il était par ses œuvres, au lieu que les autres médecins ne payaient que de paroles. Galien guérit aussi un autre fils de l'empereur, et prédit même quel serait le succès de sa maladie, contre le sentiment de tous ses collègues.

On ne sait pas juste combien de temps il demeura à Rome pour la seconde fois, ni même s'il y passa le reste de sa vie, ou s'il retourna en Asie. Il paraît seulement, par ses écrits, qu'il a'y tint pendant l'absence de Marc-Aurèle, qui fut d'environ quatre ans, et qu'ayant attendu le retour de cet empereur, il y séjourna encore après cela, puisqu'il rapporte lui-même avoir traité ce prince d'une maladie qu'il eut après son arrivée à Rome. Entre les auteurs qui ont écrit la vie de Galien, les uns assurent qu'il revint de Rome à Pergame à l'âge de trente-sept ans, ou plus tard à l'âge de quarante, et que depuis il ne quitta plus son pays natal. D'autres prétendent qu'il ne revit sa patrie qu'après la mort de Marc-Aurèle, c'est-à-dire, après l'an 180 de l'ère chrétienne, étant au moins âgé d'environ cinquante ans. On n'accordera jamais l'opinion des premiers avec les faits dont nous venons de parler. On recueille d'ailleurs d'un passage de la Méthode de traiter les maladies, que Galien était à Rome quand il la composa; or on sait qu'il était déjà avancé en âge lorsqu'il écrivit ce livre. Le sentiment des seconds paraît plus conforme à la vérité, quoiqu'ils n'aient pas plus de preuves de ce qu'ils avancent que ceux qui disent qu'il mourut dans la Palestine.

Suidas rapporte que ce médecin a vécu soixante-dix ans. S'il était vrai qu'il fût né vers la quinzième année du règne d'Adrien, comme on le suppose communément, il serait mort, au compte de Suidas, dans la neuvième année de l'empire de Sévère, qui est la première du troisième siècle de salut. Il aurait vécu un peu plus long-temps, s'il était venu jusqu'au règne de Caracalla, comme le veut Tzetzès, célèbre critique du treizième siècle; mais il ne serait pas allé aussi avant que le prétendent ceux de qui Cœlius Rhodiginus a pris qu'il a vécu cent quarante ans. Ceci est visiblement outré, aussi bien que le sentiment de quelques autres, qui ajoutent que Galien parvint à une extrême vieillesse, sans avoir eu aucune maladie. La raison qu'on en rend, c'est que ce médecin avait observé un régime si exact qu'il n'avait jamais ni trop mangé, ni trop bu, ni goûté d'aucune chose crue. Il est vrai qu'il dit lui-même dans un endroit de ses ouvrages, qu'en se nourrissant de viandes qui se cuisent aisément et également et en prenant un exercice modéré, il avait trouvé le moyen de vivre en santé pendant plusieurs années. Mais avant qu'il eût atteint l'âge de vingt-huit ans, il avait presque tous les ans quelque maladie; et s'il en fut exempt dans la suite, il ne dut sa meilleure santé qu'à l'observance des règles de la médecine, l'abstinence des fruits d'été, en ne se permettant que l'usage des figues et des raisins.

Nous avons vu plus haut que Galien avait eu une bonne éducation, et qu'il n'avait rien négligé pour se perfectionner dans les belles-lettres, la philosophie et la médecine. Il eut aussi l'avantage de voir ses travaux couronnés par les plus grands succès, et comme il avait du génie, il parvint aisément à la réputation d'un grand médecin et d'un savant philosophe. Il avait d'ailleurs beaucoup de facilité à s'énoncer, et son éloquence était sans affectation: mais comme son style est extrêmement diffus et étendu à la manière des Asiatiques, cela fait qu'on a de la peine à le suivre, et qu'il est obscur en divers endroits. Il a écrit des choses admirables sur la médecine, et il a été le restaurateur de celle d'Hippocrate. Personne ne l'avait étudiée

comme lui; ce fut sur ces idées de ce grand maître qu'il forma les siennes, principalement sur ce qui concerne le pouvoir de la nature, les signes des maladies, les circonstances d'une crise, etc. Il faut cependant avouer qu'il a quelquefois porté ses spéculations un peu trop loin, et que ne pouvant atteindre à la réputation d'Hippocrate par la solidité des observations, il a cherché à le surpasser par le raisonnement. Il a multiplié les choses sans fondement comme sans nécessité, par exemple, ses tempéraments et ses pouls, sur lesquels il ne parle pas avec assez de justesse, faute d'avoir connu ce que la philosophie et l'anatomie des temps postérieurs ont découvert. Malgré ce défaut, qui était celui de son siècle, on ne peut refuser à Galien beaucoup de génie et de savoir. Malheureusement il se piquait d'en avoir plus que les autres médecins de son temps, et, présumant de lui-même, il s'estima trop et n'estima pas assez ceux de sa profession. Il eut la vanité de se comparer à l'empereur Trajan, et de se croire aussi utile au public, que ce prince l'avait été à l'empire romain. Enflé de ce parallèle, il se conduisit avec mépris envers les autres; les médecins qu'il maltraita le maltraitèrent à leur tour.

Galien avait deux maximes qui influaient beaucoup sur sa pratique: l'une, qu'une maladie devait être guérie par son contraire; l'autre, qu'il fallait aider la nature par quelque chose qui lui fût analogue. Ces deux maximes étaient tirées d'Hippocrate, celui de tous les anciens médecins qu'il suivait le plus, excepté dans la pharmacie, où de nouvelles découvertes lui firent prendre une route différente. Mais il lui arrive souvent de ne s'éloigner ainsi d'Hippocrate que pour s'égarer. Il est vrai que la connaissance des parties du corps humain, qui s'était beaucoup perfectionnée depuis le médecin grec, avait jeté beaucoup de lumières sur plusieurs choses relatives aux maladies et qu'il était impossible de découvrir par la simple conjecture; cependant cela donna lieu à des raisonnements et à des disputes qui ne soulageaient point du tout les malades. On ne raisonna pas seulement sur la nature de leurs maux; on voulut encore mettre la matière médicale dans un plus grand jour, et l'on raffina beaucoup sur les médecines simples et composées, ainsi que sur leurs effets. Galien, qui savait plus d'anatomie et de physique qu'aucun de ses prédécesseurs et de ses contemporains, ne fut pas des derniers à s'appliquer à l'étude de ces choses, quoique Hippocrate et les plus habiles médecins de l'antiquité lui donnassent peu de secours à cet égard.

Il mit la saignée plus souvent en pratique que ce grand maître de l'école grecque, et il est le premier qui ait fait mention de la quantité de sang qu'il faut tirer. Il est à propos de remarquer encore qu'il saignait en tout temps, la nuit aussi bien que le jour, mais jamais les enfants au-dessous de l'âge de quatre ans, et rarement les vieillards. Lorsqu'il était nécessaire de saigner et de purger, il commençait toujours par la saignée. Il n'usa jamais de sangsues, remède trouvé par Thémison, au moins par les méthodiques. En un mot, sa pratique était conforme à celle d'Hippocrate; avec cette différence néanmoins, que l'un se fondait principalement sur l'expérience et l'observation, et l'autre sur le raisonnement. C'est pourquoi Hippocrate a occasionné peu de contestations entre les médecins, au lieu que Galien a jeté les semences d'une infinité de disputes éternelles et interminables.

Dans l'anatomie, Galien a surpassé tous ceux qui l'ont précédé. Il disséquait les hommes aussi bien que les animaux; mais il n'avait pas la même commodité de faire ses dissections sur le corps humain que sur les bêtes. Les singes étaient principalement les sujets qu'il choisissait pour en examiner la structure; il conseille ces sortes de dissections à ses élèves, afin que, lorsqu'ils auront l'occasion de travailler sur un corps humain, ils puissent connaître plus aisément la manière de perfectionner l'anatomie. Les enfants que la barbarie de leurs parents avait exposés ou les hommes que l'on trouvait assassinés dans les campagnes, étaient presque les seuls corps humains dont on pouvait s'emparer alors pour les anatomiser secrètement, car il n'y avait aucune démonstration publique en ce genre. Les squelettes mêmes étaient extrêmement rares, et ceux dont on faisait usage se trouvaient par hasard sur des montagnes, dans des cavernes et autres lieux pareils, et ils n'étaient préparés par aucun anatomiste. C'est pour cela que Galien exhorte ses disciples à aller à Alexandrie, parce qu'on y enseignait l'ostéologie par l'inspection des squelettes. On peut voir quels progrès fit ce médecin dans l'anatomie, en lisant les ouvrages qu'il a

donnés sur ce sujet, et surtout son livre admirable *De usu partium*; mais comme il y est plutôt question de l'anatomie des animaux que de celle du corps humain, Vésale n'a pas manqué de faire observer que Galien a décrit les parties du singe et celles d'autres bêtes, plus souvent que les parties de l'homme. Quoi qu'il en soit Galien a encore fait voir qu'il était à cet égard un grand génie et le médecin du monde le plus laborieux; et à ce titre, on doit convenir qu'il est digne de la haute réputation dont il jouit encore aujourd'hui.

Quoique nous n'ayons pas tous les ouvrages de Galien, il est arrivé, par un heureux hasard, que ceux que nous avons contiennent presque toute son anatomie. Si les Administrations anatomiques ne sont pas entières, et s'il est vrai qu'il nous en manque six livres, les autres ouvrages que nous avons de lui, et surtout ceux De l'usage des parties, suppléent à ce qui manque aux premiers. Ce sont de vrais chefs-d'œuvre qu'on a admirés de tout temps, et dans lesquels les médecins et les philosophes trouvent encore de quoi se satisfaire. Mais ce qui a étonné les chrétiens, c'est d'y avoir remarqué que Galien, tout païen qu'il était, a reconnu un Dieu sage, bon et tout-puissant, créateur de l'homme et des animaux. Les termes qu'il emploie dans un endroit de ses ouvrages (*De usu partium, libr. III, cap. X*) sont trop remarquables, pour n'en point donner la traduction : « En écrivant ces livres, dit-il, je compose un » véritable hymne à l'honneur de celui » qui nous a faits; et j'estime que la so- » lide piété ne consiste pas tant à lui » sacrifier une centaine de taureaux, ni » à lui présenter les parfums les plus » exquis, qu'à reconnaître et à faire re- » connaître aux autres quelle est sa puis- » sance, sa sagesse et sa bonté; com- » ment il a mis toutes choses dans l'or- » dre et la disposition la plus convena- » ble à leur mutuelle conservation. Car » faire ressentir ses bienfaits à toute la » nature, c'est avoir donné des preuves » d'une bonté qui exige de nous un tri- » but de louanges. En trouvant tous les » moyens nécessaires pour établir cette » admirable disposition, il a marqué sa » sagesse aussi clairement, qu'en faisant » tel ou tel ce qu'il lui a plu, il a manifesté » sa toute-puissance. » Ces attributs conviennent-ils aux dieux de Rome païenne? Un pas de plus, Galien adorait le Dieu des chrétiens. Mais ce n'est pas en cet endroit seul qu'il parle de cette manière. C'est une vérité dont il est tellement persuadé, qu'il ne perd aucune occasion de l'insinuer et de combattre les épicuriens, qui prétendaient que la formation du monde était un effet du concours fortuit des atômes. Il est vrai que n'ayant pas d'ailleurs toutes les lumières nécessaires, il dispute contre Moïse (*De usu partium, libr. IX, cap. XIV*), sur ce que ce dernier assure que la seule volonté et le commandement de Dieu ont été la cause unique de toutes choses. Galien n'admet ce principe de Moïse, qu'en joignant à la volonté de Dieu le choix de la matière la plus propre pour toutes les fins particulières qu'il s'était proposées, après avoir connu ce qui était le mieux relatif à l'arrangement de chaque corps. Car enfin, dit notre auteur, Dieu n'a pu faire un homme avec une pierre, ni un bœuf et un cheval avec de la cendre. Galien ne savait pas que Dieu étant le maître de la matière, sa volonté suffit pour faire prendre à cette matière la forme et toutes les modifications qu'il lui plaît. Si Épicure, en retenant ses atômes, avait reconnu la cause suprême de leur arrangement, il aurait mieux raisonné que Galien sur le sujet en question : mais Galien s'égara sur les pas d'Aristote et de Platon, et non sur ceux d'Épicure.

Malgré toute la justice que nous venons de rendre à ce grand médecin sur la supériorité de ses connaissances, nous ne pouvons nous empêcher de remarquer qu'il a fait un tort considérable à la médecine par les raisonnements subtils touchant différentes parties de cet art, qu'il fonda sur ses éléments, sur ses qualités cardinales et autres pareilles chimères, qu'on a bien de la peine à pardonner à un écrivain d'ailleurs si judicieux. Il est étonnant qu'un homme qui avait fait une étude si particulière des écrits d'Hippocrate, qui entendait si bien sa doctrine, qui mettait ses observations au-dessus de toutes celles qui avaient jamais été faites, ait été néanmoins celui qui a le plus contribué à établir une doctrine entièrement opposée à celle de ce fameux médecin ; doctrine qui n'est propre qu'à fournir matière à la dispute. Personne n'eut jamais une plus haute estime pour Hippocrate que Galien ; personne ne connut aussi bien que lui l'utilité de ses observations; cependant personne n'a plus éloigné les

esprits de la doctrine de ce grand maître, pour les plonger dans l'incertitude des spéculations. Il aurait, sans doute, bien mieux fait d'étudier les meilleurs auteurs de l'antiquité, de les éclaircir et de les concilier autant qu'il eût été possible, que de se livrer ainsi à une vaine théorie, qui fait perdre de vue ce qu'on doit avoir sans cesse devant les yeux. Mais, hélas ! par malheur pour nous, Galien pensa autrement, peut-être par le désespoir de ne pouvoir jamais surpasser Hippocrate, en se conformant à sa doctrine ; et depuis lui, le plus grand nombre des médecins a jugé qu'il était plus commode et plus flatteur de suivre son exemple et ses principes, et qu'écrivant comme lui, ils se feraient plus de réputation, qu'en suivant la méthode d'Hippocrate. C'est le jugement du docteur Clifton, qui malheureusement n'est que trop vrai, puisque la fureur d'enfanter les systèmes a toujours été regardée comme une marque de génie, et qu'à ce titre elle a été accueillie par la multitude ; elle méritait cependant d'autant plus la juste répréhension des médecins, qu'elle est le plus grand obstacle que leur art ait trouvé à sa perfection.

On s'aperçoit assez au nombre prodigieux de livres que nous avons de Galien, qu'il ne lui coûtait guère d'écrire. Suidas dit qu'il avait composé des ouvrages, non-seulement sur la médecine et la philosophie, mais encore sur la géométrie et la grammaire. L'on comptait plus de cinq cents livres de sa façon concernant la médecine seule, et environ la moitié autant concernant les autres sciences. Il a fait, lui-même, deux livres pour faire l'énumération de ses ouvrages, et pour marquer, à l'égard de quelques-uns, le lieu et le temps où ils ont été composés, l'occasion qu'il eut de les écrire, et l'ordre qu'on doit tenir en les lisant. Il nous apprend aussi qu'une partie de ses livres était déjà perdue de son temps, par un incendie qui consuma le Temple de la Paix, à Rome, où ils étaient mis en dépôt. Parmi les ouvrages de Galien qui ne sont pas venus jusqu'à nous, mais dont il parle dans son livre *De Libris propriis*, et dans celui *De ordine legendi Libros*, on remarque :

Liber de Hippocratis Anatomia. — Libri tres de Anatomia Erasistrati. Il y louait l'Anatomie d'Erasistrate comme un ouvrage écrit avec curiosité. —

*Libri de sectione mortuorum. — Libri
duo de sectione vivorum. — Libri de iis
quæ lyco ignota erant in Anatome. —
Compendium XX librorum anatomicorum Martiani. — Libri duo de Anatomicis Lyci.*

Quoique Galien eût eu de son temps
un grand parti à combattre, et que ces
derniers siècles lui eussent suscité de
puissants adversaires, l'estime qu'on a
fait de lui a cependant prévalu sur le
mépris dont on l'a chargé sans trop de
réflexion. L'équité demande qu'on sépare dans ses ouvrages ce qu'il y a de
bon d'avec ce qu'il y a de répréhensible;
c'est sur cette règle que les modernes
ont appuyé le jugement qu'ils ont fait
de ses écrits. Les plus grands hommes
de l'antiquité en ont fait de même, si
on leur passe quelques louanges outrées
sur le mérite personnel de Galien. Athénée, son contemporain, marque la considération qu'il avait pour lui, en l'introduisant dans son Festin des Philosophes, comme l'un des conviés; il ne
lui rend pas seulement un témoignage
avantageux sur le grand nombre de ses
ouvrages, il ajoute que ce médecin ne
cède à personne pour l'élocution et la
clarté. Eusèbe, qui a vécu environ
cent ans après lui, dit que la vénération qu'on avait pour Galien était si
grande, que plusieurs le regardaient
comme un Dieu et lui rendaient même
un culte religieux. Trallien lui donne le
titre de très-divin. Oribase, qui a suivi
Eusèbe de près, et qui était lui - même
médecin, témoigne l'estime qu'il avait
pour Galien, par les extraits qu'il a faits
de ses ouvrages, et par les louanges
qu'il lui donne. Aëtius et Paul ont pareillement copié Galien, particulièrement le dernier. Etienne, Athénien, a
commenté un de ses livres. Avicenne,
Averrhoës et les autres médecins arabes,
qui ont tiré de Galien ce qu'ils ont de
mieux, font encore son éloge en divers
endroits. Ce qu'il y a de vrai dans tout
cela, c'est que Galien fut le médecin le
plus expert de son temps; il a surpassé
tous ses contemporains par sa science et
par ses talents pour la saine critique :
mais il ne faut point croire que ceux qui
l'ont suivi n'aient rien fait, pour la perfection de la médecine, que ce qu'on
trouve dans ses écrits. C'est le jugement
du docteur Freind. — Nous finirons
l'abrégé de la vie de ce médecin, en disant un mot de ses ouvrages. Sans entrer
dans un détail aussi long qu'ennuyeux

de tous les traités particuliers qu'il a
composés, je me borne à faire connaître
les différentes éditions qu'on a faites de
la totalité de ceux qui sont parvenus jusqu'à nous.

ÉDITIONS GRECQUES. — Venise, 1525,
en cinq volumes in-folio, par Alde et
André Asulanus. — Bâle, 1538, cinq
volumes in-fol., par les soins de Jérôme
Gemusæus, de l'imprimerie d'André
Cratandrus, Jean Hervagius et Jean Be-
belius. Cette édition est plus correcte
que la précédente.

ÉDITIONS LATINES. — Paris, chez Simon
Colinæus, 1536, in-folio. — Lyon, chez
Jean Frellonius, 1554, in-folio. C'est la
même que la précédente, mais plus correcte, et avec des augmentations. —
Bâle, chez Jean Frobenius, 1542, in-
folio, par les soins de Jérôme Gemusæus.
— La même, Bâle, 1549, 1550, in-fol.,
sept vol. — La même, Bâle, 1562, in-
folio, avec une préface de Conrad Gesner, dans laquelle il a parlé avec beaucoup de jugement de Galien, de ses ouvrages, et de ses différents traducteurs.
— Venise, 1562, in-fol. avec les corrections de J.-B. Rasario. — Les Juntes ont
donné à Venise dix éditions de Galien,
in-folio : 1541, 1550, 1556, 1563, 1570,
1576, 1586, 1600, 1609, 1625. La neuvième et la dixième, car ces deux éditions
ne diffèrent point, sont les meilleures et
les plus correctes. — Venise, chez Jean
Farræus, 1541 - 45, sept volumes in-8°,
avec les notes d'Augustin Ricci, médecin de Luques. — Nous ne connaissons
qu'une seule édition de Galien qui soit
grecque et latine. On la doit aux soins
de René Chartier, Paris, en treize tomes,
compris en neuf volumes in-folio. Les
dix premiers tomes parurent du vivant
de ce médecin. Cet élégant ouvrage contient non-seulement les écrits de Galien,
mais encore ceux d'Hippocrate et de
quelques autres anciens. La traduction
en est correcte et fidèle; elle a été faite
sur la comparaison des textes dans les
différentes éditions et les différents manuscrits.

État de la Médecine du temps de Galien.

Pour connaître l'état de cette science
lorsque Galien parut, il faut se ressou-
venir que toutes les sectes qui l'avaient
divisée subsistaient encore. Les méthodiques étaient surtout en grand crédit,

et l'emportaient sur les dogmatiques, qui ne s'accordaient guère ; les uns étant pour Hippocrate, les autres pour Érasistrate, les autres pour Asclépiade, etc. Les empiriques étaient ceux que l'on considérait le moins, les éclectiques ne faisaient pas aussi grand bruit ; les épisynthétiques et les pneumatiques suivaient à peu près la fortune des méthodiques, comme y étant attachés. Galien protesta hautement qu'il ne voulait embrasser aucune secte, et traita d'esclaves tous ceux qui de son temps s'appelaient hippocratiques, praxagoréens, et qui ne choisissaient pas indistinctement ce qu'il y avait de bon dans les écrits de tous les médecins. Là-dessus qui ne le croirait éclectique ? Cependant Galien était pour Hippocrate préférablement à tout autre, ou plutôt il ne suivait que lui. C'était son auteur favori ; et quoiqu'il l'accuse en plusieurs endroits d'obscurité, de manque d'ordre et de quelques autres défauts, il marque une estime singulière pour sa doctrine, et il confesse qu'à l'exclusion de tout autre, il a posé les vrais fondements de la médecine. Dans cette prévention, loin de rien emprunter des autres sectes, ou de tenir entre elles un juste milieu, il composa plusieurs livres pour combattre ce qu'on avait innové dans la médecine, et pour rétablir la théorie et la pratique d'Hippocrate.

Plusieurs médecins avaient commenté les écrits de cet ancien avant que Galien parût ; mais celui-ci prétendit que la plupart de ceux qui s'en étaient mêlés avaient mal réussi. Il n'était même pas éloigné de se croire le seul qui eût jamais bien entendu les ouvrages du père de la médecine ; cependant plusieurs auteurs ont remarqué qu'il en fait souvent de fausses interprétations. Il entreprit donc d'expliquer Hippocrate, et de suppléer de son propre fonds aux principes que ce grand maître n'avait fait qu'effleurer. Il mit sa doctrine en vigueur, et travailla en même temps à redresser les novateurs qui, selon lui, avaient dévié mal à propos de l'ancienne route. Mais la prit-il lui-même, quand il prétendit avoir trouvé une méthode juste et raisonnée de traiter la médecine ? Selon lui, Hippocrate n'en avait rien dit ; il se glorifie d'en être l'auteur ; et c'était par cet endroit qu'il croyait s'être acquis le plus de considération. C'est cependant par ce même endroit qu'il a porté un coup fatal aux progrès de la médecine, et qu'il est l'auteur de

cette espèce de révolution qui, de son temps, influa sur cette science. Les Facultés, les Qualités présentaient une théorie trop commode, pour qu'il ne s'attirât pas un grand nombre de sectateurs. Malheureusement on ne vit que trop de médecins embrasser ce système pernicieux ; c'est même à ce système qu'on doit attribuer la cause de la lenteur avec laquelle la médecine s'est perfectionnée.

L'anatomie s'était assez enrichie du temps de Galien ; lui-même a pu disséquer des corps humains, mais il y a bien de l'apparence qu'il ne l'a fait que fort rarement, et peut-être assez imparfaitement. Presque toutes les dissections se faisaient alors sur les bêtes. De là sont venues les méprises qui en imposèrent aux anatomistes successeurs de Galien, et qui subsistèrent tout le temps que le scrupule religieux qui empêchait de toucher et encore plus de mutiler les corps des morts, ôta les moyens de les rectifier. Goelicke a dit que la mort de Galien pouvait être regardée comme l'époque de la décadence de l'anatomie. En effet, telle que cette science ait été du vivant de ce médecin, elle ne laissa pas de donner bien des connaissances relativement aux maladies : on n'en tira cependant point tout le parti qu'on était en droit d'en attendre ; car à force de raisonner et de disputer, on perdit de vue son objet, sans s'apercevoir qu'on n'avançait pas dans la cure des maux qu'on cherchait à guérir.

On raffina aussi beaucoup sur la matière médicale. Les propriétés tirées des qualités premières, le chaud, le froid, le sec et l'humide, furent les fondements sur lesquels on établit les vertus des médicaments. On distribua chacune de ces qualités en quatre degrés, et ce fut par ces qualités et leurs différentes combinaisons, qu'on prétendit expliquer comment la plupart des médicaments opèrent. Galien poussa cette matière fort loin ; il crut même y voir tant d'importance, qu'il entra là-dessus dans les plus grands détails. Fortement occupé de son objet, il concentre toute son application, il épuise, pour ainsi dire, toutes les forces de sa raison, lorsqu'il entreprend de traiter des vertus des médicaments, qu'il explique suivant les quatre qualités cardinales et leurs différents rapports. On ne peut disconvenir qu'il n'ait fait voir en cela beaucoup d'esprit et de sagacité ; mais on doit en même temps avouer que, bien loin d'avoir perfectionné la matière médicale, il l'a laissée dans un état bien plus mauvais qu'elle ne l'était avant lui. Peu importe qu'il ait déclaré, avec ce ton de suffisance qu'il prenait quelquefois, que s'il n'était pas persuadé de connaître une chose par lui - même, il n'entreprendrait jamais d'en convaincre les autres. Galien s'est fait illusion; en blâmant son maître Pélops d'avoir cherché à tout expliquer, il est tombé dans le même défaut; tant il est naturel de ne pas voir en soi les égarements qu'on aperçoit dans les autres.

Quant à la chirurgie, on ne peut dissimuler qu'elle avait été poussée plus loin et qu'elle avait fait des progrès depuis le temps d'Hippocrate. Mais comme la conduite de Galien influa sur ses contemporains, Sévérinus lui a reproché d'avoir retardé la perfection de cet art par une pratique molle et timide, qui l'empêcha souvent de conseiller ou d'entreprendre les cures qui demandent l'opération de la main.

Apr. J.-C. 138. — MARCELLUS, de Seyde en Pamphilie, vécut dans le *deuxième siècle de salut, sous l'empire* de Marc-Aurèle. Il a écrit quarante-deux livres en vers héroïques touchant la médecine, et dans un de ces livres, il a traité de la lycanthropie, espèce de mélancolie qui fait croire à ceux qui en sont atteints qu'ils sont changés en loup. On n'a plus rien de cet ouvrage, sinon un fragment dans Aëtius (tetrab. 2, serm. 2, cap. 2), et un petit poème sur les poissons, qui se trouve, dit-on, dans quelque bibliothèque d'Italie.

Apr. J.-C. 138. — JULIEN pratiqua la médecine du temps de Galien. Il étudia sous Apollonides de Chypre, qui avait été disciple d'Olympicus de Milet, personnage que le même Galien appelle un diseur de bagatelles. Julien était attaché à la secte méthodique, ainsi que son maître; et pour faire preuve de son zèle et faire valoir le parti qu'il avait embrassé, il écrivit quarante-huit livres contre les aphorismes d'Hippocrate, dont les sentiments sont si contraires à ceux des méthodistes. Galien parle de Julien avec le plus grand mépris; il avait été l'entendre à Alexandrie où il enseignait l'an 158, mais il paraît que notre médecin survécut au moins vingt ans à cette époque.

Apr. J. - C. 222. — SERENUS SAMMONICUS (Quintus), médecin qui vécut au commencement du troisième siècle, sous l'empire de Sévère et de Caracalla, son fils, fut assassiné dans un festin par ordre de ce dernier. Il laissa une bibliothèque où il y avait soixante-deux mille volumes, dont son fils fut héritier; mais celui-ci la donna à Gordien III, à qui il avait été attaché en qualité de précepteur. — Sérénus le père a écrit plusieurs traités d'histoire et de choses naturelles; on a aussi un ouvrage de médecine de sa façon, qu'il a composé en vers et dont il y a un grand nombre d'éditions :

Carmen de Medicina. Venetiis, 1488, in-4°. *Ibidem,* 1502. *Lipsiæ,* 1515. *Venetiis apud Aldum,* 1528. *Parisiis,* 1533, in-8°. *Lugduni,* 1542, 1554, in-8°. *Ibidem,* 1566, in-8°, par les soins de R. Constantin, avec les ouvrages de Celse. *Hagenoæ,* 1528, in-8°, avec les scholies de Cæsarius. *Saligniaci,* 1538. *Tiguri,* 1533, 1540, in-4°, avec les commentaires de Gabriel Humelberg, qui a pris soin de la première édition. *Ibidem,* 1581, in-4°, *cum additionibus C. Wolsii. Venetiis,* 1547, in-folio, *cum Celso, Marcello, Scribonio et aliis. Basileæ,* 1550, in-8°, avec les notes de George Pictorius. *Lipsiæ,* 1654, in-8°, *cum Sexto Placito, Marcello et Constantino,* par les soins d'Augustin Rivinus. *Amstelodami,* 1662, in-8°, *cum emendationibus, prolegomenis et notis Roberti Heuchenii,* sous ce titre : *De medicina præcepta saluberrima, carmine heroico conscripta. Patavii,* 1722, in-8°, *cum Celso. Leidæ,* 1731, in-4°, *curante P. Burmanno, cum Cæsarii, Pictorii, C. Wolfii, R. Constantini et R. Keuchenii notis.*

Ce médecin est fort superstitieux dans les remèdes qu'il propose, et en particulier dans celui qu'il indique pour la guérison de la fièvre hémitritée. Il consiste à écrire le mot ABRACADABRA sur du papier, et à répéter cette écriture en diminuant toujours la dernière lettre jusqu'à ce qu'on vienne à la première, en sorte que cela fasse comme un cône :

Inscribas chartæ quod dicitur *abracadabra,*
Sæpius et subter repetas, sed detrahe summæ,
Et magis atque magis desint elementa figuris
Singula, quæ semper rapies et cætera figes,
Donec in angustum redigatur littera conum.
His lino nexis collum redimire memento.

```
A B R A C A D A B R A
 A B R A C A D A B R
  A B R A C A D A B
   A B R A C A D A
    A B R A C A D
     A B R A C A
      A B R A C
       A B R A
        A B R
         A B
          A
```

Il fallait porter le papier où cette figure était tracée pendu au cou avec un fil de lin ; sortes d'amulettes à qui il ne manquait que d'avoir les vertus que la superstition leur attribuait. Les Juifs se sont anciennement servi du mot ABRACALAN écrit de la même façon pour guérir la même espèce de fièvre.

Après Jésus-Christ 230. — CÆLIUS AURELIANUS, médecin à peu près contemporain de Galien, était attaché à la secte méthodique. Il a écrit en latin, et, à son style, qui est à demi barbare, difficile à comprendre, rude et embrouillé, on est porté à croire qu'il est né en Afrique ; mais le titre de ses ouvrages ne laisse aucun doute sur sa patrie, puisqu'il est appelé Cælius Aurelianus Sicciensis, et qu'on sait d'ailleurs que Sicca était une ville de Numidie. Quelques auteurs l'ont nommé Lucius Cælius Arianus, au lieu d'Aurelianus, comme s'il eût été d'Aria ou d'Ariana, province d'Asie ; c'est en particulier le sentiment d'Adrien Jonghe, mais le plus grand nombre des savants s'en tient au premier nom. — Quoique Cælius Aurelianus se soit donné pour traducteur de Soranus, il n'a cependant point rendu scrupuleusement en latin ce que ce médecin avait écrit en grec ; car il en parle souvent comme d'un tiers. Un tel, dit il, est de cet avis, mais Soranus est d'un avis contraire : c'est ordinairement celui qu'il suit par préférence à tout autre sentiment, et jamais il ne manque de témoigner l'estime qu'il fait de l'auteur qu'il a pris pour guide. On sait d'ailleurs que Cælius doit être si peu regardé comme un simple copiste des ouvrages d'autrui, qu'il cite lui-même plusieurs écrits de sa façon, et entre autres un Livre des lettres grecques, adressées à un nommé Prétextatus, dans lequel il combat l'usage de la bière, médicament purgatif dont Thémison s'était servi. En général, il ne voulait ni pur-

gation, ni saignée dans la cure des maladies ; mais il ordonnait fréquemment l'abstinence de trois jours dans le commencement, la diète dans le reste du temps, ainsi que la gestation et ce qu'on appelait les grandes compositions.

Cælius Aurelianus cite encore un autre ouvrage qu'il avait dédié à un certain Lucrèce, et qui contenait un abrégé de médecine par demandes et par réponses ; des livres de chirurgie, et d'autres sur les fièvres, sur les causes des maladies, sur les remèdes ordinaires, sur la composition des médicaments, sur les maladies des femmes, et enfin sur la conservation de la santé. Il n'y a pas d'apparence que tous ces ouvrages fussent traduits du grec de Soranus. Quoi qu'il en soit, il ne nous est rien resté de la façon de Cælius que les traités dont il fait honneur à Soranus ; et ce sont heureusement les meilleurs de ses ouvrages. Ils renferment la manière de traiter, selon les règles des méthodiques, toutes les maladies qui n'exigent point le secours de la chirurgie. Un autre avantage que l'on en retire, c'est qu'en réfutant les sentiments des plus fameux auteurs de l'antiquité, Cælius nous a conservé des traits de leur pratique qui nous seraient entièrement inconnus, si l'on excepte ce qu'il dit d'Hippocrate, le premier dont il a parlé, et dont il rapporte néanmoins quelques passages qui ne se trouvent point dans ses œuvres, telles que nous les avons. Les auteurs qu'il cite le plus souvent après Hippocrate, sont Dioclès, Praxagore, Héraclide de Tarente, Asclépiade et Thémison, dont il a examiné la pratique avec beaucoup d'exactitude. Il leur joint Hérophile et Erasistrate ; mais il en parle moins souvent, par la raison qu'ils n'ont traité que d'un petit nombre de maladies. Il cite aussi quelquefois Sérapion ; et s'il n'en fait mention que rarement, c'est qu'il regardait Héraclide comme le meilleur auteur de la secte empirique. Après avoir dit que tous les ouvrages de Cælius ne sont pas venus jusqu'à nous, il importe d'ajouter que ceux qui nous restent sont trois livres des maladies aiguës et cinq des maladies chroniques. Ils ont paru sous ces titres : *Celerum vel acutarum passionum Libri tres. Parisiis*, 1529, in-folio, 1533, in-8°. *Lugduni*, 1566, in-8°. — *Chronicon, sive, tardarum passionum Libri quinque. Basileæ*, 1529, in-folio, avec les opuscules d'Oribase.

On les a imprimés ensemble à Venise en 1547, in-folio, avec les *Medici Antiqui*; à Lyon, en 1567, in-8°, avec les notes de Jacques Dalechamp; à Londres, en 1579, in-8°. Mais la meilleure édition est celle intitulée : *Cælii Aureliani Sicciensis, Medici vetusti, sectâ methodici, de morbis acutis et chronicis Libri octo*. Jo. Conradus Amman *recensuit, emaculavit, notulasque adjecit. Accedunt seorsim* Theod. Janff. ab Almeloveen *in Cælium Aurelianum notæ et animadversiones, tam propriæ, quam doctorum virorum, ut et ejusdem Lexicon Cælianum. Amstelodami*, 1709, 1722, 1755, in-4°. *Lausannæ*, 1773, deux volumes in-8°, par les soins de de Haller.

Apr. J.-C. 330. — ANTILLUS ou ANTYLUS, médecin qui est souvent cité par Oribase, par Aëtius, par Paul d'Egine, par Stobbée, par Avicenne et par Rhasis. Il est le même qu'Antilis ou Antiles; et la variété des noms propres sous lesquels on le désigne, ainsi que tant d'autres médecins, ne vient que de la négligence des traducteurs ou des copistes. On trouve dans Aëtius divers fragments tirés des ouvrages d'Antylus, savoir : *De insolatione et arenæ aggestione, ac aliis vaporatoriis fomentis. Quomodo vena secanda est, de magnitudine et figura sectionis. De cucurbitularum usu. De purgatione. Quibus dandum sit veratrum, quibus non chirurgia eversionis palpebrarum.* Oribase dit qu'il a composé plusieurs ouvrages, dans lesquels on trouve beaucoup de choses sur la Gymnastique. Paul lui donne le titre de très-savant en chirurgie.

Apr. J.-C. 337. — ZENON de Chypre, célèbre médecin du quatrième siècle, enseigna à Sardes, où il eut Oribase pour disciple. Il passa de là à Alexandrie, et il continua de se faire de la réputation par le grand nombre d'auditeurs qu'il eut dans sa nouvelle école. — Il y avait eu auparavant d'autres médecins du même nom, comme Zénon, sectateur d'Hérophile dans le premier siècle, qui a écrit sur les médicaments. Galien cite un Zénon de Laodicée, et un autre qui était d'Athènes; on croit que le premier est le même que l'Hérophilien. Galien ajoute que celui-là a composé un petit ouvrage sur les signes des maladies, mais qu'il a été réfuté par Aristoxène, médecin de la secte d'Hérophile.

Biographie médicale. TOM. I.

Apr. J.-C. 360. — ORIBASE, célèbre médecin du quatrième siècle, naquit à Pergame, patrie de Galien, et non point à Sardes, comme on l'a conjecturé, de ce qu'il avait demeuré dans cette ville. Il fut élevé avec Magnus et Ionicus à l'école de Zénon de Chypre, qui, à ce que l'on croit, enseignait alors à Sardes, mais qui passa ensuite à Alexandrie, où il fut considéré comme un des plus fameux professeurs. Eunapius, qui entendait fort bien la médecine, et qui est apparemment le même à qui les quatre livres *De Euporistis* sont adressés, représente Oribase comme l'homme le plus savant de son temps, le plus habile dans sa profession et le plus aimable dans la société. Il en parle aussi comme d'un personnage extrêmement considéré, et dont le crédit eut assez d'influence pour contribuer à l'élévation de Julien sur le trône des empereurs. Ce prince lui en sut tant de gré, qu'il le nomma à la questure de Constantinople; mais il n'agit point en cela uniquement par reconnaissance, il y fut encore porté par la grande confiance qu'il avait en lui, ainsi qu'il paraît d'une de ses lettres. Après la mort de Julien, arrivée en 363, la fortune d'Oribase changea bien de face. Ce médecin tomba en disgrâce, sous les empereurs suivants, par l'envie de ses ennemis. On poussa la persécution jusqu'à le dépouiller de tous ses biens; mais Valentinien II y mit le comble, en le bannissant de l'empire et le livrant entre les mains des barbares. Oribase soutint ce revers avec beaucoup de grandeur d'âme : son courage et son savoir lui méritèrent l'amour et le respect des peuples chez qui il avait été exilé; il les surprit même tellement par les grandes cures qu'il fit au milieu d'eux, qu'ils l'adorèrent comme le dieu tutélaire de leur nation. La conduite des barbares fit du bruit dans l'empire; on ne put s'empêcher de l'admirer et de reconnaître enfin qu'Oribase ne devait ce traitement qu'à la supériorité de son mérite. Il revint en grâce et fut rappelé de son exil; Dans le temps qu'Eunapius écrivait son histoire, c'est-à-dire, environ l'an 400, il jouissait même d'une réputation et d'une fortune éclatante. Cet écrivain, qui tenait un rang honorable parmi les médecins les plus célèbres du règne de Valentinien, de Valens et de Gratien, parle toujours avantageusement d'Oribase. Sa profession lui donnait le moyen d'en apprécier le mérite, et son âge celui de connaître le fond des choses et d'en

6

juger mûrement , puisqu'il était alors parvenu à sa quarante-neuvième année.

La médecine n'était déjà plus traitée, du temps de notre auteur, comme elle l'avait été anciennement. On s'attachait moins alors aux signes et aux descriptions des maladies , qu'au détail des secours de toute espèce qu'on croyait propres à les guérir. Mais comment était-il possible de bien appliquer les remèdes , sans avoir une connaissance parfaite des signes et des causes qui seule peut en régler l'administration ? Oribase sentit toute l'inconséquence d'un pareil procédé ; et pour remédier aux abus qu'avait introduits cette méthode d'étudier la médecine, il conçut le projet de tracer un meilleur chemin dans ses *Collections*. Ce fut d'après l'ordre de l'empereur Julien qu'il les écrivit en grec : elles sont en soixante-dix livres, selon Photius, et en soixante-douze , au rapport de Suidas. Il compila cet ouvrage non-seulement de Galien, mais encore de tous les médecins qui avaient précédé ce dernier, et il y ajouta tout ce qu'il avait appris par sa propre expérience. De tous ces livres, il ne reste que les quinze premiers , et deux autres qui traitent de l'anatomie ; ceux-ci sont comptés le vingt-quatrième et le vingt-cinquième de la collection, par le traducteur Rasarius. Les derniers ont paru sous ces différents titres : *Collectaneorum artis medicæ liber, quo totius humani corporis sectio explicatur, ex Galeni commentariis. Parisiis*, 1556, *in-8. Joanne Baptista Rasario interprete. Basileæ*, 1557, *in-8. — Oribasii anatomia ex libris Galeni. Parisiis*, 1556, *in-8 ,* en grec. *Lugduni Batavorum* , 1735 , *in-4 ,* en grec, avec la version latine de Rasarius et les notes de Guillaume Dundass qui a procuré cette édition. Oribase fit un abrégé de sa grande collection à l'usage de son fils Eusthatius. Il est en neuf livres, et il a paru sous ce titre : *Synopseos ad Eusthatium filium libri novem, quibus tota medicina in compendium redacta continetur. Joanne Baptista Rasario interprete. Venetiis*, 1554-1571 , *in-8. Parisiis*, 1555, *in-8. Basileæ*, 1557, *in-8.*

Oribase écrivit , outre cela, quatre livres sur les remèdes et un sur les maladies qu'il adressa à Eunapius , son ami. Ils sont intitulés : *Euporiston , hoc est, paratu facilium libri tres. Medicaminum compositorum et trochiscorum confectio. Medicinæ compendii liber unus. Curationum a capite ad pedes liber unus. Ex interpretatione anonymi. Basileæ* , 1529 , *in-folio. Venetiis*, 1558, *in-8.*

Photius parle encore de deux autres pièces qui subsistaient de son temps. L'une consistait en quatre et l'autre en sept livres , qui étaient purement un abrégé des ouvrages de Galien, et que le rédacteur avait dédiés à l'empereur Julien. Paul fait aussi mention de cet abrégé ; mais il est perdu de même que quelques autres traités dont parle Suidas. Il n'en reste rien qu'un petit nombre de recettes citées par Aëtius.

Les commentaires sur les aphorismes d'Hippocrate , mis au jour par Gonthier d'Andernach , comme étant d'Oribase, sont supposés. C'est au moins la pensée de Gesner et du baron de Haller. On les a donnés sous ce titre : *Commentaria in aphorismos Hippocratis hactenus non visa, Joannis Guintherii Andernaci industria velut e profundissimis tenebris eruta, et nunc primum in medicinæ studiosorum utilitatem edita. Parisiis* , 1533, *in-8. Basileæ*, 1535, *in-8. Patavii*, 1658, *in-12.*

Passons maintenant à la notice des ouvrages d'Oribase, dont Photius et Suidas font mention.

I. Quatre livres des commentaires sur la médecine tirés des écrits de Galien, par ordre de l'empereur Julien l'apostat, à qui ils sont dédiés. Oribase en fait mention lui-même, dans la préface de son *Synopsis* ; mais il y a long-temps qu'ils sont perdus ; on ne croit pas même qu'ils aient jamais été publiés.

II. Son *Synopsis* compilé de Galien et d'autres médecins , par ordre de Julien qui avait agréé le premier ouvrage. Il ne nous reste de cette compilation , qui était selon Suidas en soixante-douze livres, que les quinze premiers, le vingt-quatrième et le vingt-cinquième. Les uns et les autres ont été traduits en latin , par Jean-Baptiste Rasarius, médecin de Novarre, avec la préface d'Oribase à l'empereur Julien , et c'est d'eux qu'est composé le second tome des *Opera omnia* imprimés à Bâle en 1757. *in-8 ,* sous le titre de *Collectorum ad imperatorem Julianum Cæsarem Augustum libri* XVII, *qui ex magno septuaginta librorum volumine ad nostram ætatem soli pervenerunt.*

III. Le *Synopsis* des soixante-douze livres précédents, écrit après la mort de Julien , adressé à Eusthatius et divisé en neuf livres. Cet ouvrage, qui existe en entier, a été traduit par Rasarius, ainsi qu'on l'a déjà dit.

IV. *Euporista*, ou remèdes faciles à préparer, en quatre livres. Cet ouvrage est dédié à Eunapius, ou, comme on lit dans quelques manuscrits, à Eugenius. Ce dernier sentiment est celui de Photius ; on lit cependant Eunapius dans les manuscrits dont les traducteurs latins se sont servis. Ces quatre livres ont été mis en latin par un anonyme, ainsi qu'on l'a remarqué ci-devant ; et Jean Sichard les a publiés, avec Cælius Aurelianus sur les maladies chroniques, à Bâle en 1529, in-folio et non pas in-8°, comme on le dit dans le *Lindenius renovatus* de Merck-lein. Le même ouvrage fut traduit derechef par Rasarius, avec le reste des écrits connus d'Oribase, et imprimé à Bâle, 1557, in-8°, en trois tomes, ainsi que dans les *Medici principes* de Henri Etienne, Paris, 1567, in-folio. Il y a une ancienne traduction manuscrite latine des ouvrages d'Oribase, fort différente de celle qu'on a mise au jour, tant par rapport à l'ordre des livres qu'aux matières qui y sont traitées ; et c'est celle-là qui se trouvait dans la bibliothèque de René Moreau, à ce que dit Labbe dans sa *Bibliotheca nova manuscriptorum*, page 214. Il y a encore un abrégé des écrits d'Oribase fait par un certain Théophanes, à l'ordre de l'empereur Constantin Porphyrogenète qui mourut en 959, après un règne de quarante-huit ans. Cet ouvrage est en grec, se trouve en manuscrit dans la bibliothèque impériale de Vienne.

Antoine Cocchi a publié à Florence, en 1754, in-folio, un livre *De fracturarum signis*, de la façon de Soranus, avec deux livres d'Oribase, qui traitent *De fractis et de luxatis*. Il les a tirés d'un ancien manuscrit de la bibliothèque de Florence. Vidus Vidius a traduit en latin un autre livre *De machinamentis*, de même qu'un livre *De laqueis*, qui ont paru dans la neuvième édition de Galien chez les Juntes, et parmi les écrivains en chirurgie, à Zurich, 1555, in-folio. Ce sont-là les faibles preuves que nous avons de l'attention d'Oribase à traiter de la chirurgie instrumentale et de celle qui demande l'opération de la main ; encore est-il douteux si ces livres sont réellement de lui. Freind ne semble pas le croire, au moins quant aux deux derniers. — Ce médecin anglais remarque que la diction d'Oribase est extrêmement variée, et que de là il arrive qu'un endroit de cet auteur jette souvent de la lumière sur un autre. Mais ce qui nous est plus avantageux encore, c'est qu'il y a quantité d'endroits, tant dans la médecine que dans l'anatomie de Galien, qui seraient inintelligibles, si l'auteur qui fait le sujet de cet article ne s'était donné la peine de les éclaircir. Oribase était, en tout sens, un homme de génie et d'expérience ; Freind ajoute même que si nous nous donnons la peine de parcourir les ouvrages de ce médecin, ce qui n'a vraisemblablement été fait par aucun de ceux qui se sont mêlés d'en juger, nous y trouverons des règles de pratique très-raisonnées dans un grand nombre de cas. On y trouve d'abord divers fragments des anciens qu'on chercherait inutilement ailleurs. Tels sont ceux tirés des écrits d'Archigène, d'Hérodote, qui étaient en réputation parmi les médecins attachés à la secte pneumatique ; tels sont encore des extraits appartenant à Possidonius et à Antyllus. Le premier de ces auteurs est cité honorablement par Galien, et le second a composé plusieurs livres, dans lesquels il a semé différentes choses touchant l'art gymnastique, dont Oribase a profité. Celui-ci ne s'est point borné à de pareilles recherches ; il a parlé de plusieurs médicaments que ses prédécesseurs n'avaient point décrits. Il vante encore l'utilité des scarifications dans la cure des maladies, et il dit en avoir tiré le plus grand parti dans la suppression des règles, dans les fluxions sur les yeux, dans la céphalalgie, dans la difficulté de respirer, et même chez les vieillards. Il ajoute qu'il employa ce remède avec succès durant le règne d'une peste qui ravageait l'Asie, et qu'en étant atteint, il se fit scarifier la jambe jusqu'à perdre deux livres de sang, ce qui le rétablit en santé, ainsi que plusieurs autres à qui il conseilla la même opération. Il est à peine fait mention de cette manière de tirer le sang, avant Oribase. Les scarifications dont il parle sont différentes de celles que l'on pratique à l'aide des ventouses ; celles-ci n'ont été mises en usage que par les médecins arabes, au lieu que notre auteur faisait de profondes incisions à la peau, sans autre préliminaire. Galien a dit quelque chose de cette pratique ; il semble même qu'il s'en servait pour remplacer la saignée : mais apparemment que ces scarifications n'étaient plus du goût des contemporains et des prédécesseurs immédiats d'Oribase, puisqu'il a passé pour en avoir rappelé le souvenir.

— Ce médecin est le premier qui fasse mention d'une espèce de mélancolie qui faisait que ceux qui en étaient atteints sortaient pendant la nuit de leur maison, imitaient les loups de toute façon, et rodaient autour des tombeaux, jusqu'au jour. Donat ab Altomari et Pierre Forest rapportent des histoires de pareilles maladies.

La matière médicale fut aussi l'objet des recherches d'Oribase. On a déjà dit qu'il avait donné la description de plusieurs médicaments nouveaux; mais à cela près, il suivit aveuglément Galien, dans cette partie de l'art de guérir comme dans l'anatomie, et pour cette raison il en a été appelé le Singe. On voit assez qu'il ne se mit pas fort en peine d'éclaircir les ouvrages de ceux qui avaient traité de la matière médicale, et qu'il se persuada, à notre désavantage, que la connaissance qu'il avait des drogues dont les anciens s'étaient servis passerait à nous avec la même facilité qu'elle était parvenue jusqu'à lui. C'est à cette raison qu'on doit généralement attribuer les difficultés qui se rencontrent si souvent dans la lecture des auteurs qui ont parlé des plantes, des médicaments et même de la pratique de ceux qui les ont devancés. — Quant aux recherches anatomiques d'Oribase, on ne trouve rien qui le distingue, sinon la description des glandes salivaires. C'est la seule découverte que les historiens lui attribuent et dont Galien n'a point parlé.

Apr. J.-C. 364. — VINDICIANUS, médecin grec, était de la secte méthodique. Il est appelé le grand médecin de son siècle par saint Augustin, et il prend lui-même le titre de comte des archiatres de l'empereur Valentinien Ier. Je ne sais s'il occupa le même office sous Valentinien II, qui fut proclamé empereur peu de jours après la mort de son père, en novembre 375, à l'âge de quatre à cinq ans; il est au moins certain qu'il ne perdit rien de sa réputation sous le règne de ce jeune prince. Théodore Priscien étudia sous Vindicianus, et ne manqua pas d'adopter les principes de la secte à laquelle son maître était attaché. Si l'on en croit le docteur Freind, ces deux médecins étaient presque les seuls qui tinssent encore pour le parti des méthodistes; car toutes les sectes avaient tellement perdu leur crédit depuis la mort de Galien, qu'il n'en était même plus question dans l'école d'Alexandrie,

si célèbre dans les siècles suivants. Galien avait établi la secte dogmatique sur des principes si évidents, qu'elle domina sur les autres et les éteignit peu à peu ; quoique, à dire vrai, le dogmatisme ne fût pas proprement une secte qui eût ses opinions particulières, mais le recueil des maximes les plus certaines que les chefs des autres sectes avaient proposées à leurs partisans. — On n'a rien de Vindicianus que des fragments d'un ouvrage qu'il a écrit en vers touchant la médecine, et une lettre sur cette science, qui se trouve dans les *Medici antiqui*, page 86 de l'édition de Venise en 1547, *in-folio.*

Apr. J.-C. 379. — THEODORUS PRISCIANUS, disciple de Vindicianus, vécut dans le quatrième siècle, sous l'empire de Gratien et de Valentinien II, et suivit, comme son maître, le parti des médecins méthodiques. Astruc, page 161 du quatrième volume de son Traité des maladies des femmes, ne le croit point aussi ancien ; il pense qu'on doit le rapporter au huitième ou neuvième siècle : mais, suivant le docteur Freind, le médecin du nom de Theodorus ou Theodocus qui vécut vers la fin du septième siècle, était un célèbre professeur, probablement d'Alexandrie, différent de celui dont nous parlons. — Théodore Priscien était à Constantinople lorsqu'il écrivit ses ouvrages en grec, à la persuasion d'Olympius son collègue; mais étant venu à Rome, il traduisit en latin les quatre livres que nous avons de lui. Le premier est intitulé : *Logicus de curationibus omnium morborum corporis humani.* Il contient rien moins que des raisonnements philosophiques; tout au contraire, l'auteur se déchaîne, dans sa préface, contre les médecins-philosophes ou raisonneurs. Si la médecine, dit-il, était exercée par des gens sans étude, qui n'eussent eu d'autre maître que la nature, qui ne connussent point la philosophie, on serait exposé à des maladies plus légères, et on userait de remèdes beaucoup plus simples. Mais, poursuit-il, on a négligé la manière la plus naturelle de traiter la médecine. Cet art est à la disposition de certaines gens, qui font consister toute leur gloire à écrire avec politesse, et à contredire, avec esprit, tous ceux qui ne sont pas de leur sentiment. Le reste de cette pièce est un tissu d'imprécations contre l'abus qu'il vient de censurer, et il se déclare si ouvertement pour l'empirisme, qu'on le prendrait pour un des partisans de cette secte, si l'on ne savait combien il était attaché à la méthodique. Mais on doit se rappeler que les médecins méthodiques eux-mêmes sont allés beaucoup plus loin que les empiriques, dans l'entreprise qu'ils ont faite d'abréger et de faciliter l'étude de la médecine. Au reste, on ne voit pas d'où vient à cet ouvrage le titre de *Logicus* qu'on a substitué dans l'édition d'Aldus à celui d'Euphoriston, ou Des remèdes faciles à trouver et à préparer, qu'il porte dans l'édition de Bâle de 1532, in-4°. — Priscien a dédié cet ouvrage à son frère Timothée. C'est encore à lui qu'il a adressé le second, où il traite des maladies aiguës et chroniques. Ce livre est intitulé *Logicus* dans l'édition de Bâle, et ce titre paraît lui convenir, parce qu'il est plein de raisonnements. Dans l'édition d'Aldus le même livre est intitulé : — *Oxyoris, seu de acutis et chronicis passionibus.* — Le troisième porte ce titre : — *Gynæcia, seu de mulierum accidentibus et curis eorumdem.* Il est dédié à une femme qui a différents noms dans les différentes éditions. Elle est appelée Victoria dans celles d'Aldus et de Strasbourg, et Salvina dans celle de Bâle. — Le quatrième est intitulé : — *De physica scientia experimentorum.* Il est adressé à un des fils de l'auteur qui s'appelait Eusèbe. Le commencement de cet ouvrage n'a point de rapport avec le titre. Il n'y est point question de physique ; c'est une compilation de médicaments ou de spécifiques empiriques, dont quelques-uns sont même superstitieux. Priscien revient sur la fin à la physique, dont il agite quelques questions, telles que la nature de la semence, celle de quelques parties du corps et quelques-unes des fonctions animales ; le tout d'une manière barbare. — Le style de ce médecin a beaucoup de rapport avec celui de Cælius Aurelianus ; ce qui a donné lieu de conjecturer qu'il était Africain ainsi que ce dernier. La première édition de ses ouvrages s'est faite à Strasbourg en 1532, in-folio ; il y est nommé Quintus Horatianus et il y porte le titre d'*Archiater* : mais cette édition est pleine de fautes, comme l'a remarqué Reinesius qui a expliqué plusieurs endroits de cet auteur dans ses Leçons. La seconde édition se fit la même année à Bâle, sous le nom de Theodorus Priscianus, mais le quatrième livre ne s'y trouve pas. En 1544, on publia à Strasbourg une troisième édition in-folio. Enfin, Aldus et ses fils en donnèrent une quatrième en 1547, dans laquelle ils réunirent les œuvres de Priscien à celles de tous les anciens médecins qui ont écrit en latin. Il ne porte point le titre d'*Archiater* dans cette édition. Le livre qui traite des maladies des femmes a été inséré dans le Recueil que Spachius a publié sur cette matière. — Les bibliographes citent un ouvrage intitulé : *Diæta, quibus vel salubriter utendum, vel cautius abstinendum sit.* Il a paru à Strasbourg en 1544, in-folio ; à Hall, en Saxe, en 1632, in-8°, avec les notes de Schreiner. On l'a attribué à un ancien médecin, nommé Théodore, que Reinesius croit être le même que Théodore Priscien.

Apr. J.-C. 379. — SEXTUS, surnommé l'EMPIRIQUE, médecin que Le Clerc compte entre ceux du trente-huitième ou trente-neuvième siècle, est mis par Freind dans le second de salut, sous l'empire d'Antonine-le-Pieux. Il étudia, dit Le Clerc, sous Hérodote de Tarse, et fut maître de Saturninus Cythenas. C'est tout ce qu'on sait de la personne de ce médecin, mais on connaît mieux ses ouvrages qui sont passés jusqu'à nous. Ils consistent en dix livres, où il dispute contre toutes les sciences, et en trois autres qui contiennent les sentiments des pyrrhoniens. Celui intitulé : *Sexti Placiti,* ou, comme d'autres veulent, *Platonici, de medicina animalium, bestiarum, pecorum et avium liber,* parut à Nuremberg en 1538, in-8° ; à Zurich, en 1539, in-4° ; à Bâle, en 1539, in-4°, avec les notes de Gabriel Humelberg. Quelques auteurs l'attribuent à Sextus de Chéronée, philosophe platonicien, neveu de Plutarque et précepteur de Marc-Aurèle qui parvint à l'empire, avec Lucius Vérus, l'an 161 de salut. Mais bien d'autres ne sont pas de ce sentiment, car ils donnent ce livre à Sextus l'Empirique. Ils prétendent que c'est Suidas qui a fait cette équivoque, et qui l'a poussée au point de dire que Sextus de Chéronée avait eu un Hérodote pour précepteur. On ne peut cependant s'y méprendre, quand on fait attention que cet Hérodote était de Philadelphie ; et que le maître de Sextus l'Empirique était de Tarse. — Les ouvrages de ce dernier Sextus ont paru en grec et en latin à Genève en 1621, in-fol. ; la version est de Gentianus Harvetus. Il y a encore une édition de Leipsick,

1718, in-folio, de la version de Henri
Etienne, avec des notes. C'est Jean-Albert Fabricius qui en a procuré l'impression. On a mis en français : *Les hypotyposes ou institutions pyrrhoniennes de
Sextus l'Empirique*, avec des notes : le
Catalogue de la bibliothèque de feu
M. Falconet cite une édition de 1735,
in-12.

Apr. J.-C. 379 *et suiv.*—NEMESIUS,
philosophe qui se fit chrétien, vécut sur
la fin du quatrième siècle ou au commencement du cinquième, et devint, dit-on,
évêque d'Emèse, lieu de sa naissance
dans la Phénicie. Il nous reste de lui un
Livre de la nature de l'homme, qui se
trouve en grec et en latin dans la bibliothèque des Pères, et qui a été imprimé
séparément sous ce titre : *De natura hominis liber. Lugduni*, 1538, in-8°, de
la traduction de George Valla. *Antverpiæ*, 1565, 1584, in-8°, en grec, avec la
version latine de Nicolas Ellebodius.
Oxonii, 1671, in-8°. En anglais, Londres, 1636, in-8°. — Le docteur Freind
n'est pas d'accord avec l'éditeur d'Oxford sur les découvertes anatomiques de
Nemesius. Cet éditeur lui en attribue
deux bien importantes, dont l'une surtout tient le premier rang parmi toutes
celles qui ont contribué aux progrès de
la médecine. La première concerne la
bile. Cette humeur, suivant notre philosophe, n'existe pas dans le corps pour
elle seulement ; ses usages sont fort
étendus, car elle aide à la digestion des
aliments et elle facilite la déjection des
excréments. D'ailleurs, en qualité et à
l'imitation des facultés vitales, elle communique au corps une espèce de chaleur.
Telles sont les raisons par lesquelles elle
semble faite par rapport à elle-même ;
mais comme elle sert encore à nettoyer
le sang, elle paraît aussi être faite par
rapport à ce fluide. Voilà, dit l'éditeur
d'Oxford, tout le système moderne de la
bile assez clairement exposé; système
que Sylvius de le Boë s'est vanté d'avoir
produit. On convient que les principes
du dernier sont à peu près les mêmes
que ceux de Nemesius; mais ne pourraiton pas dire, d'après le baron de Haller,
que si cette théorie de la bile est de quelque utilité dans la médecine, c'est moins
à Nemesius qu'il faut accorder l'honneur
de l'invention, qu'à Galien, dont il a
copié la Physiologie? — Il est maintenant question d'un point beaucoup plus
important. L'éditeur d'Oxford prétend

que le philosophe d'Emèse a connu la
circulation du sang, et qu'il est vraiment
l'auteur de cette découverte dont la démonstration a tant illustré le dernier
siècle. C'est par le passage suivant qu'il
s'efforce de prouver son assertion. Le
mouvement du pouls, dit Nemesius, naît
du cœur et particulièrement du ventricule gauche de ce viscère. Par une suite
constante de l'ordre et de l'harmonie,
l'artère est dilatée et resserrée avec violence : dans la dilatation, elle attire des
veines voisines la partie la plus ténue
du sang, dont les exhalaisons servent à
l'entretien des esprits vitaux. Dans sa
contraction, l'artère répand dans tout le
corps, par des passages secrets, toutes les
exhalaisons qu'elle contient; en sorte
que tout ce qui est fuligineux est chassé
par le cœur dans l'expiration, soit par la
bouche, soit par le nez. Ainsi parle Nemesius. Si c'est là-dessus que l'éditeur
d'Oxford lui attribue l'importante découverte de la circulation, Hippocrate et
Galien pourraient la revendiquer à de
plus justes titres; car tout ce qu'on peut
conclure de ce passage, ainsi que de
l'autre où il s'agit du foie, c'est que Nemesius n'avait aucune idée de la manière
dont se fait la circulation.

Apr. J.-C. 379. — MARCEL, surnommé l'EMPIRIQUE, était de Bordeaux. Il fut maître des offices sous
Théodose et Arcadius, et vécut jusqu'au
règne de Théodose-le-Jeune, qui monta
sur le trône des empereurs d'Orient en
408. Il ne paraît pas que Marcel ait fait
une étude particulière de la médecine ;
mais il se mêlait de cette profession comme tant d'autres sans la trop savoir. La
Collection, qu'il compila d'après les
médecins tant anciens que ses contemporains, et surtout d'après Scribonius
Largus qu'il a copié en entier sans le
nommer, est écrite d'un style barbare.
Elle contient un grand nombre de recettes et de formules pour toutes les maladies du corps humain; mais on y remarque plus de superstition que de jugement.
Ce compilateur a même adopté les remèdes les plus ridicules, qu'il a rapportés
sur des ouï-dire, ou sur les effets que les
gens de la campagne et le petit peuple
prétendaient en avoir tirés. Cette dépravation de goût était le vice dominant de
son siècle, et la suite de la décadence des
sciences et des beaux-arts dans l'Occident. Tel que soit l'ouvrage de Marcel,
il a passé jusqu'à nous. Il fut imprimé

sous ce titre : — *De medicamentis empiricis physicis et rationalibus liber a Jano Cornario versus*, *Basileæ*, 1536, 1567, in-fol., avec la tétrabile d'Aëtius, *Venetiis*, 1547. in-fol., avec les *Medici antiqui*. *Lutetiæ*, 1565, in-fol., avec les *Medici principes* recueillis par Henri Étienne. Le dessein de Marcel, en formant cette compilation qu'il dédia à ses enfants, fut de leur donner des moyens de se guérir par des remèdes simples et faciles. Il leur conseille cependant de ne point négliger les remèdes plus composés quand il en est besoin, de s'adresser pour cela aux médecins les plus habiles, et de ne rien faire sans leurs avis. — Il y a lieu de s'étonner que Marcel, qui était chrétien, ait débité sérieusement des choses vaines et ridicules, des prestiges et des rêveries : témoin le conseil qu'il donne à ceux à qui il est entré de petites pailles dans les yeux. Il veut qu'en ouvrant l'œil avec trois doigts de la main gauche sans anneau, on crache trois fois, en disant autant de fois, *rica*, *rica*, *soro*. Mais pour ne laisser rien à désirer sur le contenu d'un ouvrage où l'on trouve plusieurs autres choses également ridicules, il reste à dire qu'il est orné d'une lettre, en forme de préface, que Marcel adresse à ses enfants, à la suite de laquelle on en trouve quelques autres de différents médecins. Il y en a deux d'Hippocrate, une de Largius Designatianus, une de Pline, deux de Celse, et une assez curieuse de Vindicien. Celle de ce dernier, qui prend le titre d'*Archiatrorum comes*, est adressée à l'empereur Valentinien.

Apr. J.-C. 440. — PSYCHRESTUS (Jacques), célèbre médecin du cinquième siècle, était natif d'Alexandrie et originaire de Damas. Il fit de grands progrès en philosophie et en médecine sous Hesychius le père, que le désir d'apprendre avait fait voyager pendant long-temps. Instruit par cet habile maître, il se distingua bientôt dans sa profession ; il s'y acquit même tant de gloire, qu'il surpassa tous ses contemporains et qu'il égala les plus renommés d'entre les anciens. Il passa pour un homme divin aux yeux de la multitude ; jamais on ne vit de médecin qui s'attirât plus de confiance par le succès de ses cures et qui la méritât davantage par la certitude de son pronostic. On disait communément que l'âme d'Esculape avait été transportée dans son corps. Léon de Thrace, qui parvint au trône des empereurs d'Orient en 457, le nomma son premier médecin et le combla de présents ; il poussa même si loin l'estime qu'il fit de son mérite, qu'à la prière du peuple, il ordonna de lui élever une statue près du bain de Zeuxippe que Sévère avait bâti. Les Athéniens honorèrent aussi la mémoire de Psychrestus par plusieurs monuments publics.

Ce médecin ne pensait pas à plusieurs égards comme les anciens Grecs. Il se servait fréquemment de lavements et de suppositoires, mais il n'aimait pas la saignée, et il employait rarement le fer et le feu dans les maladies chirurgicales.

Apr. J.-C. 543. — AËTIUS vint au monde à Amide, ville de Mésopotamie, sur le Tigre. Il étudia la médecine à Alexandrie, où il la pratiqua ensuite avec beaucoup de succès. René Moreau se trompe quand il fait vivre ce médecin en 350 ; mais il paraît assez qu'il n'a adopté ce sentiment, que parce qu'il l'a confondu avec le second Aëtius, ainsi qu'a fait Albanus Torinus, qui a mis les ouvrages de l'Amidéen sous le nom de celui d'Antioche. Ces ouvrages prouvent évidemment que leur auteur n'y a travaillé que vers la fin du cinquième siècle ou le commencement du sixième ; car il y fait mention, non-seulement de Cyrille, patriarche d'Alexandrie, qui mourut en 444, mais encore de Pierre, médecin de l'un des Théodoric, roi des Goths, dont le premier du nom mourut en 451, et le second régna depuis 452 jusqu'en 565. Il cite aussi Jacques Psychrestus, premier médecin de Léon de Thrace, empereur d'Orient, qui parvint au trône en 457 et mourut en 474. Voilà assez de dates pour fixer le temps auquel Aëtius l'Amidéen a vécu.

Les ouvrages de ce médecin ne permettent pas de douter de son savoir. Il s'est appliqué à recueillir tout ce qu'il y avait de mieux dans les auteurs qui l'ont précédé ; il a même donné divers fragments de l'antiquité qu'on ne trouve point ailleurs. Mais ce qui relève davantage son mérite, c'est qu'il a parlé de plusieurs maladies nouvelles, qu'il a dit bien des choses touchant les maux qui attaquent les yeux, et qu'il s'est fort étendu sur les médicaments externes. Il a composé presque un livre entier sur les emplâtres. En général, il aimait beaucoup les remèdes topiques, et il ne raisonne pas mal sur les vertus de plusieurs. On peut cependant lui reprocher

de s'être quelquefois égaré dans ses raisonnements, et d'avoir entassé les formules les unes sur les autres. Dans le second livre, par exemple, il rapporte
tout ce qu'Oribase a écrit sur les vertus
des médicaments simples. Il s'attache
encore à donner les recettes de ces remèdes spécifiques, que l'on vendait
comme des secrets de la plus grande importance. Mais il paraît qu'il en a agi
ainsi, moins pour vanter la supériorité
de ces remèdes, que pour se moquer de
leurs auteurs, et faire voir l'excès auquel
la crédulité des hommes était montée à
cet égard. Nicostrate exigeait deux talents pour prix de son antidote contre la
colique, à qui il avait donné le nom d'I-
sotliéon ou de présent de Dieu. Or, la
moindre évaluation du talent chez les
anciens, est celle du petit, que certains
auteurs fixent à environ deux mille six
cents livres, monnaie de France.

Aétius avait la plus haute opinion du
cautère, soit actuel, soit potentiel ; il
comptait même si fort sur ses effets, qu'il
en multipliait singulièrement le nombre
dans la cure de l'asthme invétéré, de la
phthisie et de l'empyème. Il l'appliquait
souvent sur les os, comme sur le sternum, à la nuque, à la clavicule, aux
pariétaux, etc., et il désigne rarement les
parties charnues, quoique les plus propres à cette opération. Ce médecin a
fait des remarques sur les charmes et
les amulettes, qui étaient tant en vogue
chez les Égyptiens ; aucun médecin
grec, attaché au christianisme, n'en
avait parlé avant lui. Quant à l'anatomie, on peut dire qu'il l'a entièrement négligée, car à peine en trouve-
t-on quelques vestiges dans ses ouvrages. Il n'en est pas de même de la
chirurgie, sur laquelle il a écrit d'excellentes choses. Comme il a exercé
cet art par lui-même, il nous a laissé
des réflexions sur chaque opération, si
l'on en excepte celles qui ont rapport
aux luxations et aux fractures. A tous
égards, Aétius est plus étendu qu'Oribase ; et Photius a remarqué qu'il ne s'é-
tait point seulement attaché aux auteurs
que celui-ci avait copiés dans ses collections, mais qu'il avait encore pris
tout ce qu'il avait rencontré de plus intéressant dans la thérapeutique de Galien, dans Archigène, dans Rufus,
Dioscoride, Soranus, Philagrius, Phi-
lomenus, Posidonius, et dans quelques
autres, dont les noms se trouvent avec
éloge dans l'histoire de la médecine.

Les écrits d'Aétius sont divisés en quatre
tétrabibles, chaque tétrabible en quatre
discours, et chaque discours en plusieurs
chapitres ; mais cette division ne paraît
pas avoir été faite par lui-même. Celle
qu'on vient de faire remarquer, est l'ouvrage de quelque copiste ; car la manière, dont l'auteur se cite lui-même,
et dont il est cité par Photius, est relative à la suite numérique des livres qui
étaient alors au nombre de seize, c'est-
à-dire que chaque discours faisait un livre. Il n'y a que les huit premiers qui
eussent été imprimés en grec ; l'édition
est de Venise 1534, in-folio, chez Aldus
et Asulanus. Les huit autres livres sont
demeurés en manuscrit, et se trouvent
dans la Bibliothèque impériale de Vienne.
—Les versions latines se sont multipliées
par les éditions dont voici la notice.

*Contractæ ex veteribus medicinæ te-
trabiblos, hoc est, quaternio, sive libri
universales quatuor singuli quatuor sermones complectentes : ut sint in summa quatuor sermones quaterniones, id
est sermones XVI. Ex interpretatione
Jani Cornarii, sine anno et loco,* in-fol.
—Il n'y a que les livres VIII, compris XIII,
qui soient de la version de Cornarius,
dans cette édition ; mais dans celle de
Bâle, de 1542, ce médecin a traduit les
livres restants.

*Basileæ ex versione Joannis-Baptistæ
Montani,* 1535, in-fol. — Les sept premiers livres et les trois derniers sont de
la version de Monti, les autres sont trad.
par Cornarius. — *Basileæ,* 1542, in-fol.
— *Venetiis,* 1543, in-8°. — *Basileæ,*
1549, in-fol. — *Lugduni,* 1549, in-fol.
— *Lugduni,* 1560, quatre vol. in-12.
— Les notes de Hugues Soleriis, qu'on a
ajoutées aux dernières éditions, ne sont
pas de grande importance. — *Parisiis,*
1567, in-fol., parmi les *Medicæ artis
principes.*

Apr. J.-C. 560. — ALEXANDRE
DE TRALLES, savant médecin et philosophe, fut ainsi nommé, parce qu'il
était natif de Tralles, ville fameuse de la
Lydie, où la pureté de la langue grecque
s'était conservée mieux que partout ailleurs. Les auteurs ne s'accordent point
sur le temps auquel il a vécu ; les uns
disent dans le quatrième siècle, vers
l'an 360 ; les autres dans le cinquième,
en 413, mais il y a plus d'apparence
qu'il florissait dans le sixième, environ
l'an 560, sous l'empire de Justinien Ier,
dit le Grand. La première preuve se

tire des ouvrages mêmes d'Alexandre ; il y cite Ælius, qui n'a écrit que vers la fin du cinquième siècle, et peut-être au commencement du sixième. Le témoignage d'Agathias, célèbre historien grec, qui commença d'écrire en 565, est cependant plus décisif. Cet auteur parle avantageusement d'Alexandre et de ses quatre frères dans le passage suivant : « Anthemius le Trallien a ad-» mirablement réussi à faire des ma-» chines, son frère Métrodore a été un » célèbre grammairien, et Olympius un » excellent jurisconsulte. Diodore a en-» seigné la médecine aux Tralliens et » Alexandre s'est établi à Rome, où il a » vécu avec honneur. »

Le père d'Alexandre se nommait Étienne, et comme il était médecin lui-même, nous pouvons conjecturer qu'il ne négligea rien pour l'instruction de son fils, dont il dirigea les études jusqu'à sa mort. Les progrès qu'Alexandre avait faits, étaient déjà grands; mais pour ne point s'arrêter dans une aussi belle carrière, il alla en faire de plus grands sous un autre médecin, dont le fils portait le nom de Cosmas. Ce fut à la prière de celui-ci qu'Alexandre composa l'ouvrage que nous avons de lui. Dès qu'il fut sorti de cette école, il voyagea dans les Gaules, en Espagne et en Italie ; il s'arrêta enfin à Rome, où il acquit la plus brillante réputation. Elle était telle, que non-seulement il passait dans cette capitale pour un très-habile homme dans sa profession, mais qu'on venait le consulter des contrées les plus éloignées. A Rome et ailleurs, il n'était connu que sous le nom d'Alexandre le médecin; titre qui dut d'autant plus le flatter, qu'il le devait moins au caprice du peuple ou au succès de quelques cures opérées par le hasard, qu'à son savoir et à ses lumières. Egalement estimable par les qualités du cœur, il sut allier la science avec la modestie ; plein de bonté et de douceur envers ceux qui avaient recours à lui, il mérita tout à la fois leur amitié et leur confiance. Mais la réputation dont il a joui ne s'est pas bornée à son siècle ; elle a passé jusqu'au nôtre. C'est rendre justice à ce médecin, que de le regarder comme le seul auteur de l'âge qui a précédé la décadence des lettres, qui se soit fait un plan avant que d'écrire, et qu'on puisse appeler un écrivain original. Il y a tant d'ordre, de clarté et d'exactitude dans ses ouvrages, qu'on peut le considérer, avec Aretéus, comme le meilleur auteur en médecine qui ait paru parmi les Grecs depuis le temps d'Hippocrate. Il commence par les maladies de la tête, d'où il descend à celles de toutes les parties du corps, qu'il parcourt dans leur ordre naturel. Son style est simple, mais il rend les choses avec autant de force que de grâce. Son exactitude se remarque particulièrement dans ce qu'il a dit des signes diagnostiques, surtout lorsqu'il fait voir la différence entre deux maladies qui paraissent assez semblables, comme la pleurésie et l'inflammation du foie, la pierre et la colique, etc. Il en distingue les différentes nuances avec une sagacité singulière. Quant à sa manière de traiter les maladies, elle est ordinairement raisonnée et salutaire. Point d'opiniâtreté dans ses sentiments; il embrassait volontiers ceux des autres, quand ils lui paraissaient mieux fondés que les siens. Mais aussi point d'attachement servile aux opinions d'autrui ; car tout grand partisan qu'il ait été des médecins qui l'ont précédé, il n'a pas balancé de dire nettement sa pensée et de contredire la leur. Il n'est pas toujours d'accord avec Galien, dont la doctrine lui paraît trop embrouillée ; cependant, s'il s'éloigne si souvent de lui, c'est moins par envie de le critiquer, que par amour pour la vérité.

Alexandre est fort exact dans ce qu'il dit sur les vertus des médicaments, sur le temps et la manière d'en faire usage. Aucun médecin avant lui n'a aussi bien parlé des purgatifs. Il est le premier qui ait fait remarquer le danger de ceux qui sont trop violents, et qui ait fait voir que dans la cure des maladies chroniques, il faut toujours préférer les évacuations modérées et répétées, à celles qui se font avec précipitation et abondance. Il n'est cependant point sans défauts, quand il traite de la matière médicale. Polipharmaque à l'excès, il a grossi ses ouvrages d'une infinité de recettes; il s'est même trop attaché à vanter ses antidotes et ses grandes compositions, qui ont été si long-temps du goût des médecins. En général, il est fort étendu et fort crédule sur la matière des médicaments; il pousse même la crédulité jusqu'à la superstition, surtout à l'égard des amulettes et des enchantements, auxquels il paraît attribuer beaucoup de vertus. Il a fait mention de quelques recettes de cette nature contre la fièvre, la pierre, la goutte et la gravelle. On l'accuse encore de s'être attaché à la magie, et d'avoir tiré bien des choses des écrits d'Osthanès, un des plus fameux magiciens de la Perse. Mais si on lui passe ses écarts, qui étaient fondés sur les erreurs courantes de son siècle, on doit convenir que sa méthode est toujours conforme aux circonstances des maladies, et que toutes les fois qu'il entreprend de raisonner sur la pratique, il le fait d'une manière admirable. — C'est à ce raisonnement qu'on doit une découverte bien importante dans la cure des maladies chroniques. Il est le premier qui ait fait usage du fer en substance et qui l'ait donné intérieurement. Aucun auteur avant lui n'a fait mention de ce métal, sinon en parlant de l'eau ou du vin dans lesquels on l'éteignait après l'avoir rougi au feu, ou de l'application extérieure qu'on en faisait pour la cure des ulcères. Il est vrai que l'histoire de Melampe d'Argos, qu'on dit avoir conseillé à Iphiclus l'usage de la rouille de fer, est de plus ancienne date; mais Daniel Le Clerc jette des doutes assez vraisemblables sur sa réalité. Au reste, si ce fait est vrai, il ne paraît pas avoir influé sur la pratique des médecins qui sont antérieurs à Alexandre. C'est encore à lui qu'on doit l'idée de pratiquer la saignée de la jugulaire; il la fit pour suppléer à celle des ranines qu'il n'avait pu exécuter. — Il paraît que ce médecin n'a écrit que dans un âge avancé et lorsqu'il avait beaucoup d'expérience; sur quoi on remarque, avec étonnement, qu'il n'a traité d'aucune maladie du sexe, lui qui avait été dans le cas de faire beaucoup d'observations à cet égard. Il n'a aussi rien écrit sur la chirurgie qui soit passé jusqu'à nous; on prétend cependant qu'il a composé quelques livres sur les maladies des yeux et sur les fractures, mais ces ouvrages sont perdus. Ceux qui nous restent de cet auteur ont été différentes fois imprimés.

En grec, Paris, 1548, in-folio, chez Etienne, avec les corrections de Jacques Goupil. — Une vieille et barbare traduction, que Fabricius dit avoir été faite sur quelque version arabe. Elle est intitulée: *Alexandri Iatros practica cum expositione glossæ interlinearis Jacobi de partibus et Simonis Januensis. Lugduni*, 1504, in-4°. *Papiæ*, 1512, in-8°. *Taurini*, 1520, in-8°. *Venetiis*, 1522, in-folio. — Albanus Torinus remit les ouvrages d'Alexandre en meilleur latin, mais il ne travailla pas sur le grec; il ne fit que retoucher la vieille traduction,

dont on vient de donner le titre. Celui de l'édition donnée par Albanus porte: — *De singularum corporis partium ab hominis coronide adusque imum calcaneum vitiis, ægritudinibus et injuriis, libri quinque. Basileæ*, 1533, in-folio. Ce traducteur ne s'est point borné à mettre les ouvrages d'Alexandre en meilleur ordre, il a encore écrit un commentaire sur tous les livres de ce médecin, qui a parut à Bâle, en 1541, in-folio.— Jean Gonthier d'Andernac a fait mieux qu'Albanus; il a travaillé sur le grec, et sa version latine a été différentes fois imprimée. *Argentorati*, 1549, in-8°. *Lugduni*, 1560, in-12. Ib. 1575, in-12 *cum Joannis Molinæi annotationibus. Ibidem*, 1576, in-16. *Parisiis*, 1567, *in-folio*, avec les *Medicæ artis principes*. — Il y a un petit traité sur les vers, que Mercuriali attribue à Alexandre et que celui-ci a dédié à son ami Théodore. Il fut publié sous ce titre: — *Epistola de lumbricis ex antiquo codice Vaticanæ bibliothecæ. Venetiis*, 1570, in-8°. *Francofurti*, 1584, in-8°. L'auteur y distingue trois sortes de vers. On ne trouve point cette pièce dans les éditions des ouvrages d'Alexandre; c'est dans celles des écrits de Mercuriali qu'il faut la chercher. — Samuel Colin a mis en français le Traité de la goutte d'Alexandre Trallien, et l'a fait imprimer à Poitiers, en 1556, avec les œuvres de Guainer. Edouard Milward a donné en anglais un abrégé des ouvrages du même Alexandre; Londres, 1734, in-8°. Il y suit l'auteur dans l'ordre des chapitres, et s'attache à faire voir ce qu'il a dit de nouveau ou de remarquable. Cet abréviateur avait promis une belle édition de tout Trallien, mais elle n'a point paru.

Apr. J.-C. 610. — PROTOSPATARIUS ou PROTO - SPATHARIUS (Théophile), anatomiste grec, que Fabricius met sous l'empire d'Héraclius au commencement du septième siècle, vécut plus tard selon Freind; le baron de Haller le renvoie même au douzième siècle. Il était certainement chrétien. D'anciens manuscrits insinuent qu'il était moine; mais la suite de cet article fera voir que c'est mal à propos qu'on l'a fait passer pour tel. — Théophile a composé cinq livres de la structure du corps humain, dans lesquels il a fait entrer un excellent abrégé de l'ouvrage de Galien sur l'usage des parties. On trouve dans ces livres bien des choses qui ne se rencontrent point dans les écrits des médecins antérieurs à notre auteur. Suivant lui, la première paire des nerfs, qui des ventricules antérieurs du cerveau va s'épanouir sur la membrane pituitaire, est l'organe immédiat de l'odorat. Il dit encore qu'il y a deux muscles employés à fermer la paupière; les modernes les ont réduits à un seul qu'ils appellent orbiculaire. Le muscle releveur de la paupière ne lui était pas inconnu, non plus que la substance de la langue, qu'il dit musculeuse. Il parle d'un ligament très-fort et très-serré qui unit les vertèbres et qui est commun à toutes leurs articulations. Il est probable qu'il n'ignorait pas que la substance des testicules est vasculaire; car il fait mention d'un nombre prodigieux de vaisseaux aussi déliés que des cheveux, qu'il dit être dispersés dans le tissu glanduleux de ces parties. — Les livres de Théophile ont été publiés, en Grec, à Paris, 1555, in-8°, et on les trouve en grec et en latin, à la fin du douzième vol. de la bibliothèque grecque de Fabricius. Il y aurait une édition de Paris plus ancienne que celle de 1555, s'il était vrai qu'on en eût publié une autre, en grec, dans cette ville, l'an 1540, ainsi que Douglas l'a dit; mais il y a apparence qu'il s'est trompé : car Van der Linden et Fabricius nous apprennent que l'édition de Paris de 1540 n'est qu'une traduction latine de Junius-Paulus Crassus de Padoue. Van der Linden l'annonce sous ce titre : *In Galeni de usu partium libros epitome, quam de corporis humani fabrica inscripsit.* Cette traduction, qui est imprimée in-16, avait déjà paru à Venise, en 1536, in-8°; à Bâle, en 1539, in-4°; et depuis elle fut publiée dans la dernière ville en 1581, in-4°, avec les ouvrages de quelques anciens médecins grecs.

Théophile a aussi donné des commentaires sur les aphorismes d'Hippocrate, et un traité des urines et des excréments en dix-sept chapitres. On y reconnaît facilement un homme instruit, plein de la lecture d'Hippocrate, et surtout des aphorismes de ce grand maître qu'il cite souvent et fort à propos. Dans le traité des urines, il paraît ne répéter que ce qu'ont dit avant lui Galien et d'autres médecins anciens. François Morel donna une édition grecque et latine de ce Traité, qu'il publia en 1608, in-fol., d'après un manuscrit de la Bibliothèque du roi de France. On avait déjà imprimé cet ouvrage à Venise en 1483, 1493 et 1523; à Bâle en 1553, avec un commentaire d'Albanus Torinus, à Paris en 1567, in-folio, avec le Traité du pouls de Philarète. Il y a encore des éditions de Leyde grecques et latines de 1703, ainsi que de 1731, in-8°, avec les notes de Théophile Guidot, médecin de Bath en Angleterre.

Feu M. Chomel, docteur régent de la Faculté de médecine de Paris, à qui je dois beaucoup d'éclaircissements sur les matières contenues dans ce Dictionnaire, parle ainsi de Théophile dans son *Essai sur l'Histoire de la médecine en France.* « Il est plus intéressant de connaître » Théophile, surnommé Proto-Spatha-» rius, c'est-à-dire chef des porte-lances » ou hallebardiers, préfet du prétoire ou » capitaine des gardes de l'empereur. » Cet auteur a écrit en grec fort correc-» tement. Il parlait d'après Hippocrate, » Galien, et un autre médecin qu'il ap-» pelait Magnus, et pour lequel il paraît » qu'il avait beaucoup d'estime. Il est » prouvé par son *Traité de la structure* » *du corps humain,* qu'il était chrétien, » puisque avant de parler de la struc-» ture du poumon, il invoque Jésus-» Christ, seul vrai Dieu, par qui tout est » fait et sans lequel rien n'est fait. Dans » le livre iv, chapitre xvi, en parlant de » l'œil, lumière du corps : *Ainsi,* dit-il, » *que parle dans les Saints-Evangiles,* » *Jésus-Christ notre vrai Dieu.* » La qualité de capitaine des gardes contredit ouvertement le sentiment de ceux qui de Théophile font un moine. Mais ne pourrait-on pas objecter qu'elle ne s'accorde guère avec l'application qu'il a donnée à l'étude des médecins, dont il a profité pour la composition de ses ouvrages ? Il y a trop d'exemples d'auteurs en médecine qui ne furent jamais médecins, qui font tomber cette objection, pour qu'on ne l'apprécie pas à ce qu'elle vaut. D'ailleurs, comme l'érudition et le goût de l'étude sont de tous les états, rien n'implique qu'un homme de guerre ait employé le loisir de la paix à écrire sur une science qui intéresse toutes les conditions.

Apr. J.-C. 622. — AARON ou AHRON, médecin natif d'Alexandrie, vécut vers l'an 22 du septième siècle, sous le règne de l'empereur Héraclius. Les auteurs grecs ne lui furent point inconnus; il en tira parti lorsqu'il se mit à écrire un ouvrage de médecine qu'il divisa en trente traités, sous le nom de

Pandectæ. Cet ouvrage, qui est en langue syriaque, n'a point fait à Aaron tout l'honneur qu'il aurait pu se procurer en imitant ses originaux. Il ne s'étend point assez sur les matières importantes dont les médecins grecs ont si bien parlé ; Haly Abbas lui reproche même d'avoir dit si peu de chose sur la chirurgie et sur la conservation de la santé par le régime, qu'on est en droit de l'accuser de négligence à cet égard. — La plupart des traités de médecine qui ont paru en syriaque, avant celui d'Aaron, ont pareillement été tirés des ouvrages des auteurs grecs ; on remarque même que ce ne fut qu'au moyen des livres écrits en langue syriaque que la doctrine de ces auteurs passa chez les Arabes. Ceux-ci auraient sans doute fait plus de progrès dans leur art, s'ils n'eussent consulté que les maîtres de l'ancienne école ; mais comme il est tout apparent que la plupart de leurs écrivains ignoraient la langue grecque, ils eurent recours aux traductions syriaques pour faire connaître les ouvrages des Grecs à leur nation. Tel fut le sort des Pandectes d'Aaron, que Maserjawaih mit en arabe vers l'an 683. — Aaron est communément regardé comme le plus ancien auteur qui ait écrit de la petite-vérole. Cette maladie, qui a été inconnue aux médecins grecs, prit naissance en Egypte, le pays du monde le plus propre à produire des maladies cutanées et contagieuses. Elle s'y fixa aussi long-temps que ses habitants ne la portèrent point aux étrangers ; mais comme elle ne s'y manifesta jamais d'une manière plus sensible et plus frappante que sous le règne d'Omar Ier, qui se rendit maître de toute l'Egypte haute et basse en 640, cela a donné lieu aux écrivains de dire qu'elle parut alors dans ce pays pour la première fois. Ce fut en Egypte que les Arabes prirent la petite-vérole ; ils en étudièrent le caractère et la marche avec d'autant plus de soin, qu'ils n'avaient point tardé à s'apercevoir combien cette maladie est contagieuse. En effet, elle les suivit dans leurs conquêtes. Les Sarrasins, vainqueurs de l'Egypte, traînèrent partout la petite-vérole après eux, et comme, en moins de trente ans, ils s'emparèrent de la Syrie, de la Palestine, de la Perse, de la Lycie et de la Cilicie, ils y portèrent ce fléau avec la terreur de leurs armes. Au commencement du huitième siècle, cette maladie désolait déjà les provinces maritimes de l'Afrique où les Arabes avaient poussé leurs conquê-

tes ; peu de temps après elle passa avec ce peuple guerrier en Espagne, et de là elle se répandit par toute l'Europe dont les habitants la portèrent au Nouveau-Monde.

L'ancienneté de la petite-vérole a donné matière à la dispute. Plusieurs médecins se sont obstinés à voir des traces de cette maladie dans les œuvres d'Hippocrate ; d'autres ont prétendu qu'on en trouve au moins dans les écrits des anciens Grecs et Romains. Fracastor, Zacutus de Lisbonne, Pierre Forest ont soutenu ce dernier sentiment. Jean-Godefroid Hahn, médecin de Breslau, qui se déclara partisan de ces opinions, publia, en 1733, un volume in-4°, sous ce titre : *Variolarum antiquitates nunc primum e Græcis erutæ.* Il y soutient que le charbon, connu des Grecs sous le nom d'anthrax (*carbo, carbunculus* des Latins), n'est autre chose que la petite-vérole. On remarque de l'érudition dans cet ouvrage, mais point assez de solidité dans les preuves. C'est ainsi que le docteur Paul-Gottlieb Werlhof en jugea, lorsqu'il fit imprimer, en 1735, à Hanovre, une dissertation intitulée : *Disquisitio medica et philologica de variolis et anthracibus.* Il y prouve clairement que les passages tirés d'Hippocrate et de quelques autres médecins grecs, touchant le charbon, ne peuvent s'entendre d'un bouton de petite-vérole, qui est une affection bien différente. Mais pendant que les raisons de Werlhof paraissaient sans réplique aux personnes impartiales, Hahn revint sur la scène et soutint son opinion avec plus de chaleur que jamais, dans un écrit publié à Breslau, en 1736, sous le titre de *Carbo pestilens a carbunculis seu variolis veterum distinctus.* Cette réplique n'a apporté aucun changement à la façon de penser la plus générale. On a continué de croire, avec Martin Lister et Richard Mead, que si l'école grecque avait eu quelque connaissance de la petite-vérole, elle n'aurait pas manqué de nous en transmettre clairement la description. Les histoires des maladies, qu'on trouve dans les écrits des anciens maîtres de l'art, ne sont point équivoques ; elles sont détaillées avec tant de précision, que nous admirons encore aujourd'hui l'exactitude avec laquelle ils ont rendu tout ce qui peut les caractériser. Le grand talent de ces médecins était de peindre d'après nature ce qu'ils observaient de plus remarquable dans le cours des maladies.

Apr. J.-C. 634. — PAUL D'EGINE, ainsi nommé parce qu'il était natif de cette île, aujourd'hui Engia dans la Grèce, fut un des plus célèbres médecins de son temps ; il est même encore respecté des modernes, qui ont beaucoup puisé dans ses ouvrages. Il vécut, selon Réné Moreau, environ l'an 380, ou, comme d'autres veulent, en 420, sous l'empire d'Honorius et de Théodose-le-Jeune ; mais Freind ne le place que dans le septième siècle, et se range du sentiment d'Herbelot qui met Paul sous le règne d'Heraclius et dans le temps des conquêtes d'Omar, second calife des musulmans, mort l'an 25 de l'Hégyre, ou 645 du salut. On dit que ce médecin parcourut toute la Grèce, qu'il voyagea même en d'autres pays, pour y faire des observations sur son art. Comme il avait étudié à Alexandrie avant la prise de cette ville par Amrou, il y copia une partie des ouvrages d'Alexandre Trallien qui fut son auteur favori, et dont il emprunta jusqu'aux expressions. Au retour de ses voyages, il fit un abrégé des œuvres de Galien, et composa quelques autres traités qui lui appartiennent. A la tête d'un de ces traités, on trouve deux vers grecs, dont on a donné cette traduction latine :

> Pauli laborem nosce, qui plurimas
> Terras obivi, Ægina natus patria.

Les éditions les plus connues des ouvrages de Paul sont les suivantes : *Salubria de sanitate tuenda præcepta, Guillelmo Copo Basiliensi interprete. Argentorati*, 1511, in-8°. *Noribergæ*, 1525, in-8°. *Argentorati*, 1538, in-4°, avec les explications de Sébastien Austrius. — *De re medica libri septem.* En grec. *Venetiis*, 1528, in-folio. *Basileæ*, 1538, in-folio, avec la préface de Jérôme Gemusæus qui fit quelques corrections au texte de cette édition et mit au bas plusieurs notes. En latin, *Basileæ*, 1532, in-folio, *ex versione Albani Torini.* Le sixième livre manque à cette édition. *Parisiis*, 1532, in folio, *ex Joannis Guntherii Andernaci versione, adjectis ejusdem annotationibus in singulos libros. Basileæ*, 1534, in-4°, *ex versione Albani Torini.* On a joint le sixième livre à cette édition. *Coloniæ*, 1534, in-folio, *ex versione Joannis Guntherii. Coloniæ*, 1546, in-folio, *ex ejusdem versione à Remberto Dodonæo recognita. Basileæ*, 1546, in-8°, *ex versione Torini. Lugduni* 1551, in-8°, *ex versione Guntherii, additis notis Jacobi Goupylii.*

Basileæ, 1555, in-8°, *ex versione Torini. Basileæ* 1556, in-folio, *ex interpretatione Jani Cornarii, adjunctis castigationibus. Lugduni*, 1563, in-8°, *cum notis Goupylii, ex versione Guntherii. Parisiis*, 1567, in-folio, *ex interpretatione Cornarii, cum artis medicæ principibus. Lugduni*, 1589, in-8°, *cum notis Goupylii et scholis Dalechampii.* Il y a des bibliographes qui font mention d'une édition grecque de Bâle, en 1551, in-folio, et de deux latines de la même ville, en 1528 et 1539, in-8°. Ils citent encore une édition latine de Strasbourg, de 1542, in-folio, et deux de Venise, de 1542 et de 1553, in-8°, avec les notes de Jacques Goupil et les scholies de Jean-Baptiste Camotius. *De crisi et diebus criticis, eorumque signis. Basileæ*, 1529, in-8°, avec le livre *De urinis* de la façon d'Actuarius. — *Pharmaca simplicia ex libro* vii *Pauli Ægineti, Othone Brunsfelsio interprete. Argentorati*, 1531, in-8°.

Paul fut en grande considération parmi les médecins arabes qui l'appelèrent Bulos al Ægianithi. Ils ne s'en tinrent point au jugement d'autrui sur ses ouvrages ; ils voulurent en décider par eux-mêmes, et ce fut Honani, fils d'Isaac, qui les traduisit en leur langue. Comme sa version comprend neuf livres, on ne sait si l'exemplaire grec, sur lequel il a travaillé, contenait deux livres de plus que nous n'avons, ou s'il n'y avait de différence que dans la division de l'ouvrage. Ce dernier sentiment est celui de Fabricius, qui prétend que les neuf livres d'Honani ne contenaient que les sept que nous possédons, mais que ce médecin arabe divisa le sixième et le septième qui sont assez longs, chacun en deux portions, c'est ce qui a donné les deux livres surnuméraires.

Les descriptions de maladies que Paul d'Egine nous a laissées sont courtes et succinctes, mais exactes et entières. Son mérite principal est d'avoir bien connu les maux particuliers aux femmes, et notamment d'avoir écrit en détail sur les accouchements et la conduite des accouchées ; à travers tout ce qu'il a écrit de bon à cet égard, on est fâché de trouver les erreurs qu'il a débitées sur la nécessité de ramener la tête du fœtus à l'orifice de la matrice, quand l'enfant ne présente ni cette partie, ni les pieds. Ce médecin avait tant à cœur la pratique des accouchements, qu'il se fit un devoir d'en instruire les femmes qui voulaient s'y appliquer ; et ce fut pour cette raison que les Arabes le surnommèrent Alkava-beli, Obstetricius, l'accoucheur.

Quant aux opérations de chirurgie, Paul est de tous les anciens celui qui en a le mieux écrit, étant même à certains égards préférable à Celse. Fabrice d'A-quapendente en avait une si haute opinion, qu'il prend partout pour texte la doctrine de Celse et de Paul. Il est étonnant que ce dernier n'ait point été traité aussi favorablement par tout le monde, et qu'il soit un de ces écrivains infortunés à qui l'on n'ait point rendu justice. Si l'on en croit le docteur Freind, il n'a point été estimé ce qu'il valait, et on l'a méprisé long-temps sans l'avoir lu, et parce qu'on ne le lisait pas. Cependant, si l'on examine attentivement le travail de cet auteur, on ne trouve point ce qu'on imagine généralement, que ce ne soit qu'un copiste ; on s'aperçoit, au contraire, qu'il avait mûrement discuté la pratique des anciens et qu'il était fondé en raisons dans ce qu'il a admis ou rejeté. Il n'est même pas toujours de l'avis de Galien, et dans plus d'une occasion, il a le courage de réfuter les sentiments d'Hippocrate. C'est dans son sixième livre, qu'il traite des opérations chirurgicales, et comme il le fait en maître expérimenté, et, pour ainsi dire, *ex professo*, Freind regarde ce livre pour le meilleur corps de chirurgie que l'on eût avant le rétablissement des sciences et des arts. Paul y fait mention de plusieurs opérations et de plusieurs pratiques qui paraissent avoir été ignorées de ses prédécesseurs. Il décrit, avec beaucoup d'exactitude, les différentes espèces de hernies, et il expose avec précision la manière de faire l'incision, dans le cas où l'intestin ne peut être replacé sans y avoir recours. Il n'est pas moins exact au sujet de l'ouverture des artères derrière les oreilles, par une incision transversale, et en parlant de l'application du cautère. De tous les écrivains dont les ouvrages sont parvenus jusqu'à nous, il est un des premiers qui aient décrit la bronchotomie et conseillé l'extirpation du cancer à la mamelle. Au reste, sa chirurgie a été si bien accueillie en France, dans le seizième siècle, qu'elle a été traduite en la langue du pays, par Pierre Tolet, médecin de Lyon, et imprimée en cette ville, l'an 1539.

Apr. J.-C. 680. — MASARDSCHA-WAIH, médecin syrien, juif de religion, se rendit célèbre vers l'an du salut 683, par la version arabe qu'il donna des Pandectes d'Aaron d'Alexandrie, ouvrage écrit en syriaque, divisé en trente livres et principalement tiré des auteurs grecs. Masardschawaih est le premier qui ait traduit en arabe les livres des médecins grecs ; mais ni lui ni les autres interprètes qui l'ont suivi de près ne se sont servis du texte grec, pour leurs traductions ; car ils ont toujours travaillé d'après les versions syriaques, qui sont les plus anciennes qu'on ait faites des écrits des Grecs.

Apr. J.-C. 702. — GEBER, communément appelé l'Arabe, était Grec de nation, suivant Léon l'Africain, qui ajoute qu'il abandonna le christianisme pour se faire mahométan. D'autres disent que Geber naquit à Séville en Espagne, mais qu'il était originaire d'Arabie ; on le fait même d'une naissance distinguée et petit-fils du faux prophète Mahomet, par sa mère. L'abbé Trithème veut que Geber fût un roi des Indes ; mais c'est une fable inventée par les souffleurs qui, dès l'origine de la chimie, ont été en possession de les entasser les unes sur les autres. Cette fable est apparemment fondée sur la signification du mot Geber, qui veut dire un grand homme et un roi. Les sentiments ne sont pas moins divisés sur le temps auquel Geber a vécu, que sur sa patrie. Il florissait dans le neuvième siècle, selon Blancanus ; selon d'autres, dans le huitième et même dans le septième. Cette dernière opinion est la plus suivie.

On dit que Geber excella dans la chimie, et qu'il fut un des premiers réformateurs de cette science. Paracelse, à qui il coûtait tant de louer quelqu'un, l'a appelé le maître des maîtres en cet art. Geber fut aussi bon astronome ; il corrigea plusieurs erreurs dans l'*Almageste* de Ptolomée, et il donna une exposition de son système, que Petreius fit imprimer en 1533. Quelques-uns lui ont encore attribué l'invention de l'algèbre. Cardan l'a mis au nombre des douze plus subtils génies du monde ; c'est beaucoup dire. Le catalogue des ouvrages de Geber, tel qu'on le trouve dans la bibliothèque de Gesner, donne au moins une grande idée de l'étendue de ses connaissances. Boerhaave parle de ces ouvrages avec beaucoup d'estime, dans ses Instituts de chimie ; il dit même qu'il y a admiré plusieurs expériences très-assuréer, que l'on donne aujourd'hui pour nouvelles. En effet, ils contiennent plusieurs choses utiles et curieuses sur la nature, la purification, la fusion et la malléabilité des métaux, avec des histoires excellentes des sels et des eaux fortes. L'exactitude de ses opérations est tout-à-fait surprenante, si l'on en excepte celles qui ont rapport à la pierre philosophale. Les alchimistes ont prétendu que Geber est le premier qui ait travaillé à la recherche d'un remède universel. Ils se sont fondés sur certaines expressions que l'on trouve dans ses ouvrages, et sur elles ils ont décidé qu'il en avait eu connaissance. Telles sont ses paroles : « L'or ainsi préparé guérit la lèpre et toutes sortes de maladies. » Mais il faut observer que, dans son langage, les métaux les plus bas sont les *lépreux*, et l'or est au nombre de ceux qui se *portent bien*. Lors donc qu'il dit : « Je voudrais guérir six lépreux, » il n'entend point autre chose, sinon qu'il voudrait les convertir en or capable de soutenir l'épreuve de l'antimoine. D'ailleurs, comme il n'a jamais été médecin, il est bien apparent qu'il avait plus en vue les opérations de ses fourneaux que celles de la nature, dans la cure des maladies, et qu'ainsi il n'a point voulu parler d'un remède universel.

Golius, professeur des langues orientales en l'université de Leyde, a fait présent des ouvrages de Geber à la bibliothèque de cette académie. Ils sont manuscrits, mais ce savant professeur les a traduits en latin et fait imprimer à Leyde in-folio, et ensuite in-4°, sous le titre de *Lapis philosophorum*. Le célèbre Boerhaave en donne cette notice : *De alchymia vel chymia, aut de investigatione perfectionis metallorum. — De summa perfectionis metallorum. — De claritate alchymiæ. — De lapide philosophico. — De testamento. — De epitaphio. — De invenienda arte auri et argenti.* — Le docteur Shaw y ajoute : *Gebri super artem alchymiæ libri sex;* et ce dernier ouvrage était en manuscrit dans la bibliothèque de Boyle, à qui Elie Ashmole en avait fait présent.

Manget, auteur de la Bibliothèque des écrivains en médecine, donne les titres suivants aux ouvrages de Geber : *Summa perfectionis magisterii in sua natura. Romæ*, in-8°. *Venetiis*, 1542, in-8°. *Gedani*, 1682, in-8°. Cette dernière édition a été corrigée sur un manuscrit du Vatican, et l'on y a joint les figures des vaisseaux et des fourneaux. — *De investigatione perfectionis. Basileæ*, 1561, in-folio, avec quelques traités d'alchimie recueillis par Gratarole. — *Liber fornacum. Basileæ*, 1572, in-8°, dans le recueil de Gratarole. — *De alchymia, traditio summæ perfectionis in duos libros divisa. Liber investigationis magisterii. Argentorati*, 1598, in-8°. Le catalogue de Falconet cite une édition de la même ville, de 1588. — *Chymia, sive traditio summæ perfectionis et investigatio magisterii. Lugduni Batavorum*, 1668, in-12. Gaspar Hornius a corrigé l'ouvrage dans cette édition, qu'il a augmentée d'une pièce sous le titre de *Medulla alchymiæ Gebricæ.—Enarratio methodica trium Gebri medicinarum, in quibus continetur lapidis philosophici vera confectio. Amstelodami*, 1678, in-8°. — Les ouvrages de Geber ont été publiés en anglais à Leyde, en 1668, in-8°. La traduction est de Richard Russel.

Apr. J. -C. 775. — BACHTISHUA (George), médecin indien, était chrétien de religion. Il se distingua dans le huitième siècle, par sa grande application à l'étude et par la connaissance qu'il avait des langues persane et arabe. Sa demeure ordinaire était à Nisabur, capitale de la province de Chorosan. Cette ville a été bâtie, vers l'an 270, par Sapor Ier, roi de Perse, en l'honneur de la reine, son épouse, qui, selon quelques auteurs, était fille de l'empereur Aurélien ; on ajoute que cet empereur envoya à Nisabur quelques médecins grecs en considération de sa fille, et que par leur moyen la science qu'ils professaient se répandit par tout l'Orient. — Almansor II, calife de Bagdad (ville qu'il bâtit sur le Tigre l'an 763 de J.-C.), fit venir Bachtishua à sa cour, pour lui demander des conseils sur la maladie qui mettait ses jours en danger. Ce médecin fut reçu avec tout l'accueil que les malades ne manquent jamais de faire à ceux de qui ils attendent la guérison ; mais l'opinion qu'on avait conçue de lui fut si avantageusement confirmée par le succès de la cure, que le calife lui accorda toute son estime. Ce prince le retint à Bagdad pour travailler à la traduction de quelques livres de médecine ; et comme Bachtishua remplit encore cette commission à son gré, il renchérit sur les honneurs dont il l'avait comblé, il le récompensa même par un présent de dix mille pièces d'or, avant de lui donner la permission de retourner dans son pays.

La médecine était héréditaire dans la famille de Bachtishua, ainsi qu'elle l'avait été autrefois dans celle d'Hippocrate et de quelques autres personnages illustres. On transmettait alors à ses descendants les connaissances particulières qu'on avait acquises; c'était un dépôt qui passait de père en fils, et qui recevait de nouveaux accroissements d'une génération à une autre. La postérité du médecin dont nous parlons a joui de cet avantage; l'art de guérir s'est perfectionné entre les mains de ses enfants, et ses descendants jusqu'à la quatrième génération furent tous d'excellents médecins. Gabriel, son fils, quoique jeune encore, se distingua à la cour du calife Aaron Raschid, successeur d'Almansor. Il y fut appelé au sujet de l'apoplexie qui menaçait d'enlever ce prince à sa famille, et il proposa la saignée comme le remède le plus convenable au caractère de la maladie. Mahomed Alomin, l'aîné des fils du calife, s'y opposa par des raisons qui ne tenaient qu'au préjugé; Bachtishua les combattit par les siennes, et leur solidité fit tant d'impression sur un autre fils du malade, nommé Almamon, que la saignée fut enfin décidée. Ce remède réussit, et détourna avec tant de promptitude le danger qui faisait craindre pour les jours du calife, que ce généreux convalescent nomma son libérateur premier médecin de sa personne, avec un appointement annuel de cent mille drachmes, qui revient à peu près à la somme de quarante mille de nos livres.

Ceux qui voudront être plus instruits de la vie de Gabriel Bachtishua pourront avoir recours à ce qu'en a dit le docteur Freind, à la suite de son histoire de la médecine. La traduction latine qu'il en donne est parfaitement littérale; il l'a faite d'après le manuscrit arabe d'Abi Osbaia, dont Richard Mead était possesseur.

Ap. J.-C. 820.—SÉRAPION (Jean), médecin arabe que René Moreau place vers l'an 742, et Wolfgang Justus vers 1066, est mis à la fin du neuvième siècle par Freind qui assure qu'il a vécu entre Mésué et Rhasès. Il est, de tous les Arabes, celui qui s'est le plus occupé de la connaissance des plantes et des drogues. On voit, à la tête de ses écrits, les noms de soixante-dix-neuf auteurs presque tous de son pays, des lumières desquels il a profité; mais le corps de l'ouvrage est en bonne partie tiré de Dioscoride et de Galien, qu'il a mis tellement à contribution, que son recueil est chargé d'un tas énorme de médicaments. Il a paru sous ce titre : *Practica, dicta breviarium. Liber de simplici Medicina, dictus circa instans. Venetiis,* 1479, 1497, 1503, in-folio, de la version de Gerard de Carmone. — *Ibidem,* 1530, 1550, in-folio, par André Alpagus, qui l'a mis en latin. — *Lugduni,* 1525, in-4º, avec le Trésor des pauvres de Platearius. — *Argentinæ,* 1531, in-folio, avec les opuscules d'Averroës, de Rhazès et de quelques autres médecins, par les soins d'Othon Brunfels.

On attribue à Sérapion un traité *De medicamentis tam simplicibus quam compositis, quæ antidota vocantur.* Il ne paraît pas différer de celui que Nicolas Mutonus a mis en latin, sous ce titre : *De simplicium medicamentorum historia, libri septem, Venetiis,* 1552, in-folio. Mais Freind ne croit pas que Sérapion en soit l'auteur; car il regarde cet ouvrage comme la production d'un médecin plus jeune que l'écrivain arabe. On ne peut finir cet article sans faire remarquer que Sérapion ne traite de la cure des maladies qu'autant que le régime et les médicaments y contribuent, et qu'il n'a rien écrit touchant les opérations chirurgicales : il parle cependant de la lithotomie, et même de la néphrotomie, mais c'est uniquement pour faire observer les inconvénients qui en résultent. On est surpris de voir que ce médecin ait copié Alexandre de Tralles dans plusieurs endroits de son ouvrage; cela fait preuve du soin qu'il prenait de s'instruire par la lecture des bons auteurs, car on sait que ce dernier était peu connu parmi les Arabes.

Apr. J.-C. 835.—THABET-BEN-CORRAH, BEN-HAROUN, AL-SABI-AL-HARRANI, médecin, mathématicien et philosophe, que les Européens appellent Thabet, naquit à Harran, ville de Mésopotamie, en 221 de l'hégire, de l'ère chrétienne 835, et il mourut en 288 des Mahométans, de salut 900. Le calife Motaded fit tant d'estime de ce médecin, qu'il le mit au nombre de ses astrologues, et qu'il se plut à s'entretenir familièrement avec lui. Thabet a traduit les Élémens d'Euclide en sa langue maternelle.

THABET - BEN - SENAN , BEN - THABET , petit-fils du précédent , ne céda rien à son grand-père du côté des sciences. Il fut médecin de l'hôpital de la ville de Bagdad et il écrivit une histoire de son temps, qui s'étend depuis environ l'an 290 de l'hégire, de salut 902, jusqu'en 360 de l'ère mahométane , de J. - C. 970. — Il mourut pendant le cours de cette dernière année.

Après J.-C. 880. — ALCHINDUS (Jacques), médecin arabe, qui, selon quelques auteurs, florissait vers l'an 1145; d'autres le placent avant Avicenne, qui mourut en 1036 , parce que celui-ci a cité dans ses ouvrages des pilules et des trochisques, dont Alchindus passe pour être inventeur. On connaît le goût de ce médecin par rapport à la matière médicale , et toutes les subtilités avec lesquelles il a traité de la composition des médicaments. Avenzoar a condamné ses principes, mais sans faire mention de l'auteur. Rien n'est plus juste que cette censure ; elle tombe sur un système par lequel Alchindus prétendait expliquer et même déterminer les vertus des remèdes , conformément aux règles de l'arithmétique et de la musique. C'est sur les quatre degrés des facultés principales qu'il arrange la composition des médicaments; il veut que leur action soit tellement combinée qu'elle ait un rapport exact, surtout en fait de purgatifs, avec la quantité des humeurs dans toute maladie quelconque. Cardan, qui a témoigné la plus grande estime pour les ouvrages de ce médecin , a placé leur auteur parmi les douze esprits subtils du monde ; il paraît même que le public a jugé avantageusement de ses écrits , puisqu'on en a multiplié les éditions , spécialement du traité où il établit sa nouvelle doctrine sur la combinaison des médicaments. Il est intitulé :

De Medicinarum compositarum gradibus investigandis libellus. Argentorati , 1531, in - folio, avec les Œuvres de Mesué. — *Venetiis*, 1561, 1603, in-folio. — *Patavii*, 1584 , in-8°, avec d'autres ouvrages sur la même matière.

Alchindus a encore écrit : *De temporum mutationibus. De ratione sex quantitatum. De quinque essentiis. De motu diurno. De vegetabilibus. De Theoricâ magicarum artium.* Ce dernier traité

donné sujet à tous les démonographes de parler de lui comme d'un pernicieux magicien. François Pic et Conrad Wimpina se sont attachés, plus que d'autres, à relever les défauts de ce livre, qu'ils ont trouvé contenir beaucoup d'hérésies , de blasphèmes et d'absurdités. Mais Jean Pic ne paraît pas en avoir jugé aussi désavantageusement, puisqu'il a dit qu'il ne connaissait que trois hommes qui eussent effleuré la magie naturelle et permise ; savoir : Alchindus , Roger Bacon et Guillaume, évêque de Paris. On sait que les expériences qui résultent des causes purement physiques ont passé anciennement pour des effets de la magie : et à ce titre, le célèbre Nollet aurait été regardé, il y a quelques siècles , comme le premier magicien de l'univers.

Après J. - C. 880. — RHASÈS ou RASIS, qu'on a encore appelé Albubecar Muhamed , ou , comme d'autres écrivent par corruption, Abubeter, Albubeter et Abubater , était fils de Zacharias , fils d'Arabi ou d'Errasis. Léon l'Africain, qui le nomme Abubachar et Rasi , nous apprend que son père était un marchand de la ville de Ray, en Perse ; il ajoute que le fils étudia la philosophie et la médecine à Bagdad , que de là il passa au Caire et du Caire à Cordoue, où il avait été attiré par les sollicitations d'Almansor, homme puissant , riche et savant.

La ville de Ray avait une académie déjà célèbre , avant la naissance de Rhasès , qu'on fixe environ l'an 240 de l'hégire, c'est-à-dire, 860 du salut. On enseignait la philosophie , la médecine et les beaux-arts dans cette école ; mais il ne paraît pas que Rhasès ait d'abord pris du goût pour les sciences, car il se livra presqu'entièrement à la musique, dont les charmes eurent toujours beaucoup d'ascendant sur l'esprit des Perses. Il touchait à sa vingtième année, lorsqu'il se mit à étudier la philosophie et la médecine, et qu'il en prit la première teinture sous un certain Tabri, qui vivait à Ray, vers l'an 880 de l'ère chrétienne ; et il avait au moins trente ans, lorsqu'il se rendit à Bagdad, pour se perfectionner dans l'une et dans l'autre. Il y fit de si grands progrès, qu'il parvint bientôt à se faire considérer des personnes les plus distinguées de cette ville ; il fut même préféré à tout ce qu'il y avait alors de médecins, pour la direction de son grand hôpital. Il eut ensuite le même emploi à Jondisabur, et fut encore long temps à la tête de l'hôpital de Ray, sa patrie. Au moyen de ces places, il ne manqua pas d'occasions d'étudier la marche de la nature ; il connaissait trop l'importance de l'observation pour ne point s'y attacher, etson goût pour cette partie essentielle de l'art lui mérita le surnom d'*Experimentator*. Infatigable à l'étude, il ne cessait ou de lire ou d'écrire, et comme il fit l'un et l'autre avec plus de fruit que ses contemporains, parce qu'il s'attacha aux ouvrages d'Hippocrate, de Galien, d'Oribase, d'Aétius et de Paul, il fut encore appelé le Galien des Arabes. Mais ce ne fut point seulement par ses nombreux écrits qu'il ressembla au médecin de Pergame, il l'imita aussi par les longs et pénibles voyages qu'il entreprit à son exemple.

Abi Osbaia compte 226 livres écrits par Rhasès. Ce qui nous reste de lui consiste en un ouvrage qu'il intitula Elhavi, ou suivant d'autres, Helchavi, Elchavi, Elkavi, en latin, *Libri continentes* ; en dix livres, dédiés à Almansor; en six livres d'Aphorismes, et en quelques autres traités qui ont paru séparément, ou qui ont été insérés dans les différentes éditions qu'on en a données. Le savoir de ce médecin s'étendait au-delà de la pratique de son art. Il avait une grande connaissance de l'astronomie et de l'alchimie; on prétend même qu'il est le premier qui ait fait mention des procédés chimiques. L'huile de briques et le sublimé corrosif, dont il parle dans ses ouvrages, lui auront sans doute mérité assez de réputation, pour le faire regarder comme inventeur ; mais long-temps avant lui on savait traiter les médicaments par le feu, puisque du temps de Dioscoride, qui vécut dans le premier siècle de salut, on tirait le mercure ou le vif-argent du cinabre par sublimation. Cette remarque ne doit point empêcher de considérer Rhasès, par tout ce qu'il vaut d'ailleurs; car il est avoué de tout le monde que c'est à juste titre qu'il passe pour le chef des médecins arabes, et que c'est d'après lui, sans en excepter Avicenne, que les écrivains de cette nation ont composé leurs ouvrages.

Rhasès parvint à un grand âge. Il avait atteint celui de quatre-vingts ans lorsqu'il perdit la vue, mais il mourut peu de temps après. S'il est vrai qu'il soit né en 860, il vécut au-delà de l'an 940 ;

conséquemment il poussa la vie plus loin qu'en 932, qui est le terme fixé par le docteur Freind. Je ne m'arrêterai point à ce que disent René Moreau et Wolfgang Justus; l'un et l'autre se trompent. Car, quelle apparence que Rhasès, déjà vieux lorsqu'il devint médecin de Moktader Billah, et qui était encore à son service lorsque ce calife fut tué l'an 323 de l'hégire, c'est-à-dire, de salut 934, ne soit mort qu'en 966, comme le dit Moreau, ou en 1070, peut-être en 1085, comme le veut Justus?

Comme notre auteur a écrit tous ses ouvrages en arabe, nous n'en avons que des versions qui sont de plusieurs auteurs. Voici la notice des éditions qu'en donnent les bibliographes :

Continens Rhasis ordinatus et correctus per clarissimum artium et medicinæ doctorem, magistrum Hieronymum Surianum, nunc in Camaldulensi ordine Deo dicatum. Brixiæ, 1486, 2 vol. in-fol. *Venetiis*, 1509, 2 vol. in-folio. Ce traité comprend non-seulement ce qui concerne la pratique de la médecine, mais encore ce qui a rapport à celle de la chirurgie. — *Liber de secretis, qui Aphorismorum appellatur. Bononiæ*, 1489, in-4°. *Basileæ*. 1500, in-8°. — *Opera parva, quibus additus est Constantini monachi Viaticus. Lugduni*, 1510, in-8°. — *Ad Almansorem libri decem. Venetiis*, 1510, in-folio. Les deux premiers livres traitent de la physiologie, le septième de la chirurgie, et les autres de la pratique de la médecine; mais dans le neuvième, l'auteur fait l'énumération de toutes les maladies. — *De ratione curandi pestilentiam ex versione Georgii Vallæ. Parisiis*, 1528, in-4°. George Valla, médecin de Plaisance, a publié sa traduction, en 1498, sous ce titre : *Razæ, cognomento Experimentatoris, de pestilentia liber*. Le même ouvrage avec les deux livres *De victus ratione*, de Psellus, est intitulé : *De pestilentia libellus ex greco in latinum versus. Basileæ*, 1529, in-8°. *Argentinæ*, 1549, in-8°, *ex versione Guntherii Andernaci*, à la suite des ouvrages d'Alexandre de Tralles. *Venetiis*, 1555, 1586, in-8°, *ex versione Nicolai Macchelli Mutinensis*. En français, par Sébastien Colin, Poitiers, 1556. Robert Étienne a donné une édition sous ce titre : *De pestilentia libellus ex Syrorum lingua in græcam translatus, cum Jacobi Goupily in eumdem castigationibus. Lutetiæ*, 1548, in-folio, avec les douze livres d'Alexandre de Tralles. Comme l'édition du célèbre imprimeur Etienne ne présente qu'une traduction grecque, faite d'après une autre de l'arabe en syriaque, le docteur Mead trouve que le traité de Rhasès y a d'autant plus perdu de son mérite, que l'éditeur a retranché bien des choses de son chef, et qu'il en a ajouté plusieurs qui ne se trouvent point dans l'original.

De viribus ciborum et medicinarum simplicium. Argentorati, 1531, in-fol. C'est le 3e des livres adressés à Almansor. — *Opera exquisitiora quibus nihil utilius ad actus practicos extat. Basileæ*, 1544, in-fol. C'est une version compilée d'après celles que Gérard Toletanus, André Vésale et Albanus Torinus ont données de différents morceaux réunis dans ce recueil. — Parmi les traductions du Traité *de Pestilentia*, c'est-à-dire de la petite-vérole, celle du docteur Mead n'est point une des moindres, quoiqu'elle ne soit pas aussi réussie que ce médecin l'aurait voulu. Il écrivit, en 1745, à Boerhaave, pour lui demander si dans la bibliothèque de Leyde, riche en manuscrits arabes, il n'y aurait pas dans cette langue quelque traité particulier de Rhasès sur la petite-vérole, qu'on pût traduire. Boerhaave lui envoya ce qu'il demandait. Malheureusement le manuscrit était rempli de fautes, et il y manquait bien des mots; c'est pourquoi Mead se fit aider dans cette traduction par Salomon Negri, Syrien, natif de Damas, qui connaissait les langues orientales; par J. Gagnier, professeur de langue arabe à Oxford, et par Thomas Hunt, qui enseignait la même langue, ainsi que l'hébraïque, dans les écoles de l'université de cette ville. C'est avec ces secours et ceux de ses lumières qui suppléèrent aux vices du manuscrit, que Méad parvint à publier, en 1747, un traité de la petite-vérole de Rhasès en latin, qu'on trouve dans le recueil des ouvrages du médecin anglais, à la suite de celui qu'il a écrit sur cette maladie. Jusqu'alors c'était la traduction la moins infidèle, et Mead avoue qu'il en aurait donné une meilleure, s'il eût été mieux servi. Les regrets d'un homme qui juge son ouvrage avec tant de modestie, ne firent qu'augmenter ceux des autres médecins. On fit de nouveaux efforts pour déterrer un manuscrit plus correct, et enfin un savant de Londres, Jean Channing, sous les auspices de Charles Yorke, qui lui en a procuré un de la bibliothèque de Leyde,

a publié, en 1766, une superbe édition de ce traité si désiré, en arabe et en latin. L'éditeur a suivi une copie fidèle d'un manuscrit que H. Schultens, professeur de l'université de Leyde, avait fait faire sous ses yeux. Cette copie rétablit l'honneur du médecin arabe; c'est Rhasès pur et vengé des injures du temps, et du tort que lui avaient fait les traducteurs. Ainsi parle M. Paulet, médecin des facultés de Montpellier et de Paris, dans le second tome de son Histoire de la petite-vérole, qu'il finit par un abrégé de la vie de Rhasès, et la traduction française du traité que Channing a fait imprimer à Londres en 1766.

Le *Continens* de Rhasès est principalement tiré d'Aétius et de Paul; l'auteur le donne comme un corps entier de médecine, aussi complet que celui d'Hippocrate qu'il a encore suivi, mais il y manque de l'ordre. Rhasès avait cependant beaucoup d'intelligence, et par rapport à son siècle il était savant, ainsi qu'il paraît de son Traité de la petite-vérole, maladie qui se montra en Égypte en 634. On estime encore le livre de ce médecin sur les maladies des enfants, et c'est peut-être le premier ouvrage qui traite expressément de cette matière. On fait aussi cas de ses remarques sur les bons médecins et les charlatans : mais en louant cet écrivain, on ne peut s'empêcher de remarquer un défaut qui lui est commun avec tous les Arabes ; c'est qu'il est fort court dans les descriptions des maladies, et d'une prolixité étonnante dans l'énumération des remèdes. — Aucun des ouvrages de Rhasès n'eut plus de vogue que le neuvième des livres dédiés à Almansor; ce livre fut même longtemps celui sur lequel roulaient les leçons dans les universités. On voit par la visite de celle de Louvain, publiée le 5 septembre 1617, par ordre des archiducs Albert et Isabelle, que ce livre était expressément recommandé aux professeurs de la faculté de médecine de cette Académie. Il est dit, article cxvi de cette visite : *Tertia (lectio) erit practica, et docebit morbos a capite ad pedes, secundum ordinem quem Rhases habet libro nono ad Halmansorem, præterea de febribus et morbis contagiosis.* Tout ce qui est dit d'ailleurs dans ce règlement sur la matière des leçons publiques, n'annonce point que les médecins grecs aient été en grande estime à Louvain au temps de l'émanation du décret des archiducs; car à l'exception des Aphorismes d'Hippocrate et de l'*Ars parva* de Galien, on ne parle point de ces livres admirables que nous devons aux maîtres de l'école grecque, si préférables en tout aux auteurs arabes, qui n'ont été que leurs copistes. — Mais cet enseignement était celui de presque toutes les universités ; il y régnait un goût dominant pour les Arabes, et en particulier pour Rhasès. Les plus célèbres professeurs de l'Europe ne se contentèrent même point d'expliquer les ouvrages de ce médecin dans les écoles, ils travaillèrent encore à les éclaircir par d'amples commentaires. Tout occupés de ce genre d'étude, ils négligèrent pendant long-temps les auteurs grecs, sans s'apercevoir que Rhasès les avait copiés. Hippocrate, Galien, Paul, Aétius, Oribase étaient peu connus ou suivis dans les écoles qui s'étaient servilement soumises à l'empire des Arabes ; l'enthousiasme, dont on fut épris pour les productions de ceux-ci dura même si long-temps, que ce n'est qu'à la renaissance des lettres, qui ramena l'étude de la langue grecque, qu'on doit rapporter l'époque de la première levée de bouclier contre ces médecins. Les Arabes ne furent cependant point abandonnés de toute part et dans le même temps ; ils tinrent encore le haut bout dans quelques Universités, pendant que les Grecs dominaient dans le plus grand nombre des écoles.

Ce n'est pas que les Arabes ne valussent beaucoup pour la pratique de la médecine, et qu'ils ne méritassent des éloges à plusieurs égards ; il y aurait de l'injustice à condamner généralement les ouvrages et les opinions qu'ils nous ont laissés. Arnauld de Villeneuve pensait bien avantageusement sur le compte de Rhasès. Il avait, selon lui, des notions claires, il jugeait avec circonspection, il opérait avec fermeté, il était d'un mérite éprouvé. Comme il faisait grand cas des sétons, il a presque passé pour en être l'inventeur. Il se servait de ventouses dans l'apoplexie, d'eau froide dans les fièvres continues, et il en faisait boire abondamment à ses malades. Il saignait hardiment dans la petite-vérole et la rougeole, il purgeait beaucoup dans la lèpre, il employait les acides et la diète végétale, comme des moyens préservatifs de la peste, il condamnait tous les remèdes chauds dans la pleurésie. Ces maximes parlent d'autant plus en sa faveur, qu'il était prudent et circonspect. Mais voici un trait qui lui fait beaucoup

d'honneur. Léon l'Africain dit que Rhasès, passant un jour dans les rues de Cordoue, vit le peuple assemblé, demanda la raison de ce concours, et apprit qu'un citoyen qui se promenait était tombé mort. Il s'approcha, et, après avoir examiné cet homme, il se fit promptement apporter des baguettes qu'il distribua à ceux qui l'environnaient, en garda une pour lui et exhorta les assistants à l'imiter. Alors il se mit à frapper le corps immobile du citoyen sur toutes les parties et spécialement sur la plante des pieds ; les autres en firent autant. Le reste de l'assemblée les regardait comme des fous ; mais au bout d'un quart-d'heure, l'homme, qu'on croyait mort, commença à se remuer ; il revint ensuite parfaitement à lui, au milieu des acclamations du peuple qui criait au miracle. Almansor n'eut pas plutôt appris cet événement, qu'il fit venir Rhasès et lui dit en le complimentant : « Je vous con- » naissais pour un excellent médecin, » mais je ne vous croyais pas homme à » ressusciter les morts. » — « J'avoue que » j'entends la médecine, répondit Rhasès, » mais je ne sais pas rendre la vie aux » morts ; c'est l'ouvrage de Dieu. Quant » à ce que je pratiquai dernièrement » avec tant de succès, je ne l'ai trouvé » dans aucun livre de médecine, ni ne le » tiens d'aucun maître ; mais il m'arriva » de faire en compagnie le voyage de » Bagdad en Egypte. En entrant dans les » déserts, quelques Arabes, gens de qua- » lité, se joignirent à nous. Chemin fai- » sant, un d'entre eux se laissa tomber » de son cheval, comme s'il eût été » mort. Un vieillard de notre troupe mit » pied à terre sur-le-champ et coupant » une poignée de verges, il nous en dis- » tribua à tous, et nous commençâmes à » nous exercer sur le prétendu mort, » comme nous fîmes il y a quelques jours » sur le citoyen de cette ville, et avec le » même succès. Tout le mérite de ma » cure se réduit donc à avoir remarqué » que le cas du citoyen était le même » que celui de l'Arabe : quant à l'évé- » nement, c'est un pur hasard. » Ce récit plut à Almansor qui dit avec admiration à Rhasès, que le pays qu'il habitait pouvait se vanter de posséder en lui un Galien : à quoi Rhasès répliqua modestement : « L'expérience vaut mieux que » le médecin. » Ce trait fait voir combien grande était l'estime qu'Almansor faisait de notre auteur ; mais si l'on en croit ce qui est rapporté dans les *Ana-*

lecta d'Hottinger, d'après un certain Ibn Chalicam, Rhasès fut ensuite disgracié. On dit que ce fut à l'occasion d'un livre de chimie qu'il dédia à Almansor, et dont la dédicace lui valut une récompense de cent deniers : comme il ne put exécuter ce qu'il avait promis dans son ouvrage, il fut puni et banni.

Apr. J.-C. 936. — NONUS, médecin grec, vécut sous l'empire de l'un des Constantins, à qui il dédia un ouvrage qu'on a mal à propos attribué à Michel Psellus. Le manuscrit fut trouvé dans la bibliothèque publique d'Ausbourg, par Jérémie Martius, médecin de cette ville, qui le traduisit de grec en latin, et le fit imprimer en ces deux langues. Il a paru sous ce titre : — *De omnium particularium morborum curatione, sic ut febres quoque et tumores præter naturam complectatur, liber. Argentorati*, 1568, in-8°. Ce livre n'est presque rien autre chose qu'une compilation faite d'après les écrits d'Aétius, d'Alexandre et de Paul d'Egine. — Il y a quelque embarras sur le temps auquel Nonus a vécu. Lambecius dit que le Constantin auquel il dédia son ouvrage fut Constantin Porphyrogenète qui mourut en 959. Mais Jérémie Martius prétend que ce livre fut dédié à Constantin, fils de Constantin Ducas et d'Eudoxie, qui refusa de monter sur le trône des empereurs grecs, lorsque Michel Parapinace, son frère, fut déposé en 1077. Je ne sais lequel des deux sentiments doit prévaloir. Lambecius appuie le sien sur la protection que Constantin Porphyrogenète accordait aux gens lettrés, et Martius sur le goût de Ducas pour les lettres qu'il se faisait un plaisir, un honneur même de cultiver. Mais la façon de penser de ces deux empereurs ne paraît avoir fait qu'une sensation momentanée sur les esprits, puisque, au rapport d'Anne Comnène, princesse illustre par son savoir, qui a écrit l'histoire du règne d'Alexis-l'Ancien, son père, depuis l'an 1081 jusque en 1118, l'étude des lettres languit au point de presque s'éteindre dans l'intervalle qui se trouve entre la mort de Porphyrogenète et l'avénement de Ducas à l'empire d'Orient. — Il y a aussi quelque difficulté sur le nom du médecin, dont nous parlons. Si l'on en croit Jean-Albert Fabricius dans sa Bibliothèque grecque, le nom de Nonus est un nom de nombre, c'est-à-dire qu'il fut ainsi appelé, parce qu'il était le neuvième enfant de son père. Cet auteur rapporte plusieurs exemples de ces sortes de dénominations. Freind semble même venir à l'appui de l'opinion de Fabricius ; car il dit qu'on trouve des manuscrits de l'ouvrage du médecin dont il est question, dans la Bibliothèque impériale de Vienne, qui portent le nom de Théophanes, sans qu'il soit parlé de Nonus.

Apr. J.-C. 978. — AVICENNE, médecin mahométan, dont le véritable nom est Abuhali Alhoussain Ebenhali Ebensina, c'est-à-dire Houssain, père d'Hali, fils d'Hali, fils de Sina. De ce dernier mot Ebensina, nous avons fait le nom Avicenna, sous lequel ce médecin est connu aujourd'hui, quoique certains auteurs lui eussent donné celui d'Aboli-Abiscène. Il naquit à Bochara, en Perse, dans la province Transoxane, qui est appelée pays des Usbecks dans les géographies modernes. On met sa naissance à l'an 370 de l'hégire, qui revient à celui de l'ère chrétienne 980 ; ce qui détruit l'erreur de ceux qui se sont imaginés qu'Avicenne avait été disciple d'Averroës à Cordoue et de Rhasès à Alexandrie. — Il employa sa jeunesse à l'étude de la philosophie, et il prit tant de goût pour les mathématiques, qu'à l'âge de seize ans, il possédait Euclide et la plupart des auteurs qui ont écrit sur ces belles sciences. On dit qu'il était grand admirateur de la doctrine d'Aristote, et qu'en particulier il avait une si haute estime des livres que ce philosophe a composés sur la métaphysique, qu'il les apprit par cœur. D'autres assurent, au contraire, que les ayant lus quatre fois, et n'en comprenant pas tous les secrets, il les abandonna. Il avait aussi appris par cœur tout l'Alcoran. C'est à ces premiers progrès qu'Avicenne dut la réputation qui engagea le sultan Cabous à le choisir pour avoir soin de sa bibliothèque. Cette charge lui procura une nouvelle occasion de s'instruire ; il se mit à lire les auteurs qui ont écrit sur la médecine, et il les lut avec tant de fruit, qu'il ne tarda pas à s'apercevoir qu'il pouvait lui-même se mêler de cette profession. Il fut si attaché à cette étude, qu'il passait souvent les nuits pour s'y livrer plus tranquillement ; et c'est ainsi qu'il a trouvé le temps de beaucoup écrire, quoiqu'il ait peu vécu. Mais s'étant retiré à Ispahan sur la fin de sa vie, les délices de cette ville lui firent perdre le goût du travail. Emporté par le torrent de ses passions, il se livra si honteusement à toutes sortes d'excès, qu'on disait de lui que la philosophie n'avait pu lui apprendre à bien vivre, ni la médecine à conserver sa santé. En effet, ses débauches lui causèrent de grandes maladies, dont il mourut à Médine l'an de grâce 1036, des Arabes 428, et le cinquante-sixième de son âge. Son corps fut inhumé dans la ville d'Hamadan. — Avicenne a intitulé ses ouvrages *Canon* ou Règle; et comme ils lui ont mérité la plus haute réputation, on s'attendrait naturellement à y trouver quelque chose qui répondît à la célébrité dont il a joui, mais on n'y voit presque rien que ce qu'il a copié d'après d'autres écrivains. On y remarque même beaucoup de défauts qui lui sont propres; en particulier, il paraît prendre plaisir à multiplier les signes des maladies sans aucune raison; il pose souvent pour principal symptôme ce qui n'est que pur accident et n'a aucune connexion immédiate avec le caractère de la maladie. Il a cependant quelquefois rectifié Galien et même interprété Hippocrate, en les copiant l'un et l'autre; il a décrit plusieurs maladies inconnues aux Grecs, et sa méthode curative est infiniment plus riche que la leur. Il y a parmi ses ouvrages une espèce de Dictionnaire de médicaments simples; et comme il était persuadé de l'importance de les bien connaître, il en avait fait peindre les figures, pour faciliter les démonstrations qu'il en faisait à ses disciples.—Les écrits de ce médecin ont paru sous le titre d'*Opera omnia. Venetiis,* 1484, in-fol.; 1492 in-fol., quatre vol., avec les expositions de Gentilis de Foligni. *Lugduni,* in-fol., quatre volumes, avec les éclaircissements de Jacques de Partibus. Mais ce ne sont pas là toutes les éditions que nous avons; il y en a d'autres, dont les unes comprennent la plupart des ouvrages de cet auteur, et les autres quelques traités particuliers.

Canon medicinæ, Patavii, 1476, in-folio. En latin par Gérard de Carmone, en Espagne. *Avicennæ medicina, Venetiis,* 1476, in-fol. En latin par Gerard de Carmone, en Espagne.—*Avicennæ medicina. Venetiis,* 1483, in-fol. Maittaire parle de cette édition.—*Liber Canonis primus, translatus a Gerardo Carmonensi, ex arabico in latinum, Venetiis,* 1486, in-4°. — *Canon Avicennæ ex arabico in hebraïcum conversus. Neapoli,* 1492, in-fol. — *Opera, liber scilicet Canonis et Cantica, latine versa a Gerardo Car-*

monensi. *Venetiis,* 1495, in-folio. *Eadem, Venetiis,* 1500, in-4°. *Eadem, Basileæ,* 1536, in-folio. — *Liber Canonis, Venetiis,* 1520, in-fol., avec les expositions de Gentilis, et les suppléments de Jacques de Partibus et de J. Matthieu de Grado. — *Liber Canonis, de medicinis cordialibus et Cantica. His accesserunt Avicennæ, de removendis nocumentis quæ accidunt in regimine sanitatis, et Tractatus de syrupo acetoso. Ex versione Gerardi Carmonensis ex arabico sermone in latinum, cum emendationibus Andreæ Alpagi Bellunensis, et indice Benedicti Rinii Veneti. Venetiis,* 1544, in-folio. *Eadem, Venetiis,* 1555, in-folio. *Basileæ,* 1556, in-fol. *Eadem, a Joanne-Paulo-Mongio Hydruntino, et Joanne Costæo Laudensi recognita; quibus accessere corumdem in libros Canonis annotationes. Venetiis,* 1564, 2 vol. in-folio. — *Eadem, additis librorum Canonis æconomiis et tabulis isagogicis, per Fabium-Paulinum Utinensem. Venetiis,* 1580, in-4°.—*Liber Canonis ab Alpago partim translatus, cum cogitationibus Rinii, medici Veneti. Venetiis,* 1582, in-folio. *Index in hanc editionem a Julio Palamede Adriensi editus,* 1584, in-fol. — *Libri quinque Canonis medicinæ Aben-Ali principis filii Sinæ, alias corrupte Avicennæ, arabice nunc primum impressi. Romæ,* 1593, in-fol. Pierre Kirstenius a publié le second livre en arabe et en latin, Breslau, 1609, in-fol. — *Canon et Cantica, ex versionibus Gerardi et Alpagi, cum annotationibus Costæi et emendationibus Mongii. Venetiis,* 1595, 2 volumes in-folio. *Eadem, Venetiis,* 1607 et 1608, 2 vol. in-fol. — *Libellus de removendis nocumentis quæ accidunt in regimine sanitatis. Tractatus de syrupo acetoso, una cum syriaci medici expositione in II et III partem, IV Fen, I Canonis Avicennæ et Ebenesi super V Canonem. Venetiis et Ticini,* 1547, in-folio; grand papier. — *Canon et Cantica, sine castigationibus, cum aphorismis Mesuæi, ab Antonio Deusingio ex arabica lingua in latinam versis. Groningæ,* 1649, in-12. — *De corde ejusque facultatibus libellus, Joh. Bruyerino Campegio interprete. Lugduni,* 1559, in-8°. — *Canonis libri III, fen II, quæ est de ægritudinibus nervorum, a Quinquarboreo latine versa. Parisiis,* 1570, in-8°. — *Canonis libri III, fen I, tractatus quartus ab eodem Campegio la-*

tine versus, et ad fidem codicis hebraïci correctus. Parisiis, 1572, in-8°. — *Canon medicinæ, interprete et scholiaste Vopisco Fortunato Plempio. Tomus primus, librum primum et secundum Canonis exhibens, atque ex libro quarto, Tractatum de febribus. Lovanii*, 1658, in-folio. — *Quarti Canonis, fen prima de febribus. Patavii*, 1659, in-12. — *De morbis mentis tractatus ex arabico in latinum versus a Petro Vatterio. Parisiis*, 1659, in-8°.

La réputation des ouvrages d'Avicenne s'était tellement répandue dans l'Asie, que la plupart des médecins arabes du douzième et du treizième siècle ne s'occupèrent qu'à les réduire en abregé, ou à les expliquer par des commentaires. Les éditions dont nous venons de donner la notice, font assez voir que le même goût était passé en Europe. Ce médecin était l'auteur classique le plus à la mode, et c'était sur ses écrits que roulaient les leçons des écoles; on ne suivit même point d'autre doctrine que la sienne, jusqu'à la renaissance des lettres. Guerner Rolfinck fut un des derniers médecins allemands qui demeura attaché aux ouvrages d'Avicenne; il les expliquait encore à Jene au commencement du dix-septième siècle. Il en était de même dans les Pays-Bas; car le décret de la visite de l'Université de Louvain, publié par ordre des archiducs Albert et Isabelle, le 5 septembre 1617, s'exprime ainsi, article CXIV : *Volumus ut prima lectio sit institutionum, quæ eas tradet juxta seriem doctrinarum, quas habet Avicenna in sua Pandecta 2 libri primi Canonum.* Cela prouve en quelle vénération était alors la doctrine des Arabes dans la faculté de médecine de cette ville; mais elle y fut suivie encore long-temps, puisque le docteur Plempius publia des commentaires sur Avicenne en 1658. Son règne ne fut nulle part plus long que dans les écoles de Montpellier; elles se distinguèrent au-dessus de toutes les autres par leur attachement à la doctrine d'Avicenne, et de nos jours on y voyait encore des partisans de ce médecin. Ce n'est pas que, dans l'une et l'autre de ces facultés, on n'y expliquât aussi les ouvrages d'Hippocrate et de Galien, mais les Arabes n'en étaient pas moins considérés; les universités d'Italie et celle de Paris furent les premières à les abandonner, pour ne suivre que la doctrine des Grecs. — L'attachement des médecins de l'Europe aux ouvrages d'Avicenne fut si grand, que les traductions seraient bien plus nombreuses que ne le porte la notice que nous en avons donnée, si elles avaient toutes été mises au jour. Rien n'a paru de la version de J.-C. Scaliger, dont Laurent Gryll fait mention. Celle d'Amatus Lusitanus, que Jacques Mantinus a revue, n'a point été imprimée. Ravius en avait promis une autre qui n'a point été publiée. Guillaume Postel était possesseur d'un abrégé d'Avicenne, qui est demeuré en manuscrit. Mais si on nous a fait grâce de toutes ces pièces, le grand nombre de commentaires a largement remplacé le peu de traductions qu'on avait promises et qu'on n'a pas données. J'en donne ici le catalogue, moins pour l'utilité qu'on peut tirer de ces ouvrages, que pour faire voir quel fut l'empire d'Avicenne sur les médecins du seizième siècle.

In I fen libri I expositio Jacobi Foroliviensis. Papiæ, 1512, in-fol. *Venetiis*, 1518, 1547, in-folio. — *Hugonis Bencii, Venetiis*, 1523, in-fol. — *Bernardi Paterni posthumæ explanationes, Venetiis*, 1596, in-4°. — *Oddi de Oddis expositio dilucidissima. Venetiis*, 1575, in-4°. *Patavii*, 1612, in-4°. — *Petri Garciæ Carrero Disputationes medicæ et commentaria in fen I primi libri. Compluti*, 1612, 1617, in-fol. — *J.-B. Montani Explanatio. Venetiis*, 1554, in-8°. — *J.-B. Montani in fen II libri I lectiones de causis, ægritudinibus, accidentibus, pulsibus et urinis, a Francisco Regolato editæ, Venetiis*, 1557, in-8°. — *Sirasi vel Serasi commentarius in fen 2 et 3 libri I. Venetiis*, 1547, in-fol. — *Jacobi de Partibus expositio in fen 3 libri I, doctr. 2. Venetiis*, 1518, in-folio. — *Dini de Garbo commentarius in fen 4 libri I. Venetiis*, 1514, in-fol. — *Hugonis Bencii expositio cum Jacobi de Partibus annotationibus. Venetiis*, 1517, in-fol. — *Marsilii de Sancta-Sophia. Lugduni*, 1517, in-4°. *Venetiis*, 1514, in-folio. — *Antonii Mariæ Betsi. Bononiæ*, 1491, in-fol. — *Stephani commentarii et paraphrasis in fen 9 libri III, et in fen I libri IV. Venetiis*, 1649. in-12, 1653, in-fol. — *Matthæi de Gradibus commentarius in fen 22 libri III. Mediolani*, 1794, in-fol. — *Gentilis Fulginatis. Venetiis*, 1496, 1513, 1552, in-fol. — *Joannis Arculani commentarius, cum Symphoriani Campegii annotationibus. Lugduni*, 1518, in-fol. *Venetiis*, 1560, in-folio. — *Hugo Bencius cum castigatione Joannis Tolentini. Venetiis*, 1515, in-folio. — *Petri*

*Garciæ Carrero commentarii in fen 2
lib i IV. Burdigalæ*, 1628, in-folio. —
*.. benesi commentarii in quintum cano-
nem. Ticini*, 1547, in - fol. — *Symphoriani Campegii in omnia opera castigationes. Lugduni*, 1522, in-4°. — *Ejusdem cribratio, lima et annotationes in
Galeni, Avicennæ et conciliatoris opera. Parisiis*, 1516, in-12. — *Petri Antonii Rustici expositio. Papiæ*, 1521,
in-fol. — *J. Pauli Mongii annotationes.
Venetiis*, 1594, in-fol. — *Julii Pala-
medis index in Avicennam. Venetiis*,
1584, in-fol. — *Gilberti Philareti con-
ciliatio Avicennæ cum Hippocrate et
Galeno. Lugduni*, 1541, in-4°.

Ap. J.-C. 980. — ALI-ABBAS ou
Haly-Abbas, Ali-Ben-Abbas al Mad-
pucy, célèbre médecin, Persan d'origine
et mage de religion, était attaché au
prince Adhah-Ed-Daulad, qui florissait
vers l'an 980. Il a écrit : *Al Kamel*,
(Traité complet de Médecine). — On lui
attribue aussi : *Al Maleky*, (Livre-
Royal), que certains biographes croient
être de son maître Abou-Maher-Moussa
Ben-Jasser. Ce livre a été traduit en latin
sous le titre suivant : *Liber totius medicinæ, seu regalis expositio.* Venise, 1492,
in-folio ; Lyon, 1523, in-4°. — Sprengel
en a donné un long extrait dans son *Histoire de la Médecine.*

Ap. J.-C. 1017. — MÉSUÉ (Jean),
fils d'un apothicaire, naquit à Nisabour,
ville capitale de la province de Khorasan, dans la Perse. Quelques auteurs le
disent Syrien, mais on doit d'autant
moins les en croire, que leur opinión
n'a d'autre fondement que la grande intelligence que Mésué avait de la langue
syriaque. Il était chrétien de la secte de
Nestorius. Son goût pour les sciences se
déclara de bonne heure ; et comme la
profession de son père lui inspira celui
de la médecine, il le suivit avec d'autant plus d'ardeur, que Gabriel, fils de
Bachtischua, ne manqua pas de le soutenir pendant le cours d'étude qu'il fit sous
lui. Au sortir de cette école, Mésué devint le médecin de l'hôpital de sa ville
natale ; mais au bout de quelques années
il passa à Bagdad, ville d'Asie sur le
bord oriental du Tigre, où il se fit lui-
même beaucoup de disciples. Sa réputation y était déjà si solidement établie
sous Aaron-al-Raschid qui monta sur le
trône des Califes en 786 de l'ère chrétienne, ou 170 de l'hégire, que ce prince

s'étant déterminé à donner la qualité de
vice-roi de la province de Khorasan à
son fils Ebullach, surnommé Al-Mammon,
jeta les yeux sur Mésué pour accompagner le jeune vice-roi, le chargea même
de demeurer constamment auprès de sa
personne. Ce fut à son intelligence dans
les langues et dans les sciences que Mésué dut cette distinction ; il en profita
pour inspirer à Al-Mammon le désir de
protéger les savants et de faciliter les
études. Ce prince n'attendit que le moment de régner pour remplir le dessein
qu'il avait conçu à ce sujet. A peine fut-
il parvenu au califat en 813, qu'il ordonna de chercher de toutes parts les
ouvrages des anciens, dont on n'avait
encore rien traduit en arabe. Mais pour
atteindre plus sûrement au but qu'il se
proposait, il convoqua un grand nombre
de savants en plusieurs langues, et se
fit donner par eux les noms des auteurs
en quelque art et science que ce fût,
ainsi que la liste des ouvrages qui avaient
été écrits en grec, en persan, en chal-
déen et en égyptien. Après avoir ainsi
recueilli le nombre des traités qu'il souhaitait de faire examiner, il ordonna aux
savants assemblés de traduire les meilleurs et les plus utiles parmi ceux qui
concernaient l'astronomie, la musique,
la cosmographie, la chronologie, la physique et la médecine. Mésué fut chargé
de revoir les versions des auteurs grecs
qu'on avait apportés de différentes contrées de l'Asie ; et l'on donna alors, pour
la première fois, les livres de médecine
de Galien et les ouvrages d'Aristote en
langue arabe.

On met communément la mort de
Mésué à la quatre-vingtième année de
son âge, en 819 ; mais le docteur Freind
la renvoie à l'an 845 ou 846. Le même
historien rapporte qu'Haly Abbas, qui
vécut vers la fin du dixième siècle, parle
des œuvres de Mésué ; et de ce qu'Haly
en dit, il conclut qu'aucun des ouvrages
de pratique du médecin, dont nous faisons ici mention, n'est passé jusqu'à
nous. Ceux, dit Freind, qu'on croit
être de sa composition, ne sont pas tels
qu'Haly les dépeint, puisque les originaux sont sans arrangement et sans ordre,
et qu'on en a mis dans les livres qu'on
lui attribue. D'ailleurs, on trouve le nom
de Rhazès dans les ouvrages qui passent
pour être de Mésué, quoique le premier
de ces médecins ait vécu après le second.
Freind ajoute qu'Abi-Osbaia compte
trente-sept volumes écrits par Mésué,

il en cite un sur les médicaments purgatifs et un autre sur les décoctions :
peut-être sont-ce là les seuls véritables
ouvrages de ce médecin. Comme Abi-
Osbaïa n'en cite particulièrement aucun
autre, l'historien anglais est tenté de
croire que ceux qui portent encore le
nom de Mésué sont supposés. Quoi qu'il
en soit, voici les éditions latines des ouvrages qu'on lui attribue sur les médicaments ; c'est uniquement sur cette
matière que roulent ceux dont les bibliographes font mention.

*Opera omnia, nempe: De medicamen-
torum purgantium delectu et castigatione, libri duo, quorum priorem
Canones* universales, *posteriorem* De
simplicibus *vocant.* Grabadin, *hoc est,
compendii secretorum medicamentorum
libri duo, quorum prior* Antidotarium,
posterior De appropriatis *vulgo inscribi-
tur, ex duplici translatione, altera
antiqua, altera nova Jacobi Sylvii, cum
annotationibus Manardi et ejusdem
Sylvii. Cum additionibus Petri Apponi,
Francisci de Pedemontio, etc. Venetiis,*
1558, in-folio. *Ibidem,* 1561, in-folio :
*adjectæ sunt Andreæ Marini annota-
tiones in simplicia, cum imaginibus et
volumine supplementorum in Mesuem.
Ibidem,* 1581, in-folio, *cum Mundini,
Manardi et Sylvii in tres priores libros
observationibus; his accessere plantarum in libro simplicium descriptarum
imagines, atque item Joannis Costæi
annotationes. Ibidem,* 1602, in-folio,
*cum Mundini et Georgii de honestis,
aliorumque observationibus.*

*Canones universales de consolatione
medicinarum simplicium, ex arabico
in latinum translati. Venetiis,* 1471, in-
fol. *Mediolani,* 1479, in-fol. *Venetiis,*
1484, 1528, in-folio. *Lugduni,* 1531,
in-8°, *cum Antidotario, libro medicinarum et additionibus Petri Apponi, etc.*

*Canones, liber de simplicibus et an-
tidotarium, Jacobo Sylvio interprete.
Parisiis,* 1542 *et* 1543, in-folio ; 1561,
in-8°. *Lugduni,* 1548, in-8°. *Venetiis,*
1575, 1589, 1623, in-folio. En italien,
Venise, 1475, in-folio ; 1621, in-4°. En
français, avec les commentaires de Tagault. Paris, in-8°.

Jean Léon, l'Africain, parle d'un Mésué ou Mésuach, chrétien de la secte des
Jacobites, qui était de Maridin, ville
située sur le bord de l'Euphrate. Il étudia
la philosophie et la médecine à Bagdad,
et tout âgé qu'il était quand Avicenne,
encore jeune, commença à publier sa

doctrine, il s'en déclara un des plus zélés
partisans. Mésuach écrivit quelques traités sur les choses potables, et on lui en
attribue d'autres sur la composition des
médicaments. Il est arrivé de là qu'on
l'a confondu avec le premier Mésué,
sans faire attention qu'il lui est postérieur de plus d'un siècle, car il mourut
au Caire, où il exerçait sa profession, l'an
de l'hégire 406, et de salut 1015, dans la
quatre-vingt-dixième année de son âge.

Ap. J.-C. 1028.—FULBERT, évêque
de Chartres, succéda à Rodulphe en
1010, et mourut le 10 avril 1028. Il fut
célèbre par son savoir, par sa piété, par
son zèle pour la discipline ecclésiastique;
il fut même regardé comme un des pré-
lats de son siècle qui connurent mieux
cette discipline, et qui la firent observer
avec plus d'exactitude. Mais cet éloge
ne dit rien de Fulbert que comme évêque, et il importe à l'histoire de la médecine de le représenter sous un autre
point de vue.

Après avoir étudié sous Gerbert qui
parvint à la papauté sous le nom de Syl-
vestre II, il passa d'Italie en France,
et fit des leçons de théologie dans les
écoles de l'église de Chartres. La science
de guérir les maladies, qui était alors
entre les mains des clercs, faisait partie
de celles de Fulbert; non-seulement il
professa la médecine avant d'arriver à
l'épiscopat, mais il l'enseigna à plusieurs
personnes du onzième siècle, qui s'y
rendirent savantes.—Ses principaux élèves sont : Pierre de Chartres, Hildier,
Goisbert, Jean de Chartres, surnommé
le Sourd, qui fut médecin de Henri Ier,
roi de France.

Ap. J.-C. 1034. — SIMÉON SETHI,
médecin, natif d'Antioche, était plus
jeune que Psellus, mais il vécut de son
temps, vers l'an 1070. Il a écrit des
commentaires sur les ouvrages du même
Psellus. Son style, qui est assez mauvais,
dépare l'original qu'il a encore altéré en
le copiant; Sethi aurait dû cependant se
piquer de plus de fidélité, puisque le
livre qu'il a commenté était alors entre
les mains de tout le monde. Une conduite
aussi blâmable lui attira les reproches
de ses contemporains ; mais elle n'empêcha pas Lilio-Gregorio Gyraldi, de
Ferrare, et Martin Bogdan, de Driesen,
dans la Nouvelle Marche, de traduire cet
ouvrage de grec en latin et de publier
l'un et l'autre, sous ces titres :

Syntagma per litterarum ordinem de cibariorum facultate. C'est ainsi que la version de Gyraldi est intitulée. Il en parut une édition grecque et latine à Bâle, 1538, in-8°, et une autre en latin seulement dans la même ville, 1561, in-8°, avec les corrections de Montesaurus.

Volumen de alimentorum facultatibus, juxta ordinem litterarum digestum. C'est le titre de la traduction de Bogdan. Paris, 1658, in-8°, en grec et en latin.

Siméon Sethi a encore donné d'autres ouvrages, comme celui *De sapientia Indorum*, qu'il a mis de l'arabe en grec. Ce traité, qui n'est remarquable que par le ridicule qui y règne, fut composé par le médecin Perzoës, à la réquisition de Chosroës II, roi de Perse, qui succéda à Hormisdas III, en 590. On attribue encore à Sethi un *Lexicon* de botanique, écrit d'un style assez barbare; il est en grec, et il se trouve en manuscrit dans la Bibliothèque impériale de Vienne.

Ap. J.-C. 1051.—GARIOPONTUS, médecin de l'école de Salerne, vécut dans le onzième siècle, au témoignage de Pierre Damien, qui mourut en 1072, et qui parle de lui comme d'un homme qu'il avait connu. René Moreau cite un passage dans ses prolégomènes sur l'école de Salerne, dans lequel cet ancien médecin est appelé *Warmipotus*; il s'exprime ainsi : *Warmipotus quidam medicus Salernitanus.* Mais il est encore connu sous d'autres noms; Warimpotus, Raimpotus, Guaripotus, Garimpotus, Gariponus, Garnipulus, sont ceux que différents auteurs lui donnent. Peu importe quel est le véritable; on n'a là-dessus aucune connaissance. Tout ce que nous savons de Gariopontus, c'est qu'il est auteur d'un ouvrage tiré en grande partie des médecins qui l'ont précédé, et spécialement de Théodore Priscien; mais le style en est si obscur par le mélange des mots grecs, arabes et latins, que la lecture en est tout-à-fait rebutante. Voici les éditions de cet ouvrage :

De morborum causis, accidentibus et curationibus libri VIII. Lugduni, 1516, in-4°, *Basileæ,* 1536, in-8°. — *Passionarius Galeni de ægritudinibus a capite ad pedes. Lugduni,* 1526, in-4°. —*Ad totius corporis ægritudines remediorum praxeos libri V, Basileæ,* 1531, in-4°.

Apr. J.-C. 1070. — CONSTANTIN surnommé l'Africain, médecin chrétien, était de Carthage et vivait vers l'an 1070. Léon d'Ostie parle ainsi de lui : « Ce » Constantin, ayant quitté Carthage, » passa à Babylone, où il se rendit très- » fameux dans la connaissance des lan- » gues arabe, chaldéenne, persane, égyp- » tienne et indienne. Il apprit aussi la » médecine et les autres sciences pen- » dant le séjour de trente-neuf ans qu'il » fit à Babylone. Il revint de là à Car- » thage ; mais, ayant appris que ses con- » citoyens voulaient le faire mourir, parce » qu'il s'était mis en butte à leur jalousie » par sa science, il se cacha dans un » navire qui passait en Sicile et arriva à » Salerne. La crainte qu'il avait d'être » reconnu l'obligea de passer quelques » jours en habit de gueux, jusqu'à ce » que le frère du roi de Babylone, qui » était à Salerne, l'ayant rencontré, le » recommanda au duc Robert Guiscart » comme un personnage de très-grand » mérite et qui était digne de sa protec- » tion. Constantin préféra la solitude » aux faveurs de ce prince, et se fit re- » ligieux de l'ordre de Saint Benoît au » monastère de Sainte-Agathe-d'Aver- » sa, où il écrivit de très-beaux ouvra- » ges de médecine », dont le même Léon d'Ostie a fait le catalogue. Il y a deux recueils de ces ouvrages. Le premier, imprimé à Bâle en 1536, in fol., contient :

De morborum cognitione et curatione libri septem. Le manuscrit est dans la Bibliothèque impériale de Vienne en Autriche. — *De remediorum et ægritudinum cognitione liber unus.* — *De urinis liber unus.*— *De stomachi affectionibus naturalibus et præternaturam liber unus.* Dans cet ouvrage, qui est dédié à Alfanus, premier archevêque de Salerne en 1070, Constantin assure que personne avant lui n'avait écrit clairement et distinctement sur les maladies de l'estomac. — *De victus ratione variorum morborum liber unus. — De melancholia libri duo. — De coïtu liber unus. — De animæ et spiritus discrimine liber unus. — De incantatione et adjuratione, collis suspensione, epistola una. — De passionibus mulierum et matricis liber unus.— De chirurgia liber unus.* Il s'étend principalement sur la saignée et les accidents qui peuvent survenir à la suite de cette opération. — *De gradibus simplicium liber unus.*

Le second recueil des œuvres de Constantin parut à Bâle en 1539, in-folio, sous le titre d'*Opera reliqua, in quibus*

omnes loci communes qni proprie theo-
rices sunt ita explicantur et tractantur,
ut medicum futurum optime formare et
perficere possint. On y trouve : — *De*
febribus liber.— De animalibus ad Oc-
tavianum liber unus. — De humana
natura liber unus. — De elephantia
liber unus. — De remediorum ex ani-
malibus materia liber unus.

Constantin adressa ces livres à Didier, abbé du Mont-Cassin, qui parvint au souverain pontificat, sous le nom de Victor III, et mourut en 1087. — Le médecin dont je parle, n'est point un auteur original; il ne peut être mis qu'au nombre des compilateurs, mais il doit y tenir une des premières places. Constantin s'est principalement attaché à Hippocrate, à Galien, à Haly-Abbas; il n'a jamais été fait mention de ce dernier, quoiqu'il l'ait souvent transcrit de mot à mot. Il paraît avoir réveillé l'étude de la médecine grecque en Italie, en même temps qu'il y a introduit celle des Arabes; et l'on croit communément que ce fut à sa persuasion que le duc Robert combla l'école de Salerne de ses bienfaits.

Après J.-C. 1100. — JEAN LE MILANAIS composa, vers l'an 1100, au nom du collége de Salerne, un livre de médecine en vers latins, qui fut dédié à Robert, duc de Normandie, lorsque, passant par Salerne à son retour de la Palestine, il allait en Angleterre faire la guerre au roi Henri Iᵉʳ, son frère. Cet ouvrage, connu sous le nom d'*Ecole de Salerne*, dans lequel on trouve plusieurs observations fausses parmi un grand nombre de vraies, contenait anciennement douze cent trente-neuf vers, dont il ne reste que trois cent soixante-douze. Les médecins ont fait différentes remarques sur ce livre; mais on estime particulièrement celles de René Moreau, dont l'édition fut publiée à Paris en 1625 et en 1673, in-8°. — Andry, docteur de la Faculté de Paris, a soutenu, dans le *Journal des Savants* du mois de novembre 1724, que ce fameux ouvrage n'était point de la façon de Jean le Milanais, mais qu'il avait été composé par Tusa et Rebecca Guerna, deux dames célèbres par leur savoir, et qui se sont encore signalées à Salerne par d'autres écrits. Cependant les auteurs qui ont discuté cette matière pensent différemment. La plupart des critiques attribuent l'ouvrage qui porte le nom d'*E-*

cole *de Salerne* à Jean le Milanais, et un petit nombre le donnent à Arnauld de Villeneuve; mais ce dernier sentiment ne peut s'accorder avec le temps de la publication de ce recueil poétique et médicinal.

Apr. J.-C. 1131.—PSELLUS (Michel) vécut à Constantinople dans le onzième siècle, et passa pour un des Grecs les plus savants de son temps.—Anne Comnène, cette princesse illustre par son savoir et par son esprit, qui vécut peu d'années après Psellus, lui rend ce témoignage; mais Zonarus n'en parle point aussi avantageusement, et tout le monde convient aujourd'hui qu'il ne fut qu'un compilateur, comme presque tous les écrivains du moyen-âge. Il faut cependent qu'il ait eu de la réputation à Constantinople, puisque Constantin Ducas lui confia l'éducation de Michel Ducas, son fils, dit Parapinace, qui succéda à Romain-Diogène. La disgrâce de l'élève amena celle du maître. Parapinace fut obligé de descendre du trône, dont Nicéphore Botoniate s'empara en 1078, et Psellus, persécuté jusqu'au dépouillement de ses biens, fut contraint d'embrasser la vie monastique, quoique dans un âge fort avancé. Il ne survécut pas à sa disgrâce, car il mourut l'année même que Nicéphore parvint à l'empire d'Orient.

Le goût de Psellus pour les arts et les sciences lui a fait écrire plusieurs livres qui sont aujourd'hui ensevelis dans la poussière des bibliothèques. Tel est celui que Gaulmin a traduit du grec en latin, et qui fut imprimé en ces deux langues, Paris, 1615, in-8°, sous ce titre : *De operatione dæmonum dialogus.* Mais il nous reste de Psellus quelques ouvrages qui valent mieux : *De victus ratione libri duo*, Basilcæ, 1529, in-8°; c'est ainsi que Georges Valla intitula la traduction qu'il fit du traité de la propriété des aliments, que notre auteur dédia à l'empereur Constantin Ducas. — *Nomenclator gemmarum quæ magis in usu sunt cum earum medicinis*, 1549, in-8°; et sous ce titre : *De lapidum virtutibus, græce et latine, cum notis Phil.-Jac. Maussaci et Joannis-Stephani Bernard, Lugduni Batavorum*, 1745, in-8°. — *Synopsis legum versibus græcis edita, cum latina interpretatione Fred. Bosqueti, Parisiis*, 1632, in-8°.—*Arithmetica, musica et geometria, Turnoni*, 1692, in-12.

Après J.-C. 1150. — ÉROS est mis au nombre des médecins de l'école de Salerne. Il ne peut avoir écrit avant le treizième siècle, puisqu'il cite maître Gerard, qui vécut au commencement du quatorzième, et qui fut guéri d'une faiblesse de vue, pour laquelle il avait été obligé de se servir de lunettes, invention qui date du commencement du treizième siècle. On attribue à Eros un traité intitulé : *De passionibus mulierum*, où l'on trouve quelques observations sur les polypes de l'utérus ; mais il est apparent que cet ouvrage est d'un auteur plus récent. Il parut sous le nom de Trotula, à la tête des éditions de Strasbourg de 1544, in-folio, et de Venise de 1555, in-8°. La première contient les œuvres d'Horatianus, et la seconde l'*Empirica* de Benoît Victorius.

Apr. J.-C. 1150. — TROTULA est le nom sous lequel on a un traité qui a rapport aux maladies des femmes, et qui a été inséré dans la collection intitulée *Gynæciorum liber, curandarum ægritudinum in, ante et post partum. Argentinæ*, 1544, 1597, in-folio. *Parisiis*, 1550.

M. Bandini, qui a publié à Florence, en 1776, in-folio, le troisième tome du catalogue des manuscrits latins de la bibliothèque de Medicis, cite un ouvrage de Trotula, sous ce titre : *In utilitatem mulierum, et pro decoratione earum, scilicet de facie et de vulva earum.*

Les écrits de Trotula, quoique trèspeu importants, n'ont pas laissé de donner lieu à quelques disputes. Les uns les ont regardés comme venant d'une sagefemme de Salerne, appelée Trotula, qu'on croit avoir vécu au treizième siècle ; les autres les ont attribués à un certain Eros, médecin et affranchi de Julie, fille d'Auguste. Si ce n'est pas de celuici que parle une des inscriptions que Gruter a recueillies, c'est au moins d'un personnage du même nom, qui était aussi médecin d'une princesse de famille impériale, ainsi qu'il paraît par ces mots :

EROS AUGUSTÆ MEDICUS
SPOSIANUS.

Mais ce qui prouve que le traité inséré dans les *Gynæcia* n'est point de la façon d'Eros, médecin de Julie, c'est que le style n'est point du temps d'Auguste. Il ne peut même passer pour une version de l'original, qu'on pourrait supposer avoir été écrit en grec par l'auteur, puisque Galien y est cité, aussi bien qu'un certain Cophon qui est un écrivain du commencement du onzième siècle. Haller attribue cet ouvrage à un Eros, médecin de Salerne, qui vécut tout au plus tôt dans le treizième, puisqu'il parle d'un nommé Gèrard qui se servait de lunettes, dont on ne fit la découverte qu'au commencement du même siècle.

Après. J.-Chr. 1169. — ÆGIDIUS CORBOLIENSIS ou Gilles de Corbeil, chanoine de Paris, et l'un des médecins de Philippe-Auguste, roi de France, vécut vers la fin du douzième siècle. Il a passé pour le meilleur poète qui ait paru parmi les médecins, si l'on en excepte Fracastor. Mais ses vers se sentent trop de la barbarie de son temps, pour lui mériter cet éloge. Tous les ouvrages qu'il a écrits n'ont point été imprimés ; le suivant ne le fut jamais. C'est un traité en vers latins, au nombre de six mille, sur la vertu des remèdes composés, d'où Pierre Molandin, médecin de Paris, a tiré des recettes pour la plupart des maladies. Naudé parle de ce traité, qu'il avait vu en manuscrit dans la bibliothèque de Jacques Mentel, autre médecin de la faculté de Paris. En tête de cet ouvrage, on lit ces lignes : *Incipit liber de virtutibus et laudibus compositorum medicamentorum metrice compositus ; editus a magistro Ægidio Corboliensi introducendis in practicam.* Gilles commençait à être vieux lorsqu'il le composa, puisqu'il s'exprime ainsi :

> Vade, liber felix, nam cum provectior ætas
> Jam mea sit. . . . .

On y apprend encore qu'il demandait toute l'expérience d'un âge mûr dans ceux qu'on chargeait d'enseigner la médecine ; car, dans un autre endroit de ce poème, il se plaint de la facilité avec laquelle l'école de Salerne recevait alors des maîtres fort jeunes :

> Nondum maturas medicorum surgere plantas,
> Impuberes pueros Hippocratica tradere jura,
> Atque Machaonias sancire et fundere leges,
> Doctrina quibus esset opus, ferulaque, flagello,
> Et pendere magis vetuli doctoris ab ore,
> Quam sibi non dignas cathedræ præsumere laudes.

Les autres ouvrages de ce médecin, qui sont aussi en vers latins, traitent du pouls et des urines ; mais ils ont été imprimés et même commentés par différents auteurs. Ils furent reçus avec tant d'applaudissement, qu'aussitôt qu'ils eurent paru dans le public, on en professa la doctrine dans les chaires les plus célèbres de l'Europe. Dès le milieu du treizième siècle, la faculté de médecine de Paris mit ces ouvrages au nombre des livres classiques que les écoliers devaient copier pour leur usage; et Gentilis de Foligni, qui passait pour un des plus savants commentateurs du quatorzième, les donna avec des notes de sa façon. Il y en a plusieurs éditions sous ce titre : *Liber unus de urinarum judiciis et de pulsibus liber unus, cum expositione et commento M. Gentilis de Fulgineo. Venetiis*, 1404, in-8°. *Lugduni*, 1505, in-8°. *Ibidem*, 1526, in-8°. *Basileæ*, 1579, in-8°. Le livre du pouls, qui fut corrigé par Avenatius Mucius de Camarino, parut encore avec le commentaire de Gentilis.

Gilles de Corbeil n'est pas le seul clerc qu'on ait vu exercer la médecine à la cour des princes ; on en citera plusieurs autres dans la suite de ce dictionnaire. En attendant que l'occasion s'en présente, il est à propos de remarquer que les écoles de France étaient toutes épiscopales ou monastiques dans le dixième, le onzième et le douzième siècle. La réputation dont elles jouissaient procura aux élèves qui en sortaient une célébrité proportionnée à celle des maîtres sous lesquels ils avaient étudié. C'était de ces écoles que les rois tiraient ordinairement leurs médecins, qu'on désignait alors sous le nom de physiciens. En général, tous ceux qui s'appliquaient à la médecine étaient clercs, et ils continuèrent d'être tels, jusqu'à la réforme que le cardinal d'Estouteville introduisit dans le quinzième siècle. On trouve même plusieurs médecins, avant et après cette époque, à qui la qualité de clerc a procuré une retraite honorable dans les chapitres, et sans sortir de la faculté de Paris, on y remarque les suivants : Henri Thiboust, doyen de cette faculté en novembre 1430, fut pénitencier et chanoine de l'église de Paris ; Michel de Colonia, promu sous Matthieu Dolet, qui parvint au décanat en novembre 1481, fut chanoine et chantre de la même église ; Jean Froideval, docteur sous Jean Desjardins, dit Hortensius, qui était doyen en 1524 et 1525, fut chanoine de Paris et curé de Saint-André-des-Arts de la même ville. Claude Fauvelet, qui prit le bonnet le 27 janvier 1579, sous le décanat de Henri de Monantheuil, mourut chanoine et chantre de l'église de Sens.

Mais revenons encore un moment à Gilles de Corbeil, et voyons ce que différents écrivains ont avancé sur son compte. Trithème et Gesner ont dit qu'il a vécu dans le septième siècle, parce qu'ils l'ont confondu avec un autre Gilles qui était Grec et moine bénédictin. Freind le regarde comme un auteur du douzième siècle ; mais il le dit Athénien et moine de l'ordre de Saint-Benoît. Manget, qui a bien distingué les deux Gilles pour le temps auquel ils ont vécu, les a fait passer pour moines bénédictins, l'un ainsi que l'autre. Il place le premier dans le septième siècle sous Tibère II (il devait dire Tibère III), et le second sous le règne de Philippe-Auguste, roi de France. Il ajoute que celui-là a écrit des livres sur le pouls et le poison ; et que celui-ci a composé les ouvrages dont nous avons dit que Gilles de Corbeil est auteur. Freind et Manget se sont ainsi égarés dans le récit des circonstances : ils ont mêlé le vrai avec le faux, parce que l'un n'a pas distingué le médecin de Philippe-Auguste d'un moine grec qui se nommait Gilles, mais qui n'était pas de la profession du premier, et parce que l'autre, en distinguant ces deux personnages, a partagé entre eux les ouvrages qui appartiennent au seul Gilles de Corbeil. Le moine grec dont ces historiens ont parlé naquit à Athènes et vécut sous le règne d'Apsimare, dit Tibère III, qui usurpa l'empire d'Orient pendant l'exil de Justinien II, et monta sur le trône en 698. Gilles sortit de son pays et passa sur les confins du Languedoc, vers l'endroit où le Rhone se jette dans la mer. Il y vécut pendant plusieurs années dans la retraite, et il y mourut sous le règne de Childebert III, qui porta la couronne de France depuis 695 jusqu'en 711.

Apr. J.-C. 1180. — OBIZO fut premier médecin de Louis VI, dit le Gros, qui monta sur le trône en 1108. Obizo enseigna la médecine à Paris, avant l'établissement de la faculté en corps académique ; on sait que cette science était alors cultivée par des maîtres isolés qui avaient chacun leurs disciples. Mais il abandonna les écoles séculières pour se retirer dans l'abbaye de Saint-Victor, y vivre en simple religieux, entièrement détaché de ses biens qu'il donna à cette abbaye. On voyait anciennement son épitaphe dans le cloître de cette maison. Gabriel Naudé la rapporte dans son ouvrage intitulé : *De antiquitate et dignitate scholæ medicæ Parisiensis panegyris* ; et on la trouve ainsi, pag. 175 de l'édition de 1714, in-12 :

Respice qui transis, et quid sis disce vel unde,

Quod fuimus nunc es , quod sumus istud eris.
Pauper canonicus de divite factus Obizo
Huic dedit ecclesiæ plurima , seque Deo:
Summus erat medicus, mors sola triumphat in illo,
Cujus adhuc legem nemo cavere potest.
Non potuit medicus sibimet conferre salutem.
Huic igitur medico sit medicina Deus.

Après J.-C. 1193. — ALBERT LE GRAND, plus connu sous ce nom que sous celui de Bolstadius, fut surnommé Grotus. Il vint au monde à Lavingen en Souabe. Les auteurs ne conviennent pas en quelle année : les uns disent en 1193, les autres en 1205 ; mais ils sont d'accord qu'Albert contribua beaucoup à dissiper la profonde ignorance dans laquelle l'univers était plongé de son temps, et qu'il se distingua par les progrès qu'il fit dans l'étude de la philosophie, de la médecine et de la théologie. L'ordre des frères prêcheurs venait d'être institué par saint Dominique, lorsqu'il y entra ; et après avoir été reçu docteur à Paris, en 1236, il alla enseigner à Cologne, où il eut saint Thomas d'Aquin pour disciple. En 1260, on le plaça sur le siége épiscopal de Ratisbonne ; mais il se démit de cette charge, en 1263, pour reprendre ses exercices ordinaires dans les académies. Il revint enfin à son monastère de Cologne, où il continua d'enseigner et d'édifier les religieux de son ordre, jusqu'au 15 novembre 1280, qui est l'année de sa mort.

On assure qu'Albert était si pesant et si stupide dans sa jeunesse, que ses compagnons d'étude en faisaient leur jouet. A la fin, ne pouvant plus résister à l'impatience que leurs railleries lui occasionnaient, il prit l'étrange résolution de se précipiter des murs du couvent en bas. Comme il était au moment d'exécuter ce dessein, la sainte Vierge lui apparut sur la muraille, et lui donna cette habileté qui l'a rendu si célèbre dans la suite. Il se fit surtout admirer à Paris, où il enseigna avec tant de réputation, que la classe ne pouvant plus contenir ses écoliers, on dit qu'il fut obligé de faire ses leçons dans une place publique; on ajoute que ce fut sur la place Maubert, à laquelle il a donné son nom; comme qui dirait la place de maître Aubert. Mais cette opinion paraît bien fabuleuse, car il est constant que cette place ne tire point son nom d'Albert-le-Grand, mais d'un évêque de Paris appelé Maldebert, ce qui fait que dans les anciens manuscrits elle est nommée Platea Madelberti.

Il n'est point de contes ridicules ou peu vraisemblables qu'on n'ait fait au sujet de ce savant personnage. Mayer, qui a entassé fables sur fables pour relever le mérite de la chimie, rapporte que saint Dominique eut le secret de la pierre philosophale et qu'il le transmit à Albert qui, par ce moyen, acquitta en trois mois les grosses dettes de son évêché de Ratisbonne. Il ajoute même que celui-ci a enseigné les procédés de cette préparation à saint Thomas, son disciple. Il est vrai qu'Albert-le-Grand a parlé d'une sorte de transmutation de métaux, qui consiste à les purifier de tout ce qu'il y a d'impur. C'est dans ce sens qu'il appelle le plomb un or lépreux, expression qu'il avait tirée d'Aristote. Il posait encore pour principe général, que tous les métaux ont une source commune dans le vif argent et le soufre. Mais tout cela ne fait rien aux histoires dont les adeptes ont appuyé celle de la pierre philosophale, et encore que la possibilité de cette pierre serait autant démontrée qu'elle l'est peu, les sentiments d'Albert-le Grand ne prouvent rien, parce qu'ils ne passent point les bornes de la théorie, et tout le monde sait que, dans cette matière, de la théorie à la pratique il y a bien du chemin. C'est à la correspondance qu'Albert entretenait avec les mineurs répandus en différents états d'Allemagne, qu'il devait ses connaissances sur la métallurgie. — On ne s'est point contenté de mettre sur le compte de ce savant homme des notions indifférentes qu'il n'avait pas, on lui en a supposé de criminelles, en l'accusant de magie. Mais Trithème, Pic de la Mirandole et Naudé l'ont lavé du reproche, dont il était si commun de noircir la réputation de ceux qui se sont distingués par leur savoir, dans les siècles d'ignorance. Les connaissances qu'Albert avait des secrets de la nature l'ont encore fait passer pour auteur de beaucoup de recettes frivoles, d'opinions superstitieuses et de traités apocryphes, indignes de ses talents et de la gravité de son état. Il a composé assez d'ouvrages, sans lui en supposer auxquels il n'a point mis la main ; car Pierre Jammi, dominicain de Grenoble, a trouvé de quoi former vingt-un volumes in-folio, des écrits qui sont de sa façon ou qu'on lui attribue avec quelque apparence de vérité. Ce recueil volumineux a paru à Lyon, en 1651 ; mais je ne sais s'il comprend tous les traités de médecine, dont on dit qu'Albert est auteur : voici la notice qu'en donnent les bibliographes : *De secretis mulierum, item de virtutibus herbarum, lapidum et animalium. Augustæ Vindelicorum*, 1489, in-4°. *Antuerpiæ*, 1538, in-8°. *Lugduni*, 1596, in-24. *Francofurti*, 1615, in-8°. *Argentorati*, 1637, in-12. *Amstelodami*, 1648, 1652, 1665, 1669, 1702, in-12. Portal dit que cet homme célèbre n'a composé ce livre que pour se rendre aux instances d'un prêtre qui lui demandait des instructions sur les secrets des femmes, pour pouvoir mieux les diriger dans la voie du salut. Mais il est bien apparent que cette raison, ainsi que l'attribution de cet ouvrage, sont l'une et l'autre destituées de fondement, puisqu'on a des preuves que ce traité appartient à Henri de Saxe. Simler le rapporte sous le titre suivant, dans l'abrégé de la bibliothèque de Gesner : *Henrici de Saxonia, Alberti magni discipuli, liber de secretis mulierum. Augustæ*, 1498. Et dans le catalogue de la bibliothèque du président de Thou, on le voit sous cet autre titre : *Henricus de Saxonia, de secretis mulierum, de virtutibus herbarum, lapidum, quorumdam animalium, aliorumque. Francofurti*, 1615, in-12. — Ce qu'on vient de lire ne pourrait-il pas induire à croire que la plupart des ouvrages qui suivent n'appartiennent pas à Albert-le-Grand plus que celui dont on a parlé ? — *De mineralibus et rebus metallicis libri V. Paduæ*, 1476, in-folio. Édition originale, fort estimée pour son ancienneté. *Oppenheimii*, 1518, in-4°. Argentorati, 1541, in-8°. — *Scriptum super arborem Aristotelis. Basileæ*, 1516, avec quelques autres pièces. — *De nutrimento et nutribili liber. Venetiis*, 1517, in-4°. — *De memoria et intellectu libri duo. Venetiis*, 1517, in-folio. — *De alchymia liber. Basileæ*, 1561, avec d'autres traités. — *Liber octo capitulorum de lapide philosophorum. Argentorati*, 1616, dans le quatrième volume du Théâtre chimique. — *De concordia philosophorum in lapide philosophico.* — *Compositum de compositis,* — *Lilium floris de spinis avulsum.* — *Speculum alchymiæ, de compositione lapidis*, etc.

C'est assez parler de tout ce qu'on a mis sur le compte d'Albert, et à son occasion, je finirai cet article par le plus illustre de ses disciples, saint Thomas d'Aquin, religieux comme lui de l'ordre de saint Dominique. Il naquit en 1227, dans la famille des comtes d'Aquin. En 1274, il partit de Naples pour aller au concile général de Lyon, où il avait été

appelé par le pape Grégoire X. Mais, s'étant détourné pour voir sa nièce qui était mariée à Annibal de Ceccano, il tomba malade dans leur château. Dès qu'il se sentit en danger, il se fit transporter au monastère de Fossa-Nova, de l'ordre de Cîteaux, où il rendit son âme, le 7 mars de la même année. Les chimistes se sont plu à le dire auteur des ouvrages suivants : *Secreta alchymæi magnalia de corporibus supercœlestibus, et quod in inferioribus inveniantur, et quoquo modo extrahantur. De lapide animali, minerali et plantali. Thesaurus alchymiæ secretissimus, quem dedit fratri suo Reinaldo. Lugduni Batavorum*, 1598, in-8°. *Coloniæ*, 1679, in-4°. — *Liber lilii benedicti nuncupatus. Argentorati*, 1613, in-8°, dans le cinquième volume du Théâtre chimique. — *Tractatus sextus de esse et essentia mineralium*, dans le même volume. — *Aurora, sive aurea hora. Commentarium super turbam philosophorum breviorem, ut dicitur. Francofurti*, 1625, in-8°, dans la seconde décade d'un ouvrage intitulé : *Harmonia chymico-philosophica.* — *De motu cordis. Parisiis*, 1632. C'est Douglas qui lui attribue cet écrit.

Apr. J.-C. 1103. — AVERROES, AVERRHOES ou AVEN-ROES, en arabe About Valid Mohammed Eben Roschd, de Cordoue, en Espagne, était en réputation vers le milieu du douzième siècle. Il s'appliqua premièrement à l'étude des lois, qu'il abandonna pour s'occuper de celle des mathématiques et de la médecine. J. Léon rapporte que l'aïeul d'Averroës avait été député par ses compatriotes pour offrir la couronne à l'empereur de Maroc, qui le nomma grand-prêtre et premier juge du royaume de Cordoue, emploi dont il jouit pendant plusieurs années et qu'il laissa à ses descendants. — Averroës se rendit célèbre par sa générosité, sa patience et son application à l'étude, mais plus célèbre encore par la vivacité de son esprit et sa grande subtilité dans le raisonnement. Il se signala par les commentaires qu'il écrivit sur la philosophie d'Aristote et par la passion qu'il fit éclater pour la personne et pour la doctrine de ce philosophe. En effet, il a mêlé dans ses ouvrages plus de philosophie aristotélicienne que les autres Arabes, et de là on a pris occasion de l'appeler l'âme d'Aristote, titre qu'on ajouta à celui de

commentateur, qu'on lui avait déjà
donné.

Son abrégé de médecine est tiré des
autres auteurs avec peu de changement
et d'augmentation. Il y remarque qu'on
ne peut avoir la petite-vérole qu'une
seule fois ; mais plusieurs médecins ré-
voquent en doute la vérité de cette observation. L'anatomie d'Averroës est la
même que celle de Galien. Sa pratique
n'a rien de neuf ; il ne paraît pas même
en avoir eu beaucoup. Cependant, il
s'acquit une grande réputation, que ses
ouvrages soutinrent long-temps après sa
mort, par toute l'Europe. Les éditions
qu'on a faites de ses écrits en sont la
preuve :

*Cantica Avicennæ, cum Averroïs
commentariis, Armegando Blasio interprete. Venetiis*, 1484, in-folio. *Ibid.*,
1555, in-folio, *castigata ab Andrea Alpago Bellunense.— Colliget libri VII,
item Cantica Avicennæ cum ejusdem
Averroïs commentariis, et tractatus de
theriaca. Armegandus Blasius de Mon-
tepessulano ex arabico in latinum trans-
tulit, Andreas Alpagus Bellunensis
castigavit. Venetiis*, 1552, in-folio dans
le dixième tome des œuvres d'Averroës.
Venetiis, 1496, in-folio, *cum Aben-
zoaris libris. Ibidem*, 1514, in-folio.
Lugduni, 1531, in-8°, avec le *Thaisser*
d'Avenzoar. — *De venenis liber. Lugduni*, 1517, in-4°, avec le *Regimen sanitatis* de Magninus. — *De simplicibus
medicinis. Argentorati*, 1531, in-folio,
avec les traités que Sérapion Mésué et
autres ont écrit sur cette matière.— *Collectaneorum de re medica sectiones III.
Lugduni*, 1537, in-4°. C'est un recueil
de tout ce qui a rapport aux livres II,
VI et VII du *Colliget.—De theriaca tractatus. Venetiis*, 1562. — *De febribus
liber*. Dans la collection de Venise.

Gilles de Rome dit que, étant à la
cour de l'empereur Frédéric II, il y
trouva deux fils d'Averroës ; et c'est à
ce sujet qu'il parle de ce médecin, dont
il déplore l'aveuglement. Il l'accuse de
n'avoir eu aucune religion et d'avoir dit
qu'il aimait mieux que son âme fût avec
les philosophes qu'avec les chrétiens.
D'autres rapportent cela diversement :
suivant eux, Averroës regardait la religion des chrétiens comme une religion
impossible, à cause du mystère de l'Eu-
charistie ; celle des juifs, comme une
religion d'enfants, à cause de différents
préceptes et des observances légales ; il
avouait ensuite que celle des mahométans, qui ne s'attache qu'à satisfaire les
sens, est une religion de pourceaux ; et
il finissait par s'écrier : *Moriatur anima
mea morte philosophorum !* Cette excla-
mation ne serait pas déplacée dans la
bouche des philosophes de nos jours, qui,
sous le dehors d'une religion de bienséance, contredisent par leurs maximes
celle dans laquelle ils sont nés, et ressemblent parfaitement à Averroës, s'il
est encore vrai qu'il ait nié l'immortalité
de l'âme. Le docteur Freind le lave de
ce dernier reproche, et il observe que
ceux qui ont prêté de pareils sentiments
à ce médecin ne se sont point donné la
peine d'examiner ses ouvrages ; car ils y
auraient remarqué que leur auteur soutient tantôt que l'âme est raisonnable,
tantôt qu'elle est immatérielle, et qu'il
dit même en termes exprès qu'elle est
immortelle. Mais le témoignage avantageux que Freind rend à Averroës n'a
point empêché M. Lorry de parler ainsi
de ce médecin dans la préface qu'il a
mise en tête des Mémoires pour servir
à l'histoire de la Faculté de médecine de
Montpellier, dont il est l'éditeur : « Dans
» les derniers temps de l'empire des
» Arabes sur les sciences, leurs écoles,
» déjà tombées par l'amour du bel esprit,
» ne suivaient plus que la philosophie
» d'Averroës, philosophe et médecin
» très-attaché à la forme aristotélicienne,
» mais qui, loin d'être un compilateur,
» était regardé, même par les mahomé-
» tans, comme un raisonneur hardi et
» dangereux, qui sapait les fondements
» de toutes les religions, et dont la lec-
» ture a été interdite aux chrétiens par
» plusieurs conciles. » —Averroës finit
ses jours à Maroc, ville d'Afrique, l'an
de l'hégire 595, qui revient à celui de
salut 1198, et, selon d'autres, 603 de
l'hégire, ou de Jésus-Christ 1206.

Apr. J.-C. 1206. —ROGER était de
Parme ou de Salerne. Les auteurs sont
non-seulement partagés sur le lieu de sa
naissance, mais encore sur le temps auquel il a vécu. Tout ce qu'on sait de
mieux sur son âge, c'est qu'il a écrit
avant Roland de Parme, qui, selon Freind,
florissait au plus tôt dans le treizième
siècle. — D'abord à l'arrivée des ouvrages d'Albucasis en Italie, Roger tira de
cet auteur les connaissances qui firent
tant estimer les écrits qu'il composa lui-
même ; mais il ne s'est pas piqué de lui
rendre justice, car il s'est attribué, en
bien des choses, l'honneur de l'inven-

tion, qui certainement n'est dû qu'à
Albucasis. On a sous le nom de Roger :
*Liber breviter perstringens quidquid
de omnium venarum phlebotomia scire
bonum medicum oportet*, avec l'ouvrage
d'Albucasis qui est intitulé : *Methodus
mederdi. Practica medicinæ. Venetiis*,
1490, 1519, in-folio. *Ibidem*, 1546,
in-folio, avec la Chirurgie de Gui de
Chauliac, de Brunus, de Lanfranc et
d'autres. Roger traite lui-même de la
chirurgie, mais principalement de celle
qui est toute médicamenteuse. Le vin,
le miel et quelques herbes émollientes
sont presque les seuls moyens curatifs
qu'il conseille dans le traitement des
plaies. Il ne condamne cependant point
l'usage des instruments lorsque les circonstances l'exigent.

Apr. J.-C. 1214.— BACON (Roger),
cordelier anglais, est le premier qui ait
introduit la chimie dans sa patrie. Cette
science était si peu connue dans les contrées occidentales de l'Europe, qu'il
rapporte que de son temps on ne comptait que trois personnes qui en fussent
instruites, parmi lesquelles il nomme le
fameux Pierre de Maharncourt, natif de
Picardie, dit le maître des expériences.
Bacon vint au monde à Ilchester,
l'an 1214, et donna dès sa plus tendre
jeunesse des marques d'une sagacité
étonnante. Il commença ses études à
Oxford, puis, étant allé à Paris pour les
achever, il s'y distingua par l'étendue
de ses connaissances dans la philosophie
et les mathématiques : on dit même qu'il
y enseigna publiquement la théologie.
De retour à Oxford, il s'appliqua à l'é-
tude des langues avec un tel succès,
qu'il se trouva bientôt en état de composer une grammaire latine, grecque et
hébraïque. Tant de talents réunis ne
manquèrent pas d'attirer les regards de
ses confrères. On admira son savoir,
on passa bientôt de l'admiration aux
soupçons les plus outrageants, et cet
homme, par la seule raison qu'il avait
des connaissances supérieures à celles
de son siècle, se vit enfin exposé aux
caprices et aux insultes de l'ignorance,
qui avait le pouvoir en main. On lui fit
un crime de désapprouver la forme obscure de raisonner suivant les principes
d'Aristote et de condamner en même
temps la méthode des scolastiques. Les
philosophes de son ordre murmurèrent
contre lui ; et, comme leur amour-propre se trouva blessé par la supériorité

de leur collègue, pour s'en venger, ils
épièrent les occasions de lui nuire. Bacon, qui cultivait la chimie, opérait des
choses extraordinaires par les secrets de
cet art. Ce qui était inconnu parut surnaturel, et l'auteur de ces merveilles ne
tarda pas à être dénoncé comme magicien
au chapitre général de l'ordre. L'accusation fut admise, et le chapitre lui défendit d'écrire. Mais ce jugement ne satisfit pas ses ennemis ; ils ne le trouvèrent pas assez rigoureux. Ils revinrent à
la charge et manœuvrèrent si bien qu'ils
obtinrent un arrêt d'emprisonnement :
on le prit au corps, on le jeta dans la
prison. Il est vrai qu'il en sortit quelquefois ; on le força cependant à y rentrer, et ce ne fut que vers la fin de sa
vie qu'on lui rendit absolument la liberté, à la réquisition de quelques personnes de la plus haute considération.
C'est ainsi que celui qui a détruit avec
tant d'évidence les folles prétentions de
ceux qui ajoutent foi à la magie a été
lui-même traité de magicien et emprisonné comme tel. On ne disconvient pas
que l'ignorance du treizième siècle était
si grande en matière de physique, qu'il
était difficile de percer à travers les ténèbres qu'elle répandait. Tout ce qui
était surprenant paraissait surnaturel aux
yeux mêmes des personnes qui jouissaient de quelque réputation dans les
sciences ; et le peuple, abruti par l'oi-
siveté et presque incapable de penser,
donnait tête baissée dans les soupçons
de magie, qui n'étaient que trop souvent
appuyés sur la conduite de ceux qui dis-
pensaient la justice dans les magistratu-
res. De là vint cette malheureuse fatalité
qui mit tant de grands hommes en butte
aux traits de l'injustice et de la calomnie.
De là vinrent ces arrêts également ini-
ques et cruels qui, dans les siècles suivants, condamnèrent au feu, comme
sorciers ou magiciens, des gens dont le
cerveau brûlé méritait seulement qu'on
les reléguât aux Petites-Maisons.
La manière injuste dont Bacon fut
traité aurait été capable de ralentir son
ardeur pour les sciences, si cet homme,
qu'on peut appeler le prodige de son
siècle, n'eût senti qu'il était né pour
l'éclairer. Il poussa l'étude de la philosophie aussi loin que le permettaient les
moyens qu'il avait pour la dépouiller du
jargon des écoles. Il travailla à la rendre
utile et curieuse par une foule d'expériences qui lui réussirent. Son traité
d'optique est un chef-d'œuvre. Il inventa

les microscopes, les télescopes, la chambre obscure, les miroirs ardents et ceux qui renversent les objets ; au moins ce qu'il en a dit a préparé les voies à la perfection de ces découvertes, dont il a prévu la possibilité. Il doit encore être considéré du côté de l'astronomie ; peut-être fut-il le seul astronome de son siècle. Il découvrit une erreur considérable dans le calendrier, dont il proposa la correction, en 1267, au pape Clément IV. On ne fit usage de ses observations que plus de trois cents après, sous le pontificat de Grégoire XIII. Il ne se borna pas à l'astronomie ; entraîné par le goût qui dominait de son temps, il s'appliqua à l'astronomie judiciaire, et ne s'aperçut point assez des erreurs que cette vaine science lui fit commettre. Son aveuglement à cet égard lui a mérité les reproches dont on l'a chargé ; mais il a réparé ce défaut par tant de belles connaissances, qu'on doit lui faire grâce sur cet article. Il était si bien au fait de la mécanique, qu'après Archimède, il peut passer pour le premier qui l'ait possédée à fond. Les réflexions qu'il fit sur les effets merveilleux des corps élastiques lui donnèrent l'idée de construire des machines qui se mouvaient d'elles-mêmes. Les automates paraissaient des êtres animés au sortir de ses mains ; on aurait dit que les lois du ressort étaient soumises à l'ingénieuse disposition de ses ouvrages, tant elles se prêtaient à la fécondité de son esprit, qui inventait chaque jour de nouvelles machines. En un mot, Bacon sut tellement allier les règles de l'art avec celles de la nature, qu'il exécuta des choses beaucoup plus surprenantes que celles qu'on croyait alors dépendre de la magie. Il alla même plus loin, il prouva par l'expérience qu'un homme instruit des lois de la nature est en état de produire des effets qu'il est impossible d'imiter par les charmes, les sortiléges et les prestiges.

C'est ainsi qu'il a frayé le chemin aux découvertes qui enrichissent aujourd'hui la physique ; il en a fait lui-même une bien importante, mais qui malheureusement n'a que trop servi à la destruction des hommes : il a connu la poudre à canon. « L'art, a-t-il dit, peut imiter le » tonnerre et les éclairs ; car le soufre, » le nitre et le charbon, qui ne produi- » sent séparément aucun effet sensible, » éclatent avec grand bruit lorsqu'on les » mêle dans une proportion convenable, » qu'on les enferme dans un lieu étroit

» et qu'on y met le feu. » On ne peut sûrement décrire la poudre à canon avec plus de précision : aussi, au jugement du docteur Freind, c'est faire tort à Bacon que de lui disputer cette découverte. Voici comme parle ce médecin anglais, page 289 de son Histoire de la médecine, édition latine de Paris de 1735: *Est etiam mirabile in chimia inventum, in quod is inciderit, ars, inquam, pulveris pyrii conficiendi ; compositionis enim materia omnis ab illo describitur, effectusque ejus stupendi, fragor atque lumen. Mira hæc profecto reperta sunt quæ vir unus ita rudi in sæculo, nullo usus magistro, e mente propria in lucem proferat : sed magis adeo mirandum est, hujusmodi inventa usque eo potuisse celari, ut sequentibus sæculis alii orirentur homines, qui pro suis vindicarent ea qua haud alii quam Baconi adscribi debeant.* Parmi ceux à qui l'on a attribué cette découverte, on remarque principalement Berthold Schwartz, cordelier allemand vers la fin du treizième siècle, et par conséquent contemporain de Roger Bacon, son confrère, qui mourut à Oxford, le 11 de juin 1292. — Ce que nous venons de dire, fait assez voir que Bacon doit être mis au rang des premiers philosophes de son temps. Il n'y en eut point qui lui fussent supérieurs en science ; le nombre de ceux qu'on peut lui comparer est même fort petit ; mais il peut être mis en parallèle avec quantité d'auteurs qui ont vécu après lui. Ses ouvrages sont écrits avec tant d'élégance, de précision, de force, et ils présentent des observations si justes et si exactes sur la nature, que personne, parmi les anciens, n'en a découvert les mystères aussi bien que lui. Il a composé plusieurs traités, dont quelques-uns sont perdus ou cachés dans les bibliothèques. Ceux qui ont rapport à la chimie se trouvent en manuscrit dans la bibliothèque de Leyde, où ils ont été transportés d'Angleterre pour la riche collection de Vossius. Tels sont : *Thesaurus chymicus. De secretis artis atque naturæ operibus, et de nullitate magiæ. Specula mathematica.* L'impression a rendu publics quelques ouvrages de cet auteur, qui traitent aussi de la chimie : *De alchymia libellus, cui titulum fecit Speculum alchemiæ.* Il est différent d'un traité qui porte le même titre et qui se voit dans la bibliothèque de Leyde parmi les manuscrits. Celui dont nous parlons a été inséré par Guillaume Gratarole dans la collection *De veræ alchemiæ scriptoribus*, imprimée à Bâle, en 1561, in-fol. On le trouve encore dans le second volume du *Theatrum chemicum*, publié à Strasbourg, en 1613, in - 8º. Dans le cinquième volume du même ouvrage, qui parut dans la même ville, en 1622, in-8º, et à Hambourg, en 1608 et 1618, in-8º, on remarque le traité *De secretis artis atque naturæ operibus et de nullitate magiæ*, avec des notes. — *De arte chymiæ scripta. Francofurti*, 1603, 1620, in-12, avec d'autres pièces du même auteur.

Il y a aussi un recueil de plusieurs traités d'alchimie, imprimé à Lyon, en 1557, in-12, dans lequel on lit quelques morceaux de la façon de Roger Bacon; et dans les uns et les autres on trouve beaucoup de découvertes touchant les mécaniques, la magie naturelle, etc., que l'on a faussement attribuées aux auteurs modernes. Mais ce ne sont pas là tous les ouvrages de Bacon qui ont rapport à la médecine. Il en a encore composé un sous ce titre : *De retardandis senectæ accidentibus et conservandis sensibus*. Il le mit au jour peu de temps avant sa mort, et le dédia au pape Nicolas IV, apparemment pour se concilier l'estime de ce pontife qui avait été général de son ordre, et qui, en cette qualité, avait sans doute eu quelque part dans les persécutions dont on a parlé plus haut. L'auteur a recueilli dans ce livre tout ce que les médecins grecs et arabes ont écrit sur ce sujet; mais il ne s'est pas borné au rôle de copiste, il y a joint plusieurs observations qui sont de lui. Les bibliographes parlent d'une édition de ce traité, qui parut à Oxford, en 1590, in-8º.

Ap. J.-C. 1227. — MYREPSUS (Nicolas), médecin, natif d'Alexandrie, est mis au rang des derniers auteurs grecs par le docteur Freind, s'il est permis de regarder comme grec son style impur et barbare. On doit lui savoir gré des peines qu'il s'est données pour recueillir tous les médicaments composés qui sont dispersés dans les écrits des Grecs et des Arabes, et en former une espèce de pharmacopée. Il est certain que Myrepsus fit sa compilation avant l'an 1300; car Pierre de Abano, ce fameux conciliateur qui mourut en 1315 ou 1316, Sylvaticus et Pedemontanus, tous deux médecins de Robert, roi de Sicile, et qui écrivirent presque au commence-

ment de son règne, c'est-à-dire, vers l'an 1310, rapportent mot à mot différentes recettes que nous trouvons dans cet auteur. D'ailleurs, on lit dans l'éloge historique de la Faculté de Médecine de Paris, par M. Hazon, qu'on trouve dans les archives de cette compagnie un projet de réglement dressé en français, l'an 1332, et qui a été traduit en latin pour être présenté à messieurs du parlement, au sujet des apothicaires; on lit encore que, selon ce projet qui a eu son exécution, tous les maîtres apothicaires devaient avoir chez eux l'Antidotaire de Nicolas, corrigé par la Faculté, et s'y conformer uniformément. Le Dispensaire de Nicolas Myrepsus était alors la règle de toute l'Europe pour la pharmacie.

Léonard Fuch a mis ce Dispensaire en latin, avec des notes, sous le titre d'*Opus medicamentorum in sectiones quadraginta-octo digestum;* et quoique cette traduction ne fût pas bien correcte, on n'a pas laissé d'en faire plusieurs éditions. On remarque celle de Bâle, 1549, in-folio, avec les ouvrages de Mésué; celle de Lyon, 1550, in-8º; de Venise, 1551, 1602, in-folio, avec les suppléments de Mésué; de Paris, 1567, in-8º, entre les *Medicæ artis principes;* de Francfort, 1626, in-8º, et de Nuremberg, 1658, même format, avec la préface de Jean Hartmann Beyerus, sous le titre de *Theatrum medico-practicum de præparatione medicamentorum.* Cette dernière édition passe pour la meilleure. Il y en a d'autres plus anciennes que toutes celles dont on vient de parler: Lyon, 1519, in-folio, avec les ouvrages de Mésué; et dans la même ville, 1531, in-8º, avec les canons de Mésué, Ingolstadt, 1541, in-4º, avec les notes de Jean Agricola Ammonius; mais la version est de Nicolas Rheginus ou de Nicolas de Regio.

Ap. J.-C. 1235. — LULLE (Raimond), né dans l'île de Majorque, en 1236, sortait de l'illustre famille des Lulle de Barcelone. Infatigable à l'étude, il embrassa plusieurs sciences, la philosophie, la médecine, la théologie et la chimie. Il poussa plus loin ses idées sur la dernière que Roger Bacon, dont il se dit disciple; il peut l'avoir vu dans ses voyages, car il parcourut la France, l'Angleterre et l'Allemagne. Ce chimiste est le premier qui ait parlé de la pierre philosophale et d'un remède universel pour toutes les maladies; il en fait mention dans son livre intitulé : *Quinta essentia*. On le cite encore comme un homme extrêmement versé dans la logique. Il eut l'adresse d'introduire dans les écoles un nouvel art transcendant, qu'on a appelé l'*Art de Lulle*, par le moyen duquel on pouvait disputer un jour entier sur quelque topique que ce fût, sans entendre un mot de la matière. Mais s'étant aperçu de la futilité de cet art, il quitta la superfluité stérile des mots, pour s'attacher aux choses. Il prêcha en chimie une doctrine qui ne voulait que de l'expérience, et il assura qu'il était impossible de s'instruire de cette science par de simples paroles. Il avança beaucoup d'autres sentiments sur différentes matières; et tout cela fait le sujet des discussions dans lesquelles il est entré; mais il est difficile de savoir au juste le nombre des ouvrages qu'il a écrits, parce que ses disciples ont souvent publié les leurs sous son nom, et que, dans des temps moins reculés, on lui en a attribué d'autres, dont il ne fut jamais l'auteur.

Lulle voyagea dans la Mauritanie, où l'on suppose qu'il prit les premières connaissances de la chimie; il paraît même que c'est dans les écrits de Geber qu'il en a sucé les principes. La conformité que l'on remarque entre ces deux auteurs, donne au moins quelque vraisemblance à cette opinion. Si l'on en croit les écrivains espagnols, l'occasion de son voyage fut sa passion pour une jeune fille, nommée Eléonore, qui refusa opiniâtrément de l'écouter. Un jour qu'il la pressait davantage et qu'il lui demandait la raison de ses refus, elle se découvrit sur-le-champ la poitrine et lui montra une partie de son sein dévoré par un cancer. Lulle, en amant tendre et généreux, conçut le dessein d'aller dans la Mauritanie, où l'on trouvait plus aisément les écrits de Geber, dans l'espérance d'en tirer quelques lumières sur les remèdes propres à guérir la maladie de sa maîtresse. D'autres disent que, frappé à la vue du mal cruel qui lui enlevait l'espoir de posséder jamais cette fille infortunée, il se dévoua à la vertu et aux exercices de la pénitence, et qu'il se consacra ensuite à la conversion des infidèles. C'est, dit-on, pour cette raison qu'il apprit l'arabe à l'âge de trente ans; on ajoute même que, pour soutenir l'ouvrage qu'il avait heureusement commencé, il engagea Jacques II, qui monta sur le trône

d'Aragon, en 1291, à fonder un séminaire à Majorque, pour l'instruction des missionnaires. Lulle finit par être lapidé en Afrique, où il prêchait le christianisme aux infidèles, le 26 mars 1315.

On voit assez par ce que nous venons de rapporter de Raymond Lulle, combien son histoire est obscure et incertaine; ce qui nous reste à dire sur le grand nombre d'ouvrages qui ont paru sous son nom, n'est peut-être pas mieux fondé. On le fait auteur de différents traités sur toutes les sciences; quelques-uns peuvent être de lui, mais il est difficile de croire, ainsi que nous l'avons déjà dit, qu'il ait écrit tous ceux qui lui sont attribués. Au reste, on y remarque beaucoup d'étude et de subtilité, peu de solidité et de jugement, et un style digne de la barbarie de son siècle. Voici les titres de ceux qui concernent la chimie :

De secretis naturæ, seu de quinta essentia libellus. Augustæ Vindelicorum, 1518 in-4°. *Venetiis*, 1521, in-4°; 1542, in-8. *Argentorati*, 1541, in-8°. *Coloniæ*, 1567, in-8°. *Adjecta est ejusdem epistola ad regem Robertum de accurtatione lapidis philosophici, et adjunctus est tractatus de aquis, ex scriptis Raimundi super accurtationis epistolam ab artis studioso collectus.* — *Apertorium de veri lapidis compositione, Noribergæ*, 1546, in-4°. — *Testamentum duobus libris universam artem chymicam complectens. Item ejusdem compendium animæ transmutationis artis metallorum. Coloniæ*, 1566, 1573, in-8°. *Rothomagi*, 1603, in-8°. — *Liber mercuriorum, Coloniæ*, 1567, in-8°. — *De arte brevi. Parisiis*, 1578, in-12. — *Secreta secretorum. Coloniæ*, 1592, in-8°. — *Codicillus, seu, vade mecum, in quo fontes alchymicæ artis ac philosophicæ reconditioris uberrime traduntur. Coloniæ*, 1572, in-8°. *Rothomagi*, 1651, in-8°.

Dans le Théâtre chimique, imprimé à Strasbourg, in-8°, au commencement du dix-septième siècle, on trouve les ouvrages suivants sous le nom de Lulle :

Theoria et practica. — *De intentione alchymistarum.* — *De mercurio solo libellus.* — *Praxis universalis magni operis.* — *Repertorium, seu, intentio summaria valde utilis ad intelligentiam testamenti, codicilli et aliorum ejus librorum.* — Dans le recueil *De veræ alchymiæ scriptoribus*, on a repris ceux-ci : — *Apertorium cum aliis de veri la-*

pidis compositione. — *Ars intellectiva super lapidem philosophorum.* — *Practica lapidis.* — On attribue encore à Raimond Lulle : —*Epistolæ ad Eduardum, regem Angliæ.* — *Speculum magnum.* —*Testamentum novissimum.* — *Aphorismi.* — *De investigatione occulti secreti.* — *Exempla accurtationis.*

La plupart de ces ouvrages sont en manuscrit dans la bibliothèque de Leyde, et l'on assure que dans celle de la république de Venise, on conserve plus de cent manuscrits de Lulle, qui n'ont point encore vu le jour. Il y a dans la bibliothèque de Boile une fort belle copie de tous les ouvrages chimiques de notre auteur, faite en 1483 et en 1484, en deux volumes in-folio; cette copie fut donnée par Elie Ashmole. On trouve aussi dans la bibliothèque chimique de Manget, quelques-uns des traités dont nous venons de faire mention; mais il y a une édition particulière des œuvres de Lulle, qui est très-rare; elle est de Strasbourg, 1617, in-8°, avec figures. Enfin, on a donné à Mayence en 1714, in-8°, le catalogue des ouvrages de cet auteur. Il comprend des traités sur la théologie, la morale, la médecine, la chimie, la physique, le droit, etc.; car les docteurs des siècles d'ignorance embrassaient toutes les sciences dans leurs écrits; et quoiqu'ils n'en possédassent parfaitement aucune, ils cherchaient à éblouir leurs contemporains par l'étalage d'une érudition universelle.

Ap. J.-C. 1248. — BEITHARIDES, ou Abdallah-ben-Ahmad-Dialheldin, appelé communément, suivant Abulpheda, Ebnu-al-Baithar, ou suivant Léon l'Africain, Ibnu-el-Baithar, naquit à Malaga dans le douzième siècle. Comme ce médecin aimait beaucoup la botanique, il quitta sa patrie pour se perfectionner dans cette science par les voyages; il passa au Levant, parcourut l'Afrique et presque toute l'Asie. A son retour des Indes, il se rendit au grand Caire, où il entra au service de Saladin, le premier des soudans d'Egypte, dont il fut beaucoup estimé. Après la mort du soudan arrivée en 1193, quelques auteurs assurent qu'il fut premier visir du sultan de Damas, Malekum-al-Kamel; mais cela n'est point apparent, s'il est vrai que ce médecin était chrétien, ainsi que d'autres le disent. Ce point n'est pas le seul sur lequel ils pensent différemment; les uns font mourir Beitharides à la Mecque

ou à Damas, et les autres à Malaga; ils ne s'accordent même pas sur l'année de sa mort. Léon l'Africain la fixe en 594 de l'hégire, qui répond à l'an de J.-C. 1197 ; mais Golius la renvoie à l'an 646 des Mahométans, c'est-à-dire, 1248 de salut, et ce dernier sentiment est le plus suivi.

Ce médecin a écrit un ouvrage intitulé : *Mofredato Thabbi*, qui est divisé en trois livres, dans lesquels les matières sont disposées suivant l'ordre alphabétique. Il y traite des médicaments simples, ainsi que de l'histoire de tous les corps naturels qui servent à l'homme, soit dans les arts, soit dans les aliments. Il donne une description assez exacte de tous les médicaments, dont Pline, Dioscoride et les anciens grecs n'ont pas parlé. Il en fait l'énumération sous leurs différents noms, tant arabes, que grecs et barbares; et en parlant des plantes, il s'étend sur leurs fleurs, leurs fruits et leurs feuilles. Il détaille encore le caractère des animaux, il pousse même ses recherches jusqu'à la vétérinaire ; branche de la médecine qui était très-considérée à la cour des princes sarrasins, et qui ne l'est pas assez parmi nous. On vient de la mettre en honneur en France, par l'établissement d'une école à Charenton.

La plupart des livres de Beitharides ont été traduits de l'arabe en syriaque pour l'usage des médecins juifs. Ils méritaient la peine qu'on s'est donnée à cet égard ; car après Sérapion et Mésué, ce médecin doit être regardé comme le père de la matière médicinale. Tous ses ouvrages sont en plusieurs volumes dans la bibliothèque de Leyde. Bochart a profité de son histoire des plantes, d'où il a tiré beaucoup de choses qui l'ont aidé à composer le traité des animaux dont il est parlé dans l'Ecriture. André Alpagus a souvent cité ce médecin, et il a traduit de lui un livre *De limonibus*, imprimé à Paris en 1602. Antoine Galland, professeur en arabe au collége royal de la même ville, a aussi traduit quelques-uns des ouvrages de Beitharides, et ce qu'il en a fait, doit être dans la bibliothèque du roi de France.

Après J.-C. 1248. — GILBERT L'ANGLOIS, dit Gilbertus Legleus, vécut vers l'an 1210, suivant Bayle; mais Leland le dit moins ancien, sans en donner la raison. Freind, qui s'est appliqué à la chercher, la trouve dans le

Compendium medicinæ de Gilbert ; cet auteur y parle d'Averrhoës qui a vécu jusque vers la fin du douzième siècle, mais dont les ouvrages n'ont été mis en latin que vers le milieu du treizième. A cette preuve, Freind en joint deux autres : la première, c'est que Gilbert a fait mention du livre *De speculis*, de Bacon ; la seconde, qu'il a tirée de Théodoric plusieurs choses touchant la lèpre : et de là l'historien anglais conclut que le médecin qui fait le sujet de cet article, n'a vécu que vers la fin du treizième siècle, au commencement du règne d'Edouard I qui succéda à son père en 1272.

Ce médecin se fit estimer par sa science, et par elle il se distingua dans un temps où l'art de guérir n'était exercé que par des moines empiriques. Gilbert conçut le dessein de dissiper le nuage que l'*ignorance* avait répandu sur cet art important. Poussé par la vivacité de son génie, il prit l'essor, et fut le premier Anglais qui osa fronder ces moines avides qu'un intérêt sordide avait rendus médecins. Il fit sentir tout le ridicule de leur conduite, et il opposa à leurs pratiques superstitieuses la méthode curative des Grecs qu'il avait adoptée. L'*ignorance* battit en retraite ; mais pour la forcer jusque dans ses derniers retranchements, il lui livra de nouveaux assauts. Il appuya ce qu'il avançait par tout ce que la physique de son temps pouvait fournir de raisons solides, et il en confirma la vérité par l'expérience. Il fallut un génie tel que celui de Gilbert, pour tenter de dissiper les obstacles que la médecine trouvait à sa perfection en Angleterre. C'était un homme de grande lecture et très-appliqué à l'étude. Des voyages utilement entrepris et exécutés lui avaient procuré une si grande connaissance des simples, de leurs propriétés et de leurs vertus, qu'il opéra des cures admirables. Il composa aussi plusieurs ouvrages qui augmentèrent la considération que ses succès lui avaient méritée. Tels sont les écrits intitulés : *De viribus aquarum ; De re herbaria ; Thesaurus pauperum ; De tuenda valetudine ; Compendium medicinæ tam morborum universalium quam particularium.* Michel Capella corrigea ce dernier traité qui parut à Lyon en 1510, in-4°, et depuis à Genève en 1608, in-4° et in-12, sous le titre de *Laurea anglicana, seu compendium totius medicinæ.*

On remarque dans les ouvrages de Gilbert qu'il a souvent copié les médecins arabes, et surtout Rhasès, qu'il a même transcrit de mot à mot plusieurs passages de cet auteur. On y remarque encore plusieurs termes barbares, mais il paraît qu'il ne s'en est servi que pour s'accommoder au goût de son siècle ; il y en a cependant quelques-uns qu'il semble n'avoir amené, dans le discours, que pour faire étalage de son érudition dans la langue grecque. Ce médecin parle des écrouelles qu'il appelle mal royal, parce que les rois guérissent ceux qui en sont affligés ; et par le peu qu'il en dit, il prouve assez que la coutume de toucher ces malades est fort ancienne, et qu'elle passait déjà pour telle de son temps. Freind dit, sur le témoignage des historiens anglais, qu'on en peut rapporter l'époque au règne d'Edouard III, dit le Confesseur, qui succéda à Hardi Canut en 1041, et fut contemporain de Philippe I, roi de France. Les écrivains français conviennent unanimement que Philippe touchait aussi les écrouelleux ; mais il en est d'autres qui renvoient cet usage au temps de Clovis, et qui par là lui donnent le droit d'ancienneté sur l'établissement de la même cérémonie en Angleterre. Un point sur lequel les historiens des deux nations s'accordent, c'est que ce privilége est un effet de l'onction qu'on fait aux mains de leurs rois au moment de leur sacre. C'est aussi pour cette raison que les reines n'ont point le droit de toucher les malades ; cependant Freind assure qu'Elisabeth était si jalouse des prérogatives de la couronne d'Angleterre, qu'elle touchait assez souvent les écrouelles..

Apr. J.-C. 1250. ABANO ou APONO (Pierre de), autrement APON, célèbre professeur de médecine à Padoue, fut surnommé *Conciliator.* Il était fils d'un notaire nommé Constans, mais il prit le nom d'Abano, du lieu de sa naissance qui est une ville du territoire de Padoue, où l'on trouve des bains chauds si célèbres dans l'antiquité, et dont Théodoric, roi des Goths, fait la description dans une de ses lettres. Ce fut là que Pierre vint au monde vers l'an 1250.—Comme les sciences étaient alors peu cultivées en Italie, il fut contraint d'en sortir pour aller chercher ailleurs des moyens capables de seconder l'ardeur qu'il avait de s'en instruire. Il passa à Constantinople où il apprit la langue grecque; dans la suite, il se rendit à Paris où il s'appliqua à l'étude de la médecine et des mathématiques. On prétend même qu'il y prit des degrés; il est au moins certain qu'il y écrivit et publia son *Conciliator*, ouvrage dans lequel il travailla à concilier les différents sentiments des philosophes et des médecins. Comme il était un des plus beaux génies de son temps, il parut dans cette ville comme un prodige; on lui remarqua cependant beaucoup de hardiesse dans la façon de penser, et, suivant l'expression d'un auteur qui cherche à le peindre, son savoir était grand, mais il était hardi et téméraire : *Vir magnæ sed audacis et temerariæ doctrinæ.* Quoi qu'il en soit Pierre d'Abano fut rappelé de Paris sur la fin de 1303, ou au commencement de 1304, pour venir enseigner à Padoue et y remplacer Matthieu Roncaliario, professeur en médecine, mort en 1303. On lui accorda, à cet effet, des appointements assez considérables pour le temps; mais il est bien apparent qu'il ne se rendit à Padoue, pour en jouir, qu'après avoir parcouru l'Angleterre et l'Ecosse.— Divers auteurs affirment qu'Apono enseigna encore la médecine à Bologne, mais d'autres se bornent à dire qu'il y pratiqua simplement sa profession. Pour se former une idée juste de la réputation qu'il s'était faite dans la pratique, il suffit d'observer qu'il ne sortait point de la ville pour visiter des malades, qu'on ne lui donnât cinquante florins : on raconte même qu'ayant été appelé à Rome pour traiter le pape, Honoré IV, alors malade, il ne voulut point partir qu'on ne se fût engagé à lui donner quatre cents écus par jour. Mais Mazzuchelli, qui a donné une notice fort étendue sur la vie de ce médecin, révoque ce dernier fait en doute, et avec d'autant plus de raison, qu'on raconte la même chose de Taddeo d'Alderotto de Florence, professeur de médecine à Bologne, qui vivait à peu près dans le même temps.

On a fait plusieurs autres contes au sujet de Pierre d'Apono. Mercklein rapporte qu'il prit à Paris une horreur pour le lait qu'il conserva toute la vie, il ajoute même qu'il ne pouvait en voir manger sans dégoût. On dit que cette aversion était venue pour avoir rencontré un pauvre qui trempait son pain dans le pot d'une laitière. Mais un auteur moderne a mis plus de finesse dans l'aversion que ce médecin avait pour le lait; il ne le condamnait, dit-il, que par la raison qu'il le croyait capable de produire des obstructions dans les glandes. Le fait est, qu'il rapporte, dans son *Conciliator*, les sentiments qui partageaient les médecins sur l'usage du lait dans la phthisie, les uns le regardant comme nuisible, les autres comme avantageux. Quant à lui, il est vrai qu'il le défendait dans certains cas où on l'interdit encore aujourd'hui; il n'empêcha cependant point la généralité de ses malades de recourir à cet aliment médicamenteux. — La considération dont Pierre a joui lui aurait fait un sort plus heureux, si à toutes les preuves qu'il a données de l'étendue de son savoir, il n'eût pas joint l'astrologie et la magie, ou plutôt la partie superstitieuse de l'histoire naturelle. Il ne traitait aucune maladie sans consulter l'état du ciel, l'âge du malade, l'heure de sa naissance, etc.; il ne donnait aucun remède sans toutes les petites charlataneries d'usage parmi ceux qui s'attachaient alors à la magie naturelle, et qui prétendaient augmenter les vertus des médicaments en cueillant les plantes qui entrent dans leur composition, sous tel ou tel aspect de la lune, du soleil et des autres planètes. Ce fut sans doute le goût qu'il eut pour toutes ces pratiques, qui fit naître les soupçons de magie dont on l'a noirci. Apono vivait dans un siècle où les lettres gémissaient encore sous l'empire de la barbarie et de l'ignorance; il suffisait d'être savant pour être accusé de magie. Mais comme ce médecin donna lieu à l'en soupçonner par toutes les pratiques mystérieuses, dont on vient de parler, on lui imputa des noirceurs qui achevèrent de le faire déclarer coupable. On le regarda non-seulement comme le plus grand magicien de son siècle, mais il fut encore accusé d'hérésie, peut-être même d'athéisme. Il est probable que les envieux de Pierre d'Abano employèrent toutes sortes de calomnies pour le perdre; et si l'on en croit Mazzuchelli, des médecins jaloux de se voir éclipsés par le savoir et la réputation de celui dont nous parlons, furent ses accusateurs. On compte parmi eux, Pierre de Reggio qui appuya de son autorité toutes les sottises que la populace crédule se plaisait à débiter. Telles qu'elles furent, elles firent impression sur l'esprit des inquisiteurs, et d'Abano fut traduit, en 1306, devant leur tribunal. Mais ayant trouvé des protecteurs, il obtint la facilité de se défendre; il prouva même si bien son innocence, qu'il fut déchargé de l'accusation qu'on lui avait intentée, et qu'il demeura par là dans la position d'augmenter le dépit de ses ennemis, en continuant l'exercice de sa profession et en acquérant beaucoup plus de célébrité. En effet, les habitants de Trevico l'engagèrent, en 1314, à les servir comme médecin, et il en prit la charge pour un an.

Cependant les envieux de son mérite n'abandonnèrent point le projet de le perdre. Ils l'accusèrent une seconde fois devant le même tribunal, quoiqu'il l'eût d'abord déclaré innocent. Ce fut l'an 1315. On reprit donc cette affaire; mais avant qu'elle fût terminée, Pierre mourut âgé de soixante-six ans, cette même année 1315, ou la suivante 1316, et fut enterré avec pompe dans l'église de St-Antoine. Il laissa un fils nommé Benevenuto. — Les inquisiteurs n'en continuèrent pas moins l'instruction de son procès; et comme il n'a pu se défendre, puisqu'il était mort et enterré, il fut déclaré coupable et condamné au feu. On ordonna aux magistrats de Padoue d'exhumer son corps et de le faire brûler dans la place publique. Cette sentence n'eut cependant pas son effet, ou ne l'eut au moins qu'en apparence; car Marietta, sa domestique, qui avait long-temps demeuré avec lui, ayant été avertie de ce jugement, le fit secrètement déterrer pendant la nuit, et transporter dans l'église de Saint-Pierre, où il fut mis dans un tombeau trouvé ouvert auprès de la porte de cette église. Comme on chercha inutilement son corps, les inquisiteurs firent brûler publiquement dans la place une effigie ou une statue qui le représentait. Cette exécution a donné si peu d'atteinte à la réputation de Pierre d'Abano, que son corps fut dans la suite transporté du sépulcre de Saint-Pierre, où il était caché, dans l'église de Saint-Augustin, et déposé sans aucune pompe auprès de la principale porte. On y lit l'inscription suivante, taillée sur une pierre; mais elle ne fut placée qu'entre les années 1701 et 1708.

PETRI APONI
CINERES
OB. AN. 1315.
ÆT. 66.

Mazzuchelli, auteur de la notice historique et critique sur la vie de Pierre d'Abano, ne pense point aussi favorablement sur le compte de ce médecin, que M. Goulin, son traducteur. On trouve cette notice dans l'ouvrage intitulé : *Racolta d'opuscoli scientifici e filologici*, tome XXIII, Venise, 1741, in-12; et M. Goulin l'a donné en français, avec des notes, dans ses *Mémoires littéraires, critiques, philologiques, biographiques et bibliographiques, pour servir à l'histoire ancienne et moderne de la médecine*, qui ont paru par feuilles dès le commencement de l'an 1775, Paris, in-4°. Mazzuchelli croit que plus Naudé a eu de raison de vouloir disculper Pierre de magie, moins il en a eu de chercher à le défendre d'hérésie ou d'athéisme; car il lui paraît qu'on ne saurait faire servir de preuve, à l'innocence de ce médecin, les inductions qu'on a tirées des monuments qu'on a élevés à sa mémoire. Frédéric, duc d'Urbin, fit mettre l'inscription suivante au pied de sa statue :

PETRO APONO MEDICORUM ARBITRO ÆQUISSIMO OB REMOTIORUM DISCIPLINARUM STUDIUM INSIGNE FED. P. CUR.

Mais cette inscription célèbre le savoir de notre médecin, et non pas sa foi ni sa religion. Quant à celle qui fut posée sur une des portes du palais de Padoue, en 1420, c'est-à-dire plus d'un siècle après la mort d'Apono, elle dit bien qu'il fut accusé devant l'inquisition et absous, ce qui est vrai pour la première fois qu'il fut traduit devant ce tribunal; mais elle ne contredit pas qu'il fut enfin condamné au feu. Voici les termes dans lesquels cette inscription est conçue :

PETRUS APONUS PATAVINUS,
PHILOSOPHIÆ, MEDICINÆQUE SCIENTISSIMUS,
OB IDQUE CONCILIATORIS COGNOMEN ADEPTUS:
ASTROLOGIÆ VERO ADEO PERITUS,
UT IN MAGIÆ SUSPICIONEM INCIDERIT,
FALSOQUE DE HÆRESI POSTULATUS,
ABSOLUTUS FUIT.

Nous nous bornerons à ce qui vient d'être dit sur le procès que l'inquisition intenta à Pierre d'Apono, pour passer au catalogue des ouvrages que Mazzuchelli lui attribue dans sa notice : *Conciliator differentiarum philosophorum et præcipue medicorum. Mantuæ*, 1472, in-folio. *Venetiis*, 1476, 1483, in-folio. *Patavii*, 1490, in-folio. *Papiæ*, 1490, in-folio. *Venetiis*, 1496, in-folio, avec le traité *De venenis. Venetiis*, 1504, in-folio. *Venetiis*, 1520, in-folio. Dans le catalogue des livres de M. Falconet, il y a une édition de Venise de 1522, in-folio ; mais, suivant ce médecin, elle ne diffère point de celle de 1520. *Basileæ*, 1535, in-folio. *Venetiis*, 1548, in-folio, avec les remarques de Symphorien Champier. *Venetiis*, 1555, in-folio. *Venetiis*, 1565, in-folio. *Venetiis*, 1590, in-folio. *Venetiis*, 1595, in-folio. *Giessæ*, 1615, in-4°. C'est l'abrégé de l'ouvrage que Grégoire Horstius a donné sous le titre de *Conciliator enucleatus.* Il y avait, dans la bibliothèque de Falconet, une édition de la même ville, 1621, in-8°. Mazzuchelli cite encore une édition de 1643, in-folio. Cet ouvrage contient deux cent dix dissertations, dans lesquelles Apono discute autant d'opinions de médecins grecs et arabes, avec les raisons pour et contre, et son propre jugement. M. Goulin est tenté de croire que la médaille frappée pour Pierre d'Abano, et gravée dans les éloges de Tommasini, est relative au *Conciliator*; on y voit la médecine et la philosophie qui se donnent la main, et autour on lit ces deux mots : CONCORDI FOEDERE. — *De venenis eorumque remediis liber. Mantuæ*, 1472, in-folio. *Mantuæ*, 1473, in-4°. Il y a une édition de Rome de 1475, in-8°, dans le catalogue de la bibliothèque de M. de Boze. *Venetiis*, 1487, in-4°. *Lipsiæ*, 1498 et 1500, in-4°. *Basileæ*, 1531, in-8°, avec le *Commentarius de peste Britannica* de Joachim Schiller. *Marpurgi*, 1537, in-8°. *Venetiis*, 1537, 1550, in-8°. Une édition in-8°, sans nom de lieu ni d'imprimeur et sans date, porte ce titre: *De venenis eorumque remediis liber. Accessere consilium de præservatione a venenis Guil. Grataroli; Hermanni à Nuenare comitis, de sudatoria febre; item curatio sudoris anglici in Germania experta; Joachimi Schilleri de peste britannica commentariolus. Omnia opera Guil. Grataroli ex mss. exemplaribus collata, aucta atque illustrata.* On trouve encore les éditions suivantes : *Argentorati*, 1566. *Francofurti ad Mœnum*, 1679, in-folio. En français, avec un traité de Paracelse, Lyon, 1593, in-16. — *Expositio problematum Aristotelis. Mantuæ*, 1475, in-folio. *Venetiis*, 1482, in-folio, *cum translatione duplici, antiqua scilicet, et ea quam Theodorus Gaza edidit. Patavii*, 1482, in-folio. *Venetiis*, 1505, in-folio. *Venetiis*, 1519, in-folio, *addita tabula a Petro Tussignano confecta, qua cuncta notabilia, quæ in Petri Aponi expositionibus continentur, facilia inventa sunt : adjunctis his præterea Alexandri Aphrodisæi*

et Plutarchi Chæronei problematis. Parisiis, 1520, in-folio. — *La fisionomie du conciliator Pierre de Apono. Padoue*, 1474, in-8°. En latin sous ce titre *Decisiones physionomicæ*, 1548, in-8°. — *Hippocratis de medicorum astrologia libellus ex græco in latinum. Venetiis*, 1485, in-4°. — *Quæstiones de febribus.* On trouve ce traité dans le recueil intitulé *De febribus opus. Venetiis*, 1576, in-folio. — *Textus Mesue emendatus, id est, de ægritudinibus cordis et de ægritudinibus membrorum nutritionis. Venetiis*, 1505, in-8°. *Lugduni*, 1551, in-8°. *Venetiis*, 1586, 1623, in-folio. A la suite des œuvres de Mésué, sous le titre de *Petri Aponi medici clarissimi supplementum in secundum librum compendii secretorum Mesue.* — *Astrolabium planum in tabulis ascendens, continens qualibet hora atque minuto æquationes domorum cœli, significationes imaginum, moram nati in utero matris, cum quodam tractatu nativitatum, nec non horas inæquales pro quolibet climate mundi. Venetiis*, 1502, in-4°. — *Geomantia. Venetiis*, 1549, in-8°. En italien, Venise, 1511, in-8°, 1550, deux tomes, in-8°, 1552, in-8°, 1556, in-8°, et 1558. En latin : Venise, 1586, in-8°. — On sait que Pierre d'Abano a traduit en latin les traités suivants composés en hébreu par le célèbre rabbin de Tolède, Abraham Aben-Esra : *Initium sapientiæ.* — *Liber rationum. Liber interrogationum, luminarium, et cognitionis diei critici.* — *De mundo et sœculo.* — *Liber nativitatum.* — *Liber electionis.* — *De significationibus planetarum in duodecim domibus.* Ces traductions se trouvent jointes au traité *De diebus criticis* du même Aben-Esra. On a encore de la façon de Pierre d'Abano, qui est désigné sous le nom de Petrus Paduanus : *Petri Paduani translatio tractatus Aben-Esra de cogitatione hominis* — *Dioscorides digestus alphabetico ordine, additis annotatiunculis brevibus, et tractatu de aquarum natura. Lugduni*, 1512, in-4°. Si l'on en croit Seguier, dans sa *Bibliotheca botanica*, il est apparent que cet ouvrage n'existe pas, mais qu'il y a une édition latine de Dioscoride publiée à Lyon, en 1512, in-folio, à laquelle on a joint en marge les notes de Pierre d'Apono. Le même bibliographe indique une très-ancienne version latine de Dioscoride par Apon, sous le nom de Petrus Paduanensis ; elle est intitulée :

Dioscoridis opera, latine, interprete et expositore Petro Paduanensi. Colle, Johan. Alemanus, 1478, in-folio. — *Galeni tractatus varii a M. Petro Paduano latinitate donati.* Manuscrit sur velin, in-folio, de la bibliothèque publique de Saint-Marc à Venise. On lit à la fin du cahier : *Scriptus fuit liber hic Bononiæ sub annis domini MCCCV, indictione tertia.* — Fabricius (Bibl. lat. med. et infim. ætat., tom. v.) lui attribue encore une traduction de deux traités de Galien, l'un *De cholera nigra*, et l'autre *De regimine sanitatis*, et le dit auteur de ces deux autres livres : *Opera artis ; Pollex sive index.*

On regarde les trois ouvrages suivants comme de Pierre d'Abano : *Heptameron, seu elementa magica.* Parisiis, 1567, in-8°, à la fin du tome I des œuvres de Corneille Agrippa. Cette production ne renferme que de détestables instructions de magie. — *Elucidarium necromanticum.* Il est manuscrit dans la bibliothèque du Vatican, parmi ceux de la reine de Suède. — *Liber experimentorum mirabilium de annulis secundum octo et viginti mansiones lunæ.* — Dans un manuscrit de la bibliothèque du Vatican qui contient divers opuscules, on trouve celui-ci, folio 28 : *Variæ prophetiæ magistri Petri Patavini de Abano.* Doni, dans sa *Secunda libreria* qui renferme les manuscrits, indique deux autres ouvrages de Pierre d'Abano, savoir, *Degli spiriti che pigliano corpo. Dialogo, detto Asmodeo.* — A tout ceci M. Goulin, traducteur de Mazzuchelli, ajoute que Pierre Apon a traduit du grec un traité de Galien, qui est en dix-sept livres ; c'est celui *De usu partium corporis.humani* ; un autre du même auteur, qui est intitulé : *De optima complexione ;* enfin un troisième ouvrage de Galien en trois livres, sous ce titre : *De diebus decretoriis.*

Apr. J.-C. 1260. — BRUNUS, célèbre médecin, père du savant Dinus del Garbo, fleurit vers l'an 1310. Il est cité par Michel Roccianti dans le catalogue des écrivains de Florence, où il est dit qu'il fut en grande liaison avec François Pétrarque, comme il est prouvé par les lettres qu'ils s'écrivaient réciproquement. On a de ce médecin : *Chirurgia magna et parva* qui parut, avec d'autres traités, dans un recueil de chirurgie imprimé à Venise en 1490, 1499, 1513, 1546, in-folio, et depuis, dans la même ville, en 1559, sous un pareil format. L'ouvrage de Brunus est écrit d'un style assez barbare, et n'est proprement qu'une compilation tirée des écrits des médecins grecs et arabes. Parmi ceux-ci, il a principalement copié Albucasis, et c'est d'après lui qu'il a décrit l'opération de la pierre par le petit appareil ; le docteur Freind ajoute même qu'il est le seul des chirurgiens italiens de son siècle qui en ait fait mention. Ce n'est point sans raison, qu'on met Brunus au rang des chirurgiens ; quoiqu'il eût exercé la médecine proprement dite, il n'en a pas moins pratiqué l'art de guérir les maladies par l'opération de la main. Non-seulement il se servait des médicaments externes, et surtout des dessiccatifs, pour la cure de ces maladies, mais il assure encore qu'il employait l'instrument tranchant. Il dit même que le seul moyen de traiter avec succès la fistule à l'anus consiste à s'en servir à propos. Il emportait avec cet instrument tout ce qui était compris dans l'anse de l'aiguille de plomb qu'il faisait passer dans les différents contours de la fistule.

Les bibliographes parlent de Vincent Brunus, natif de Melphi, dans le royaume de Naples, qui était docteur en philosophie et en médecine. Il a publié plusieurs ouvrages, au commencement du dix-septième siècle ; ils sont en italien, et ils traitent de la tarentule, de la vie et de la mort, des pierres précieuses, etc.

Apr. J.-C. 1260. — AMAND (Jean de SAINT), chanoine de Tournay, qui vécut vers l'an 1200, était de la province de Hainaut dans les Pays-Bas ; c'est au moins le sentiment de Foppens, auteur de la Bibliothèque belgique. Il paraît, par les écrits qui nous sont restés de lui, soit imprimés soit manuscrits, qu'il fut un des plus savants médecins de son siècle. Comme il aimait le travail, il s'occupa à traduire, à extraire et à commenter les œuvres d'Hippocrate, surtout ses Aphorismes, ses Pronostics, le Livre de l'art, et il en fit de même du traité de Galien sur les maladies aiguës. L'analyse qu'il donna des Pronostics du premier et des Commentaires du second est fort exacte. A la tête de ce manuscrit, qui se trouve dans la bibliothèque de l'abbaye de Saint-Victor à Paris, Jean de Saint-Amand s'exprime ainsi : « Afin de rappe- » ler ce que j'ai appris dans ma jeunesse, » et qui pourrait s'échapper de ma mé- » moire, par la fragilité de l'âge ou par

» différentes occupations, moi, Jean de
» Saint-Amand, prévôt des chanoines de
» Mons en Puelle, j'ai compilé ce petit
» ouvrage, pour soulager les écoliers qui
» passent des nuits entières à chercher
» dans Galien ce qu'ils désirent ardem-
» ment de trouver. Ainsi je me suis d'a-
» bord rappelé les connaissances généra-
» les, pour passer ensuite aux connais-
» sances particulières, etc. » Telle est
la traduction que feu M. Chomel a donnée
de ce passage, dans son Essai historique
sur la médecine en France. Par le manuscrit de Jean de Saint-Amand, qui est
en latin et qui n'a point été imprimé, il
est démontré que ce médecin, ainsi que
ceux de Paris, ses confrères, étaient
beaucoup plus attachés à la doctrine des
Grecs qu'à celle des Arabes, dès l'origine même de la faculté de cette ville.
Mais cet ouvrage n'est pas le seul qui
soit sorti de la plume de l'écrivain dont
nous parlons; on a encore de lui un commentaire fort ample, sur l'Antidotaire de
Nicolas, qui se trouve sous ce titre à la
suite des œuvres de Mésué: *Expositio
sive additio super Antidotarium Nicolai. Venetiis*, 1527, 1589, in-folio. —
Nous avons aussi un traité sur l'usage
convenable des remèdes, et un autre sur
les vertus des plantes, qui sont également de sa façon. Le premier, qui est
intitulé *De usu idoneo auxiliorum*, fut
imprimé à Mayence avec d'autres ouvrages, en 1534, in-4°; le second se
trouve dans la Bibliothèque médicinale
de Schenckius. Il est très-vraisemblable
que Jean de Saint-Amand a long-temps
professé la médecine à Paris. Le bénéfice
qu'il possédait à Tournai ne fait point
une preuve contraire à cette opinion;
car tout le monde sait que la médecine
a été long-temps, en France, entre les
mains des clercs, même après la réforme
de l'université de Paris, en 1452, par le
cardinal d'Estouteville, qui permit aux
gens mariés de jouir des droits de la régence, dont ils avaient été exclus jusqu'alors. Peut-être aussi, qu'à l'exemple
de tant d'autres, ce médecin se procura
une retraite honorable à Tournai, après
avoir enseigné dans les écoles de Paris.
C'est ainsi que fit Jacques Despars, docteur régent de la faculté de cette ville,
depuis 1410, et ensuite chanoine et trésorier de l'église de Tournai. Despars
cite Jean de Saint-Amand avec éloge; il
a même fait imprimer un traité de matière médicale qu'il avait extrait de ses
ouvrages. On ignore le temps de la mort

du médecin dont nous parlons, et l'on
ne sait rien de plus sur son compte, sinon qu'en 1395 on conservait encore
soigneusement, dans les archives de la
faculté de Paris, un de ses ouvrages intitulé *Concordantiæ Joannis de Sancto-
Amando*; et que ce livre se donnait en
garde au doyen, qui devait le rendre à
son successeur.

Après J.-C. 1263. — DEMETRIUS
PEPAGOMENE est auteur d'un traité
de la goutte, qu'il dédia à l'empereur
Michel Paléologue. Le docteur Freind a
fait remarquer que ce médecin a écrit
vers l'an 1260, si c'est au premier empereur de ce nom qu'il a adressé son ouvrage, et qu'il ne l'a composé que vers
1310, si l'on entend le second prince du
même nom. Mais on ne trouve point
deux Michel Paléologue parmi les empereurs d'Orient. Il n'y a que celui qui
monta sur le trône en 1260; et quoique
la plupart de ses successeurs eussent aussi
porté le nom de Paléologue, ils furent
tous distingués de lui par un nom propre différent du sien. Quoi qu'il en soit,
ce traité de la goutte ne contient rien de
remarquable; l'auteur l'a tiré des médecins qui l'ont précédé, et spécialement
d'Alexandre. Il n'est cependant point si
pitoyablement écrit que Marc Musurus,
son traducteur, l'a dit, en représentant
l'auteur, dont il ignorait le nom, comme
un enfant ou un homme sans langue,
qui ne peut exprimer ce qu'il pense.
Guillaume Postel en a fait plus d'estime;
il a publié cet ouvrage en grec et en latin, à Paris, en 1558, in-8°, sous ce titre : *De podagra et id genus morbis liber, quem ab eo petivit imperator Michaël Palæologus.* Il y a encore une
édition grecque et latine de Leyde, en
1743, et d'Arnheim, en 1753, in-8°,
par Jean Etienne Bernard. On a aussi
une traduction française, qui est de la
façon de Frédéric Jamot; elle fut imprimée à Paris, en 1573, in-8°.

Il y a un autre médecin du même nom,
mais plus ancien. Pline en fait mention.

Apr. J.-C. 1264. — HISPANUS
(Pierre), dit autrement Pierre de Portugal ou de Lisbonne, Pierre ou Jean-
Pierre d'Espagne, Pierre Juliani ou fils
de Julien, Pierre le Physicien, naquit
à Lisbonne, d'une famille obscure, à
la fin du douzième siècle ou au commencement du treizième. Quelques - uns
croient que son père était médecin.

Pour lui, il est certain qu'il étudia la médecine ; mais il suivit l'usage de son temps et s'attacha encore à toutes les sciences que l'on commençait à enseigner alors : le décret, la théologie, la philosophie, les mathématiques. Comme les études étaient plus florissantes en France qu'en Portugal, il y passa et s'appliqua avec beaucoup d'ardeur à la philosophie et à la médecine, tant à Paris qu'à Montpellier. Le père Nicolas Antonio en parle ainsi dans la Bibliothèque de l'ancienne Espagne : *In Galliis, sive Parisiis, sive Monspelii, sive utrobique, philosophiæ ac medicæ arti egregiam navavit operam.* Feu M. Astruc, que j'ai suivi en partie, fait voir ici tout son attachement à la Faculté de Montpellier, dont il a écrit l'histoire. Il voudrait changer le texte d'Antonio de façon qu'il y serait dit que Pierre de Portugal aurait étudié la médecine à Montpellier et simplement la philosophie à Paris, parce qu'il n'y avait encore ni école de médecine ni apparence de Faculté dans la capitale lorsqu'il s'y rendit. Mais M. Lorry, éditeur de l'histoire d'Astruc, croit qu'il est plus naturel de laisser le texte d'Antonio comme il est, et de convenir, ce qui est incontestablement prouvé, qu'on étudiait dans ce temps-là en médecine à Paris. Chomel a décidé cette difficulté d'un ton plus tranchant. On trouve Pierre de Portugal, sous l'année 1260, dans la liste des anciens maîtres-régents de Paris que cet auteur a mise à la suite de son Essai historique sur la médecine en France. M. Baron ne dit rien de Pierre, parce que sa Notice des médecins de Paris ne commence qu'en 1295.

Les connaissances de ce médecin lui firent honneur parmi ceux de son ordre; ce ne fut cependant point par ses talents dans l'art de guérir qu'il parvint aux charges éminentes dont il a été successivement revêtu. Pierre de Portugal était clerc, ainsi que tous les médecins de son temps; mais, comme il s'occupa toute sa vie des devoirs de la cléricature et qu'il se distingua dans cet état par sa science, sa piété et sa modestie, il obtint l'archevêché de Brague, en Portugal, et passa ensuite à l'évêché de Tivoli, après avoir été créé cardinal en 1273 par le pape Grégoire X. Le 13 septembre 1276 il succéda à Adrien V. Il ne changea point de nom à son installation; il conserva celui de Jean, qui était le premier des deux qu'il portait, et fut

ainsi le vingtième pape de ce nom. Ceux qui le comptent le vingt-unième ne le font que parce qu'ils mettent Jean, fils de Robert, ou l'anti-pape Philagathe, au nombre des souverains pontifes. Celui dont nous parlons ne siégea que huit mois quatre jours ; car le 16 mai 1277 il fut écrasé à Viterbe sous les ruines d'un plancher. Ce fut un malheur pour les lettres, qu'il connaissait, et pour les pauvres écoliers, qu'il aimait et protégeait.

On a plusieurs ouvrages de la façon de Pierre de Portugal, comme un *Traité de la goutte*, un *Traité des yeux*, manuscrit de la bibliothèque du collége de toutes les Ames, à Oxford ; *De la formation de l'homme*, manuscrit de la bibliothèque du collége de Caius, à Cambridge ; sur les fièvres et sur Hippocrate, *Super ignes et Hippocratem ; Glossaire de la nature des enfants*, manuscrit à Pavie, dans la bibliothèque de Jean de Viridario, chanoine de Latran : on le trouve encore dans celle de Saint-Antoine, à Venise; *Canons de médecine ; Conseils sur la conservation de la santé*, manuscrit de la bibliothèque de Gabriel Naudé, adressé à la reine Blanche, mère de saint Louis; *Problème imité d'Aristote. Traité sur les urines*, manuscrit de la bibliothèque du cardinal Sluzius ; et les suivants, qui ont été imprimés . — *Commentarii in Isaacum de diætis universalibus et particularibus, et in ejusdem Isaaci de urinis Commentarii. Lugduni*, 1515, in-fol., avec les ouvrages d'Isaac. Les premiers de ces Commentaires sont en manuscrit dans le collége de toutes les Ames, à Oxford. — *Thesaurus pauperum, seu de medendis humani corporis morbis per experimenta, euporista simplicia et particularia, Liber empiricus ex omni genere auctorum et experientia propria congestus. Lugduni*, 1525, avec la Pratique de Jean Sérapion. *Parisiis*, 1577, avec le *Thesaurus sanitatis* de Jean Liébault. *Francofurti*, 1576, in-8º, par les soins de Guillaume-Adolphe Scribonius de Marpurg, qui a corrigé cette édition en plusieurs endroits. En anglais, Londres, 1585, in-8º. A Valladolid, 1622, traduit en espagnol d'après une très-ancienne édition. Il a aussi paru en langue portugaise. C'est un recueil de recettes pour les différentes maladies du corps humain.

Ap. J.-C. 1280. — SALICET (Guillaume DE), médecin, natif de Plaisance, exerça sa profession à Vérone, vers le milieu du treizième siècle. Il est le premier praticien qui ait prescrit à ses malades des remèdes tirés de la chimie; mais comme il ne se borna pas au traitement des maux internes, et qu'il se distingua par ses connaissances chirurgicales, on n'a pas balancé d'enlever cet écrivain à la médecine, pour le donner à la chirurgie, sans faire attention qu'un seul et même homme remplissait alors ordinairement les devoirs de l'une et de l'autre de ces deux parties de l'art de guérir. Salicet parle d'une façon particulière de tirer la pierre de la vessie et du traitement des plaies. Sa méthode en général vaut mieux que celle des auteurs qui ont écrit avant lui; il ne la borne point à la seule application des médicaments; il propose des opérations, et il paraît les avoir pratiquées lui-même. Parmi les cures qu'il a faites, on voit qu'il a guéri une plaie du bas-ventre par la suture, et la luxation d'une vertèbre par la réduction. Il se servait cependant de beaucoup d'onguents et d'emplâtres, et même trop fréquemment; Gui de Chauliac le censure à cet égard, mais il lui donne d'ailleurs le titre de *Valens homo*, et celui d'homme entendu en médecine et en chirurgie. Il eut certainement une longue expérience, dit Freind, et il semble avoir mieux connu sa profession que ceux du même temps. Quoiqu'il ait écrit comme eux d'un style barbare, et qu'il ait souvent copié Albucasis et d'autres, il a cependant plus l'air d'un auteur original. Il semble avoir été le premier qui ait conseillé les eaux mercurielles pour le visage, et il s'étend davantage que les contemporains sur la cure du sarcocelle. Il dit que les nerfs qui prennent leur origine du cerveau et de la nuque servent aux mouvements volontaires, et que ceux qui partent d'ailleurs sont destinés aux mouvements naturels et vitaux.

Ce médecin mourut en 1280. Il laissa une pratique qui fut long-temps en vogue sous le nom de Guillelmia et qui parut sous ce titre :

Summa conservationis et curationis. Venetiis, 1489, *in-folio, Lipsiæ*, 1495, *in-folio.*

Il a aussi écrit une chirurgie qu'on a publiée en latin, à Venise, en 1502 et 1546, in-folio; en français, par Nicolas Prevot, médecin; Lyon, 1492, in-4°; Paris, 1505, 1598, même format, sous ce titre: *La cyrurgie de M. Guillaume de Salicet, dit de Placentia.*

Ap. J.-C. 1283. — ACTUARIUS, médecin grec, qui doit être préféré aux Arabes, mais qui est bien inférieur aux autres écrivains de sa nation, exerça sa profession à Constantinople, où il servit à la cour de l'empereur; et pour cette raison, il changea son nom en celui d'Actuarius. Il s'appelait auparavant Jean, fils de Zacharias. Suivant la coutume établie depuis long-temps, tous les médecins de la cour de Constantinople ont porté le nom d'Actuarius; mais par une distinction dont nous ne connaissons point la cause et dont nous ne pouvons même soupçonner le motif, il demeura si particulièrement attaché à l'auteur dont il est ici question, qu'à peine le connaît-on encore aujourd'hui sous un autre nom. Nous ne savons rien de l'éducation de ce médecin, de ses études et de ses sentiments, que ce que nous pouvons tirer de ses ouvrages. Quant au temps auquel il a vécu, il est difficile de le décider à travers la différence des opinions; car aucun auteur contemporain n'en a parlé. Selon Wolfgang Justus, il florissait vers l'an 1100; René Moreau le place dans le douzième siècle; Fabricius le fait vivre à la fin du treizième, et Lambecius au commencement du quatorzième. Le dernier se fonde sur ce qu'il a remarqué que le manuscrit de la thérapeutique de ce médecin qui se trouve dans la bibliothèque de Vienne est dédié à Apocauchus, personnage qu'il croit avoir été célèbre sous Andronic Paléologue II et Cantacuzène, qui vivaient vers l'an 1340. Mais le docteur Freind rapporte plusieurs raisons sur lesquelles il se fonde à son tour et avec plus de vraisemblance pour renvoyer Actuarius à la fin du treizième siècle.

La thérapeutique de notre auteur est divisée en six livres; il les écrivit pour servir d'instruction au grand chambellan de la cour de Constantinople, qui allait en ambassade dans le nord. Le peu de temps qu'il a employé à la composition de cet ouvrage, le dessein qu'il eut en l'écrivant, de ne le faire servir qu'à l'usage particulier de l'ambassadeur, semblent donner une idée bien mince de son utilité par rapport à la médecine; mais Freind en a jugé autrement. Suivant lui, la thérapeutique d'Actuarius est une compilation judicieuse des écrivains qui ont précédé cet auteur, dans laquelle on trouve quelques observations importantes et nouvelles. Elles se font principalement remarquer dans les endroits où il parle de la colique et de l'inflammation du foie, ainsi que dans la section qui traite de la palpitation du cœur, maladie dont il rend raison mieux que personne n'avait fait avant lui. L'ouvrage n'est cependant point toujours de la même bonté ; le peu qu'on y lit sur la chirurgie, dans le second livre, est le plus mauvais de tous les morceaux ; car il est travaillé avec beaucoup de négligence, et l'auteur ne s'est pas donné la peine d'y rien ajouter de son propre fonds.— Il n'y a point d'édition grecque de la thérapeutique d'Actuarius ; ce qui en a paru est en latin. La version de Ruel, qui comprend le cinquième et le sixième livre, fut imprimée sous ce titre :

De medicamentorum compositione liber. Parisiis, 1539, in-12. On y trouve les formules de quantité de médicaments internes et externes, et l'on voit assez par le soin que l'auteur a pris de les recueillir, combien il avait à cœur l'accroissement de la matière médicale. Cet ouvrage fut réimprimé à Bâle, en 1540, in-8°, avec *Tabula succedaneorum medicamentorum* de Conrad Gesner, qui est en grec et en latin ; et encore dans la même ville, en 1546, in-8°.— Henri Mathisius, de Bruges, a poussé sa traduction plus loin que Ruel ; elle comprend les six livres qui sont intitulés : *Methodi medendi libri sex. Venetiis,* 1554, in-4°, *Parisiis,* 1566, in-8°, avec les autres traités d'Actuarius.—Les deux livres touchant les esprits sont regardés, par le célèbre Freind, comme un extrait d'Aristote et de Galien, qui n'est presque d'aucun usage dans la pratique de la médecine. Goupil fit paraître cet ouvrage en grec à Paris, en 1557, in-8° ; mais il avait déjà paru en latin, en 1547, in-8°, de l'édition de Venise, sous ce titre :

De actionibus et affectibus spiritus animalis, ejusque nutritione libri duo. Cette version fut aussi imprimée avec celle des six livres de thérapeutique par Mathisius. — Actuarius a encore exposé fort au long la doctrine des urines. Il se flatte d'avoir poussé cette matière bien au-delà du point où ses prédécesseurs l'avaient laissée, et il assure qu'il a enrichi leurs observations par de nouvelles recherches. Certes, il n'y a point d'exa-

gération dans ce qu'il dit, puisque les modernes ont trouvé peu de choses à ajouter à ce qu'il a écrit sur ce point, et que plusieurs d'entre eux n'ont pas même fait de difficulté de le copier. Le seul reproche qu'on soit en droit de faire à cet auteur, c'est qu'il est trop diffus et qu'il se plaît souvent à discuter des questions qui ne sont d'aucun usage dans la pratique. Le traité des urines n'a jamais été imprimé en grec, on ne le trouve en cette langue que parmi les manuscrits des bibliothèques. Mais il a été traduit en latin par Ambroise Léon, de Nole, et on l'a publié à Venise en 1519, in-4°. Goupil, qui a revu cette version et qui l'a enrichie de quantité de notes, l'a encore fait paraître sous ce titre :

De urinis libri septem. Parisiis, 1548, in-8°. *Ultrajecti,* 1670, in-8°, avec d'autres écrits sur les urines. — On a encore imprimé quelques extraits des ouvrages de ce médecin ; comme : *De febribus liber,* 1553, in-folio, dans le recueil de Venise, sur cette matière. *De puerorum educatione liber. Venetiis,* 1567, in-8°. — Les traités qu'Actuarius nous a laissés annoncent un homme expérimenté et intelligent, mais ils ne sont pas moins la preuve de son penchant pour les systèmes et la théorie. Cet auteur ne se contente pas de raisonner sur les maladies qui lui sont connues par sa propre expérience, il étend encore ses spéculations jusqu'à celles dont il n'est instruit que par les descriptions qu'il a trouvées dans les écrits des autres médecins qui en ceci sont quelquefois des guides trompeurs. Il nous apprend dans le dernier chapitre des urines, qu'ayant étudié pendant quelque temps la nature en général, il se sentit puissamment entraîné vers la médecine, et qu'il y prit d'autant plus de goût, que la théorie de cette science a beaucoup de liaisons avec la philosophie naturelle. Il ajoute cependant que le travail et les dégoûts, dont la pratique de la médecine ne manque jamais d'être accompagnée, l'en auraient éloigné pour toujours, s'il ne se fût aperçu qu'une juste et solide théorie suffisait pour acquérir la connaissance des maladies et réussir dans leur cure. Je pensais, dit-il, qu'on ne pouvait compter sur une méthode de traiter une maladie telle qu'elle fût, si elle n'était fondée sur le raisonnement, et qu'avec une bonne théorie, on pouvait sans peine faire de grands progrès dans l'étude de la médecine et la pratiquer avec succès. *Putabam enim curationem, in qua nulla esset adhibita contemplatio, tutam nullo pacto fore : eam vero in qua certa ratio dominaretur, cum tutam, tum faciliorem existere.* Ce serait donner dans l'excès, que de réduire l'art au pur empirisme et de proscrire toutes sortes de théories; ce serait se plonger dans un autre que de regarder le raisonnement comme le meilleur guide dans la pratique. Mais comme Hippocrate guérissait aussi bien que nous et sans employer tout ce jargon dont la plupart des ouvrages modernes sont remplis, on doit avouer que le seul avantage de la théorie est d'éclairer l'art de guérir, mais que c'est à l'expérience qu'il faut en rapporter le succès. Actuarius ne pensait pas tout-à-fait de même, il s'appuyait trop sur le raisonnement, et ne trouvait pas que personne y eût mieux réussi que Galien.

Le médecin dont nous parlons est le premier de tous les auteurs grecs qui ait introduit dans la pratique l'usage de la casse, du séné, de la manne et des myrobolants. C'est pour cette raison que Le Clerc a cru qu'il avait été instruit à l'école des Arabes, et que d'autres auteurs ont avancé qu'il avait tout au moins étudié leurs écrits. Mais ce qui prouve qu'il n'en avait aucune connaissance, c'est qu'il ne fait mention que des maladies dont les Grecs avaient parlé avant lui, et qu'il garde un profond silence sur celles dont nous devons la description aux médecins arabes. Il ne dit pas même un mot de la petite-vérole. Il y a un moyen bien simple par lequel Actuarius a pu apprendre à connaître la casse, le séné et les autres purgatifs de cette espèce, sans avoir lu les ouvrages des Arabes. Comme il est connu que ceux-ci ont été les premiers à se servir de ces drogues, par la raison qu'elles croissaient dans leur pays, il est tout naturel de supposer que les marchands de leur nation n'auront pas manqué d'en faire le négoce et de les transporter chez les peuples avec qui ils trafiquaient. Mais les Arabes avaient un commerce lié avec la Grèce, et cela seul a suffi à notre auteur pour l'engager à s'informer de l'usage que l'on pouvait faire de ces médicaments étrangers. Il faut cependant observer qu'Actuarius ne parle du séné que comme d'un fruit, et que jamais il n'en fait mention sous la dénomination de feuille. Sérapion et Mésué en ont parlé de même, le premier sous le nom de *vagina*, et le second sous celui de *folliculus*, et il ne paraît pas qu'ils aient jamais employé les feuilles du séné dans leur pratique, mais toujours la gousse que nos apothicaires appellent aujourd'hui *follicule*, et que les médecins ordonnent sous ce nom, pour la distinguer de la feuille.

Actuarius est encore le premier des Grecs qui ait parlé des eaux distillées, telles que celles de roses et de chicorée. Gesner ne croit pas qu'on ait employé aucun procédé chimique pour la préparation de ces eaux ; il les regarde comme des sirops faits par simple coction. Mais l'opinion commune des traducteurs est si décisive sur ce point, qu'elle contredit celle de Gesner. Dans la préparation du sirop rosat, dont Actuarius parle sous le nom de rhodostagma, il fait expressément mention de l'eau de roses distillée, qu'il ajoute à la quantité d'une livre, après avoir fait cuire en consistance cinq livres de sucre avec le double d'eau. —Galien, Aétius et Paul d'Egine, sont les auteurs qu'Actuarius a le plus suivis; on pourrait même dire qu'il n'a presque rien écrit que d'après leurs ouvrages. Comme il ne les cite jamais, il a confondu ce qu'il a emprunté d'eux, avec les choses qui lui sont propres; mais celles-ci sont en assez grand nombre pour lui mériter une place distinguée dans l'histoire de la médecine.

Ap. J.-C. 1285. — GORDON (Bernard), médecin français, a fait honneur à la faculté de Montpellier, où il commença à enseigner en 1285. Il est bien apparent, suivant Astruc, qu'il était natif du lieu de Gordon, en Rouergue, et qu'il se nommait, conformément à l'usage de son temps, Bernardus de Gordonio, ainsi que Fuchsius l'appelle, et non pas Bernardus Gordonus, comme on l'écrit ordinairement. Au rapport des auteurs qui mettent la mort de ce médecin en 1305, il n'a enseigné à Montpellier que pendant vingt ans; mais Ranchin n'est pas de ce sentiment; suivant lui, Gordon vivait encore en 1318.— L'école de médecine de Montpellier venait d'être solidement établie lorsque Bernard Gordon y parut. La bulle du cardinal Conrad, légat du Saint-Siége en Languedoc, avait commencé par lui donner une forme fixe et certaine dès le 25 août 1220, et cette bulle doit être regardée comme le véritable établissement de la faculté de médecine à Montpellier. Il est vrai qu'il y avait auparavant un corps de médecins, mais c'était un corps sans forme et sans ordre, et une école sans règle et sans discipline. Le cardinal Gui Papa, évêque de Sora et légat apostolique, confirma cette bulle en 1230, et le pape Alexandre IV y joignit toute la force de son autorité en 1257. Il n'y avait cependant point encore d'étude générale érigée à Montpellier. La faculté des arts date de 1242 ; mais les facultés de droit canonique et de droit civil n'ont été établies qu'en 1289 par la bulle de Nicolas IV, et celle de théologie en 1421, par la bulle de Martin V.

On reproche à la faculté de médecine de Montpellier son ancien attachement à la doctrine des Arabes. Ce fut pour elle une nécessité de la suivre. Comme cette faculté existait avant le renouvellement de la langue grecque en Europe, elle n'eut malheureusement d'autre ressource, pour connaître les auteurs grecs, que dans les barbares traductions des livres arabes. Il est vrai que les médecins arabes avaient puisé leurs meilleures connaissances dans Hippocrate et dans Galien ; mais les versions qu'ils en avaient données en leur langue étaient pour la plupart bien fautives. On voulut cependant mettre ces ouvrages arabes en latin, et les traducteurs, dont le plus grand nombre ne savait ni l'arabe, ni le latin, ni la médecine que bien imparfaitement, pervertirent encore le sens des auteurs qu'ils traduisaient. C'est à ces misérables ouvrages que furent réduits les anciens professeurs de différentes facultés, Nicolas Bertrutius, Berhard Gordon, Jean Platearius, Valescus de Taranta, Marc Gatinaria, etc. Ils s'autorisèrent tous du nom d'Hippocrate et de Galien ; mais ils n'eurent d'autres ressources que d'emprunter les citations que les Arabes en avaient tirées, ou de les prendre dans de mauvaises traductions latines de quelques ouvrages de ces médecins grecs, qui avaient été faites sur des versions arabes.

C'est donc à tort que l'on reproche à la faculté de Montpellier son attachement aux Arabes ; elle y fut attachée comme tant d'autres, par l'impossibilité de pouvoir faire mieux, mais dès que la connaissance de la langue grecque eût été apportée en Italie et en France sur la fin du quinzième siècle, on lut Galien et Hippocrate dans les originaux, et l'on profita des versions latines que firent les médecins qui s'étaient empressés d'apprendre le grec. Je finis cette digression sur l'université de Montpellier, pour indiquer les ouvrages de Gordon :

De medicamentorum gradibus. — *De marasmo.* — *De theriaca.* — Ces trois traités n'ont point été imprimés ; on ne les connaît que par la notice qu'en a donnée Schenckius qui les avait vus en manuscrit. Les suivants ont été rendus publics dans les éditions de Ferrare, 1487, in-fol. ; de Venise, 1494, in-fol. ; de Paris, 1542, in-8º ; de Lyon, 1550, in-8º. — *De decem ingeniis, seu, de indicationibus curandorum morborum.* Il commença à le dicter dans les écoles de Montpellier, au mois de juillet 1296. — *Opus, Lilium medicinæ inscriptum de morborum prope omnium curatione, septem particulis distributum.* Il le dicta à ses écoliers en 1305. — *De victus ratione et pharmacorum usu in morbis acutis.* — *De prognosticis.* Il composa cet ouvrage dans sa vieillesse. — *De urinis et cautelis earum.* — *De pulsibus.* L'auteur dit à la fin de son traité, *De urinis*, qu'il a composé un commentaire sur les vers de Gilles de Corbeil, qui ont rapport au pouls ; ce qui fait croire que l'ouvrage de Gordon, dont il est ici question, est le même que ce commentaire. — *De Phlebotomia.* Il le dicta en 1307. — *De floribus diætarum.* — *De conservatione vitæ humanæ a die nativitatis usque ad ultimam horam mortis.* Il a paru séparément à Leipsic en 1670, in-8º, par les soins de Joachim Baudisius, médecin de Breslau, et avec les deux précédents à Lyon en 1580, in-8º.

On trouve dans le traité de Gordon, intitulé *Lilium medicinæ*, la composition d'un collyre qu'il prétend être excellent et capable de pouvoir faire lire à un vieillard le caractère le plus menu, sans le secours des lunettes. C'est dans le même traité qu'il apprend à composer des trochisques pour l'ulcère des reins et de la vessie, et la poudre anti-épileptique, connue sous le nom de poudre *ad gutetam*. Nous les avons encore aujourd'hui dans les boutiques de nos apothicaires. L'auteur prouve dans le même ouvrage que les opérations de la chimie ne lui étaient pas tout-à-fait inconnues, puisqu'il y parle de l'huile de tartre par défaillance, qu'il décrit la manière de la préparer et de s'en servir extérieurement. Il est vrai que ce qu'il ajoute fait assez comprendre que l'usage des préparations chimiques n'était guère commun : *Modus chymicus*, dit-il, *in multis est utilis in medicina, in aliis vero est tristabilis, quod in ejus via infinitissimi perierunt.* — Il nous reste à remarquer que, du temps de ce médecin, on faisait étonnamment du renchéri; tout était plein d'affectation et particulièrement en fait d'ouvrages. On aurait trouvé mauvais de voir paraître un manuscrit qui ne portait point le titre de *Lilium*, de *Rosa*, de *Flos florum*, de *Lumen luminum*, de *Rosarium Philosophorum*, et autres noms également recherchés qui se ressentent de la vanité des médecins arabes. On était aussi de ce temps-là fort prévenu pour l'astrologie judiciaire. Gordon, qui suivit le génie de son siècle, prit tant de goût pour cette science, qu'il alla jusqu'à croire que les astres agissent sur nos corps, et que les médecins doivent faire attention à leurs différents aspects dans la cure des maladies. Il fut même infatué de superstitions encore plus vaines, qu'on employait alors par principe de religion et qu'on accompagnait de pratiques dévotes. Il prétend qu'on guérit l'épilepsie en récitant trois fois à l'oreille du malade, ou lui faisant porter au cou les vers suivants :

Gaspar fert myrram, thus Melchior, Balthasar aurum,
Hæc tria qui secum portabit nomina regum,
Solvitur a morbo, Christi pietate, caduco.

Il témoigna encore beaucoup de confiance à l'inspection des urines; il crut même qu'elle pouvait donner des éclaircissements assez certains pour déterminer la nature et la cause des maladies. On admire surtout l'ingénuité avec laquelle il enseigne, dans le traité *De cautelis urinarum*, différents tours de souplesse et plusieurs réponses équivoques, pour se tirer des embarras où se trouvent ordinairement ceux qui font profession de cette vaine science. Elle est en effet si vaine, quand elle n'est point combinée avec les connaissances qu'on peut tirer des autres signes, qu'il est étonnant de voir encore aujourd'hui des gens au-dessus du peuple se rapporter avec confiance aux décisions de nos uroscopes modernes.

Apr. J.-C. 1285. — ARNAULD de Villeneuve fut ainsi appelé parce qu'il vint au monde dans un village de ce nom; mais comme on en trouve dans la Catalogne, dans le Languedoc et dans la Pro-

vence, on est en peine de décider en quel pays il a pris naissance. Les sentiments des auteurs sont assez partagés sur ce point. Crévier, dans son histoire de l'université de Paris, dit qu'Arnauld était clerc du diocèse de Valence en Espagne; mais Astruc, qui s'appuie des autorités de Symphorien Champier, de Pierre Castellan, de Remacle Fuchs et de plusieurs autres, prétend qu'il naquit dans un bourg appelé Villeneuve, à deux lieues de Montpellier. Les sentiments ne sont pas moins différents sur l'année de la naissance de ce médecin. Champier et Van der Linden la mettent en 1300; le docteur Freind n'est point de cette opinion, et il fonde la sienne sur l'anecdote suivante. Dans un concile tenu en France, entre autres accusations contre Boniface VIII, il y est porté que ce pape, après avoir condamné un livre d'Arnauld que la faculté de théologie de Paris avait déclaré renfermer des sentiments hérétiques, s'était rétracté de son propre jugement, en rendant son approbation à cet ouvrage. C'est du moins un des reproches que Guillaume Vezenobre articule contre ce pontife, que tout le monde sait n'avoir pas toujours été agréable aux Français, à raison de ses démêlés avec Philippe-le-Bel. Quoi qu'il en soit de cette accusation, il est au moins certain que Boniface mourut en 1803; ainsi il est évident qu'Arnauld vint au monde long-temps avant l'an 1300; et, suivant les Mémoires pour servir à l'histoire de la faculté de médecine de Montpellier, par le célèbre Astruc, il y a apparence qu'il naquit vers 1235.—Après avoir fait ses humanités et étudié les langues savantes, Arnauld s'appliqua à la médecine, dans les écoles de Montpellier, et passa ensuite en Italie et en Espagne, où il consulta ceux qui jouissaient de la plus grande réputation dans les sciences. Il s'attacha surtout aux médecins arabes qui dominaient alors en Espagne, et il en apprit la langue. Arnauld avait l'humeur assez ambulante; il était tantôt dans un endroit, tantôt dans un autre; mais Paris et Montpellier sont les villes où il s'arrêta davantage. Au rapport de Symphorien Champier, son historien, il demeura vingt ans dans la première; et dix dans la seconde. Suivant les auteurs espagnols, il était en 1285 à Barcelone, où il avait été appelé pour la maladie de Pierre III, roi d'Aragon, qui mourut à Villefranche en Catalogne, dans le mois de novembre de la même année. Astruc le place ensuite à Montpellier, où il régenta dans la faculté. En 1308, il était à la cour du pape Clément V, qui siégeait à Avignon. Ce pape donna une bulle pendant le cours de cette année, pour régler la manière de conférer la licence en médecine, et il y dit qu'il a consulté Arnauld de Villeneuve et Jean d'Alais, *qui diu olim rexerant in studio prælibato*, c'est-à-dire à Montpellier.

On eut beaucoup de considération pour Arnauld, dans tous ces endroits ; il la méritait par sa capacité, car les auteurs qui ont parlé de lui s'accordent à dire qu'on ne vit dans son siècle aucun esprit ni plus vaste ni plus pénétrant, et dont les connaissances fussent plus universelles. Il possédait les langues savantes, et en particulier la grecque, l'hébraïque et l'arabe. Il excellait dans la philosophie, la médecine, la chimie et l'alchimie ; en un mot, il avait satisfait la belle passion qui le portait à s'appliquer à toutes les sciences. Mais cette passion le mena trop loin, et le fit donner dans des nouveautés dangereuses ; elle le précipita même dans l'hérésie. Arnauld était alors à Paris, où il jouissait d'une réputation proportionnée à son mérite. Il la ruina par sa présomption à vouloir trop attribuer à la médecine. Il s'imagina encore de chercher l'avenir dans l'astrologie, et comme il crut que cette science était infaillible, il calcula la durée du monde, et publia qu'il finirait bientôt ; il fixa même sa dissolution à l'année 1335, et, selon d'autres, à l'année 1376. Quelque temps après, il préféra les œuvres de miséricorde au saint sacrifice de la messe, et passant d'une erreur à l'autre, il improuva le dessein d'établir des ordres religieux, et soutint qu'il n'y aurait de damnés) que ceux qui donnent mauvais exemple. Les théologiens de Paris s'élevèrent contre cette pernicieuse doctrine, et condamnèrent, en 1309, quinze de ses propositions. Sur ces entrefaites, les amis de ce médecin, craignant qu'il ne fût arrêté, lui donnèrent le moyen de se retirer. Il sortit de France et passa en Sicile, auprès du roi Frédéric, qui le reçut avec bonté et lui donna des preuves de son estime. Il fut également bien accueilli de Robert, roi de Naples, ou, comme on parlait alors, roi de Sicile deçà le Phare, et il dédia à ce prince un de ses livres intitulé : *De conservanda juventute et retardanda senectute*. La faveur où il était à la cour

de Robert engagea Frédéric à l'employer dans les négociations qu'il avait entamées avec le roi de Naples, pour le titre de roi de Jérusalem. Arnauld s'acquitta de cette mission ; et quoiqu'il n'eût pas réussi à la terminer au gré de Frédéric, il n'en fut pas moins accueilli, lorsqu'il retourna à sa cour, où il demeura jusqu'au temps qu'il se mit en route pour aller voir le pape Clément V, qui était dangereusement malade à Avignon. Il n'y arriva point, car il mourut dans le trajet de Sicile en Provence, tout au plus tard en 1313. C'est l'opinion du docteur Freind, qui se fonde sur ce qu'en cette même année le pape Clément écrivit des lettres circulaires à tous les évèques et à tous les chefs des universités, leur enjoignant, sous peine de désobéissance au saint siège, de chercher le traité *De praxi medica* qu'Arnauld lui avait promis, et de le remettre entre les mains du clerc Olivier, qu'il avait nommé à cet effet. Cette démarche ne peut être attribuée qu'au grand cas que Clément V faisait du savoir de ce médecin ; c'était avec tant de peines qu'il se voyait privé, par sa mort, du livre qu'il lui avait promis, que, dans son bref circulaire, il fulmine l'excommunication contre les détenteurs de cet ouvrage et ceux qui refuseraient de s'en dessaisir.

La protection de ce pape avait mis Arnauld à couvert de la nouvelle condamnation dont on s'apprêtait à le flétrir, à cause de ses erreurs ; mais trois ans après la mort de Clément, c'est-à-dire en 1317, l'inquisiteur de Tarragone, qui était dominicain, censura quinze propositions tirées des œuvres de ce médecin, apparemment les mêmes que les théologiens de Paris avaient condamnées en 1309. On poussa les accusations plus loin, dans les siècles suivants : François Pegna et d'autres l'ont taxé de magie ; quelques-uns le croient même auteur de deux traités qui sentent le nécromancien, savoir : *De physicis ligaturis* et *De sigillis duodecim signorum*. Pour le premier, c'est la traduction d'un livre arabe composé par Luc Bencosta ; le second ne se trouve point parmi les œuvres d'Arnauld. En tout cas, ce n'est qu'un traité d'astrologie où il a trop attribué aux vaines promesses et aux superstitions d'une science qui était la folie de son siècle. Au reste, c'est une imposture que ce savant homme ait composé le livre *De tribus impostoribus*, comme Guillaume Postel l'a osé dire ; et il n'est point difficile de prouver qu'il est encore soupçonné à tort, dans Mariana, d'avoir le premier essayé la génération humaine dans une courge ou citrouille. Delrio, qui donne lui-même assez facilement dans la plupart des bruits qui ont couru au désavantage de ce médecin, avoue qu'il a peine à se persuader qu'il ait été capable de semblables manœuvres. — C'est avec plus de fondement qu'on reproche à Arnauld son entêtement pour l'alchimie. Il y fut attaché toute sa vie, et il écrivit sur cet art chimérique plusieurs ouvrages qui sont encore l'admiration de ceux qui ont la faiblesse de courir après la pierre philosophale. Mais en même temps qu'il donnait dans ces travers, il osa penser par lui-même, au sujet de la chimie, qu'il fit servir à la médecine. On lui doit d'importantes découvertes, telles que celles de l'esprit de vin, de l'huile de térébenthine, et plusieurs autres préparations dont il spécifie les propriétés. Il s'aperçut que l'esprit de vin était propre à se charger du goût et de l'odeur de tous les végétaux, et de là sont venus tous les esprits composés et les eaux spiritueuses, dont les boutiques de nos pharmaciens sont surchargées, et dont on peut dire, en général, qu'elles sont plus lucratives pour les distillateurs que salutaires aux malades.

Arnauld de Villeneuve est peut-être le premier médecin de Montpellier qui n'ait pas été un compilateur servile des Arabes et des Grecs du Bas-Empire. Du moins est-il le premier dont les ouvrages aient fait quelque révolution en médecine. Ils sont presque tous fort courts, et on peut les regarder comme des consultations, des mémoires, des lettres, plutôt que comme des traités dogmatiques faits exprès. On ne doit pas s'attendre à y trouver un style correct, un latin pur, un ordre méthodique, un raisonnement soutenu, sans répétition, sans digression; on n'écrivait pas de cette façon dans son siècle. Les ouvrages qu'on attribue à ce médecin sont même au-dessous de la manière d'écrire de son temps, et on n'en doit pas être surpris, s'il est vrai qu'il les composait à la hâte, et qu'il ne les relisait jamais, soit parce qu'il avait la vue assez mauvaise, soit parce que la vivacité de son caractère ne lui en permettait pas la révision, toujours pénible, et souvent ennuyeuse. C'est ainsi que parle Astruc, d'après le témoignage de Symphorien Champier et de Nicolas Antonio. Le même médecin pour-

suit ainsi : — Comme les écrits d'Arnauld ne portaient pas son nom, il y a apparence qu'on lui en a beaucoup attribués qui ne lui appartenaient pas. Gesner a eu raison de porter ce jugement du traité intitulé : *De omni genere simplicium medicamentorum*, qui n'est qu'un recueil tiré des ouvrages d'Avicenne, de Serapion, du Pandectaire de Jean Platerius, plus récent qu'Arnauld, et d'Arnauld lui-même, qu'on cite. On doit penser de même du livre qui a pour titre Trésor des pauvres, ouvrage très-différent de celui de Pierre d'Espagne ou de Portugal, qui fut pape sous le nom de Jean XXI, et dont nous parlerons en son lieu. Je crois, dit le célèbre Astruc, pouvoir ajouter un traité assez gros, intitulé : *Breviarium practicæ a capite ad plantam pedis*, qui fut composé par le disciple d'un médecin de Naples, appelé Casamida. Comme il suivait son maître chez tous ses malades, il en écrivait toutes les observations, et il en recueillait toutes les ordonnances ; ce qui ne saurait convenir à Arnauld, qui n'a été à Naples qu'après l'an 1309, dans un temps où son âge, son savoir et sa réputation ne permettent pas de lui attribuer un pareil rôle. Je serais fort porté à croire que les alchimistes ont publié, sous le nom de ce médecin, plusieurs ouvrages concernant l'art imposteur qu'ils exerçaient, afin de leur donner plus de poids et de les faire valoir. C'est ainsi qu'ils ont agi à l'égard des patriarches, des prophètes, des saints pères, des docteurs les plus respectables.

Si on a ajouté aux ouvrages d'Arnauld des écrits qui ne lui appartiennent pas, il nous en manque plusieurs que les anciens auteurs lui attribuent. Nous n'avons plus, par exemple, aucun des traités qui furent proscrits par la sentence portée contre lui à Tarragone, et dont Eymeric fait le dénombrement. Il en manque de même quelques autres, dont certains médecins font mention, et le savant Astruc est persuadé qu'on en trouverait plusieurs dans les anciennes bibliothèques ; mais il ne croit pas que cette recherche mérite la peine qu'on se donnerait, vu le peu d'usage qu'on fait des ouvrages d'Arnauld. C'est aussi la raison qui fait que je me dispense d'en rapporter un catalogue détaillé, d'autant plus qu'on le trouve dans tous les bibliographes. Je me borne à parler du recueil des écrits de ce médecin, dont la première édition est de Lyon, 1504, in-folio, avec une préface de Thomas Murchius. Il en parut bientôt après une autre à Paris du même format; elle est de 1509. On en fit une troisième, à Venise, en 1514, et une quatrième, à Lyon, en 1520, avec la vie d'Arnauld, par Symphorien Champier. La cinquième est de Bâle, en 1585, avec quelques annotations de Jérome Taurellus de Montbelliard, professeur de médecine à Altorf. Des réimpressions si multipliées font preuve du cas qu'on a fait des ouvrages de notre auteur.

Apr. J.-C. 1295. — LANFRANC, médecin du treizième siècle, et non pas chirurgien laïque, était de Milan. Disciple de Guillaume de Salicet, il imita son maître, et comme lui il s'appliqua à la chirurgie, qui de son temps n'avait encore fait que de faibles progrès. Les troubles dont sa patrie était agitée lui firent prendre la résolution d'aller chercher ailleurs le calme qui lui manquait. Il vint en France et s'arrêta à Lyon; mais l'envie de mettre au grand jour les connaissances qu'il avait acquises par l'étude et la pratique ne fut pleinement satisfaite, que lorsqu'il put se rendre à Paris, où les soins qu'il devait à l'éducation de ses enfants l'avaient empêché d'aller plus tôt. Du fond de sa patrie, dit-il, il aspirait depuis long-temps à voir de près le séjour de la majesté royale, de l'étude et de la paix, séjour recommandable, surtout par le savoir des médecins. Il arriva à Paris en 1295. Son habileté, sa franchise, l'empressement qu'il avait de communiquer avec tout le monde, ses entretiens lui méritèrent les applaudissements de la Faculté. Le doyen Jean Passavant, et les maîtres l'invitèrent à faire devant eux les grandes opérations dont il expliquait la théorie et la pratique, et comme il était autant éloigné de mépriser que de craindre leurs lumières, il leur communiqua volontiers les siennes, dans l'espérance qu'ils auraient pour lui les mêmes égards. Lanfranc eut de quoi être satisfait; car non-seulement il fut partout accompagné d'un grand nombre d'écoliers et de bacheliers qui venaient s'instruire à son école, mais il reçut encore des marques si flatteuses d'estime et d'amitié de la part des maîtres, qu'il a la modestie de dire qu'il n'était pas digne de la centième partie de celles dont on l'honorait. Tels sont les sentiments qu'il a consignés lui-même

dans un manuscrit latin, in-folio, qui se trouve dans la bibliothèque du roi de France, sous le titre d'*Ars chirurgica*. On lit ces mots à la fin de l'ouvrage : *Favente divina gratia, explicit chirurgia magistri Lanfranci de Mediolano completa qualis qualis medici.*

La chirurgie, peu cultivée en France au treizième siècle, est autant redevable de ses accroissements aux soins de Lanfranc, qu'aux sollicitations de Jean Pitard auprès du roi saint Louis. L'un et l'autre ont contribué à lui faire secouer le joug de l'ignorance qui la tenait dans l'abjection; mais c'est au dernier qu'on doit la première forme de l'établissement que la communauté de Saint-Côme a soutenu avec honneur, et que l'Académie royale a plus utilement perfectionné. — C'est de Lanfranc lui-même qu'on apprend combien était misérable l'état de la chirurgie française de son temps. Les chirurgiens, dit-il, étaient presque tous idiots (sachant à peine leur langue), tous laïques, vrais manœuvres et si ignorants, qu'à peine trouvait-on un chirurgien rationnel. Comme ils ne savaient point mettre de différence entre le cautère actuel et le cautère potentiel, l'un et l'autre étaient tombés en France dans le discrédit et presque dans l'oubli, malgré tout ce qu'en a dit l'antiquité qui en a fait un grand usage.

Tout habile qu'eût été Lanfranc pour le siècle où il vécut, on ne peut trouver aucune excuse à la singularité de ses opinions. Il condamnait l'usage du trépan et défendait absolument celui du lithotome, alléguant pour raison de ce dernier sentiment que l'extraction de la pierre rend les hommes impuissants. Mais ne pourrait-on pas croire que la raison qui le portait à condamner ces opérations était principalement fondée sur le danger qui les accompagne? Peut-être même était-il assez adroit pour les rejeter toutes deux, par la seule raison qu'il n'en connaissait pas bien la manœuvre. Mais il ne pouvait ignorer celle de la paracenthèse; il condamnait cependant cette opération si simple, lui qui employait le feu dans le traitement des hernies, et qui vantait l'excellence de cette méthode, dont il s'attribue l'invention. C'est dans les ouvrages de Guillaume de Salicet que notre auteur a puisé ce qu'il y a de mieux dans les siens. Il ne nomme point ce grand maître, dont il adopte les maximes de préférence à celles de tout autre; mais c'était la coutume des écrivains de ce temps-là de se copier mutuellement sans en dire mot. Lanfranc a pris dans Salicet ce qu'il dit touchant les causes qui retardent la guérison des plaies; à cela près, il a mieux connu et fait mieux connaître le danger des tentes, dont on se servait si fréquemment dans son siècle. On l'a laissé déclamer contre cet abus; personne ne s'est corrigé, et les tentes ont continué d'être employées dans le pansement des plaies. Ce n'est presque que de nos jours qu'on en a pleinement abandonné l'usage. Le traité de chirurgie de Lanfranc a paru sous ce titre :

Chirurgia magna et parva. Venetiis, 1490, 1519, 1546, in-folio, *Lugduni,* 1553, in-folio, avec les ouvrages de Gui de Chauliac, de Roger, de Bertapalia, de Roland, sur la chirurgie. En français par maître Guillaume Yvoire; Lyon, 1490, in-4°. En allemand, par Othon Brunfels; Francfort, 1566, in-8°.—On dit que Lanfranc laissa un fils qui se distingua vers le milieu du quatorzième siècle parmi les chirurgiens de Montpellier.

Apr. J.-C. 1205. — THADÉE naquit à Florence dans le treizième siècle. Ses parents, qui étaient d'une condition obscure, ne lui donnèrent aucune éducation ; il vécut dans la paresse jusqu'à l'âge de trente ans et ne s'occupa que de l'exercice des plus vils métiers. Cependant son âme engourdie sembla quelquefois vouloir sortir de l'assoupissement où elle était plongée; la voix du génie se faisait entendre et lui reprochait l'état d'abjection auquel il était attaché par indolence. Il en sortit enfin, prit du goût pour l'étude, s'y livra, et dès qu'il eut fait quelques progrès dans les lettres, il s'appliqua successivement à la philosophie et à la médecine dans l'Université de Bologne, où il enseigna ensuite avec tant de gloire, qu'il fut surnommé le Galien de son temps.—Certains auteurs ont couvert de mépris la mémoire de Thadée, en lui reprochant d'avoir été plus attaché à l'argent qu'à l'étude de sa profession. Ce qui a donné l'occasion de lui faire cet odieux reproche n'est point une preuve de son avarice. Ce médecin était parvenu à un si haut degré d'estime, que les malades des villes d'Italie chez qui il se rendait ne croyaient pas trop le récompenser de ses services, en lui payant un honoraire de cinquante florins d'or par jour. Lors même qu'il fut de-

mandé à Rome pour la maladie du pape Honoré IV, on lui compta deux cents florins par chaque jour, outre une gratification de six mille florins en récompense des soins qu'il avait pris pour rendre la santé à ce souverain pontife. Mais tout cela ne se ressent point de l'avarice du médecin qui extorque l'argent de ses malades; on n'y voit que des preuves de leur reconnaissance. — Jean Cinelli, auteur de l'histoire des manuscrits de la bibliothèque de Florence, met la mort de Thadée au 8 de l'an 1303, et les écrivains qui ont recueilli les catalogues des ouvrages publiés sur la médecine, lui attribuent les commentaires dont voici les titres :

In Claudii Galeni artem parvam commentaria. Neapol, 1522, in-fol. *— Expositiones in arduum aphorismorum Hippocratis volumen; in divinum prognosticorum Hippocratis librum; in præclarum regiminis acutorum Hippocratis opus; in subtilissimum Joannitii Isagogarum libellum. Venetii,* 1527, in-folio, par les soins de Jean-Baptiste Nicollini.

Après J.-C. 1206. — SIMON DE GENES, ainsi nommé parce qu'il était de cette ville, est encore connu sous le nom de Simon Geniastes a Cordo. Il s'arrêta long-temps à Rome, où il exerça avec beaucoup de succès et devint médecin du pape Nicolas IV, en 1288, qui est l'année de l'exaltation de ce souverain pontife. Simon était clerc, car on lui donne le titre de chapelain de Nicolas IV; si l'on en croit même quelques auteurs, il était sous-diacre et encore chanoine de Rouen. Ce médecin a nonseulement traduit quelques traités de l'arabe en latin, mais il en a composé d'autres qu'on a mis différentes fois au jour, sous ces titres :

Claviis sanationis. Patavii, 1474, in-folio. *Venetiis,* 1486, 1507, 1510, 1514, in-folio. C'est un recueil alphabétique de quantité de médicaments simples qu'il avait tirés des écrivains grecs, arabes et latins. Il est en manuscrit dans la bibliothèque de Florence. — *Expositio glossæ marginalis ad Alexandri Iatri libros medicinales. Lugduni,* 1504, in-4°. *Papiæ,* 1520, in-8°. — Il faut le distinguer d'un autre Simon de Gênes, aussi médecin, mais qui vécut longtemps après lui. Ce dernier a fait des notes sur l'ouvrage de Mathieu Silvaticus, qui a paru sous le titre d'*Opus*

Pandectarum medicinæ. On trouve ces notes dans l'édition de Lyon de 1541, in-folio.

Apr. J.-C. 1297. — THEODORIC, religieux de l'ordre des Frères-Prêcheurs, fut successivement chapelain de l'évêque de Valence, pénitencier du pape et évêque de Cervie ou Cervia, dans la Romagne. Il publia, sous son nom, une collection de chirurgie qui est tirée presque mot à mot de Brunus, avec quelques additions prises dans les écrits de Hugues de Luca, son maître. Le père Echard, dans son ouvrage *De scriptoribus ordinis prædicatorum*, insinue que ce Théodoric était Espagnol, et différent de celui qui fut évêque de Cervie. Ce sentiment est assez probable ; cependant on trouve ces mots : *Theodorici Cerviensis episcopi*, etc., dans les plus anciennes éditions de la collection dont on a parlé. Quant au temps auquel Théodoric a vécu, on s'en rapporte au docteur Freind qui le dit contemporain de Guillaume de Salicet, dont on met la mort en 1280. Voici le titre de l'ouvrage de Théodoric :

Chirurgia secundum medicationem Hugonis de Luca. Venetiis, 1490, in-folio. *Ibidem*, 1519, in-folio, avec la chirurgie de Cauliac, de Brunus, de Roland et d'autres. *Ibidem*, 1546, in-fol., *cum arte chirurgica.* Cet auteur fait consister la plus grande partie de la chirurgie dans l'application des médicaments ; ce qu'il dit de plus remarquable, consiste à avancer qu'il faut casser l'os quand la fracture est mal réduite, et que, pour y parvenir, les fomentations et les emplâtres suffisent dans le calus récent, mais quand il est ancien, qu'il faut se servir du scalpel. Théodoric se glorifie de ne rien proposer qui ne soit confirmé par l'expérience ; cependant il se vante d'avoir guéri une fracture du crâne par l'application d'une poudre et le récit mystérieux de quelques vers. Il parle aussi d'une tumeur à l'épaule, à l'extirpation de laquelle il s'est fortement opposé, dans l'idée qu'on pouvait la dissoudre par l'usage des remèdes. Cela ne fait pas l'éloge de son savoir en chirurgie. Il raisonnait mieux sur d'autres points, car il n'approuvait pas la méthode de panser durement avec les tentes, et il en fait le reproche à ceux qui s'en servaient. Dans les plaies des parties nerveuses, la térébenthine était son remède favori.

On trouve beaucoup de clercs qui se sont mêlés de la médecine dans les siècles antérieurs à celui de la renaissance des lettres, mais on n'en voit guère qui aient exercé la chirurgie, parce que cette profession était incompatible avec leur état. Cependant le Théodoric dont il est ici question parle de manière à ne laisser aucun doute sur l'exercice qu'il a fait de la chirurgie, puisqu'il en appelle à sa propre expérience ; mais comment concilier la pratique de cet art avec les places et les dignités qu'il a occupés ? Je suis tenté de croire ou que le Théodoric qui a écrit l'ouvrage dont on vient de donner le titre, est différent de l'évêque de Cervie, ou que cet évêque s'était appliqué à la chirurgie dans sa jeunesse, et que, parvenu à un âge mûr, il n'avait pas cru déroger à son état de clerc en compilant ce qui se trouvait de mieux, à son goût, dans les écrits de différents chirurgiens. C'est la pensée de Freind dans son Histoire de la médecine. La coutume des auteurs de ce siècle, dit-il, était de se piller mutuellement. Brunus avait copié les Arabes ; à peine avait-il fermé les yeux, que Théodoric, d'abord moine et ensuite évêque de Cervie, marchant sur ses traces, le copia lui-même, et joignit à son recueil les fables qu'il avait tirées de Hugues de Lucas, son maître. Comme il était moine, ajoute Freind, il crut que cette qualité lui assurait un droit sur les biens des laïques.

Apr. J.-C. 1302. — GUILLAUME DE VARIGNANA enseigna la médecine pendant plusieurs années dans les écoles de Bologne, sa patrie, lorsqu'il fut appelé à Gênes, où il écrivit les traités suivants :

Secreta medicinæ ad varios curandos morbos. Papiæ, 1519, in-8°. *Venetiis*, 1520, in-8°. *Lugduni*, 1526, in-4°, 1539, in-8°. *Basileæ*, 1597, in-8°, avec les notes de Gaspar Bauhin. Bon ouvrage pour les médecins polypharmaques ; car on y trouve un nombre prodigieux de formules.

Opera medica de curandis morbis universalibus et particularibus. Basileæ 1545, in-4°, 1595, in-8°. *Lugduni*, 1560, in-8°.

Apr. J.-C. 1304. — GUILLAUME IV dit DE BEAUFET, natif d'Aurillac en Auvergne, fut chanoine de l'église de Paris et médecin du roi Philippe-le-Bel. Il succéda à Simon de Bucy sur le siége épiscopal de Paris, et fut sacré à Sens, par l'archevêque Etienne Beccart, en 1305. Guillaume gouverna son église avec zèle et sagesse jusqu'en 1320, qui est l'année de sa mort. Il fut enterré à Saint-Victor.

Apr. J.-C. 1314. — GADDESDEN (Jean DE), autrement appelé Jean l'Anglais, médecin dont il est peu parlé par ses contemporains, vécut au commencement du quatorzième siècle. Antoine Wood, célèbre antiquaire, le place en 1320; mais Freind dit qu'il demeura au collége de Merton, à Oxford, et que ce fut là qu'il écrivit son ouvrage intitulé: *Rosa*, entre l'an 1305 et 1317. Gaddesden fut meilleur philosophe que médecin, car il a donné tant de preuves de son goût pour la charlatanerie, qu'on ne peut que le mettre au rang des plus méprisables empiriques. Comme il s'était attaché à connaître le faible des hommes dans leur façon de penser, il fit son profit de la crédulité de ceux qui avaient recours à lui; il avait des remèdes pour chaque maladie, qu'il vantait comme des secrets importants et qu'il vendait toujours fort cher. Tel qu'il était, il fut cependant le premier Anglais qui occupa la place de médecin de son roi; avant lui, cette place avait été constamment remplie par des étrangers. Lorsqu'il fut appelé à la cour pour traiter le fils d'Édouard II, qui était attaqué de la petite-vérole, il le fit envelopper de drap écarlate, et il ordonna que tout ce qui environnait son lit fût couvert d'étoffe de la même couleur. C'est ainsi qu'en amusant la cour par ce brillant appareil, il voulut se donner le ton d'un médecin de grande capacité. Il ne négligeait jamais d'user de semblables stratagèmes, lorsqu'il en avait l'occasion; et soit qu'il pensât que ces pratiques extérieures fussent réellement utiles, soit qu'il n'affectât de les conseiller que pour en imposer aux malades, il ne manqua pas d'atteindre à son but principal, qui était de se faire admirer. L'état pitoyable dans lequel était alors la médecine lui facilita les moyens d'acquérir de la réputation à peu de frais; tout ce qui était singulier frappait les esprits, et l'on croyait y entrevoir l'empreinte du savoir et du génie.

La coutume d'envelopper d'écarlate les malades attaqués de la petite-vérole a long-temps subsisté chez les Japonais. Kœmpfer, qui écrivait au commencement de ce siècle, rapporte qu'ils font tendre la chambre du malade d'étoffe de cette couleur, et que les rideaux du lit ainsi que les habits de ceux qui l'approchent en sont aussi. Ce préjugé n'est pas encore totalement détruit en Angleterre; car, ayant été appelé en 1744 pour traiter le fils d'un capitaine d'infanterie anglaise, je n'eus pas plutôt déclaré qu'il était attaqué de la petite-vérole, que je vis trois femmes qui étaient autour de cet enfant, le dépouiller à l'instant jusqu'à la chemise, et l'envelopper des mantelets de drap écarlate, dont elles avaient les épaules couvertes. Le malade demeura dans cet état pendant tout le cours de la petite-vérole.

Gaddesden tira parti de tout ce qui lui paraissait pouvoir contribuer à sa fortune. Il se mêla non-seulement de l'art des accouchements, mais il débita encore des remèdes pour rendre les femmes fécondes. Il pratiqua aussi la chirurgie, dans laquelle il introduisit bien des choses sur sa propre expérience; il fronda même tout ouvertement la plupart des maximes adoptées par ses contemporains. Il vante surtout son adresse à réduire les luxations, et il parle d'un secret qu'il avait pour les maladies des yeux. Il établit un bureau où il débitait des rêveries fondées sur la chiromancie; il avait même eu dessein d'écrire sur cette science frivole. Tel fut le médecin dont nous parlons. Comme il était clerc, il jouissait d'une prébende dans l'église de Saint-Paul; c'est au moins le sentiment de Freind qui réfute ceux qui ont cru qu'il avait été moine. — Nous n'avons d'autre écrit de la façon de Gaddesden, que celui qui a paru sous ce titre:

Rosa anglica quatuor libris distincta: de morbis particularibus, de febribus, de chirurgia, de pharmacopœa. Papiœ, 1492, in-folio. *Venetiis,* 1506, 1516, in-folio. *Neapoli,* 1508, in-folio. Philippe Schopsius, médecin de la ville de Dourlach, le corrigea, le mit en meilleur ordre, et le fit imprimer à Augsbourg en 1595, in-4°. Cet ouvrage, comme on le voit par le titre, s'étend sur toutes les parties de l'art; mais à l'exception de quelques expériences qui sont de l'auteur, il ne contient rien qui ne soit tiré des Arabes et des médecins qui avaient écrit en latin un peu avant le commencement du quatorzième siècle. — Leland parle de Gaddesden comme d'un médecin expert; il dit même que l'ouvrage que nous venons d'indiquer est rempli d'érudition. Conringius est du même sentiment; mais les louanges qu'ils prodiguent à cet auteur n'ont attiré personne à leur parti. Tout le monde préfère se mettre du côté de Gui de Chauliac, qui a si bien apprécié le mérite des œuvres de Gaddesden, lorsqu'il dit : *Ultimo insurrexit una Jatun rosa anglicana quæ mihi missa fuit et visa; credidi in ea invenire odorem suavitatis, et inveni fabulas Hispani, Gilberti et Theodorici.* Ce jugement est vrai.

Ap. J.-C. 1315. — MUNDINUS, médecin du quatorzième siècle, était de Milan, selon Douglas et Freind. Il tenta de perfectionner l'anatomie, mais il y mit plus de zèle que de succès, quoiqu'il se fût appliqué à la dissection. Grand admirateur des ouvrages anatomiques de Galien et d'Avicenne, il ne leur est pas tellement attaché, qu'il ne les contredise quelquefois. Plus méthodique qu'eux, il décrit les parties du corps humain, de façon qu'il en désigne le lieu, les situations particulières, le nombre, l'apparence, la substance, la qualité, les dimensions, les téguments, les tuniques, les ligaments, les usages, les maladies qui leur sont propres, les actions qu'elles opèrent et les accidents auxquels elles sont sujettes. Il traite des viscères fort au long, mais il passe légèrement sur les nerfs et les vaisseaux sanguins. Il ne décrit même les muscles qu'assez imparfaitement. Tel est le plan de l'ouvrage que Mundinus écrivit en 1315. On y trouve quelques nouvelles observations et des découvertes qui lui appartiennent sur la matrice, mais tout cela est rendu d'une manière grossière. Les descriptions manquent d'exactitude, et le style se sent de la rudesse du siècle de l'auteur, tellement que ce traité d'anatomie n'a aujourd'hui d'autre mérite que celui qu'il tient de son ancienneté. On doit cependant avouer que ce fut lui qui ressuscita, pour ainsi dire, l'étude de l'anatomie; on le respecta même si généralement en Italie jusqu'au rétablissement des lettres, que les statuts de l'Université de Padoue défendaient de se servir d'autre traité sur la structure du corps humain, pour les leçons des écoles de médecine. Tel que fût cet ouvrage, le grand nombre d'éditions qu'on en a faites dans les quinzième et seizième siècles, prouve assez combien on l'estimait. Voici le titre sous lequel il a paru :

Anatome omnium humani corporis interiorum membrorum. Papiæ, 1478, in-folio; 1512, in-4°, 1550, in-8°, avec les commentaires de Mathieu Curtius. *Bononiæ*, 1482, in-folio, 1520, in-4°, avec le commentaire de Carpi. *Patavii*, 1484, in-4°, par Jérôme de Mafels. *Venetiis*, 1507, in-fol., par André Marsianus. *Ibidem*, 1513, in-fol., par Jean de Ketam, et 1038, in-12, avec des notes. *Argentinæ*, 1509, 1513, in-4°. *Lugduni*, 1528, in-8°. *Lipsiæ*, 1505, in-4°, avec les corrections de Martin Polich. *Marpurgi*, 1641, in-4°, par Dryander. — Mundinus mourut à Bologne, le 30 août 1318, et fut enterré dans l'église de Saint-Vital.

Ap. J.-C. 1316.—SANGUINACCIUS (Joannin), médecin de Padoue, prétendait juger de l'état d'une maladie cachée et de toute autre, sans s'attacher à d'autre signe, qu'à ceux que lui fournissait l'inspection du visage de la personne incommodée. La sagacité dont il se parait passa pour extraordinaire; on la crut même surnaturelle, et du soupçon de magie on en vint jusqu'à l'accusation. Le fourbe Sanguinaccius fut sommé de paraitre devant le tribunal des juges qu'on lui avait nommés à Rome; comme il s'y défendit mal, on le relégua dans l'île de Malte qu'on lui assigna pour prison. La sentence portée contre ce médecin fait preuve de l'ignorance de ses juges; le charlatanisme était tout son crime.— Les auteurs qui rapportent ce trait d'histoire ne disent rien du temps auquel Sanguinaccius a vécu.

Apr. J.-C. 1317. — SILVATICUS (Mathieu), médecin du quatorzième siècle, était de Mantoue, selon quelques auteurs, et de Milan, suivant d'autres. Il vécut à la cour de Robert, roi de Naples et de Sicile, qui fut un des zélés protecteurs de la médecine, et il lui dédia, en 1317, un ouvrage qui a été plusieurs fois imprimé sous ce titre;

Liber cebalis et medicinalis pandectarum. Neapoli, 1474, in-folio, par les soins d'Ange Catone, médecin de Bénévent. *Brixiæ*, 1474, in-folio. *Venetiis*, 1478, 1480, 1498, 1511, 1524, in-folio. Il y a quelques-unes de ces éditions qui sont intitulées : *Opus Pandectarum medicinæ. Lugduni*, 1478, 1535, 1541, in-folio. *Augustæ Taurinorum*, 1526, in-folio, avec des augmentations.

Cet ouvrage est une espèce de dictionnaire qui paraît avoir été composé pour faciliter l'intelligence des écrits que les médecins grecs et arabes ont laissés. Mais il aurait besoin lui-même d'un autre dictionnaire pour se faire comprendre ; car l'auteur a bien mal rempli son dessein. On y trouve cependant beaucoup de choses sur la nature et les vertus des plantes, dont Silvaticus a mieux parlé que personne de son siècle. Ce médecin a été surnommé *Pandectarius*. Le docteur Freind met sa mort vers 1340.

Ap. J.-C. 1310. — GARBO (Dinus DEL), de Florence, était fils de Brunus del Garbo, célèbre médecin et chirurgien qui ne négligea rien pour le pousser dans les études. Il le mit sous Thadée de Florence, et Dinus profita si bien des leçons de cet habile maître, qu'on le regarda dans la suite comme un des premiers médecins d'Italie. Ce fut à sa réputation qu'il dut la place de professeur à Bologne, où son éloquence dans la chaire fit assez de bruit, et la manière qu'il avait d'expliquer les ouvrages de Galien et d'Avicenne lui mérita le nom d'*Expositor*. Il mourut à Florence le 30 septembre 1327, et laissa plusieurs ouvrages que ses disciples avaient recueillis sous sa dictée. On a imprimé les suivants :

Enarratio cantionis guidonis de cavalcantibus, de natura et motu amoris. Venetiis, in-folio. — *Chirurgia. Tractatus de ponderibus et mensuris, necnon de emplastris et unguentis. Ferrariæ*, 1485, in-4°. *Venetiis*, 1536, in-fol. — *Recollectiones in Hippocratem de natura fœtus. Venetiis*, 1502, in-folio, avec d'autres traités. — *Super IV fen primi Avicennæ præclarissima commentaria, quæ dilucidatorium totius practicæ generalis medicinalis scientiæ nuncupantur. Venetiis*, 1514, in-folio. — *Expositio super canones generales de virtutibus medicamentorum simplicium secundi canonis Avicennæ. Ibidem*, 1514, in-folio, avec le précédent. — *De cœna et prandio epistola. Romæ*, 1545, in-folio, avec les ouvrages d'André Turinus.

Il est assez surprenant que Poccianti, qui a fait le catalogue des écrivains de Florence, ait dit si peu de choses de Dinus del Garbo, dont quantité d'auteurs, et entre autres Pétrarque, ont parlé avec éloge. Ce médecin eut un fils, nommé Thomas, qui exerça vers

1367 la même profession à Florence, sa patrie, et qui laissa des ouvrages dans lesquels on reconnaît parfaitement le goût de son siècle. Tels sont :

Expositio super capitulo de generatione embrionis, tertii canonis, sen XXV Avicennæ. Venetiis, 1502, in-folio, avec le traité de son père sur la même matière. — *Summa medicinalis, cui accedunt tractatus duo. I, De restauratione humidi radicalis. II, De reductione medicinarum ad actum. Venetiis*, 1521, in-folio ; *Lugduni*, 1529, in-folio. — *Consiglio contro la pestilentia.* Venise, 1576, in-8°, avec d'autres ouvrages sur la peste. — *Commentaria in librum Galeni de febrium differentiis. Parisiis*, in-4°.

Apr. J.-C. 1300. — GENTILIS, ou DE GENTILIBUS (Gentilis), fut surnommé Fulginas, parce qu'il était natif de Foligni, en Italie, où il vint au monde vers l'an 1230. Il s'appliqua à l'étude de la médecine sous Thadée, de Florence, et il fit sous lui de si grands progrès, qu'à son retour dans sa patrie ses concitoyens le regardèrent comme le premier homme dans l'art de guérir. Sa réputation ne se concentra cependant point dans cette ville, elle s'étendit par toute l'Italie ; et comme il passait pour un des meilleurs commentateurs d'Avicenne, il fut considéré comme l'âme de ce maître de l'école arabe, qui tenait alors le haut bout dans la plupart des universités de l'Europe. — Gentilis mourut à Bologne vers l'an 1310, et laissa plusieurs traités dont on publia le recueil à Venise en 1484, 1486, 1492, quatre volumes in-folio. On y trouve les ouvrages suivants, dont on a aussi des éditions particulières :

Expositiones cum textu Avicennæ.— De febribus. Venetiis, 1484, 1526, in-folio. — *Expositio cum commento ægidii monachi benedictini libri de judiciis urinarum et libri de pulsibus. Venetiis*, 1494, in-8°. *Lugduni*, 1505, in-8°. C'est de Gilles de Corbeil dont il est ici question. — *Consilia peregregia ad quævis morborum totius corporis genera. Tractatus de hernia. Receptæ super primam fen quarti Avicennæ ordinatæ. De Balneis. Venetiis*, 1503, in-folio, avec les conseils d'Antoine Cermisonus. — *Quæstiones et tractatus extravagantes. Venetiis*, 1530, in-fol. — *De lepra tractatus. Venetiis*, 1530, in-folio, avec la chirurgie de Dinus de

Garbo. — *De proportionibus medicinarum*, avec différents opuscules *De dosibus*, par les plus célèbres médecins.
Patavii, 1556, in-8°, 1579, in-4°. *Lugduni*, 1534, in-8°

Ap. J.-C. 1342. — BERTRUCCIUS,
ou BERTUCCIUS (Nicolas), médecin
de Bologne, vécut vers l'an 1250 ; ou,
selon d'autres, en 1312. C'est de lui-
même qu'on sait qu'il était originaire de
la Lombardie, et qu'il avait été fort occupé à Bologne, où il a écrit un ouvrage
qui a été imprimé plusieurs fois et presque toujours sous des titres différents.

*Compendium, sive, ut vulgo inscri-
bitur, collectorium artis medicæ, tam
practicæ quam speculativæ. Lugduni*,
1509, in-8°, 1518, in-4°. *Coloniæ*, 1537,
in-4°. — *In medicinam practicam introductio. Argentinæ*, 1533, in-24,
1535, avec les œuvres de Joannitius. —
*Methodus cognoscendorum tam parti-
cularium quam universalium morborum. Moguntiæ*, 1534, in-4°, avec le
traité de C. Heylius, qui est intitulé :
Artificialis medicatio.

Apr. J.-C. 1344. — DONDUS, ou
DE DONDIS (Jacques), fut surnommé
Aggregator, à cause du grand nombre
de remèdes qu'il a compilés pour servir
à la cure de toutes sortes de maladies. Il
était de Padoue, où il naquit dans une
famille patricienne. Ses parents le firent
élever avec beaucoup de soin, et comme
il y correspondit par son application à
l'étude de la philosophie, de l'astronomie
et de la médecine, il ne tarda pas à se
faire une grande réputation par la variété
de ses talents. Ceux qu'il avait dans l'art
de guérir engagèrent la ville de Chiusi,
en Toscane, à l'appeler dans ses murs ;
mais de nouveaux succès l'ayant fait connaître avec plus d'avantage, on l'attira
à Padoue, où il pratiqua avec beaucoup
de célébrité jusqu'à sa mort, arrivée vers
l'an 1350. Ses ouvrages, qui ont soutenu
pendant quelque temps le nom qu'il s'é-
tait fait en Italie, ont été publiés sous
ces titres :

*De fluxu et refluxu maris, opus post-
humum. Venetiis*, 1472. — *Promptuarium medicinæ. In quo non solum facultates simplicium et compositorum
medicamentorum declarantur, verum
etiam quæ quibusvis morbis medicamenta sint accommodata, ex veteribus
medicis copiosissime et miro ordine
monstrantur. Venetiis*, 1481, et 1576,

in-folio. — *Herbolario volgare, nel
quale si dimostra a conoscer le herbe
e le sue virtu.* Venise, 1536 et 1540,
in-8°, avec figures. C'est un extrait de
l'ouvrage précédent qu'on a traduit en
italien.

Ce médecin se fit aussi beaucoup de
réputation par les mathématiques. Il inventa une nouvelle façon d'horloge, où
non-seulement on voyait les heures du
jour et de la nuit, mais aussi le cours
annuel du soleil par les douze signes du
zodiaque, et celui que la lune fait tous
les mois dans le ciel. On y voyait encore
les jours du mois et les fêtes de l'année.
Cette machine fut ingénieusement exécutée par l'adresse du plus habile ouvrier
qui fût dans la ville de Padoue ; et comme le succès de cette invention fit honneur à son auteur, le public ne l'appela
plus que Jacques de l'Horloge, nom qui
s'est ensuite toujours conservé dans sa
famille. En 1344, on plaça cette horloge
sur la tour du palais du prince de Ca-
rare, petite ville de Toscane.—Dondus,
qui n'était pas moins savant naturaliste
qu'habile mathématicien, fut le premier
qui trouva le secret de faire du sel avec
l'eau de la fontaine Albano, dans le
Padouan. De mille livres d'eau, il tira
une livre de sel ; ce qui donna lieu, en
1370, de bâtir une maison pour servir
à cet usage ; on la plaça sur le bord du
petit lac, dont les eaux sont plus salées
que celles de la fontaine. Ces découvertes et ces inventions méritèrent beaucoup d'éloges à ce médecin ; on poussa
l'estime qu'on faisait de lui jusqu'à
ériger un monument à sa mémoire dans
l'église principale de Padoue, où il est
enterré. Voici des vers qui faisaient
partie de l'inscription :

Ortus eram Patavi Jacobus, terræque rependo
Quod dedit, et calidos cineres brevis occulit urna
Utilis officio patriæ, sat cognitus orbi ;
Ars medicina mihi, cœlumque et sidera nosse.
Quo nunc corporeo resolutus carcere pergo,
Utraque nempe meis manet ars ornata libellis.
Quin procul excelsæ monitus de vertice Turris,
Tempus et instabiles numero quod colligis horas,
Inventum cognosce meum, gratissime lector ;
Et pacem mihi vel veniam tacitusque precare.

Ce médecin laissa deux fils. Jean naquit à Chiusi, où son père exerçait alors
sa profession. Il fit ses études à Padoue,
et il les fit avec tant de succès, qu'il
fut généralement reconnu pour un grand
philosophe, un orateur éloquent et un
habile médecin. Ces qualités lui méritèrent l'estime et l'amitié de Pétrarque ; et
quoique celui-ci n'eût pas beaucoup de

vénération pour les médecins, il distingua Jean Dondus de la foule, par un legs de cinquante écus d'or qu'il lui laissa par son testament, à la charge d'employer cette somme à l'achat d'une bague, et de la porter au doigt en sa mémoire. Jean Dondus mourut à Padoue le 27 septembre 1380. Il laissa quelques ouvrages de sa façon, en particulier, un traité *De fontibus calidis agri patavini*, qu'on trouve dans le recueil *De Balneis* imprimé à Venise. — Gabriel Dondus, autre fils de Jacques, naquit aussi à Chiusi. Comme il n'acquit pas moins de réputation que son père et son frère, on l'engagea par de grosses pensions à se fixer à Venise, où il se rendit et pratiqua la médecine avec tant de bonheur, qu'il amassa des richesses considérables à ses héritiers. Il mourut dans cette ville, mais son corps fut transporté à Padoue, pour y être enterré dans le tombeau de sa famille.

Apr. J.-C. 1363.— DE CHAULIAC, CAULIAC, ou DE CHAULIEU (Gui de), était natif d'un village du Gévaudan, sur les frontières d'Auvergne, et florissait vers le milieu du quatorzième siècle. Il étudia la médecine à Montpellier sous Raimond de Molières, et il fit tant de progrès dans cette science, ainsi que dans la chirurgie, qu'il fut nommé pour enseigner la dernière dans les écoles de cette université. Il est bien apparent qu'il a aussi étudié à Bologne, car il parle avec considération des médecins de cette ville, et surtout de Bertrucius, qu'il appelle son maître. On apprend de lui-même qu'il a pratiqué long-temps à Lyon, mais qu'étant ensuite passé à Avignon il y fut médecin et chapelain commensal du pape Clément VI en 1348. Il y était encore, en la même qualité, auprès d'Urbain V en 1363, et, pour cette raison, on croit qu'il eut le même emploi à la cour d'Innocent VI, qui siégea à Avignon entre Clément et Urbain. Il parle d'Innocent dans la description qu'il fait de la peste qui se renouvela sous son pontificat en 1360 ; il marque même qu'il était alors à Avignon, et quoiqu'il ne dise rien du rang qu'il avait à la cour du pape, celui qu'il avait eu auprès de Clément VI, son prédécesseur, semble assez le faire connaître.

C'est Gui de Chauliac qui nous a laissé la description de ce terrible fléau qui s'étendit par tout le monde en 1348, et fit périr le quart du genre humain. Cette peste, qui se montra d'abord dans l'Inde, désola les provinces de l'Orient pendant trois ans. Ses ravages durèrent pendant sept mois à Avignon, où elle parut avec des symptômes différents. Pendant les deux premiers mois, c'était une fièvre violente avec crachement de sang ; elle fit périr en trois jours tous ceux qui en furent atteints. Le reste du temps, la fièvre fut continue avec des charbons et des abcès, principalement aux aines et sous les aisselles. La malignité de cette seconde espèce de fièvre ne fut différente de la première qu'en ce qu'elle n'emportait les malades qu'au bout de cinq jours ; mais vers la fin de son règne elle devint plus traitable. Le médecin dont je parle en fut attaqué à Avignon quand elle était sur son déclin ; il languit pendant six semaines entre la vie et la mort, mais il échappa à la faveur d'un bubon qui prit une tournure favorable et suppura.

Gui de Chauliac a beaucoup enrichi la chirurgie par les lumières qu'il y a répandues ; à peine existait-il, cet art si utile à l'humanité : les cataplasmes, le vin, les emplâtres et les onguents étaient presque les seules ressources qu'il avait contre les maux qui demandent l'opération de la main. On ne connaissait alors aucune de ces méthodes que les Grecs et les Arabes avaient détaillées avec plus ou moins de précision ; Gui les remit en usage, et mérita par là le titre de restaurateur de la chirurgie. Cette réforme lui fit beaucoup d'honneur ; elle fut même d'autant plus utile au public que, médecin et chirurgien tout ensemble, il ne l'avait entreprise qu'à la faveur de la mûre expérience dans laquelle il avait vieilli. C'est cette expérience qui lui apprit à se servir à propos du trépan pendant que d'autres n'osaient l'employer. Il fit encore fort heureusement la suture du tendon ; il enleva une partie du cerveau et guérit son malade ; il inventa plusieurs instruments ; dans le cas d'amas de pus dans la poitrine, il n'hésita pas à faire l'opération de l'empyème ; il fit celle de la fistule à l'anus, et dans la cataracte il tenta de rétablir la vue par l'abaissement du cristallin. Il ne faut cependant point croire que sa pratique fut toujours sans défaut ; il passa témérairement à la castration dans la cure de la hernie et à la suture après l'opération de la taille. On lui reproche encore d'avoir donné tête baissée dans les rêveries de l'astrologie judiciaire, mais on pourrait l'excuser là-dessus en disant que cette confiance aux influences des astres était plutôt le vice de son siècle que celui de son esprit.

Ce médecin était à Avignon au service du pape Urbain V lorsqu'il composa, en 1363, un corps de chirurgie fort étendu sous le titre d'*Inventarium, sive, collectorium artis chirurgicalis medicinæ :* c'est ainsi que dans ce temps-là on intitulait la plupart des livres. On prétend que Laurent Joubert est le premier qui lui ait donné le titre honorable de *Grande chirurgie*, dans la traduction qu'il en a publiée avec des notes de sa façon. On a plusieurs éditions latines de cet ouvrage de Gui de Chauliac : *Chirurgiæ tractatus septem, cum antidotario. Venetiis*, 1490, 1499, 1500, 1519, in-folio. *Ibidem*, 1546, in-folio, avec la chirurgie de Brunus, de Théodoric, de Roland, de Lanfranc, de Roger et de Bertapalia. *Lugduni*, 1518, in-4°, 1559, 1572, in-8°. Il y a une traduction en espagnol imprimée à Valence en 1506, in-folio.— Plusieurs médecins célèbres ont travaillé à expliquer et à commenter cette chirurgie. Symphorien Champier y a fait des additions et des corrections. Jean Faucon, professeur et doyen de la faculté de Montpellier, a donné un volume d'annotations aussi gros que l'ouvrage même de Chauliac : *Joannis Falconis notabilia super Guidonem. Lugduni*, 1559, in-4°. Laurent Joubert, chancelier de la faculté de Montpellier, a pris la peine de le traduire en français et d'y ajouter des commentaires fort amples : *Chirurgie de Gui de Chauliac avec des annotations.* Lyon, 1585, in-4°, 1502, 1659, in-8°. Isaac Joubert, fils du traducteur, y a joint une espèce de dictionnaire *en interprétation des langues dudit Gui.* Jean Tagault, professeur de Paris, s'est attaché à l'amélioration de cette chirurgie en la réformant d'un bout à l'autre, en corrigeant la diction, qui est assez barbare, et en ajoutant quantité de citations tirées des auteurs anciens : *Metaphrasis in Guidonem de Cauliaco. Parisiis*, 1543, in-4°. On ne s'est point encore contenté de ces éditions ; on a poussé l'estime qu'on avait pour l'auteur jusqu'à faire des abrégés de son grand ouvrage. Tels sont : *Chirurgia parva. Venetiis*, 1500, in-folio, avec la chirurgie d'Albucasis. — Le *Chirurgien méthodique*, Lyon, 1597, in-12. — *Questions en chirurgie sur les œuvres de maître Gui de Chauliac*, par François Ranchin. Paris,

1604, in-8°. — *Remarques sur la chirurgie de Chauliac.* Lyon, 1649, in-8°, par Jean Faucon. — *Commentaires sur la grande chirurgie de Chauliac*, par Simon Mingelousaux. Paris, 1683, 2 volumes in-8°. — *Abrégé de la chirurgie de Gui de Chauliac*, par Verduc. Paris, 1693, 1704, 1716, in-8°.

La grande chirurgie de notre auteur était un excellent ouvrage pour le siècle où il vivait. Il y débrouilla avec beaucoup d'ordre les matières obscures et difficiles que la barbarie des siècles précédents avait couvertes de tant de ténèbres. On peut dire qu'il a plus contribué que personne à faire de la chirurgie un art régulier et méthodique. Tagault et tous les autres qui ont écrit après lui n'ont fait que l'imiter et souvent que le copier. Ce livre a été pendant long-temps le seul ouvrage que les chirurgiens lussent et où ils puisassent les préceptes de leur art. Ce passage, qu'on lit dans les Mémoires pour servir à l'histoire de la Faculté de médecine de Montpellier, par Astruc, est bien avantageux à la considération qu'il inspire pour les ouvrages de Gui de Chauliac ; M. Lorry, docteur régent de la faculté de médecine en l'université de Paris, qui a mis au jour les mémoires du célèbre Astruc, renchérit cependant sur ce que cet écrivain a dit. Voici comme il s'exprime page 23 de sa préface : « Mais une des époques les » plus brillantes de la faculté de Montpellier est celle où elle a produit le fameux Gui de Chauliac, homme qui » doit tenir une place distinguée entre » les bienfaiteurs de l'humanité, et qui » mérite encore de conserver toute son » autorité dans un siècle aussi éclairé que » le nôtre. Il doit porter éternellement » le titre de restaurateur de la chirurgie. » Il n'y a pas encore cent ans que les li» vres de Gui de Chauliac étaient les li» vres classiques des chirurgiens ; ces li» vres étaient leurs guides, et, par ana» logie à son nom, ils l'appelaient *leur* » *Guidon.* En effet, sa pratique indus» trieuse éclaircit les procédés obscurs » des anciens, en ajoute de nouveaux, » et les confirme par des observations et » par des principes sûrs. Ses écrits chi» rurgicaux ne sont pas surchargés des » fatras obscurs de méchante théorie dont » tant d'écrits postérieurs ont été gâtés ; » ils tendent droit au but, et le grand art » des précautions y est exposé avec une » circonspection également éloignée de » la timidité et de l'imprudence. » Beaucoup d'auteurs modernes se trouveraient fort honorés si leurs ouvrages étaient accueillis d'un pareil éloge.

Après J.-C. 1410. — ARGILLATA ou DE ARGELLATA (Pierre DE), fils d'Azzolino, naquit à Bologne, où il fut pendant plusieurs années lecteur de logique, d'astrologie et de médecine. Mazzuchelli dit qu'il mourut au mois de juin 1423, et qu'il fut enterré à Saint-Jacques. Comme il se rendit célèbre par ses connaissances en anatomie et en chirurgie, on mit sa statue, avec une inscription, dans les écoles publiques de Bologne. — Il mérite un rang distingué parmi ceux qui ont travaillé à perfectionner la chirurgie en Italie, car il a enrichi ses ouvrages de plusieurs remarques intéressantes qui ne peuvent partir que d'un génie observateur. Il a fait voir que le mouvement musculaire cessait quelquefois sans perdre du sentiment. Il condamne la méthode qui était en usage de son temps à l'égard de la suture des parties nerveuses, et conseille, ainsi qu'on le pratique aujourd'hui, de borner la suture aux chairs, et d'amener par là les extrémités des nerfs l'une vers l'autre. Il est le premier qui ait proposé de traiter le *spina ventosa* par des moyens tirés de la chirurgie. Il est vrai que Rhasès, et après lui Avicenne, étaient entrés dans de grands détails sur cette maladie ; mais, quelque longs que fussent les commentaires qu'on avait écrits sur les ouvrages de ces auteurs, à peine s'était-on attaché à ce qu'ils avaient dit sur cette matière. Pierre de Argillata est d'ailleurs bien estimable par l'aveu ingénu qu'il fait de ses fautes et par la droiture de ses intentions, qui n'ont d'autre but que d'empêcher qu'on en commette de pareilles. Les ouvrages d'un homme de ce caractère ne pouvaient manquer d'être accueillis du public ; ils le furent au point qu'en moins de vingt ans on en donna quatre éditions sous ce titre : *Chirurgiæ libri sex. Venetiis,* 1480, 1492, 1497, 1499, in-fol. Le savant Haller parle d'une cinquième édition de 1520, in-fol., qui est celle dont sa bibliothèque est ornée.

Ap. J.-C. 1418. — FORLI (Jacques DE), médecin du quinzième siècle, n'est presque connu aujourd'hui que par les ouvrages qui l'ont fait estimer de ses contemporains. Quoiqu'on ne les lise plus, autant pour l'obscurité du style que pour les systèmes dont ils sont rem-

plis, je ne laisserai pas que d'en donner les titres, ainsi que j'en ai donné bien d'autres dans le cours de ce dictionnaire. Comme on écrit beaucoup aujourd'hui, ceux qui s'appliquent à ce métier ne sont pas fâchés de connaître les vieux ouvrages ; on y trouve quelquefois de quoi faire des livres tout nouveaux. J'en suis moi-même l'exemple ; j'ai glané partout où j'ai pu, pour donner une sorte d'étendue à ce dictionnaire.

Les ouvrages de Jacques de Forli sont intitulés :

Antiqua Hippocratis translatio supra septem sectiones aphorismorum, una cum eruditissima Galeni commentatione. Venetiis, 1495, in-folio. *Papiæ,* 1512, in-folio. *Venetiis,* 1547, in-folio, sous ce titre : *In Hippocratis aphorismos, et Galeni super eosdem commentarios expositio et quæstiones quam emendatissimæ. Additis Marsilii de sancta Sophia interpretationibus in eosdem aphorismos, qui a Jacobo expositi non fuerant. — Expositio in Avicennæ aureum capitulum de generatione embryl, cum quæstionibus super eodem. Venetiis,* 1502, 1518, in-folio, avec d'autres pièces sur le même sujet. — *Expositio in primum Avicennæ canonem. Papiæ,* 1512, in-folio. *Venetiis,* 1518, 1547, in-folio. — *Commentarii in artem Galeni, cum quæstionibus XCI. Papiæ,* 1514, in-folio. *Venetiis,* 1547, in-folio.

Ap. J.-C. 1418. — VALESCUS DE TARANTA était Portugais, suivant Ranchin. Il se donne lui-même le nom français de Balescon de Tarrare, dans la préface qui est à la tête de son grand recueil de pratique qu'il commença en 1418. Il exerçait la médecine à Montpellier depuis 1382, d'où il paraît qu'il ne se mit à écrire qu'après s'être perfectionné par une expérience de trente-six ans. Il le dit ainsi lui-même : *Inceptus est autem liber iste, cum auxilio magni et æterni Dei, post practicam usualem annorum* 36 *per me Valescum anno Domini* 1418, *in vigilia sancti Barnabæ apostoli.* Son ouvrage traite de toutes les maladies, en neuf livres qui comprennent deux cent soixante-douze chapitres, où il explique en détail les causes, les signes diagnostics et pronostics, la curation de chaque maladie particulière. Astruc, qui regarde cet ouvrage comme un très-bon cours de médecine, ajoute qu'il est long et écrit d'un style barbare, ainsi que tous ceux de ce temps-là ; mais qu'il est clair et méthodique. On y trouve même des observations excellentes sur la pratique de la médecine et de la chirurgie ; et l'auteur appuie ordinairement ou éclaircit ce qu'il avance par des faits dont il a été le témoin. C'est ce qu'il appelle *Declarationes*. Comme la médecine est mieux traitée dans ce recueil qu'elle ne l'a été par les Arabes, on en a fait aussi plus d'estime ; et c'est la raison pour laquelle les éditions se sont tant multipliées. Voici la note de celles dont parlent les bibliographes en annonçant l'ouvrage sous ce titre :

Philonium pharmaceuticum et chirurgicum de medendis omnibus , cum internis, tum externis humani corporis affectibus. Veneliis, 1490, 1502, 1521, 1532 , in-folio. *Lugduni* 1500 , in-4°, 1521 , in-folio, 1535 , in-4° *minori*. Le catalogue de la bibliothèque de Falconet cite encore une édition de Lyon de 1526, in-4°, à laquelle on a joint *Introductio ad practicam medicinæ* de Jean de Tornamira. *Lugduni* , 1560 , in-8°. Il faut remarquer que cette édition n'est qu'un abrégé de l'ouvrage de Valescus, et qu'il est de la façon de Gui Didier, médecin du monastère de Saint-Antoine de Vienne. *Francofurti* , 1599 , in-4° , par les soins de Jean Hartmann Beyer. C'est encore un abrégé, mais plus tronqué que le précédent ; le rédacteur est même d'autant plus condamnable, qu'il n'a pas fait de difficulté d'y insérer beaucoup de maximes de Paracelse. *Francofurti et Lipsiæ* , 1680 , in-4°. *Lipsiæ* , 1714 , in-4°. — Castellan et Van der Linden donnent à Valescus le titre de premier médecin de Charles VI, roi de France. Astruc ignore sur quel fondement ; mais sur leur autorité, il a cru devoir le lui donner aussi : cependant on ne trouve point le nom de Valescus dans les meilleures listes des premiers médecins. Celles qui sont à la tête de l'*Essai historique sur la médecine en France* par Chomel, et de l'*État de la médecine en Europe*, année 1777, n'en disent pas un mot.

Apr. J.-C. 1425. — BERTAPALIA, ou PRÆDAPALIA (Léonard) de Padoue, vécut au commencement du quinzième siècle, du temps de Montagnana. Il se distingua également par l'exercice de la médecine et de la chirurgie, mais il est plus connu du côté de la dernière. Les dissections anatomiques lui ont manqué pour s'instruire de la structure du corps humain , car il ne fait mention que de deux, l'une en 1439 et l'autre en 1440 ; encore en parle-t-il comme d'une chose assez rare de son temps. Il paraît avoir eu autant et plus de hardiesse que ses contemporains dans la pratique de la chirurgie , puisqu'il osa employer les caustiques pour extirper un cancer qui n'était point ulcéré ; il leur préférait néanmoins les cautères dans la plupart des occasions , et en général il se servait de beaucoup d'emplâtres. On pourrait lui reprocher d'autres défauts, tant dans sa façon d'agir que dans celle de penser, mais on doit les attribuer aux erreurs courantes de son siècle qui avaient subjugué son esprit. Crédule jusqu'à la superstition , entêté de l'astrologie judiciaire, il adopta toutes les mystérieuses pratiques qui entraient alors dans la cure des maladies. Grand admirateur des secrets, il ne finit pas de vanter ceux dont il faisait usage. Les traités que nous avons de lui ne se ressentent que trop de son aveuglement sur tous ces points. Ils ont paru à Venise en 1490, in-folio, sous le titre de *Chirurgia , seu recollectæ super quartum canonis Avicennæ;* dans la même ville en 1519 , in-folio , avec les ouvrages de Gui de Chauliac, de Roland et de Roger. On les trouve encore dans la collection de Venise, 1546, in-folio , sous cet autre titre : *De apostematibus, de vulneribus, de ulceribus, de ægritudinibus nervorum et ossium.* On met la mort de Bertapalia en 1460. Papadopoli dit qu'il eut un fils , nommé Jean-Michel , qui fut lecteur de chirurgie à Padoue en 1535 et 1536. Mais Jean-Michel aurait commencé bien tard à monter en chaire, car il aurait eu alors soixante-quinze ou soixante-seize ans , en supposant même qu'il ne fût né que l'année de la mort de son père.

Apr. J.-C. 1428. — LEONICENE (Nicolas) naquit en 1428 , à Lunigo, dans le Vicentin. Il enseigna la médecine à Ferrare, pendant plus de soixante ans , et fut le premier qui se soit mis à traduire les œuvres de Galien en latin. Concentré dans son cabinet et tout occupé des devoirs de sa chaire , il ne s'attacha que très-peu à la pratique de sa profession. Lorsqu'on lui reprochait sa négligence à cet égard, il avait coutume de dire : « Je rends plus de services au public que si je visitais les malades, puisque j'enseigne ceux qui les guérissent. »

Ce médecin n'avait pas ce seul talent ; son emploi de professeur, et l'application qu'il demande ne l'empêchèrent pas de cultiver la littérature et de s'appliquer à l'étude de l'antiquité. Il faisait très-bien des vers, et l'on a de lui une traduction italienne de l'histoire de Dion et des dialogues de Lucien. Si l'on en croit Joseph Scaliger, Léonicène sentit tellement l'importance de joindre les belles-lettres à la philosophie et à la médecine, qu'il osa avancer que ceux qui s'appliquent à la dernière, sans y mêler l'étude de la littérature, ressemblent à des gens qui disputent sur les choses qu'ils ne connaissent point. — Le dégoût d'une vie misérablement traversée par de fréquents accès d'épilepsie, qui lui durèrent jusqu'à l'âge de trente ans, porta souvent Léonicène à se faire violence ; tel était grand le désespoir dans lequel le jetait cette cruelle maladie. Mais la religion soutint son courage, dans les moments de cette sombre mélancolie qui lui faisait souhaiter la mort ; il implora à différentes reprises le secours de l'art salutaire que Dieu créa pour guérir les hommes de leurs maux, et trouva enfin, par sa persévérance dans les remèdes, le moyen de se délivrer de celui qui le tourmentait depuis si long-temps. La régularité et la constance du régime auquel il s'assujettit conduisirent même ce médecin à une extrême vieillesse, car il mourut, plein de force et de jugement, en 1524, à l'âge de quatre-vingt-seize ans. Il paraîtra surprenant que Léonicène, dont la santé a été si long-temps dérangée, soit parvenu à une vieillesse aussi heureuse. C'était aussi le sujet de l'étonnement de Paul Jove. Il demanda un jour à ce médecin par quel secret il avait conservé, à l'âge de plus de quatre-vingt-dix ans, une mémoire sûre, des sens entiers, un corps droit et une santé pleine de vigueur, et il eut pour réponse que c'était l'effet de l'innocence des mœurs, de la tranquillité de l'esprit et de la frugalité des repas.

Comme Léonicène avait emporté dans le tombeau les regrets des savants et du peuple, le duc et le sénat de Ferrare ne voulurent pas oublier de faire voir qu'il avait aussi mérité les leurs. Ils firent élever un monument à sa mémoire, sur lequel on grava cette inscription :

NICOLAO LEONICENO VICENTINO
QUI SIBI FERRARIAM PATRIAM MALUIT,
UBI ANNOS LX
ITALOS ET PROVINCIALES,
MAGNA CELEBRITATE, GRÆCE ET LATINE
INSTITUIT,
CONTINUA SERIE APUD PRINCIPES ESTENSES
MAGNO IN HONORE HABITUS.
UNUS OMNIUM, MAGIS PECTORE QUAM LINGUA,
PHILOSOPHIAM PROFESSUS ;
RERUM NATURALIUM ADDITISSIMARUM
EXPERIENTISSIMUS ;
QUI PRIMUS HERBARIAM PENE DESITAM,
ET SYLVAM REI MEDICÆ INJURIA TEMPORUM
NEGLIGENTER HABITAM,
IN DISQUISITIONEM MAGNA SPE MORTALIUM
REVOCAVIT.
IN BARBAROS CONDITORES PERTINACITER
STYLUM PERSTRINXIT.
ET STUDIO VERITATIS CUM OMNI ANTIQUITATE
ACERRIME DEPUGNAVIT.
ANNOS NATUS VI ET XC,
CUM JAM ÆTERNIS MONUMENTIS
IN ARCEM IMMORTALITATIS SIBI GRADUM
FECISSET,
HOMO ESSE DESIIT.
ALPHONSUS ESTENSIS DUX III,
ET S. P. Q. FERRARIENSIS,
B. M. POSUERE
VI ID. JUNII, ANNO 1524,
BONAVENTURA PISTOPHOLO,
GRATO EJUS DISCIPULO, PROCURANTE.

Parmi les éloges funèbres qu'on publia pour célébrer la mémoire de Léonicène, on remarque le suivant qui est de la façon de Pierre Myrteus :

Cui neque sat fuit et terras evolvere et undas,
    Quæque arcana tenent flumina, terra, mare.
Dum rerum causas late vestigat, et ægra
    Morborum revocat corpora colluvia :
Nunc Leonicenus tegitur parvo aggere terræ,
    Cujus utraque volat fama per Hesperiam.

Cet éloge est conforme à l'idée que les ouvrages de ce médecin ont donnée de ses talents. Nous avons de lui différents traités qu'on a réimprimés plusieurs fois, sous ces titres : — *De Plinii et aliorum medicorum in medicina erroribus. Epistola ad Hermolaum barbarum in primi operis defensionem. Epistola ad Hieronymum Menochium, in qua eadem materia de multis medicamentis simplicibus pertractatur, et quædam Plinii atque aliorum medicorum errata continentur. Ferrariæ*, 1492, 1509, in-4°. *Basileæ*, 1529, in-4° ; 1532, in-fol., avec d'autres opuscules, et en particulier : *De herbis, fructicibus, animalibus, metallis, serpentibus, tiro seu vipera,* — *Liber de epidemia quam Itali morbum gallicum vocant, Galli vero neapolitanum. Venetiis,* in-4°. Le même

intitulé : *De morbo gallico liber. Papiæ*,
1503, in-folio ; *Bononiæ*, 1516, in-folio ;
Lugduni, 1529, in-8° ; *Basileæ*, 1536,
in-4°. Si l'on en croit Antoine Scanarolus, disciple de Léonicène, ce médecin
est un des premiers qui ait écrit sur la
vérole. Freind remarque cependant que
le traité dont il est ici question n'est
qu'une dissertation scolastique sur cette
maladie, trop nouvelle alors pour que
l'auteur ait pu recueillir assez d'observations pour en déterminer la cure.

*Præfationes in libros Galeni a se
translatos. Venetiis*, 1508, in-folio. Avec
d'autres ouvrages — *Opus de tribus doctrinis ordinatis secundum Galeni sententiam. Venetiis*, 1508, in-folio. *Basileæ*, 1532, in-folio. — *Libri duo Galeni de curandi ratione ad Glauconem
latine versi. Parisiis*, 1514, in-4°, 1557,
in-8°. *Lugduni*, 1551, in-12. — *Hippocratis aphorismorum libri VII, græce
et latine. Parisiis*, 1526, 1542, in-8°.
Romæ, 1623. *Lugduni*, 1668, in=16.—
Conversio et explanatio primi libri Aristotelis de partibus animalium. Basileæ,
1541, in-8°. *Ibidem*, 1542, in-folio,
avec quelques commentaires de Michel
Ephesius, sur Aristote. — *Galeni ars
medica. Venetiis*, 1606, in-4°.

Apr. J.-C. 1430. — CONCOREGIO
(Jean DE) était de Milan, où il fut reçu
dans le collége de médecine. Fuchsius
assure positivement que ce médecin a
enseigné avec éclat dans les écoles de
Montpellier. Cela peut être vrai, quoiqu'il soit né à Milan ; Lanfranc, qui était
de la même ville, a bien enseigné à Paris. Quoique rien ne prouve que Concoregio se soit établi à Montpellier, il est
apparent qu'il y aura été attiré par la
réputation dont l'université de cette ville
jouissait, que même il y aura enseigné,
ainsi qu'il a fait à Bologne, dans quelques autres villes d'Italie, et finalement
à Pavie, où il mourut en 1438.

Ce médecin a écrit deux ouvrages qui
ont paru séparément à Venise, en 1501.
L'un, intitulé : *Lucidarium et flos florum medicinæ*, est un commentaire sur
le neuvième livre de Rhasis à Almansor ;
l'autre porte le titre de *Summula de
curis febrium secundum hodiernum
modum et novum compilata*. Ils ont été
imprimés ensemble, sous cet autre titre:
— *Praxis nova totius fere medicinæ.
Papiæ*, 1485, in-folio. *Venetiis*, 1515,
1521, in-folio.

Apr. J.-C. 1431. — BENCIUS ou
DE BENCIIS (Hugues), autrement dit
Hugues de Sienne, parce qu'il était natif de cette ville, fut un des plus célèbres médecins du quinzième siècle. Il se
distingua principalement à Ferrare et à
Parme ; il procura même assez de célébrité aux écoles de cette dernière ville.
Trithème parle de lui avec éloge ; il mérita aussi l'estime des médecins de son
temps, par les commentaires qu'il laissa
sur les aphorismes d'Hippocrate et sur
quelques ouvrages de Galien et d'Avicenne. Voici les titres des uns et des
autres : — *In aphorismos Hippocratis
et commentaria Galeni, resolutissima
expositio. Venetiis*, 1498, in-folio. *Ibidem*, 1517, 1523, in-folio, avec la plupart des ouvrages suivants : *Super quartam fen primi Avicennæ præclara expositio. Venetiis*, 1517, in-folio. — *Consilia saluberrima ad omnes ægritudines. Ibidem*, 1518, in-folio. — *In tres
libros microtechni Galeni luculentissima expositio. Ibidem*, 1523, in-folio. —
*In primi canonis Avicennæ fen primam
luculentissima expositio. Ibidem*, 1523,
in-folio. — *In quarti canonis Avicennæ
fen primam luculentissima expositio.
Ibidem*, 1523, in-folio.

Ce médecin mourut à Rome, en 1438.
Dix ans après sa mort, ses fils lui firent
élever un superbe monument dans la
ville de Ferrare, avec cette inscription :

DEO IMMORTALI MAXIMO.
HUGONI BENCIO SENENSI,
PHILOSOPHORUM AC MEDICORUM SUÆ ÆTATIS
FACILE PRINCIPI,
PARENTI OPTIMO;
OB DOCTRINAM EXCELLENTEM DE UNIVERSO
HOMINUM GENERE,
B. M.
FILII POSUERUNT, XI KALENDAS DECEMBRIS,
ANNO 1448.

François Bencius, un de ses fils, passa
de l'école de Ferrare à celle de Padoue,
et il y enseigna la médecine avec réputation. Il mourut en 1487.

Apr. J.-Ch. 1483. — GUAINER
(Antoine), professeur de l'université de
Pavie, sa patrie, fut appelé à Milan, où
il remplit pendant quelque temps la
charge de médecin du duc Philippe-Marie Visconti, second fils de Jean Galeas
Visconti. Il mourut dans sa ville natale,
en 1440, et laissa un manuscrit qui fut
imprimé à Pavie, en 1497, in-folio, et

l'année suivante à Venise, dans le même format. Jean Faucon, professeur de la faculté de Montpellier, a joint à cet ouvrage un commentaire de sa façon qui se trouve dans les éditions suivantes : — *Opus præclarum ad praxim. Papiæ*, 1518, in-4°. *Lugduni*, 1525, in-4°. La Pratique de Guainer est écrite d'un style assez barbare, et qui porte l'empreinte du goût de son siècle ; mais on lui passerait ce défaut, si, à travers la mauvaise diction de l'auteur, on rencontrait des choses utiles à la connaissance et à la cure des maladies. Il y en a peu de cette espèce, car cet ouvrage ressemble à ceux de Jean de Gaddesden.

Après J.-C. 1440. — CERMISONUS (Antoine), professeur de médecine dans l'université de Padoue, sa patrie, fut le maître de Jean-Michel Savonarola. Au rapport de Justus, il mourut en 1458 ; mais, suivant d'autres auteurs, il vécut jusqu'en 1467. On a de lui des conseils sur presque toutes les maladies, où il y a moins de discussions sur leur nature et leurs causes que sur les remèdes qui peuvent en opérer la cure. Mais la matière médicale est si mal traitée dans cet ouvrage, qu'on n'y trouve qu'un amas de recettes assez mal digérées, ce qui fait voir jusqu'à quel excès la polypharmacie des Arabes et de leurs sectateurs a été portée. Voici le titre de cet ouvrage : — *Consilia medica numero CLIII, contra omnes fere ægritudines a capite ad pedes. Venetiis*, 1497, in-folio, avec les œuvres choisies de Barthélemi Montagnana. *Ibidem*, 1503, in-folio, avec les conseils de Gentilis et de quelques autres médecins. *Lugduni*, 1525, in-4°. *Venetiis*, 1565, in-folio. *Francofurti*, 1604, in-folio. *Noribergæ*, 1562, in-folio.

Apr. J.-C. 1446. — MONTAGNANA (Barthélemi), de Padoue, enseigna la médecine avec beaucoup de réputation, dans les écoles de l'université de cette ville ; il y florissait déjà en 1446, mais il paraît qu'il ne vécut point au-delà de l'an 1460. Nous avons un recueil de ses ouvrages, qui fut imprimé sous ce titre : — *Selectiorum operum, in quibus ejusdem consilia, variique tractatus alii, tum proprii, tum ascititii, continentur, liber unus et alter. Venetiis*, 1497, 1567, in-folio. *Lugduni*, 1520, 1525, in-4°. *Francofurti*, 1604, in-folio. *Noribergæ*, 1652, in-folio.

Astruc parle d'un autre Barthélemi Montagnana qui fut aussi professeur de médecine à Padoue. Il était fils du précédent. On sait qu'il surpassa son père du côté de l'esprit, de l'éloquence et de l'application à l'étude des belles-lettres, mais il se distingua moins que lui dans la pratique de son art. Ce second Montagnana quitta Padoue, vers l'an 1508, pour aller exercer la médecine à Venise, où il mourut le 11 mai 1525. On a de lui : *Responsa reparandæ, conservandæque sanitati scitu dignissima.— De pestilentia ad Adrianum Pont. Max.* Ce pape est Adrien VI qui mourut en 1523, après avoir gouverné un an huit mois et seize jours.

Le second Montagnana laissa un fils qui portait aussi le nom de Barthélemi, et qui embrassa la même profession. Il écrivit, vers l'an 1541, une consultation *De morbo gallico*, pour George Martinusius, qui succéda à Jean Zapoliha dans la vice-royauté de Hongrie. On la trouve dans le second tome de la collection de Venise sur les maux vénériens. — Marc-Antoine Montagnana, petit-fils du deuxième Barthélemi, était de Padoue. Il y enseignait la chirurgie, depuis l'an 1545 jusqu'en 1570 ; il survécut cependant à cette dernière année, car on ne met sa mort qu'après 1572. On a de lui un traité *De herpete, phagedæna, gangræna, sphacelo et cancro*, qui parut à Venise, en 1559 et en 1589, in-4°. — Pierre Montagnana, frère de Marc-Antoine, lui succéda en la chaire de chirurgie dans les écoles de Padoue, et mourut trois mois après lui. Il était bon philosophe, grand physicien, habile médecin et savant en anatomie ; mais comme il était encore fort instruit dans la chirurgie, il aidait son frère qui enseignait cette partie de l'art de guérir, et lui préparait tout l'appareil nécessaire aux démonstrations qu'il faisait à ses disciples. Ce fut aux preuves qu'il avait données de ses connaissances dans cette dernière partie, qu'il dut la chaire que son frère avait abandonnée. Il la remplit avec honneur, et se fit encore beaucoup de réputation par des tables anatomiques enluminées, qui représentent les organes intérieurs du corps humain. On a de lui deux traités, l'un *De urinis*, l'autre *De vulneribus et ulceribus, eorumque remediis*. Mais il ne s'est pas borné à l'édition latine, il en a publié une en italien, pour la commodité des chirurgiens de sa nation qui ne savaient point la première langue.

Il faut ajouter Ange Montagnana à ceux dont on vient de parler. Il commença d'enseigner la médecine à Padoue, en 1637, à titre de professeur extraordinaire du troisième rang ; il monta au second, en 1647, et mourut en 1678. C'est ainsi que le nom de Montagnana a brillé dans la faculté de Padoue, pendant plus de deux siècles.

Après J.-C. 1461. — LINACRE ou LINACER (Thomas), l'un des plus savants Anglais de la fin du quinzième siècle, vint au monde en 1461, à Rochester suivant Freind, et à Cambridge selon d'autres. Il étudia à Oxford, où il fut reçu dans le Collége de toutes les âmes, en 1484 ; mais le désir de profiter des leçons des hommes célèbres qui illustraient alors l'Italie le tira bientôt de l'Angleterre et le fit passer à Florence. La politesse et la modestie qu'on lui remarqua dans cette ville lui firent des amis qui le présentèrent à Laurent de Médicis. Ce prince l'honora tellement de son estime qu'il le donna pour compagnon d'étude à ses enfants, et le mit ainsi à même de profiter de l'instruction des précepteurs qu'il leur avait donnés. Linacre fit les plus grands progrès dans la langue grecque, sous Demetrius Chalchondyle, et se perfectionna dans la latine, sous Ange Politien. Au sortir de Florence, il passa à Rome, où il se fit également estimer, mais surtout d'Hermolaus Barbarus, qui lui procura le plaisir de voir les précieux manuscrits de la bibliothèque du Vatican. — L'Angleterre revit avec plaisir un citoyen qui avait pris chez l'étranger un goût extrêmement délicat pour les sciences, et qui cherchait à l'inspirer aux autres. Sa latinité passa pour la plus pure et la plus polie ; elle aurait été parfaite, si ce qu'il a écrit en cette langue n'eût pas tant senti le travail. Erasme, qui parle de Linacre avec beaucoup d'estime et fait même un grand éloge de ses ouvrages, lui reproche, ainsi que Paul Emile, d'avoir rendu ses livres moins parfaits, à force de les *limer*. Mais Linacre n'était encore qu'un savant littérateur ; bientôt il devint médecin. Comme il parlait et écrivait le grec avec une facilité admirable, la lecture des ouvrages de Galien, qu'il fit dans les originaux, lui inspira le goût qu'il prit pour la médecine. Il fit une étude suivie de cette science, après son retour en Angleterre, et ne tarda pas à être reçu docteur dans

l'université d'Oxford, où il enseigna avec distinction. Toujours plein du désir de former les jeunes gens dans l'art salutaire dont il leur dictait les principes, dès qu'il était descendu de la chaire, il s'informait exactement du caractère de ses auditeurs, et ceux en qui il trouvait de la conduite, de l'esprit, du goût pour l'étude, de l'émulation pour surpasser leurs condisciples, il les aidait de ses conseils, les animait par son estime, leur ouvrait même sa bourse, quand ils manquaient de fortune. Un tel homme méritait des distinctions et des récompenses ; Henri VII le nomma son médecin ordinaire, et Henri VIII, son fils, le continua dans le même emploi.

On doit plusieurs ouvrages à Linacre ; on lui doit encore la traduction de quelques livres de Galien, qu'il a mis du grec en latin. Parmi les uns et les autres, les principaux sont : *De emendata latini sermonis structura. — Rudimenta grammatices.* Ces ouvrages lui appartiennent. — *Interpretatio librorum trium Galeni de temperamentis. — De pulsuum usu. — De naturalibus facultatibus. — De sanitate tuenda. — De symptomatum differentiis et eorum causis. — De inæquali temperie. — De methodo medendi.* Tout cela est de Galien.

Notre médecin mourut à Londres, le 21 octobre 1524, âgé de soixante-quatre ans. On assure qu'il s'était fait prêtre, sur la fin de sa vie. Il fut honorablement enterré dans l'église de Saint-Paul. Les universités d'Oxford et de Cambridge lui doivent des établissements bien avantageux à la médecine. Il laissa les fonds nécessaires pour l'entretien de deux professeurs dans chacune des deux académies. Mais, suivant le docteur Freind, il fit quelque chose de plus pour la médecine. Cette science fut dans l'humiliation du temps de Linacre ; il voyait avec peine que des moines ignorants et des empiriques plus ignorants encore se mêlaient de la pratiquer, au grand préjudice des malades qu'ils trompaient. A Londres, c'était l'évêque ou le doyen de Saint-Paul qui examinait et recevait les médecins à la licence ; chaque évêque en agissait de même dans son diocèse. Pour arrêter le cours de ces abus, il parut à Linacre qu'il importait que des hommes d'une capacité reconnue fussent les seuls juges, dans une matière aussi intéressante pour le bien public. A cet effet, il conçut le projet de fonder le Collége des médecins de Londres ; et profitant de la faveur dont il jouissait à la cour, principalement auprès du cardinal Wolsey , il obtint des lettres patentes du roi pour cet établissement , qui fut confirmé par le parlement. Ses collègues rassemblés songèrent à se choisir un chef ; le sort ne pouvait manquer de tomber sur Linacre , qui fut le premier président de cette compagnie. Mais, voulant donner de nouvelles preuves de son zèle pour la solidité d'un établissement aussi utile qu'il était nécessaire , il légua sa maison au collége , afin que les assemblées qui s'y étaient tenues de son vivant continuassent encore de s'y faire après sa mort. Ce fut pour conserver la mémoire de ces grands bienfaits, que Jean Kaye ou Caïus composa cet éloge funèbre :

THOMAS LINACRUS
REGIS HENRICI VIII MEDICUS ,
VIR GRÆCE ET LATINE ,
ATQUE IN RE MEDICA LONGE ERUDITISSIMUS ;
MULTOS ÆTATE SUA LANGUENTES, ET QUI
JAM VITAM DESPONDERANT,
VITÆ RESTITUIT.
MULTA GALENI OPERA
IN LATINAM LINGUAM, MIRA ET FACILI
FACUNDIA , VERTIT :
EGREGIUM OPUS DE EMENDATA STRUCTURA
LATINI SERMONIS ,
AMICORUM ROGATU ,
PAULO ANTE MORTEM EDIDIT.
MEDICINÆ STUDIOSIS OXONIÆ PUBLICAS
LECTIONES DUAS ,
CANTABRIGIÆ UNAM ,
IN PERPETUUM STABILIVIT.
IN HAC URBE
COLLEGIUM MEDICORUM FIERI SUA INDUSTRIA
CURAVIT ,
CUJUS ET PRÆSIDENS PROXIMUS ELECTUS EST.
FRAUDES DOLOSQUE MIRE PEROSUS ;
FIDUS AMICIS ; OMNIBUS JUXTA CHARUS :
ALIQUOT ANNOS ANTEQUAM OBIRET PRESBYTER
FACTUS ,
PLENUS ANNIS EX HAC VITA EMIGRAVIT ,
MULTUM DESIDERATUS ,
ANNO DOMINI 1524 , DIE 21 OCTOBRIS.
VIVIT POST FUNERA VIRTUS.
THOMÆ LINACRO CLARISSIMO VIRO
JOANNES CAÏUS
POSUIT ANNO 1557.

Apr. J.-C. 1462. — SAVONAROLA (Jean-Michel) de Padoue, où il naquit dans une famille autant illustre par la vertu que par la noblesse, fut reçu dans l'ordre de Saint-Jean de Jérusalem. Le goût de l'étude lui fit abandonner cet état, dans lequel il aurait pu se distinguer ; il préféra le parti des lettres à celui des armes, se mit sur les bancs de la faculté de médecine de sa ville natale, et reçut le bonnet de docteur de cette science. Sur le déclin de l'âge, il fut appelé à Ferrare, où il mérita, par ses services , l'estime des princes d'Est et les marques les plus éclatantes de la considération des habitants. Flatté de cet accueil, il se fixa à Ferrare, et, suivant quelques historiens, il y mourut en 1431. Mais cette date ne s'accorde pas avec les registres de la faculté de Padoue ; il y est dit qu'il expliqua Avicenne dans les écoles de cette ville en 1436; et comme ce fut après cette année qu'il enseigna publiquement à Ferrare, il y a apparence qu'il poussa sa carrière au-delà de 1440. Si l'on en croit Freind, il alla même jusqu'en 1462 , puisque cet historien remarque qu'il fit en cette année quelques additions à son Traité des bains d'Italie.

Savonarola a employé le cours de sa vie, qui fut longue, à voyager et à confirmer, par des expériences suivies , le fonds de science qu'il avait acquis par l'étude. Comme il aimait encore le travail du cabinet, il s'y occupa de la composition des ouvrages que nous avons sous ces titres :

Practica de ægritudinibus a capite usque ad pedes. Papiæ , 1486, in-folio. *Venetiis*, 1498, in-folio. *Ibidem*, 1560, in-folio, sous le titre de *Practica major*. — *Practica canonica de febribus , de pulsibus, de urinis, de egestionibus, de Balneis omnibus Italiæ , de vermibus. Venetiis*, 1498 , 1503 , 1552 , 1563, in-folio. *Lugduni*, 1560, in-8. — *De arte conficiendi aquam vitæ simplicem et compositam libellus. Hagenoæ*, 1532 , in-8°. *Basileæ* , 1597 , in-8° , avec le *Traité de Jean de la Roquetaillade, qui est intitulé : Consideratio quintæ essentiæ rerum omnium.*—*In medicinam practicam introductio, sive, de compositione medicinarum liber. Item Catalogus continens tam simplicium , quam compositorum medicamentorum nomenclaturas, usum et summam. Argentinæ*, 1533, in-4° et in-24. — *Libro della natura e virtu delle cose che nutriscono, overo trattati de i grani, delle erbe, radici, agrumi , frutti , degli animali , pesci , del vino , etc., accresciuto da Bartolomeo Boldo. Venise*, 1576, in-4°. — *De Balneis omnibus Italiæ, sicque totius orbis, proprietatibusque eorum.*

Venetiis, 1592, in-4°, et dans la collection de Venise *De Balneis.* Ce Traité de Savonarola fut écrit entre les années 1440 et 1450, ainsi que Freind prétend le prouver par l'épître dédicatoire.

Apr. J.-C. 1462.—MANARD (Jean), de Ferrare, où il était né en 1461, s'appliqua à l'étude de la médecine dès qu'il eut achevé son cours de philosophie. Il y fit d'autant plus de progrès, qu'il fut dirigé par Nicolas Léonicène qui enseigna ces deux sciences à Ferrare avec le plus grand applaudissement. Disciple chéri d'un tel maître, Manard eut l'avantage de voir Léonicène s'intéresser à ses succès par des instructions privées, qui lui facilitaient l'intelligence des leçons publiques de ce professeur; mais disciple aussi ingrat qu'il avait été aimé, Manard oublia bientôt les services importants qu'il avait reçus de Léonicène. Sa conduite envers lui l'exposa aux reproches de ses contemporains; la postérité même l'a accusé d'ingratitude. — Ce médecin a fait sa profession à Ferrare jusqu'en 1513. L'année suivante, il fut appelé en Hongrie pour remplir la charge de premier médecin du roi Ladislas VI. La mort de ce prince, qui arriva en 1516, lui fit prendre la route de sa patrie; mais comme il s'arrêta en Hongrie, en Pologne et en Autriche, il n'arriva à Ferrare que dans le courant de 1518, et ne commença d'y enseigner la médecine qu'en 1519. Ce ne fut qu'après son retour qu'il mit au jour les ouvrages que nous avons de lui sous ces titres :

Medicinales epistolæ recentiorum errata et antiquorum decreta peritissime reserantes. Ferrariæ, 1521, in-4°. *Parisiis*, 1528, in-8°. *Argentorati*, 1529, in-8°. *Lugduni*, 1549, in-8°. On a des éditions plus amples : *Epistolarum medicinalium libri XX*, auxquels on a joint ses *Annotationes et censuræ in Joannis Mesuæ simplicia et composita. Basileæ*, 1540, in-folio. *Venetiis*, 1542, in-folio. *Ibidem*, 1611, *et Hanoviæ*, 1611, in-fol., sous le nouveau titre de *Curia medica viginti libris epistolarum et consultationum adumbrata.* Ces lettres furent écrites depuis l'an 1500 jusqu'en 1536, et l'auteur y censure la pratique des Arabes avec beaucoup de vivacité. On y trouve d'ailleurs de bonnes observations à travers les discussions les plus inutiles, comme les plus minutieuses.

In primum artis parvæ Galeni li- brum commentarius. *Romæ*, 1525, in-4°. *Basileæ*, 1536, in-4°.

Ce médecin épousa, dans un âge fort avancé, une jeune fille d'une grande beauté. Le désir d'avoir des enfants le porta à des excès qui avancèrent ses jours, et dont il mourut le 8 mars 1536, âgé de soixante-quatorze ans. Pierre Curtius lui fit cette épitaphe :

Dum Manarde vigil cum prole Coronidis esses,
    Vidisti vitam perpetuam esse tuam,
Et dum formosa cum Pallade conjuge dormis,
    Sensisti mortem curvus adesse senex.
Hic nunc clare jaces, et quem Podalirion esse
    Vidimus, annosum sustulit ipsa Venus.

Julie, femme de Manard, a émoussé la pointe épigrammatique de ces vers, par l'inscription honorable qu'elle fit graver sur le tombeau de son mari :

JOANNI MANARDO FERRARIENSI
VIRO, UNI OMNIUM INTEGERRIMO AC SANCTIS-
SIMO,
PHILOSOPHO AC MEDICO DOCTISSIMO,
QUI ANNOS P. M. L. CONTINENTER TUM DO-
CENDO, TUM SCRIBENDO,
TUM INNOCENTISSIME MEDENDO,
OMNEM MEDICINAM EX ARCE BONARUM LITTE-
RARUM FORTE PROLAPSAM,
ET IN BARBARIÆ POTESTATEM AC DITIONEM
REDACTAM,
PROSTRATIS AC PROFLIGATIS HOSTIUM COPIIS,
IDENTIDEM UT HYDRA RENASCENTIBUS,
IN ANTIQUUM, PRISTINUMQUE STATUM AC
NITOREM RESTITUIT :
LAUREAM OMNIUM BONORUM CONCENSU
ADEPTUS,
IV ET LXX ANNUM AGENS,
OMNIBUS OMNIUM ORDINUM SUI DESIDERIUM
RELINQUENS,
HUMILI SE HOC SARCOPHAGO CONDI VOLUIT.
JULIA MANARDA UXOR
QUOD AB EA OPTABAT,
POSUIT.
HÆC BREVIS EXUVIAS MAGNI CAPIT URNA
MANARDI,
NAM VIRTUS LATE DOCTA PER ORA VOLAT.
MENS PIA CUM SUPERIS COELI COLIT AUREA
TEMPLA ;
HINC HOSPES VITÆ SINC DOCUMENTA TUÆ.
ANNO M. D. XXXVI.

Apr. J.-C. 1463. — ACHILLINI (Alexandre) était de Bologne, ville d'Italie, où il naquit dans le quinzième siècle. Personne ne connut mieux que lui les détours de la philosophie scolastique. La force et la finesse de ses arguments le firent admirer dans les disputes publiques et lui méritèrent le nom de grand philosophe, qu'il soutint par la supériorité de son esprit. La médecine ne lui fit pas moins d'honneur que la philosophie. Sectateur zélé des Arabes, et surtout d'Averroës, il enseigna dans les écoles de Padoue et de Bologne depuis 1484 jusqu'en 1512 ; et comme il y attira beaucoup de jeunes gens par ses savantes leçons, il contribua plus que personne à la célébrité dont les universités de ces deux villes jouirent de son temps.

Achillini était si fortement attaché à la doctrine d'Aristote, qu'il se faisait une affaire capitale de la soutenir. Il écrivit contre Pierre Pomponace, philosophe natif de Mantoue, au sujet d'un livre que celui-ci avait mis au jour sur l'immortalité de l'âme. Il ne put souffrir que cet auteur accusât Aristote d'avoir douté de cette précieuse prérogative de notre âme ; il souffrit moins encore qu'il eût osé fronder la philosophie au point d'avancer, que c'est par la seule autorité de l'Ecriture-Sainte et de l'Eglise qu'on peut venir à bout de prouver que l'âme est immortelle. Il en fut de cette discussion comme de beaucoup d'autres ; elle aigrit l'esprit de ces deux philosophes, et, après de vives disputes, elle finit par des injures. Ce défaut était celui de la plupart des gens de lettres du seizième siècle : heureux le nôtre, s'il était tout-à-fait exempt de ce reste de barbarie ! — Achillini mourut à Bologne en 1512, et fut enterré dans l'église de Saint-Martin. Janus Vitalis lui composa cette épitaphe :

Hospes Achillinum tumulo qui quæris in isto
Falleria : ille suo junctus Aristoteli
Elysium colit; et quas rerum hic discere causas
Vix potuit, plenis nunc videt ille oculis.
Tu modo per campos dum nobilis umbra beatos
Errat, die longum, perpetuumque vale.

Les universités de Bologne et de Padoue furent sensiblement touchées de la perte de ce médecin. Il méritait leurs regrets ; et ne le considérât-on que du côté des recherches qu'il fit sur la structure du corps humain, il doit être regardé comme un anatomiste supérieur, à certains égards, à Carpi, à Sylvius, à Fernel, à Gonthier d'Andernach, et à la plupart de ceux qui ont écrit avant Vesale. La démonstration du marteau et de l'enclume, deux osselets de l'organe de l'ouïe, lui fit beaucoup d'honneur, quoiqu'il ait eu la modestie de ne point s'approprier cette découverte. Les connaissances qu'il avait sur les veines du bras ; la description qu'il a donnée de la quatrième paire des nerfs ; ce qu'il a dit de la moelle épinière qui ne remplit point d'un bout à l'autre le canal vertébral, mais se termine à la première vertèbre lombaire ; les recherches qu'il a faites sur les intestins, le canal cholédoque, et sur différentes parties contenues sous la voûte du crâne ; tout cela a contribué à sa réputation, qu'il augmenta encore par les autres bonnes choses dont ses ouvrages de philosophie et de médecine sont enrichis. Voici les titres des derniers :

Corporis humani anatomia. Venetiis, 1516, 1521, in-4°. — *Anatomicæ annotationes. Bononiæ*, 1520, in-4°. Haller le cite comme un ouvrage différent de celui qui suit. — *In mundini anatomiam annotationes. Venetiis*, 1522, in-folio, avec la Pratique de Jean de Ketam. — *De subjecto medicinæ cum annotationibus Pamphili Montii. Ibidem*, 1568, in-folio. Cette édition comprend tous les ouvrages d'Achillini, mais le recueil de ceux qui regardent la philosophie avait déjà paru à Venise, en 1545, in-folio.

Ap. J.-C. 1405. — DESPARS, ou DE PARTIBUS (Jacques) était Parisien, suivant ce que dit Riolan dans ses recherches sur les Écoles de Paris et de Montpellier ; mais la plupart des auteurs ne sont pas de ce sentiment, et ils le croient natif de Tournay. La notice des médecins de la faculté de Paris, par M. Baron, fait mention de lui sous le décanat d'*Ives Levis* élu en novembre 1409 ; il y est titré de chanoine de Tournay et de chancelier de l'église de Paris. On sait d'ailleurs qu'il fut médecin de Charles VII, roi de France, et de Philippe, duc de Bourgogne. — C'est de Jacques Despars lui-même qu'on apprend qu'il a enseigné la médecine à Paris. Voici comme il parle dans un de ses ouvrages : *Ego Jacobus Despars de Tornaco, magister in medicina Parisiis, exposui ad longum totum primum librum canonis Avicennæ, incipiens anno Domini* 1432 *et finiens anno* 1453. Ce texte ne laisse aucun doute sur la patrie de ce médecin, et c'est sur lui que se fondent les auteurs qui se disent natifs de Tournay. — La considération dont il jouissait dans l'université de Paris porta ce corps à le nommer un de ses députés au concile de Constance assemblé en 1414 et terminé en 1418

Comme il était chanoine et même trésorier de l'église de Tournay, il se retira dans cette ville où il mourut en 1465; d'autres prétendent cependant qu'il vivait encore en 1480. Ce médecin est auteur d'un commentaire sur Avicenne. A la fin du troisième volume de cet ouvrage, il assure qu'il n'a rien extrait des traductions latines, mais des écrivains grecs, Hippocrate, Aristote, Galien, Alexandre, et des plus célèbres Arabes, Avenzoar, Rhazès, Sérapion, Mésué et Averrhoës, dont Avicenne avait recueilli et suivi la doctrine. Il ajoute qu'avant de commencer son ouvrage il avait corrigé tous les exemplaires de ces auteurs; qu'il les avait divisés par chapitres, paragraphes, sections et points; qu'il les avait fait écrire en parchemin en grosses lettres *(de littera grossa in pergameno)*, qu'il y avait joint une table pour faciliter le travail qu'il méditait, auquel il avait employé dix années. Cet ouvrage fut imprimé sous ce titre : — *Explanatio in Avicennam, una cum textu ipsius Avicennæ a se castigato et exposito. Lugduni*, 1498, quatre volumes in-folio. Mais toutes les peines que Despars a prises n'ont abouti qu'à laisser à la postérité une rapsodie et un tissu de lambeaux qui sont tirés de Galien, de Rhazès et d'Haly-Abbas. On n'y trouve que des subtilités plus dignes d'un scolastique ignorant que d'un médecin. — Les ouvrages suivants sont encore de l'auteur dont je parle; ils ont au moins paru sous son nom : — *Glossa interlinearis in practicam Alexandri. Lugduni*, 1504, *in-4°*. — *Expositio super capitulis, videlicet de regimine ejus quod comeditur et bibitur, et de regimine aquæ et vini. Venetiis*, 1518, *in-folio*, à la suite de l'*Expositio in primum Avicennæ Canonem* de Jacques de Forli. — *Summula Jacobi de Partibus per alphabetum, super plurimis remediis ex ipsius Mesuæ libris excerptis. Lugduni*, 1523, *in-12*, dans un recueil qui comprend : *Mesuæ vita : doctorum artis Peoniæ cognomina : canones universales divi Mesuæ.* Cet ouvrage de Despars a encore paru à Venise en 1576, in-folio, avec le *Promptuarium medicinæ* de Jacques de Dondis, et à Lyon en 1589, in-12, avec la *Methodus curativa* d'Alphonse Bertocius. — Jacques Despars fit présent, en 1410, d'une masse d'argent à la faculté de médecine de Paris pour être portée par le bedeau; elle coûtait trente-six livres, somme

considérable alors. En 1455, il fut présent d'une autre masse beaucoup plus riche, estimée par les experts soixante écus d'or à la couronne. La faculté reconnaissante statua que du vivant du bienfaiteur elle ferait célébrer tous les ans une messe du Saint-Esprit, et après sa mort un obit avec vigile à perpétuité, qui tombent le 3 et 4 janvier.

Ap. J.-C. 1470. — PLATEARIUS (Jean), médecin de Salerne qui vécut vers la fin du treizième siècle, s'attacha beaucoup à la matière médicale. C'est sur elle que roulent principalement les ouvrages que nous avons de lui : — *Expositiones et commentationes ad Nicolai antidotarium. Venetiis*, 1497, *in-folio*, avec les écrits de Sérapion. *Ibidem*, 1527, *in-folio*, avec ceux de Mésué. — *De simplici medicina liber, inscriptus circa instans, quo simplicia medicamenta usitattora alphabeti serie describuntur. Lugduni*, 1512, *in-4°*, à la fin du dispensaire de Nicolas. *Parisiis*, 1582, *in-4°*. — *Practica brevis morborum curandorum, etiam febrium; una cum libro de simplici medicina. Lugduni*, 1525, *in-folio*, avec les œuvres de Sérapion et le *Thesaurus pauperum*.

Ap. J.-C. 1472. — FERRARI (Jean-Matthieu), connu sous le nom de Gradibus ou de Grado, qui est celui du château où il prit naissance dans le Milanais, fut un des plus habiles médecins de son temps. Il exerça sa profession à Milan, d'où il fut appelé à Pavie pour y occuper la première chaire de médecine qu'il remplit avec beaucoup d'applaudissement. Il fut aussi médecin de Marie-Blanche Visconti, duchesse de Milan.— C'est mal à propos qu'on met la mort de Ferrari en 1460, puisqu'il date la préface de ses commentaires sur Rhazès, de Pavie le 9 octobre 1471. Il survécut même à cette époque et ne mourut qu'en 1480. Voici les titres des ouvrages qu'il a laissés : — *Practicæ pars prima et secunda, vel commentarius textualis, cum ampliationibus et additionibus materiarum in nonum Rhasis ad Almansorem; adjuncto etiam textu. Papiæ*, 1471, 1497, *in-folio. Venetiis*, 1502, *in-folio*, 1527, *in-4°*, 1560, *in-folio*, sous le titre de *Practica, seu commentaria in nonum Rhazis ad Almansorem. Lugduni*, 1527, *in-4°*. Il y parle des ovaires des femmes, et prétend qu'ils sont de même nature que ceux des oiseaux. Sténon, de Graaff, Verheyen, Littre et beaucoup d'autres ont adopté ce système. — *Expositiones super vigesimam secundam Fen tertiæ Canonis Avicennæ. Mediolani*, 1494, *in-folio.* — *Consiliorum secundum vias Avicennæ ordinatorum utile repertorium, additis antiquissimi medici, Rabbi Moysis, de regimine vitæ, quinque tractatibus ; necnon Raymundi Lullii, de secretis naturæ libris duobus. Papiæ*, 1501, *in-folio. Venetiis*, 1514, *in-folio. Veronæ*, 1521, *in-folio*, avec les ouvrages de Blaise Astarius. *Lugduni*, 1535, *in-folio.*

Ap. J.-C. 1472. — CHAMPIER dit CAMPEGIUS (Symphorien), né en 1472 à St-Saphorine-le-Château dans le Lyonnais, ainsi qu'il l'assure lui-même dans un de ses ouvrages, se fit agréger à l'université de Pavie le 9 octobre 1515. Il fut échevin de la ville de Lyon en 1520 et 1533, et profita de tout le crédit qu'il avait pour y établir le collége de médecine qui s'est soutenu jusqu'aujourd'hui dans la plus grande célébrité. Champier prit le titre de *Comes Archiatrorum*, parce qu'il avait été attaché, en qualité de médecin, aux rois Charles VIII et Louis XII; mais Scaliger le père le lui a disputé, il s'est même fortement récrié contre lui au sujet de cette qualification. Scaliger avait raison : pour prendre ce titre, il eût fallu que Champier eût été premier médecin de ces rois, et il ne le fut jamais. Cet homme fastueux se croyait tout permis pour satisfaire son ambition ; et, suivant Haller, il poussa cette manie jusqu'à se faire appeler Campegius, par allusion au cardinal Laurent Campegio. — Ce médecin quitta Lyon, sous le règne de François Ier, pour se rendre à Nancy, où il fut médecin du duc Antoine de Lorraine qu'il suivit en Italie; mais il revint ensuite dans sa patrie et il y mourut en 1535. Il laissa un fils, Claude Champier, sieur de la Faverge, de Corcelles et de la Bastie, qui a composé un volume des singularités des Gaules, dont il y a des éditions de Paris et de Lyon. Il avait apparemment hérité quelque chose du talent d'écrire de son père, à qui il devait peu coûter d'enfanter des volumes, puisque le nombre de ceux qu'il a composés est si considérable. Ce fut à ce sujet qu'on lui donna le nom d'*Aggregator Lugdunensis*. Il a écrit sur toutes sortes de matières, mais spécialement sur la philosophie et la médecine : voici les titres des ouvrages qu'il nous a laissés sur ces deux sciences.

Physici in physicem janua. Lugduni, 1498, *in-4°.* — *De claris medicinæ scriptoribus. Ibidem*, 1500, 1531, *in-8°.* — *Liber de quadruplici vita. Ibidem*, 1507, *in-folio.* — *De triplici medicina. Ibidem*, 1508, *in-8°.* — *Vocabulorum medicinalium et terminorum difficilium explanatio. Ibidem*, 1508, *in-8°.* — *Rosa Gallica, cui accedit Margarita pretiosa de medici atque ægri officio. Nanceii*, 1512, *in-12. Valentiæ in Delphinatu.* 1514, 1518, *in-8°. Parisiis*, 1514, *in-8°.* — *Medicinale bellum inter Galenum et Aristotelem. Lugduni*, 1516, *in-8°.* — *Speculum, sive epitome Galeni. Ibidem*, 1516, 1517, *in-8°.* — *Paradoxa in artem parvam Galeni. Lugduni*, 1516, *in-8°.* — *Epitome commentariorum Galeni in libros Hippocratis coi. Ibidem*, 1516, *in-8°.* — *Categoriæ medicinales in libros demonstrationum Galeni. Ibidem*, 1516, *in-8°.* — *Cribratio, lima, et annotamenta in Galeni, Avicennæ et Conciliatoris opera. Ibidem*, 1516, *in-8°. Venetiis*, 1565, *in-folio*, avec les ouvrages de Galien, d'Avicenne et de Pierre de Apono. — *Symphonia Platonis cum Aristotele, Galeni cum Hippocrate, Hippocratica philosophia ejusdem. Parisiis*, 1516, *in-8°.* — *Practica nova in medicina, de omnibus morborum generibus. Lugduni*, 1517, *in-4°. Venetiis*, 1522, *in-folio. Basileæ*, 1547, *in-4°.* Il y donne l'histoire et la cure des maladies suivant les principes des Grecs, des Latins, des Arabes et des médecins de son siècle. — *Vita Arnoldi de Villanova. Lugduni*, 1520, *in-folio*, avec les ouvrages du même Arnauld. — *Vita Mesuæ. Ibidem*, 1523, *in-folio*, à la tête des œuvres de ce médecin. — *Symphonia Galeni ad Hippocratem, Celsi ad Avicennam, etc. Ibid.*, 1528, 1531, *in-8°.* — *De corporum, animorumque morbis et eorumdem remediis. Ibidem*, 1528, *in - 8°.* — *Castigationes, seu emendationes pharmacopolarum ac Arabum medicorum. Lugduni*, 1532, *in-8°.* On trouve un ouvrage sous le n° 7,264 du catalogue de M. Falconet, par le titre duquel il paraît que Champier ne s'est pas borné à censurer les apothicaires et les médecins arabes, mais qu'il a étendu sa critique plus loin. Cet ouvrage, qui fut imprimé à Lyon chez Mareschal, en caractères gothiques, est intitulé : *Le myrouel des appothiquaires et pharmacopoles par lequel il est démontré comment les appothiquaires communément errent en plusieurs médecines, etc.; les lunettes des cyrurgiens et barbiers, etc.* — *Claudii Galeni Pergameni historiales campi. Basileæ*, 1532, *in-folio.* — *Campus Elysius Galliæ. Lugduni*, 1533, *in-8°.* Son objet est de prouver que toutes les plantes, dont les Arabes ont parlé, se trouvent en France. On a joint à ce traité : *Apologetica disceptatio, qua docetur an sanguis mitti debeat in causone, et sub cane et prope canem, et an pharmacia fortis danda sit in principio febrium arsivarum. Speculum medici Christiani de instituendo sapientiæ cultu. De theriaca Gallica libellus.* — *Hortus Gallicus pro Gallis in Gallia scriptus, cui accedit analogia medicinarum Indarum et Gallicarum. Lugduni*, 1533, *in-8°.* Il prétend qu'il ne se montre point de maladie en France à laquelle ce royaume ne fournisse les remèdes nécessaires tirés de son propre crû. Comme il avait fait de nouvelles observations sur cette matière, il en fit aussitôt part au public, en donnant une édition plus ample de l'ouvrage qu'il venait de faire imprimer sous le titre de *Campus Elysius.* — *Periarchon, id est, de principiis utriusque philosophiæ. Lugduni*, 1533, *in-8°.* — *Epistolæ physicæ Campegii, Manardi et Coronæi. Ibidem*, 1533, *in-8°.* — *Cribratio medicamentorum fere omnium in sex digesta libros. Ibidem*, 1534, *in-8°.* — *Gallicum pentapharmacum, rhabarbaro, agarico, manna, terebenthina et senne Gallicis constans. Lugduni*, 1534, *in-8°.* On a déjà remarqué combien les remèdes indigènes étaient du goût de cet auteur; il n'a rien négligé pour en établir la préférence sur les étrangers, et en cela il n'avait pas tort. — *Libri septem, de dialectica, rhetorica, geometria, arithmetica, astronomia, philosophia naturali, medicina et theologia. Basileæ*, 1537, *in-8°.* — Ce dernier ouvrage fait assez voir que Champier mettait tout à contribution pour avoir occasion d'écrire. Il a aussi traité de l'histoire dans un ouvrage in-4°, en caractères gothiques avec figures, dont le titre est rapporté dans le catalogue de la bibliothèque de M. Falconet sous le n° 15,985 : *Recueil des Histoires du royaume d'Austrasie ou Lorraine*, par Symphorien

Champier. Lyon, 1509, in-folio. Je passe sous silence les autres traités historiques de cet auteur.

Apr. J.-C. 1473. — POLCASTRI (Sigismond) naquit à Padoue dans une famille patricienne vers le milieu du quatorzième siècle, s'il est vrai qu'il mourut en 1440, à l'âge de 94 ans, comme le dit l'historien de l'université de Padoue. Matthias n'est pas de ce sentiment; il met la mort de Polcastri en 1473, au même âge de 94 ans, conséquemment sa naissance doit tomber en 1379. — A peine eut-il été reçu maitre-ès-arts dans les écoles de sa ville natale, qu'on le chargea d'y enseigner la philosophie; mais s'étant ensuite appliqué à la médecine, il prit le bonnet de docteur en cette science, et remplit successivement les principales chaires de la faculté. Polcastri enseigna à Padoue pendant plus de cinquante ans. Il était d'un tempérament si robuste et si bon, qu'aucune incommodité ne l'empêcha jamais de donner la leçon à ses disciples. Il avait même encore tant de force à l'âge de 70 ans, qu'ayant perdu sa première femme et avec elle les quatre fils qu'il en avait eus, le désir de perpétuer son nom le fit passer en secondes noces. Devenu père de trois fils, il répandit des larmes de joie sur Jérôme, le puîné, lorsque d'une main tremblante il lui mit le bonnet de docteur-ès-arts sur la tête. Parmi les ouvrages que ce médecin a laissés, on remarque :

Commentariorum libri tres in Aphorismos Hippocratis. — Commentarii in opera Galeni. — De febribus libri duo. — De venenis et eorum cognitione libri duo. — Mais les bibliographes ne citent que le suivant qui ait été imprimé :

Quæstiones, quarum prima de actuatione medicinarum; secunda, de appropinquatione ad æqualitatem; tertia, de restauratione humidi substantifici; quarta, de reductione corporum; quinta, de extremis temperantiæ. Venetiis, 1506, in-folio. Tout y respire la doctrine d'Avicenne, qui était si fort au goût des médecins du quinzième siècle.

Apr. J.-C. 1473. — NIPHUS (Augustin), l'un des plus célèbres philosophes du seizième siècle, prit le nom d'Eutychius ou d'Eutychus Philotheus, conformément à la mode des savants de son temps, qui prenaient souvent plaisir à changer de nom. Matthias dit qu'il naquit en 1460, ou, selon d'autres, en 1473, à Jopoli dans la Calabre. Dès qu'il fut en âge d'étudier, on l'envoya à Tropea où il fit de grands progrès ; mais la mort de son père et de sa mère ne tarda pas à déranger le cours de ses études. L'impossibilité où il se trouva de les continuer, faute de moyens de subsistance, l'engagea à se rendre à Naples, pour y chercher quelque protecteur. Le hasard le fit connaître à un habitant de Sessa, qui était alors dans cette capitale, et il en fut si bien reçu, qu'il consentit à se fixer chez lui pour être le précepteur de ses enfants. Il suivit ensuite ses élèves à Padoue où il s'appliqua à la philosophie sous Nicolas Vérnia. De retour à Sessa, il y épousa une fille vertueuse nommée Angelella, dont il eut plusieurs enfants; et ce fut pour complaire à sa femme, qu'il prit dès lors cette ville pour sa patrie et qu'il la réclama souvent comme l'endroit de sa naissance. Sessa l'adopta avec plaisir, parce qu'il lui fit honneur par sa science, et qu'elle le vit briller dans les universités d'Italie, où il fut appelé pour enseigner dans leurs écoles. Il se distingua dans celles de Padoue, de Pise, de Rome, de Naples, de Bologne et de Salerne. Le pape Léon X, admirateur de ses talents, le créa comte palatin par lettres patentes du 15 juin 1521, avec pouvoir de créer lui-même des maîtres-ès-arts, des bacheliers, des licenciés et des docteurs en théologie et en droit civil et canonique, de légitimer des bâtards, et d'ennoblir trois personnes. L'empereur Charles V l'honora ensuite du titre de son médecin. Niphus était savant dans l'art de guérir, et quoiqu'on ne dise pas qu'il ait fait profession ouverte de cet art, on voit assez par ses ouvrages, qu'il en avait de grandes connaissances.

Il mourut en 1545 ou 1546. C'était un homme d'assez mauvaise mine ; mais il parlait avec tant de grâce il avait même si bien le talent d'amuser par ses contes et par ses bons mots, que son enjouement lui procura l'estime des seigneurs et des dames de la première distinction. On a de lui plusieurs ouvrages, mais ils sont écrits d'un style diffus et incorrect. Tels sont des commentaires latins sur Aristote et Averroës :

De diebus criticis seu decretoriis liber unus. Venetiis, 1500, in-folio. *Argentorati*, 1528, in-8°. — *De morbo Gallico liber. Neapoli*, 1534, in-4°. — *Commentaria in Aphorismos Hippocra-*

tis. Spiræ, 1581, in-8°. — *De auguriis libri duo. Marpurgi*, 1614, in-4°, avec *Uraniæ divinatricis, quoad astrologiæ generalia, libri duo*, par Rodolphe Goclenius.— *Opuscula moralia et politica, cum Gabrielis Naudæi de auctore judicio. Parisiis*, 1545, in-4°.

Fabio Niphus, son petit-fils, enseigna la médecine à Padoue; mais ayant été chassé de cette ville, parce qu'il était attaché à la doctrine des réformés, il se réfugia à Paris, où il fit un cours de mathématiques à M. d'Elbène. De là il passa en Angleterre, puis en Hollande, où il enseigna quelque temps dans les écoles de Leyde. Ce fut dans cette ville qu'il composa un ouvrage intitulé : *Ophinum, sive, de cælesti animorum progeniæ;* il ne le publia cependant pas d'abord après l'avoir achevé, car il ne fut imprimé qu'en 1617. Enfin il se rendit en Flandre, où il se fixa par un mariage avantageux. Son fils Ferdinand a été homme de lettres.

Ap. J.-C. 1475. — COLOT (Germain), chirurgien lithotomiste du quinzième siècle, s'est rendu célèbre sous le règne de Louis XI qui monta sur le trône en 1461, et mourut en 1483. Colot est le premier des chirurgiens français qui ait osé tenter l'extraction de la pierre de la vessie; avant lui, ceux qui étaient atteints de cette maladie se mettaient entre les mains des aventuriers, ou faisaient venir à grands frais des lithotomistes italiens, les seuls alors qui sussent opérer avec dextérité. Il assista assez régulièrement à leurs tailles, examina avec beaucoup d'attention leur manière de procéder, et se mit si bien au fait des précautions qu'elle exige, qu'il ne tarda pas à sentir combien il était honteux aux chirurgiens de sa nation de négliger l'étude et la pratique d'une opération de cette importance. En conséquence, il fit ses expériences sur les cadavres, communiqua le résultat de ses recherches aux médecins de Paris qui l'engagèrent à les poursuivre et l'éclairèrent de leurs lumières; et dès qu'il crut avoir acquis assez d'adresse pour opérer sur le vivant, il demanda au roi Louis XI la permission de tailler un archer de Bagnolet qui était attaqué de la pierre. Ce prince lui accorda sa demande, en commuant la peine de mort à laquelle cet archer était condamné, en celle de l'opération. Elle fut exécutée avec une hardiesse éclairée, et réussit de façon que dans quinze jours le malade fut parfaitement rétabli. Par ce moyen, l'archer évita le supplice; l'opération qui le délivra de ses maux fut la seule punition de son crime. Quant à Colot, il se fit un nom immortel par cette heureuse tentative; le roi l'honora de son estime et lui accorda une récompense proportionnée au mérite de l'expérience.

L'histoire de cette taille est traitée assez obscurément dans les auteurs qui en ont parlé; on entrevoit cependant que l'opération doit être rapportée au haut appareil, puisqu'on y fait mention de la rentrée des intestins et de la suture. Vouloir rapporter cette taille à la néphrotomie, et dire qu'on a ouvert le rein de cet archer pour en tirer la pierre, c'est une idée insoutenable. Il n'y a qu'un abcès assez gros pour former une tumeur extérieure à la région du rein, qui ait pu engager à faire l'ouverture de cette partie; mais alors le merveilleux de l'opération disparaît.

Ap. J.-C. 1477. — MAGGI (Barthélemi) était de Bologne, où il naquit en 1477. Jérôme, son frère, fut également célèbre par ses talents dans l'art militaire, ses ouvrages de littérature et ses malheurs pendant qu'il était esclave à Constantinople, où il périt par la corde en 1572. Barthélemi fut plus heureux. Il enseigna la chirurgie dans sa ville natale avec beaucoup de réputation, et il pratiqua la médecine avec tant de succès, qu'il mérita la confiance des personnes les plus distinguées, en particulier du cardinal de Monte, qui l'honora encore de son amitié la plus intime. Ce cardinal se souvint de lui au moment de son exaltation en 1550. Il ne fut pas plutôt assis sur la chaire de saint Pierre, sous le nom de Jules III, qu'il appela Maggi à Rome, et le nomma à la place importante de son premier médecin. La manière dont il fut accueilli par ce pape était une raison bien forte pour l'engager à demeurer à sa cour; mais l'air de Rome qui était contraire à sa santé ne tarda pas à lui faire prendre la résolution de retourner dans sa patrie, où il mourut en 1552. Il fut enterré dans l'église de Saint-François, et l'on mit cette épitaphe sur son tombeau :

D. O. M.

BARTHOLOMÆO MAGGIO BONON.

PHILOSOPHO AC MEDICO PRÆCLARO,

CUJUS

MIRA VIRTUTUM FACULTAS

JULIO III PONT. MAX.

HENRICO, GALLIARUM REGI,

TOTIQUE ORBI NOTISSIMA FUERAT.

QUI

VIXIT AN. LXXV, MENS. VII, D. XXII.

OBIIT VII CAL. APRILIS.

JOHAN.-BAPT. MAGGIUS, FRATRI B. M. P.

M. D. LII.

L'année de la mort de ce médecin, il parut un ouvrage de sa façon, dans lequel il détruit beaucoup de préjugés sur les plaies d'armes à feu. Il est intitulé :

De sclopetorum et bombardarum vulnerum curatione liber. Bononiæ, 1552, in-4°. *Tiguri*, 1555, in-folio, avec les traités de chirurgie recueillis par Conrad Gesner. *Venetiis*, 1566, in-8°, dans la même collection de Gesner. Notre auteur entre dans de grands détails sur l'amputation des extrémités, et parle d'un ton à ne laisser aucun doute qu'il ne l'ait souvent pratiquée lui-même. On a remarqué que Laurent Joubert, qui a composé un traité en français sur les plaies d'armes à feu, avait beaucoup copié celui de Maggius.

Ap. J.-C. 1478. — VIANEUS (Vincent), qu'on nomme encore Vioneus ou Vojanus médecin et chirurgien né en Calabre, est cité par Gabriel Barri dans un ouvrage imprimé à Rome en 1571, in-8°, sous ce titre : *De antiquitate et situ Calabriæ.* Cet historien en parle comme de l'inventeur de la méthode de réparer les défauts des lèvres et du nez : *Primus labia et nasos mutilos instaurandi artem excogitavit.* Cette citation pourrait induire en erreur si on la prenait au pied de la lettre. Ce n'est point à Vincent Vianeus qu'on doit cette méthode; Branca l'avait pratiquée avant lui, ainsi que le dit Pierre Ranzano, évêque de Lucéra dans le royaume de Naples, qui en parle sous l'année 1442 dans le huitième tome de ses Annales du monde, précieux manuscrit de la bibliothèque des Dominicains de Palerme. — Bernardin Vianeus, neveu de Vincent, et Pierre, fils de Bernardin, ont été fort attachés à la pratique de la même méthode. Il est assez vraisemblable que ce fut Pierre qui en instruisit Tagliacozzo dit Taliacot.

Ap. J.-C. 1480.—BRISSOT (Pierre), né à Fontenay-le-Comte en 1478, reçut le bonnet de docteur dans la faculté de médecine de Paris en 1514. Il fit d'abord une étude sérieuse de la doctrine des Arabes; mais il abandonna bientôt ces premiers maîtres, pour ne s'attacher qu'aux médecins grecs, dont il devint le plus zélé partisan. Ce ne fut point par inconstance qu'il changea de façon de penser. Comme il avait remarqué que la plupart des ouvrages qui portent le nom des médecins arabes ne sont que des traductions informes des livres grecs, il ne tarda pas à s'apercevoir encore que la doctrine de l'ancienne école y était bien souvent mal traitée, quelquefois même déshonorée par les traits de cette vanité arabesque dont les traducteurs avaient parsemé leurs ouvrages. Ces reproches ne regardent cependant point la généralité des médecins arabes; il en est parmi eux qui se sont distingués de la foule et qui ont fait honneur à leur profession; mais ils n'en doivent pas moins céder le pas aux Grecs, leurs maîtres et les nôtres. — Brissot passa un temps considérable en Portugal. L'amour de la botanique l'avait conduit dans ce royaume; il était même dans le dessein d'aller herboriser jusque dans le nouveau monde; mais il s'arrêta à Ebora où il mourut en 1522. Il ne voulut jamais se marier de peur d'être distrait de ses études par les embarras du ménage; et comme il n'était point avide du gain, quand il avait la valeur de deux testons dans sa poche, il refusait souvent d'aller voir les malades chez qui on le demandait. Ce n'était point par humeur qu'il en agissait ainsi; c'était par attachement à l'étude qu'il ne quittait qu'avec peine : conduite singulière qui l'exposa à mille reproches. Mais l'amour de la science l'emporta toujours chez lui sur celui des richesses; dès qu'il avait amassé de quoi vivre, il se renfermait dans son cabinet tout aussi long-temps que de nouveaux besoins ne l'obligeaient pas d'en sortir. Nous avons de lui un ouvrage qui fit beaucoup de bruit. Il est intitulé : — *Liber de incisione venæ in pleuritide morbo, sive, apologia qua docetur per quæ loca sanguis mitti debeat in viscerum inflammationibus, præsertim in pleuritide. Parisiis*, 1525, in-4°. *Ibidem*, 1538, 1622, 1630, in-8°. Les deux dernières éditions furent tellement augmentées par Réné Moreau, qu'il en a presque passé pour auteur. *Basileæ*, 1529, in-8°. *Venetiis*, 1539, avec d'autres pièces sur la même matière. — Il y a une édition antérieure à toutes celles qu'on vient d'indiquer. Elle a sûrement paru du vivant de Brissot, puisqu'il ne composa cet ouvrage que pour répondre à une longue et désobligeante lettre qu'il avait reçue d'un de ses confrères pendant son séjour à Ebora. Il avait introduit dans cette ville, ainsi qu'à Paris, la méthode de saigner du côté affecté dans la pleurésie; mais comme cette pratique ne plut pas à tout le monde, elle lui attira des censures sévères; on poussa même le ressentiment jusqu'à lui intenter une sorte de persécution parce qu'il s'éloignait de la doctrine des Arabes. Sa méthode a cependant prévalu dans l'esprit de plusieurs médecins qui l'ont appuyée sur la raison et l'expérience. Réné Moreau l'a soutenue dans les éditions de l'ouvrage de Brissot qui ont été publiées par ses soins; et, malgré les clameurs dont les écoles ont retenti contre lui, il a prouvé qu'il était quelquefois permis de penser autrement que les Arabes. De nos jours, Daniel Triller n'a rien négligé pour étayer le sentiment de Brissot sur la saignée directe, ainsi qu'on peut le voir dans son excellent traité *De pleuritide* qui parut à Francfort en 1750, in-8°.

Après J.-C. 1481. — VICTORIIS (Benoît de) était de Faenza, où il naquit vers 1481. Il passa pour un des meilleurs philosophes de son temps, et fut très-suivi dans la pratique de la médecine, dont Laurent Gryll assure qu'il remplit les devoirs pendant soixante ans. Benoît ne fut pas moins en réputation par les leçons qu'il donna à Bologne, où il montait en chaire vers l'an 1540. Les ouvrages qu'il a composés ont aussi contribué à sa célébrité; on voit cependant, dans la plupart de ses écrits, combien il était attaché aux principes de l'empirisme, car on n'y trouve presque que les noms des maladies, et une foule de remèdes. Voici la notice que les bibliographes donnent des ouvrages de ce médecin : — *Liber theoricæ latitudinum medicinæ. Venetiis*, 1516, in-folio. *Florentiæ*, 1551, in-folio, avec les commentaires de l'auteur sur les pronostics d'Hippocrate. — *De morbo gallico liber. Basileæ*, 1536, in-4°, avec d'autres traités sur la cure des maux vénériens. *Florentiæ*, 1551, in-8°. Il est bien apparent qu'il n'a eu aucune part à l'édition de Bâle, et que ce sont ses disciples qui y ont fait insérer ce qu'il leur avait dit ou dicté. La preuve est claire; il réclame contre ce qu'on lui prête dans cette édition, et s'en plaint au chapitre x de celle de Florence, à la fin de laquelle il ajoute qu'il avait soixante-dix ans, lorsqu'il écrivit ce traité ; mais comme il était né vers 1481, il ne pouvait avoir cet âge en 1536.

Liber de curatione pleuritidis per sanguinis missionem. Venetiis, 1536, in-4°. *Florentiæ*, 1551, in-8°. — *Compendium de dosibus medicinarum*, avec les *Opuscula illustrium medicorum de dosibus. Patavii*, 1550, in-8°, 1579, in-4°. *Venetiis*, 1562, in-8°. *Lugduni*, 1584, in-8°. — *Medicinalia consilia ad varia morborum genera. Venetiis*, 1551, in-4°, 1557, in-8°. — *In Hippocratis prognostica commentarii. Florentiæ*, 1551, in-folio, avec le *Liber theoricæ latitudinum medicinæ.*—*Empirica medicina, de curandis morbis totius corporis et febribus. Venetiis*, 1555, in-8°. *Lugduni*, 1558, 1572, in-12. *Francofurti*, 1598, 1626, in-8°, avec le *Dispensatorium chymicum.* — *Commentaria in Hippocratis Aphorismos. Venetiis*, 1556, in-4°. — *Practicæ magnæ de morbis curandis ad Tyrones, tomi duo. Ibidem*, 1562, in-folio. *Francofurti*, 1628, in-8°. Il a suivi les auteurs grecs dans cet ouvrage, il y a même inséré quantité de choses tirées de leurs écrits.

Ap. J.-C. 1483. — FRACASTOR (Jérôme), médecin célèbre, était de Vérone, où il naquit en 1483, de Paul-Philippe et de Camille Mascarelli. On dit qu'étant encore enfant, sa mère qui le portait dans les bras fut écrasée d'un coup de foudre, sans qu'il en fût lui-même incommodé.—Fracastor était fait pour l'étude. Il s'y appliqua avec la plus grande ardeur et s'avança tellement dans l'intelligence des langues, des belles-lettres et des sciences, qu'il devint bon poète, excellent philosophe, grand médecin et savant astronome. Ces qualités le firent beaucoup estimer. Le général des troupes vénitiennes lui donna même toute sa confiance ; Fracastor le suivit pendant plusieurs campagnes à titre de médecin, et ne le quitta qu'à sa mort arrivée en 1515. Il retourna alors dans sa patrie.

L'histoire de son temps nous apprend qu'il obligea les pères assemblés à Trente de transférer le concile à Bologne, par la crainte d'être exposés à contracter la maladie contagieuse qui régnait dans la première ville, ainsi qu'il est dit dans le décret de la huitième session tenue le 11 mars 1547. Quelques auteurs ont écrit que le pape Paul III avait engagé Fracastor à parler fortement sur les suites qu'on devait craindre de cette maladie, parce que, n'étant pas en bonne intelligence avec l'empereur Charles V, il aimait de retirer le concile d'une ville qui dépendait de ce prince pour le transférer dans une des places d'Italie qui sont soumises au Saint-Siége. Quelle qu'ait été la cause de la translation du concile, il est sûr que l'on tint à Bologne la neuvième session le 21 avril 1547, et la dixième au mois de juin suivant. Mais on remit le concile à Trente par la bulle de Jules III, du 1er décembre 1550, et la onzième session s'y tint le 1er de mai 1551. — Ce médecin était en commerce de lettres avec tous les grands hommes de son temps, spécialement avec le cardinal Bembo qui était son ami particulier. Ce fut à lui qu'il dédia son poème intitulé : *Syphilis*, c'est-à-dire du mal vénérien ; et Bembo, après l'avoir lu, en trouva la versification si riche et si belle, qu'il l'envoya à Sannazar, célèbre poète latin et italien. Celui-ci fut également satisfait de la lecture de cet ouvrage, il avoua même au cardinal Hyppolite de Médicis et à Jean-Baptiste de Mantoue dit le Mantuan, qu'il estimait plus ce poème que celui qu'il avait composé *De partu virginis*, et auquel il avait travaillé pendant vingt ans. En effet, la pièce intitulée *Syphilis* est un ouvrage dans le goût des géorgiques de Virgile, dont la versification est riche et nombreuse, les images vives et les pensées nobles.—Fracastor se retira sur la fin de sa vie dans une maison de campagne près de Vérone, située à Capsi au pied du mont Baldo, où il s'appliqua à l'étude de l'astrologie et de la cosmographie. Il y mourut d'apoplexie le 6 août 1553, à l'âge de 71 ans. Son corps fut transporté à Vérone et inhumé dans l'église de Sainte-Euphémie. Tous les ouvrages de ce médecin ont été imprimés sous le titre d'*Opera omnia philosophica et medica.* Les principales éditions sont celles de Venise, 1555, 1584, in-4°, 1591, in-8°; de Lyon, 1591, deux volumes in-8°; de Montpellier, 1622, deux volumes in-8° ; de Genève, 1637, 1671, deux volumes in-8° ; de Padoue, 1739, deux volumes in-4°. Voici le catalogue des pièces contenues dans ce recueil et les éditions particulières de la plupart d'entre elles :

Syphilidis, sive, de morbo Gallico libri tres. Veronæ, 1530, in-8°. *Basileæ,* 1536, in-8°. *Antverpiæ,* 1562, in-8°. *Londini,* 1747, in-4°. Ce poème fut traduit en italien et imprimé à Naples, 1731, in-8°; à Bologne, 1738, in-4°; à Vérone, 1739, in-4°. Il fut aussi mis en français avec des notes, Paris, 1753, in-8°. — *Homocentricorum, sive, de stellis liber unus. Venetiis,* 1538, in-4°, avec le suivant. — *Libellus de causis dierum criticorum. — De sympathia et antipathia liber. Venetiis,* 1548, in-8°. *Lugduni,* 1550, in-12, 1554, in-8°, avec l'ouvrage suivant. — *De contagionibus et contagiosis morbis et eorum curatione libri tres. —Naugerius, sive, de poetica dialogus. — Turrius, sive, de intellectione dialogus.* C'est pour faire honneur à ses amis André Navagerio et les trois frères Turriani qu'il a ainsi intitulé ces dialogues.—*Fracastorius, sive, de anima dialogus. — De vini temperatura. — Josephi libri duo. — Carminum liber unus. — Alcon, sive de cura canum venaticorum.* Il a tiré cet ouvrage de la bibliothèque de Médicis. — On a publié divers éloges funèbres pour honorer la mémoire de Fracastor. Le suivant est de la façon d'André Fumée de Vérone, et on l'estime par-dessus tous les autres :

Longe vir unus omnium doctissimus,
Verona per quem non Marones Mantum,
Nec nostra priscis invident jam secula ;
Virtute summam consecutus gloriam,
Jam grandis ævo hic conditur Fracastorius.
Ad tristem acerbæ mortis ejus nuntium
Vicina flevit ora, flerunt ultimæ
Gentes, periisse musicorum candidum
Florem, optimarum et lumen artium omnium.

Quand ce médecin vint au monde, ses lèvres se tenaient si fortement l'une à l'autre, à la réserve d'une petite ouverture au milieu par laquelle il prenait l'aliment, qu'il fallut qu'un chirurgien les séparât avec l'instrument tranchant. C'est à ce sujet que Jules-César Scaliger, son ami, lui a fait cette épigramme :

Os Fracastorio nascenti defuit, ergo
Sedulus attenta finxit Apollo manu.
Inde Hauri, medicusque ingens, ingensque poeta ;
Et magno facies omnia plena deo.

Le même Scaliger ne savait assez louer les vers de Fracastor; et pour témoigner l'estime qu'il faisait du talent merveilleux que cet homme avait pour la poésie, il composa un poème intitulé : *Aræ*

Fracastorcæ. Mais il y a des monuments plus durables de la considération qu'on a eue pour ce médecin. On mit à Padoue, dans le cloître des Bénédictins, la statue de Fracastor en cuivre avec celle d'André Navagerio, noble Vénitien, que leur fit élever Jean-Baptiste Ramnusio, ami de l'un et de l'autre. Comme ces deux grands hommes avaient aussi été liés par l'amitié la plus belle, et comme ils avaient cultivé ensemble les plus hautes sciences et les beaux-arts, Ramnusio voulut laisser un symbole de leur union, en les exposant à la vue du public dans le même endroit. — La ville de Vérone, qui autrefois avait fait dresser de glorieux monuments à la mémoire de Catulle et de Pline, voulut faire le même honneur à Fracastor, pour donner une preuve éternelle de l'estime qu'elle faisait de son mérite. Elle fit élever en 1559 une statue à ce médecin, et elle fit mettre cette inscription sur la base :

HIERONIMO FRACASTORIO,
PAULI-PHILIPPI FILIO,
EX PUBLICA AUTHORITATE.
ANNO M.D.LIX.

Apr. J.-C. 1450. — ARCULANUS, que d'autres appellent HERCULANUS (Jean), naquit à Rome, suivant quelques auteurs, et selon d'autres, à Vérone; mais tous s'accordent à dire qu'il jouit de la plus grande réputation vers le milieu du quinzième siècle. Il enseigna pendant plusieurs années à Bologne et à Padoue, et passa ensuite à Ferrare, où il mourut fort regretté. C'est à ce médecin qu'on doit le rétablissement de l'usage des sétons dans les maladies qui proviennent de fluxion. Plusieurs autres en avaient parlé avant lui. Rhazès les employait, ainsi que les cautères, dont les Grecs ont si souvent fait mention. Albucasis a décrit fort exactement la manière de procéder dans cette opération. Roland et Lanfranc sont entrés là-dessus dans un détail qui ne laisse rien à désirer. Mais le bon parti que ces auteurs avaient tiré de cet ulcère artificiel, et les raisons qu'ils avaient apportées pour en faire voir l'utilité, n'ont pu empêcher cette pratique de tomber dans une sorte d'oubli. Arculanus la remit en usage; il sentit tout l'avantage qu'on pouvait tirer des sétons, et les employa avec succès dans la cure des maladies des yeux, des oreilles et des dents. Comme ce médecin vécut dans un temps où la doctrine des Arabes dominait encore dans les écoles, il s'est attaché à écrire des commentaires sur les ouvrages de Rhazès et d'Avicenne. Nous les avons sous ces titres :

Practica medica, sive, expositioni norum Rhasis ad Almansorem. Veneliis, 1497, 1504, 1542, 1557, 1560, in-folio. *Basileæ*, 1540, in-folio. — *Expositio perutilis in primam fen quarti Canonis Avicennæ. Lugduni,* 1518, in-fol. avec les notes de Symphorien Champier. *Venetiis*, 1560, in-folio, avec l'ouvrage précédent. *Patavii,* 1585, in-4°.

Ap. J.-C. 1655.—LANGE (Chrétien-Jean), de Pegau, dans la Misnie, vint au monde le 16 juin 1655. Il étudia la médecine à Leipsick, sous Bohnius, et prit le bonnet de docteur dans les écoles de cette ville, le 24 novembre 1681. Son ambition ne se borna pas à faire fruit de ses connaissances dans la pratique, il voulut les communiquer aux élèves de l'Université de Leipsick : et pour cette raison il demanda une chaire qu'il obtint, et dans laquelle il se distingua jusqu'à sa mort, arrivée le 20 avril 1701. Ses ouvrages recueillis avec soin par Augustin-Quirin Rivinus, professeur de pathologie et de botanique à Leipsick, ont été imprimés dans la même ville en 1704, deux volumes in-folio, sous le titre d'*Opera omnia medica theoretico-practica.* Il y a encore une édition de 1735, in-folio. Mais les *Responsa medicinæ forensis* ont été séparés des autres ouvrages par Jean-Frédéric Zittmann, qui les mit au jour en 1706. — Charles-Nicolas Lange, médecin de ce siècle, pratiqua son art à Lucerne, en Suisse. Ses connaissances dans l'histoire naturelle, son goût pour l'observation, la solidité de ses réflexions, lui ont ouvert l'entrée de l'Académie impériale d'Allemagne, à qui il a fait part de plusieurs cas de médecine ; mais il a donné des pièces plus importantes au public :

Historia lapidum figuratorum Helvetiæ, ejusque viciniæ. Veneliis, 1708, in-4°. *Lucernæ,* 1735, in-4°, avec un appendice. — *Tractatus de origine lapidum figuratorum. Lucernæ,* 1709, in-4°.

Un ouvrage en allemand imprimé à Lucerne en 1714, in-8°, dont Manget rend le titre par celui-ci : *Descriptio contagii Bovini, ab anno* 1711 *ad* 1714,

in principalioribus orbis Christiani provinciis atrociter grassati.

Un autre imprimé dans la même ville en 1717, in-8°, dont Haller parle sous un titre allemand, que Manget rend ainsi : *Descriptio morborum ex esu clavorum secalinorum cum pane.* — *Methodus nova et facilis testacea marina in suas debitas classes, genera et species distribuendi. Lucernæ,* 1722, in-4°.

Ap. J.-C. 1485. — PRATENSIS ou A PRATIS (Jason), docteur en médecine, natif de Ziriczée, en Zélande, était fils de Thomas, lui-même savant médecin. Jason fleurissait vers l'an 1520. La diversité de ses talents le fit connaître avantageusement, et en particulier du côté de la poésie, dans laquelle il excella pour la composition des vers héroïques. Il mourut dans sa ville natale le 22 mai 1558, et fut enterré dans le chœur du temple principal, où l'on grava cet éloge funèbre sur son tombeau :

EPITAPHIUM
ERUDITISSIMI AC CELEBERRIMI VIRI
JASONIS PRATENSIS,
MEDICI ZIRICZÆI.
OBIIT XI KAL. JUNII
MDLVIII.

Scaldia quæ pratis, latisque extenderis agris,
  Aspice Pratensis posthuma busta tui :
Hic situs est, non quem Colchis mala sentit Iason,
  Aut qui Medææ struxerat arte dolum :
Sed Urbs quem peperit Medicum, Ziriæa, suaque
  Arte dedit firma posse salute frui.
Ecce per immensum diffusa volumina mundum
  Optima victuri dant monumenta Viri,
Quæque per Aonios cecinit doctissimus hortos
  Et tot conspicuo carmina fulta pede.
Sufficiat genuisse duos : Lavines, Iason,
  Nomina sunt opibus splendidiora tuis.

Nous avons les ouvrages suivants de la façon de ce médecin :

Libri duo de uteris. Antverbiæ, 1524, in-4°. *Amstelodami,* 1657, in-12. — *De parturiente et partu liber. Antverpiæ,* 1527, in-8°. *Amstelodami,* 1657, in-12. — *Liber de arcenda sterilitate et progignendis liberis. Antverpiæ,* 1531, in-4°. *Amstelodami,* 1657, in-12.—*De tuenda valetudine libri quatuor. Antverpiæ,* 1538, in-4°.—*De cerebri morbis, hoc est, omnibus fere curandis, liber, Basileæ,* 1549, in-8°.

La bonne latinité de ces ouvrages les ferait estimer, si les maximes frivoles que l'auteur a répandues jusque dans sa pratique, ne rendaient fautif ou inutile tout ce qu'il avance sur la cure des maladies. On est d'ailleurs rebuté de la lecture de ces ouvrages par la crédulité de l'auteur, qui est extrême. Il débite les contes les plus ridicules et les histoires les plus apocryphes sur l'art de faire des enfants, et les visites que les jeunes veuves reçoivent pendant la nuit de la part de leurs maris qu'elles ont enterrés. La foi qu'il semble ajouter à de pareils contes, inventés par des veuves incontinentes pour pallier leurs désordres, fait elle seule la preuve la plus complète de l'imbécile crédulité de Pratensis.

Ap. J.-C. 1486. — FERNEL (Jean), médecin, à qui il est dû une place distinguée parmi les hommes illustres du seizième siècle, a fait beaucoup d'honneur à la Faculté de Paris, dont il était membre. Il avait apporté en naissant un fonds de génie si riche et si heureux, qu'il pouvait se promettre les plus grands succès dans les sciences, au moyen d'une application ordinaire; mais comme il n'était pas du nombre de ceux qui pensent qu'avec de l'esprit on est aisément capable de tout, il cultiva ses avantages naturels par une étude courageuse et persévérante. C'est de cette façon que se forment les grands hommes. Fernel, qui ambitionnait de le devenir, en prit si bien les moyens, que non-seulement il se rendit utile à son siècle, mais encore à la postérité, par des ouvrages immortels, dont le moindre mérite est une diction très-pure et élégante. La beauté de cette diction a souvent servi de preuve contre ceux d'entre les Italiens qui appelaient ci-devant les Français barbares dans la langue latine. Fernel est encore du petit nombre de ces auteurs, qui ont eu l'avantage de voir les écrits de leur composition servir de guide aux maîtres qui les expliquaient dans les écoles publiques, et de règle aux disciples qui entraient dans le champ épineux de la pratique. Au reste, personne n'ignore comme il s'avança à la cour et combien il y fut regretté à sa mort.

On trouve tant de variétés et de contradictions chez les écrivains qui ont traité de la vie de Fernel, qu'on risque de s'égarer avec eux, en les suivant avec trop de confiance. C'est pourquoi M. Goulin est entré là-dessus dans la plus grande discussion, dans ses Mémoires littéraires et critiques pour servir à l'histoire de la médecine; et comme tout ce qu'il en dit est appuyé sur des preuves auxquelles on ne peut guère se refuser, j'ai cru que je ne pouvais mieux faire, que de le suivre dans l'extrait que je vais donner de la vie du grand médecin dont il est question dans cet article. — Jean Fernel naquit à Montdidier, selon Mézeray, mais selon Guillaume Plancy, dit Plantius, Clermont en Beauvoisis est le véritable lieu de sa naissance. Il est vrai que Fernel se dit d'Amiens; on sait cependant qu'il ne s'exprime ainsi que pour faire honneur à la mémoire de son père qui était originaire de cette ville. C'est à Plancy, qui désigne l'endroit de la naissance de Fernel, qu'on doit ajouter foi par préférence à tout autre; il était bien à même de savoir au juste la patrie de ce médecin, puisqu'il avait toute sa confiance, qu'il avait vécu chez lui pendant dix ans, qu'il y était encore à sa mort, et qu'il avait reçu la commission de publier les cinq derniers livres de sa thérapeutique. Plancy s'acquitta de cette commission avec tout le zèle possible; il donna en 1567 une édition complète des œuvres de Fernel, à laquelle il joignit la vie de l'auteur.

On rapporte une anecdote qui semble appuyer le sentiment de Mézeray sur la patrie de Fernel. On dit que Laurent Fernel fut aubergiste au logis du Kat (Chat), en 1503, à Montdidier, et dans le faubourg de Becquerel en 1506; qu'il fut demeurer à Clermont en Beauvoisis, vers 1509, où il exerça le métier de pelletier dans une maison vis-à-vis l'arbre de Guise, et y teint auberge à l'enseigne du cygne. Mais aucun acte ne prouve que Laurent soit le père de notre médecin; il peut n'avoir été que son oncle ou son parent: et dans cette incertitude, il est bien plus sûr de se ranger du parti de Plancy, qui dit positivement que Jean Fernel était de Clermont, qui probablement ne l'aurait point dit ainsi s'il n'eût appris ce fait de Fernel lui-même.

Après cette discussion sur la patrie de Fernel, il importe de savoir l'année de sa naissance. Cet homme célèbre vit le jour en 1497, suivant M. Goulin qui s'accorde avec Plancy, et non point en 1486 ou en 1506, comme d'autres le prétendent. Il reçut une éducation honnête sous les yeux de ses parents, qui se bornèrent à lui faire apprendre la grammaire chez un maître qui tenait école dans la ville de Clermont, mais ce ne fut point assez pour lui. Comme il se sentit un amour ardent pour les lettres qu'il n'avait pu encore satisfaire, quoiqu'il eût atteint sa dix-huitième année, il demanda à son père la permission d'aller à Paris y puiser les connaissances qui lui manquaient; il l'obtint, et se rendit dans la capitale vers l'an 1516. Il y avait alors à Paris, dans le collége de Sainte-Barbe, non-seulement des maîtres très-versés dans les arts libéraux, mais encore un grand nombre de jeunes gens fort instruits; leur capacité, leur zèle, furent pour Fernel un aiguillon qui l'anima puissamment à se former et à se perfectionner dans les sciences qui étaient alors en honneur. Comme il savait déjà la langue latine, il étudia l'éloquence et la philosophie, et se rendit en deux ans et demi si habile dans la dernière, qu'il alla bien au-delà de ce qu'on attendait de lui.

Il ne tarda point à être fait maître-ès-arts; il obtint ce grade vers l'an 1519, âgé de 22 ans, après avoir donné des preuves publiques de sa capacité. Aussitôt plusieurs principaux lui offrirent à l'envi des conditions avantageuses, pour l'engager à professer la dialectique dans leur collége; il ne voulut point condescendre à leur demande, sans avoir auparavant mieux approfondi la doctrine de Platon, d'Aristote et de Cicéron, et sans l'avoir enseignée dans des leçons particulières. Dès qu'il eut commencé ce travail, il s'aperçut combien il s'était écarté de la route qu'il aurait dû tenir dans ses études. En effet, il n'avait appris dans les écoles toutes barbares de ses maîtres que des questions ridicules; mais il s'en consola d'autant plus aisément, qu'il vit que ce malheur lui était commun avec plusieurs autres, et qu'il ne devait l'imputer qu'au vice de son siècle. Alors les arts n'étaient pas sortis du sein de la barbarie; elle régnait encore dans l'Université de Paris que l'on sait avoir été la plus florissante des écoles qui aient existé. .

Fernel sentit combien il lui était important de réparer le temps qu'il avait perdu en suivant de tels guides dans la carrière qu'il venait de parcourir. Il prit donc le parti de recommencer ses études, et, pour y faire des progrès plus rapides, il renonça aux amusements, aux sociétés, aux plaisirs, et s'occupa de la lecture des meilleurs écrivains latins, pour se défaire du langage barbare qu'il tenait de l'ignorance des maîtres de son siècle. Le goût qu'il prit bientôt pour les mathématiques, dont il avait senti tout le besoin dans le nouveau plan qu'il s'était formé, l'engagea à partager le temps de ses exercices. Le matin était employé aux mathématiques, l'après-diner à la philosophie naturelle, l'après-souper à la lecture des écrivains latins et à des observations réfléchies sur le génie de leur langue.—Tandis que, pour orner son esprit de connaissances, il se livre avec trop d'ardeur à un travail excessif, il est attaqué d'une fièvre quarte qui, après l'avoir long-temps et cruellement tourmenté, le force d'interrompre le cours de ses études, et d'aller respirer dans sa patrie un air plus pur et plus salubre. Lorsque cette fièvre l'eut enfin quitté et qu'il eut repris ses forces à la campagne, il revint à Paris pour y délibérer, avec ses amis, sur l'état qu'il devait embrasser. Les uns étaient d'avis qu'il s'attachât à la théologie, les autres, aux mathématiques, plusieurs, à la jurisprudence; mais après avoir sondé scrupuleusement ses dispositions, il se détermina par préférence en faveur de la médecine. Il délibérait de la sorte, lorsqu'il reçut une lettre de son père qui lui reprochait les dépenses trop considérables que lui avaient coûtées les études d'un seul de ses enfants; qu'il en avait d'autres sur lesquels devaient également s'étendre ses soins paternels; qu'il n'avait donc qu'à revenir chez lui, ou à trouver les moyens de se procurer de quoi vivre honnêtement et à son aise. Sans être abattu ni déconcerté de cette rigueur, Fernel demeura ferme dans son ancien projet; il résolut d'enseigner la philosophie publiquement dans le collége de Sainte-Barbe, et d'en faire un cours complet. On ne sait point précisément quand il commença ce cours; on sait cependant qu'il demeurait dans le collége de Sainte-Barbe en 1527, suivant notre manière actuelle de compter, puisque son ouvrage intitulé *Monalosphærion*, est daté de ce collége le 1ᵉʳ février 1526, qui était réellement le 1ᵉʳ février 1527, puisque alors l'année ne commençait qu'à Pâques. Fernel était encore au collége de Sainte-Barbe en 1528; mais comme sa chaire de philosophie ne l'empêchait pas d'étudier la médecine, il fut admis au baccalauréat en cette science, en la même année 1528. — Décoré du titre de docteur, en 1530, il se fixa dans la capitale. Fernel n'imagina point que ce grade le dispensât des études sérieuses; au contraire, il estima qu'il devait s'appliquer avec plus d'ardeur qu'il ne l'avait fait jusqu'alors à lire les écrits des anciens, à approfondir leur doctrine et à s'en nourrir. Florissait alors à Paris un rhétoricien célèbre, Jacques Destrebay; il s'empresse de se lier avec Fernel, qu'il savait posséder supérieurement les mathématiques. Pendant deux années entières, ils font, pour ainsi dire, un échange de leur savoir. Destrebay apprend de Fernel les mathématiques, et Fernel de Destrebay les finesses de la belle littérature; son goût s'épure sous ce maître, son élocution s'embellit, et son style devient noble et majestueux.

L'importance du disciple à qui Fernel apprenait les mathématiques alluma tellement la passion qu'il avait toujours eue pour elles, qu'après s'être marié avec Madeleine Tournebulle ou Tornebuc, fille d'un conseiller du parlement de Paris qu'il épousa vers 1531 ou 1532, il se vit en butte aux reproches de son beau père qui ne cessa de l'engager à renoncer aux mathématiques, et à reprendre, avec plus d'ardeur que jamais, l'étude de la médecine. Le goût de Fernel était dégénéré en passion ruineuse pour sa famille; sans aucun égard pour sa femme, pour ses enfants, ce goût l'avait emporté si loin, qu'il entretenait et nourrissait chez lui les ouvriers qui exécutaient les instruments de cuivre dont il avait besoin dans ses opérations mathématiques et astronomiques. Ce ne fut qu'après avoir dépensé une partie de la dot de sa femme, qu'il se rendit aux conseils de son beaupère, et que bientôt il remplit la double fonction de médecin praticien et enseignant. Il conste que Fernel enseignait au collège de Cornouailles en 1536, et qu'après avoir enseigné pendant six ans, il cessa pour peu de temps; mais qu'il recommença ses leçons en 1542.

Jamais homme n'exerça la médecine avec plus de succès et de gloire que lui. Il était si occupé dans sa profession, qu'il avait à peine le loisir de prendre ses repas, et qu'il mangeait ordinairement sans s'asseoir. Comme il était d'ailleurs avare de son temps qu'il ménageait pour l'étude, quand il invitait quelqu'un à manger chez lui, il ne faisait pas difficulté de le quitter d'abord le dîner fini, pour se retirer dans son cabinet. Fernel ne se distingua pas moins dans les écoles, où Galien tenait alors le haut bout. Il exhorta ses confrères à rabattre quelque chose de cette confiance aveugle qu'ils avaient vouée à cet auteur, et il fut le premier qui osa en secouer le joug. Cette conduite lui fit des ennemis parmi ceux de son ordre: on le blâma d'ailleurs, parce qu'il préparait lui-même la plupart des remèdes qu'il donnait à ses malades. Mais il n'eut de plus grands démêlés avec personne qu'avec un de ses collègues, Philippe de Flessèle, qui portait la saignée à l'excès et l'accusait de trop épargner le sang. Les imputations, dont ce médecin s'efforça de noircir la réputation de Fernel, n'empêchèrent point qu'elle n'allât toujours en augmentant. Il fut mis, dès l'an 1542, sur l'état de la maison de Henri, dauphin, et ce prince l'appela à la cour vers la fin de 1545, ou le commencement de 1546, afin qu'il prît soin d'une femme de qualité dangereusement malade. Cette femme était Diane de Poitiers. Le même prince ne fut pas plutôt assis sur le trône de ses ancêtres, qu'il hérita de François Ier mort en 1547, qu'il voulut que Fernel se chargeât de veiller à sa santé. Mais l'amour que notre médecin avait pour les lettres ne lui permit point d'accepter cette place honorable; en gardant le respect dû à Henri II, il soutint qu'à bien des titres elle devait appartenir à Louis de Bourges qui, ayant été premier médecin de François son père, avait droit de la conserver comme par succession. Fernel obtint sa demande et en même temps la liberté de se livrer à son goût pour l'étude et pour l'observation; mais Louis de Bourges étant mort en décembre 1556, il ne put apporter aucun prétexte, ni alléguer aucune excuse légitime pour refuser. Il était alors dans sa soixantième année. Cependant, comme il avait le corps robuste et accoutumé au travail, il estima que la vie de la cour, bien que tumultueuse, ne serait point pénible pour lui, en comparaison des fatigues auxquelles il avait résisté dans la capitale; il crut même entrevoir que ce séjour serait pour lui un asile paisible dans lequel il pourrait se délasser avec les muses. Son espoir n'eût point été trompé, si la guerre que les Français faisaient depuis tant d'années avec les Espagnols et les Anglais, quelque temps suspendue, mais renouvelée avec plus de fureur en 1557, n'eût obligé le roi de marcher à la tête de ses troupes. Fernel suivit Henri II; mais, au milieu des agitations d'une vie militaire et ambulante, il ne passait aucun jour sans écrire. Ce fut dans ces voyages qu'il commença son Traité des fièvres; il était même déjà presque fini, lorsque le roi reprit Calais sur les Anglais le premier de janvier 1558. — Au retour de cette expédition,

Fernel suivit la cour à Fontainebleau, emmenant avec lui sa femme accoutumée à une vie paisible et sédentaire. Le chagrin qu'elle ressentit de se voir séparée de sa famille et de ses connaissances lui causa, quelques jours après, une fièvre continue qui l'emporta le vingtième jour de la maladie. Fernel fut si vivement frappé de ce coup, que moins de douze jours après il se vit lui-même saisi d'une pareille fièvre qui le conduisit au tombeau le dix-huitième jour, le 26 avril 1558, dans la soixante-deuxième année de son âge, au bout de quinze ou seize mois qu'il occupait la place de premier médecin de Henri II. Il ne laissa que deux filles, dont l'aînée, Marie, épousa M. Barjot, président au grand conseil et maître des requêtes; l'autre fut mariée à M. Gilles de Riant, président à mortier au parlement de Paris. On assure qu'on trouva, après la mort de Fernel, trente mille écus d'or en espèces, des livres pour la valeur de trente mille écus, et en fonds 36,000 livres de rente.

Il n'y a point eu moins de variété d'opinions sur l'âge de Fernel que sur sa patrie; ce que l'on va rapporter fera même voir qu'il y en a eu davantage. Un des traducteurs de M. de Thou fait ainsi parler cet historien sous l'année 1558 : « Jean Fernel d'Amiens, premier méde- » cin du roi Henri II, mourut à l'âge de » 52 ans, et fut enterré dans l'église de » Saint-Jacques de la Boucherie. Après » avoir employé diverses années dans » l'étude de la philosophie et des mathé- » matiques avec beaucoup de succès et » de louanges, il s'appliqua à la méde- » cine qu'il exerça heureusement, et » qu'il a traitée tout entière avec autant » de doctrine que de politesse; bien » qu'il n'eût pas donné au public l'ou- » vrage entier, non plus que le livre si » souhaité de ses observations, ayant été » prévenu par la mort, il a néanmoins » acquis tant de gloire par toute l'Eu- » rope, par ce qu'il en a mis au jour, que » l'école de Paris doit, à bon droit, » éternellement se glorifier d'avoir eu » pour nourrisson un si grand homme. » — Le regret universel que causa la mort de Fernel a été exprimé par différentes pièces de poésie. L'auteur de la suivante s'est surpassé pour y marquer l'année de cette mort par les lettres numérales du chronomètre :

CONJUGE FERNELIUS RAPTA PERCULSUS,

UT AULÆ,

UT LUCIS SATUR, UT NOMINIS INTERIIT.

Peu de temps après que ce médecin eut été enterré auprès de sa femme dans l'église de Saint-Jacques-de-la-Boucherie, à Paris, on mit à l'endroit de sa sépulture une simple pierre, avec une inscription qui est fort effacée depuis long-temps. M. Villain, auteur d'un *Essai de l'histoire de la paroisse de Saint-Jacques-de-la-Boucherie*, dit, pages 179 et 180, que cette inscription se trouve dans le recueil des épitaphes qui est, dit-on, dans la bibliothèque de la ville de Paris et qu'elle est conçue en ces termes :

« Cy gist le corps de noble homme et » sire M. Jean Fernel, en son vivant » docteur en médecine et premier méde- » cin du roi Henri II, qui trépassa le » mardi 26 avril 1558, et demoiselle » Magdeleine Tournebue, sa femme, qui » trépassa le 10e jour d'avril 1557. Priez » Dieu pour eux. »

Il y a quelques remarques à faire sur cette épitaphe; car on pourrait d'abord en conclure que Fernel mourut à peu près une année après sa femme. Mais si l'on fait attention que la nouvelle année ne commençait alors qu'à la fête de Pâques, et que cette fête tombait cette année le 10 avril, on sent que tout ce qui arriva entre ce jour et le mois de janvier précédent a dû être daté 1557, quoique ce fût 1558, suivant la manière de compter d'aujourd'hui. Comme on sait d'ailleurs que les preuves tirées des monuments funèbres ne sont pas toujours irréfragables, il importe de faire voir que la date de la mort de Magdeleine Tournebue n'est pas juste. Tout le monde convient que Fernel mourut le 26 avril, et Plancy assure, comme témoin oculaire, que ce fut le dix-huitième jour de la maladie; donc il fut saisi de la fièvre la veille de Pâques; mais en comptant onze jours depuis celui du décès de la femme de Fernel jusqu'à celui où il est lui-même mortellement frappé, il se trouve, selon Plancy, que la femme de notre médecin a fini sa carrière le 30 mars 1557, c'est-à-dire, 1558 nouveau style. — Il y a, dans la même église de Saint-Jacques, une épitaphe latine de Fernel. On lit les paroles suivantes sur une table de cuivre attachée au mur vis-à-vis du tombeau de ce grand homme :

D. IMMORTALI OPT. MAX.
ET CHRISTO JESU HOMINUM SALVATORI
SACRUM.
JOANNI FERNELIO AMBIANENSI.
HENRICI II, GALLIARUM REGIS,

CONSILIARIO ET PRIMO MEDICO NOBILISSIMO
ATQUE OPTIMO;
RECONDITARUM ET PENITUS ABDITARUM
RERUM SCRUTATORI ET EXPLICATORI
SUBTILISSIMO ;
MULTORUM SALUTARIUM MEDICAMENTORUM
INVENTORI ;
VERÆ, GERMANÆQUE MEDICINÆ RESTITUTORI :
SUMMO INGENIO, EXQUISITAQUE
DOCTRINA MATHEMATICO,
OMNI IN GENERE PHILOSOPHIÆ CLARO,
OMNIBUSQUE INGENUIS ARTIBUS INSTRUCTO,
TEMPERATISSIMIS, SANCTISSIMISQUE
MORIBUS PRÆDITO,
SOCERO SUO PIENTISSIMO
PHILIBERTUS BARJOTIUS, SUPPLICUM
LIBELLORUM IN REGIA MAGISTER,
MAGNIQUE REGIS CONSILII PRÆSES,
AFFINITATE GENER, PIETATE FILIUS ;
MOERENS POSUIT ANNO A SALUTE HOMINIBUS
RESTITUTA M D.LVIII.
OBIIT 26 APRILIS ANNO M.D.LVIII.
VIXIT ANNOS LII.

Si l'on juge de la durée de la vie de Fernel par ce qui est dit dans l'éloge que le président de Thou a fait de ce médecin ; si l'on s'en rapporte encore à l'épitaphe posée par Philibert Barjot, gendre de l'homme célèbre dont il est question dans cet article, il ne paraîtra point douteux qu'il soit mort à l'âge de 52 ans. Mais comme il se trouve des autorités qui contrebalancent ces preuves ou les détruisent, et qu'il y en a d'autres qui les appuient, il est de la bonne critique d'entrer en discussion sur cette matière. — Gui Patin a beaucoup fait valoir l'opinion de ceux qui ne donnent à Fernel que 52 ans de vie. Voici ce qu'il dit à ce sujet, vers la fin de sa cent-huitième lettre qui est datée de Paris le 9 avril 1657. « Puisqu'on imprime chez vous » (à Lyon) le Fernel, je veux vous prier » d'une chose, qui est d'y faire corriger » une faute que ceux d'Utrecht ont faite » à leur impression, lorsqu'ils disent, » dans sa vie, qu'il avait 72 ans quand » il mourut, ce qui est très-faux : car je » vous assure qu'il n'en avait que 52, ce » que j'ai ouï dire à feu M. de Villerai, » maître des requêtes, fils d'une fille de » Fernel, laquelle n'est morte qu'en » 1642. Je l'ai aussi ouï dire à d'autres de » ses parents, et c'est une tradition toute » claire dans sa famille. Mais sans la tra- » dition qui n'est pas toujours assurée, » j'en ai deux preuves très-certaines. » L'une est tirée des registres de notre » faculté, que j'ai eus entre les mains

» tandis que j'ai été doyen, où il est ex- » pressément remarqué que Fernel mou- » rut le 26 avril 1558, *anno ætatis* 52. » L'autre preuve est dans son épitaphe à » Saint-Jacques-de-la-Boucherie, que j'ai » fait voir à une infinité de personnes, » où il est encore marqué qu'il mourut à » l'âge de 52 ans. » — Si la fille de Fernel n'est morte qu'en 1642, il faut qu'elle ait poussé bien loin sa carrière ; car on sait que ce médecin se maria au plus tard en 1532, et que sa femme ne tarda pas à lui donner des enfants. La fille, dont il est ici question, n'eût-elle été âgée que de huit ans à la mort de son père, elle en aurait vécu quatre-vingt-douze. Mais je passe là dessus, pour revenir à l'assertion de Gui Patin sur l'âge de Fernel. Elle a paru si tranchante à feu M. Astruc, qu'il s'est fait un devoir de la combattre. Cet auteur s'exprime ainsi à la page 222 du quatrième volume de son Traité des maladies des femmes : « On peut tenir pour certain qu'il mourut (Fernel) dans le mois d'avril 1558, âgé de 72 ans, comme le dit, dans sa vie, G. Plantius, quoique les registres de la faculté retouchés par Gui Patin, qui était d'une autre opinion, ne lui donnent que 52 ans de vie, de même que l'épitaphe que les Barjot firent mettre sur le tombeau de leur grand-père ; laquelle fut dressée par le même Gui Patin. » Il est vrai que dans un volume postérieurement publié (tome VI des maladies des femmes), Astruc avoue franchement qu'il s'est trompé, en donnant Gui Patin pour auteur de l'épitaphe de Fernel. Il dit même que cette inscription latine est beaucoup plus ancienne que Gui Patin, puisque D. Jacques de Breuil la rapporte dans son Théâtre des antiquités de Paris qui fut imprimé dans cette ville chez Claude La Tour, en 1612, in-4°. Mais si l'assertion du célèbre Astruc sur l'âge de Fernel était bien fondée elle-même, son aveu seul n'infirmerait point la preuve qu'il établit pour démontrer la fausseté des conséquences que Gui Patin tire des registres de la Faculté. Voici ce qu'il dit à ce sujet, page 207 du VI tome de son Traité des maladies des femmes. « C'est un usage ancien et constamment observé dans la faculté de Paris, que le doyen, qui est en charge, écrit dans les registres les événements qui arrivent pendant son décanat et qui peuvent intéresser la faculté. Antoine Dufour, qui se trouva doyen l'année de la mort de Fernel, ne manqua pas d'en faire une mention honorable dans le registre. Voici ce qu'on y lit :

« Die 26 aprilis 1558, magno ordinis » nostri et totius Galliæ incommodo, » obiit clarissimus ac doctissimus vir » Joannes Fernelius, regis primarius » medicus, in cujus locum suffectus est » vir eruditissimus et prudentia specta-» tissimus Joannes Capellanus. »

» On n'y parle pas, comme on voit, de l'âge de Fernel à sa mort ; mais vingt-six pages plus loin, et à la fin du compte de ce doyen, il se trouvait dans le registre une page en blanc, dont Gui Patin, élu doyen en 1650, et par là détenteur des registres, crut pouvoir profiter pour y mettre de sa main ce qui suit :

« Magister Joannes Fernelius, Claro-» montanus Bellovacensis, christianis-» simi Gallorum regis Henrici II medi-» cus primarius, omnium a Galeno medi-» corum præstantissimus scientissimus, » homo summo suo jure Gallicus Hippo-» crates dictus, bono publico ad omnia na-» tus, philosophus et medicus acutissimus » et solertissimus et scholæ medicæ Pari-» siensis singulare lumen et decus exi-» mium, elegantioris medicinæ a domita » et profligata Pœnorum barbarie auctor » purissimus, summo humanæ gentis » detrimento, maximo totius Galliæ » luctu, æterno omnium bonorum mœ-» rore, moritur Parisiis die 26 aprilis, » anno Christi Salvatoris 1558, ætatis 52, » immortali vita dignissimus. Jacet in » æde Deo sacra sub invocatione Divi » Jacobi de Macello, justa chorum. » Quiescat in pace vir innocentissimus, » eloquentissimus ac eruditissimus. Tibi » vero, lector, adveniat quod ei opta-» veris. »

Quantum scire hominem divina potentia vellet
Ostendit terris, Ferneliumque dedit

« Mœrens ac dolens, vivasque lacry-» mas profundens, in tanti Archiatri, » popularis sui, memoriam, mortalitatis » memor, quasi justa ei persolvens, scri-» bebat die Mercurii septima junii, anno » 1651, Guido Patin Bellovacus, doctor » medicus parisiensis et saluberrimæ fa-» cultati, decanus, post annos a morte » Joannis Fernelii 93. »

« On voit par là, continue Astruc, que ce qui a été écrit par le doyen qui était en place à la mort de Fernel, ne dit rien de l'âge qu'il avait à sa mort, et c'est là ce qui pourrait faire preuve. C'est Gui Patin qui a mis, 93 ans après, ce qu'on y trouve sur cet article. Or,

l'autorité de ce médecin, qui parle d'un fait arrivé long-temps avant lui, ne mérite aucune croyance. On connaît la facilité qu'il avait à adopter tous les bruits populaires, et ses lettres en sont une bonne preuve. Ce qu'il y a d'étonnant, c'est que Gui Patin, qui savait que ce qu'il y avait dans les registres ne pouvait point faire preuve, puisqu'il l'y avait inséré lui-même, ne laisse pas de s'en servir comme d'une preuve décisive dans la lettre qu'il écrivit à M. André Falconet, docteur-médecin à Lyon, le 9 avril 1657. » — L'épitaphe de Saint-Jacques-de-la-Boucherie indiquée par Gui Patin n'est point admise comme preuve par le célèbre Astruc ; il conjecture, au contraire, qu'il y a erreur dans l'inscription, et qu'au lieu de *vixit annos LII*, il faut lire *vixit annos LXXII*, comme l'a pensé Bayle dans son Dictionnaire, où il suit ce dernier sentiment sur l'âge de Fernel. Il est vrai que Guillaume Plancy, qui a vécu dix ans chez ce médecin, qui était encore chez lui à sa mort, n'a pu ignorer l'âge auquel il était parvenu ; il est encore vrai que dans l'édition des œuvres de Fernel, publiée in-8° à Francfort en 1607, on y voit pour la première fois la vie de ce médecin qu'on attribue à Plancy lui-même, et qu'on y lit dans le texte *anno ætatis suæ septuagesimo secundo*. Mais aussi on y lit cette note en marge : *LII forte scripsit ; ita enim clarissimi nostri ævi historici et chronologici.* C'est à M. Goulin qu'on doit cette remarque, et il ajoute qu'on ne ferait pas cette observation, si l'on eût eu le manuscrit autographe de Plancy, dans lequel il devait y avoir LXXII, et non point LII, comme le disent l'épitaphe de Fernel et de Thou, ni LXXII, ainsi que pensent Bayle et Astruc. — Voici comme M. Goulin prouve son assertion page 313 de ses Mémoires littéraires et critiques : « Plancy observe » que Fernel était dans sa soixantième » année, lorsqu'il succéda à Louis de » Bourges en qualité de premier médecin » de Henri II. Personne ne conteste ce » fait ; mais personne encore n'a pris » garde à cette remarque qui nous éclaire » sur ce point si souvent débattu, et qui » nous donne le véritable âge de Fernel. » On ne s'est trompé à cet égard que » pour n'avoir point recherché en quelle » année Louis de Bourges était mort. » Comme ce fut en décembre 1556, il est » certain qu'à cette époque Fernel était » dans sa soixantième année, c'est-à-

» dire, qu'il avait cinquante-neuf ans
» accomplis; donc il naquit en 1197;
» donc il n'a pu succéder à Louis de
» Bourges qu'en décembre 1556, ou au
» commencement de janvier 1557. Mais
» il mourut le 26 avril 1558; donc il
» mourut âgé seulement de soixante-un
» ans accomplis, et par conséquent dans
» sa soixante-deuxième année; donc il
» n'occupa cette place que quinze à seize
» mois.»

De la méprise on est passé à l'exagération, en avançant une anecdote dont il
est difficile de constater la vérité. La
pratique et l'étude de la médecine procurèrent à Fernel assez d'honneurs réels,
sans lui en attribuer de supposés. Catherine de Médicis, dauphine, accoucha,
pour la première fois, en 1544, et mit au
monde François, qui fut roi sous le nom de
François II : ce fut à notre médecin que
la plupart des écrivains attribuèrent la
gloire d'avoir fait cesser la stérilité de
cette princesse mariée depuis 1533. On
ne trouve cependant aucune preuve au-
thentique de cette cure brillante. Plancy
n'en dit rien dans les mémoires qu'il a
laissés sur la vie de Fernel; Brantôme,
Pierre de l'Étoile, de Thou, se taisent
sur un événement qui n'a pu échapper
à leurs recherches historiques; et ceux
qui en ont parlé depuis eux, ne l'ont fait
que d'après les bruits populaires. Tels
sont Scévole de Sainte-Marte, Pierre
Castellan, Louis Dorléans, Naudé, René
Moreau, Dupleix, Menjot, Bullart;
encore la plupart de ces auteurs ne
font-ils que se copier l'un l'autre; plusieurs même ne donnent cette anecdote,
si honorable à Fernel, que comme un
ouï dire. Je m'arrête ici pour passer à
la notice des ouvrages de ce médecin, et
je me fais un devoir d'avertir que j'ai
pris M. Goulin pour guide. — *Monalos-
phærium partibus constans quatuor.
Prima generalis horarii et structuram
ac usum, in exquisitam monalosphærii
cognitionem præmittit. Secunda, mobi-
lium solennitatum, criticorumque dierum rationes, multa brevitate complectitur. Tertia, quascumque ex motu primi
mobilis depromptas utilitates clarjitur.
Quarta, geometricam praxim breviuscu-
lis demonstrationibus dilucidat. Parisiis*, 1526, in-folio. La dédicace adressée à Jacques de Gouea, docteur en
théologie, est suivie de quelques vers
annoncés par ce titre : *Dionysii Armenault discipuli scnonensis ad præcep-
toris librum heptaliscon.* Fernel ensei-

gnait alors à Sainte-Barbe; c'était probablement la philosophie. Denis Armenault, qui était du nombre de ses disciples,
étudia depuis la médecine et fut reçu
bachelier dans la faculté de Paris le 16
mars 1532. Il exerça sa profession à Gien,
et vécut au moins jusqu'en 1562. — *De
proportionibus libri duo.* Prior, *qui de
simplici proportione est, et magnitu-
dinum et numerorum tum simplicium
tum fractorum rationes edocet. Posterior, ipsas proportiones comparat,
earumque rationes colligit. Parisiis*,
1528, in-folio. Si l'auteur n'était pas bachelier de la faculté de Paris, lorsqu'il
publia cet ouvrage, il était au moins peu
éloigné du temps où ce grade lui fut
conféré.

*Cosmotheoria libros duos comple-
xa.* Prior, *mundi totius et formam et
compositionem, ejus subinde partium
[quæ elementa et cœlestia sunt corpora]
situs et magnitudines : orbium tandem
motus quosvis solerter reserat. Posterior ex motibus, siderum loca et pas-
siones disquirit: interspersis documentis
haud pænitendum aditum ad astrono-
micas tabulas suppeditantibus. Hæcque
sejunctim tandem expedite præbet pla-
nethodium. Cuique capiti perbrevia,
demonstrationum loco, adjecta sunt
scholia. Parisiis*, 1528, *in-folio.* Fernel dédia cet ouvrage à Jean III, roi de
Portugal; son épitre est datée du 4 février 1528, à notre manière de compter
1529.

*De naturali parte medicinæ libri
septem. Parisiis*, 1542, in-folio. *Venetiis*, 1547, in-8°. *Lugduni*, 1551, in-16.
— *De vacuandi ratione liber. Parisiis*,
1545. in-8°. *Lugduni*, 1548, in-16. *Ibidem*, 1549, in-16, sous le titre suivant :
*De vacuandi ratione liber, quem vul-
gatiori nomine* Practicam *possumus in-
scribere.* L'auteur n'appela jamais ce
traité *la Pratique :* c'est l'imprimeur
ou l'éditeur qui s'est avisé de le qualifier
ainsi. *Venetiis*, 1549, in-8°. *Hanoviæ*,
1603, in-8°. *Francofurti*, 1612, in-12,
avec l'école de Salerne. Fernel s'adresse
aux étudiants en médecine par une espèce
de dédicace, dans laquelle il rend compte
des raisons qui l'ont déterminé à composer cet ouvrage. Une des principales
est le mauvais usage que certains médecins faisaient de la saignée.—*De abditis
rerum causis libri duo. Parisiis*, 1548,
in-folio. *Venetiis*, 1550, in-8°. *Parisiis*,
1551, in-folio. *Ibidem*, 1560, in-8°. *Francofurti*, 1574, in-8°. *Ibidem*, 1581 *et*

1593, in-8°. *Lugduni*, 1597, in-8°. *Ibidem*, 1604, in-8°. *Francofurti*, 1607, in-8°. *Genevæ*, 1627, in-8°. *Lugduni Batavorum*, 1644, in-8°. Jacques Aubert a fait imprimer des commentaires sur cet ouvrage; ils ont paru sous le litre de *Pregymnasmata. Basileæ*, 1590, in-8°. Quoique Fernel ait joui durant sa vie et après sa mort d'une réputation que deux siècles écoulés n'ont pu lui ravir, et que ce traité ait été près de trente fois réimprimé, il faut convenir qu'on le lit à peine aujourd'hui. Le but de l'auteur fut de rechercher et d'examiner ce qu'il y a de divin, c'est-à-dire, quelles sont les éhoses cachées; tant dans la physique que dans la médecine. L'étonnante révolution qui s'est faite dans la première de ces deux sciences depuis le temps de Fernel, a suffi seule pour faire tomber son livre dans l'oubli. — *Medicina, ad Henricum II, Galliarum regem christianissimum. Lutetiæ Parisiorum*, 1554, in-folio. Cette édition comprend : *Physiologiæ libri VII*; c'est sous ce nouveau titre que l'auteur redonne l'ouvrage qu'il avait publié en 1542 et qui était intitulé : *De naturali parte medicinæ libri septem*. Elle comprend encore :

Pathologiæ libri septem qui n'avaient pas vu le jour, et *Therapeutice seu medendi ratio* en trois livres, qui sont, le premier : *Methodus medendi;* le second : *De venæsectione*, ou comme il est mis dans l'édition de 1545, *De vacuandi ratione;* le troisième : *De purgandi ratione*. Cette collection a reparu : *Lugduni*, 1584, in-8°. *Venetiis*, 1564, in-4°. *Ibidem*, 1568, in-4°. *Lutetiæ Parisiorum*, 1567, in-folio, sous ce titre : *Universa medicina, tribus et vigenti libris absoluta. Ab ipso quidem authore ante obitum diligenter recognita, et quatuor libris numquam ante editis, ad praxim tamen perquam necessariis aucta. Nunc autem studio et diligentia* Guil. Plantii *Cenomani postremum eliminata, et in librum therapeutices septimum scholiis illustrata*. La physiologie, la pathologie et la thérapeutique y sont traitées chacune en sept livres, auxquels on a joint les deux *De abditis rerum causis*. Il est à propos de remarquer que Fernel n'avait publié que les trois premiers livres de la Thérapeutique, et que Plancy met au jour pour la première fois les quatre suivants. *Francofurti*, 1574, in-8°, deux volumes. *Ibidem*, 1577, in-folio. Sans nom du lieu, 1578, in-folio, chez Jacques Stoer qui

demeurait à Genève. *Francofurti*, 1581, in-8°, deux volumes. *Ibid.*, 1592, in-fol. *Ibid.*, 1593, in-8°. *Ibid.*, 1593, in-fol. *Lugduni*, 1597, in-8°, deux volumes : on trouve à la fin du premier : *Consiliorum liber, cui accesserunt responsa quædam clarorum medicorum parisiensium*, et dans le second deux traités, l'un intitulé : *Methodus generalis febrium curandarum*, et l'autre *De luis venereæ curatione*. Les éditions de la *Medicina universa* de Fernel ne se bornent point à celles annoncées : on a encore les suivantes : *Lugduni*, 1602, in-folio. *Francofurti*, 1603, in-8°. *Lugduni*, 1605, in-8°. *Francofurti*, 1607, in-8°, deux volumes, avec la vie de Fernel par Plancy, laquelle n'avait pas encore été imprimée. Il est surprenant qu'elle ait tardé si long-temps à voir le jour, puisqu'il s'est écoulé trente-neuf ans depuis la mort de Plancy qui l'avait écrite; mais on ne s'est point servi du manuscrit de ce médecin, c'est à une copie faite par une autre main qu'on a eu recours. *Hanoviæ*, 1610, in-folio. *Genevæ*, 1619, in-4°. *Ibidem*, 1627, in-8°. *Ibidem*, 1637, in-4°. *Ibidem*, 1638, in-8°. *Ibidem*, 1644, in-8°. *Lugduni Batavorum*, 1645, in-8°, deux volumes, avec les corrections et les changements faits par Heurnius dans l'ordre adopté par l'auteur. *Trajecti ad Rhenum*, 1656, in-4° : les libraires se sont servis d'un exemplaire chargé des observations de Jean Heurnius et d'Othon, son fils. *Genevæ*, 1679, in-folio, par les soins de Théophile Bonet. *Ibidem*, 1680, in-folio; c'est la même édition que la précédente.

Therapeutices universalis, seu, medendi rationis libri septem. Lugduni, 1569, in-8°. *Ibidem*, 1571, in-8°. *Ibidem*, 1574, in-16. *Francofurti*, 1575, in-8° : cette édition paraît faite pour servir de suite à la Physiologie et à la Pathologie imprimées dans la même ville en 1574. *Ibidem*, 1581, in-8°. On connaît une traduction française de ce traité par Du Teil, Paris, 1648, in-8°. Celle qui fut imprimée dans la même ville en 1668, même format, et qu'on a donnée comme nouvelle, ne diffère de la précédente que par le changement de quelques expressions.

Consiliorum medicinalium liber, ex ejus adversariis quadringentarum consultationum selectus. Parisiis, 1582, in-8°, par les soins de Guillaume Capelle, médecin de la faculté de Paris, qui a dédié cette édition à Julien le Paulmier, son confrère. *Ibidem*, 1585, in-8°, avec les *Responsa quædam clarorum medicorum parisiensium. Francofurti*, 1585, in-8°, sans les *Responsa. Taurini*, 1589, in-8°. *Francofurti*, 1593, in-6°, avec trente consultations d'autres médecins. — *Febrium curandarum Methodus generalis. Francofurti*, 1577, in-8°. On doit l'édition de ce traité posthume de Fernel à Jean Lamy, médecin de Paris. La traduction française est intitulée : *La méthode générale de guérir les fièvres, composée en latin par messire* Jean Fernel, *premier médecin du roi* Henri II, *traduite en français par* Charles de Saint-Germain, *escuier, docteur en la faculté de médecine, conseiller et médecin ordinaire du roi, parisien.* A Paris, 1655, in-8°. — *De luis venereæ curatione perfectissima liber, numquam antehac editus. Antuerpiæ*, 1579, in-8°. La publication de ce traité est due à Victor Gisselin, médecin de Bruges. *Patavii*, 1580, in-8°. En Français, par Michel le Long, Provinois, docteur en médecine. Paris, 1633, in-12. Fernel est le premier qui ait fait mention de la gonorrhée; symptôme de la vérole qui ne parut que 40 ans après la naissance de cette maladie en Europe, et qui se montre aujourd'hui dès le commencement de l'action du virus vérolique. Suivant notre auteur, ce virus est cependant quelquefois si lent à produire ses effets, qu'on ne s'en aperçoit qu'au bout de trente ans. La cure que Fernel propose pour la guérison de la vérole consiste principalement dans l'usage du bois de gayac qu'il préfère de beaucoup au mercure; il rejette même les frictions comme une méthode cruelle, incertaine et trompeuse, et il les met au rang des remèdes inventés par les empiriques. Notre médecin penserait différemment aujourd'hui.

Medicamentorum facile parabilium adversus omnis generis articulorum dolores enumeratio, ab Antonio Sneebergero Tigurino, Helvetio, conscripta. Item Joannis Fernelii Ambiani consilium pro epileptico scriptum Francofurti, 1580, in-8°. — *Pathologiæ libri septem. Nova editio emendatissima, cum duplici indice, in gratiam tyronum. Parisiis*, 1638, in-12. — *La Pathologie de Jean* Fernel, premier médecin de Henri II, roi de France ; *ouvrage très-utile à tous ceux qui s'appliquent à la guérison des maladies du corps humain. Mis en français par* A. D. M., docteur en médecine. Paris, 1655, in-8°. Il y a une seconde édition de la même ville, 1660, in-8°. On a commenté deux livres de la Pathologie de Fernel, l'un en français, l'autre en latin. — *La chirurgie* de Fernel *translatée de latin en français, illustrée de brièves annotations et d'une méthode chirurgique*, par Siméon de Provanchières, médecin à Sens. Paris, 1579, in-12, pour la vente ; mais l'impression est de Sens, chez Jean Savine. — *Joannis Fernelii pathologiæ liber quartus de febribus. Aphorismorum de febribus loquentium explicatio, et prædicendi, curandique ratio singulis febribus adjecta, à Rutgero Loenio, doctore medico et professore philosopho. Amstelodami*, 1661, in-16. — On a aussi un commentaire du septième livre de la Thérapeutique de Fernel, sous ce titre : *Pharmacia Jo. Fernelii cum Guilel. Planti et Franc. Saguyeri scholiis, in usum pharmacopæorum nunc primum edita. Hanoviæ*, 1605, in-12. Comme on trouve dans les écrits de Fernel beaucoup de choses tirées des médecins arabes, et qu'on n'a pu s'empêcher d'admirer la belle latinité dans laquelle il les a rendues, on a dit de lui : *Fæces Arabum melle latinitatis condidit.* Mais le sel de ce bon mot n'a rien diminué de la réputation dont Fernel jouira aussi longtemps que la bonne médecine sera en honneur. Divers auteurs ont célébré son nom par leurs ouvrages, tant en prose qu'en vers ; nous nous arrêterons aux pièces suivantes, dont les deux premières sont attribuées à René Gervais, et la troisième est de la façon de Nicolas Bourbon.

Hippocrates moriens arcanum credidit artis
  Fernelio : huic fama par sit et ingenio.

Hippocratem natura parens mortalibus olim
  Edidit, ipsa suum quo retineret opus.
Hac duce longa fuit, magna ratione medendi,
  Vita hominum. Tandem Ferneliumque dedit
Quo medico doctore volat tua, Gallia, gentes
  Fama per ignotas. Omnibus ille salus.
Jam vero ipse Deus longos ut carperet annos,
  Fernelium et terris, quem dederat, rapuit.
Prisca ætas illum naturæ laudibus, iisdem
  Nostra celebrabunt sæcula Fernelium.

Plus Asclepiadum veteri Fernelius unus
  Gente mihi, Coo plus sapit ille viro :
(Nec par, attalici licet ingens gloria regni,
  Galenus : minor est Celsus et omnis Arabs.
Ne mihi succense dicto violata vetustas,
  Te veneror, tollo nec tua jura tibi.
Sed quia virtutes antiquas promis, ab ipsa
  Invidia coleris sæpe premente novas ;)
Heroas saltem priscos Fernelius æquat ;
  Scripta viri satis hoc, sed magis acta probant.
Is simul ac Franciæ medicus successerat aulæ,
  Crevit felici regia prole nurus,
Viscera fœcundat cui pigra, potentibus herbis
  Atque uteri segnes increpat arte moras ;
Desperata prius tumuerunt pondera ventris,

Mater et ô sterili mox numerosa fuit :
Ante diu fueras casura valesia proles,
Pignora ni Medice tot medicata daret.
Ergo uterum potuit qui sollicitare morantem,
Naturæ clausas et reserare vias,
An dubites (hæc si satis intellecta legentur)
Fecerit ut nascl, quin vetat ille mori ?

Nicolas Bourbon, né en 1574, parle en 1638 d'un fait qu'on suppose être arrivé 94 ans auparavant. Mais l'autorité de ce poëte, célèbre d'ailleurs, sur les succès qu'eurent les soins de Fernel pour faire cesser la stérilité de Catherine de Médicis, ne diminua pas la force des raisons que M. Goulin a rapportées fort au long, dans ses mémoires contre cette opinion hasardée.

Après J.-C. 1487. — GONTHIER (Jean), que d'autres appellent Guinthier, était d'Andernach, petite ville d'Allemagne dans le cercle du Bas-Rhin, où il naquit en 1487. Son nom véritable était Winther, qui signifie en allemand hiver, il changea le W en GU, et se donna celui de Guinther. Le peu de fortune de ses parents répondait à l'obscurité de son nom ; on ne connaît pas même leur profession. Mais il suffit de savoir que Guinther reçut d'eux les vertus dont il fut orné : c'est un titre qui vaut ceux de la noblesse et qui ne les accompagne pas toujours. Il fut envoyé dans l'école de sa patrie à un âge où les autres enfants font à peine entendre des sons mal articulés ; il n'avait que quatre ans, lorsqu'il fit entrevoir les fruits heureux qu'on devait attendre de lui. Dès qu'il eut atteint sa douzième année, il quitta le lieu de sa naissance, où les ressources manquaient à son ardeur pour l'étude. Utrecht fut la première ville où il porta ses pas. Lambert Hortensius, qui est devenu célèbre dans la littérature, se lia avec lui d'une amitié dont des travaux communs resserrèrent les nœuds : ils s'appliquèrent, avec une ardeur égale, à l'étude des belles-lettres et surtout à celle de la langue grecque.

Les faibles secours que Gonthier avait reçus de son père, quand il quitta la ville d'Andernach, ne suffirent point pour le soutenir dans celle d'Utrecht. Il passa à Deventer, où il ne vécut, pendant quelque temps, que par l'assistance de ceux que son état pouvait toucher. On assure même qu'il fut obligé de mendier son pain. Mais le travail et l'industrie l'ayant fait triompher des rigueurs de la fortune, il se transporta à Marpurg dans le dessein de s'appliquer à l'étude de la philosophie et principalement à celle de la physique. Il donna des preuves si évidentes de l'étendue de son érudition, que les habitants de Goslar, au pays de Brunswich, l'engagèrent à venir instruire la jeunesse de leur ville ; mais il quitta bientôt cet emploi si fort au-dessous de son mérite, pour passer à Louvain, où il fut nommé professeur de langue grecque. Il y eut une foule d'auditeurs dignes de lui, entre autres le célèbre Vésale et Sturmius. Hortensius, son ancien ami, l'aida de ses lumières, dans ce nouvel emploi qu'il ne conserva pas long-temps. Son goût le portait vers la médecine, à laquelle néanmoins cette étude n'est pas étrangère ; car on peut dire que la langue grecque est une des connaissances préliminaires qui disposent à l'art de guérir. Gonthier quitta Louvain pour se rendre à Paris, où la médecine était alors plus florissante que dans les autres contrées de l'Europe. Son mérite lui valut l'admiration de deux grands hommes, Jean Lascaris et Budé ; il trouva encore un protecteur zélé dans la personne du cardinal du Bellay, pour qui Gonthier conserva toute la vie la reconnaissance la plus vive. Les services importants qu'il en avait reçus étaient toujours présents à sa mémoire ; il le célèbre comme le soutien de sa jeunesse, lui fait honneur de ses études et lui attribue le succès de ses ouvrages.

Ce fut vers l'an 1525 que Gonthier vint à Paris ; il avait trente-sept ou trente-huit ans. Il fut reçu bachelier en 1528, sous le décanat de Pierre Allen. Fernel courait alors la même carrière. Animé par l'exemple de son condisciple, qui donnait déjà les plus grandes espérances, Gonthier se distingua d'une manière particulière pendant les années d'épreuves qui mènent aux grades académiques. L'étendue de ses connaissances lui concilia l'estime de la Faculté. Depuis un siècle, elle n'avait point vu d'Allemand parmi ses membres ; il reçut le bonnet de docteur en 1530, et on lui remit la moitié des frais. Ce furent ses talents qui lui méritèrent, de la part de cette compagnie une distinction qu'elle n'a renouvelée depuis qu'en faveur du célèbre Winslow. — Les libéralités de feu M. Jean Diest, l'un des membres de la Faculté de Paris, la mettront dorénavant à même de faire quelque chose de plus tous les deux ans. Cette Faculté s'est engagée, par l'acceptation du legs qui lui a été fait par ce bienfaiteur des jeunes gens de talents et sans fortune, à recevoir un bachelier en médecine, et à le conduire jusqu'au grade de docteur-régent inclusivement, en le faisant passer par toutes les épreuves auxquelles sont assujettis, pendant le cours de la licence, ceux qui désirent parvenir à ce grade; le tout gratuitement. Cette faveur, à laquelle peuvent aspirer tous les candidats en médecine, français ou étrangers naturalisés, regarde cependant plus particulièrement ceux de la famille de M. de Diest et de celle de M. Helvétius, son parent. Le testateur a voulu que ceux de ces familles qui se destineraient à la médecine fussent préférés pour profiter de son legs, en cas que la Faculté les en jugeât dignes, et qu'à leur défaut on choisît le plus capable et le plus pauvre des autres aspirants.

Mais revenons à Gonthier. François Ier trouva qu'il méritait ses grâces, quoiqu'il ne fût pas né dans son royaume. Auprès de ce prince, les gens de lettres étaient Français dès qu'ils étaient savants, et ce père des sciences ne mettait aucune différence, à cet égard, entre les étrangers et ses sujets. Gonthier obtint une place de médecin du roi en 1535; et comme cette charge ne le fixait pas totalement à la cour, il pouvait encore s'appliquer à la pratique de la médecine, ainsi qu'il faisait depuis quelques années. Mais l'amour qu'il avait pour l'étude, joint aux connaissances qu'il avait déjà acquises, ne lui permit pas de se borner à cette pratique. Tous les intervalles qu'elle lui laissait étaient utilement employés dans le cabinet. C'est là qu'il entreprit d'éclairer l'anatomie, et, après l'avoir étudiée avec soin, il se mit à l'enseigner aux autres. Il fit des cours particuliers qui furent très-suivis. C'est à son école que Rondelet apprit à découvrir la valvule du colon et les vésicules séminales; et malgré la plaisanterie de Vésale, qui dit n'avoir jamais vu Gonthier disséquer d'autres cadavres que ceux qui, sur nos tables, servent à notre nourriture, on ne craint point d'assurer, d'après Jean Dyrander et Gabriel Naudé, que ce médecin a eu la gloire d'avoir formé dans l'anatomie Vésale lui-même, dont le nom fait époque dans l'histoire de cette science.—Il est le premier qui ait donné une description assez exacte des muscles; il en a même découvert plusieurs échappés aux recherches de Galien, ceux entre autres qui, attachés aux os du métacarpe, font exécuter à la main tous ses

mouvements. Il vit dans plusieurs sujets l'origine et la division de la veine humérale; il la suivit depuis le tronc même de l'axillaire jusqu'à l'articulation du coude, où le muscle oblong du radius la force de se partager en trois rameaux.— En examinant avec attention le mésentère, il aperçut, entre les différentes ramifications des veines, des artères et des nerfs, un corps glanduleux d'une substance molle et flexible. Il le nomma pancréas, à cause de sa nature. Mais Columbus, un des disciples de Vésale, dit que Gonthier prend ici pour le véritable pancréas les différentes glandes rassemblées au centre du mésentère. M. Haller adopte ce sentiment. Asellius, selon lui, a renouvelé cette erreur, et les glandes décrites par ces deux anatomistes ont retenu le nom de *pancréas d'Asellius*. — On ignorait avant Gonthier la complication de la veine et de l'artère spermatiques; il fit voir qu'elles se croisent avant d'entrer dans les testicules. Il ne pensait point également bien sur d'autres parties du corps humain. Il admettait la membrane allantoïde dans les femmes, il soutenait que le muscle qui fait le tour du col de la vessie est composé de fibres transversales, et qu'il a différentes fonctions. Selon quelques auteurs, il soutenait encore que l'utérus est partagé en deux sinus ou cavités qui répondent aux deux mamelles, sans être séparées l'une de l'autre par une membrane intermédiaire. Elles se terminent en une autre cavité plus étroite, qu'il appelle le col de la matrice, et qui s'avance, selon lui, jusqu'à l'entrée des parties naturelles. Mais c'eût été une espèce de prodige que ce médecin ne se fût pas trompé quelquefois dans ses opinions. Malgré les méprises qui lui sont échappées, la postérité a rendu justice à ses travaux, elle lui a donné le titre honorable de restaurateur de l'anatomie dans l'Université de Paris : *Primus Anatomes in Academia Parisiensi restaurator Guinterius Andernacus.* C'est l'expression d'une thèse de M. Winslow, soutenue d'abord en 1717, et depuis en 1743, sous la présidence de M. Astruc : *An ex anatome subtiliori ars medica certior?*

Pendant que l'étude du corps humain faisait ces progrès rapides, la chirurgie, cette partie essentielle de la thérapeutique, prenait un nouvel essor; et Gonthier lui-même contribua beaucoup à l'éclairer. Ses ouvrages fournissent plusieurs preuves des recherches qu'il fit dans les anciens pour étayer les méthodes connues par l'observation, ou pour ouvrir le chemin à de nouvelles pratiques dans les cas qui exigent le secours de la main. On trouve aussi dans ses ouvrages plusieurs preuves de son goût pour la botanique et la chimie; mais il ne les enrichit pas, parce que, dans son siècle, on ne sentit point l'importance des moyens qui pouvaient conduire ces sciences à la perfection. Tel que fût l'état de ces parties de la médecine du temps de Gonthier, cette science ne laissa pas de changer de face. Elle ne fut plus appuyée, comme auparavant, sur des opinions bizarres et des sophismes hasardés. Hippocrate, Galien, Arétée, dont les ouvrages étonnent encore aujourd'hui, reprirent le rang que les Arabes leur avaient fait perdre. Quoique les connaissances que l'on avait alors fussent très-légères en comparaison de celles qui restaient à acquérir, c'était déjà beaucoup dans un temps où la raison gémissait sous le joug de l'ignorance, que de pouvoir se rapprocher de la doctrine et de la méthode des plus grands médecins de l'antiquité. Ce premier pas était le plus difficile. Tous ceux qui suivirent furent marqués par des succès. Aux erreurs établies par une longue possession et défendues par un zèle opiniâtre, les médecins qui vivaient alors substituèrent des vérités, et répandirent les germes des connaissances plus exactes. En combinant les différents principes établis par Hippocrate, développés par Aristote, démontrés par les découvertes d'Hérophile et d'Erasistrate, réunis en un corps de science par Galien, ils arrachèrent à la nature quelques-uns de ses mystères, et préparèrent la voie à la célébrité des siècles postérieurs.

Cette heureuse révolution procura à l'école de Paris une foule de grands hommes, qui confirmèrent par leurs observations celles des anciens, et obtinrent parmi les savants une réputation justement méritée. Le nom de Gonthier vola jusque dans le nord. Christiern III, roi de Dannemarck, prince ami des lettres et de ceux qui les cultivaient, lui fit des offres avantageuses pour l'attirer à sa cour. Mais toutes ses sollicitations furent vaines, et ne purent arracher Gonthier d'un royaume qu'il regardait comme sa patrie. Il ne prévit pas qu'il serait bientôt forcé de rompre les liens qui l'y attachaient. En 1537, s'élevèrent en France les troubles qui désolèrent l'état et la

religion. Ce médecin abandonna la religion catholique, dans laquelle il était né, pour embrasser ouvertement les opinions de Luther; il alla à Wittemberg, où cet hérésiarque avait prêché sa doctrine pour la première fois. A son retour à Paris, craignant les terribles effets qui accompagnent toujours les guerres civiles, il se retira à Metz. — Avant de quitter la capitale du royaume de France, il avait contracté une alliance dans une famille noble. Sa femme, fidèle à son mari, l'accompagna dans sa retraite, mais elle y trouva la mort. Au chagrin que Gonthier ressentit de cette perte, se joignirent encore les troubles de la guerre, qui ne tardèrent pas à s'étendre jusque dans la ville de Metz, et le forcèrent à se retirer à Strasbourg. Les magistrats lui firent un accueil honorable, et lui donnèrent même un rang parmi les premiers citoyens. On lui confia aussi une chaire dans l'école de cette ville, qui n'était pas encore partagée en facultés, et ne devint université qu'en 1621. Il y expliqua Démosthène et les ouvrages philosophiques d'Aristote, quelquefois Hippocrate et Galien. Ses leçons roulaient presque dans le même temps sur les auteurs grecs, dont il faisait des traductions, et sur la médecine qu'il pratiquait. Ce double talent l'exposa aux traits de l'envie; elle voulut lui ôter le droit d'être si habile. Forcé d'abandonner l'emploi de maître, il se livra tout entier à l'exercice de la médecine. On le rechercha avec cet empressement qui doit quelquefois sa naissance au préjugé, mais qui cesse d'être équivoque dès qu'il ne se dément point. Ses visites s'étendaient jusqu'aux extrémités de la province. La bonté naturelle de son cœur lui faisait un devoir de se rendre aux sollicitations qui l'appelaient de toutes parts; non-seulement il parcourut toute l'étendue de l'Alsace et différentes contrées de l'Allemagne, mais il passa encore en Italie.

Les mœurs de Gonthier répondaient à ses talents. La modestie qui lui était comme naturelle l'empêchait de s'enfler de ses connaissances. Lorsque, dans ses ouvrages, il employait les observations de quelques auteurs, il ne manquait jamais de leur en faire honneur. Un homme bien né, disait-il après l'orateur romain, se fait un devoir de nommer ceux à qui il doit ses progrès. Véritable citoyen, il regardait comme une espèce de cruauté de tenir secret un remède utile. On admirait en lui une activité et une prudence peu communes. Ses mœurs faciles, son esprit doux et liant, faisaient désirer son commerce, et lui épargnaient aussi les troubles inséparables d'une humeur sombre et violente. — Sur la fin de sa carrière, les honneurs vinrent le chercher. Ses travaux continuels et la simplicité de sa vie lui méritèrent une distinction vraiment glorieuse quand elle n'est point briguée. Auguste fit élever autrefois une statue à son médecin. Gonthier obtint gratuitement des lettres de noblesse de l'empereur Ferdinand Ier. Mais il ne jouit pas long-temps de cette récompense; la mort le surprit dix ou douze ans après, au milieu des fonctions de son état. Une fièvre ardente vint l'attaquer chez un seigneur qu'il était allé visiter, et l'obligea de se faire transporter dans sa maison, où il mourut le 4 octobre 1574, âgé de quatre-vingt-sept ans. Il fut enterré au cimetière de Saint-Gal, hors des murs de Strasbourg. Sa santé avait toujours été vigoureuse. Les fatigues qu'il avait essuyées dans sa jeunesse lui avaient formé de bonne heure un tempérament robuste, qu'aucun excès n'affaiblit jamais.—Il fut marié trois fois. On ignore le nom de sa première femme, qu'il perdit à Metz. Félicité Schærer, qu'il épousa ensuite à Strasbourg, était d'une bonne famille bourgeoise de cette ville. Elle y mourut après avoir donné à son mari deux enfants mâles qui furent enlevés dès le berceau. Sa troisième femme, qui était de la famille bourgeoise de Hœclin, lui survécut. La mort de Gonthier fut pleurée par les Muses. On s'empressa de célébrer un mérite qui ne pouvait plus inspirer d'autres sentiments que des regrets. Les arts mêmes essayèrent de conserver, par la gravure, les traits de ce nouveau Galien. — On ne peut nier que la vie de Gonthier n'ait été consacrée au bien de l'humanité. Il eût sans doute procuré de plus grands avantages, si les circonstances où il se trouva ne l'eussent privé de ce repos et de ce loisir qui rendent féconds les talents naturels. Cependant, malgré l'agitation qui troubla une partie de ses jours, il a parcouru la carrière de la médecine avec le double mérite de praticien et d'auteur. Sous le premier rapport, il n'a été utile qu'à ses contemporains. Par ses écrits, il l'est encore à la postérité. C'est là qu'on le retrouvera lui-même, et que l'on puisera ceux de ses principes qui ont servi à réformer les erreurs de son siècle. — Le nombre

d'ouvrages qu'il a faits est assez considérable. Ils doivent être rangés en deux classes. Les uns sont des traductions des plus habiles médecins de l'antiquité. Dans les autres, qui lui appartiennent d'une manière plus particulière, il a eu pour but de présenter les observations des anciens, enrichies d'idées nouvelles, corrigées en quelques endroits, devenues en un mot propres à lui-même. — Gonthier a donné aux premiers ouvrages qui sont sortis de sa plume la forme ordinaire à des traités. Dans ceux qu'il a composés depuis (et ce sont les plus considérables), il a pris la méthode employée dans des entretiens libres et familiers, où l'on explique tout par raisonnement, mais sans un appareil dogmatique. Il suppose une conversation entre un disciple et une personne plus avancée. Cette forme met une liaison naturelle entre les principes et les conséquences, les objections et les réponses. Elle instruit d'ailleurs autant qu'un discours suivi ou un enchaînement de dissertations, qui n'amènent que trop souvent le dégoût et l'ennui. On ne trouve pas néanmoins dans les Dialogues de Gonthier l'aménité et les agréments dont les écrivains modernes ont embelli cette manière d'enseigner. Ils ressemblent plus aux entretiens philosophiques des anciens. Le style de Gonthier répond partout à son caractère et à la nature des sujets qu'il traite. Voici la notice des ouvrages qui sont de sa composition :

Anatomicarum institutionum, secundum Galeni sententiam, libri IV. Basileæ, 1536, *in-8°. Item cum Theophili Protospatarii de corpore humano libris V. Basileæ,* 1539, *in-4°, et* 1556, *in-8°. Lugduni,* 1541, *in-8°. Item cum Opusculo G. Vallæ de partibus humani corporis. Venetiis,* 1555, *in-16. Item ab Andrea Vesalio auctiores redditi. Patavii,* 1558, *in-8°. Witteberga,* 1616, *in-8°.* Le premier livre explique la situation des différentes parties, leur nombre, leur substance, leur grandeur et leur jeu. De l'examen du bas-ventre, qui termine ce livre, il passe à celui de la poitrine, et il commence le second livre par faire connaître ce qui environne cette partie, qu'il appelle le second ventre. Il traite ensuite des organes et du mécanisme de la respiration. La tête fait le sujet du troisième livre. On y voit la nature du cerveau et ses expansions. Le quatrième est employé à expliquer une partie de l'anatomie, plus négligée de son temps que toutes les autres. C'est la dissection des extrémités. On n'avait encore aucun écrit latin sur cette matière. Gonthier y montre quels muscles servent à mouvoir nos membres, quels sont les nerfs, les artères, les veines, qui entrent dans leur composition. Pour apprendre à ses élèves la manière de disséquer eux-mêmes, il donne, après la description de chaque partie, le moyen de la découvrir dans le corps humain, et la façon d'opérer. — Il reconnaît, à la tête de cet ouvrage, qu'il a emprunté de Galien, pour ainsi dire, jusqu'aux expressions. Il oppose aux reproches qu'on pourrait lui faire son attachement inviolable à ce grand homme, dont il se fait gloire d'être le disciple. — *De victus et medendi ratione, tum alio, tum pestilentiæ maxime tempore observanda. Argentinæ*, 1542, in-8°. *Item cum Marsilii Ficini de vita libris duobus. Parisiis*, 1549, *in-8°. Item cum Thesauro sanitatis J. Liebaultii. Parisiis*, 1577, *in-16.* Il entreprit ce traité lorsque la peste, répandue sur les bords du Rhin, menaçait de ravager sa patrie. Son but a été de fournir à ses concitoyens de sûrs préservatifs contre un mal aussi dangereux. Il en attribue la cause quelquefois aux seules humeurs de notre corps, que la plus légère impression d'un air impur peut corrompre; plus souvent encore à l'air inspiré que des exhalaisons contagieuses ont empesté, et qui porte au cœur des semences de mort. — *Instruction très-utile, par laquelle un chacun pourra se maintenir en santé, tant au temps de peste, comme en autre temps.* Strasbourg, 1547, in-8°. C'est la traduction du livre précédent faite par Gonthier lui-même en faveur de ceux qui n'entendent pas le latin.

Avis, régime et ordonnance pour connaître la peste et les fièvres de peste qui règnent à présent; comme il faut s'y conduire et même s'en garantir; de quels remèdes on doit se servir pour les guérir, etc., en allemand. Strasbourg, 1564, in-4°; 1610, in-8°. M. le baron de Haller fait entendre que ce traité est une traduction comme le précédent. Mais M. Hérissant dit que les notes manuscrites que M. Schoepflin lui a communiquées, marquent qu'on le regarde à Strasbourg comme un nouveau livre fait en langue vulgaire pour l'usage du peuple. Le frontispice de la seconde édition porte qu'il fut dressé, d'après un ordre du sénat, par Gonthier et par deux autres docteurs en médecine de la ville. — *Cours abrégé d'un livre sur la peste, pour le commun des hommes*, en allemand. Strasbourg, 1564, in-4°. M. de Haller dit que cet ouvrage est différent. On ne croit cependant pas à Strasbourg que Gonthier ait fait deux traités allemands sur la peste. On assure même que celui-ci n'est qu'une réimpression du précédent. La différence des titres donne cependant lieu de soupçonner que ce second ouvrage pourrait être un abrégé du premier si la notice fournie à M. Haller est exacte. — *De pestilentia commentarius in quatuor dialogos distinctus. Argentinæ*, 1565, *in-8°.* La peste, qui continuait toujours à ravager l'Allemagne avec plus de fureur qu'auparavant, donna occasion à Gonthier de composer sur le même sujet ce nouvel écrit, qui est le résultat des observations faites par les anciens, par ses contemporains et par lui-même. — *Commentarius de balneis et aquis medicatis, in tres dialogos distinctus. Argentorati*, 1565, *in-8°.* Quoique plusieurs médecins eussent déjà publié avant lui des ouvrages sur les bains, ce qu'ils avaient dit n'était point assez étendu pour pouvoir procurer quelque avantage. D'ailleurs, ils n'avaient point parlé des eaux acidules et salées, qui ne tiennent cependant pas le dernier rang parmi les eaux médicinales, et qui procurent de très-grands secours. Ils n'avaient point prévu non plus un accident qui peut arriver : les sources tarissent quelquefois. Pour y remédier, Gonthier enseigne la manière de faire des eaux minérales avec des fossiles et de l'eau douce toute simple, ou avec des herbes, des racines, etc., qu'on fait infuser dans pareille eau. — *De medicina veteri et nova tum cognoscenda, tum facienda commentarii duo. Basileæ*, 1571, deux volumes in-fol. Le premier de ces commentaires, qui sont en forme d'entretiens, enseigne à connaître la médecine, et le second à l'exercer. C'est la théorie et la pratique de cette science. Chaque commentaire renferme huit dialogues.— *Gynæciorum commentarius de gravidarum, parturientium, puerperarum, et infantium cura, ex Bibliotheca Schenckiana emissus a Joanne Georgio Schenckio. Argentorati*, 1606, *in-8°.* Ce petit ouvrage, qui est fort rare, a été composé pour remédier aux malheurs auxquels l'impéritie exposait souvent les femmes en couches. Il traite de la conduite qu'on doit tenir dans la grossesse, et après la naissance de l'enfant. Gonthier détaille tout ce qu'il est nécessaire de faire dans chaque mois jusqu'à l'accouchement et dans les différents jours qui suivent. Ce traité paraît fait avec méthode. On ignore l'époque de sa composition. Soit que Gonthier ne le destinât pas à l'impression, soit qu'il n'ait pas eu le temps de le faire paraître, il était perdu sans les soins de Schenckius qui se hâta de le publier, et y ajouta une liste des ouvrages anciens et modernes sur la matière traitée par Gonthier.

Responsa et consilia circiter ducenta quæ illustribus et potentibus ægris ad varios morbos dedit Joann. Guinterius. Jean-Georges Schenckius et Melchior Adam qui indiquent ce recueil manuscrit de consultations, où la doctrine de Gonthier doit être exposée dans tout son jour, se récrient fortement contre ceux qui le dérobent à l'humanité. M. Hérissant dit que M. Schoepflin a eu la complaisance de faire chercher ce manuscrit à Strasbourg dans la Bibliothèque de l'Université; mais ses peines ont été inutiles. — Schenckius cite encore, parmi les écrits de Gonthier, un Traité sur les fièvres dont le sort est aussi inconnu que celui des consultations. — *Syntaxis græca nunc recens et nata et edita. Luteciæ*, 1527, in-8°. Quoique cet ouvrage ait été composé le premier, on a cru devoir le placer au dernier rang, parce qu'il ne regarde pas la médecine. Gonthier le fit en 1520, à la sollicitation d'un ami illustre. Il était alors à Liége, où il enseignait le grec et le latin. D'autres personnes, avec lesquelles il se lia à Paris, le pressèrent de revoir cet essai et de le publier en faveur de la jeunesse. Il est dédié à un grand seigneur, qu'il appelle son Mécène. L'épître dédicatoire est signée : *Ex ædibus Nicolai Beraldi.* Il paraît que Gonthier enseignait dans cette maison particulière les premiers éléments des lettres. M. Hérissant dit ailleurs que le père Hartzeim, auteur de la *Bibliotheca coloniensis*, qui parut à Cologne en 1747, in-folio, assure, d'après un passage de Henri Pantaléon dans sa *Prosopographia heroum atque illustrium virorum totius Germaniæ*, que Gonthier professa le grec à Paris, et qu'il avait même des appointements pour l'exercice de cet emploi dont l'époque précise est inconnue. Il paraît qu'il le remplissait encore en 1536, puisque Jacques Omphalius lui écrivait alors : *Multorum*

sermonibus usurpatur, unum te esse, qui Germanus romana civitate Galenum donaveris, romanam juventutem in Græcorum possessionem, avitamque laudem quotidie magna auditorum affluentia, atque admiratione, restituas.

Quelques savants reprochent à Gonthier d'avoir défiguré ses traductions par un grand nombre d'expressions barbares et par une dureté de style qui fait méconnaître le génie des originaux. Ce médecin convient lui-même qu'il n'a pas cherché à briller par les grâces de la diction ; mais il y a loin du défaut d'élégance à la rudesse. Au reste, quand il lui serait échappé quelques expressions dures, ces taches légères seraient effacées par les avantages qu'il a procurés, en faisant revivre la plupart des médecins dont il a donné des traductions. Melchior Adam et Paul Freher insinuent que Gonthier avait mis plusieurs Traités d'Hippocrate en latin. Mais soit qu'il ne les ait jamais fait imprimer, soit que ces traductions n'aient jamais existé, on n'en trouve aucun vestige dans ceux qui ont donné la liste des écrits de Gonthier. Comme ce médecin avait une sorte de prédilection pour les ouvrages de Galien, c'est principalement à eux qu'il s'est attaché dans les versions.

Galeni introductio seu medicus et de sectis, latine. Parisiis, 1528, in-8°. *Item, cum aliis Galeni interpretationibus. Basileæ*, 1537 et 1593, in-folio. *Item, græce et latine. cum definitionibus medicinalibus, interprete Joanne Philologo. Basileæ*, 1537, in-8°. — *Galenus de facultatum naturalium substantia ; quod animi mores, corporis temperaturam sequuntur ; de propriorum animi cujusque affectuum agnitione et remedio, latine. Parisiis*, 1528, in-8°. *Item, cum aliis Galeni versionibus. Parisiis*, 1534, in-folio. *Item, de facultatum naturalium substantia, cum Galeni de simplicibus medicamentis, Gerardo interprete. Parisiis*, 1547, in-12. — *Ejusdem de semine libri duo, latine. Parisiis*, 1528, in-8°. *Item, Parisiis*, 1533, in-8°. *Item, cum aliis Galeni interpretationibus. Basileæ*, 1537 et 1593, in-folio. — *Idem, de diebus decretoriis et morborum temporibus, latine. Parisiis*, 1529, in-8°. *Item, Lugduni*, 1553, in-12. *Item, cum aliis Galeni versionibus. Parisiis*, 1534, in-folio. *Basileæ*, 1537, 1593, in-folio. — *Idem, De atra bile et tumoribus præter naturam, latine. Parisiis*, 1529, in-8°.

Item, cum aliis Galeni versionibus. Parisiis, 1534, in-folio. — *Ejusdem de compositione medicamentorum libri septem, latine. Parisiis*, 1530, in-folio. *Item, cum aliis Galeni interpretationibus. Basileæ*, 1537 et 1593, in-folio. — *Ejusdem de anatomicis administrationibus libri novem, latine. Parisiis*, 1530, in-folio. *Item, cum aliis Galeni interpretationibus. Basileæ*, 1531, in-folio. *Lugduni*, 1551, in-12. Dans l'épitre qui sert de préface à ce Traité, Gonthier fait un éloge assez étendu de l'anatomie. — *Ejusdem de theriaca ad Pisonem liber, latine. Parisiis*, 1531, in-4°. *Item, cum aliis Galeni interpretationibus. Basileæ*, 1531, in-folio. *Parisiis*, 1534, in-folio. — *Ejusdem liber de plenitudine. Parisiis*, 1531, in-8°. *Item, cum Antonii Benivenii libro de abditis morborum causis. Parisiis*, 1528, in-folio. *Item, cum aliis Galeni interpretationibus. Basileæ*, 1531, in-folio, et *Parisiis*, 1534, in-fol. — *Ejusdem de antidotis libri duo, nunc primum latinitate donati, et de remediis. Parisiis*, 1533, in-folio. — *Ejusdem de Hippocratis et Platonis placitis: Opus eruditum et philosophis et medicis utilissimum, novem libris, quorum primus desideratur, comprehensum, nunc primum latinitate donatum. Parisiis*, 1534, in-folio. C'est le Traité de Galien que Gonthier estimait le plus. — *Ejusdem varia opera nunc recens edita, partim diligentissime recognita. Parisiis*, 1534, in-folio. — *Ejusdem de compositione medicamentorum secundum locos libri decem, opus nunc primum latinitate donatum, ac in lucem editum. Parisiis*, 1535, in-folio. *Item, cum aliis Galeni interpretationibus. Basileæ*, 1537 et 1593, in-fol. — *Ejusdem de ratione medendi ad Glauconem libri duo, græce et latine. Parisiis*, 1536, in-8°. Gonthier a fait imprimer à part la préface qu'il a mise à ce Traité de Galien. Il s'y plaint de ce qu'on abandonnait de son temps les principes de la médecine ancienne. C'est cette préface que Schenckius cite parmi les ouvrages de Gonthier sous ce titre: *Oratio de veteris medicinæ interitu.* — *Ejusdem opera diversa, latine jam primum in lucem edita: id est, de tremore prænoscendo; typis seu formis morborum; præstantissima medicorum secta; vulvæ confectione; formatione fœtus; ratione medendi per venæ sectionem; sanguinis missione ad Erasistratum;*

facultate purgantium medicamentorum, quos, et qualiter, et quando purgare necesse sit. Parisiis, 1536, in-folio. — *Idem de clementis ex Hippocratis sententia. Parisiis*, 1541, in-8°. *Item, cum aliis Galeni versionibus. Parisiis*, 1554, in-folio. — *De ratione victus privatorum Commentarius, de constitutione artis medicæ, de pulsibus.* Ce sont les Traités de l'édition de Galien donnée à Bâle en 1531, et qui n'ont point été cités jusqu'ici, ni imprimés à part. Ils sont insérés aussi dans celle qui a été donnée à Paris en 1534, in-folio. — *Commentaria in librum Hippocratis de natura humana, de tremore, palpitatione, convulsione et rigore.* Ce sont ceux de l'édition donnée aussi à Bâle en 1537 et 1593.

La prédilection que Gonthier avait pour les ouvrages de Galien ne l'a pas empêché de donner d'autres traductions d'anciens médecins.

Polybi de diæta salubri libellus, cum Antonii Benivenii libro de abditis nonnullis morborum causis. Parisiis, 1528, in fol. — *Ejusdem de victus salubris ratione privatorum. Argentinæ*, 1530, in-8°. *Francofurti*, 1554, in-8°. *Antverpiæ*, 1562, in-8°. A la tête des deux dernières éditions de cet ouvrage on trouve : *De conservanda valetudine opusculum scholæ salernitanæ.* — *Pauli Æginetæ opus de re medica. Parisiis*, 1532, in-folio. *Coloniæ*, 1534, in-folio. *Item, cum Guinterii commentario. Argentinæ*, 1542, in-fol. *Item, cum annotationibus. Lugduni*, 1551, 1563, 1589, in-8°. Les ouvrages de Paul languissaient depuis long-temps dans l'oubli, lorsque Gonthier entreprit de les traduire en latin. C'était pour donner aux étudiants des principes utiles sur la pratique d'un art qu'il faut avoir long-temps exercé dans les livres, avant que de se hasarder d'en faire l'application sur les hommes. Gonthier eut à vaincre dans cette traduction, comme dans toutes les autres, d'abord la négligence des copistes, à qui on a souvent reproché de substituer les délires de leur imagination aux pensées qu'ils ne comprenaient point; ensuite la sécheresse de la langue latine, où la plupart des termes, principalement ceux de chirurgie, étaient inconnus. Il n'a pas traduit cet auteur avec l'exactitude servile de ces hommes qui, ne sachant rien substituer d'eux-mêmes, font passer dans leurs traductions les fautes du texte. Il l'a traduit en maitre qui ne lui fait dire que ce qu'il a pensé, et supplée ce qu'il n'a pas dû omettre. Il a joint, dans la plupart des éditions, quelques commentaires qui expliquent la raison de ces changements, et éclaircissent ce que l'auteur n'avait fait qu'indiquer obscurément. Il marque aussi les endroits de Galien et d'Oribase dont Æginète fait usage.

Oribasii commentaria in aphorismos Hippocratis latine hactenus non visa, Guinterii industria velut e profundissimis tenebris eruta et nunc primum edita. Parisiis, 1553, in-8°. *Basileæ*, 1535, in-8°. *Patavii*, 1658, in-12. C'est sans fondement qu'il attribue ces commentaires à Oribase. — *Cælii Aureliani libri tres de acutis passionibus, emendati atque primum editi. Parisiis*, 1533, in-8°. — *Rhazæ, medici admirabilis, liber de pestilentia, ex Syrorum lingua in græcam primum, nunc in latinam conversus. Argentinæ*, 1549, in-8°, avec la première édition de l'ouvrage suivant. — *Alexandri Tralliani libri medicinales XII. Argentinæ*, 1549, in-8°. *Basileæ*, 1556, in-8°, *Lugduni*, 1560, in-12. *Item, cum aliis artis medicæ principibus. Parisiis*, 1567, in-fol. *Item, cum Joannis Molinæi annotationibus. Lugduni*, 1575, in-12. La première édition grecque d'Alexandre Trallien fut donnée par Du Chatel, évêque de Mâcon, sur un manuscrit de la Bibliothèque du Roi. Gonthier le traduisit sur cette édition, et substitua avec la plus grande sagacité ce qui avait échappé aux recherches du premier éditeur. — C'est de l'éloge historique de Jean Gonthier d'Andernac, composé par M. Louis-Antoine-Prosper Hérissant, alors étudiant en médecine dans l'Université de Paris, que j'ai extrait l'article que je viens de finir. Le discours de ce jeune auteur a remporté le prix proposé par la Faculté de médecine de Paris pour l'année 1765. Ce début a donné de grandes idées de ses talents, mais une mort inopinée l'a empêché de les produire. Il n'était encore que bachelier, lorsqu'il fut enlevé par la petite-vérole le 10 août 1768, dans la vingt-quatrième année de son âge.

Apr. J.-C. 1490. — FALLOPIO, ou plutôt FALOPPIA (Gabriel), médecin plus célèbre par les connaissances qu'il avait dans l'anatomie, que par celles qu'on remarque dans ses ouvrages de botanique et de chimie, était de Modène. Les auteurs ne conviennent pas de l'année de sa naissance. Tomassini la met en 1490; mais Castellan et d'autres après lui disent qu'il ne vint au monde qu'en 1523. Haller est de ce sentiment; il prétend même le prouver par le Traité des tumeurs de Fallopio, où il est dit que l'auteur n'avait que cinq ou six ans en 1528. Cette diversité d'opinions en a fait naître une autre sur la durée de la vie de ce médecin. Tout le monde convient qu'il mourut en 1563; mais Guilandini dit que ce fut avant l'âge de 40 ans; De Thou à l'âge de trente-neuf ou quarante. Haller pense de même, et reprend Douglas, qui en parle comme d'un septuagénaire, d'après Tomassini. Le témoignage de Guilandini, auteur contemporain, et la remarque de M. de Haller sont de grandes preuves; elles détruisent l'opinion de ceux qui prétendent que Fallopio a enseigné pendant vingt-quatre ans dans la seule Université de Padoue. Cela ne peut être si ce médecin est né en 1523; puisqu'étant mort en 1563, il aurait dû monter en chaire avant l'âge de seize ans, ce qu'il n'est pas même possible de soupçonner.

Fallopio était si passionné pour l'étude, qu'après avoir été le disciple d'Antoine Brassavola, de Jean-Baptiste Monti et de Luc Ghini, il quitta l'Italie pour aller dans d'autres pays profiter des leçons des professeurs les plus renommés. Les progrès qu'il y fit furent si rapides et si grands, que pendant que ceux de son âge ne marchaient encore qu'à tâtons dans le chemin de la science, il avait déjà pénétré par son étude dans les mystères les plus secrets de la nature. Il enseigna l'anatomie à Pise dès l'an 1548, et de là il se rendit à Padoue, où on lui confia le même emploi en 1551. Il y enseigna encore la botanique; mais il brilla moins dans cette partie que dans la première. Ses connaissances anatomiques firent non-seulement honneur à l'université de Padoue, où se rendait annuellement un nombre considérable d'écoliers pour profiter de ses instructions, mais elles procurèrent à Fallopio lui-même une réputation si universellement répandue, qu'il mérita d'être appelé l'Esculape de son siècle. Ce fut à Padoue qu'il finit sa brillante carrière, avant l'âge de quarante ans. Il fut enterré dans l'église de Saint-Antoine, où l'on grava ces vers sur son tombeau :

Fallopi hic Tumulo solus non conderis : una
Est pariter tecum nostra sepulta domus.

Mais aujourd'hui il n'en reste aucune trace. Comme on fit une porte à l'endroit de sa sépulture, on transporta ses os dans le tombeau de Melchior Guilandini, qui est dans le cloître du monastère. C'est ce Guilandini qui fut mis en esclavage par les Maures, et que Fallopio racheta de ses propres deniers.

Celui dont nous parlons ne fut pas seulement grand médecin : il se distingua encore dans la pratique de la chirurgie. Cet art était bien neuf de son temps, puisque l'amputation se faisait alors dans la partie gangrenée du membre, avec un fer rougi au feu, et que l'on consumait le reste des chairs altérées, par le même moyen. Au rapport de Thouerus, Fallopio exécuta l'opération de la taille. Ce fut lui qui conseilla de faire la ponction aux hydropiques vers les os des îles, et qui condamna la méthode des chirurgiens de son siècle, qui la pratiquaient près du nombril. C'est un vrai dommage que ce médecin n'ait rien publié lui-même sur la chirurgie : tout ce que nous avons de lui sur cette matière a été recueilli de ses leçons par ses disciples, qui ont fait imprimer leurs cahiers avec peu de ménagement. En général, nous aurions de plus grands éclaircissements sur les matières que Fallopio a traitées, s'il avait été lui-même l'éditeur de ses ouvrages; mais nous les devons presque tous à ces écoliers, qui tant bien que mal ont fait imprimer les cahiers qu'ils avaient écrits sous sa dictée, et qui n'étaient point assez corrigés pour être donnés au public.

Douglas a dépeint Fallopio dans sa Bibliothèque anatomique ; il le fait en peu de mots : *In docendo maxime methodicus, in medendo felicissimus, in secando expeditissimus.* Il était, dit-il, méthodique dans ses leçons, heureux dans ses cures, prompt dans ses dissections. A ce mérite, il joignit celui d'avoir éclairé l'anatomie par un travail assidu ; et quoiqu'on puisse faire remonter plus haut la plupart des découvertes dont il se fait gloire, il n'en est pas moins estimable par d'autres endroits. Fallopio s'est donné pour le premier qui ait aperçu les muscles pyramidaux; mais Galien et Jacques Dubois ou Sylvius en avaient fait mention avant lui. Il se vante aussi d'avoir résolu le premier l'embarrassante difficulté d'Oribase et de Galien sur le mouvement de la paupière supérieure, après que le muscle orbiculaire est coupé.

Il assure avoir découvert, en 1550, le muscle qui sert à relever cette partie. Galien s'était lui-même tiré de cette difficulté, comme il paraît par l'ouvrage *De locis male affectis*, qu'il commenta dans sa vieillesse, temps auquel son expérience le rendait encore plus respectable que son âge. D'ailleurs, on trouve dans Avicenne une description très-claire de ce muscle, et Realdus Columbus l'a décrit aussi fort exactement dans ses ouvrages anatomiques, imprimés en 1559. Fallopio fut bien à même de voir cette description dans les ouvrages de Columbus, puisqu'il ne fit imprimer ses observations qu'en 1561 ; mais peut-être n'y fit-il point d'attention. On est d'autant plus fondé à penser ainsi à son égard, que la modestie avec laquelle il laissa à Ingrassias tout l'honneur de la découverte de l'étrier, petit os de l'organe de l'ouïe, qu'il aperçut lui-même en 1548, fait preuve de sa façon d'agir envers les anatomistes, ses émules. On lui doit d'ailleurs de bonnes recherches sur les autres parties de cet organe; Haller le regarde même comme un de ceux qui ont répandu les premières lumières sur l'ostéologie et l'angiologie. Fallopio a eu pour cela toutes les facilités possibles ; car on remarque, comme une chose rare pour le temps auquel il a vécu, qu'il a disséqué jusqu'à sept cadavres par an, dans l'amphithéâtre de Padoue.

Ce médecin passe communément pour avoir découvert la partie de la matrice qu'il a nommée *tuba uteri*, et que nous appelons de son nom la *trompe de Fallopio*, à l'extrémité de laquelle il y a un large trou, et dont les bords sont pour ainsi dire déchirés et frangés. Il faut pourtant avouer qu'elle fut connue d'Erophile et de Rufus Ephésien, qui nous en ont laissé des descriptions fort exactes. Mais cela n'obscurcit point la gloire du grand homme dont nous parlons ; s'il n'a pas fait toutes les nouvelles découvertes qu'on lui attribue, il a rajeuni les anciennes qui étaient presque tombées dans l'oubli. Voici maintenant le catalogue de ses ouvrages :

Observationes anatomicæ in libros quinque digestæ. Venetiis, 1561, in-8°, par l'auteur. *Parisiis*, 1562, in-8°, avec les ouvrages de Columbus. *Coloniæ*, 1562, in-8°. *Helmstadii*, 1585, 1588, in-8°. C'est un des meilleurs traités du seizième siècle. Il a très bien corrigé les fautes qui étaient échappées à Vésale, ce restaurateur de l'anatomie ; mais comme il n'était point d'un caractère présomptueux, il propose ses découvertes avec modestie, et combat les erreurs des autres avec modération. Il eut toute sa vie un respect extrême pour Vésale, son maître, et il ne manqua jamais aux droits de l'amitié envers personne. — *Libelli duo, alter de ulceribus, alter de tumoribus præter naturam. Venetiis,* 1563, in-4°. *Erfurti,* 1577, in-4°, avec les augmentations de Bruno Seidelius. — *De thermalibus aquis libri septem. De metallis et fossibus lib. Venetiis,* 1564, in-4°, 1584 in-fol. avec d'autres ouvrages de Fallopio, dont André Marcolinus est l'éditeur. C'est une partie de ses leçons sur Dioscoride. Il y manque bien des choses pour que la matière soit traitée à fond, mais pouvait-on faire mieux dans l'état d'enfance où languissait encore la chimie? — *De morbo gallico tractatus. Venetiis,* 1564, in-4°. *Patavii,* 1564, in-4°, avec des notes marginales et des explications de la façon de Pierre - Ange Agathus. *Venetiis,* 1574, in-8°. L'ouvrage est assez bon; il vaudrait cependant mieux, si l'auteur n'eût pas toujours préféré l'usage du gayac à celui du mercure qu'il n'aimait pas. — *De simplicibus medicamentis purgantibus. Venetiis,* 1606, in-4°. C'est le commentaire sur le premier livre de Dioscoride, qu'il dicta dans les écoles de Ferrare. — *Opuscula varia. Patavii,* 1566. — *Expositio in librum Galeni de ossibus. Venetiis,* 1570, in-4°, par les soins de François Michini de S. Angèle, qui a orné cet ouvrage de quelques figures où sont représentées les veines du corps humain. — *De compositione medicamentorum. Venetiis,* 1570, in-4°, avec un opuscule sur les cautères. — *De parte medicinæ quæ chirurgia nuncupatur; nechon in librum Hippocratis de vulneribus capitis dilucidissima interpretatio. Venetiis,* 1571, in-4°. Il y traite de différentes opérations de chirurgie, et il en expose les indications et les contre-indications. Il a nié l'existence des contre-coups dans les os du crâne; et quoiqu'il lui soit arrivé d'observer une fente dans une autre partie que celle qui était blessée, il aima mieux supposer un double coup, que de se départir de sa première opinion. — *De humani corporis anatome Compendium. Venetiis,* 1571, in-8°. *Patavii,* 1585; in-8°. Cet ouvrage a paru dans la collection de ses œuvres, sous le titre d'*Institutiones ana-tomicæ.* — *Lectiones de partibus similaribus corporis humani. Noribergæ,* 1575, in-fol. On doit cette édition à Coiter. — *Opera genuina omnia, tam practica quam theorica, in tres tomos distributa. Venetiis,* 1584, 1596, 1606, in-folio. *Francofurti,* 1600, in-folio; et un supplément de 1606, qui fait le quatrième tome. Si l'édition de Francfort est plus volumineuse que celle de Venise, c'est qu'on l'a grossie de beaucoup de choses recueillies sous la dictée de l'auteur, mais qui n'étaient pas d'un style à soutenir la publicité de l'impression. — *Secreti racolti dal Falopia.* Venise, 1650, in-8°. Il suffit qu'un homme ait joui de quelque réputation, pour qu'on lui suppose la connaissance de différents secrets qu'on ne manque pas de publier sous son nom. Mais Fallopio était trop communicatif, pour rien receler de ce qui pouvait être utile à l'humanité.

Apr. J.-C. 1496. —TRINCAVELLI (Victor) vint au monde à Venise, en 1496. Il commença son cours de médecine à Padoue, de là il passa à Bologne, où il se distingua tellement entre ses condisciples, par son intelligence dans la langue grecque, et sa justesse à saisir le sens des auteurs qui ont écrit en cette langue, que les professeurs le consultaient sur l'explication des textes les plus obscurs. Ce qui lui mérita le nom d'*écolier grec.*

Après sept ans de séjour à Bologne, Trincavelli revint à Padoue pour y recevoir les honneurs du doctorat. De cette ville, il passa à Venise, et comme il ne tarda pas à être connu du côté des sciences; on le nomma à la chaire de philosophie que Sébastien Fuchreni venait d'abdiquer. Il partagea son temps entre les leçons publiques, l'étude et la pratique. Celle-ci lui avait déjà procuré beaucoup de réputation, lorsque le bien de l'état le fit sortir de Venise, pour voler au secours des habitants de l'île de Murano, qui en est voisine. Il s'y dévoua avec tant de zèle et de succès au service des malades qui l'attendaient comme leur libérateur, que son séjour dans cette île fut assez court, parce qu'il y ramena bientôt la santé et la joie. Venise le vit rentrer dans ses murs avec toute la satisfaction qu'on a de posséder un homme qu'on estime et qui mérite d'être considéré. Il se fit alors agréger au collège des médecins de cette ville; et comme sa réputation allait toujours en augmentant, il fut tellement recherché par toute l'Italie, qu'on assure que sa pratique lui valait annuellement au-delà de trois mille écus d'or. Ce gain, tout considérable qu'il était, ne l'empêcha pas d'obéir aux ordres du sénat de Venise qui le chargea, en 1551, de remplir la chaire que la mort de Jean-Baptiste Monti laissait vacante dans la Faculté de Padoue. A ne considérer que son avantage, cette place n'avait pas de quoi flatter Trincavelli; mais les devoirs de citoyen l'emportèrent chez lui sur les vues d'intérêt qui demandaient qu'il fût le maître de suivre son train de vie ordinaire. Il se rendit donc à Padoue, et se contenta d'un honoraire de 950 écus aux couronnes, que la munificence du sénat fit ensuite monter jusqu'à 1600.

Ce médecin se distingua à Padoue par son intelligence dans la langue grecque; il est le premier professeur de cette ville qui ait expliqué Hippocrate sur l'original même. Il enseigna depuis 1551 jusqu'en 1568 qu'il passa en Carniole, par ordre de la seigneurie de Venise, pour y traiter André Pegel, personnage attaché au service de la cour de Vienne. Il guérit heureusement son malade; mais comme il était déjà épuisé par l'étude et par l'âge, il s'aperçut d'une telle diminution de forces, à la suite de ce voyage, qu'il demanda la permission de retourner dans sa patrie, où il mourut de la fièvre pendant le cours de la même année 1568, à l'âge de soixante-douze ans. On a de lui plusieurs ouvrages qu'on a recueillis après sa mort en deux volumes in-folio, sous ce titre :

*Opera omnia, partim ex diversis editionibus in unum collecta, partim nunc primum in lucem emissa. Lugduni,*1586, 1592. *Venetiis,*1599.

Les éditions séparées, dont il est fait mention dans *Lipenius* et *Manget,* sont les suivantes :

Quæstiones tres de reactione juxta doctrinam Aristotelis et Averrhoïs. Patavii, 1556, in-8°. — *Quæstio de vena secanda in pleuritide et aliis viscerum internorum inflammationibus. Ibidem,* 1563, in-8°. — *An in morbi initio ante concoctionem purgare tunc solum liceat, cum materia turget. Ibidem,* 1567, in-8°. — *De usu et compositione medicamentorum libri quatuor. Venetiis,* 1571, in-4°. *Basileæ,* 1571, in-8°. — *Explanationes in Galeni libros de differentiis febrium. In priorem librum de arte curandi ad Glauconem. Tractatus*

de febre pestilenti. Venetiis, 1575, in-fol. — *Prælectiones de ratione curandi omnes corporis humani affectus, in duodecim libros distinctæ. Ibid.,* 1575, in-fol., par les soins de Bélisaire Gadaldini, médecin de Venise. — *Consilia medica, post editionem Venetam et Lugdunensem, accessione* 128 *consiliorum locupletata et per locos communes digesta. Basileæ,* 1587, in-fol., avec quelques-uns des ouvrages précédents. — *Controversiarum medicinalium practicarum libri quinque. Francofurti,* 1617, in-4°. — *De cognoscendis curandisque morbis tam externis quam internis, opus elaboratissimum. Basileæ,* 1607, 1629, in-8°. — *Commentarii in Galenum de compositione medicamentorum et in prognostica Hippocratis. Ulmæ,* 1676, in-4°, avec les observations de George-Jérôme Velschius.

Av. J.-C. 1491. — KETHAM (Jean de), Allemand, vécut dans le quinzième siècle, et jouit de quelque réputation sous le pontificat d'Alexandre VI qui fut élu le 11 août 1492. — Les auteurs qui parlent de lui le considèrent moins comme médecin que comme un de ces empyriques qui tranchaient du docteur, avant que l'art de guérir fût solidement et généralement établi, sur les sages maximes des Grecs. On a de lui un ouvrage dans lequel il a assez grossièrement traité de différentes matières, qu'il a relevées en y joignant les écrits d'autrui qui avaient le plus de vogue de son temps. — Voici le titre de cet ouvrage :

Fasciculus medicinæ, tractans de judiciis urinarum cum suis accidentiis: de phlebotomia, problemata de membris generationis, de matrice et testiculis, seu, de secretis mulierum, — de chirurgia, — de ægritudinibus particularibus, — de peste consilium Petri de Tussiquano, — anotomia Mundini, — Rhases de ægritudinibus puerorum. Venetiis, 1495, 1500, 1522, in-folio. On a ajouté à la dernière édition l'*Anatomie d'Achilini* et un livre : *De Venenis omnium mineralium.*

Après J.-C. 1492. — DUBOIS, ou SYLVIUS (Jacques), savant médecin du seizième siècle, se fit estimer par la facilité qu'il avait de parler de tout ce qui regarde sa profession et par les ouvrages qu'il donnait continuellement au public. Admirateur des anciens, il était autant attaché à leurs opinions qu'il aimait la lecture de leurs écrits. Il remit la doctrine d'Hippocrate en vigueur ; mais il soutint trop opiniâtrément les sentiments de Galien en fait d'anatomie, et prétendit les faire valoir malgré l'évidence des nouvelles découvertes qu'on avait publiées de son temps. André Vésale, qui s'attacha toute la vie à démontrer les erreurs anatomiques des anciens, ne manqua pas de censurer la conduite que tenait Sylvius pour les soutenir. — Notre médecin naquit à Louvilly, village du diocèse d'Amiens, dans une famille peu riche et chargée de beaucoup d'enfants. Heureusement pour lui, il avait un frère, nommé François, plus âgé que lui, qui s'était procuré par son travail et par son application un établissement honnête dans l'université de Paris, où il était principal du collége de Tournay. Ce François Dubois se distingua beaucoup par son habileté dans la grammaire et dans les belles-lettres ; on peut même dire qu'il contribua plus que personne à rétablir le bon usage du latin dans l'université de Paris.

François appela son frère Jacques auprès de lui dès qu'il fut en âge de profiter de ses leçons. Il l'instruisit avec autant d'attention que de zèle ; et quand il fut en état d'enseigner les autres, il le chargea de l'instruction d'une partie des écoliers de son collége. Cet exercice mit Jacques au fait des meilleurs auteurs tant latins que grecs; mais comme il comprit bientôt que ce travail ne le mènerait point à grand'chose, il prit la résolution d'étudier la médecine, et se mit à lire avec la plus sérieuse attention les ouvrages qui traitaient de cette science. Il s'appliqua surtout à l'anatomie, et fit un bon nombre de dissections de cadavres humains. René Moreau prétend que ce fut à l'école de Tagault qu'il puisa la meilleure partie des connaissances qu'il avait sur la structure de notre corps ; mais si cela est, il surpassa son maître, car il devint un des premiers anatomistes de son siècle, et fut celui qui le premier mit en ordre tous les muscles, marqua leurs usages et donna à la plupart les noms qu'ils portent encore aujourd'hui. Moreau ajoute que Sylvius étudia la matière médicale avec le plus grand soin, qu'il fit même différents voyages pour examiner les drogues dans les lieux où elles croissent; ces voyages ne furent cependant pas bien grands, car on ne voit pas qu'il

ait poussé ses recherches au-delà des médicaments les plus communs. — Quand Dubois se crut suffisamment instruit, il entreprit de faire des leçons de médecine aux autres, et s'engagea à expliquer le cours entier en deux ans. Sur ce pied, ce ne pouvait être qu'un abrégé assez court. Ce défaut n'empêcha cependant point les étudiants de se rendre en foule à son école et de se soumettre au paiement qu'il exigeait pour y être reçu. Mais cette école d'un maître sans titre donna de la jalousie à la faculté de Paris, qui trouva mauvais qu'une personne qui n'avait pris des grades dans aucune université fît des leçons de médecine dans une ville où il y avait un enseignement public. Les démarches que les docteurs de Paris firent pour arrêter la continuation de ces leçons obligèrent Dubois à aller à Montpellier pour y prendre des degrés en médecine. Il y arriva en 1529 et fut immatriculé le 21 novembre de cette année.

Voici ce qu'on trouve dans les registres de la faculté : *Vicesima prima novembris receptus est dominus magister Jacobus Sylvius, diœcesis Ambianensis, a quo recepi libras duas.* C'était le droit de la matricule. Sylvius avait alors cinquante-un ans. Cet âge et la réputation qu'il s'était acquise déterminèrent sans doute la faculté à lui abréger le temps d'étude et à le recevoir bachelier à la fin du même mois, ainsi que les registres en font foi : *Factus est baccalaureus dominus magister Jacobus Sylvius die penultima mensis novembris, præside aut patrono reverendo medicinæ doctore domino Joanne Schyronio.* — L'année suivante il fut promu au doctorat et ne tarda point à retourner à Paris. Mais comme, suivant les apparences, il fut encore inquiété par les médecins de cette ville, il se détermina à prendre le premier degré dans leur faculté. A cet effet, il se présenta pour être reçu au baccalauréat, ce qu'il obtint le 28 juin 1531, sous le décanat d'Hubert Cocquiel. Il n'alla pas plus loin, ainsi que le prouvent les registres de cette faculté. La considération qu'elle avait pour lui la porta cependant à lui témoigner publiquement toute l'estime qu'elle faisait de ses talents. Le 27 janvier 1535, les docteurs assemblés, il fut statué que ceux qui professaient la médecine hors des écoles pourraient la professer dans les écoles de l'université et recevoir l'honoraire de leurs leçons.

On ajoute que ce décret était fait pour Jean Fernel, qui enseignait dans le collége de Cornouaille, et pour Jacques Sylvius, bachelier de Paris et docteur de Montpellier, qui professait la médecine au collége de Tricquet, c'est-à-dire de Tréguier, suivant Astruc, que j'ai suivi dans cet article. Voici les termes de ce décret : *Die 27 mensis januarii anni 1535 magistro Tagaultio, facultatis decano, statutum fuit, congregatis doctoribus, ut qui extra scholas medicinæ profitebantur, possent deinceps legere in scholis et mercedem suorum laborum ibidem, ut et alibi, a scholasticis accipere. Hoc autem statutum est propter Joannem Fernel, qui legebat in collegio Cornuale, et Jacobum Sylvium, baccalaureum scholæ Parisiensis et doctorem Montispessulani, qui medicinam profitebatur in collegio Tricquet.*

La réputation que Sylvius acquit par ses leçons particulières lui mérita dans la suite l'honneur d'être nommé pour en faire de publiques. Vidus Vidius, célèbre médecin de Florence, que François Ier avait attiré en France pour enseigner la chirurgie, presque oubliée dans ce royaume, commençait à se dégoûter de la chaire que ce prince lui avait donnée dans le collége royal qu'il avait fondé. Comme il songeait d'ailleurs à retourner dans sa patrie, il prit la résolution d'exécuter son dessein et se retira chez lui en 1548. On ne tarda pas à chercher un sujet propre à remplir la place vacante ; le choix de Henri II tomba sur Sylvius ; mais ce médecin hésita si long-temps à se prêter à la nomination du roi, qu'il ne fut installé qu'en 1550. Il fit honneur à la chaire qu'on lui avait confiée et s'y distingua jusqu'à sa mort, qui arriva le 13 janvier 1655, dans la soixante-seizième année de son âge. Sylvius n'avait jamais été marié.

Ce médecin a beaucoup écrit, et quelque changement qui soit arrivé dans la théorie de son art, ses ouvrages sont encore utiles et méritent d'être lus. Avant d'en donner le catalogue, il est à propos de remarquer que René Moreau, docteur de la faculté de Paris, en a fait une collection assez exacte qui a été imprimée à Genève en 1635, en un volume in-folio, sous le titre d'*Opera medica, jam demum in sex partes digesta, castigata, et indicibus necessariis instructa.*

Voici les éditions particulières :

Methodus sex librorum Galeni de differentiis et causis morborum et symptomatum. De signis omnibus medicis, hoc est, salubribus, insalubribus et neutris. De sudore anglico. Parisiis, 1539, in-folio ; 1561, in-8°. *Venetiis*, 1554, 1561, in-8°. — *Methodus medicamenta componendi quatuor libris distributa. Lutetiæ Parisiorum*, 1541, in-8° ; 1544, in-folio. *Lugduni*, 1548, in-12 ; 1584, in-8°. — *De medicamentorum simplicium delectu libri tres. Parisiis*, 1542, in-8°. *Lugduni*, 1555 et 1584, in-8°. — *In Hippocratis elementa commentarius. Parisiis*, 1542, in-folio ; 1561, in-8°. *Venetiis*, 1543, in-8°. *Basileæ*, 1556, in-16. —*Joannis Mesuæ de re medica libri tres. Parisiis*, 1544, in-folio. — *Morborum internorum prope omnium curatio ex Galeno et Marco Gattinaria præsertim selecta. Venetiis*, 1548, 1555, 1572, in-8°. *Parisiis*, 1554, 1561, in-8°. *Tiguri*, 1555, in-8°. *Lugduni*, 1549, 1620, in-16. *Basileæ*, 1556, in-12. — *Ordo et ordinis ratio in legendis Hippocratis et Galeni libris. Parisiis*, 1549, in-folio ; 1561, in-8°. — *Vesani cujusdam calumniarum in Hippocratis Galenique rem anatomicam depulsio. Parisiis*, 1551, in-8°. *Venetiis*, 1555, in-8°. C'était Vésale qu'il avait en vue ; il le copie cependant jusque dans ses erreurs toutes les fois qu'il traite lui-même de l'anatomie.— *In Hippocratis et Galeni physiologiæ partem anatomicam Isagoge. Parisiis*, 1555, in-folio ; 1561 et 1587, in-8°. *Basileæ*, 1556 ; in-16. *Venetiis*, 1556, in-8°.— *De febribus commentarius ex Hippocrate et Galeno selectus. Venetiis*, 1555, in-8° *Lugduni*, 1560, in-8°. *Parisiis*, 1561, in-8°. On a joint à cette dernière édition un ouvrage intitulé : *Practica canonica Savonarolæ.* — *De mensibus mulierum et hominis generatione commentarius. Venetiis*, 1556, in-8°. *Basileæ*, 1556, in-8°. En français, de la traduction de Guillaume Christian, Paris, 1559, in-8°. — *De victus ratione facili et salubri pauperum scholasticorum. De parco ac duro victu. Adversus famem et victuum penuriam consilium. Parisiis*, 1557, in-16. — *De peste et febre pestilentiali libellus. Ibidem*, 1557, in-16. — *Commentarius in Galeni libellum de ossibus. Ibidem*, 1561, in-8°.

Il est difficile de justifier Sylvius de l'emportement avec lequel il a écrit contre Vésale et de passer sur les noms injurieux qu'il lui donne. Quelque zèle qu'il eût pour la défense de Galien, dont il croyait que Vésale avait tort de condamner la doctrine, il ne devait point se porter à des excès qu'on souffrait à peine dans les siècles les plus barbares. Mais s'il est blâmable en cela, il mérite du moins d'être loué d'avoir su se désabuser de la crédulité à l'astrologie, dont on était si infatué de son temps. A cet égard, il était au-dessus de son siècle.

Comme le mérite des grands hommes ne les met pas toujours à l'abri de la critique, on a reproché à Sylvius une avarice sordide, dont on a rapporté plusieurs exemples, où il paraît qu'il y a beaucoup d'exagération. Il est vrai que la pauvreté, dans laquelle il avait été élevé, l'avait accoutumé à une trop grande économie; mais on ne peut le blâmer d'avoir exigé un honoraire modique de ceux qui voulaient être admis à ses leçons particulières : ce fut pourtant ce qui donna lieu au distique qu'on répandit le jour de son enterrement :

Sylvius hic situs est, gratis qui nil dedit unquam ,
Mortuus, et gratis quod legis ista, dolet.

Ceux qui font des cours particuliers sont aujourd'hui à l'abri de pareilles censures ; ils tirent de leurs auditeurs un honoraire proportionné au mérite de leurs instructions, sans que le public s'avise d'y trouver à redire. — Un accident qui arriva à notre médecin dans sa dernière maladie a encore servi de prétexte à le blâmer. Henri Etienne, naturellement satirique, composa un dialogue intitulé : *Sylvius ocreatus*, et le publia sous le nom de Ludovicus Arrivabenus. Voici quel en fut le sujet. Dans le délire où ce *médecin tomba à* sa mort, il se fit mettre ses bottes; tous ceux qui allaient à pied, comme lui, en étaient alors pourvus, car on ne marchait pas autrement dans les rues de Paris, à cause de la boue. Henri Etienne releva ce trait d'imagination fondé sur l'habitude, et après avoir rapporté tous les contes qu'on faisait sur l'avarice de Sylvius, il finit par dire qu'il ne s'était fait botter en mourant que pour passer à gué le Styx au moyen de cette chaussure et épargner le tribut qu'il aurait fallu donner à Caron s'il était entré dans sa barque. C'est ainsi que de tout temps on a tourné en ridicule les actions les plus simples des hommes qui n'ont point

eu le bonheur de plaire à leurs contemporains.

Ap. J.-C. 1493. — PARACELSE (Philippe -Aurèle -Théophraste BOMBAST de HOHENHEIM) naquit en 1493 dans un petit bourg près de Zurich en Suisse, dont le nom Einsidlen signifie en allemand ermitage. C'est de là qu'Erasme de Roterdam prit le surnom d'Ermite qu'il donna à Paracelse. Le baron de Haller ne pense pas de même sur le lieu de la naissance de notre médecin ; il assure qu'il vint au monde au village de Gaiss dans le canton d'Appenzel et qu'il était de la famille de Hohiner, qui y subsiste encore.

Le père de Paracelse, connu sous le nom de Guillaume de Hohenheim, était, suivant l'opinion commune, fils naturel d'un grand-maître de l'ordre teutonique; on ajoute qu'il se rendit assez habile dans la médecine et qu'il exerça cet art dans la Carinthie, depuis l'an 1504 jusqu'en 1534, qui est celui de sa mort. Comme il s'était beaucoup appliqué à l'étude de la chimie, il inspira le même goût à son fils, qui cultiva ensuite cette science sous plusieurs maîtres, et d'abord sous Jean Trithème, abbé de Spanheim, homme d'une grande réputation dans cette partie au commencement du seizième siècle. Paracelse en apprit quelques secrets, mais il abandonna ce premier maître pour aller entendre Sigismond Fugger de Schwatz, chimiste fameux qui, par sa propre expérience et par le commerce continuel qu'il entretenait avec cette foule d'artistes dont il était entouré, passait pour le prodige de son temps. Paracelse parle non-seulement fort au long de tous les maîtres qu'il avait suivis, mais il fait encore le détail de ses voyages, et dit, avec cette emphase qui lui était naturelle, qu'il avait parcouru la France, l'Espagne, le Portugal, l'Angleterre, la Marche, la Prusse, la Pologne, la Lithuanie, la Hongrie, la Valachie, la Transylvanie, la Croatie, l'Illyrie et plusieurs autres pays ; il ajoute même que partout il s'était entretenu sur la médecine avec les docteurs, les chirurgiens, les baigneurs, les femmes, les magiciens, les alchimistes, les nobles et les paysans.— Ce fut par la longue énumération de ses travaux littéraires et le pompeux étalage des connaissances qu'il avait tirées de ses voyages que Paracelse chercha à se faire un nom dans le monde. Les circonstances étaient favorables ; l'étude de la chimie n'occupait que peu de personnes , elle croupissait d'ailleurs dans l'obscurité , et il se montra comme un homme qui voulait en relever le lustre. Il est vrai qu'il dut cet avantage à la fortune et au hasard autant qu'à son mérite ; mais ses voyages , son esprit vif , son application , ne laissèrent pas de lui donner d'abord une supériorité qu'il soutint par des apparences de magie. Tout ce qu'il fit de mieux , fut de s'appliquer en Hongrie à la connaissance des métaux et de se mettre au fait des secrets de la chimie métallique. Quant à la médecine , il la pratiqua à sa mode et d'une manière toute nouvelle. La méthode de Galien lui parut trop lente ; il mit en usage les médicaments les plus actifs , dans le dessein d'accélérer la cure des maladies, sans trop s'embarrasser s'il n'avançait point aussi la mort des malades. Il réussit mieux dans la chirurgie; car, au témoignage d'Oporin, qui fut son secrétaire pendant deux ans et qui d'ailleurs ne le flatte guère, il était très-expert pour la guérison des ulcères, même les plus désespérés.

Sa médecine, quoique toute extravagante à bien des égards, trouva des admirateurs; eh quel est l'homme qui n'en trouve pas? Il se vit bientôt dans une réputation dont il avait besoin pour raccommoder ses affaires, car les biens qui lui étaient venus de la naissance étaient fort médiocres ; mais les maladies vénériennes lui en procurèrent de considérables. — Ce fut des livres de Basile Valentin qu'il tira la doctrine des trois éléments. Il l'adopta ouvertement dans la suite ; il eut même l'effronterie de publier ce système sous son nom et d'établir le sel, le soufre et le mercure comme les trois principes dont on lui devait la découverte. Il faisait grand cas d'Hippocrate et de quelques anciens; mais il avait un souverain mépris pour les docteurs de l'école et singulièrement pour les Arabes. Le ton avec lequel il publia ses sentiments fit tant d'impression sur les habitants de Bâle que les magistrats de cette ville l'engagèrent à enseigner publiquement la médecine dans leur université et lui assignèrent de gros appointements. En 1527 et 1528 il fit des leçons tous les jours pendant deux heures , quelquefois en latin , mais plus fréquemment en allemand. Il expliqua ses propres ouvrages, et particulièrement les livres intitulés : *De composi-*

tionibus , de gradibus , de tartaro ; livres , dit Van Helmont , pleins de bagatelles et vides de choses. Gravement assis dans sa chaire, Paracelse fit brûler les œuvres de Galien et d'Avicenne à la première leçon. « Sachez , dit-il , médecins, que mon bonnet est plus savant » que vous ; ma barbe a plus d'expé- » rience que vos académies : Grecs , » Latins , Français , Italiens , je serai » votre roi. » Il apostrophe encore les médecins dans un de ses ouvrages, où il dit : « La nature entière viendra à » mon secours pour m'aider à noyer dans » le lac de Pilate (1) toute votre astro- » nomie et les éphémérides de vos sai- » gnées. Je veux que mes fourneaux » mettent en cendres Esculape , Avi- » cenne et Galien, et que tous les au- » teurs qui leur ressemblent soient con- » sumés jusqu'aux dernières particules » par un feu de réverbère. » Ailleurs il s'emporte d'une manière plus extravagante encore ; elle caractérise d'autant mieux le ridicule de sa façon de penser qu'il y fait parade du sot orgueil avec lequel il s'attribue la monarchie de la médecine. « Vous me suivrez et je » ne vous suivrai point. Vous me sui- » vrez, dis-je, vous Avicenne, vous » Galien, vous Rhazès, vous Monta- » gnana, vous Mésué. Ce ne sera pas » moi qui vous suivrai, mais vous me » suivrez, vous dis-je, messieurs de Pa- » ris, messieurs de Montpellier, vous » Suèves, vous Misniens, vous de Co- » logne, vous de Vienne, et tous autant » que vous êtes que le Danube et le » Rhin nourrissent, vous que les îles de » la mer enferment, vous aussi Italie, » vous Dalmatie, vous Athènes, toi » Grec, toi Arabe, toi Juif. Je serai » le monarque, la monarchie m'appar- » tiendra...... » Je laisse le reste, où il y a pour le moins autant d'impertinences. Je remarquerai seulement que ce qui avait si fort échauffé Paracelse, c'est que certains médecins l'avaient appelé Cacophrastus par dérision, au lieu de Théophrastus, qui était celui de ses noms qui lui plaisait le plus. Qui aurait jamais attendu d'un Suisse une pareille rodomontade ?

Mais si Paracelse s'élevait si haut, ses sectateurs ont encore plus outré les louanges qu'ils lui ont données. Crollius

____

(1) Le mont Pilate est situé en Suisse, dans le canton de Lucerne; il y avait un lac au haut d'un de ses sommets.

a dit que, depuis le temps de Noé jusqu'au sien, *il ne s'était trouvé personne qui eût égalé cet auteur ou qui en eût approché, qu'il était le vrai monarque de la médecine*, etc. Quoique cet éloge soit on ne peut pas plus exagéré, il correspond assez à la réputation que Paracelse s'était d'abord attirée à Bâle ; car il fut accueilli par une foule d'auditeurs dans l'école qu'il avait ouverte dans cette ville. Mais il n'eut pas lieu de se glorifier long-temps de ses succès ; il se vit bientôt seul dans son école : son auditoire l'abandonna, parce que personne ne pouvait entendre son jargon. La désertion de ses disciples l'obligea à quitter sa chaire. Le langage qu'il y avait tenu était un mélange d'allemand et de mots barbares et inintelligibles. Il ne voulait point de latin, qu'il regardait comme indigne d'un philosophe ; selon lui, c'était en allemand qu'on devait prononcer les oracles de la chimie médicinale ; aussi fut-il le premier qui ait enseigné la médecine en cette langue. — Pendant son séjour à Bâle, Paracelse traita Jean Frobenius, savant homme et célèbre imprimeur de cette ville, qui était fort tourmenté de la goutte au talon du pied droit. Il vint à bout de le guérir. Il fit passer le mal du talon aux orteils, en sorte que Frobenius ne put jamais les fléchir, quoiqu'il n'y sentît pas de douleur et qu'il se portât bien ; mais comme cet imprimeur mourut d'apoplexie au mois de novembre 1527, c'est-à-dire peu de temps après avoir été délivré de la goutte, on ne manqua pas d'attribuer sa mort aux fortes doses de laudanum dont il avait fait usage par le conseil de son médecin, qui employait fréquemment cette drogue. Cependant cette cure fit du bruit dans les premiers jours de la guérison de Frobenius, et Paracelse, tout glorieux de ce succès apparent, écrivit à Erasme, qui souffrait de la gravelle depuis long-temps, pour lui offrir son secours. Le lecteur ne sera pas fâché de trouver ici la lettre de l'un et la réponse de l'autre ; elles lui donneront un échantillon du style de Paracelse, ainsi qu'une preuve de la façon de penser d'Erasme sur le compte de ce médecin.

« Theologorum patrono eximio D. Erasmo Roterodamo doctissimo, suoque optimo, Theophrastus Paracelsus.

» Quæ mihi sagax musa et aistoos tribuet medica : candide apud me clamant : similium judiciorum manifestus sum auctor : regio hepatis pharmacii non indiget, nec aliæ duæ species indigent lavativis. Medicamen est magistrale, arcanum potius ex re confortativa et melleis abstersivis, id est, consolidativis. In defectum hepatis essentia est secunda, quæ de pinguedine renum, medicamina regalia sunt peritæ laudis. Scio corpusculum mesuaticas tuum non posse sufferre coloquintidas, nec aliud turbidatum, seu minimum de pharmaco. Scio me aptiorem et in arte mea peritiorem, et scio quæ corpusculo tuo valeant in vitam longam, quietam et sanam, non indiges vacuationibus. Tertius morbus est (ut apertius loquar) quædam materia, seu ulcerata putrefactio, seu natum phlegma, vel accidentale colligatum, vel si fæx urinæ, vel tartarum vasis, vel mucilago de reliquis ex spermate, vel si humor nutriens viscosus, vel bituminosus ; pinguedo resoluta, vel quicquid hujusmodi fit, quando de potentia salis (in quo coagulandi vis) coagulabitur, quemadmodum in silice, in berillo potius : similis hæc est generatio. Hæc non in te nata perspexi. Sed quicquid judicavi, de minera frusticulata marmorea existente in renibus ipsis, judicium feci, sub nomine rerum coagulatarum.

» Si, optime Erasme, mea praxis specifica tuæ excellentiæ placuerit, curo ego ut habeas medicum et medicinam. Vale.

» THEOPHRASTUS. »

Voici la réponse d'Erasme :

« Rei medicæ peritissimo doctori Theophrasto Eremitæ, Erasmus Roterodamus S.

» Non est absurdum medico, per quem Deus nobis suppeditat salutem corporis, animæ perpetuam optare salutem. Demiror unde me tam penitus noris semel dumtaxat visum. Ænigmata tua, non ex arte medica, quam nunquam didici, sed ex misero sensu verissima esse agnosco. In regione hepatis jam olim sensi dolores, nec divinare potui quis esset mali fons. Renum pinguedines ante plures annos in lotio conspexi. Tertium quid sit non satis intelligo, tamen videtur esse probabile mihi id molestare, ut dixi. Hisce diebus aliquot nec medicari vacat, nec ægrotare, nec mori, tot studiorum la-

» boribus obruor. Si quid tamen est,
» quod citra solutionem corporis potest
» mihi lenire malum, rogo ut commu-
» nices ; quod si distraheris, paucissimis
» verbis ea quæ plusquam laconice no-
» tasti fusius explices, aliaque præscri-
» bas remedia quæ, dum vacabit, queam
» sumere. Non possum polliceri præ-
» mium arti tuæ studioque par., certe
» gratum animum polliceor. Frobenium
» ab ipseris revocasti, hoc est, dimi-
» dium mei ; si me quoque restitueris,
» in singulis utrumque restitues. Utinam
» sit ea fortuna, quæ te Basileæ remo-
» retur. Hæc ex tempore scripta ve-
» reor, ut possis legere. Bene vale.

» Erasmus Roterodamus
» Suapte manu. »

Ces lettres ne sont pas datées; mais ces
mots de la réponse : Vous avez rappelé
du tombeau Frobenius, c'est-à-dire la
moitié de moi-même, font voir que cet
ami du célèbre Erasme vivait encore
quand celui-ci écrivait, et la suite
prouve que Paracelse était encore à
Bâle. Au reste, Erasme n'eut pas le
soulagement qu'il attendait : son mal
empira au lieu de diminuer, ainsi qu'il
paraît de quelques-unes de ses lettres.
Paracelse ne fit pas un long séjour à
Bâle après la mort de Frobenius, car on
sait qu'il sortit de cette ville au mois de
juillet 1528. Il date de Colmar, du 8 de
ce mois, la dédicace du troisième livre
de sa grande chirurgie qu'il adresse à
un échevin de la même ville. On dit que
ce fut le dépit qui le porta à quitter
Bâle. Il avait fait assigner un chanoine
nommé Lichtenfels, pour l'avoir guéri
d'un mal d'estomac avec trois pilules de
laudanum; mais les juges, considérant
moins l'excellence du remède que sa petite quantité et le peu de peine que cette
cure avait coûté au médecin, ne lui ad-
jugèrent qu'une gratification fort modique, au lieu de la somme de cent florins,
dont il était convenu auparavant avec
son malade. Théodore Zwinger, qui
rapporte ce fait, ajoute que Paracelse
fut tellement piqué de ce que les juges
avaient voulu taxer son industrie, qu'il
s'emporta contre eux et qu'il se retira
brusquement de la ville de Bâle. Ce fut
à cette époque que Jean Oporin abandonna sa femme pour suivre Paracelse
en Alsace ; il demeura auprès de lui
pendant deux ans en qualité de secrétaire, dans l'espérance de se mettre au
fait de la médecine, que ce nouveau

maître s'était engagé à lui enseigner en
six mois d'étude.

Les mœurs de Paracelse étaient aussi
dérangées que son esprit était inconsé-
quent. Jusqu'à l'âge de vingt-cinq ans il
ne but que de l'eau; mais il se prit alors
de tant de passion pour le vin, et il en
but avec tant d'excès, qu'il fut presque
toujours ivre. Il ne vécut qu'avec des
porte-faix, et ne quittait ordinairement
leur compagnie qu'après avoir passé la
meilleure partie de la nuit à boire.
Quand il avait dormi quelques heures,
il se levait en furie, et la tête pleine des
vapeurs du vin, il prenait son épée et
poussait des bottes contre la muraille.
Agité comme un frénétique, tout ce qui
se présentait à lui devenait l'objet de sa
fureur, et Oporin crut cent fois voir le
moment où il allait être percé. Après que
Paracelse avait éveillé tout le voisinage
par ses fougues, plus calme et plus
tranquille il dictait à son secrétaire
quelques chapitres de ses ouvrages.
Tant de folies et de déréglements n'arrêtèrent cependant point le cours de sa
réputation ; comme il fut l'un des premiers qui introduisirent l'usage de l'o-
pium en Allemagne, les succès qu'il obtint de ce médicament le firent beaucoup considérer. Ses ouvrages ont aussi
contribué à lui faire des partisans. Tout
ce qu'il a écrit n'a pas été publié, car il
se trouve plusieurs traités de sa façon
qui sont demeurés en manuscrit dans
les cabinets des curieux. Mais le recueil
de ses ouvrages imprimés n'est déjà
que trop volumineux, ainsi qu'il paraît
des éditions suivantes : *Operum medi-
co-chymicorum, sive Paradoxorum
tomi duodecim. Basileæ*, 1589, in-4.
Francofurti, 1609, 4 volumes in-4.
*Opera omnia medico-chymico-chirur-
gica. Genevæ*, 1552-1658, 3 volumes
in-fol. En allemand, Strasbourg, 1607,
10 tomes in-4º, et 1616, in-fol. On a
publié séparément différents traités de
la composition de Paracelse, dont nous
épargnons au lecteur la longue énumération, pour nous borner à sa chirurgie,
qui a vu le jour en plusieurs langues.
Elle fut imprimée en allemand, à Ulm,
en 1536, in-fol.; à Erfurt, en 1549, in-4º;
à Strasbourg, en 1566, in-fol. En latin,
sous ce titre : *Chirurgia magna ex versione Josquini Dalhemii. Argentorati*,
1573, in-fol. Les éditions françaises sont
intitulées : *La Grande chirurgie de
Philippe-Auréole-Théophraste Paracelse*, traduite en français sur le latin

de Josquin d'Alhem, par Claude Dariot. Lyon, 1593, in-4°. Montbéliard, 1608, in-8°. Tout ce que Paracelse a fait roule sur des matières philosophiques et médicinales ; mais la lecture en est rebutante, parce que le peu de bon qui s'y trouve est absorbé par le mauvais qu'on y rencontre à tout instant. Le style de cet auteur est d'ailleurs d'une obscurité impénétrable ; on ne trouve même dans ce qu'il a écrit ni méthode, ni jugement. Ses idées sont celles d'un visionnaire et d'un esprit faux, digne d'être mis en parallèle avec les effrontés qui montent sur des tréteaux et qui se font un revenu de leur babil et de leur impudence. Aussi se vantait-il de prolonger la vie à son gré par les vertus de son élixir ; il en démentit cependant lui-même la merveilleuse propriété, car il tomba malade dans une auberge à Saltzbourg, et, après quelques jours de fièvre, il y mourut le 24 de septembre 1541, âgé seulement de 48 ans. Il fut enterré dans l'hôpital de Saint-Sébastien, auquel il avait donné tout son bien qui n'était pas considérable. Voici l'épitaphe qu'on mit sur son tombeau :

CONDITUR HIC PHILIPPUS THEOPHRASTUS
INSIGNIS MEDICINÆ LOCTOR
QUI DIRA ILLA VULNERA,
LEPRAM, PODAGRAM, HYDROPISIM,
ALIAQUE INSANABILIA CORPORIS CONTAGIA,
MIRIFICA ARTE SUSTULIT,
AC BONA SUA IN PAUPERES DISTRIBUENDA,
COLLOCANDAQUE HONORAVIT.
ANNO 1541, DIE 24 SEPTEMBRIS
VITAM CUM MORTE COMMUTAVIT.
AUREA PAX VIVIS, REQUIES ÆTERNA
SEPULTIS.

Boerhaave, dans sa chimie, et le docteur Shaw, dans ses notes, font les remarques suivantes sur Paracelse, qu'on peut appeler un homme extraordinaire à plus juste titre que grand. C'est du discours historique qui est à la tête du Dictionnaire universel de Médecine que j'ai tiré ce que je vais dire. — Dans l'état où était la médecine du temps de Paracelse, il n'est pas étonnant qu'il ait passé pour un excellent médecin et un habile chirurgien. Le langage de cette science était un composé aussi ridicule que barbare de latin, de grec et d'arabe ; et Galien commandait aussi despotiquement dans les écoles de médecine qu'Aristote sur les bancs de la philosophie. La théorie était fondée sur les qualités, leurs degrés, leurs tempéraments, et

toute la pratique se bornait à saigner, purger, faire vomir et donner des clystères. La pathologie qui conduisait à une telle pratique n'avait que des principes erronés ; mais, tel que fût son état du temps de Paracelse, il mit encore cette partie de la médecine dans une position plus mauvaise, car il rappela la vieille empirique par le peu d'attention qu'il donna à l'histoire des maladies et à l'étude des signes qui en forment le caractère. — Il dut une partie de sa réputation à la connaissance qu'il avait de l'efficacité du mercure dans les maladies vénériennes, qui commencèrent alors à infecter l'Europe et à s'y répandre, connaissance qu'il tenait vraisemblablement de Jacques Carpus, grand anatomiste et chirurgien de Bologne, le seul qui sût guérir la vérole en procurant la salivation à ceux qui en étaient attaqués et en mettant en usage les frictions mercurielles.

La plupart des écrits qui portent le nom de Paracelse ont bien l'air d'être supposés ; en effet, ils sont en si grand nombre et d'un caractère si différent entre eux, qu'il est presque impossible qu'ils soient sortis de la même main. On pourrait conjecturer que les disciples de ce médecin ne trouvèrent pas d'autres moyens de mettre leurs productions à l'abri de la critique, qu'en les publiant sous le nom de leur maître. Cependant, outre les livres *De compositionibus, de gradibus, de tartaro*, qu'il expliqua publiquement, il y en a quelques autres qu'on peut regarder comme originaux. Tel est celui de la peste, celui des minéraux, le traité *De longa vita*, et l'*Archidoxa medicinæ* que Bodenstein mit au jour du vivant de Paracelse ou très-peu de temps après sa mort. — Cet ouvrage est appelé *Archidoxa medicinæ*, parce qu'il contient les maximes principales de cet art. Il y en eut d'abord neuf livres publiés, mais l'auteur, entiché de la monarchie qu'il voulait s'attribuer dans la médecine, parle ainsi dans ses prolégomènes : « J'avais résolu de donner les » dix livres de l'*Archidoxa* ; j'en ai ce- » pendant réservé le dixième dans ma » tête ; c'est un trésor que les hommes » ne sont pas dignes de posséder, et il » n'en sortira que quand vous aurez tous » abjuré Aristote, Avicenne, Galien, et » promis une soumission parfaite au seul » Paracelse. » Ce dernier livre parut enfin ; je ne dirai point par quel moyen, mais j'avouerai que c'est une pièce bien extraordinaire. Qu'elle soit de Paracelse ou non , c'est ce qu'on n'oserait assurer; mais on ne peut se dispenser de dire à sa louange, qu'elle contient la plupart des découvertes dont les chimistes, qui lui succédèrent immédiatement, se sont fait honneur. Il faut encore mettre au nombre des ouvrages de Paracelse les livres *De arte rerum naturalium*. Tous les autres peuvent être regardés comme supposés, mais particulièrement les ouvrages théologiques.

Ce médecin a transmis dans ses écrits l'air important qu'on remarquait dans toutes ses actions. Les promesses ne lui coûtaient rien; mais elles étaient pour l'ordinaire moins magnifiques encore que le fondement n'en était léger. L'impudence avec laquelle il s'engageait à faire vivre, par le moyen de son élixir, un homme aussi long-temps que Mathusalem, est un exemple de cette suffisance outrée qu'on lui a reprochée. Peut-on rien imaginer de plus ridicule que Paracelse délibérant avec lui-même jusqu'où il était à propos qu'il prolongeât sa vie? Ces extravagances sont d'un homme qui s'en rapportait à son imagination plus volontiers qu'à l'expérience. Et comment concevoir que celui qui se vantait de posséder le secret de prolonger la vie à discrétion, se soit laissé mourir à la fleur de son âge? Paracelse était encore charlatan par rapport à ce qu'il savait, et il ne parlait point de ses connaissances réelles avec le ton décent qui convient à un médecin.

Tous les chimistes de son temps, et beaucoup de ceux qui l'ont suivi, se sont accordés, je ne sais pourquoi, à le croire professeur d'un remède universel, et Paracelse s'en est fait honneur le premier. Il jure sur son âme et il prend tout le ciel à témoin qu'il n'y a point de maladie, quelle qu'elle soit, qu'il ne puisse guérir avec une seule et même préparation métallique. Mais l'homme qui a le mieux connu Paracelse, Van Helmont, n'en croit rien ; et quoiqu'il soit presque continuellement occupé de l'éloge de cet auteur, il nous avertit que ses ouvrages sont parsemés de mensonges. Au reste, quand Paracelse aurait pour lui un plus grand nombre de témoins, ils seraient tous démentis par sa fin. Sa mort prématurée détruit toutes ses prétentions à un remède universel. — Disons pourtant à sa gloire qu'il exerça très-bien la chirurgie et qu'il opéra avec beaucoup de succès; qu'il connut la pratique de la

médecine aussi bien qu'aucun de ses contemporains; qu'il fut le seul de son temps qui eût le secret de préparer les métaux de façon à les rendre utiles à la médecine; que l'opium fut son remède particulier et qu'avec lui il fit quelques cures merveilleuses; enfin, qu'il fut peut-être l'unique , avec Carpus, qui connût bien les propriétés du mercure. Quant à la pierre philosophale, nous n'avons pas de preuves qu'il en ait possédé le secret, et nous en avons de très-fortes qu'il ne le possédait pas.

Voilà ce qu'on a dit de Paracelse. Ceux qui auront la patience de parcourir les ouvrages qu'il nous a laissés, s'apercevront aisément qu'il avait l'imagination vive, mais déréglée, et la tête pleine d'idées creuses et chimériques. Tel était le caractère de son esprit, qu'il serait étonnant qu'il n'eût pas donné dans toutes les rêveries de l'astronomie, de la géomancie, de la chiromancie et de la cabale; arts, dont l'ignorance du seizième siècle entretenait la vogue. Entre les absurdités qu'on remarque dans ses ouvrages, on trouve quelques bonnes choses qui ont servi au progrès de la médecine. On ne peut d'abord disconvenir qu'il n'ait attaqué avec succès les qualités premières, le chaud, le sec, le froid et l'humide ; ce fut lui qui commença à détromper les médecins et à leur ouvrir les yeux sur le faux d'un système qu'on suivait depuis le temps de Galien. Il osa le premier traiter la philosophie d'Aristote de fondement de bois, et l'on peut dire qu'en découvrant le peu de solidité de cette base, il donna lieu à ses successeurs d'en poser une plus solide. Son opinion touchant les semences, qu'il suppose avoir toutes existé dès le commencement, a été adoptée par d'habiles gens qui n'ont que le mérite de l'avoir exposée d'une manière plus vraisemblable. Ce qu'il a avancé sur les principes chimiques, le sel, le soufre et le mercure, a ses usages dans la physique et dans la médecine. On ne peut disconvenir, d'un autre côté, qu'il n'eût une grande connaissance de la matière médicale, et qu'il n'eût beaucoup travaillé sur les végétaux, sur les animaux et sur les minéraux. Il avait fait un grand nombre d'expériences; mais il eut la vanité de cacher les découvertes auxquelles elles l'avaient conduit. C'est de quoi se plaignait Gontier d'Andernach. J'avoue, dit-il, que Théophraste Paracelse est un très-habile chimiste et

qu'il a mis dans ses ouvrages d'excellentes choses; mais il est fâcheux qu'il y
ait mêlé un grand nombre de frivoles
et de fausses, sans compter qu'il a répandu une si grande obscurité sur les
meilleures, qu'il n'y a personne qui puisse
les entendre et en profiter. Il serait à
souhaiter que Galien eût été moins diffus
et plus exact, et Paracelse moins obscur
et plus sincère; mais chacun a ses bonnes qualités et ses vices; il faut profiter
du bon et laisser le mauvais.

On peut dire de Paracelse ce qu'on a
dit de Postel, que c'était l'assemblage
de très-grandes qualités réunies aux vices les plus odieux, c'est-à-dire, que
Paracelse n'était pas sans mérite; mais
ce qu'il a valu, n'a pu lui faire trouver
grâce auprès du chancelier Bacon qui le
traite avec beaucoup de sévérité. Les
chimistes, dit-il, ont à leur tête une
espèce de monstre; c'est Paracelse. Singe
d'Épicure dans sa météorologie, il nous
donne comme des oracles ce que l'autre
ne propose que comme une opinion. Le
destin règle tout dans Épicure; mais
plus aveugle que le destin, plus capri-
cieux que le hasard, Paracelse ne s'en
rapporte qu'à lui-même. Plus une chose
est absurde, et plus il est prompt à l'assurer; quelles rêveries que ses ressem-
blances, correspondances et parallèles!
Quelle fureur d'établir des rapports entre
des choses qui n'en eurent jamais! Ses
principes sont, à la vérité, fondés dans
la nature; on en peut tirer quelque avantage; mais il se tourmente sans fin pour
y rapporter tout. Son adresse à se tromper lui-même est prodigieuse. Ce n'est
cependant pas encore ce qu'on peut lui
reprocher de pis. Que dirai-je de la manie
avec laquelle ce sacrilège imposteur a
souillé les choses divines en les associant
aux choses naturelles, a confondu le sacré et le profane, les fables et les hérésies, la raison et la religion; sans cesse
occupé, je ne dis pas à éclipser la lumière
de la nature, comme les anciens sophistes, mais à l'étouffer entièrement? Les
sophistes abandonnèrent l'expérience,
Paracelse la fit mentir; non content de
ne pas entendre sa voix, il en imagina
des réponses, et par les faussetés qu'il
lui a fait débiter, peu s'en fallut qu'il ne
dégoûtât les amateurs de la vérité de la
consulter après lui. Il se fit encore un
devoir d'exalter à tout propos les préventions aussi absurdes qu'imposantes de la
magie; il appuya de toute sa force les
promesses extravagantes des sorciers.

Les erreurs scellées de son autorité ont
trouvé de l'accès dans les esprits qu'il
avait fascinés par son babil, en sorte que
l'on peut dire qu'il a été le ministre de
l'imposture qu'il avait créée. Ses disciples, enthousiastes comme lui, embrassèrent les opinions de leur maître sur la
promesse, qu'il ne leur tint jamais, de
leur en donner des preuves; aussi n'eu-
rent-ils pour les défendre que cette suffisance impertinente de Paracelse, sur laquelle ils les avaient adoptées. Ils lièrent
leurs dogmes le plus étroitement qu'ils
purent avec la religion, dont ils em-
pruntèrent la supériorité, la pompe et
les mystères; ressources ordinaires des
ignorants et des fourbes. Si les Paracel-
sistes s'accordèrent tous dans les promesses qu'ils firent au monde, c'est qu'ils
étaient unis ensemble par un même esprit de mensonge qui les dominait. Cependant en errant en aveugles à travers
les dédales de l'expérience, ils tombèrent
quelquefois sur des découvertes utiles.
Ils cherchaient en tâtonnant (car la raison n'avait aucune part dans leurs opérations), et le hasard leur mit sous la
main des choses précieuses. Ils ne s'en
tinrent pas là; tout couverts de la cendre
et de la fumée de leurs laboratoires, ils
se mirent à former des théories. Ils tentèrent d'élever sur leurs fourneaux un
système de philosophie; ils s'imaginèrent
que quelques expériences de distillations
leur suffisaient pour cet édifice immense;
ils crurent que des opérations et des
mélanges, la plupart du temps impossi-
bles, étaient les seuls matériaux dont ils
avaient besoin, plus imbéciles que des
enfants qui s'amusent à construire des
châteaux de cartes. Ainsi pensait le chancelier Bacon; comme il pensait en philosophe, il parla juste.

Cette critique paraîtra peut-être outrée; mais un compatriote de Paracelse,
M. George Zimmermann, docteur en
médecine, ne traite pas mieux notre auteur, page 124 du premier volume de
son ouvrage *sur l'expérience*, édition
française de 1774. Quoique le traducteur
n'y ait point présenté le portrait de Paracelse avec tous les traits de l'original,
il en a dit assez pour faire connaître la
manière de penser de M. Zimmermann
sur le compte de son compatriote. « Pa-
» racelse, Suisse, du canton d'Apenzel,
» grand chimiste, chirurgien, astrologue,
» osa bâtir un système de médecine tout
» nouveau sur les ruines des anciens. Il
» brûla publiquement, à Bâle, du haut

» de sa chaire, les ouvrages de Galien et
» d'Avicenne. Il dit, dans son premier
» livre de la peste, qu'on ne trouve rien
» chez les anciens qui nous soit d'un
» véritable secours, parce qu'ils igno-
» raient la cabale et la magie; et que
» conséquemment ils ne pouvaient con-
» naître même l'origine des maladies. Il
» ne rougit pas de dire que Galien lui
» avait écrit des enfers, et que lui, avait
» disputé contre Avicenne, dans les par-
» vis des séjours ténébreux. Il avait l'i-
» magination si déréglée, et le cerveau
» si disposé aux rêveries les plus gros-
» sières qu'il adopta tous les contes de
» sorcellerie, de la cabale, et toutes
» les folies de l'astrologie, de la géoman-
» cie, de la chiromancie, et qu'il assura
» même à ses disciples qu'il consultait le
» diable quand Dieu ne voulait pas
» l'aider.

» Paracelse se vantait de savoir guérir
» les maladies incurables, avec certains
» mots ou caractères, dont il élevait la
» vertu au-dessus de toutes les forces de
» la nature; il osa même avancer que, par
» le moyen de la chimie, il produirait
» un enfant vrai et vivant qui, à la gros-
» seur près, ressemblerait dans toutes ses
» parties aux enfants ordinaires. Malgré
» ces rêveries, ce misérable soutenait
» qu'il n'avait jamais étudié la nature
» que dans la nature même et non dans
» les livres. Du reste, il vivait comme
» un animal immonde, et trouvait son
» plus grand plaisir dans la conversation
» des gens les plus dissolus et les plus
» vils. Le langage qui n'a été donné aux
» hommes que pour se faire entendre,
» est toujours dans Paracelse un verbiage
» incompréhensible. Ses écrits se sentent
» tous de l'ivresse dans laquelle il était
» continuellement avec tous ses amis
» ivrognes comme lui. Le ton mystérieux
» avec lequel il écrit, semblait cacher
» aux idiots les vérités les plus impor-
» tantes. Personne ne pouvait, selon lui,
» le réfuter; en effet, personne ne le
» comprenait.

» Avec ces qualités, Paracelse Bom-
» baste s'était emparé de la monarchie en
» médecine; et il tient encore le premier
» rang parmi les ignorants entêtés de
» l'alchimie. Voici comme il parle dans
» la préface de son livre intitulé *Para-
» granum :* C'est à vous à vous ranger
» derrière moi, Avicenne, Galien, Rha-
» zès, Mésué, Montagnana; derrière moi,
» docteurs de Paris, de Montpellier, de
» Souabe, de Cologne, de Misnie, de

» Vienne. Vous îles de la mer, toi Italie,
» toi Athènes, toi Grec, toi Arabe, toi
» Israélite, derrière moi; la monarchie
» est à moi. Il était toujours misérable
» avec son art de faire de l'or ; son re-
» mède universel et infaillible dans toutes
» les maladies n'a jamais pu le guérir de
» la goutte, de sa toux, et de la raideur
» de ses articulations. Lui qui possédait
» la pierre de l'immortalité, se laissa ce-
» pendant mourir avant sa cinquantième
» année. En vain les fourberies, la té-
» mérité, les extravagances, la supersti-
» tion de cet homme sont-elles consi-
» gnées dans ses écrits, ses sectateurs
» en ont fait une divinité. »

Mais quoiqu'on ait dit de Paracelse et
des chimistes qui le prirent pour guide,
on ne doit pas se lasser de répéter qu'il
faut distinguer le bien et le mal qu'ils
ont fait; car il est constant qu'on ne peut
sans injustice leur refuser quelques
louanges. Ils ont contribué aux progrès
de la médecine, premièrement, en dé-
montrant la fausseté du système de Galien qui fut dès-lors banni de cette science. Il est vrai qu'ils lui en substituèrent
un autre qui n'est pas mieux fondé; mais
leur théorie était trop romanesque, trop
manifestement fausse, pour être sérieusement embrassée par d'autres que par
des enthousiastes, et par conséquent elle
était d'autant moins funeste, qu'elle était
moins spécieuse, d'autant moins dangereuse, que le nombre de ceux qui pouvaient l'adopter était plus petit. Secon-
dement, pour avoir remis en vogue des
remèdes importants dans la cure des
maladies, au nombre desquels on peut
compter le mercure, l'antimoine, le
soufre, le nitre, l'opium, le fer, dont
ils ont fait différentes préparations et
dont ils nous ont appris plusieurs usages.
C'est d'eux que nous tenons encore les
esprits volatils d'urine, de même que
ceux de corne de cerf, de sang et d'autres substances animales. En voilà assez
pour apprécier Paracelse et ses sectateurs.

Ap. J.-C. 1493. — ARCÆUS (François) exerça la médecine et la chirurgie
en Espagne. Il fit plusieurs voyages dans
le cours de sa vie, qui fut longue; il
nous apprend lui-même qu'il était à la
Guadeloupe en 1516. Ce fut à la prière
de Benoît Arias Montanus, célèbre théologien espagnol, qu'il écrivit en 1573, à
l'âge de près de 80 ans, le traité de chirurgie que nous avons de lui. L'expé-

rience qu'il avait acquise ne le mit point à l'abri de la critique, lorsqu'il proposa aux chirurgiens d'abandonner le tamponnement dans la cure des plaies simples. Il avait lui-même suivi cette nouvelle méthode avec beaucoup de succès, et il s'était rendu célèbre par la composition du baume, qui porte encore aujourd'hui son nom. On trouve plusieurs autres conseils importants dans son ouvrage. Plus hardi et plus circonspect que la plupart des chirurgiens de sa nation, il pratiqua des opérations que ses contemporains n'osaient entreprendre, et il condamna des abus autorisés par la routine. Comme il était fort porté pour le trépan, il blâme ceux qui ne s'en servent que dans les cas les plus graves. Quand la substance corrompue du cerveau sortait par l'ouverture du crâne, il ne faisait point de difficulté de l'emporter. Pour mieux saisir la mamelle attaquée de cancer et dont on voulait faire l'amputation, on passait alors une aiguille armée de fils à travers sa substance ; il condamne cette méthode cruelle, et prétend que la main seule suffit. Il condamne aussi l'abus des sutures dans le traitement des plaies. On verra mieux tout cela dans l'ouvrage de cet auteur, qui est intitulé :

De recta curandorum vulnerum ratione libri duo. Accessit ejusdem de febrium curandarum ratione libellus. Antuerpiæ, 1574, in-8°, avec les notes de Louis Nonnius. En flamand, Amsterdam, 1658, in-12 ; Lewarde, 1667, in-8°. En allemand, Nuremberg, 1674, in-8°.

Après J.-C. 1494. — AGRICOLA (George) naquit à Glauchen, en Misnie, le 24 mars 1494. Il étudia à Leipsic, où il apprit le grec et le latin ; mais la réputation des savants maîtres qui éclairaient alors l'Italie et qui venaient d'y faire renaître les sciences, l'engagea bientôt à passer dans cette patrie des lettres et des arts. Il y fit les plus grands progrès dans tous les genres d'étude auxquels il s'appliqua ; et en particulier, il en fit de si remarquables dans la médecine, qu'à son retour en Allemagne il fut reçu avec toute l'estime qu'on doit au vrai mérite. Arrivé à Joachimstal, en Bohème, il se mit à y voir des malades, et il les traita si heureusement, que ce fut avec regret qu'on le vit abandonner cette ville pour retourner dans son pays. Le goût qu'il avait pris pour la métallurgie le porta à se rendre à

Chemnitz, pour se rapprocher de ces riches minières des électeurs de Saxe, où il s'attendait bien à trouver mille occasions de s'instruire. C'est en visitant les mines et en s'entretenant familièrement avec les mineurs, qu'il acquit une connaissance parfaite de tous les procédés qui ont rapport aux métaux. Il fit même de si rares découvertes dans cette partie, que nul autre, avant lui, ne peut lui être comparé, soit pour le nombre et l'exactitude des recherches, soit pour la manière claire et précise avec laquelle il en rend compte. Un homme tel qu'Agricola méritait, plus qu'Aristote, d'être encouragé par les bienfaits d'un prince aussi libéral qu'Alexandre. Personne ne connaissait la Saxe mieux que lui ; il a souvent assuré à ses ducs, que la portion souterraine de leurs états valait mieux que tout ce qu'ils possédaient à la superficie de la terre. Mais Agricola fut si faiblement secouru, que plutôt que de se désister des travaux qu'il avait entrepris, il eut la générosité d'employer tout son bien à la recherche des secrets de la nature. Les ouvrages qu'il a laissés sur les mines et les métaux ont beaucoup servi à ceux qui ont traité de la même matière après lui. Tout ce qu'il en a dit est de la dernière fidélité ; et les choses sont rendues avec tant de grâce, que la seule élégance du style a fait mettre ses écrits au rang de ceux qui ont procuré tant d'honneur à l'ancienne Rome. — Ce médecin mourut à Chemnitz, en Misnie, le 21 novembre 1555. George Fabrice, son ami, fit son épitaphe, et composa sur ses ouvrages une épigramme qui mérite d'avoir ici sa place :

Viderat Agricolæ, phœbo monstrante, libellos
  Jupiter, et tales edidit ore sonos.
Ex ipso hic terræ thesauros eruet orco,
  Et fratris pandet tertia regna mei.

Agricola fut honoré de l'estime des plus savants personnages de son temps. Wolfgang Meurer, entre autres, George Fabrice, Valerius Cordus, Jean Driander, Paul Eber, Didier Erasme, s'empressèrent de lui accorder la leur ; le dernier composa même une préface, dont il orna le dialogue qui traite de tout ce qui a rapport aux métaux. André Alciat ne regarda cependant point Agricola d'un œil aussi favorable. Il écrivit contre lui au sujet des poids et des mesures ; mais ce médecin répondit à sa critique avec beaucoup d'érudition. On trouvera le titre de cet ouvrage dans la notice de ceux qu'il a donnés au public :

De ortu et causis subterraneorum libri V. — *De natura eorum quæ effluunt ex terra libri IV.* — *De natura fossilium libri X.* — *De veteribus et novis metallis libri II.* — *Bermannus, sive, de re metallica dialogus.* Il parut séparément à Bâle, 1530, 1549, in-8°; à Paris, 1541, in-8°; à Leipsic, 1546, in-8°.— *Interpretatio vocum rei metallicæ.*

Tous ces écrits ont été imprimés ensemble à Bâle, en 1546 et en 1558, in-folio; à Wittemberg, en 1612, in-8°. On a ajouté des notes marginales à la dernière édition, avec des observations *de metallicis rebus et nominibus.* Les autres productions d'Agricola ne sont pas moins importantes.

De re metallica libri XII, quibus officia, instrumenta, machinæ, et omnia denique ad metallicam spectantia non modo luculentissime describuntur, sed et per effigies suis locis insertas, adjunctis latinis, germanicisque appellationibus, ita ob oculos ponuntur, ut clarius tradi non possint. Accessit ejusdem de animantibus subterraneis liber. Basileæ, 1561, in-folio. *Ibidem,* 1621 et 1657 in-folio, avec les ouvrages précédents. *Schweinfurti,* 1607, in-8°. *Wittebergæ,* 1614, in-8°. Il y a aussi une édition de Francfort qui passe pour la meilleure. Quant au livre *De animantibus subterraneis,* il a paru séparément à Bâle, en 1549, in-8°. C'est dans ce traité *De re metallica,* que l'auteur a rendu compte des recherches qu'il a faites, depuis l'exploitation des métaux dans les mines jusqu'au travail qui leur donne la dernière perfection. Il y a représenté, dans un grand nombre de planches, toutes les machines relatives à cet objet, qui étaient en usage de son temps. La plupart de ces machines servent encore aujourd'hui.

De mensuris et ponderibus Romanorum atque Græcorum libri V. De externis mensuris et ponderibus libri II. Ad ea quæ Andreas Alciatus denuo disputavit de mensuris et ponderibus, brevis defensio. De mensuris quibus intervalla metimur liber unus. De restituendis ponderibus atque mensuris liber unus. De pretio metallorum et monetis libri tres. Ces ouvrages parurent ensemble à Bâle, en 1550, in-folio. Il y avait eu auparavant une édition du premier à Paris, en 1533, in-8°, sous ce titre : *Libri quinque de mensuris et*

ponderibus, in quibus plæraque a Budeo et Portio parum animadversa diligenter excutiuntur. — *De peste libri tres. Basileæ,* 1554, in-8°. *Schweinfurti,* 1607, in-8°; *Giessæ,* 1611, in-8°. — *Opus de fossilibus. Basileæ,* 1657, in-8°, avec les observations de George Fabrice.

Ap. J.-C. 1495. — HUND (Magnus), médecin du quinzième siècle, était de Magdebourg. Il se fixa à Leipsic, où il se distingua dans la chaire qu'on lui confia, et qu'il remplit jusqu'à sa mort arrivée dans la même ville en 1519. Hund est un des premiers qui aient donné des planches d'anatomie; elles parurent deux ans après celles qu'on attribue à Jacques Peiligk, et qui furent publiées à Leipsic en 1499. C'est apparemment au sujet des planches de notre médecin qu'on imprima dans le même endroit, en 1501, un ouvrage in-4°, sous le titre d'*Anthropologium de hominis dignitate, natura et proprietatibus; de elementis, partibus corporis humani; de morbis, remediis, physiognomia, deque anima hominis.*

Ap. J.-C. 1496. — BRANDT, chimiste allemand, vécut dans le seizième siècle. Comme il était passionné pour le grand-œuvre, il se mit en tête de chercher la pierre philosophale dans l'urine, sur laquelle il exécuta une infinité de procédés chimiques. La plus grande partie de sa vie se passa à travailler sur cette liqueur, mais il ne trouva rien de ce qu'il cherchait. Il lui arriva cependant, après une forte distillation d'urine, de trouver dans son récipient une matière luisante, qu'on a ensuite appelée phosphore. Il fit voir cette matière à Kunkel, chimiste de l'électeur de Saxe, et à plusieurs autres personnes; mais il en cacha la préparation. Après sa mort, Kunkel n'eut pas beaucoup de peine à deviner quel était le sujet du phosphore. Brandt avait travaillé toute sa vie sur l'urine; elle était sans doute cette matière. Il y chercha le phosphore, et l'y trouva après beaucoup de peines et quatre années d'un travail assidu. Moins jaloux que Brandt, il en communiqua le secret à Homberg, qui a publié cette composition.

Ap. J.-C. 1497. — TORELLA (Gaspard) naquit à Valence, en Espagne, d'un père qui exerçait la médecine avec distinction. Lui-même se fit recevoir docteur en cette science, ainsi que ses deux frères aînés, et il montra tant d'habileté dans sa profession, qu'il parvint à la plus haute estime. Il eut beaucoup de part à l'amitié du cardinal Roderic de Borgia, qui fut nommé en 1455, à l'archevêché de Valence par Calixte III, son oncle, et qui succéda en 1492 au pape Innocent VIII, sous le nom d'Alexandre VI. Torella obtint de lui la charge de médecin ordinaire peu de temps après son exaltation, et Jules II, qui succéda à Pie III le premier novembre 1503, le nomma aussi au même emploi. — Comme Torella était clerc, il tira bon parti de la protection de la cour de Rome, pour s'avancer dans l'état ecclésiastique. Il dit lui-même, dans la préface de son traité de la vérole imprimé en 1497, qu'il y avait déjà dix ans qu'il était attaché à cet état; mais on ne sait point au juste en quelle année il fut sacré évêque de Sainte-Justine, par Alexandre VI; on assure cependant que ce fut avant 1497. Cet évêché est en Sardaigne sous la métropole d'Oristagni; et quoiqu'il eût été supprimé en 1504, pour être joint à l'archevêché de cette dernière ville, Torella en retint toujours le titre. Il le prit encore au concile de Latran auquel il assista en 1512, sous Jules II. Je passe maintenant aux titres des ouvrages de ce médecin :

Judicium generale de portentis, prodigiis et ostentis. Romæ, ou selon d'autres, *Tergemseœ*, 1477, in-4°.—*Tractatus cum consiliis contra pudendagram, sive, morbum gallicum. Romæ*, 1497, in-4°. — *Dialogus de dolore, cum tractatu de ulceribus in pudendagra evenire solitis. Ibidem*, 1499. Torella est un des premiers écrivains qui aient donné des histoires suivies sur le traitement des personnes attaquées de la vérole, et si l'on peut en croire Astruc, il employait le mercure dans ce traitement.

De ægritudine ovilla consilium. Romæ, 1505. — *De regimine seu præservatione sanitatis, de esculentis et potulentis dialogus. Romæ*, 1506, in-4°. On lit ces mots à la fin de l'ouvrage : *Finit dialogus pro regimine sanitatis valde utilis, editus a magistro Caspare Torella, natione Valentino, episcopo Sanctæ-Justæ, ac S. S. D. N. Julii II, medico ac prælato domestico, cum quo modum cognoscendi complexiones, tam esculentorum quam potulentorum, docet. Anno a nativitate Domini 1506,* *impressus per magistrum Joannem Besicken.*

Ap. J.-C. 1497.—MONTESAURUS (Noël), natif de Vérone, vécut dans le quinzième siècle. Il écrivit un ouvrage contre Nicolas Léonicène, au sujet de la maladie vénérienne. On le trouve dans le premier tome de la collection *De morbo gallico*, mais il a paru séparément en 1497 ou 1498, sous ce titre : *De epidemia quam vulgares* Mal Franzoso *appellant.* Ce médecin prétend que la vérole n'est pas une maladie nouvelle, et qu'elle était anciennement connue sous le nom de bothor, d'asaphati et de lusii. Tout absurde que soit sa prétention, il allègue tout ce qu'il peut de raisons pour l'appuyer; il en cherche jusque dans l'influence des astres, et c'est de leur conjonction qu'il tire la cause de différents retours de cette maladie. Mais Noël Montesaurus n'a point eu l'avantage de convaincre ses contemporains; plus difficiles que lui, ils voulurent des preuves mieux fondées que celles qu'il apportait pour soutenir son opinion. Nicolas Léonicène fut du nombre des incrédules; et de ce chef, il déplut tellement à Montesaurus, qu'il s'emporta contre lui avec une violence qui tenait encore de la barbarie des siècles antérieurs à la renaissance des lettres.

Après J.-C. 1497. — AQUILANUS (Sébastien), médecin dont on ne sait pas le nom, car il est probable que celui d'Aquilanus ne lui fut donné que parce qu'il avait pris naissance dans la ville épiscopale d'Aquilée dans le Frioul. Il fut en réputation du temps de Louis de Gonzague, évêque de Mantoue, qui siégea depuis 1483 jusqu'en 1511, et il se montra, tant dans sa pratique que dans ses écrits, pour un des plus ardents défenseurs de la doctrine de Galien. On a de lui une lettre *De morbo gallico*, qui fut imprimée à Lyon, en 1506, in-4°, et à Bologne, en 1517, in-8°, avec l'ouvrage de Marc Gatinaria, intitulé : *Practica*, et avec quelques autres de Gentilis de Foligni, de Blaise Astarius, etc. Il a aussi composé un traité *De febre sanguinea ad mentem Galeni,* qui se trouve, avec la lettre dont on vient de parler, dans les éditions de Gatinaria, publiées à Bâle, en 1537, in-8°; à Lyon, 1538, in-8°; et à Francfort, 1604, in-8°. Aquilanus doit être mis au rang de ceux qui

192

ont accrédité l'usage du mercure dans le traitement de la vérole. Il ne l'emploie cependant qu'avec beaucoup de ménagement ; car il ne fait entrer qu'une quinzième partie de mercure dans l'onguent qu'il propose pour frotter les ulcères et les pustules.

Apr. J.-C. 1498. — MONTI (Jean-Baptiste), célèbre médecin et poète issu de la noble famille des Monti, en Toscane, naquit à Vérone, en 1498. Son père voulut qu'il étudiât la jurisprudence, et il l'envoya à Padoue pour en faire le cours ; mais le jeune écolier, emporté par goût vers l'étude de la médecine, s'y livra tout entier, et secoua le joug de l'obéissance pour éviter celui de la contrainte. Dès que son père fut averti de cette démarche, il poussa la sévérité jusqu'à lui retrancher tout secours en argent. Un fils qui méprisait ses ordres lui parut indigne de ses bontés, peut-être lui parut-il plus indigne encore, parce qu'à ses yeux il s'avilissait par l'étude d'une profession qu'il croyait déroger à la noblesse de son extraction. Cette disgrâce affligea beaucoup le jeune Monti. Il aurait voulu obéir, mais son inclination ne s'accordait pas avec la volonté de son père. Sa façon de penser s'accordait encore moins avec la sienne ; car il ne voyait pas moins d'honneur à soulager les hommes dans leurs maux, qu'à invoquer la justice pour conserver leurs biens. Il continua donc de s'appliquer à la médecine, et il le fit avec tant de succès, soit à Padoue, soit dans les autres universités d'Italie, qu'il vint enfin à bout de se voir décoré du bonnet de docteur. D'abord après sa promotion, il se présenta à son père dans l'espérance de le fléchir ; mais comme il en fut mal reçu, il sortit brusquement de Vérone en faisant ces plaintes :

Est pater Euristeus, Juno fortuna, supersunt
Ærumnæ ; Alcides, da mihi robur, ero.

Son courage lui mérita les faveurs de la fortune ; car il pratiqua la médecine avec succès et cultiva les beaux-arts avec réputation dans toutes les villes où il s'arrêta. Ce fut principalement à Bresce, à Naples, à Rome et à Venise qu'il se distingua ; ses talents lui procurèrent non-seulement d'illustres amis, mais le mirent encore tellement à son aise, qu'il se vit en état de passer le reste de ses jours dans le repos littéraire. Pour en jouir, il se retira à Padoue en 1536 ; mais à peine fut-il arrivé dans cette ville, qu'on l'engagea à se charger de l'emploi de professeur. Il l'accepta malgré la résolution qu'il avait prise de vivre en homme privé, et il enseigna pendant onze ans dans cette académie avec un applaudissement si général, que l'empereur Charles V, François Ier, roi de France, et Côme, grand-duc de Toscane, lui firent faire les propositions les plus avantageuses pour l'attirer à leur service. Toutes les instances et les promesses furent inutiles ; rien ne put ébranler Monti et l'engager à abandonner la chaire qu'il remplissait avec tant de réputation, qu'on disait communément à Padoue que l'âme de Galien était passée dans son corps.

Les douleurs de la pierre, ce triste apanage d'un grand nombre d'hommes de lettres, vinrent troubler les plus beaux jours de ce médecin. Les attaques de gravelle furent si terribles peu de temps avant sa mort, qu'il se fit transporter à sa maison de Terrazo, dans le territoire de Vérone, pour faire diversion à son mal. Mais les douleurs allèrent toujours en augmentant, et il en mourut le 6 de mai 1551. On l'enterra honorablement dans l'église de Sainte-Marie, à Vérone. Nicolas Chiocco fit son oraison funèbre, et Jérôme Fracastor, que Monti avait si souvent maltraité dans ses écrits, eut assez de grandeur d'âme pour prôner le mérite de son adversaire dans cette épitaphe :

Dum Medica, Montane, doces ope sincere fata
    Et Lachesi invita vivere posse diu ;
Lethæo indignans pressit de Parca suporé ;
    Et secuit vitæ grandia fila sum.
Sic animas et tu, Æsclepi ; dum subtrahis orco,
    Te quoque sævorum perdidit ira Deum.

Le président de Thou parle de Monti dans le neuvième livre de l'histoire de son temps. Jean-Baptiste Monti, dit-il, médecin fameux, mourut en son année climactérique à Vérone, sa patrie. Les écrits qu'il a publiés de son vivant, et ceux que Jean Craton, son disciple, qui a heureusement exercé la médecine sous trois empereurs, a mis en lumière depuis sa mort, sont en très-grande réputation. La famille de Monti s'est éteinte en la personne du marquis Monti, mort sans enfants. Ainsi pensé, sur le compte de notre médecin, le célèbre historien que je viens de citer ; mais il se trompe sur l'année de sa mort qui n'était pas climactérique, puisqu'il n'avait alors que 53 ans. L'estime avec laquelle il parle des ouvrages de Monti ne doit surprendre personne. L'histoire de son temps, qui comprend cent trente-huit livres écrits en latin, s'étend depuis 1545 jusqu'en 1607 ; et à cette époque, de Thou a suivi l'impression avantageuse que les médecins du seizième siècle avaient faite sur lui, en accueillant des ouvrages dont les éditions semblaient prouver le mérite. On n'en fait plus de cas aujourd'hui. Comme ils sont remplis de cette théorie qui était si fort au goût des contemporains de Monti, ils ont été effacés par de meilleures productions et sont tombés insensiblement dans l'oubli. A peine les connaîtrait-on aujourd'hui, si les bibliographes ne s'étaient donné la peine d'en rassembler les titres. Je vais les indiquer d'après eux, en faisant remarquer que la plupart des ouvrages de ce médecin ont été publiés par ses disciples.

Interpretatio latina librorum quatuor medicinæ ex veteribus contractæ Aetii Amideni. Basileæ, 1535, in-folio. — *Tabulæ in tres libros artis parvæ Galeni. Venetiis*, 1546, in-folio. *Patavii*, 1558, in-folio. — *Metaphrasis summaria eorum quæ ad medicamentorum doctrinam attinent in libris Aetii Amideni medici. Augustæ et Patavii*, 1550, in-8°. — *De alimentorum differentiis. Venetiis*, 1553, in-8°.—*Libellus de gradibus et facultatibus medicamentorum. Wittebergæ*, 1553, in-8°. — *Explanatio eorum quæ pertinent ad tertiam partem de componendis medicamentis. Venetiis*, 1553, in-8°. — *Quæstio examinans quomodo medicamentum dicatur æquale aut inæquale. Patavii*, 1554, in-8°. — *Opuscula. De characterismis febrium. Quæstio de febre sanguinis. De uterinis affectibus. Venetiis*, 1554, in-8°. *Paravii*, 1557, in-16. — *De excrementis, fæcibus, urinis, libri duo. Patavii*, 1554, in-8°. *Parisiis*, 1555, in-16, avec un traité *De morbo gallico*. Notre auteur, qui parle de cette maladie comme nouvellement transplantée des Indes en Europe, dit que le mercure est autant contraire à la cure des maux vénériens, que le gayac lui est bon ; c'est dans ce bois seul que réside, selon lui, le véritable antidote de ces maux. On pense bien différemment aujourd'hui.

Consultationes de rariorum morborum curationibus. Venetiis, 1554, in-8°. *Basileæ*, 1557, in-8°, par les soins de Jérôme Donzellini. *Venetiis*, 1558, in-8°; cette édition contient la seconde centurie. *Norimbergæ*, 1559, in-folio.

Basileæ, 1583, in-folio, avec des augmentations. *Francofurti*, 1587, in-folio. C'est le meilleur de ses ouvrages. — *In tertiam primi epidemiorum Hippocratis sectionem explanationes. Venetiis*, 1554, in-8°. — *In libros Galeni de arte curandi ad Glauconem explanationes. Ibidem*, 1554, in-8°. *Lugduni*, 1596, in-16. — *In artem parvam Galeni explanationes. Venetiis*, 1554, in-8°. — *In primam fen libri primi canonis Avicennæ explanatio. Ibidem*, 1554, in-8°. —*In nonum librum Rhazis ad Almansorem regem expositio. Ibidem*, 1554, in-8°. *Basileæ*, 1562, in-8°, par les soins de Jean Craton. — *Explicatio eorum quæ pertinent, tum ad qualitates simplicium medicamentorum, tum ad eorumdem compositionem. Venetiis*, 1555, in-8°. — *Expectatissimæ in primam et secundam partem aphorismorum Hippocratis lectiones. Ibidem*, 1555, in-8°. — *In quartam fen primi canonis Avicennæ lectiones. Ibidem*, 1556, in-8°. —*In secundam fen primi canonis Avicennæ lectiones. Ibidem*, 1557, in-8°. — *De causis et accidentibus, pulsibus et urinis. Ibidem*, 1557, in-8°.—*Opuscula varia et præclara, in quibus tota fere medicina methodice explanatur. Basileæ*, 1558, 1565, in-8°. C'est Donzellini qui a procuré l'édition de ces opuscules.

Commentaria in Galeni libros de elementis, de natura hominis, de atra bile et de temperamentis. Venetiis, 1560, in-8°. *Hanoviæ*, 1595. Ces commentaires ont été mis au jour par Jean Craton. — *Medicina universa ex lectionibus Montani, cæterisque opusculis collecta. Francofurti*, 1587, in-folio. On en doit l'édition à Martin Weindrich. — *Idea doctrinæ Hippocraticæ de generatione pituitæ; de humore melancholico; de coctione et præparatione humorum; de victus ratione. Ibidem*, 1621, in-8°, avec la *Methodus curativa Bertocii*. — On trouve d'autres médecins du même nom dans les écrits des auteurs qui se sont occupés de la bibliographie. — Horace Monti est auteur d'un ouvrage imprimé à Pise, en 1627, in-4°, sous le titre de *Trattato della missione del sangue contro l'abuso moderno*. — Joseph Monti, médecin de ce siècle et professeur de botanique en l'université de Bologne, a donné les pièces suivantes :

Catalogi stirpium agri Bononiensis prodromus. Bononiæ, 1719, in-4°. —

Dissertatio de monumento diluviano nuper in agro Bononiensi detecto. Ibidem, 1719, in-4°. — *Plantarum varii indices ad usum demonstrationum quæ in Bononiensis Archigymnasti publico horto quotannis habentur. Ibidem*, 1724, in-4°. — *Exoticorum simplicium medicamentorum varii indices ad usum exercitationum quæ in Bononiensi Instituto singulis hebdomadis habentur. Ibidem*, 1724, in-4°. — Les deux derniers ouvrages reparurent à Bologne en 1753, in-4°, par les soins de Cajetan Monti, fils de l'auteur, et avec les corrections de Petronius Monti, son autre fils, qui y mit la dernière main. — Ces deux frères s'occupèrent de la botanique. Cajetan traduisit, de l'italien en latin, l'histoire des plantes rares de Jacques Zanoni, apothicaire de Bologne, et garde du jardin public de cette ville; il l'enrichit de toutes les notes qu'on avait trouvées en manuscrit dans le cabinet de l'auteur. Voici le titre qu'il a donné à sa version : — *Jacobi Zanonii rariorum stirpium historia ex parte olim edita, nunc centum plus tabulis ex commentariis auctoris ab ejusdem nepotibus ampliata. Opus latine redditum, suppletum et digestum a Caj. Montio. Bononiæ*, 1742, in-folio, avec cent quatre-vingt-cinq planches.

Apr. J.-C. 1498. — PISTOR (Simon) naquit à Leipsic, de Nicolas, professeur en médecine, qui mourut en 1462, à l'âge de 60 ans. Simon enseigna aussi la médecine, et fut le premier, parmi les Allemands, qui eût écrit sur les maux vénériens. Comme ses ouvrages parurent à la fin du quinzième siècle et tout au commencement du suivant, Astruc ne les regarde que pour des thèses ou dissertations académiques sur ces maladies. En effet, il n'était guère possible que, quatre ans seulement après l'apparition de la vérole en Italie, on en fût assez instruit en Saxe, pour écrire quelque chose de bien considérable à ce sujet. Il paraît que Pistor ne connaissait pas mieux cette maladie que Nicolas Léonicène qu'il censure, et dont il avait pu voir l'ouvrage imprimé à Venise en 1497. Le médecin de Leipsic a cru que la vérole avait été rangée par les anciens dans la classe des pustules, exanthèmes, ou, comme il dit, *alhumere*, et qu'elle dépendait d'une propriété occulte des corps célestes. C'est apparemment cette doctrine qu'il soutient dans les pièces suivantes, et c'est elle encore que Mar-

tin Pollich, dit Mellerstad, a censurée à son tour :

Positio de malo franco. Lipsiæ, 1498, in-4°. — *Declaratio defensiva positionis de malo franco. Ibidem*, 1500, in-4°. — *Confutatio constatorum circa positionem quamdam extraneam et puerilem doctoris Martini Mellerstad de malo franco. Ibidem*, 1501, in-4°.

Après J.-C. 1498. — POLLICH (Martin), natif de Mellerstadt en Franconie, se fit estimer dans le quinzième siècle. Il enseigna pendant vingt ans la philosophie à Leipsic, et s'y mit ensuite sur les bancs de la faculté de médecine qui le reçut au nombre de ses docteurs. La réputation qu'il s'était acquise dans la chaire de philosophie lui mérita d'être appelé *Lux mundi;* mais tout exagérée que soit cette louange, on ne peut disconvenir qu'il n'ait été digne d'éloge. Il accompagna Frédéric, duc de Saxe, dit le Sage, en qualité de médecin, dans le voyage qu'il fit en Terre-Sainte l'an 1493; et ce prince ayant déclaré à son retour, en 1495, qu'il voulait établir une université dans ses états, Pollich l'engagea à faire choix de la ville de Wittemberg pour cette fondation, qui eut lieu en 1502. Ce médecin fut un des premiers professeurs de la nouvelle académie; il en fut même le premier recteur. Quelques auteurs ajoutent qu'il y enseigna d'abord la théologie et le droit; cela peut être, mais il y enseignait sûrement la médecine, lorsqu'il fut attaqué de la maladie dont il mourut le 27 décembre 1513. On a de lui : *Responsio ad superadditos errores Simonis Pistoris de malo franco. Lipsiæ*, 1501, in-4°.

Après J.-C. 1499. — LACUNA ou LAGUNA (André) était de Ségovie, ville d'Espagne dans la vieille Castille, où il naquit en 1490. Il n'eut pas plutôt fini ses premières études dans sa patrie qu'il passa à Salamanque pour s'appliquer aux sciences supérieures; et après y avoir fait quelques progrès, il se rendit à Paris dans le dessein de se perfectionner dans la langue grecque. Le goût qu'il avait pour la médecine fut aussi une des raisons qui l'attirèrent à Paris, où François Ier s'occupait du soin de protéger les savants que ses bienfaits engageaient à venir s'y fixer. Lacuna paraît y avoir fait un cours entier de médecine; quelques auteurs assurent même qu'il y

prit le bonnet de docteur en cette science : mais comme on n'en trouve aucune
preuve dans la notice des médecins de
Paris par M. Baron, on est tenté de croire
que s'il prit quelque grade dans cette
capitale, ce fut uniquement celui de
maître-ès-arts.

Il revint en Espagne en 1536, et après
avoir encore suivi les professeurs des
universités d'Alcala de Hénarez et de
Tolède, il demanda les honneurs du
doctorat dans la dernière, et dès qu'il
les eut obtenus, il se pressa d'aller joindre l'empereur Charles V dans les Pays-
Bas. Ce prince l'honora de sa confiance,
et comme Lacuna y correspondit toujours par son attachement, il passa presque toute sa vie à la cour de ce monarque. La preuve la plus éclatante qu'il
donna de son zèle fut au sujet de la
ville de Metz, qui était alors impériale.
Il y vint en 1540, et pendant les cinq
ou six années qu'il s'y arrêta, il rendit
tant de services à ses habitants, surtout
durant le règne d'une épidémie pestilentielle, qu'il ne manqua pas de gagner
leur estime. Moins attaché à ses intérêts
qu'à ceux de son prince, il profita adroitement de la considération que lui avaient
méritée ses soins envers les bourgeois de
Metz, pour les contenir dans l'obéissance
qu'ils devaient à l'église romaine et à
l'empereur. Au sortir de Metz, ce médecin passa en Italie et s'arrêta à Padoue,
où il assista aux dissections de Realdus
Columbus : c'est le sentiment de Riolan.
Il fut aussi à Bologne, et la faculté de
médecine de cette ville fit tant de cas de
ses talents qu'elle l'adopta, en lui donnant place parmi ses docteurs. Rome ne
lui témoigna pas moins d'estime. Il y fut
créé comte palatin et chevalier de Saint-
Pierre; ordre institué en 1520 par le
pape Léon X, dont la marque est un
ovale d'or chargé de la figure de saint
Pierre, qui se porte sur la poitrine. De
la capitale du monde chrétien, Lacuna
se rendit en Allemagne qu'il traversa, et
poussant sa route vers les Pays-Bas, il
arriva à Anvers où il s'arrêta : mais rappelé dans sa patrie par le désir d'y revoir sa famille après une aussi longue absence, il y finit ses jours au commencement de l'année 1560.

Ce médecin était bon critique, ainsi
que le prouvent les corrections et les
commentaires qu'il a faits sur *Dioscoride*, sur divers endroits d'*Hippocrate*,
d'*Aristote*, de *Galien*, etc., et les différentes censures qu'il a publiées sur les

versions des autres littérateurs. Le nombre de ses ouvrages est considérable,
ainsi qu'on peut en juger par le catalogue qu'en donnent les bibliographes :

*Anatomica methodus, seu, de sec-
tione humani corporis contemplatio.
Parisiis*, 1535, in-8°. C'est une collection faite d'après Galien et les meilleurs
auteurs des quinzième et seizième siècles.

*Compendium curationis, præcautio-
nisque morbi populariter passim gras-
santis. Argentorati*, 1542, in-8°. *Antverpiæ*, 1556, in-8°. En espagnol, Salamanque, 1560. — *Ex commentariis
Geoponicis, sive, de re rustica, olim
Livo Constantino Cæsari adscriptis,
ecto ultimi libri. Coloniæ*, 1543, in-8°.
— *Vita Galeni. Venetiis*, 1548, in-8°.
— *Annotationes in Galeni interpretes.
Ibidem*, 1548, in-8°. — *Victus ratio
scolasticis pauperibus paratu facilis et
salubris. Coloniæ*, 1550, in-8°, avec
le Traité *De victus et exercitiorum ratione maxime in senectute observanda.*
— *Epitome Galeni operum in quatuor
partes digesta. Adjectis vita Galeni et
Libello de ponderibus et mensuris. Basileæ*, 1551, 1571, in-folio. *Lugduni*,
1553, in-8°, quatre volumes. *Argentorati*, 1609, in-folio. *Lugduni*, 1643, in-
folio. — *Methodus cognoscendi, extir-
pandique excrescentes in vesicæ collo
carunculas. Romæ*, 1551, in-8°. *Compluti*. 1555, in-8°. *Ulissipone*, 1560, in-
8°. — *De articulari morbo commentarius. Romæ*, 1551, in-8°, avec la *Tra-
gopodagra* de Lucien.—*Nonnulla Galeni enantiomata. Exstant cum epitome
omnium rerum et sententiarum quæ an-
notatu dignæ in commentariis Galeni in
Hippocratem. Lugduni*, 1554, in-8°.—
*Annotationes in Dioscoridem Anazar-
bœum juxta vetustissimorum codicum
fidem elaboratæ. Ibidem*, 1554, in-12.
On a les ouvrages de Dioscoride en espagnol par Lacuna; ils ont été imprimés
à Salamanque en 1563 et en 1586, in-
folio, à Valence en 1636, in-folio. —
*Epistola apologetica ad Cornarium.
Lugduni*, 1554, in-8°. — *Galeni de antidotis epitome. Antverpiæ*, 1587, in-
16, avec le petit Commentaire *De herba
panacea* par Gilles Éverard.

Apr. J.-C. 1500. — CAMERARIUS
(Joachim) était de Bamberg, ville d'Allemagne en Franconie, où il naquit le
12 avril de l'an 1500. Sa famille, qui
avait anciennement porté le nom de Lieb-

hard, y était considérée; mais lui et ses enfants la rendirent encore plus respectable par leur savoir et par leur mérite. C'est par lui-même que celui dont je parle a fait honneur, comme dit Turnebe, non-seulement à sa patrie, mais à l'Allemagne entière qu'il a enrichie par ses connaissances. Il a fait d'admirables progrès dans les belles-lettres, dans les langues savantes, dans l'histoire, dans les mathématiques, dans la médecine, dans la politique, etc.; il était si éloquent, qu'il persuadait sans peine et mettait à l'instant tout le monde de son parti. De si rares qualités lui méritèrent l'estime des plus illustres personnages de son temps; les savants se firent un plaisir et un honneur d'avoir quelque part dans son amitié, et les princes, tels que Charles-Quint et Maximilien II, lui accordèrent gracieusement la leur. — Camerarius enseigna avec applaudissement à Tubingue, à Nuremberg et à Leipsic; et comme il publia encore plusieurs excellents ouvrages, il eut le plaisir flatteur de voir les progrès rapides de la réputation que ses talents lui avaient justement méritée. La plupart de ses écrits sont des traductions d'auteurs anciens; il y en a cependant quelque-uns de sa composition, ainsi qu'on peut le voir dans la notice suivante :

Commentariolus de theriacis et mithridateis. Ad Pamphylianum libellus. Galene Andromachi. Theriaca Antiochi. Antidotus Philonis. Noribergæ, 1534, in-8°. Il a mis tous ces traités en latin. — *De tractandis equis, sive, conversio libelli Xenophontis de re equestri in latinum. De numismatis Græcorum et Latinorum. Tubingæ*, 1539, in-8°. — *Diligens exquisitio nominum, quibus partes corporis humani appellari solent; additis etiam functionum nomenclaturis. Basileæ*, 1551, in-fol. — *Victus et cultus ratio exposita quatuor in singulos menses versibus. Antverpiæ*, 1562, in-16, avec l'école de Salerne. *Francofurti*, 1612, in-12. — Il a aussi traduit de l'italien en latin les deux livres de la thériaque et du mithridate de Barthélemy Maranta; et c'est, je crois, le *Commentariolus* que j'ai cité. On lui attribue encore la version de la méthode de guérir la peste, que Jean-Philippe Ingrassias a publiée en italien, et dans laquelle il fait l'histoire de la désolation que ce fléau a portée dans la ville de Palerme en 1575 et 1576. Mais l'époque du dernier traité fait assez voir que c'est à Joachim Camerarius le fils que la traduction appartient, puisque le père, qui fait le sujet de cet article, mourut à Leipsic le 17 avril 1574, étant entré, depuis cinq jours seulement, dans la soixante-quinzième année de son âge. Il était au lit de la mort, lorsqu'il composa ces vers :

> Morte nihil tempestiva esse optatius aiunt ;
> Sed tempestivam quis putet esse suam ?
> Qui putat, ille sapit. Namque ut fatalia vitæ,
> Sic et quisque suæ tempora mortis habet.

Ce médecin avait épousé Anne de Truche de Grunsperg, d'une famille noble. Il en eut neuf enfants, cinq fils et quatre filles. Les fils sont, Jean, conseiller du duc de Prusse; Joachim, médecin dont nous parlerons plus tard, Philippe, jurisconsulte, lequel ayant été mis à l'inquisition de Rome, en fut tiré à la recommandation de l'empereur et du duc de Bavière; Jean aussi médecin, qui a écrit divers ouvrages, et Godefroid.

Apr. J.-C. 1500. — CORNARIUS (Jean) naquit en 1500 à Zwickaw, petite ville du cercle de la Haute-Saxe, dans le Woigtland. Au rapport de M. de Haller, il s'appelait Haguenbot ou Hanbutt; mais son maître lui fit changer de nom pour prendre celui de Cornarius. Comme il était d'une complexion faible et sujette aux maladies, il voulut apprendre l'art de les guérir; à cet effet, il commença par étudier les langues latine et grecque, et passa ensuite dans les écoles de médecine où il fit tant de progrès, qu'après avoir pris le titre de licencié à Wittemberg en 1523, il alla recevoir celui de docteur en Italie. Cornarius vit avec peine que les professeurs de son temps n'enseignaient que la doctrine d'Avicenne, de Rhases et des autres médecins arabes; il remarqua même que la préférence qu'ils donnaient à ces auteurs provenait moins de l'aveugle attachement qu'ils avaient à leurs ouvrages, que de leur négligence à se procurer ceux des Grecs, qu'ils ne connaissaient que sur la réputation qu'ils avaient acquise ailleurs. Il n'y avait ni exemplaire, ni version de ceux-ci en Allemagne; il s'était inutilement donné la peine de les y chercher; c'est pourquoi il prit la résolution de mettre tout en œuvre pour se procurer les éditions originales des médecins grecs, dans l'intention de les traduire en latin. Il les chercha en Flandre, en Angleterre et en France, mais il perdit ses peines; il fut plus heureux à Bâle, où ils avaient été apportés d'Italie. La découverte de ce trésor le charma tellement, qu'il s'arrêta pendant toute une année dans cette ville, pour jouir à l'aise d'un bien qu'il avait souhaité avec tant d'ardeur et cherché avec tant de dépense. — Il retourna en Allemagne avec ce trésor plus précieux pour lui que l'or même, et d'abord après son arrivée, il se mit à traduire les œuvres d'Hippocrate en latin. Cette entreprise lui coûta quinze ans de travail. Sa version, qui parut à Bâle en 1543, in-folio, est dédiée aux seigneurs d'Ausbourg qui récompensèrent de cent écus d'or l'honneur qu'il leur avait fait. Il mit aussi en latin Aëtius, Paul d'Egine, et la plupart des anciens médecins et philosophes, avec quelques saints Pères. On ne doit pas s'étonner de ce que tant d'ouvrages soient sortis de sa plume, ce ne sont point seulement les traductions que Cornarius a publiées qui prouvent combien il était laborieux, mais encore les traités que nous avons de sa composition. Tels sont :

Universæ rei medicæ epigraphæ, seu enumeratio. Basileæ, 1529, 1534, in-4°; 1551, in-8°. — *De rectis medicinæ studiis amplectendis, oratio. Marpurgi*, 1543, in-8°. — *Hippocrates, sive, doctor verus, oratio. Basileæ*, 1543, in-folio, avec les œuvres d'Hippocrate de sa traduction. *Ibidem*, 1556, in-8°. — *De utriusque alimenti receptaculis dissertatio. Basileæ*, 1544, in-8°, avec les livres de physionomie d'Adamantius le sophiste, qu'il a mis en latin. — *De conviviorum veterum Græcorum, et hoc tempore, Germanorum ritibus, moribus et sermonibus. Item. De amoris præstantia et de Platonis ac Xenophontis dissensione libellus. Basileæ*, 1548, in-4°. — *De peste libri duo. Ibidem*, 1551, in-8°. — *De podagræ laudibus, oratio. Patavii*, 1553, in-8°. — *Medicina, sive Medicus, liber unus. Basileæ*. 1556, 1568, in-8°. — *In dictum Hippocratis : vita brevis, ars longa, oratio. Jenæ*, 1557, in-8°. — Le travail du cabinet n'empêcha pas Cornarius de pratiquer la médecine; il la fit avec réputation à Zwickaw, à Francfort-sur-le-Mein, à Marpurg, à Northausen et à Jene. Ce fut dans cette dernière ville qu'il mourut; une attaque d'apoplexie l'enleva de ce monde le 16 mars

1558, dans la cinquante-huitième année de son âge. Il laissa deux fils, docteurs en médecine, dont l'un nommé Diomède, natif de Zwickaw, fut professeur en l'université de Vienne et médecin de l'empereur Maximilien II qui l'ennoblit. On a de lui :

Consiliorum medicinalium tractatus. Additæ sunt observationum medicinalium annotatæ præmeditationes. Item, historiæ admirandæ raræ, et orationes quædam ab eo habitæ. Lipsiæ, 1594, 1599, in-4°. — Il faut remarquer, au sujet de Jean Cornarius, que ses traductions n'ont pas été également estimées de tout le monde. Quelques médecins ont même prétendu qu'elles sont très-imparfaites, soit parce que l'auteur n'était pas assez savant dans la langue grecque, soit parce qu'il ne s'était pas attaché à la pureté de la langue latine, autant qu'il le devait. C'est Léonard Fuchsius qui lui a fait ce reproche; et Cornarius en fut si vivement piqué, que, pour se venger de son adversaire, il publia contre lui un écrit intitulé : *Vulpecula excoriata*, qui fut imprimé à Francfort en 1543, in-4°. Il y fait allusion au nom de Fuch, qui en allemand veut dire renard. Celui-ci répondit à cet ouvrage par un autre qui parut sous le titre de *Cornarius furens*. Il jeta effectivement Cornarius dans une telle colère, qu'il publia à Francfort en 1545, in-4°, une satire intitulée : *Nitra ac brabyla pro vulpecula excoriata asservanda*. C'est ainsi que les hommes s'oublient; quelque grands qu'ils soient d'ailleurs, l'aigreur et l'emportement qu'ils mettent dans leurs querelles littéraires ne servent qu'à les avilir aux yeux du public impartial.

Ap. J.-C. 1500. — **BRASAVOLA** (Antoine), né à Ferrare, le 16 janvier 1500, se distingua dans les sciences, et surtout dans la médecine qu'il pratiqua avec succès. Il fut le médecin et l'ami d'Hercule II, prince d'Est, quatrième duc de Ferrare qu'il accompagna dans ses voyages, et qui le combla de bienfaits. Ce prince ne fut pas le seul qui sut rendre justice au mérite de Brasavola. Paul III, Léon X, Clément VII et Jules III lui accordèrent le titre d'archiatre. L'empereur Charles-Quint, le roi d'Angleterre Henri VIII, et le roi de France François Ier le choisirent pour médecin consultant : il reçut du dernier le cordon de Saint-Michel et le surnom de Musa, à l'occasion d'une thèse de *quolibet scibili* qu'il soutint publiquement, pendant trois jours, à Paris, soit que ce prince, ami des sciences, voulût faire allusion à l'étendue des connaissances du médecin de Ferrare, soit qu'il le comparât à Antoine Musa, médecin célèbre du temps d'Auguste et qu'Horace et Pline n'ont pas dédaigné de célebrer. Brasavola tenait de la munificence du prince d'Est une maison de campagne située non loin de Ferrare ; c'est là qu'il se livrait à la culture des plantes étrangères et de celles qui croissaient dans sa terre natale, en même temps qu'il étudiait les auteurs anciens qui ont traité de leurs propriétés. Il réintroduisit dans la pratique médicale plusieurs substances tombées dans l'oubli, notamment l'ellébore noir. Du Chatel attribue ce fait à Antoine Musa, médecin d'Auguste ; l'une et l'autre version peuvent être vraies, et l'ellébore ne serait pas la seule substance oubliée et reprise tour à tour en médecine à des époques plus ou moins éloignées. Le mérite personnel et les relations étendues de Brasavola lui ont valu les éloges de presque tous les écrivains qui en ont parlé, notamment de Baruffaldi, auteur du siècle suivant, qui a écrit sa vie dans le plus grand détail. Quelques critiques, parmi lesquels on remarque Mundella et Scaliger, osèrent toutefois ne pas être de l'avis commun ; Scaliger nommait Brasavola *ineptæ plebis medicorum cymbalum :* il aurait pu lui reprocher avec plus de justice le peu de ménagemens dont il usa dans ses écrits envers les médecins de son temps. Quoi qu'il en soit, ses nombreux ouvrages attestent qu'il fut un des écrivains les plus laborieux de son siècle. Il mourut le 6 juillet 1555, laissant :

Examen simplicium medicamentorum, quorum usus est in publicis officinis, Rome, 1536, in-fol. Lyon, 1536 et 1537, in-8°. Bâle, 1538, in-4°. Ibid, 1543, in-4°. Venise, 1538 et 1539, in-8°. Ibid, 1545, in-8°. Lyon, 1544 et 1545, in-8°. Ibid, 1556, in-16. Cet ouvrage a été attribué à Antoine Musa, du temps d'Auguste, par Linné, dans sa Bibliothèque botanique. — *De syrupis liber.* Lyon, 1540, in-8°. Cet ouvrage et beaucoup d'autres sont écrits en forme de dialogue.— *Expositiones, commentaria et annotationes, in octo libros aphorismorum* Hippocrates et Galeni. Bâle, 1541 et 1542, in-fol. A l'occasion de cet ouvrage, Mercklin et Mauget ont attri-

bué à Brasavola un autre livre intitulé: *In primum Hippocratis librum*, expositio (Ferrare, 1594, in-4°). Mais Bayle, d'après Baruffaldi, pense qu'il est de son fils. — *Examen omnium electuariorum, pulverum et confectionum catharticorum.* Venise, 1513, in-8°. *Ibid*, 1548, in-8°. Lyon, 1556, in-16.—*Examen omnium catapotiorum seu pilularum.* Bâle, 1543, in-4°. Lyon, 1546, in-16. *Ibid*, 1556, in-16. — *Quod nemini mors placeat.* Lyon, 1543, in-8°. —*In libros Hippocratis et Galeni de ratione victus in morbis acutis commentaria.* Venise, 1546, in-fol. — *Examen omnium trochiscorum unguentorum, ceratorum, emplastrorum, cataplasmatum, collyrium et pulverum, quorum Ferraris est usus.* Venise, 1551, in-8°. Lyon, 1555, in-16. — *Judex refertissimus in omnes Galeni libros.* Venise, 1551, in-folio. *Ibid*, 1557, in-fol. Venise, 1625, in-fol. — *De medicamentis tam simplicibus quam compositis catharticis quæ unique humori sunt propria.* Lyon, 1555, in-16. Zurich, 1555, in-8°. — *Ratio componendorum medicamentorum externorum. Pars 1 continens lintuum, pulverum medicinalium, aquarum, decoctionum, oleorumque confectionem, cum tractatu de morbo gallico.* Venise, 1555, in-folio. Lyon, 1555, in-16. *Ibid*, 1577, in-16. — *Tractatus de usu radicis chinæ et de ligno sancto.* On trouve ce traité à la page 544 et à la page 615 du tome Ier de la collection *De morbo gallico* de Luisini (Venise, 1566, in-fol. Leyde, 1731, in-folio.)— Brasavola est le premier qui ait employé la squine et le gayac en Italie. On doit en outre, à cet auteur, la publication des œuvres posthumes de Celio Calcagnini. (Bâle, 1544, in-fol.)

BRASAVOLA (Jérôme), fils du précédent, naquit à Ferrare, le 25 mai 1536. Il suivit les traces de son père, et, quoique d'un mérite inférieur, il ne laissa pas de se distinguer dans l'étude de la philosophie et de la médecine. Il possédait, en outre, parfaitement le grec. Il succéda à René Brasavola, son frère, dans la place de médecin d'Alphonse II, cinquième duc de Ferrare. Il mourut en 1594, laissant les ouvrages suivants : — *De officis libellus.* Ferrare, 1590, in-8°. — *In primum aphorismorum Hippocratis librum expositio.* Ferrare, 1594 et 1595, in-4°. Cet ouvrage est attribué à son père, par Mercklin et Manget. (Biograph. médic., t. II, pag. 511.)

Apr. J.-C. 1501. — FUCH ou FUCHSIUS (Léonard), médecin allemand, naquit le 17 janvier 1501, à Wembdingen en Bavière. Il se rendit savant dans les langues grecque et latine, et surtout dans la médecine, dont il prit le bonnet à Ingolstadt en 1521. Après sa réception au doctorat, il passa à Munich dans le dessein d'y exercer sa profession, et il y demeura pendant les années 1524 et 1525; mais en 1526, on l'appela à Ingolstadt pour remplir la chaire à laquelle on venait de le nommer. Son séjour ne fut pas long dans cette ville; car, au bout de deux ans, le marquis de Brandebourg-Anspach l'attira dans sa résidence pour être son premier médecin. Fuch avait beaucoup de talents pour la pratique, et comme il réussissait dans ses entreprises, il était fort recherché à la cour d'Anspach; il sentait cependant qu'il n'était pas dans son centre et qu'un attrait secret l'invitait à embrasser la vie académique. Pour le suivre il se rendit à Tubingue en 1535, et depuis cette année, il y enseigna constamment la médecine jusqu'en 1566, qui est celle de sa mort. — Côme, duc de Toscane, avait tâché d'attirer ce médecin dans l'université de Pise, et lui avait offert 600 écus d'appointements pour l'engager à remplir l'une des chaires de la Faculté ; mais il s'en excusa. L'empereur Charles V, à qui il dédia quelques-uns de ses ouvrages, l'anoblit pour lui témoigner l'estime qu'il faisait de son mérite et de son savoir ; ce fut encore à sa science que Fuch dut le titre glorieux d'*Eginète* d'Allemagne. Il excella surtout dans la connaissance des plantes, et son exemple fit une telle impression sur l'esprit des Allemands, des Italiens et des Français, que l'étude de la botanique ne tarda point à se ranimer parmi eux. Fuch méprisa souverainement la doctrine des Arabes; il assure même, dans plusieurs endroits de ses ouvrages, que le motif qui l'engagea à les écrire, fut de guérir les Allemands de l'attachement aveugle qu'ils avaient pour la médecine arabe, et de parvenir ensuite à leur ôter des mains les livres des auteurs qui en avaient traité et ceux de leurs partisans. Les écrits qu'on a de lui sont en grand nombre, et leurs titres font assez voir qu'il a travaillé efficacement à remettre la médecine des Grecs en honneur :

Errata recentiorum medicorum LX numero, adjectis eorumdem conjutationibus. Hagenoæ, 1530, in-4°. — *Methodus medendi, seu ratio compendiaria perveniendi ad veram solidamque medicinam. Hagenoæ,* 1531, in-8°. *Lugduni,* 1541, in-8°. *Parisiis,* 1546, in-8°. — *Cornarius furens. Basileæ,* 1533, 1545, in-4°. Il eut plusieurs démêlés avec Cornarius, son émule, au sujet des œuvres de Dioscoride. Comme il n'était point endurant, non-seulement il ne supportait pas les donneurs d'avis, mais il s'obstinait encore à ne vouloir point convenir des fautes qu'on lui faisait remarquer dans ses ouvrages : — *Adversus Christ. Egenolphi, typographi Francofurtensis, calumnias responsio. Basileæ,* 1535, in-8°. — *Paradoxorum medicorum libri tres. Ibidem,* 1535, in-folio. *Parisiis,* 1546, in-8°. C'est principalement sur la botanique, la physiologie, la pathologie et la pratique que ce traité roule ; on y trouve cependant quelques remarques anatomiques sur les Arabes, sur *Alexandre Benedicti* et *Mundinus.*—*Apologia adversus Gualterum Ryffium. Basileæ,* 1536, 1544, in-8°. — *Hippocratis epidemiorum liber sextus latinitate donatus et luculentissima enarratione illustratus. Ibidem,* 1537, in-folio. — *Tabulæ aliquot universæ medicinæ summam et divisionem compendio complectentes. Ibid.,* 1538, in-4°. — *De methodo medendi libri quatuor. Hippocratis Coi de medicamentis purgantibus libellus. Parisiis,* 1539, 1550, in-8°. *Basileæ,* 1541, in-fol. — *Apologiæ tres. Adversus Puteanum docet aloën aperire ora venarum ; secunda, adversus Sebast. Montuum, nonnulla paradoxorum capita defendit ; tertia, adversus Jeremiam Thriverium, in internis inflammationibus, pleuritide præsertim, e directo partis affectæ sanguinem mittendum esse : item explicationes aliquot paradoxorum continet. Basileæ,* 1540, in-4°. — *Libri tres difficilium aliquot quæstionum et hodie passim controversarum explicationes continentes. Basileæ,* 1540, in-4°. — *De sanandis totius humani corporis, ejusdem partium tam internis, quam externis malis, libri quinque. Ibidem,* 1542, 1568, in-8°. *Lugduni,* 1547, in-16. — *De historia stirpium commentarii insignes, adjectis earumdem vivis plusquam* 500 *imaginibus, Accessit vo-*

cum difficilium et obscurarum explicatio. Basileæ, 1542, in-folio, *cum iconibus pictis* 516. *Parisiis*, 1543, in-12, avec des scholies sur chaque chapitre. *Ibidem*, 1546, in-8°, avec les noms des plantes en français. *Lugduni*, 1547, in-8°. *Basileæ*, 1549, in-8°, avec de plus petites figures. *Lugduni*, 1549, in-16; 1551 et 1596, in-12. *Ibidem, cum quintuplici indice et variis nomenclaturis*, 1555, in-12. En allemand, à Bâle, 1543, in-folio, avec figures. En français, Lyon, 1545, 1550, in-folio, et en 1549 in-8°. Paris, 1549, in-folio, par Éloi Magnen, docteur de la faculté de médecine de cette ville. En espagnol, par Jean Jarava, Anvers, 1557, in-8°. Cet ouvrage est presque entièrement tiré de Dioscoride; mais les figures, qui sont assez élégantes, appartiennent à l'auteur, à l'exception d'un petit nombre qu'il a pris dans Brunfels. On a publié en français un abrégé de l'histoire des plantes de Fuch, qui est assez mal rédigé; il a paru avec quelques additions, sous le titre *d'Histoire générale des plantes et herbes, avec leur propriété et vertu, par Léonard Fuch, la figure et vertu du pelun, avec un préservatif contre la peste, et un recueil de receptes tirées de divers auteurs.* Rennes et Troyes, 1675, in-12.

Hippocratis aphorismorum sectiones septem latinitate donatæ et luculentissimis commentariis illustratæ. Basileæ, 1544, in-4°. *Parisiis*, 1545, in-8°. *Lugduni*, 1558, in-8°. — *Ad quinque priores suos libros de curandi ratione, seu, de sanandis totius humani corporis, ejusdemque partium tam internis, quam externis malis, appendix. Lugduni*, 1548, in-16. *Venetiis*, 1556, in-8°. Comme il y traite principalement de la chirurgie, on y trouve beaucoup de réflexions sur les plaies, les ulcères, les fractures, les luxations, etc. On ne saurait trop louer la candeur de cet auteur qui avoue, avec la plus grande ingénuité, qu'il a profité de tout ce que Galien, Paul, Aëtius, et Gui de Chauliac ont dit de mieux, et qui déclare hautement qu'il a de grandes obligations à Tagault pour les lumières qu'il en a tirées. — *Primi de stirpium historia commentariorum tomi vivæ imagines. Basileæ*, 1549, in-8°. J'ai déjà annoncé cette édition, et j'ai fait remarquer que les figures étaient plus petites. Celles que Fuch avait rassemblées se montaient au nombre de 1500 qu'il se proposait de publier en

trois tomes. Il en avait fait exécuter 300 dans la perfection en 1551; mais la plupart sont demeurées entre les mains de Jean Gesner qui en a fait l'acquisition. — *Claudii Galeni Pergameni aliquot opera latinitate donata et commentariis illustrata. Parisiis*, 1549, 1554, in-folio, en trois volumes. — *Nicolai Myrepsi de medicamentis opus latine conversum et annotationibus illustratum. Basileæ*, 1549, in-folio. *Lugduni*, 1563, in-12, avec quatre livres *De compositione medicamentorum.* — *Epitome de humani corporis fabrica ex Galeni et Andreæ Vesalii libris concinnata. Partes duæ. Tubingæ*, 1551, in-8°. *Lugduni*, 1555, in-8°. Cet abrégé d'anatomie est court et succinct, mais exact. L'auteur sait rendre justice au mérite, et faisant de Vésale tout l'éloge qui lui est dû, il ne balance jamais à lui donner la préférence sur Galien. — *An morbifica aliqua sit, de Galeni sententia, causa continens? Basileæ*, 1557, in 8°. — *Institutionum medicinæ, ad Hippocratis, Galeni, aliorumque veterum scripta recte intelligenda, mire utiles libri quinque. Lugduni*, 1560, in-8°. *Basileæ*, 1567, 1572, 1583, 1594 1601, 1615, in-8°. En français par Guillaume Paradin, Lyon, 1552, in-8°. — *Apologia qua criminationibus ac calumniis Joannis Placotomi respondet. Francofurti*, 1566, in-8°, avec les livres *De compositione medicamentorum.* — *Opera omnia. Ibidem*, 1566, 1567, 1604, trois volumes in-folio. — Léonard Fuch eut un fils nommé Frédéric, qui fut médecin de la ville d'Ulm en Souabe.

Ap. J.-C. 1501.—CARDAN (Jérôme), médecin, était de Milan, et non point de Pavie, comme quelques auteurs l'ont avancé. Il naquit le 24 septembre 1501, suivant ce qu'il dit lui-même dans sa vie qu'on voit en tête de ses ouvrages, sous le titre de *Vita propria.* Il y dit encore que son père, fameux jurisconsulte, était sur le déclin de l'âge, lorsque Claire Micheria, sa mère, lui donna le jour. Cette fille, honteuse d'avoir consenti aux désirs de ce voluptueux vieillard, voulut sauver son honneur par un second crime. Elle prit beaucoup de médicaments dans le dessein de se faire avorter. Après avoir ainsi parlé de sa naissance, Cardan ajoute que le collége des médecins de Milan avait refusé de l'admettre au nombre de ses membres, sur le soupçon qu'il n'était pas né en légitime mariage. Mais cette opposition ne l'empêcha pas de professer les mathématiques et de pratiquer la médecine dans cette ville : il enseigna même cette dernière science à Pavie et à Bologne, depuis 1562 jusqu'à 1570. La célébrité qu'il procura aux écoles de l'une et de l'autre de ces universités le fit désirer à Rome où on le retint par une pension. Il y passa le reste de sa vie et y mourut le 21 septembre 1576, à l'âge de 75 ans.

Cet homme, également singulier dans sa manière de penser et de faire, se plut à tout ce qui avait l'air merveilleux, et fut assez crédule pour adopter encore toutes les rêveries de l'astrologie et de la magie ; mais comme il avait en l'occasion de causer avec les savants dans ses différents voyages, et qu'il était d'ailleurs fort instruit dans les mathématiques, il n'a pas laissé que d'écrire beaucoup de bonnes choses dans ses ouvrages. Il ne faut cependant point croire trop aisément ce qu'il avance : il a quelquefois des idées très-particulières auxquelles il semble être d'autant plus attaché que ce sont les siennes ; car on ne lui a jamais reproché d'embrasser servilement les opinions d'autrui, sinon celles des anciens. A travers tous ces défauts, on reconnaît que Cardan était savant : personne n'est plus sage que lui, quand il pense bien ; personne n'est plus fou, quand il s'égare. C'est le jugement que Boerhaave en a porté : *Sapientior nemo, ubi sapit, dementior nullus, ubi errat.* — On dit que Cardan pronostiqua l'an et le jour de sa mort, et que, se voyant encore plein de vie à l'approche de ce temps, il se laissa mourir de faim pour ne pas perdre sa réputation et pour soutenir la justesse de son horoscope. Mais ce conte a bien l'air d'une fable ; le président de Thou l'a cependant écrit ainsi sur l'opinion commune de ce temps-là. On dit encore que ce médecin s'était lui-même composé cette épitaphe :

Non me terra teget, cœlo sed raptus in alto,
Illustris vivam docta per ora virum.
Quidquid venturis spectabit Phœbus in annis,
Cardanus noscet, nomen et usque suum.

Cardan lui-même a parlé contradictoirement à ce que différents auteurs ont rapporté sur la manière dont il a fini sa vie. Il avoue que, par une suite de sa confiance dans l'astrologie judiciaire, il s'était mis en tête qu'il ne devait pas vivre jusqu'à 45 ans, et qu'ayant arrangé sa dépense sur la courte durée de ses jours, il s'était trouvé fort à l'étroit dans la vieillesse. Mais le mauvais état de ses affaires ne paraît pas l'avoir sensiblement affecté, puisqu'il disait qu'il ne voudrait pas changer sa pauvreté et sa vieillesse avec l'âge et les richesses d'un jeune homme qui n'aurait point de goût pour les sciences. — Jules Scaliger fut l'ennemi irréconciliable de Cardan, et quoiqu'il eût souvent avoué que ce médecin avait un esprit brillant, pénétrant et même incomparable, il ne chercha pas moins à le contredire en toutes choses, dès qu'il eut tant fait que de prendre la plume contre lui. Cependant les personnes impartiales sont d'accord que, si Scaliger a eu plus de connaissances des lettres humaines que Cardan, celui-ci avait pénétré plus avant dans les secrets de la physique. On ne peut, en effet, disconvenir que la nature ne lui ait accordé un génie supérieur ; mais il en diminua le prix et l'avantage par son caractère bizarre, inconstant, opiniâtre. Cardan se procurait des douleurs et des maladies, pour mieux goûter ensuite le plaisir que donne la santé. Il se vantait, à l'exemple de Socrate, d'avoir un démon familier, qu'il croyait mêlé de Saturne et de Mercure, et qui se communiquait à lui par les songes ; il raconte même plusieurs traits du démon de son père et du sien propre : mais le démon de ce médecin, s'il en eut un, fut moins sage que celui du philosophe grec. Au reste, c'est ici le cas d'appliquer ce que le célèbre de Thou a dit de notre auteur : quelquefois il paraît s'élever au-dessus de l'homme, et quelquefois il se ravale jusqu'à l'état d'un enfant. En effet, si ses ouvrages ont transmis à la postérité des marques de beaucoup d'érudition et même de génie, ils sont aussi une immense compilation de rêveries et d'absurdités, et font connaître combien l'imagination de cet écrivain était déréglée. — Charles Spon a recueilli tous les ouvrages de Cardan en dix volumes in-fol., et ils ont paru en 1620 et années suivantes à Genève ; 1663, à Lyon sous le titre d'*Opera omnia.* Voici les éditions particulières de ceux qui ont plus de rapport à la matière de ce dictionnaire.

De malo recentium medicorum medendi usu. Venetiis, 1545, in-8°. *Lugduni*, 1548, in-8°. *Parisiis*, 1565, in-8°. *Marpurgi*, 1607, in-8°. — *De immortalitate animarum. Lugduni*, 1545, in-8°. — *Contradicentium medicorum libri duo. Lugduni*, 1548, in-4°. *Parisiis*,

1565, in-8°. *Marpurgi*, 1607, in-8°. — *De subtilitate libri XXI. Norimbergæ*, 1550, in-folio. *Parisiis*, 1551, in-8°. *Basileæ*, 1553, 1560, in-folio, 1582, 1611, 1664, in-8°. *Lugduni*, 1559, in-8°. Et ailleurs. En français, Paris, 1556, in-4°; 1584, in-8°. On y trouve différentes choses sur les propriétés des médicaments, sur la cure des maladies, sur les ouvertures des cadavres, sur les pierres qui s'engendrent dans le corps humain, sur les poisons et les maladies rares. — *De libris propriis liber. Lugduni*, 1557, in-8°. — *De rerum varietate libri XVII. Basileæ*, 1557, in-folio et in-8°. *Avenione*, 1558, in-8°. L'auteur trop crédule a rempli cet ouvrage de beaucoup de faussetés, qu'il n'a adoptées que parce qu'elles avaient cet air extraordinaire qui lui plaisait tant. — *Opuscula artem medicam exercentibus utilissima. Basileæ*, 1559, in-folio; 1566, in-8°. — *De cinæ radice et salsaparilla. Antverpiæ*, 1564, in-8°. *Parisiis*, 1565, in-8°. *Marpurgi*, 1607, in-8°. — *In septem aphorismorum Hippocratis particulas commentaria. De venenorum differentiis, viribus et adversis remediorum præsidiis, ac præsertim de pestis generibus omnibus, præservatione et cura. Basileæ*, 1564, in-folio. *Patavii*, 1653, in-4°. — *De methodo medendi sectiones quatuor. Parisiis*, 1565, in-8°. — *Ars curandi parva, quæ est absolutissima medendi methodus. Basileæ*, 1566, deux volumes in-8°. — *In Hippocratis Coi prognostica, atque in Galeni prognosticorum expositionem commentarii absolutissimi. Item in libros Hippocratis de septimestri et octimestri partu, simul in eorum Galeni commentaria, Cardani commentarii. Basileæ*, 1568, in-folio. — *In Hippocratis de aere, aquis et locis commentarii. Ibidem*, 1570, in-folio, avec d'autres ouvrages. — *In librum Hippocratis de alimento commentaria, quibus accedit examen viginti duorum ægrorum Hippocratis. Romæ*, 1574, in-8°. *Basileæ*, 1582, in-8°. — *Opus novum, cunctis de sanitate tuenda et vita producenda studiosis apprime necessarium. Romæ*, 1580, in-folio, 1617, in-4°. *Basileæ*, 1582, in-folio. C'est un bon ouvrage, selon Boerhaave et de Haller qui a commenté et augmenté la méthode d'étudier la médecine de son maître. — *De causis, signis et locis morborum liber unus. Bononiæ*, 1569. *Basileæ*, 1582, 1707, in-8°. — *Theonoston, seu,*

de vita producenda atque incolumitate servanda dialogus. Romæ, 1617, in-4°. Cet ouvrage est le même que l'*Opus novum* qu'on vient de citer. — *De vita propria liber. Amstelodami*, 1631, in-12. *Parisiis*, 1643, in-8°. *Goudæ*, 1654, in-12. — *Opuscula medica senilia in quatuor libros tributa, quorum : I. De dentibus; II. De rationali curandi ratione; III. De facultatibus medicamentorum proprie purgantium; IV. De morbo regio. Omnia ex manuscriptis bibliothecæ Romanæ nunc primum in lucem data. Lugduni*, 1638, in-8°.

Apr. J.-C. 1501. — MATTHIOLE (Pierre André) était de Sienne, ville d'Italie dans la Toscane où il naquit vers l'an 1500, de François Matthiole, médecin, et de Lucrèce Boninsegni. Il passa sa jeunesse à Venise et s'y perfectionna dans les langues latine et grecque. Son père l'envoya ensuite à Padoue, avec ordre d'y faire son cours de droit; il partit. Mais comme il ne tarda point à s'apercevoir du peu de dispositions qu'il avait pour cette étude, il se crut obligé de faire connaître le goût qui le portait vers la médecine, et il s'y appliqua avec le plus grand succès. La mort de son père vint cependant déranger ses projets. Les moyens de continuer ses études lui manquèrent, et il aurait été obligé de quitter Padoue, si les progrès qu'il avait déjà faits n'eussent engagé les docteurs de la faculté à ne point le laisser partir, sans lui donner le bonnet. Empressé de retourner à Sienne, Matthiole se livra aux exercices de la pratique, et ses succès le répandirent si avantageusement dans cette ville, qu'il se vit bientôt à l'aise du côté de la fortune. Cet état d'aisance lui fit négliger les moyens par lesquels il y était parvenu. Plus appliqué à l'étude du cabinet qu'assidu à voir les malades qui imploraient son secours, il commença à mener une vie si retirée, que ce ne fut qu'avec peine qu'on l'engagea quelquefois à se prêter au désir des personnes dont il avait eu auparavant toute la confiance. Mais quelque forte que fût la résolution qu'il avait prise de ne point se départir du genre de vie qu'il avait embrassé, il se vit obligé de passer dans le tumulte du grand monde. Il fut appelé à la cour de l'empereur Charles V par Ferdinand, archiduc d'Autriche, qu'il servit pendant dix ans, en qualité de premier médecin. Au bout de ce terme, il se rendit à Trente, où il se maria en secondes noces avec une demoiselle de cette ville, qui lui donna plusieurs enfants. Il y vécut heureux avec elle, mais la mort l'en sépara en 1577. Son corps fut enterré dans la grande église, et l'on fit graver ces deux vers sur son tombeau :

Saxa quidem absumit tempus, sed tempore nunquam
Interitura tua est gloria, Matthiole.

Ce médecin a effectivement mérité l'immortalité par ses ouvrages; mais il aurait fait quelque chose de mieux pour la botanique, s'il ne se fût point laissé tromper, et qu'il n'eût pas trompé ceux d'après lui, en insérant de fausses figures de plantes dans ses commentaires sur Dioscoride. Il les y a mises telles qu'on les lui a données, sans trop s'informer si elles étaient conformes à la nature, et comme il s'est fondé d'ailleurs sur les descriptions qu'avaient laissées les anciens, il a imaginé le dessin de plusieurs plantes sur ce qu'ils en ont écrit, et nous a ainsi tracé des figures de pure invention. Cette remarque ne doit cependant point faire mépriser ses *commentaires*; ils sont utiles par les expériences qu'ils contiennent, ainsi que par les lumières que l'auteur y a répandues, et qui les rendent supérieurs à ce que nous ont laissé les anciens sur la botanique. Voici les titres des différents Traités de Matthiole :

Dialogus de morbi-gallici curatione. — *Apologia adversus Amatum Lusitanum, cum censura in ejusdem enarrationes. Venetiis,* 1558, in-8°. La diction de cet ouvrage est vive et pleine de feu. — *Epistolarum medicinalium libri V. Pragæ,* 1561, in-folio. *Lugduni,* 1564, in-8°. — *Disputatio adversus viginti Problemata Melchioris Guilandini. Venetiis,* 1563, in-4°. — *Opuscula de simplicium medicamentorum facultatibus secundum genera et loca. Venetiis,* 1569, in-12. *Lugduni,* 1571, in-16. — *De plantis epitome utilissima. Venetiis,* 1571, 1586, in-4°. *Francofurti,* 1586, in-4°, avec les augmentations de Joachim Camerarius, et un opuscule sur le voyage de François Calceolari depuis Vérone jusqu'au Mont-Baldo. — Le principal ouvrage de Matthiole est celui qui contient ses commentaires sur les six livres de Dioscoride. Il y en a des éditions en plusieurs langues, dont Jean-François Séguier a donné la notice suivante dans sa Bibliothèque botanique : *Il Dioscoride con li suoi discorsi, aggiuntovi il sesto libro de gli antidoti contra tutti*

i vileni. Venise, 1548, 1549, in-4°, sans figures. C'est l'édition originale, car Matthiole a écrit ses commentaires en italien; ce n'est qu'en 1554 qu'il les a fait paraître en latin. — *Commentarii in sex libros Pedacii Dioscoridis, adjectis quam plurimis plantarum et animalium imaginibus. Venetiis,* 1554, in-folio, avec de petites figures. — *Secundo aucti, adjectis plurimis plantarum et animalium imaginibus, quæ in priore editione non habentur. Hic accessit apologia adversus Amatum Lusitanum, et censura in ejusdem enarrationes. Venetiis,* 1585, in-folio, *cum iconibus.* — *Venetiis,* 1560, in-folio. — Traduits en français par Antoine du Pinet. Lyon, 1561, in-folio, avec de petites figures. — En italien, avec les augmentations de l'auteur. Venise, 1563, in-folio, avec de petites figures. — En allemand, par Georges Handsch. Prague, 1563, in-folio. — *Latine, Venetiis,* 1563, in-4°. — *Denuo ab ipso auctore recogniti et locis plus mille aucti, adjectis magnis ac novis plantarum ac animalium iconibus supra priores editiones delineatis. Accesserunt quoque ad margines græci contextus ex antiquissimis codicibus desumpti. Item de ratione distillandi liber. Venetiis,* 1565, in-fol. — En italien, avec l'art de distiller. Venise, 1570, in-fol. On y trouve 957 grandes figures. En français de la traduction de du Pinet. Lyon, 1572, in-fol. — Traduits en français par Jean des Moulins, docteur en médecine, avec des tables médicinales des qualités et des vertus des médicaments simples. Lyon, 1572, in-fol. — En français, de la même version. Lyon, 1679, in-fol. — En français, de la version de du Pinet. Lyon, 1580, in-fol. — *Latine cum libro de ratione distillandi. Venetiis,* 1583, in-folio, avec de grandes figures; 1590, in-fol. avec de petites figures. — En italien. Venise, 1584, in-folio. Bergame, 1591, in-4°. — En allemand, de la traduction de Joachim Camerarius. Francfort, 1590 et 1598, in-fol. — *Opera omnia, hoc est : I. Commentarii in sex libros Dioscoridis, adjectis in margine Græci textus lectionibus, ex antiquissimis codicibus desumptis, qui Dioscoridis depravatam lectionem restituunt, a Gaspare Bauhino aucti, synonymis quoque plantarum et notis illustrati : adjectis plantarum iconibus supra priores editiones plusquam 300 (quarum quam-*

plurimæ hic primum describuntur) ad vivum delineatis. II. *De ratione distillandi liber.* III. *Apologia in Amatum Lusitanum cum censura.* IV. *Epistolarum medicinalium libri quinque.* V. *Dialogus de morbo gallico. Basileæ,* 1598, in-folio, avec 330 planches, dont 50 nouvellement gravées. — En allemand, de la version de Camérarius. Francfort, 1600, in-folio, avec figures. — En italien. Venise, 1604, in-folio, avec de grandes figures. — En allemand, Francfort, 1611, in-fol. — En français, de la traduction de du Pinet, avec le livre de l'art de distiller. Lyon, 1619, in-fol. — En allemand, de la version de Georges Handsch, avec les éclaircissements de Camerarius. Francfort, 1626, in-folio. On y trouve 123 nouvelles figures. — En français, de la traduction de du Pinet. Lyon, 1656, in-fol. et 1680. — *Latine, ex editione Bauhini. Basileæ,* 1674, in-fol. — *Latine. Veneliis,* 1712, 1744, in-fol. Cette multitude de versions et d'éditions de Matthiole fait preuve de la pénurie où l'on était alors, de bons livres en botanique : les ouvrages de nos meilleurs auteurs en ce genre n'ont point eu un sort si heureux.

Apr. J.-C. 1501. — MILICH (Jacques) était de Fribourg en Brisgaw, où il naquit le 24 janvier 1501. Il fit ses premières études dans sa patrie, et passa de là à Vienne en Autriche et à Wittemberg, où il continua de se pousser dans la carrière des sciences. Ce fut lui qui donna le goût des mathématiques aux professeurs de l'université de Wittemberg, il les enseigna même à leurs élèves dès l'an 1524 ; mais comme l'étude de la médecine était son principal objet, il s'y appliqua avec tant de succès, qu'il obtint le bonnet de docteur le 16 novembre 1536. D'abord après sa promotion, on le chargea du double emploi de professeur en médecine et en mathématiques, fonctions dont il s'acquitta avec beaucoup d'honneur ; mais la célébrité à laquelle il parvint dans la pratique ne fut pas moindre que celle que le professorat lui procura. L'une et l'autre lui valurent l'estime des hommes les plus savants de son temps, tels qu'Erasme, Mélanchton, Joachim, Camerarius, Heobanus Hessus, etc. — Ce médecin mourut d'apoplexie à Wittemberg, le 10 de novembre 1559. Il laissa différents ouvrages, dont plusieurs portent l'empreinte de son goût et de son attachement

à la doctrine d'Hippocrate. On y remarque des discours latins sur la vie de ce père de la médecine, sur celles de Galien et d'Avicenne. *Commentaria in librum secundum Plinii de Historia mundi. Oratio de consideranda sympathia et antipathia in rerum natura. De arte medica. De partibus et motibus cordis. De pulmone. De studio doctrinæ anatomicæ.* On les trouve dans le recueil des oraisons de Mélanchthon, imprimé à Strasbourg en 1558, in-8º.

Milich était un homme d'un esprit doux et droit, d'un jugement solide, d'un courage ferme et d'une prudence consommée. Il était fidèle envers ses amis, ardent à leur rendre toutes sortes de bons offices, constant dans l'amour et dans l'étude des sciences. Mais plus recommandable encore par la qualité de père, il prit tant de soins de l'éducation de ses enfants, qu'il peut être proposé comme un exemple à cet égard. Il aima mieux les laisser vertueux que riches ; et de peur qu'ils ne contractassent quelques habitudes vicieuses et négligeassent leurs études, jamais il ne s'éloignait d'eux. Il refusait même d'aller voir les malades hors de la ville de Wittemberg, quelque profit qu'on pût lui offrir pour l'engager à quitter sa maison. — Henri, son fils, était de Wittemberg où il étudia la médecine, mais il alla prendre le bonnet de docteur à Sienne dans la Toscane. Delà il se rendit à Jene et il y obtint une chaire, en 1573, qu'il remplit jusqu'en 1581. Il l'abandonna pendant le courant de cette année, pour se rendre à Plaven dans le Meckelbourg en qualité de médecin pensionnaire. Mais il ne jouit guère de cet avantage, car il mourut dans la même ville environ l'an 1585.

Apr. J.-C. 1503. — VIGO (Jean de), docteur en médecine, natif de Gênes et originaire de Rapallo, était en estime vers le commencement du seizième siècle. Il passa une bonne partie de sa vie à la cour de Rome, où il fut appelé en 1503, pour y remplir la charge de premier chirurgien de Jules II, qui le combla d'honneurs et de présents. De Vigo était au-dessus du préjugé auquel le partage de la médecine a donné lieu. Bien loin de croire qu'il dérogeait au titre de docteur, dont il était revêtu, en pratiquant les opérations chirurgicales, comme le trépan et d'autres également importantes, il se fit honneur des talents qui le rendaient doublement utile à l'humanité. C'est de cette manière qu'il mérita l'estime de Sixte Gara de Ruvère, neveu de Jules II et cardinal du titre de Saint-Pierre-aux-Liens; il en recevait tous les ans une pension de trois cents écus d'or, en récompense des services dont le public lui était redevable. — De Vigo commença à travailler à sa *Pratique de chirurgie* en 1503, et il l'acheva en 1513. Il la dédia à Badinelli de Saulis, cardinal de Sainte-Sabine, et la fit imprimer à Rome sous ce titre :

Practica in arte chirurgica copiosa, continens novem libros. Le grand nombre d'éditions qu'on a publiées, tant en latin qu'en d'autres langues, est une preuve de l'accueil qu'on a fait à cet ouvrage. Il a paru : *Romœ*, 1514, in-folio. *Lugduni*, 1516, in-4°; 1518, 1530, 1534, 1538, 1542, 1561, 1582, in-8°. *Venetiis*, 1520, 1599, in-folio; 1561, in-8°. *Florentiœ*, 1525, in-8°. Toutes ces éditions sont en latin, mais celles de Lyon sont si rapprochées les unes des autres, qu'on est tenté de croire qu'on en a grossi le nombre par le changement d'années dans de nouveaux titres. En français, Paris, 1530, in-folio. Cette édition est intitulée : *Pratique de chirurgie du très-excellent docteur en médecine, maître Jean de Vigo, nouvellement translatée en français*. Lyon, 1537, 1610, in-8°. En espagnol, Valence, 1537, in-folio. Saragosse, 1581, in-folio. En italien, Venise, 1540, 1560, 1568, 1581, 1598, 1610, in-4°. En anglais, Londres, 1543, in-folio ; 1580 in-4°. En allemand, Nuremberg, 1677, in-4°. En portugais, Lisbonne, 1713, in-folio. Il y a un abrégé de cet ouvrage qui parut en latin à Venise en 1570, in-folio, sous le titre de *Practica compendiosa*. La division de la chirurgie de Jean de Vigo est assez méthodique. Dans le premier livre, l'auteur traite de l'anatomie, mais ce n'est pas en quoi il brille. Dans le second, il traite des tumeurs, et sa pratique est aussi sage que sa théorie est lumineuse. Ce qu'il dit des plaies dans le troisième livre est appuyé sur plusieurs observations intéressantes; il y parle même de l'usage de lier les veines et les artères dans le cas d'hémorrhagie, et par là il enlève à Ambroise Paré la gloire de cette invention. Le quatrième livre traite des ulcères; ce qu'il y avance est curieux et utile, à l'exception des fistules dont il n'avait que des connaissances imparfaites. Dans

le cinquième, il s'étend sur la vérole et les maladies des articulations. Dans le sixième, sur les maladies des os, comme fractures, luxations, etc. Dans le septième, sur la nature des plantes. Dans le huitième, sur les drogues qu'il est nécessaire à un chirurgien d'avoir : en général, sa matière chirurgicale est fort étendue; on peut même lui reprocher d'avoir été polypharmaque. Le neuvième livre comprend un supplément à l'ouvrage.

Jean de Vigo n'est point le premier, ainsi que plusieurs écrivains le disent, qui ait trouvé dans les frictions mercurielles le véritable spécifique contre les maladies vénériennes. Il avoue lui-même que tout ce qu'il a proposé de plus efficace contre ces maladies est tiré des œuvres de Théodoric et d'Arnauld de Villeneuve. D'ailleurs, long-temps avant qu'il fût question de la vérole en Europe, on s'était servi d'onguents mercuriels contre la gale, contre les dartres et contre toutes les maladies de la peau qui ont quelque rapport avec elles et qui étaient connues sous les noms de *Malum mortuum* et d'*Asafati*. Mais comme on remarqua que la vérole se déclarait principalement par des pustules, on ne balança point d'employer le même remède, qui réussit dans cette maladie, ainsi qu'il avait fait dans les précédentes. Tout le mystère consista à proportionner le mercure à la grandeur du mal, à le doser convenablement et à ménager ses effets. — Tout instruit qu'était Jean de Vigo sur la matière qu'il avait traitée dans son ouvrage, il eut la modestie de ne le pas publier sans l'avoir soumis à la censure de quelque savant : il le fit corriger par un médecin de ses amis, nommé Jean Anthracius qui avait long-temps enseigné à Padoue et à Rome, et qui devint dans la suite premier médecin du pape Adrien VI. Cette défiance fait honneur à notre auteur, et ceux qui pensent comme lui sont heureux lorsqu'ils peuvent trouver un ami sincère pour les avertir de leurs fautes et assez éclairé pour les corriger.

Apr. J.-C. 1503. — NOSTRADAMUS (Michel), médecin et astrologue, était de Saint-Remy, petite ville de Provence, où il naquit le 14 décembre 1503, de Jacques de Notre-Dame, notaire royal, et de René de Saint Remy. Sa famille était d'origine juive, et elle fut comprise, en cette qualité, dans la taxe qui fut faite, en 1512, sur les familles juives de Provence qui s'étaient nouvellement converties à la religion chrétienne. Michel n'ignorait pas son extraction; il se relevait même sur elle, et prétendait être de la tribu d'Issachar, se glorifiant de ce qu'il est dit, au premier livre de Paralipomènes, que ceux de cette tribu étaient des gens sages et éclairés, capables de connaître tous les temps : *de filiis quoque Issachar filii eruditi qui noverant omnia tempora.* — Arrière-petit-fils de médecins, tant du côté paternel que maternel, il suivit l'exemple de ses bisaïeux. Pierre de Notre-Dame avait été conseiller et médecin du duc de Calabre, fils de Renéle-Bon, roi de Navarre et comte de Provence, et Jean de Saint-Remy, conseiller et médecin du même roi René. Michel profita des instructions du dernier, et après sa mort, il se rendit à Avignon pour y continuer ses études et y faire sa philosophie. Il passa de là à Montpellier dans le dessein de s'appliquer à la médecine; mais la peste qui survint dans cette ville l'obligea d'en sortir, au moment où il espérait se distinguer entre les élèves de la Faculté. Il n'était alors âgé que de 22 ans; et comme il se crut déjà en état d'exercer la profession qu'il avait embrassée, il séjourna près de quatre ans dans le Haut-Languedoc, à Toulouse, à Bordeaux, ou dans la plupart des villes qui sont sur la Garonne. Il revint ensuite prendre ses degrés à Montpellier, où il fut reçu docteur sous la présidence d'Antoine Romier. — Le goût qu'il avait pris pour Toulouse et les connaissances qu'il y avait faites le rappellèrent bientôt dans cette ville; mais la considération et l'estime qu'il avait pour Jules-César Scaliger, qui était établi à Agen, l'engagèrent ensuite à se rendre auprès de lui, et à s'y fixer par un mariage avec une demoiselle des meilleures familles de cet endroit. La mort de sa femme et de ses enfants, qu'il perdit dans l'espace de quatre ans, lui fit cependant changer de résolution; il quitta Agen pour satisfaire la passion qu'il avait toujours eue de voyager. Il parcourut l'Italie et la France pendant dix ou douze ans; mais il ne se borna point à examiner les pays et les lieux par lesquels il passait, il eut soin encore de faire connaissance avec les hommes de sa profession et de profiter de leurs lumières.

En 1543 ou 1544, il revint dans sa patrie, âgé alors de 40 ou 41 ans. Son premier dessein fut de s'établir à Marseille, comme dans une ville riche et peuplée, et, par conséquent, propre à exercer les talents qu'il avait acquis; mais quelque temps après, ses amis lui ayant fait faire un mariage avantageux à Salon, avec une demoiselle de bonne maison, nommée Anne Ponsart, cette alliance le détermina à aller s'y établir. Ce lieu, qui est à une distance à peu près égale de Marseille, d'Aix, d'Avignon et d'Arles, lui parut propre à se faire connaître dans ces villes et à s'y faire rechercher. Ses vues eurent le succès qu'il en avait attendu. La communauté d'Aix le pria en 1546, par une délibération solennelle, de venir arrêter les progrès de la contagion qui régnait dans leur ville; il accepta cet emploi, quoique dangereux, et tant que la contagion dura, il ne négligea rien pour le soulagement de ceux qui en étaient atteints. C'est dans cette occasion qu'il se servit utilement d'une poudre excellente pour chasser les odeurs pestilentielles, de laquelle il a donné la composition dans son *Traité des fardements.* — La réputation qu'il acquit à Aix le fit appeler à Lyon, en 1547, au sujet de la maladie contagieuse qui s'y était glissée; c'est apparemment pendant le séjour qu'il y fit, qu'il eut quelques contestations avec Jean-Antoine Sarrazin, un des médecins les plus en réputation dans cette ville. Au retour de ce voyage, Nostradamus se retira à Salon. On ne sait point les raisons qui l'y retirèrent; mais il ne paraît pas qu'il y fut fort content. Il continua cependant de s'appliquer à l'étude de la médecine; et comme il se plaint en plus d'un endroit de l'ignorance, de la barbarie et de la brutalité de la plupart de ses concitoyens, il paraît qu'il profita du loisir qu'ils lui laissèrent dans la pratique de son art, pour composer les ouvrages qu'il publia en différents temps. Le premier est intitulé : *Des fardements et des Senteurs;* il parut en 1552, et vingt ans après, il fut réimprimé à Lyon. Le second est un *Traité des singulières recettes pour entretenir la santé du corps,* imprimé à Poitiers en 1556. Le troisième, sous le titre *Des Confitures,* parut chez Plantin en 1557, et à Lyon en 1572. Il y a encore une édition allemande d'Augsbourg, 1572, in-8°, avec d'autres traités. Son dernier ouvrage médical est une traduction française de la Paraphrase de Galien sur l'exhortation de Ménodote à l'étude et surtout à celle de la médecine. Lyon, 1557.

Nostradamus s'était arrêté quelque temps en Lorraine pendant le cours de ses voyages ; et, comme il y réussit à prédire l'avenir, il paraît que, dès lors, il prit goût à l'étude de l'astrologie. Astruc, que j'ai suivi jusques ici, avoue qu'il rendit par là son nom ridicule aux yeux des savants ; mais il ajoute que des travaux utiles et sensés ne lui auraient jamais procuré la gloire et la fortune que ses prédictions lui ont acquises auprès des grands et des rois. L'auteur du Dictionnaire des Portraits s'exprime plus nettement au sujet de Nostradamus. Las d'exercer la médecine, où il ne faisait rien, il prit le métier plus lucratif de charlatan. C'était autrefois le règne de l'astrologie et des prédictions. Le peuple, à force de lui entendre dire qu'il lisait dans les astres et qu'il était instruit de l'avenir comme du passé, le crut, quoiqu'il ne connût ni l'un ni l'autre. Mais ce qu'il savait le mieux était de mettre à profit la crédulité publique. La meilleure de ses visions est celle qui lui annonça qu'il ferait fortune à son nouveau métier. Il renferma ses prédictions dans des quatrains rimés qu'il divisa en centuries. En 1555, il publia les sept premières à Lyon, in-18. Leur obscurité impénétrable, lè ton prophétique qu'il y prend, l'assurance avec laquelle il parle, joints à l'espèce de réputation qu'il avait, firent rechercher cet ouvrage extravagant. Naudé compare ces prophéties, qui peuvent s'appliquer à plusieurs événements arrivés en différents temps, au soulier de Théramène qui pouvait être chaussé indifféremment par toute sorte de personnes, ou à la mesure lesbienne qui était de plomb, afin qu'elle pût s'appliquer également aux figures droites, obliques, rondes et cylindriques. — Notre médecin, enhardi par ses premiers succès, mit au jour les huitième, neuvième et dixième centuries, qu'il dédia au roi Henri II. Ce prince et la reine Catherine de Médicis, entêtés tous deux sur le compte de l'astrologie qui était alors fort à la mode, voulurent voir l'auteur. Le comte de Tende, gouverneur de la Provence, le leur envoya à Paris, où Nostradamus fut reçu comme un grand homme et récompensé comme un vrai savant, car on lui fit un présent de deux cents écus d'or. De retour à Salon, il eut la visite d'Emmanuel, duc de Savoie, et de la princesse Marguerite, sa femme. Charles IX, voyageant en Provence, alla aussi le voir à Salon, et dans un second voyage, il le fit venir à Arles pour conférer avec lui. Ce fut à cette occasion qu'il lui donna deux cents écus d'or, une charge de médecin du roi, avec des appointements. — Nostradamus mourut à Salon le 2 juillet 1566, âgé de soixante-deux ans six mois et dix-sept jours, et fut enterré dans l'église des Cordeliers. On y voit son portrait à main gauche en entrant, et une pierre de marbre sur laquelle était gravée son épitaphe, que le temps a effacée. Elle était conçue en ces termes :

D. M.
OSSA CLARISSIMI MICHAELIS NOSTRADAMI,
UNIUS OMNIUM MORTALIUM JUDICIO DIGNISSIMI,
CUJUS PENE DIVINO CALAMO TOTIUS ORBIS,
EX ASTRORUM INFLUXU,
FUTURI EVENTUS CONSCRIBUNTUR.
VIXIT ANNOS 62, MENSES 6, DIES 17.
OBIIT SALONE, ANNO 1566.
QUIETEM POSTERI NE INVIDETE.

C'est ainsi que le langage fastueux des épitaphes en imposerait à la postérité, si l'histoire ne lui faisait connaître les hommes tels qu'ils ont été. Ce médecin fut regardé par le peuple comme un savant qui lisait l'avenir dans les astres, quoiqu'aux yeux des philosophes il passât pour n'y connaître rien. Ses partisans disent cependant encore aujourd'hui que tout ce qu'il a prédit lui avait été révélé : cela pourrait être, mais ce n'était sûrement que par le démon du délire. Personne ne l'a mieux peint qu'Étienne Jodelle, dans ces deux vers :

Nostra damus, cum falsa damus, nam fallere nostrum est,
Et cum falsa damus, nil nisi nostra damus.

Depuis la mort de ce prétendu prophète, on a imprimé une onzième et une douzième centurie, qu'on a recueillies de ses papiers. Les meilleures éditions de tout ce qui lui appartient en ce genre, sont celles de Lyon, 1568, in-8°, et d'Amsterdam, chez Elzévir, 1668, in-12. Il a paru quelques ouvrages à l'occasion des centuries de Nostradamus ; tels sont :

Éclaircissement des véritables quatrains de Nostradamus. 1656, in-12. — *Concordance des prophéties de Nostradamus, avec la vie de l'auteur.* Paris, 1693, in-12, par Guynaud. — César Nostradamus, fils aîné de Michel, naquit à Salon en 1555 et mourut en 1629. Il a donné quelques ouvrages, dont voici les titres : *Pièces héroïques et poésies*, Tholose, 1608, in-12. — *Histoire et chroniques de Provence*, Lyon, 1604, in-folio. C'est une compilation très-mal écrite, qui mérite cependant d'être estimée pour les recherches qu'elle renferme.

Apr. J.-C. 1504. — ÉTIENNE (Charles), médecin de la Faculté de Paris, dont il est parlé dans la notice de Baron sous le décanat de Claude Roger en 1542, a fait honneur à son siècle par l'étendue et la variété de ses connaissances. Il naquit vers l'an 1503, de Henri-Étienne Ier, et il eut pour frères François et Robert Ier, qui se sont tous rendus célèbres dans l'imprimerie. Cet art était au berceau lorsque cette famille le cultivait avec tout le mérite des plus excellents ouvriers, et la capacité des hommes les plus instruits dans les langues et les belles-lettres. Mais cette famille, quoique savante, n'acquit jamais de grandes richesses ; son attachement à la religion prétendue réformée l'exposa même à tous les traitements que lui attirèrent son opiniâtreté et sa résistance aux ordres du roi. Quelques-uns des Étienne furent chassés de la France ; les autres périrent dans les prisons. C'est parmi ces troubles que Charles vécut et fut en réputation à Paris, où il avait déjà pratiqué la médecine depuis long-temps, lorsque son frère Robert fut poursuivi par la justice. Il prit alors les soins de son imprimerie, à laquelle il se livra pendant plusieurs années dans la maison paternelle qu'on voit encore aujourd'hui à Paris dans la rue Saint-Jean-de-Beauvais. Tout occupé qu'il fût à remplacer son frère qui s'était retiré à Genève, où il mourut en 1559, il n'exerça pas la médecine avec moins de distinction qu'auparavant : Buchanan lui en rend témoignage dans son Élégie sur la goutte, lorsqu'il dit :

> Saepe mihi medicas Groscollius explicat herbas,
> Et spe languentem consiliique juvat ;
> Saepe mihi Stephani solertia provida Carli
> Ad mala praesentem tristia portat opem.

Charles Étienne finit malheureusement sa vie. Il mourut dans un cachot en 1564, à l'âge d'environ soixante ans. Sa fille, nommée Nicole, qui possédait les langues et qu'on estima pour sa science et son esprit, épousa Jean Liébault, médecin. — Celui dont nous par-

lons a donné des figures d'anatomie, mais un certain Rivière, chirurgien, les revendiqua, et elles lui furent adjugées. Les explications appartiennent cependant à notre médecin, et elles furent unanimement reconnues pour être de lui. Galien était l'auteur favori de Charles Étienne ; il le suivit dans son Anatomie ; il vint même à bout d'introduire sa doctrine dans les écoles, où elle n'était pas encore connue de son temps. Mais son attachement à Galien n'est pas également servile dans tous les points ; il corrige quelquefois cet auteur, et quelquefois il renchérit sur lui. On doit à Étienne la découverte d'une production membraneuse située dans le foie, à l'origine de la veine cave ; il crut qu'elle était placée dans cet endroit, pour que le sang qui est travaillé dans ce viscère n'en regorge point. Le sentiment qu'on avait alors sur l'organe de la sanguification l'a fait parler ainsi : mais on sait depuis long-temps que cette membrane est le ligament suspenseur qui attache le foie au diaphragme. Il a décrit exactement cette cloison du scrotum que Massa avait trouvée, et il l'a nommée *scroti diaphragma*, *scroti septum*, cloison et diaphragme du scrotum. Il a dit qu'en faisant fondre la graisse, on y distinguait une membrane charnue. Il a assuré, contre l'opinion de Galien, que l'œsophage et la trachée-artère, quoique fort voisins l'un de l'autre, avaient des orifices différents. En parlant de la moelle épinière, il assure qu'il y a au milieu de sa substance un canal qui se prolonge du cerveau à l'extrémité de la moelle, et qui est rempli d'un liquide jaunâtre. M. Senac s'est assuré de la vérité de cette découverte, qui était demeurée dans l'oubli pendant une longue suite d'années. — Les ouvrages de Charles Étienne sont en grand nombre. Il y en a qui n'ont point de rapport à sa profession, comme ceux qu'il a écrits sur l'histoire de Lorraine, de la Flandre et des ducs de Milan. Parmi ceux qu'il a publiés sur la médecine ou sur des matières qui sont relatives à cette science, on remarque :

De latinis et græcis nominibus arborum, fructicum, herbarum, piscium, et avium. Parisiis, 1536, 1545, 1547, 1554, in-8°. *Lugduni*, 1548, in-16. *Pictavii*, 1552, in-4°. — *De re hortensi libellus selectus. Parisiis*, 1536, 1539, 1545, in-8°. *Lugduni*, 1536, in-8°. *Trecis*, 1542, in-8°. *Lugduni*, 1563, in-8°. *Hamburgi*, 1080, in-8°.—*Seminarium, sive, Plantarium earum arborum quæ post hortos conseri solent. Parisiis*, 1536, in-8°. *Lugduni*, 1537, in-8°. *Parisiis*, 1548, in-8°, avec des augmentations. — *Vinetum, in quo varia vitium, uvarum, vinorum antiqua, latina, vulgariaque nomina : item ea quæ ad vitium consitionem ac culturam ab antiquis rei rusticæ scriptoribus expressa sunt ac bene recepta vocabula, nostræ consuetudini præsertim commoda, brevi narratione continentur. Parisiis*, 1537, in-8°. — *Arbustum. Fonticulus. Spinetum. Ibidem*, 1538, 1542, in-8°. — *Sylva. Frutetum. Collis. Ibidem*, 1538, 1543, in-8°. — *Pratum. Lacus. Arundinetum. Ibidem*, 1543, in-8°. Tous ces ouvrages ont été recueillis en un volume intitulé : *Prædium rusticum, in quo cujusque soli, vel culti, vel inculti, plantarum vocabula ac descriptiones, earum conserendarum atque excolendarum instrumenta suo ordine describuntur. Parisiis*, 1554, 1029, in-8°; 1570, in-4°. Jean Liebault, gendre de l'auteur, a traduit ce recueil en français, sous le titre de *Maison rustique*. Il y a aussi une édition italienne qui a été publiée à Venise en 1581, in-4°. — *De dissectione partium corporis humani libri tres. Una cum figuris et incisionum declarationibus a Stephano Riverio, chirurgo, compositis. Parisiis*, 1545, in-folio. En français, Paris, 1546, in-folio. Notre médecin sentit toute la nécessité d'un instrument qui rendît les vaisseaux sanguins plus sensibles à la vue. A cet effet, il inventa une espèce de seringue, au moyen de laquelle il introduisait l'air dans ces vaisseaux. — *De nutrimentis libri tres. Parisiis*, 1550, in-8°. — Henri Étienne, neveu de Charles, fut aussi un célèbre imprimeur qui marcha sur les traces de Robert son père. Il a cultivé les lettres grecques avec autant de succès que son laborieux père avait cultivé les latines; mais le nombre des ouvrages qu'il a mis au jour est infiniment supérieur à tout ce que ceux de sa famille ont publié. La médecine lui doit les traités suivants :

Dictionarium medicum, vel expositiones vocum medicinalium, ad verbum excerptæ ex Hippocrate, Aretæo, Galeno, Oribasio, Rufo Ephesio, Ælio, Alexandro Tralliano, Paulo Ægineta, Actuario, Cornelio, græce cum latina interpretatione. Lutetiæ, 1564, in-8°. — *Medicæ artis principes post Hippo-*

cratem et Galenum, græce et latine. Parisiis, 1567, deux volumes in-folio.

Ap. J.-C. 1504. — VALLERIOLA (François) s'appelait VARIOLA, mais comme il était d'une fort petite stature, on lui donna le premier nom qui est le diminutif du sien. Assez souvent ces petits hommes, à qui la nature a refusé toute la matière qu'il faut pour former un corps d'une étendue proportionnée à leur âge, ont l'esprit vif et pénétrant; Valleriola était doué de cet avantage. Il se distingua à Valence en Dauphiné, où il enseigna la médecine dans le seizième siècle. De cette ville, il passa à Turin, et il y remplit une des premières chaires de la Faculté avec tant de réputation, qu'on chercha à le fixer dans cette capitale par des appointements considérables. Il s'y arrêta, et fit honneur à son université par le nombreux concours d'élèves qui se rendaient à ses leçons. Les ouvrages qu'il a mis au jour lui ont fait à lui-même un honneur infini. Ses contemporains en firent beaucoup de cas; on les estimait encore long-temps après sa mort arrivée vers l'an 1580. Voici leurs titres :

Commentaria in sex libros Galeni de morbis et symptomatibus. Lugduni, 1540, in-8°. *Venetiis*, 1548, in-8°. — *De re medica, Oratio. Venetiis*, 1548, in-8°. — *Enarrationum medicinalium libri sex. Responsionum liber unus. Lugduni*, 1554, in-folio; 1580, in-8°. *Venetiis*, 1555, in-8°. — *Loci medicinæ communes tribus libris digesti. Lugduni*, 1562, in-12; 1580, deux volumes in-8°. *Venetiis*, 1563, in-8°. *Genevæ*, 1604, in-8°.

Observationum medicinalium libri sex. Lugduni, 1573, in-folio, 1588, 1605, in-8°. La lecture des ouvrages des anciens lui avait donné tant de goût pour l'observation, qu'il s'appliqua lui-même à ce genre de travail. Le recueil qu'il a publié contient plusieurs histoires de maladies graves qui se sont heureusement terminées; on y trouve encore les remarques qu'il a faites sur les cadavres, dont il a souvent osé entreprendre l'ouverture, en bravant le préjugé de son siècle qui s'y opposait. Ce préjugé est passé jusqu'à nous. On croit que c'est insulter aux morts, que de fouiller dans leurs entrailles pour y chercher les causes des maladies et observer les ravages qui en sont les effets. Ces ouvertures sont cependant nécessaires dans une infinité de cas. Mais ce qui devrait guérir le public de son opiniâtre résistance à cet égard, c'est l'exemple des souverains et des personnes de la plus grande distinction, dont les corps sont toujours ouverts après leur mort. Est-ce manquer au respect qu'on leur a porté pendant la vie et à celui qu'on doit à leur mémoire, que de soumettre au scalpel leurs tristes restes?

Commentarii in librum Galeni de constitutione artis medicæ. Augustæ Taurinorum et Genevæ, 1577, in-8°. *Lugduni*, 1626, in-8°, sous le titre d'*Artis medicæ fundamina secundum Galenum. — Animadversiones, sive, Annotata in omnia Laurentii Jouberti Paradoxa, Francofurti*, 1599, 1645, in-folio, dans le second tome des œuvres de Joubert.

Av. J.-C. 1504. — DRIVERE, plus connu sous le nom de THRIVERIUS (Jérémie), était de Braeckel, village en Flandre dans le territoire de Grand-Mont, où il naquit en 1504. Il étudia la philosophie au collège du Faucon à Louvain, et remporta la première place au concours général de l'année 1522. Il y a apparence qu'il enseigna ensuite la philosophie, soit dans ce collège, soit dans l'un des trois autres; car il fut reçu du conseil de l'université, en qualité de membre de la Faculté des arts, le 3 novembre 1531. Pendant les années suivantes, il se perfectionna dans la médecine, dont il avait déjà étudié les principes à l'exemple de son père qui était médecin; et il prit le bonnet de docteur en cette science le 6 mai 1537. On croit que, d'abord après sa promotion, peut-être même avant qu'il ait obtenu les honneurs du doctorat, il fit des leçons en médecine, sans toutefois être pourvu d'une chaire publique. Il y en avait alors quatre à Louvain. Deux étaient attachées à des prébandes de l'église de saint Pierre, et Drivere, étant marié, n'y pouvait prétendre. Les deux autres, qui étaient les principales, étaient occupées par les docteurs Arnould Noot, natif de Halle en Hainaut, et Léonard Willemaers, natif de Louvain. Mais on se plaignait des fréquentes absences du premier, qui faisait donner ses leçons par d'autres, et de la mauvaise manière d'enseigner du second, qui ne faisait guère que répéter les textes qu'il devait expliquer, et qui outre cela ne s'exprimait que dans le jargon des traducteurs d'A-

vicenne. Sur ces plaintes, la régence de la ville destitua ces deux professeurs en 1543, et réduisit les deux chaires à une seule qu'elle confia à Drivere, dont la capacité était connue, aussi bien que le talent qu'il avait pour parler en public. Le nouveau professeur s'acquitta de ses fonctions avec le plus grand succès pendant onze ans, et mourut de consomption causée par les veilles et l'étude, au mois de décembre 1554. Il laissa quelques enfants de sa femme, Anne Walravens, qui lui survécut. Drivere était un médecin fort savant pour son temps; on remarque même beaucoup d'érudition, d'esprit et de jugement dans ses ouvrages, dont voici le catalogue :

Disceptatio de securissimo victu, a neotericis perperam præscripto. Lovanii, 1531, in-4°. — *De missione sanguinis in pleuritide, ac aliis phlegmonis tam externis quam internis omnibus, cum Petro Brissoto et Leonardo Fuchsio, disceptatio ad medicos parisienses. Ejusdem commentarius de victu ab arthriticis morbis vindicante, ubi, quam mala diris illis cruciatibus sit a neotericis hactenus provisum, ostenditur : ac alii quamplurimi vivendi errores, alibi communes, obiter corriguntur. Lovanii*, 1532, in-4°. On se rappelle assez la dispute qui divisa les médecins au sujet de la saignée directe ou opposée dans la pleurésie. Jusque vers l'an 1515, la pratique constante était de faire saigner le malade, non du côté où le mal se faisait sentir, mais du côté opposé. Pierre Brissot, docteur et professeur en médecine à Paris, soutint que cet usage était contraire à la doctrine d'Hippocrate et de Galien, et une pure invention des Arabes. Le succès que sa nouvelle pratique eut dans Paris, en 1515 et 1516, y fit revenir tous ceux qui s'étaient déclarés contre lui. Elle ne réussit pas moins à Evora en Portugal, où Brissot se transporta depuis. Elle déplut cependant à Denis, médecin du roi Emmanuel, qui l'attaqua par un écrit qui mit la division parmi les médecins de ce royaume, dont quelques-uns se déclarèrent pour Brissot. La dispute continua après sa mort, et fut portée à l'université de Salamanque, qui prononça que l'opinion de Brissot était celle d'Hippocrate et de Galien. Mais les partisans de Denis, qui avaient obtenu un arrêt en leur faveur avant cette décision, en appelèrent vers 1520 à Charles-Quint, et accusèrent leurs adversaires d'ignorance, de témérité et de luthéranisme en matière de médecine. On croit qu'à la fin ils auraient gagné l'empereur, sans la mort de Charles III, duc de Savoie, qui fut enlevé par une pleurésie le 16 septembre 1553, après avoir été saigné et traité selon la pratique que Brissot avait combattue. L'apologie de celui-ci contre Denis fut publiée par les soins d'Antoine Luceus d'Évora, son ami; et c'est cette apologie que Drivere attaqua dans la première partie de l'ouvrage dont on vient de rapporter le titre.

De temporibus morborum et opportunitate auxiliorum. Adjectus est elenchus apologiæ Leonardi Fuchsii nuper emissæ, de missione sanguinis in pleuritide. Lovanii, 1535, in-4°. De tous les moyens employés pour la guérison des maladies, il en est peu qui aient donné matière à autant de discussions que la saignée. Pour ce qui regarde la méthode de Brissot, il ne fallait qu'écouter la raison et l'expérience pour donner gain de cause à ce médecin. — *In tres libros Galeni de temperamentis et unum de inæquali temperie, commentarii quatuor. Lovanii*, 1535, in-12. *Lugduni*, 1547, in-12. En français, Lyon, 1555, in-16.—*In primum Aphorismorum Hippocratis librum commentarius. Antverpiæ*, 1538, in-4°. — *Corollarium super missione sanguinis in pleuritide. Ibidem*, 1541, in-12.—*Paradoxa de vento, aere, aqua et igne. Intercessit his obiter censura libelli de flatibus, qui hactenus dictus est Hippocratis. Antverpiæ*, 1542, in-12. Le livre *De flatibus*, faussement attribué au prince de la médecine, paraît avoir donné naissance à la secte pneumatique. —*Disceptatio cum Aristotele et Galeno super natura partium solidarum. Accesserunt et multarum aliarum disputationum argumenta, in quibus varia asseruntur paradoxa, hactenus incerta, aut omnino incognita. Ibidem*, 1543, in-12.—*Ad studiosos medicinæ oratio, de duabus hodie medicorum sectis, ac de diversa ipsarum methodo. Antverpiæ*, 1544, in-12. — *In artem Galeni, clarissimi commentarii. Lugduni*, 1547, in-16. — *In Polybum aut Hippocratem, de ratione victus idiotarum aut privatorum commentarius. Lugduni*, 1548, in-12. — *Varia apophthegmata. Ibid.*, 1549, in-12.—*In septem libros aphorismorum Hippocratis commentarii. Lugduni*, 1551, in-4°.—*In Hippocratem de ratione victus in morbis acutis commentarii.*

Ibidem, 1552, in-12. — *Celsi de sanitate tuenda liber, commentariis Hieremiæ Thriverii ac notis Balduini Ronssei illustratus. Lugduni Batavorum*, 1592, in-4°. Les commentaires de Drivere avaient paru à Anvers en 1530, in-8°. — *De arthritide consilia.* Dans le recueil de Henri Garet imprimé à Francfort en 1592, in-8°.

Denis Drivere, fils de celui dont je viens de parler, naquit à Louvain où il prit ses degrés en médecine. Il pratiqua cette profession à Ziriczée en Zélande, et mit au jour un ouvrage de son père, sous ce titre :

Universæ medicinæ brevissima, absolutissimaque methodus. Lugduni Batavorum, 1592, in-8°.

Après J.-C. 1505. — GORRIS (Jean de) naquit à Paris en 1505. Il fut reçu docteur de la Faculté de médecine de cette ville vers 1540, nommé doyen en 1548 et continué en 1549. Scévole de Sainte-Marthe parle très-avantageusement de lui : on peut assurer, dit-il, qu'il posséda parfaitement les deux choses nécessaires pour faire un excellent médecin ; il savait très-bien le grec, et il avait une connaissance parfaite des secrets de la nature. Il parlait aussi très-bien le latin, et il composa de beaux ouvrages en cette langue. Le président de Thou qui fait aussi l'éloge de Jean de Gorris, convient que personne à Paris ne surpassait ce médecin en doctrine et en politesse, qu'il avait d'ailleurs un jugement exquis, un grand désintéressement, et que, parmi le nombre des praticiens de cette capitale, il n'y en avait point qui traitassent les malades avec plus de bonheur que lui. Ses ouvrages ont soutenu la réputation qu'il avait si justement méritée par ces belles qualités. Voici les éditions les plus connues :

In Hippocratis librum de Medico annotationes et scholia. Parisiis, 1543, in-8°. — *Hippocrates de genitura et natura pueri. Ibidem*, 1545, in-4°. — *Nicandri theriaca et alexipharmaca, cum interpretatione et scholiis. Parisiis*, 1549, in-8°. *Ibidem, græce et latine* 1557, in-4°. — *Galeni, prognostica Hippocratis, libri VI. Lugduni*, 1552, in-12. — *Definitionum medicarum libri XXIV. Accesserunt, Nicandri theriaca et alexipharmaca; Hippocratis libelli de genitura, de natura pueri, jusjurandum, de arte, de prisca medicina, de medico. Formulæ remediorum, auc-*

tore *Petro Gorræo patre*. *Parisiis*, 1564, 1622, in-folio. *Francofurti*, 1578, 1601, in-folio. L'édition de Paris de 1622 a été procurée par Jean de Gorris, petit-fils de l'auteur, qui était docteur de la faculté de cette ville depuis 1608, et médecin ordinaire du roi Louis XIII. Comme il avait travaillé pendant vingt ans à suppléer à ce qui manquait à l'ouvrage de son aïeul, il a augmenté les définitions de médecine à peu près de la moitié. Malgré cette augmentation, le célèbre Haller, bon connaisseur, a préféré l'édition de 1564 à celle de 1622 et à toutes les autres.

· *Opuscula quatuor. I. An medicorum Parisiensium phlebotomiæ jure vel injuria accusantur? II. An methodus medendi medicorum parisiensium omnium saluberrima? III. Quæstionis utriusque assertiones singulæ confirmantur ex enarratis Hippocratis et Galeni locis. IV. De usu venæsectionis ad curandos morbos, secundæ cogitationes. Parisiis*, 1660, in-4°.

Jean de Gorris, auteur de ces ouvrages, en avait d'autres qu'il préparait à être mis sous presse ; mais le fâcheux accident qui lui arriva en 1561, le rendit incapable d'y mettre la dernière main. On dit que des soldats armés arrêtèrent la voiture dans laquelle il allait à Melun voir Guillaume Viole, évêque de Paris, et qu'ils lui firent tant de peur, qu'il en devint comme tout perclus de ses sens. Cette crainte n'était pas déraisonnable dans les fureurs de la guerre civile qui a été funeste à tant d'hommes de lettres. De Gorris vécut plusieurs années dans cet état déplorable, et mourut enfin à Paris en 1577, à l'âge de 72 ans.

Ap. J.-C. 1505. — LEMNIUS, autrement LEMMENS (Liévin), était de Ziriczée en Zélande, où il vint au monde le 20 mai 1505. Il commença son cours d'humanités dans sa patrie et l'achova à Gand. De là il se rendit à Louvain, s'y perfectionna dans les belles-lettres, et suivant le conseil de Pierre Curtius, pléban de la paroisse de Saint-Pierre et depuis évêque de Bruges, il partagea son temps entre l'étude de la médecine et celle de la théologie. Il se distingua cependant davantage dans la première, car il la pratiqua pendant plus de quarante ans avec tant de réputation, qu'il mérita l'estime de Vésale, de Dodoens, de Jason à Pratis et de Conrad Gesner. Dès l'an 1527, il était de retour dans sa patrie, et ce

fut là principalement qu'il brilla dans la pratique de son art. Il est vrai que les connaissances qu'il en avait étaient profondes ; mais sa physionomie gracieuse et prévenante, ainsi que son éloquence toujours animée de quelques bons mots, ne contribuèrent pas peu à ses succès, en lui attirant toute la confiance de ses malades. Peu de temps après la mort de sa femme, Lemnius se fit prêtre et devint chanoine de l'église de Saint-Liévin à Ziriczée, où il mourut le 1er de juillet 1568. On l'enterra dans cette église, et l'on mit cette épitaphe sur son tombeau :

LÆVINUS LEMNIUS MEDICUS.

HIC SITUS EST.

OBIIT KAL. JULII ANNO DOMINI M.D.LXVIII.

Paquier Oens, recteur du collége de Ziriczée, fit ces vers sur sa mort :

Sacrificus simul et medicus : quo nomine cives
  Demeruit, cunctis officiosus erat.
Obvius, expositusque suis dum vita manebat,
  Comis et humanus, candidus usque fuit.
Fuci expers, fictique etiam, simulata perosus,
  Nec tetricos vultus, nec tulit ipse minas.
Municipi quoque se impendit, tum fovit et illi
  Exemit morbos, sed medicante Deo.
Nam quascumque animi dotes, quæ munera mentis
  Obtinuit, supero accepta referre solet.
Ergò hujus tumulum quisquis teris, oro, Viator,
  Jure hostimenti perge referre vices :
Atque ita defunctum tali digneris honore,
  Ut tibi sit vitæ seu cynosura tuæ.
Non voces querulas, lacrymas non poscit inanes,
  Nemo ex præscripto Numinis ista facit.
Cælo etenim mens fixa stetit, Christique beata
  Per meritum sperat statice ante Deum.

Liévin Lemnius a écrit plusieurs ouvrages, dont le style a beaucoup de force et d'élégance ; il en avait promis quelques autres, comme : *Descriptio Algæ : Compendium de piscium trivialium nomenclaturis* ; mais la mort l'a empêché d'y mettre la dernière main. Ceux qu'il a achevés portent les titres suivants :

De astrologia liber unus, in quo obiter indicatur quid illa veri, quid ficti falsique habeat, et quatenus arti sit habenda fides : in quo denique multæ rerum physicarum abditæ, amænissimæque causæ explicantur ; tum proverbii origo : quarta luna nati. De termino vitæ liber. De honesto animi et corporis oblectamento, et quæ exercitatio homini libero potissimum conveniat. Obiter de frugalitate et victus temperantia, ac rerum rusticarum amœnitate. Antverpiæ, 1554, in-8°. *Jenæ*, 1587, in-8°. *Lugduni Batavorum*, 1638, in-18. Le livre *De astrologia* a paru à la suite de celui intitulé : *Similitudinum et parabolarum, etc. Francofurti*, 1608, 1626, in-16. — *De occultis naturæ miraculis libri duo. Antverpiæ*, 1559, in-12. — *De occultis naturæ miraculis libri quatuor. Ibidem*, 1564, in-12. *Gandavi*, 1571, in-12. *Coloniæ*, 1573, in-12. *Heidelbergæ*, in-12. En français, par Nicolas Gohory, Paris, 1567. On trouve dans cet ouvrage plusieurs choses touchant l'histoire, la physique, la botanique, la physiologie, la pratique, et en particulier touchant la génération et les monstres ; mais on y trouve aussi beaucoup de fables. Il y a des éditions corrigées et augmentées de quelques chapitres, auxquelles on a joint un livre *De vita cum animi et corporis incolumitate recte instituenda. Antverpiæ*, 1581, in-8°. *Coloniæ*, 1581, in-12. *Francofurti*, 1591, in-16 ; 1598, 1604, 1611, in-12 ; 1655, in-16. *Lugduni Batavorum*, 1666, in-12. — *De habitu et constitutione corporis, quam triviales complexionem vocant, libri duo. Antverpiæ*, 1561, in-12. *Erfordiæ*, 1582, in-8°. *Jenæ*, 1587, in-8°. *Francofurti*, 1596, in-16 ; 1604, 1619, in-12. En italien, Venise, 1567, in-12. — *Similitudinum et parabolarum, quæ in Bibliis ex herbis atque arboribus desumuntur, dilucida explicatio. Antverpiæ*, 1569, in-8° ; 1655, in-4°. *Erfordiæ*, 1581, in-8°. *Lugduni*, 1588, 1595, in-12 ; 1622, in-8° ; 1652, in-12. *Francofurti*, 1591, 1596, in-12 ; 1608, 1626, in-16. En français, Paris, 1577, in-12. En anglais, Oxford, 1587, in-8°. Il s'étend sur l'utilité qu'on a tirée des plantes, tant par rapport à l'économie, que pour ce qui regarde les cérémonies religieuses. — *De zelandis suis commentariolus. Lugduni Batavorum*, 1611, in-4°. *Harlemi*, 1609, 1650, avec la *Batavia illustrata* de Pierre Scriverius.

Après J.-C. 1505. — GASSARIUS, ou GASSER (Achille - Pirmine), fils d'Ulric qui fut chirurgien de l'empereur Maximilien Ier, naquit le 3 novembre 1505 à Lindau, ville de la Souabe dans une île du lac de Constance. Il étudia la médecine à Vienne sous Simon Lazius ; mais étant passé en France en 1527, il s'arrêta à Montpellier et ensuite à Avignon, où il reçut le bonnet de docteur en 1528. A son retour en Allemagne, il s'établit à Augsbourg et exerça sa profession avec tant d'honneur et de zèle, qu'il se consacra tout entier au service des habitants, pendant le règne de la peste qui les affligea en 1563. Gasser releva les

connaissances qu'il avait de son art par une grande probité, un jugement sain, un génie pénétrant et un caractère fort communicatif. C'est à ces qualités du cœur et de l'esprit qu'il dut les regrets dont on l'honora à sa mort arrivée le 4 décembre 1577, à l'âge de 72 ans. Il a composé plusieurs ouvrages qui ne sont pas de mon sujet ; mais il en a écrit d'autres sur la médecine, que Gesner Velschius et Dodoens ont jugés assez bons, pour prendre la peine de les indiquer au public, sous ces titres :

Aphorismorum Hippocratis methodus nova a Gesnero illustrata. Sangalli, 1584, in-8°. — *Curationes et observationes medicæ. Augustæ Vindelicorum*, 1668, in-4°, avec les observations de Velschius. — *Collectanea practica et experimenta propria. Ibidem*, 1676, in-4°, avec les consultations de Velschius. — *Historia de gestatione fœtus mortui*, avec les observations de Dodoens.

Ap. J.-C. 1506. — ALESSANDRINI ou ALEXANDRINI de Neustain (Jules), de Trente, médecin de l'empereur Charles V et de Ferdinand Ier son frère, fut en grande réputation dans le seizième siècle. Maximilien II, qui succéda à Ferdinand, eut aussi beaucoup de confiance en lui. Ce prince valétudinaire fut même si content de ses services, qu'il le combla de bienfaits et d'honneurs. Il eut encore tant de bonté pour son médecin, qu'il lui permit de transmettre ses titres et ses biens à ses enfants, quoiqu'ils ne fussent pas légitimes.—Alexandrini mourut dans sa ville natale en 1590, âgé de 84 ans. On lui fit cette épitaphe :

Cæsaribus si quis multos inserviit annos,
 Acceptus magnis, principibusque fuit.
Te, Juli, vatem posuem, medicumque fateri
Doctrina in cujus grata tanta fuit.

Ce médecin a écrit plusieurs ouvrages tant en prose qu'en vers, dont voici les titres : — *Enantioniateon sexaginta quatuor, Galeni liber, item Galeni encomium. Venetiis*, 1548, in-8°. *Francofurti*, 1598, in-folio. — *Ant-argenterica pro Galeno. Venetiis*, 1552, in-4°. — *Interpretatio Actuarii Joannis de affectionibus et actionibus spiritus animalis*, avec les six livres *De methodo medendi* d'*Actuarius. Venetiis*, 1554, in-8°. — *De medicina et medico dialogus. Teguri*, 1557, in-4°. — *Pædotrophia. Teguri*, 1559. Cet ouvrage est en vers. — *Ant-argentericorum suorum adversus Galeni calumniatores defensio. Vene-*

tiis, 1564, in-4°. — *Salubrium, sive de sanitate tuenda libri triginta tres.* Coloniæ, 1575, in-folio. C'est une assez plate compilation de quantité de choses que les anciens ont avancées sur le régime. — *Epistola ad Andræam Camutium.* Florentiæ, 1580, in-4°. — *In Galeni præcipua scripta annotationes.* Basileæ, 1581, in-folio. — *Epistola apologetica ad Rembertum Dodonæum.* Francofurti, 1584, in-4°. Il s'était élevé une dispute entre l'auteur et Dodonéus sur les fèves qui avaient été en usage chez les anciens. Suivant celui-ci, elles étaient différentes des nôtres, mais Alexandrini soutint le contraire. — *Epistola ad Petrum Andræam Mathiolam de animadversionibus quibusdam in Galenum.* Elle a paru avec les lettres de Mathiole.

Apr. J.-C. 1507. — BENEDETTI, que d'autres appellent BÉNÉDICTI (Alexandre), était de Lignano, dans le territoire de Vérone. Il n'eut pas plutôt achevé le cours de ses études, qu'il passa en Grèce et dans l'île de Candie, où il fit long-temps la médecine, principalement à Modon dans la Morée et à la Canée. A son retour en Italie, il enseigna à Padoue jusqu'en 1495, qu'il alla s'établir à Venise. Mais les avantages qu'on lui promit le firent bientôt sortir de cette ville ; il s'engagea en qualité de médecin dans l'armée de la république, qui fut battue à Fornoue, le 6 juillet de la même année, lorsqu'elle voulut s'opposer, avec ses alliés, au retour du roi Charles VIII en France. Il paraît, par une lettre écrite à Bénédicti, qu'il était encore en vie en 1508 ; on sait d'ailleurs qu'il a vécu au moins jusqu'en 1511, et 1525, suivant Sprengel, puisque dans un endroit de ses ouvrages il parle du tremblement de terre arrivé en 1511 en Italie.

Bénédicti paraît avoir beaucoup lu les ouvrages des médecins grecs. On trouve, dans chaque chapitre de son Traité général des maladies, le précis de ce que Galien, Paul d'Egine, Oribase, Empédocle et Athénée ont dit sur les différents sujets dont il parle : de sorte que ce traité peut passer pour un abrégé de la médecine grecque. C'était la coutume de son temps de ne donner que des ouvrages d'emprunt. On trouve cependant, dans celui-ci, des observations qui appartiennent à l'auteur ; en particulier, il y fait entendre que la pratique des frictions mercurielles, pour la guérison des maux

vénériens, est presque aussi ancienne que l'époque de Naples à laquelle on a attribué l'introduction de la vérole dans les autres pays de l'Europe. En effet, un Italien, nommé Gilini, se fondant sur l'analogie des maladies vénériennes avec celles de la peau, proposa, en 1497, le mercure comme un simple topique. Mais le Traité général des maladies n'est pas le seul qui soit sorti de la plume de Bénédicti : on lui doit d'autres ouvrages. — *De omnium a vertice ad plantam morborum signis, causis, differentiis, indicationibus et remediis, tam simplicibus quam compositis, libri XXX.* La première édition, qui est dédiée à l'empereur Maximilien Ier, est de l'an 1500. Les suivantes ont paru à Venise, en 1533, in-fol. ; à Bâle, en 1539, in-4° ; dans la même ville en 1549 et 1572, in-fol., avec les autres ouvrages de cet auteur. Celui-ci est un système de pratique qui mérite d'autant plus la préférence sur ceux que l'on a écrits jusqu'alors, que la diction en est meilleure, et que la doctrine des Grecs y est plus souvent rappelée que celle des Arabes.

De Observatione in pestilentia. Venetiis, 1493, in-4 ; Papiæ, 1510, in-fol. Basileæ, 1538, in-8°, avec les ouvrages d'Ange Bologninus, de Jean Almenar, de Dominique Massaria et de quelques autres médecins. — *Anatomiæ, sive, de historia corporis humani, libri V.* Il a écrit ce traité en 1483, et la première édition est de Venise, 1497, in-8°. On remarque encore les suivantes : Venise, 1502, in-4°. Paris, 1514, in-4°. Venise, 1527, in-12. Strasbourg, 1528, in-8°. Quoique l'auteur ait plusieurs fois disséqué devant un grand nombre de spectateurs ; quoiqu'il ait même parlé des amphithéâtres de Vérone et de Venise où l'on démontrait de temps en temps la structure du corps humain sur les cadavres, il n'a rien avancé de nouveau sur la matière qu'il traite. — *De medici atque ægri officio, libellus,* Lugduni, 1505, in-8°, avec l'ouvrage de Symphorien Champier, qui est intitulé : *De medicinæ claris scriptoribus.* — *Opera omnia in unum collecta.* Venetiis, 1533, in-fol. Basileæ, 1539, in-4° ; 1549, 1572, in-fol.

Ap. J.-C. 1507. — RONDELET (Guillaume) naquit à Montpellier, le 27 septembre 1507, de Jean, marchand droguiste de cette ville, et de Jeanne-Renaude Monceaux. Il fut si valétudinaire dans sa jeunesse, que le cours de ses études en fut retardé. Il était âgé de dix-huit ans lorsqu'il vint à Paris pour s'y perfectionner dans les humanités ; mais comme il y fit des progrès rapides, ainsi que dans la philosophie, il retourna au bout de quatre ans à Montpellier, où il se fit immatriculer le 2 juin 1529. Dès qu'il eut été reçu bachelier en médecine, il se rendit en Provence pour y exercer sa profession, et s'arrêta à Pertuis où il gagna si peu en pratiquant la médecine, qu'il fut réduit à enseigner la grammaire aux enfants pour se procurer une subsistance honnête. Les secours que son frère lui fournit le mirent cependant en état de retourner à Paris où il apprit le grec ; mais apparemment que ces secours étaient bien faibles, puisqu'il se vit obligé d'entrer chez le vicomte de Turenne, en qualité de précepteur de son fils. C'est dans ce second voyage qu'il fit la connaissance de Gonthier d'Andernach ; ils se lièrent d'une étroite amitié et cultivèrent ensemble l'anatomie. — En revenant de Paris, Rondelet s'arrêta quelque temps à Maringue en Auvergne où il fit la médecine avec succès ; mais étant enfin retourné à Montpellier, il y fut reçu docteur en 1537. Jean Schyron, médecin de la Faculté, le recommanda alors au cardinal de Tournon qui, peu de temps après, le choisit pour son médecin et le prit avec lui dans les différents voyages qu'il fit en qualité d'ambassadeur du roi. Rondelet eut non-seulement l'occasion de voir l'Italie à la suite de cette éminence, mais plusieurs autres pays, et partout il s'attacha à recueillir les connaissances qui lui servirent à composer son Histoire des poissons. En 1545, il fut nommé à la chaire vacante par la mort de Pierre Laurent ; il en prit possession, sans trop songer à en remplir les devoirs, car il suivit encore long-temps le cardinal de Tournon. — Ce médecin eut beaucoup de part à la construction de l'ancien amphithéâtre que le roi Henri II fit bâtir, en 1556, à l'usage de la Faculté de Montpellier : on y mit cette inscription sur la porte :

CURANTIBUS
JOANNE SCHYRNIO,
ANTONIO SAPORTA,
GUILLELMO RONDELETIO
ET
J. BOCATIO.

Comme Rondelet était celui des quatre qui avait fait le plus de progrès dans l'anatomie, et qui en connaissait mieux l'utilité, ce fut aussi lui qui sollicita plus fortement cette grâce auprès du roi, qui veilla avec plus de soin à la construction de cet édifice, et qui fut jugé le plus capable d'y faire les démonstrations. Gœlicke lui attribue la découverte des vésicules séminales dans l'homme, et Haller celle de la valvule du colon ; mais Morgagni revendique la première pour la donner à Hippocrate. Quoi qu'il en soit, on ne peut refuser à Rondelet d'avoir disséqué beaucoup de cadavres ; cependant, malgré tout le goût qu'il eut pour l'anatomie, et le grand désir qu'il avait de l'étudier plus qu'elle ne l'était de son temps, on est obligé d'avouer qu'il en est demeuré à ces découvertes, si l'on en excepte ce que Riolan lui fait dire sur la poulie de l'œil, dont il a parlé avant que Fallope ait rien publié à cet égard. On dit que la passion de Rondelet pour l'anatomie fut telle, qu'il fit porter le corps d'un de ses enfants dans l'amphithéâtre des écoles pour en faire l'ouverture : action qui le fit passer pour un père barbare et dénaturé. Si l'on en croit Posthius, son disciple, il paraît que ce médecin ne mettait pas grande façon à se procurer des cadavres, puisqu'il pria instamment un certain Fontanus, son collègue, dangereusement malade, de se laisser disséquer après sa mort. — Jean Schyron, chancelier de la Faculté de Montpellier, étant mort en 1556, Rondelet fut choisi pour remplir cette place, et il s'en acquitta avec beaucoup de soin jusqu'à sa mort qui arriva le 30 juillet 1566. Il était allé à Toulouse, le 22 du mois de mai de cette année, à la prière de ses beaux-frères qui avaient un procès au parlement, où ils étaient bien aises d'être appuyés de son crédit. La peine que cette affaire lui donna, la fatigue à laquelle il se livra pour voir des malades, mais surtout la quantité de fruits qu'il mangea, lui causèrent un dévoiement qui tourna bientôt en dysenterie. Il se déterminait à retourner chez lui lorsque M. Coras, conseiller au parlement, le pria d'aller voir sa femme qui était malade à Réalmont, petite ville du diocèse d'Alby. Ils partirent le 20 juillet et n'arrivèrent que le 21. La fatigue du voyage et la chaleur de la saison augmentèrent le mal de Rondelet, il empira tous les jours malgré les soins qu'on y apporta ; enfin il mourut au grand regret de ses collègues qui ont éternisé sa mémoire, en faisant graver celte inscription sur le frontispice des écoles de médecine :

GUILLEL. RONDELETIUS MONTISPESS.
INGENII FÆCUNDITATE ET DOCTRINÆ
UBERTATE
TOTO ORBE CLARISSIMUS,
UNIVERSITATIS MEDICINÆ XXI ANNIS
PROFESSOR REGIUS,
X ANNIS CANCELLARIUS DIGNISSIMUS,
POST DIUTURNAM IN DOCENDO ET SCRIBENDO
NAVATAM SEDULO OPERAM,
ET EDITA RARÆ ERUDITIONIS NON PAUCA
MONUMENTA,
PLURIBUS EX CODICILLO AD RECOGNOSCENDUM
CREDITIS FIDEI
LAURENT JOUBERTI,
IN REGIA PROFESS. SUCCESSORIS SUI,
TOLOSA REDIENS,
OBIIT IN REGALI MONTE AN. D. 1566, DIE
30 MENSIS JULII,
VIXIT ANNOS 58, MENSES 10, DIES 4.
LAURENTIUS JOUBERTUS CANCELLAR.
PRÆCEPT. CHARISS.
D. S. M. H. P. C.

On lit, dans l'Histoire ecclésiastique de Montpellier, que ce fut Rondelet qui mit en réputation les eaux de Balaruc, si peu connues avant lui et si recommandées aujourd'hui. Le chapitre de Maguelonne, à qui elles appartenaient, les vendit à des particuliers pour une somme très-modique. — On n'a point de recueil complet des ouvrages de ce médecin ; ils sont demeurés tels qu'ils ont paru en différents endroits, sous ces titres : *De piscibus marinis, libri XVIII, in quibus veræ piscium effigies expressæ sunt. Lugduni*, 1554, in-fol. — *Universæ aquatilium historiæ pars altera, cum veris ipsorum imaginibus. Ibidem,* 1555, in-folio. En français, avec figures, de la traduction de Laurent Joubert, sous ce titre : Histoire entière des poissons, divisée en deux parties, avec les figures au naturel, gravées en bois. Lyon, 1558, in-folio — *De ponderibus, seu, juxta quantitate et proportione medicamentorum liber. Patavii*, 1555, in-8°. *Ibidem,* 1570, in-4°, avec d'autres ouvrages sur les doses des médicaments. *Lugduni,* 1558, 1563, 1584, in-8°. *Antverpiæ,* 1561, in-8°, *Venetiis,* 1562, in-8°.—*Methodus de materia medicinali et compositione medicamentorum. Patavii,* 1556, in-8°. — *Methodus curandorum omnium morborum corporis humani in tres libros distincta. De dignoscendis morbis. De febribus. De morbo gallico.*

De medicamentis internis et externis. De pharmacopolarum officina. De fucis. Parisiis, 1574, in-8°. *Lugduni,* 1583, 1585, in-8°. *Francofurti,* 1591, in 8°. *Monspessuli,* 1601, in-8°. *Genevæ,* 1608, 1623, 1628, in-8°. C'est à Jean Croquerus, médecin polonais qui avait étudié à Montpellier, qu'on doit la dernière édition, à laquelle il a ajouté : *Introductio ad praxim. De urinis. Consilia medica* ; ouvrages qui n'avaient point encore vu le jour. Celui *De morbo gallico* a paru en français à Bordeaux en 1576, in-8°, de la traduction d'Étienne Manuel. — *Formulæ aliquot remediorum libro de internis remediis omissæ. Antverpiæ,* 1576, in-fol., avec d'autres ouvrages. — *Tractatus de urinis. Francofurti,* 1610, in-8° et in-12.—On trouve dans le catalogue de la bibliothèque de Falconet, n° 4144 : *Mathiæ de Lobel historia plantarum seu stirpium, cum animadversionibus. Guil. Rondeletii, Londini,* 1605, in-fol.

La plupart de ces ouvrages n'ont point répondu à la réputation que leur auteur s'était faite par son Histoire des poissons. Il n'en faut pas être surpris. Rondelet composait avec beaucoup de précipitation, sans avoir réfléchi sur ce qu'il voulait dire et sans avoir pensé à mettre en ordre sa matière. De pareilles compositions avaient grand besoin d'une révision exacte, et Rondelet n'avait pas le temps de lire ce qu'il faisait ; ce qui est pis encore, il ne pouvait pas même se déterminer à en prendre la peine. *Scripta religendi nec dabatur otium, nec voluptas erat,* dit Joubert dans la vie de ce médecin.

Rondelet, quoique né sans fortune, était libéral jusqu'à l'excès. Il méprisait si fort l'argent, et le dépensait avec tant de profusion, que malgré les appointements considérables qu'il avait et les sommes énormes qu'il gagnait dans l'exercice de la médecine, il était toujours sans épargne ; il ne laissa même presque aucun bien à ses héritiers. Rabelais se moque quelquefois de lui, et le plaisante sous le nom de Rondibilis, tant par rapport à son nom, que parce qu'il était fort gros, sans être ventru. — Le président de Thou, qui fait mention de ce médecin pour l'année 1566, dit qu'il était savant, quoique François Rabelais en ait parlé avec mépris. Il est vrai, ajoute-t-il, que les écrits de Rondelet ne répondent pas à ce qu'on en attendait et à la réputation qu'il s'était acquise d'ailleurs; que même son Histoire des poissons est plutôt le fruit du travail et de l'industrie d'autrui, que de la sienne. Il a tiré cette histoire des Commentaires de Guillaume Pélicier, évêque de Montpellier, personnage de grande érudition : c'était une partie des savantes annotations que ce prélat avait faites sur Pline, et qui ont été perdues ou supprimées au désavantage des belles-lettres. Ainsi pensait de Thou au sujet du principal ouvrage de Rondelet; mais on sait le contraire aujourd'hui. Il est connu que ce médecin avait fait divers voyages à Anvers, à Bayonne, à Bordeaux et ailleurs pour s'instruire sur l'histoire des poissons à laquelle il travaillait; il est connu encore qu'il était savant dans l'histoire naturelle; et, d'après la note de M. Lorry, éditeur des Mémoires posthumes du célèbre Astruc sur la Faculté de médecine de Montpellier, on remarque que Rondelet a dédié son Traité des poissons au même Guillaume Pélicier, qui peut avoir concouru à cette histoire; mais aucun de ses contemporains ne lui a reproché le plagiat dont le président de Thou l'accuse. Tout au contraire, Laurent Gryll, qui a vécu avec notre auteur, assure qu'il a été témoin de ses recherches sur la nature des poissons.

Apr. J.-C. 1517. — GALE (Thomas), le Paré de l'Angleterre, naquit en 1507, et eut pour maître Richard Ferris, qui fut depuis chirurgien de la reine Élisabeth. Gale servait en qualité de chirurgien dans l'armée de Henri VIII, à Montreuil, en 1544, et il était dans celle de Philippe à Saint-Quentin, en 1557. Après ces campagnes, il se retira à Londres, où il jouit de la plus grande réputation comme chirurgien. Il vivait encore en 1580 : on n'indique pas l'époque de sa mort.

An excellent treatise of wounds made with gun-shot : in which is confuted both the grosse errov of Jerome of Brunswiche, John Vigo, Alphonse Ferri and others, in that the make the wound venenous, with cometh through the common powder and shot : and also there is set out, a perfect and true method of curing those wounds. Londres, 1563, in-8°. — *An Enchiridion of chirurgerie containing the exact and perfect cure of wounds, fractures and dislocations. Newly compiled and published.* Londres, 1563, in-8°. — *Certain works in chirurgerie newly com-* *peled and published. I. The institution of chirurgerie. II. An Enchiridion the cure of wounds, fractures, and dislocations. III. Of wounds made with gun-shot, etc. IV. Antidotari the principal and secret medicines.* Londres, 1563, in-8°. — Un second volume des œuvres chirurgicales de Thomas Gale (*chirurgical works*) parut en 1566 : les deux premières pièces qu'on y trouve ont pour titre : *A brief declaration of the worthy art of medicine.* — *The office of a chirurgeon.* L'objet principal de ces ouvrages est de recommander les études scientifiques, et de montrer la liaison qu'ont entre elles toutes les branches de l'art de guérir. On peut juger, d'après un passage du livre qui vient d'être indiqué, du déplorable état de la chirurgie militaire à cette époque. « Je » me rappelle, dit-il, qu'à mon arrivée » à l'armée près de Montreuil, sous » Henri VIII, je trouvai là grand nom- » bre de drôles qui avaient l'impudence » de faire les chirurgiens. La plupart » étaient des châtreurs de truies; d'au- » tres, de chevaux; et plusieurs, des » chaudronniers de campagne et des sa- » vetiers. Cette noble secte était connue » sous le nom de sangsues des chiens. » Avec ces sortes de guérisseurs, le trai- » tement n'était jamais long : deux pan- » sements suffisaient communément; les » blessés esquivaient le troisième en par- » tant pour l'autre monde. Le duc de » Merfolk, ayant pris le commandement » de cette armée, ne tarda pas à être ins- » truit de ce désastre, et pour reconnaî- » tre la cause qui rendait mortelle les » plaies les plus légères, il appela quel- » ques chirurgiens habiles, et je fus du » nombre. Nous fîmes notre ronde dans » le camp, et bientôt nous rencontrâmes » plusieurs de ces *bons compagnons* qui » usurpaient ainsi le nom et les gages de » chirurgien. Nous leur demandâmes s'ils » étaient chirurgiens : ils répondirent » que oui. Nous leur demandâmes de re- » chef sous quels maîtres ils s'étaient » instruits; ces affronteurs à face impu- » dente, nous répondirent : l'un sous un » tel devin, l'un sous un autre qui tous » étaient morts. Nous nous informâmes » encore avec quelle drogue; ils nous » montrèrent un pot ou une boîte qu'ils » avaient dans leur boujette, pleine d'une » vilenie propre à graisser les pieds des » chevaux. D'autres, et ceux-ci étaient » savetiers ou cordonniers, faisaient avec » la poix de cordonnier et de la rouille

» de vieux chaudrons un onguent qu'ils
» appelaient merveilleux. Les garne-
» ments une fois démasqués, le général
» les fit livrer à la prévauté pour être
» pendus, en récompense de leurs dignes
» services, à moins qu'ils n'avouassent
» franchement qui ils étaient, quelle
» était leur profession, ce qu'ils firent à
» la fin, comme on l'a vu ci-dessus. »

Certain works of Galen, called metho-
dus medendi : with a brief declaration
of the worthy art of medecine ; the of-
fice of a chirurgeon, and an epitome
of the 3ʰ book of Galen of natural fa-
culties. All done into english. Londres,
1586, in-4°. — *The whole works of*
that famous chirurgeon M. John Vigo :
newly corrected by men skilful in that
art : wherunto are annexed certain
works compiled and published by a
Thomas Gale. Londres, 1586, in-4°.
(DEZEIMERIS, Dict. histor. de la Med.
anc. et moderne.)

Après J.-C. 1508. — BOLOGNINI
(Ange), médecin et chirurgien qui florissait vers l'an 1508, était d'une ville
dans le voisinage de Padoue. Il enseigna la chirurgie à Bologne; et comme il
était un des plus zélés partisans de la
doctrine d'Avicenne, ce fut principalement sur elle qu'il appuya les leçons
qu'il faisait à ses élèves, et qu'il dirigea la cure des maladies qu'il avait à
traiter. Bolognini a connu l'importance
des frictions mercurielles dans le traitement de la vérole, et il en a tiré parti.
Cette connaissance doit même avoir
beaucoup contribué à sa réputation, s'il
est vrai, comme on l'a dit, qu'il est le
premier qui ait parlé à fond de cette méthode, et qui en ait expliqué toutes les
circonstances et les suites. Il a traité de
cette matière dans un ouvrage chirurgical sur la cure des ulcères externes, lequel est surchargé de quantité de formules d'onguents que les modernes ont proscrits comme inutiles ou nuisibles. Cet
ouvrage est intitulé : *De cura ulcerum*
exteriorum et de unguentis communi-
bus in solutione continui. Bononiæ,
1514, in-4°. *Papiæ,* 1516, in-folio, avec
d'autres pièces. *Basileæ,* 1536, in-4°.
Tiguri, 1555, in-folio.

Apr. J.-C. 1508. — RUEL (Jean),
natif de Soissons, apprit de lui-même les
langues grecque et latine, et comme il
parvint à les posséder aussi bien que
personne, il s'en servit utilement pour la

traduction des œuvres de Dioscoride et
d'Actuarius. Le célèbre Guillaume Bu-
dée, ce bon juge en ces sortes de matières, ajouta tant de prix au travail de
Ruel, qu'il lui donna le titre d'*Aigle*
des interprètes. On doit encore à ce
médecin de belles éditions des ouvrages
d'Hippocrate, de Galien, d'Euclide, de
Celse, de Pline; ces traductions sont
d'autant plus correctes, qu'il avait fait
de grandes dépenses et s'était donné
beaucoup de peine pour se procurer les
meilleurs manuscrits. — La Faculté de
médecine de Paris, dont Ruel était membre, le nomma son doyen en 1508, et
le continua dans cette charge en 1509.
François Ier le mit au nombre de ses
médecins ; mais Ruel n'y fit pas fortune,
car il négligea de suivre la cour, pour
ne rien perdre du temps qu'il consacrait
à l'étude qui était sa passion dominante. Elle ne l'avait cependant point
empêché de se marier, comme tant d'autres gens de lettres qui ont craint d'être
distraits de leurs études par les embarras du ménage et les soins que demande
l'éducation des enfants. Ruel en eut
plusieurs qu'il éleva avec toute l'attention d'un père qui connaît combien les
impressions du premier âge ont d'influence sur le reste de la vie ; mais sa
femme étant morte, il entra dans les ordres sacrés, et mourut chanoine de l'é-
glise de Paris, le 24 septembre 1537,
emportant avec lui, dans le tombeau, la
réputation d'un homme habile et savant.
Voici les titres de ses ouvrages et de ses
traductions :

Interpretatio latina scriptorum græ-
corum de medicina veterinaria. Pari-
siis, 1530, in-folio. — *Interpretatio la-*
tina Anatollii de mulo-medicina. Ba-
sileæ, 1530, in-folio. — *De natura stir-*
pium libri tres. Parisiis, 1536, in-folio.
Basileæ, 1537, 1543, 1573, in-folio.
Venetiis, 1538, deux volumes in-8°.
C'est un recueil de ce que les anciens
ont dit sur cette matière. L'auteur ne
paraît point y avoir mis du sien ; car il
s'est plus attaché à examiner ce que les
botanistes avaient écrit avant lui, qu'à
consulter la nature qui est le meilleur
livre pour acquérir la connaissance des
plantes. —*Interpretatio Actuarii de me-*
dicamentorum compositione. Parisiis,
1539, in-12. *Basileæ,* 1540, 1549, in-8°.—
Pedacius Dioscoride de materia medica.
Lugduni, 1546, in-12. *Parisiis,* 1549,
in-8°, en grec et en latin, avec des corrections par J. Goupil. *Francofurti,*

1549, in-folio, avec les notes de Valerius Cordus. Je me borne à ces éditions; car si je voulais rapporter toutes celles qu'on a faites de la traduction de Ruel, j'en trouverais au moins une douzaine.

Ap. J.-C. 1509. — PARÉ (Ambroise), de Laval au pays du Maine, où il naquit en 1509, s'appliqua de bonne heure à la chirurgie. Il en prit les exercices, non-seulement dans les hôpitaux, mais encore dans les armées, où il travailla, dès l'an 1536, en qualité de chirurgien de René de Montejean, capitaine général des gens de pied, qui fut fait maréchal de France en 1538. Paré devint chirurgien ordinaire du roi Henri II, en 1552, et servit encore les rois François II, Charles IX et Henri III. La cure qu'il fit, des accidents arrivés à Charles IX, lui procura d'autant plus de réputation, que le mal demandait un secours prompt et efficace. Antoine Portail avait saigné ce prince et malheureusement piqué le tendon. Les symptômes effrayants qui se manifestaient ne tardèrent pas à mettre la vie du roi en danger; mais Paré calma bientôt les alarmes des courtisans par l'application des remèdes qui arrêtèrent les progrès du mal. Cet heureux succès lui mérita les attentions les plus singulières de la part de Charles IX; et la France admira, dans la suite, les soins que prit le monarque pour conserver à ses peuples son plus grand chirurgien. Tout le monde sait que Paré était calviniste, et qu'il ne tint pas aux auteurs du massacre de la Saint-Barthélemi qu'il ne fût sacrifié à leurs fureurs. Charles IX, qui avait eu la faiblesse de consentir à cette barbare exécution, qui l'autorisait même par son exemple, puisqu'il tirait avec une arquebuse sur ses sujets, voulut épargner à son chirurgien d'être la victime de cette cruelle journée. Il l'enferma dans sa chambre, en disant : « Est-il rai-» sonnable d'ôter la vie à un homme » qui, par sa science, pourrait la sauver • à tout un petit monde? » Le roi ne voulut cependant sauver la vie à personne, dit Brantome, sinon à maître Ambroise Paré, son premier chirurgien et le premier de la chrétienté. Il ajoute que Charles IX « l'envoya quérir et ve-» nir le soir dans sa chambre et garde-» robe, lui commandant de n'en bouger, » et disait qu'il n'était raisonnable qu'un » qui pouvait servir à tout un petit » monde, fût ainsi massacré. » On a remarqué, au sujet de la journée de la

Saint-Barthélemi, que quoique tous les médecins attachés au calvinisme eussent été condamnés à la mort, il en périt bien peu dans cette horrible boucherie qui inonda la France de sang, le 24 août 1572. Paré survécut jusqu'au 20 décembre 1590, et comme il fut enterré le 22, dans l'église Saint-André-des-Arts au bas de la nef, il est bien apparent qu'il donna des preuves de catholicité avant de mourir. — Ce fut principalement par sa nouvelle méthode de traiter les plaies d'armes à feu que ce chirurgien se distingua dans son art; avant lui, on avait la cruelle coutume de verser de l'huile bouillante dans ces sortes de plaies, sous le prétexte imaginaire du poison, dont on les croyait infectées. Mais il prouva que la poudre à tirer n'a rien de vénéneux, que les balles ne brûlent point, et qu'il faut traiter ces plaies avec des remèdes doux. Ce fut à ce sujet qu'il publia à Paris, 1545, 1552 et 1564, un ouvrage in-8°, intitulé : *Manière de traiter les plaies faites par arquebuses, flèches, etc.* On a regardé Paré comme l'inventeur de la ligature des vaisseaux; mais il est lui-même fort éloigné de s'attribuer cet honneur, puisqu'il dit qu'Hippocrate, Galien, Avicenne et quantité d'autres en ont parlé avant lui. En général, ce chirurgien fut plus heureux opérateur que profond anatomiste; il a cependant disséqué dans les écoles de la Faculté de Paris avec toute l'habileté dont on était capable de son temps, et il est le premier qui ait donné la description de la membrane commune des muscles. Sa *Briève collection de l'administration anatomique* fut imprimée à Paris en 1549, in-8°. — Quoique Paré ne fût pas lettré, qu'il eût même été obligé de prier le médecin Jean Canape de lui faire une version française de quelques livres de Galien qu'il aimait à lire, il n'a pas laissé de rendre son nom recommandable à la postérité par les ouvrages qu'il lui a transmis. Comme il avait remarqué qu'il y avait très peu de livres de chirurgie en français, quoiqu'il y en eût assez d'autres en cette langue, il résolut de mettre à la portée des chirurgiens de sa nation ce qu'il y avait de plus beau dans un art qu'il exerçait depuis plus de quarante ans avec beaucoup de réputation. Il travailla donc à son grand ouvrage qui contient vingt-six traités, avec figures, et qui fut imprimé à Paris en 1561, en un gros volume in-folio. Les éditions de cette ville se sont beaucoup multipliées; car on a encore celles de 1575, 1579, 1585, 1598, 1607, 1614, 1628, même format. Celles de Lyon sont aussi en grand nombre, et elles datent de 1639, 1641, 1652, 1664, 1685, in-folio. C'est à Jacques Guillemeau, chirurgien ordinaire des rois Charles IX et Henri IV, qu'on doit la traduction latine des œuvres de Paré, son maître; elle a paru sous ce titre : — *Ambrosii Parœi opera, novis iconibus elegantissimis illustrata et latinitate donata. Parisiis*, 1582, in-folio. *Francofurti*, 1594, 1610, 1612, in-folio. Ce Recueil a été mis en plusieurs autres langues. En anglais, Londres, 1578, 1634, in folio : en allemand, Francfort, 1601, 1635, in-folio : en hollandais, Leyde, 1604, in-folio; Amsterdam, 1615, 1636, 1649, in-folio; Harlem, 1627, même format.

L'ouvrage de Paré renferme non-seulement tout ce qui concerne l'art de la chirurgie, mais encore plusieurs traités de médecine, qu'il fit faire par de jeunes médecins et qu'il s'attribua. C'est ainsi que le dit Astruc dans l'histoire sommaire de l'art d'accoucher, et voici comme il s'explique, page LXXXIII, en parlant du traité *de la génération de l'homme*, qui fait le vingt-quatrième des œuvres de notre chirurgien : « On » trouve dans ce livre un détail de la » conduite qu'on doit tenir dans les dif- » férentes espèces d'accouchements, qui » est assez bon suivant les lumières de » son temps; mais qui serait meilleur, si » ce qu'il dit sur les accouchements n'é- » tait pas noyé dans un tas de questions » difficiles, inutiles et étrangères à la » matière qu'il traite. Mais c'était le goût » dominant de cet auteur, qui faisait pa- » rade d'érudition grecque et latine et de » citations d'anciens auteurs qui ont » écrit dans l'une ou l'autre de ces lan- » gues, et qui prenait plaisir à traiter les » questions les plus épineuses de la mé- » decine, dans les ouvrages qu'il faisait » faire; car, quand on voit cet étalage » dans les écrits d'un chirurgien qui n'a- » vait point de lettres, il est bien diffi- » cile de ne pas se prêter aux reproches » qui lui ont été faits, même de son vi- » vant, d'avoir fait travailler pour lui » plusieurs jeunes médecins. » Riolan n'a point porté un jugement plus favo- rable sur le compte de Paré; il assure que l'ambition de transmettre son nom à la postérité engagea ce chirurgien à grossir le recueil de ses ouvrages. Paré

aurait mieux établi sa réputation, dit Van Hoorne, s'il se fût borné à mettre au jour un petit volume, dans lequel il aurait consigné l'histoire de ses cures les plus intéressantes, les observations qu'il avait recueillies de sa longue pratique, et les remèdes dont l'expérience de tant d'années lui avait constaté l'efficacité.

Ap. J.-C. 1509. —SERVET (Michel), de Villa-nueva en Aragon, naquit en 1509 d'un père qui était notaire public. Ses parents le destinèrent à l'étude de la jurisprudence et l'envoyèrent à Toulouse pour en faire le cours; mais soit qu'il ne pensât pas de même, ou qu'il eût changé d'avis, il se tourna du côté de la théologie à laquelle il s'appliqua sérieusement. Il passa ensuite à Lyon, et après un sé- jour de quelques années dans cette ville, il se rendit à Paris et s'y mit sur les bancs de la Faculté de médecine. Ce fut sous Sylvius et Fernel qu'il étudia cette science, mais il alla en prendre les de- grés dans quelque autre université. Il revint ensuite à Paris où il ne tarda point à enseigner les mathématiques. Apparemment il se mêlait aussi de la médecine; car son humeur contentieuse lui suscita une querelle, en 1536, avec les médecins de la capitale, et lui fit re- prendre le chemin de Lyon, où il de- meura quelque temps chez les Frellons, en qualité de correcteur d'imprimerie. Au sortir de cette ville, il fit un voyage à Avignon; puis il retourna encore à Lyon, mais il n'y séjourna guère. En 1540, il alla s'établir à Charlieu sur les frontières de Beaujolais et de la Bourgo- gne, et après y avoir pratiqué la méde- cine pendant trois ans, il se rendit une quatrième fois à Lyon, sans pouvoir en- core s'y fixer. Toujours inquiet, toujours ambulant, il n'était bien nulle part. De Lyon, il passa à Vienne en Dauphiné, où il se mit à faire la médecine. Trop heureux s'il se fût borné à cette profes- sion; mais dégoûté d'un état qui ne s'ac- cordait point avec son humeur, il se mêla de dogmatiser. Abusant des connais- sances qu'il avait puisées dans l'étude de la théologie, il avait déjà attaqué le mystère de la Sainte-Trinité par sept li- vres: *De Trinitatis erroribus*, imprimés à Haguenau dès l'an 1531, c'est-à-dire, avant d'avoir atteint sa vingt-deuxiè- me année. Il n'en demeura pas là; à l'exemple de Calvin, il voulut encore être réformateur, et il publia en 1553, in-8°, à Vienne en Dauphiné, son traité intitulé :

Christianismi restitutio. Ce fut principalement cet ouvrage qui l'exposa aux poursuites de *Calvin*. Cet hérésiarque, qui venait de jeter les fondements de sa prétendue réforme, crut qu'il était de son intérêt et de son honneur de poursuivre Servet à toute outrance ; à sa sollicitation, il fut arrêté, en 1553, à Vienne en Dauphiné, et condamné à être brûlé à cause de son opiniâtreté à soutenir ses erreurs. Il trouva cependant le moyen de se sauver et de se soustraire ainsi à l'exécution de cette sentence ; mais ayant été arrêté de nouveau au bout de quelques semaines, il fut brûlé vif à Genève, le 27 octobre 1553, dans la quarante-quatrième année de son âge. — Dans le cinquième livre de l'ouvrage intitulé : *Christianismi restitutio*, où Servet parle du Saint-Esprit, on lit des passages assez longs qui prouvent qu'il avait quelque connaissance de la circulation du sang. Ces passages ont été rapportés en entier par Michel de La Roche, tome premier de la bibliothèque anglaise ; par Wotton dans un traité qui a paru sous le titre de *Reflexions on antient and modern learning* ; par J. Douglas dans son *Bibliographiæ anatomicæ specimen* ; par Manget dans sa bibliothèque des écrivains en médecine, au mot *Servetus*, et par plusieurs autres auteurs. Mais ces passages ne démontrent rien, sinon que Servet connaissait la petite circulation, c'est-à-dire, celle qui se fait par les poumons ; car il n'est point entré dans de plus long détails, et n'a point appuyé la doctrine du mouvement circulatoire du sang dans toute l'étendue du corps sur des preuves capables de la mettre en évidence. Il distingue d'abord trois sortes d'esprits qu'il appelle *naturalis*, *animalis* et *vitalis* ; il s'explique ensuite sur leur nature : *Vitalis est spiritus, qui per anastomosim ab arteriis communicatur, in quibus dicitur naturalis. Primus ergo est sanguis, cujus sedes est in hepate et corporis venis. Secundus est spiritus vitalis, cujus sedes est in corde et corporis arteriis. Tertius est spiritus animalis, cujus sedes est in cerebro et corporis nervis.* Ce passage n'annonce point une idée bien claire de la circulation du sang, puisqu'il regarde le foie comme le siége principal de cette liqueur. Il est vrai qu'il dit expressément que l'esprit vital tire son origine du ventricule gauche du cœur, et que les poumons contribuent à sa perfection ; il est vrai encore

qu'il considère ce dernier organe comme celui qui, au moyen de l'air inspiré, donne au sang plus d'élaboration et d'affinement : mais quand il s'agit de tracer la route que parcourt le sang, il se borne à dire qu'il est porté par la veine artérieuse (l'artère pulmonaire) du ventricule droit du cœur dans les poumons ; que les rameaux de la veine artérieuse le versent dans ceux de l'artère veineuse (la veine pulmonaire), avec lesquels ils communiquent ; que le sang est attiré de l'artère veineuse dans le ventricule gauche du cœur dans le temps de la diastole ; enfin que l'esprit vital, ou le sang affiné dans les poumons, est distribué du ventricule gauche dans les artères de tout le corps, et que la portion la plus ténue passe vers les parties supérieures, où cet esprit, de vital qu'il était, commence à devenir animal.

Tout cela donne, à la vérité, assez d'idées sur la circulation ; mais elles ne sont point exposées de façon à pouvoir attribuer à Servet une connaissance pleine et entière du mouvement du sang. La manière dont il s'est expliqué a cependant fait croire à plusieurs auteurs qu'il avait là-dessus les notions les plus claires. On ne doit point en être surpris ; car telle est l'importance de cette découverte, que quiconque a écrit quelque chose qui semblait avoir du rapport avec elle, a trouvé des partisans qui l'ont préconisé et qui lui en ont fait honneur. Il s'est même rencontré des savants qui ont soutenu qu'Hippocrate avait connu la circulation du sang ; d'autres ont assuré la même chose de Galien ; plusieurs médecins anciens ont encore été vantés à cet égard : grâces au caprice des hommes, qui aiment mieux transporter à quelque personnage illustre une découverte qu'il n'a point faite, que de souffrir que son auteur soit illustré en la lui laissant. Ce tour d'esprit avilit la nature humaine et déshonore la philosophie. La dignité de l'homme et la gloire du philosophe consistent à secouer le joug des préjugés, et à s'attacher à la vérité partout où elle se montre. Nous ne prononcerons donc point que Servet a connu la circulation ; mais nous conviendrons qu'en remarquant que toute la masse du sang passe par les poumons, par le moyen de la veine et de l'artère pulmonaire, il a fait le premier pas vers cette importante découverte. Les passages de son ouvrage intitulé : *Christianismi restitutio* prouvent qu'il eut des notions distinctes sur le cours du sang par les poumons; mais la manière d'exposer ses idées est trop vague, trop indéterminée, pour qu'on puisse lui accorder la découverte pleine et entière de la circulation générale. Cet honneur était réservé au célèbre Harvée qui, partant de ces premières observations, ainsi que de celles qu'ont fait Realdus Columbus, André Césalpin et d'autres, parvint à former une démonstration sur le mouvement circulatoire du sang, qu'il appuya d'une théorie conforme à l'expérience et à la raison, utile au genre humain, et absolument nécessaire aux progrès de la vraie médecine.

Après J. C. 1510. — CAIUS, ou KAYE (Jean), né à Norwich en 1510, fut un des plus savants hommes de son siècle. Il se fit recevoir docteur en médecine à Cambridge, et passa ensuite à Padoue, où il suivit les leçons de Jean-Baptiste Monti, célèbre professeur de l'université de cette ville. A son retour en Angleterre, il fut successivement médecin du roi Edouard VI, et des reines Marie et Elisabeth. Son goût pour les lettres lui inspira le dessein d'en faciliter l'étude; il fit rebâtir, presque à ses frais, l'ancien collége de Gonvil à Cambridge, nommé depuis ce temps-là le collége de Gonvil et de Caïus, et il y fonda vingt-trois places d'étudiants. Mais ce médecin ne se borna pas à favoriser les amateurs des sciences, il leur procura encore de nouvelles richesses par son travail; et comme il s'appliqua presque toute sa vie à la recherche des anciens manuscrits qui pouvaient être de quelque utilité à la médecine, il fut assez heureux pour tirer de l'oubli le premier livre *De decretis Hippocratis et Platonis*, le livre d'Hippocrate qui traite *De pharmacis*, un fragment du septième livre de Galien intitulé : *De usu partium*, et un autre fragment qui manquait au livre *De ptisanna*. — Cet homme laborieux mourut en 1573, âgé de 63 ans, et fut enterré dans la chapelle de son collége, sous une tombe unie avec cette seule inscription : Fui Caïus. Il a non-seulement publié les ouvrages dont il avait fait la recherche, et donné quelques traductions de grec en latin, mais il a encore fait imprimer des traités de sa façon, dans lesquels il soutient vivement la doctrine de Galien, et suit les principes de Monti son maître. On a les éditions suivantes des uns et des autres :

De methodo medendi ex Cl. Galeni Pergameni et Joannis Baptistæ Montani Veronensis principiorum mediorum sententia libri duo. Basileæ, 1544, in-8°. Ibidem, 1558, in-8°, avec différents opuscules de Monti. — Cl. Galeni Pergameni libri aliquot Græci, partim hactenus non visi, partim à mendis repurgati annotationibusque illustrati. Basileæ, 1544, in-8°, 1574, in-4°. — Opera aliquot et versiones, videlicet de methodo medendi, libri duo. De ephemera britannica, liber unus. Versio librorum Galeni. De ordine librorum suorum. De ratione victus secundum Hippocratem in morbis acutis. De placitis Hippocratis et Platonis. Lovanii, 1556, in-8°. — De antiquitate Cantabrigiensis academiæ, libri duo. Londini, 1568, in-8°; 1574, in-4°. — De libris propriis, liber unus in quo singularum rationem reddit. De canibus britannicis, liber unus. De rariorum animalium et stirpium historia, liber unus. Londini, 1570, in-4°; 1724, in-4°. Ibidem, 1729, in-12, par les soins de S. Jebb. Cet ouvrage contient plusieurs traits intéressants sur l'histoire de la médecine, et répand beaucoup de lumières sur les anciens manuscrits. — Son traité de la sueur anglaise est intitulé : *De Ephemera britannica,* parce que cette maladie ne durait qu'un jour. Il a paru avec d'autres ouvrages, ainsi qu'on vient de le voir; mais l'édition de Londres de 1721, in-8°, passe pour la meilleure. La description que Caïus donne de cette maladie est fort exacte; il en suit la marche en bon observateur, et il remarque qu'elle se fit sentir pour la première fois en Angleterre l'an 1483. L'armée du roi Henri VII en souffrit beaucoup, dès le moment qu'elle prit terre au port de Milford; mais ce mal destructeur ne se borna pas là : il passa rapidement à Londres, où il fit d'affreux ravages depuis le 21 de septembre jusqu'à la fin d'octobre. La suette reparut depuis jusqu'à six fois dans ce royaume, et toujours durant l'été; en 1485, en 1506, en 1518, et cette fois avec tant de fureur, que la plupart des malades étaient emportés au bout de trois heures; en 1528, et pour la cinquième fois en 1529, époque où elle passa en Allemagne et dans les Pays-Bas. Elle fit de nouveaux ravages en 1551; en un seul jour elle enleva cent vingt personnes à Westminster. Caïus, qui parle fort au long de la désolation que cette maladie porta dans sa patrie, la compare à la peste d'Athènes.

Après J.-C. 1510. — GRATAROLE (Guillaume) vint au monde en 1510 à Bergame, ville d'Italie dans l'état de l'Église. Il fit toutes ses études à Padoue, où il prit le bonnet de docteur en médecine ; il y enseigna même cette science avec beaucoup de distinction. Mais ayant embrassé les erreurs nouvelles à la persuasion de Pierre Vermilli, fameux calviniste, plus connu sous le nom de Pierre Martyr, il abandonna l'Italie par la crainte d'être mis à l'inquisition, et se retira à Marpurg, où il enseigna pendant un an. La misère le chassa de cette ville ; il se rendit à Bâle dans l'espérance d'y trouver la fortune plus favorable. Elle lui sourit en effet ; car il y pratiqua et enseigna la médecine avec assez de succès jusqu'à sa mort arrivée le 6 mai 1562, à l'âge de 52 ans. Barbe Nicotia, son épouse, fit graver cette épitaphe sur son tombeau :

GUILLELMO GRATAROLO BERGAMENSI,
ARTIUM ET MEDICINÆ DOCTORI,
MEDICIQUE FILIO ;
IN MEDICORUM BASILENSIUM COLLEGIUM
COOPTATO,
OB RELIGIONEM EXULI,
CONJUGI CARISSIMO,
BARBARA NICOTIA P. C.
OBIIT ÆTATIS SUÆ ANNO 52, CHRISTI 1562,
DIE 6 MAII.

On trouve quelques ouvrages dans lesquels on rapporte cette épitaphe, avec la date de la mort de Gratarole au 16 avril 1568 ; mais la plupart des auteurs qui ont recueilli ce qui a rapport à la vie des médecins s'accordent à la fixer en 1562. — Gratarole est l'auteur de plusieurs ouvrages, dont quelques-uns font honneur à son savoir, et d'autres le déparent par son attachement à l'alchimie, à la superstition, et à différentes pratiques qui ne caractérisent point un homme judicieux. Il le parut moins encore, quand il voulut se mêler de controverse et qu'il écrivit un mauvais livre sur les marques de l'antechrist. Bon médecin, pitoyable controversiste, il remplit cet ouvrage du plus absurde fanatisme. Il paraît qu'il ne lui coûtait guère d'écrire, car les bibliographes citent plusieurs traités de sa façon, la plupart sur la médecine :

Prognostica naturalia de temporum mutatione perpetua, ordine litterarum. Basileæ, 1552, 1554, in-8°, avec une pièce intitulée : *Undecim signa terræ*

motus. — De prædictione morum, naturarumque hominum facili, et inspectione partium corporis liber. Basileæ, 1554, in-8°. *Tiguri*, 1555, in-8°. — *Liber de memoria reparanda, augenda, conservandaque, ac de reminiscentia ; tutiora omnimoda remedia et præceptiones optimas continens. Tiguri*, 1554, in-8°. *Basileæ*, 1554, in-8°. *Romæ*, 1555, in-8°. *Francofurti*, 1591, 1596, in-12. En français, par Etienne Coppé, Lyon, 1586, in-16. — *De litteratorum et eorum qui magistratibus funguntur conservanda, præservandaque valetudine, illorum præcipue qui in ætate consistentiæ, vel non longe ab ea absunt, Compendium. Basileæ*, 1555, in-8°. *Argentinæ*, 1565, in-8°. *Francofurti*, 1591, in-12 ; 1617, in-16. En anglais, par Thomas Newton, Londres, 1574, in-12. — *Pestis descriptio. Lugduni*, 1555, in-8°. *Parisiis*, 1501, in-12. *Venetiis*, 1576. Ses thèses de peste ont été imprimées à Bâle en 1565, in-8°. — *Artis alchymiæ secretissimæ et certissimæ defensio. Basileæ*, 1561, in-fol., avec les ouvrages qu'il avait déjà publiés sur l'alchimie. — *De regimine iter agentium, vel equitum, vel peditum, vel navi, vel curru seu rheda, etc., viatoribus et peregrinatoribus quibusque utilissimi libri duo. Basileæ*, 1561. *Argentorati*, 1563, in-8°. *Coloniæ*, 1571, in-8°. — *De laudibus medicinæ, ejus origine, progressu, utilitate, empiricis et medicorum laudibus. Argentinæ*, 1563, in-8°. — *De vini natura, artificio et usu, deque omni re potabili. Basileæ*, 1565, in-8°. *Argentinæ*, 1565, in-8°. *Coloniæ*, 1571, in-8°. — *De thermis Rhæticis et Vallis Transcheri Agri Bergomatis.*

Après J.-C. 1510. — DESSENIUS, dit DE CRONENBOURG (Bernard), vint au monde en 1510 à Amsterdam. Il étudia les belles-lettres avec beaucoup de succès, et s'appliqua ensuite à l'étude de différentes sortes de sciences dans les académies ; mais s'étant fixé à celle de la médecine, il vint en prendre les premières leçons à Louvain sous Charles Goossens et Jean Heems. En 1538, il passa en Italie, où il continua ses études à Bologne sous Matthieu Curtius, et surtout sous Helidœus de Padoue, dont l'autorité fit tant d'impression sur lui, qu'il ne se départit jamais de la méthode de ce professeur. Il fut aussi à Rome, et il y vit Gisbert Horstius. Il songea alors à revenir dans les Pays-Bas ; et comme il avait rempli le but principal de son voyage, en prenant le bonnet de docteur en médecine à Bologne, il ne tarda pas à se mettre en route pour la Hollande. Il y fut bientôt connu par ses premiers essais de pratique ; il le fut même si avantageusement, qu'on l'appela à Groningue pour y enseigner publiquement la médecine, ce qu'il fit pendant huit ou neuf ans. Jean Echtius, professeur à Cologne, l'attira ensuite dans cette ville, où il réussit tellement dans ses premières cures, qu'on ne tarda pas à l'agréger au collége des médecins, et que la régence lui fit une pension assez considérable. Tout cela l'engagea à se fixer à Cologne, où il mourut en 1574, à l'âge de 63 ans. Il fut inhumé dans l'église paroissiale de Saint-Laurent. — Dessenius était un homme franc, sincère, ennemi de la contrainte et de la flatterie, et assez ferme pour braver les caprices de la fortune. Il était très-laborieux, et ne cessait d'étudier, même dans les dernières années de sa vie, disant avec Socrate qu'il valait mieux apprendre tard que jamais. Matthiole vante beaucoup son savoir, aussi en a-t-il laissé des preuves dans les ouvrages que nous avons de lui :

De compositione medicamentorum hodierno ævo apud pharmacopolas passim exstantium. Francofurti, 1566, in-fol. *Lugduni*, 1550, in-8°. On y trouve plusieurs remarques sur la pharmacie, la botanique, les plantes officinales, et une notice des endroits où les herbes les plus nécessaires croissent dans les environs de Cologne. — *De peste Commentarius vere aureus. Coloniæ*, 1564, in-4°. — *Epistola ad Petrum Andræam Matthiolum. Lugduni*, 1564, in-12, dans le recueil des lettres médicinales de Matthiole. — *Defensio medicinæ veteris et rationalis adversus Georgium Phædronem et universus sectas Paracelsicas. Item purgantium medicamentorum et pilularum in minori pondere particularis divisio. Coloniæ*, 1573; in 4°. — Il a eu part à la composition du Dispensaire de Cologne, que Pierre Holtzhein fit paraître dans cette ville, avec des augmentations, en 1627, in-fol.

Après J.-C. 1510. — STRUTHIUS (Joseph) de Posnanie, ville de la Grande Pologne, naquit en 1510. Il étudia la médecine dans les écoles de Padoue, et

après y avoir reçu les honneurs du doctorat, il fut nommé à une des chaires de la Faculté, qu'il remplit avec distinction jusqu'au temps où il retourna en Pologne, où il fut élevé à la charge de premier médecin du roi Sigismond II. Il mourut au service de ce prince en 1568, à l'âge de 58 ans. A l'exemple de tant d'hommes de lettres de son siècle, il a changé son nom polonais en celui de Struthius, qui est tiré d'un mot grec qui signifie tout ce qui a rapport au moineau. — On a de lui une traduction latine des pronostics de Galien, qui parut à Lyon en 1550, in-8°, et quelques autres traités d'anciens médecins grecs qu'il a également mis en latin ; mais son principal ouvrage est sur le pouls. Il lui mérita les plus grands applaudissements de la part des professeurs de l'Université de Padoue, lorsqu'il le publia dans cette ville en 1540. Ceux qu'il reçut du public ne furent pas moindres, car l'empressement à se procurer ce Traité alla à un tel point, qu'on en vendit 800 exemplaires en un seul jour. Voici le titre sous lequel cet ouvrage fut imprimé à Bâle :

Ars sphygmica, seu, pulsuum doctrina supra 1200 annos perdita et desiderata, omnibus tamen medicinam cum nominis celebritate, maximaque utilitate facere volentibus summe necessaria, libris quinque conscripta. Basileæ, 1540, in-12. *Ibid-m*, 1602, in-8°, avec le traité *De pulsibus* de Jérôme Capivaccio, et celui de Gaspar Bauhin, qui est intitulé : *Introductio pulsuum synopsim continens.*

Après J.-C. 1510. — DAZA ou DACA-CHACON (Denis). A la même époque où Ambroise Paré relevait la chirurgie en France, l'Espagne possédait un homme recommandable par l'étendue de ses connaissances et son expérience. Né à Valladolid, vers 1510 ou 1512, Daca-Chacon jouissait déjà de quelque réputation, lorsqu'en 1543, il sortit d'Espagne pour aller en Flandre en qualité de principal chirurgien d'une division de trois cents Anglais. — Il se trouva au siége de Landrecy et de Saint-Dizier, et traversa la France, pour regagner l'Espagne en 1545. En 1548, il fut chirurgien de Maximilien, empereur depuis sous le nom de Maximilien II, qui le nomma en 1557 chirurgien de l'hôpital de Valladolid, en remplacement de Hevrera décédé. Les administrateurs de l'hôpital réclamèrent contre ce choix, et le firent révoquer. Maximilien fit annoncer dans tout le royaume la vacance de la place de chirurgien principal de l'hôpital de Valladolid, et un concours ouvert pour tous les aspirants qui voudraient la disputer. Quinze concurrents se présentèrent ; mais informés que Daça devait concourir, douze se désistèrent. Outre des leçons publiques et des argumentations, les candidats eurent à subir un autre genre d'épreuve. Le service des malades fut partagé entre eux. Chacun traita les siens à sa manière et dut rendre compte, devant les juges et le public, des motifs et des particularités de sa méthode de traitement. Daça sortit vainqueur de toutes ces épreuves, et fut mis en possession d'une place à laquelle il dut attacher infiniment plus de prix que s'il ne l'avait due qu'à la faveur. « En tirant de l'oubli cette anecdote, » dit Peyrilhe, à qui nous empruntons » cette notice, je goûte la satisfaction » de penser qu'un jour, peut-être, elle » pourra devenir utile, en inspirant aux » administrateurs des hôpitaux la crainte » salutaire de se tromper dans le choix » qu'ils osent faire d'un chirurgien prin- » cipal de ces maisons de charité. Le » désir frivole d'obliger son protégé, ou » celui de l'homme qui nous protège ou » qui nous sert, peut-il balancer un mo- » ment le malheur irréparable d'avoir » fait non pas même un mauvais choix, » mais de n'avoir pas fait le meilleur qu'on » aurait pu faire ? »

En 1573, Daça-Chacon accompagna Jean d'Autriche dans ses expéditions sur la Méditerranée qui finirent par la bataille de Lépante. Il servit encore dans la guerre de Portugal, et obtint, vers la fin de 1574, la faveur, jusqu'alors inconnue, d'être nommé vétéran-chirurgien, c'est-à-dire, de conserver ses appointements sans remplir les fonctions de sa place. Daça-Chacon rendit un service important aux chirurgiens de son pays, peu versés dans la langue latine, en composant en langue vulgaire un ouvrage dans lequel les connaissances puisées dans la lecture des anciens sont combinées avec assez de talent à celles qu'il devait à sa propre et longue expérience. En voici le titre : — *Pratica y Teorica de cirurgia, en romance y en latin : compuesta por el licenciado Dionisio Daça-Chacon, medico y cirujano del rey Felipe II*. Valladolid, 1605, in-fol. Madrid, 1628. Valence, 1650, in-fol. — L'ouvrage n'est point écrit, comme on

pourrait le croire d'après ce titre et comme l'ont dit plusieurs bibliographes, en espagnol et en latin, mais seulement les passages des anciens écrivains dans cette dernière langue sont rapportés dans une grande marge, qu'ils remplissent d'une manière continue. Les tumeurs, les plaies et les ulcères, font la matière de l'ouvrage. La doctrine est celle des bons écrivains grecs ou romains, particularité d'autant plus remarquable, qu'on s'attend à trouver un écrivain espagnol du quinzième siècle plus imbu de la lecture des Arabes que de celle des Grecs. Parmi les faits répandus dans ce volume, il s'en trouve de très-intéressants, qui donnent une idée avantageuse de la pratique de Daça-Chacon. (LEZERMAIS. *Dict. hist. de la médecine ancienne et moderne.*)

Apr. J.-C. 1511. — BAUHIN (Jean), né à Amiens le 24 août 1511, exerça la médecine et la chirurgie dans sa ville natale, avec tant de succès qu'il s'acquit beaucoup de réputation, et que Catherine, reine de Navarre, se l'attacha en qualité de premier médecin. Ayant lu, en 1532, à Paris, la traduction latine du nouveau testament qu'Érasme venait de publier, il abandonna l'église romaine et embrassa le parti de la réforme : mais les troubles religieux qui survinrent à cette époque en France, l'obligèrent de se réfugier avec beaucoup d'autres protestants, en Angleterre, où il exerça sa profession pendant trois années. Au bout de ce laps de temps il revint à Paris, où il ne tarda pas à essuyer de nouvelles persécutions. Il fut emprisonné, jugé et condamné à être brûlé vif. Marguerite, sœur de François Ier, qu'il avait guérie d'une maladie grave peu de temps auparavant et qui, pour lui témoigner sa reconnaissance, l'avait nommé son premier médecin, intercéda vivement pour lui auprès du roi et obtint sa grâce. Mais les persécutions ayant recommencé contre les coreligionnaires, il quitta la cour et la capitale, d'après les conseils de la reine elle-même, se cacha d'abord dans la forêt des Ardennes et se retira ensuite à Anvers. Peu s'en fallut qu'il ne tombât dans cette ville entre les mains de l'inquisition espagnole : il ne dut son salut qu'à la femme du gouverneur, à laquelle il avait donné ses soins et qui l'avertit à temps du danger qui le menaçait. Il partit donc en toute diligence pour l'Allemagne, où, après avoir erré de ville en ville, il finit par se fixer à Bâle. Le métier de correcteur, qu'il exerça dans l'imprimerie du célèbre Jean-Froben, le mit, durant les premiers temps de son séjour, à l'abri des horreurs de la misère; mais comme il ne négligeait pas non plus la pratique de son art, il parvint bientôt à se faire connaître et à acquérir même tant de considération, qu'après avoir été agrégé au collége des médecins de Bâle, il finit par en devenir le doyen. Il mourut en 1582, sans avoir rien écrit, mais laissant deux fils, Jean et Gaspard, qui immortalisèrent le nom de Bauhin, et dont la France aurait encore à s'enorgueillir aujourd'hui sans le fanatisme aveugle et sanguinaire qui la désola dans ces temps malheureux. Sa famille offre l'exemple peu commun de six générations successives toutes consacrées au culte de la médecine, et, sous ce rapport, on l'a comparée assez heureusement à celle des Asclépiades. (*Biographie médicale.*)

Apr. J.-C. 1511. — AMATUS LUSITANUS de Castel-Bianco, petite ville de la province du Beira en Portugal, fut en réputation vers l'an 1540. Il s'appelait Rodriguez de Castello Bianco, et conserva ce nom tant qu'il ne fit pas publiquement profession du judaïsme; mais lorsqu'il eut levé le voile qui cachait sa religion, il se contenta de celui d'Amatus Lusitanus. Il étudia la médecine à Salamanque, et, pendant qu'il était encore sur les bancs, il exerça la chirurgie dans les hôpitaux de cette ville. Il voyagea ensuite en France, dans les Pays-Bas et en Italie. On le retint à Ferrare pour y enseigner la médecine; il se rendit de là à Ancône, qu'il quitta brusquement à l'approche de l'armée du duc d'Albe, par la crainte d'être poursuivi comme juif, et se réfugia à Pesaro chez Gui Ubalde, duc d'Urbin. Le roi de Pologne et la république de Raguse voulurent alors l'attirer dans leurs états; mais il refusa les offres avantageuses qu'on lui fit, pour aller à Thessalonique ou Salonicki, ville de la Turquie Européenne, où il professa ouvertement le judaïsme, auquel il était attaché dès l'enfance. On a de ce médecin :

Exegemata in priores duos Dioscoridis de materia medica libros. Antuerpiæ, 1536, in-4°. — *Curationum medicinalium centuriæ septem, quibus præmittitur commentatio de introïtu medici ad ægrotantem, dequa crisi et diebus criticis. Venetiis*, 1557, 1566, in-8°. *Lugduni*, 1560, 1580, in-12. *Parisiis*, 1613, 1620, in-4°. *Burdigalæ*, 1620, in-4°. *Barcinone*, 1628, in-folio. *Francofurti*, 1646, in-fol. La première centurie a paru seule à Florence, en 1551, in-8°; la seconde à Venise, en 1553, in-12. Il écrivit les autres en différents endroits, et en particulier à Rome, à Raguse et à Thessalonique. Elles font voir qu'il était versé dans la lecture des écrits d'Hippocrate, de Galien et des Arabes; et comme elles contiennent de bonnes observations sur les maladies les plus rares, et plusieurs remarques chirurgicales et physiologiques, elles méritent qu'on en fasse cas. — *In Dioscoridem Anazarbœum commentaria. Venetiis*, 1553, in-8°, 1557, in-4°. *Argentinæ*, 1554, 1565, in-4°. *Lugduni*, 1558, in-8°, avec les notes de Robert Constantin et des figures tirées de Fusch et de Dalecamp. — Amatus avait encore écrit un ouvrage sous le titre de *Commentaria in quartam Fen libri primi Avicennæ*, d'après la version latine de Jacques Mantinus; mais il perdit ce manuscrit au siége d'Ancône, où il avait laissé ses effets lorsqu'il s'était enfui de cette ville à l'approche de l'armée du duc d'Albe.

Après J.-Chr. 1511. — BORDING (Jacques), fils de Nicolas Bording et d'Adrienne Adriaenssen, marchands d'Anvers, naquit en cette ville le 11 juillet 1511. Comme on eut grand soin de son éducation, il s'avança extrêmement dans les belles-lettres, et fit surtout beaucoup de progrès dans les langues latine, grecque et hébraïque. Ce fut à Louvain qu'il se perfectionna dans les langues et qu'il étudia encore la philosophie; mais étant ensuite passé en France, il s'arrêta pendant deux ans à Paris, où il s'appliqua à la médecine sous Jacques Sylvius. L'aventure qui lui arriva alors dérangea un peu ses projets. L'argent que ses parents lui avaient envoyé pour vivre à Paris, fut volé en chemin; et comme il se trouvait fort à l'étroit, par défaut de ressource, pour continuer à vivre convenablement dans cette ville, il songeait à en sortir, lorsque Jean Sturmius et quelques autres de ses amis lui conseillèrent de faire usage des connaissances qu'il avait acquises dans les langues, et lui procurèrent une place de régent au collége de Lisieux, où il enseigna publiquement le grec et l'hébreu pendant deux ans. Au bout de ce terme, il se mit au service de Jean de La Rochefoucauld, évêque de Mende, qui l'envoya ensuite achever ses études de médecine à Montpellier, où il l'entretint à ses dépens. Bording y suivit les leçons d'Antoine Saporta, de Denis Fontanon, de Jean Schyron, et des autres professeurs de cette université ; mais, après la mort de son protecteur, arrivée le 24 septembre 1538, il quitta Montpellier dans la résolution de passer en Italie. Il n'en fit cependant rien alors ; car s'étant arrêté à Carpentras, où il avait quelques connaissances, l'évêque, Jacques Sadolet, lui confia la principalité du collége de cette ville, où il enseigna les langues grecque et latine avec réputation. En 1539, il se maria dans la même ville avec Françoise Negroni, fille de Termo Negroni de Gênes et de Jeanne de Roschelle d'Avignon. Un peu après ce mariage, dont Bording eut neuf enfants qui lui survécurent, il vint faire un tour à Anvers pour mettre ordre à ses affaires. Il retourna ensuite à Carpentras, où il avait laissé sa femme chez son oncle, et se rendit vers la fin de 1540 à Bologne, pour y prendre le bonnet de docteur. D'abord, après sa promotion, il revint joindre sa femme à Carpentras, dans le dessein de s'y fixer avec elle ; mais le luthéranisme, qu'il avait embrassé, lui ôtant l'espérance d'y vivre tranquillement, il prit le parti de revenir à Anvers, où il exerça pendant cinq ans la profession de médecin, faisant dans le même temps des leçons de chirurgie et d'anatomie. Comme il fut inquiété dans cette ville à cause de sa religion, il passa à Hambourg, et il y pratiqua près de cinq ans ; au bout de ce terme, il fut appelé à Rostoch par Henri, duc de Meckelbourg, qui le nomma son médecin et lui donna une chaire dans les écoles de l'université. Il y enseigna pendant six ans, et ne quitta cet emploi que pour se rendre à Copenhague, où Christiern III, roi de Danemarck, l'attira en 1556. Bording y passa le reste de ses jours, partagé entre les exercices académiques et le service de la cour, qu'il continua jusqu'à sa mort arrivée le 5 de septembre 1560, dans la cinquantième année de son âge. Il était bon ami, et il eut des liaisons avec quantité de personnes de mérite en Allemagne, en France et en Italie. On a de lui les ouvrages suivants, qui n'ont paru que long-temps après sa mort. — *Physiologia, hygieine,*

Pathologia, pro ut has medicinæ partes in academia Rostochiensi et Hafniensi publicè enarravit. Rostochii, 1591, in-8° — *Enarrationes in sex libros Galeni de tuenda valetudine. Accessere auctoris consilia quædam illustrissimis principibus præscripta. Ibid. 1595, in-4.*

Les historiens parlent d'un autre Bording, nommé Christian, qui est probablement un des descendants de Jacques. Il naquit à Arhusen, ville de Danemarck dans le Nord-Jutland, et fut reçu docteur en médecine le 30 avril 1611. Son mérite le fit connaître à la cour de Copenhague, où il parvint à la place de médecin de Christiern, fils aîné de Christiern IV ; mais il abandonna cet emploi en 1613 pour aller exercer la médecine à Ripen, et prendre possession du canonicat qu'il venait d'y obtenir.

Apr. J.-Chr. 1513. — SCHROETER (Jean) de Weimar dans la Thuringe, naquit en 1513. Son goût pour les belles-lettres et la philosophie se développa à Naumbourg et à Wittemberg, où il se distingua par les succès que lui mérita une application toujours soutenue par le désir de faire mieux. En 1545, il se rendit à Vienne en Autriche, d'abord en qualité de régent de collége, et bientôt après comme élève de la faculté de médecine. Mais il quitta l'université de cette ville, en 1549, pour se rendre à Padoue, où il demeura jusqu'en 1551. Il revint alors reprendre le fil de ses études à Vienne, et, le 2 janvier de l'année suivante, il y fut reçu docteur. Son mérite reconnu lui procura bientôt de l'emploi, il obtint une chaire dans les écoles de la faculté et la charge de médecin de Maximilien roi de Bohème. — En 1554, Jean-Frédéric II, électeur de Saxe, l'appela à sa cour pour le consulter sur sa santé. Mais ce prince mourut avant l'arrivée de Schroeter, à qui ce voyage ne fut cependant point inutile, car le duc de Saxe-Weimar le nomma médecin de sa personne et professeur de l'université de Jéna. Comme la maladie de Jean-Frédéric avait traîné en longueur, Schroeter avait reçu différents mémoires à consulter pendant son séjour à Vienne ; il s'était même rendu deux fois en Italie par ordre de cet électeur, d'abord pour prendre l'avis des médecins de Padoue sur son état, et ensuite pour demander au doge de Venise les passeports nécessaires à ce prince, qui comptait aller aux bains d'Abano. — Ce médecin a travaillé avec le plus grand zèle à l'illustration de l'université de Jéna, dont il a été dix fois recteur ; il obtint de l'empereur Ferdinand Ier la confirmation de tous ses priviléges. Mais ce qui a le plus contribué à la réputation de cet habile homme, c'est la justesse de son coup d'œil ; on prétend qu'il lui suffisait de voir une seule fois un malade pour connaître le fond de son état, et pour saisir toutes les indications qui peuvent en résulter. Cette admirable sagacité lui mérita la plus haute considération pendant le cours d'une vie longue, que la gangrène au pied termina le 31 mars 1593, à l'âge de 80 ans, après avoir enseigné la médecine pendant trente dans les écoles de Jéna. Il laissa trois fils de son second mariage, l'aîné, jurisconsulte, et les deux autres médecins. Il laissa aussi quelques ouvrages, dont voici les titres :

Typus ex Hippocrate, Galeno, aliisque bonis operibus, per quem, cognitis ex motu et cursu syderum mutationibus anni, uno intuitu de futuris inde morbis unusquisque facile prædicere potetit. Viennæ Austriæ, 1551, in-8°. — Brevis et necessaria contagionis et pestis adumbratio. Jenæ, 1684, in-4°. — Epistola ad Justinum Petzoldam de morborum malignorum sui temporis curatione. Dans le recueil des lettres médicinales publiées par Laurent Scholtz à Francfort, 1604, in-4°.

Apr. J.-C. 1513. — MERCADO ou MERCATUS (Louis), médecin célèbre dans le xvie siècle, était de Valladolid, ville d'Espagne dans la Vieille-Castille, où il naquit en 1513 et où il enseigna avec tant de réputation, qu'après avoir fait un honneur infini à sa patrie, il n'en sortit que pour occuper des places qui lui procurèrent d'immenses richesses. Il fut pendant vingt ans premier médecin de Philippe II ; et à la mort de ce prince, arrivée le 13 de septembre 1598, Philippe III, son successeur et son fils, le nomma au même emploi. Mercado parvint à l'âge de 86 ans ; mais la fin de sa vie fut cruellement traversée par les douleurs de la pierre, qu'il avait dans la vessie. Il s'ensuivit une rétention d'urine, qui l'emporta au bout de dix-huit jours des souffrances les plus atroces. On a plusieurs ouvrages de ce médecin. Ils sont écrits en meilleur latin que ceux des autres écrivains de sa nation ; mais pour le fond ils sont presque entièrement tirés des anciens médecins ; et l'auteur ne s'est guère attaché à relever leurs observations par les siennes. Voici les titres des ouvrages qu'on attribue à Mercado :

Methodus medendi. Pinciæ, 1572, in-8°. Il n'y a point de traité sous ce nom, dans la collection de ceux de ce médecin. C'est la remarque du célèbre de Haller. — *Libelius de essentia, causis, signis et curatione febris malignæ, in qua maculæ rubentes, pulicum morsibus similes erumpunt per cutem. Pinciæ,* 1574, in-8°. *Basileæ,* 1594, in-8°. — *De pulsibus libri duo. Pinciæ,* 1584. *Patavii,* 1592, in-4°. — *De essentia caloris febrilis. Pinciæ* 1586, in-4°. — *De morbis mulierum libri quatuor. Venetiis,* 1587, 1602, in-4°. *Matriti,* 1594. in-fol. — *De communi et peculiari præsidiorum artis medicæ indicatione. Pinciæ.* in-fol. *Coloniæ,* 1588, in-8°, — *Institutiones chirurgicæ. Matriti,* 1594, in-8°. — *Institutiones medicæ. Ibidem,* 1594, in-8°. Cet ouvrage n'est point repris dans la collection. — *De morbis, eorum signis et curatione. Pinciæ,* 1604, in-folio. — *Institutiones ad usum et examen eorum qui luxatoriam artem exercent. Francofurti,* 1624, in-fol. C'est le titre de la traduction que Charles Lepois a faite de l'original espagnol. — Les ouvrages de Mercadu ont été recueillis en trois volumes in-fol. *Pinciæ,* 1605, 1611, 1613, *Francofurti,* 1608, 1614, 1620. *Venetiis,* 1609.

Après J.-C. 1513. — ARGENTIER (Jean), de Castel-novo en Piémont, était d'une assez basse naissance, mais d'un esprit excellent et relevé, qu'il avait pris soin de cultiver par l'étude de la philosophie d'Aristote. Il s'appliqua ensuite à la médecine, et il y fit de grands progrès. Les connaissances qu'il avait acquises dans cette science, lui donnèrent beaucoup d'orgueil ; il se mit à composer différents écrits, et se fit surtout remarquer par ceux qu'il publia contre Galien. Ce médecin dominait alors dans les écoles ; mais il n'eut aucun égard pour lui, et n'en censura pas ses ouvrages avec plus de ménagement. C'est une fête pour Argentier que d'avoir découvert quelques-unes des erreurs de Galien ; il en parle avec un air de mépris qui va jusqu'à l'affectation, et qui lui attira de sanglants reproches de la part de ses confrères, qui l'appelèrent le Censeur des médecins. — A l'âge de vingt-cinq ans

Argentier se rendit à Lyon, et, au rapport de Castellan, il y exerça la médecine avec tant de succès, qu'il mérita l'admiration des habitants de cette ville, qui ne lui donnèrent d'autre nom que celui de Grand Médecin. Imperialis et Jean Huarte ne sont pourtant point d'accord avec Castellan sur l'habileté d'Argentier; ils assurent que ce médecin réussissait très-mal dans la pratique de son art. Haller dit même qu'il était le fléau des malades, *exosus practicus :* d'ailleurs, Argentier ne fait point de difficulté d'avouer qu'il n'avait point assez de mémoire pour se souvenir des remarques qu'il faisait dans son cabinet. — Il quitta Lyon après y avoir demeuré cinq ans, et passa à Anvers, où il mérita l'estime et la bienveillance de Vincent Lauro qui fut ensuite honoré de la pourpre romaine. De là il fut appelé en Italie, où il enseigna la médecine à Naples, à Pise, à Mont-Réal et à Turin; ce fut dans cette ville qu'il se fixa par son mariage avec Marguerite Broglia, sœur de Charles qui en était archevêque. Il en eut un fils nommé Hercule. Argentier mourut à Turin le 13 mai 1572, à l'âge de 50 ans, et fut honorablement enterré dans l'église de Saint-Jean, où on lui éleva un tombeau de marbre sur lequel on grava cette épitaphe :

D. O. M.

JOANNI ARGENTERIO,

PARENTIBUS ET NATALI SOLO SUIS

TANTUM NOTO,

INGENIO VERE ARISTOTELICO,

ET IN RE MEDICA DOCTISSIMO ;

MONUMENTIS LUSTRANDÆ, ORDI NOTISSIMO ;

CUJUS PERENNEM FAMAM ET GLORIAM

NEUTIQUAM CONSUMPTURA EST

VETUSTATIS INJURIA.

HERCULES FILIUS MOERENS POSUIT.

OBIIT ANN. DOM. 1572 ,

TERTIO IDUS MAII, ÆTATIS SUÆ 50.

Les ouvrages de ce médecin sont remplis de questions pathologiques du goût de son siècle, mais assez inutiles dans le nôtre; nous ne laisserons cependant point d'en donner les titres et les éditions :

De consultationibus medicis liber. Florentiæ, 1551, in-8°. *Parisiis,* 1557, in-8°. et in-16. — *Commentarii tres in Artem medicinalem Galeni. Parisiis,* 1553, 1578, in-8°. *In Monte Regali,* 1566, 1568, in-fol. — *De erroribus veterum medicorum. Florentiæ,* 1553,

in-fol. — *De morbis libri XIV. Ibidem,* 1556, in-fol. *Lugduni,* 1558, in 8°. — *De somno et vigilia. De spiritibus et calido innato libri duo. Florentiæ,* 1566, in-4°. *Parisiis,* 1568, in-4°. — *Methodus dignoscendorum morborum tradita ab Argenterio, nunc aucta a Francisco Le Thielleux. Nannetibus,* 1581, in-4°. — *De urinis liber. Lugduni,* 1591, in-8°. *Lipsiæ,* 1682, in-8°. — *Opera nondum excusa in duas partes distributa, quarum prior commentarios in Hippocratis Aphorismorum primam, secundam et quartam sectiones; altera de febribus tractatum singularem, et primi libri ad Glauconem præclaras explanationes; item de calidi significationibus ac calido nativo libellum complectitur. Venetiis,* 1592, in-fol., trois volumes. *Ibidem,* 1606, in-fol., deux volumes. — *Opera omnia. Hanoviæ,* 1610, in-fol.

Apr. J.-C. 1513. — DALECHAMPS (Jacques), savant médecin et botaniste, était du diocèse de Bayeux, suivant Astruc. Il naquit en 1513 dans une famille noble, dont le chef faisait sa demeure ordinaire à Caen. Il fut immatriculé dans la faculté de Montpellier en 1545, fut reçu bachelier sous Rondelet en 1546, et docteur l'année suivante. Lyon fut la ville où il se distingua davantage; il y pratiqua la médecine depuis 1552 jusqu'en 1588, qui est l'année de sa mort. — Dalechamps savait les langues et les belles-lettres; et comme il avait d'ailleurs une parfaite connaissance de tout ce qui a rapport à la médecine, il ne lui fut pas difficile de réussir dans les ouvrages dont il a enrichi le public. Il a mis en français le sixième livre de Paul d'Égine, qu'il a orné de savants commentaires et d'une préface sur la chirurgie ancienne et moderne. Il a travaillé sur l'Histoire naturelle de Pline, à laquelle il a ajouté des notes de sa façon. Il a traduit du grec en latin les XV livres d'Athénée, et les a fait paraître en deux volumes in-folio avec des remarques et des estampes. On a aussi de lui une Chirurgie en français, imprimée à Lyon en 1570, 1573, in-8°, et à Paris en 1610, in-4°, avec les additions de Jean Girault et plusieurs figures d'instruments de chirurgie. On lui doit encore une édition du traité de Cælius Aurélianus intitulé : *De morbis acutis et diuturnis.* Elle est de Lyon, 1566, in-8°. Ses autres ouvrages sont :

De peste libri tres. Lugduni, 1552, in-12. — *Administrations anatomiques de Claude Galien, traduites fidèlement du grec en françois.* Lyon, 1566 et 1572, in-8°. — *Historia generalis plantarum in libros XVIII per certas classes artificiose digesta. Lugduni*, 1587, deux volumes in-fol. En françois par Jean des Moulins. Lyon, 1615 et 1653, deux volumes in-folio, avec figures. — Cette histoire des plantes n'est point entièrement de Dalechamps; elle en vaudrait mieux, s'il y avait mis la dernière main. Il conçut bien le dessein de rassembler les connaissances des botanistes qui l'avaient précédé et de les joindre à ses découvertes; mais, ennuyé de la longueur de ce travail, il en chargea Jean Bauhin qui était alors à Lyon, où il s'appliquait à la pratique de la médecine. Celui-ci étant retourné en Suisse, Dalechamps donna la commission à Jean des Moulins, médecin de Lyon, de continuer cette entreprise. Cet homme s'en acquitta assez mal; car toutes les fois qu'une plante était citée sous le nom de différents auteurs, il répétait tout ce qui avoit été dit de cette plante et plaçait dans cet endroit une nouvelle figure. Il y en a environ 400 qui se trouvent ainsi placées deux ou trois fois dans le corps de l'ouvrage. Cette manœuvre en a fait un vrai chaos, d'où il faudrait tirer les plantes qui appartiennent aux botanistes qui ont dirigé cette histoire, ou qui ont contribué à l'enrichir par les extraits qu'ils ont envoyés à Dalechamps. Jacques Pons a publié des observations qui ont paru à Lyon en 1600, grand in-8°; il y a corrigé les titres et fait différentes additions, qu'il a rédigées sur ce que Dalechamps lui-même avait tiré de Castor Durantes, et sur les manuscrits qu'on a trouvés dans son cabinet après sa mort. Gaspar Bauhin a aussi fait des remarques fort utiles sur l'histoire des plantes de Dalechamps; elles ont été imprimées en 1601, in-4°.

Apr. J.-C. 1514. — **VÉSALE** (André) était de Bruxelles, où il naquit le 30 avril 1513, selon Foppens dans sa Bibliothèque belgique, et le 31 décembre 1514 suivant plusieurs autres. Son père, André, apothicaire de l'archiduc Charles, depuis empereur cinquième du nom, tirait son origine de Vésel dans le duché de Clèves et descendait de la famille dont je viens de parler. — Il étudia à Louvain, et, après y avoir achevé son cours de philosophie au collège du Château, il donna toute son application à la langue grecque, qu'il possédait parfaitement ainsi que la latine. Il passa ensuite à Cologne, de là en France, où il s'arrêta à Montpellier, à Paris, et fit de grands progrès dans la médecine, principalement sous Jacques Sylvius, professeur au collège royal de la dernière ville. La guerre qui avait commencé dès l'an 1521 entre François Ier et Charles-Quint se continuait avec plus de fureur que jamais, et cette raison obligea Vésale à quitter Paris et Sylvius, son maître, plutôt qu'il n'avait compté de le faire. Il revint dans les Pays-Bas et servit dans les troupes impériales, en qualité de médecin et de chirurgien, depuis 1535 jusqu'en 1537. Ce fut pendant le cours de la dernière année qu'il passa en Italie, où il enseigna publiquement l'anatomie dans les écoles de Padoue à l'âge de 24 ans. Il y demeura jusqu'en 1543, qu'il se rendit à Bologne, et ensuite à Pise, pour enseigner encore dans les écoles de ces universités: l'empressement qu'on eut de l'entendre fut si grand, qu'il dut se partager pendant le même hiver et passer successivement de l'une de ces villes à l'autre. — En 1546, il fit un voyage à Bâle pour y prendre des arrangements au sujet d'une nouvelle édition de ses ouvrages; mais comme il fut obligé d'y faire un plus long séjour qu'il n'avait pensé, il employa une partie de son temps à démontrer l'anatomie, et prépara un squelette humain, dont il fit présent à la faculté de médecine. Ce squelette se voyait encore à Bâle au commencement de ce siècle, avec l'inscription qu'on avait fait mettre par reconnaissance dans l'endroit où il était placé. On lisait ces mots :

ANDREAS VESALIUS BRUXELL.
CAROLI V AUG. ARCHIATRUS
LAUDATISS. ANATOMICARUM ADMINISTR. COMM.
IN HAC URBE REGIA PUBLICATURUS,
VIRILE QUOD CERNIS SCELETON,
ARTIS ET INDUSTRIÆ SUÆ SPECIMEN,
ANNO CHRISTIANO M. D. XLVI
EXHIBUIT EREXITQUE.

C'était à la fin de 1543 ou au commencement de 1544 que Vésale avait été appelé à la cour de Charles-Quint pour y remplir la charge de premier médecin; et lorsque ce prince abdiqua le gouvernement de ses vastes états en 1555, il fut continué dans le même emploi sous Philippe II. Depuis ce temps, il ne quitta plus la cour jusqu'au moment ou il eut occasion de voir à combien de travers sont sujettes les fortunes les plus brillantes et les plus solidement établies. Un gentilhomme espagnol mourut en 1564. Vésale, qui n'avait pu venir à bout de connaître la cause de la maladie, demanda aux parents la permission d'ouvrir le cadavre. On la lui accorda. Il dissèque; mais les assistants, s'étant aperçus que le cœur palpitait encore, coururent en faire part à la famille du gentilhomme, qui, indignée de cette méprise, intenta un procès criminel au malheureux médecin et le déféra à l'inquisition. L'accusation parut grave à ce tribunal, alors si sévère; et l'infortuné Vésale aurait été poursuivi avec la plus grande rigueur, si le roi ne l'eût mis à l'abri de la sentence infamante qu'on s'apprêtait à lancer contre lui. On se borna à le condamner à faire un pèlerinage dans la Terre-Sainte, en expiation de son imprudence plutôt que de son crime. En conséquence, il passa en Chypre avec Jacques Malatesta, général des Vénitiens, et de là à Jérusalem. Il y était encore, lorsque le sénat de Venise voulut l'engager à venir remplir la chaire d'anatomie que Fallopio avait laissée vacante à Padoue par sa mort. Soit qu'il eût accepté ce parti, soit que d'autres raisons, et en particulier celle de l'accomplissement de son pèlerinage, l'eussent engagé à revenir en Europe, il est certain qu'il ne tarda pas à s'embarquer. Mais, son vaisseau ayant fait naufrage, il fut jeté dans l'île de Zante, où il mourut dans un village le 15 octobre 1564. Un orfèvre, qui aborda par hasard en cet endroit, lui procura une sépulture honorable dans l'église de la Sainte-Vierge de la même île, et fit mettre cette inscription sur son tombeau :

TUMULUS

ANDREÆ VESALII BRUXELLENSIS

QUI OBIIT IDIBUS OCTOBRIS, ANNO M. D. LXIV,

ÆTATIS VERO SUÆ L,

QUUM HIEROSOLYMIS REDIISSET.

Avec un génie supérieur, aidé d'un travail infini et d'une industrie singulière, Vésale acquit une connaissance si profonde de la structure du corps humain, qu'il fut l'ornement du seizième siècle et l'admiration des suivants. C'est le destin des sciences de tomber entre les mains de gens servilement attachés aux opinions de quelque auteur du premier ordre qui les a devancés; elles languissent et ne font aucun progrès, tandis qu'on n'ose secouer le joug de la servitude. Mais dès qu'il paraît un homme plus hardi qui cherche à penser par lui-même, qui considère la vérité de ses propres yeux et lui immole toute autorité, alors on voit les sciences faire les progrès les plus rapides. Lorsque Vésale commença sa carrière, les anatomistes fléchissaient le genou devant Galien; ils auraient cru se rendre coupables d'une espèce de sacrilége, s'ils avaient osé le contredire. Vésale n'eut aucun égard pour la façon d'agir de ses contemporains et, sans trop s'embarrasser de l'attachement des siècles précédents aux opinions de cet auteur, il entreprit de dévoiler ses erreurs, de les exposer et de les corriger, tant en médecine qu'en anatomie, et particulièrement dans cette dernière science. Mais comme la jalousie est une des faiblesses presque inséparables de l'émulation dont se piquent les gens de lettres, leur amour-propre s'irrite à la vue d'un homme d'un mérite extraordinaire; ceux qui désespèrent d'être ses rivaux deviennent bientôt ses censeurs et même quelquefois ses ennemis. Tel fut le sort de Vésale. Quelques auteurs défendirent leur célébrité chancelante, en accusant ce médecin d'ignorance, de manque de politesse, de vanité et de plagiat. Cependant toutes les censures qu'on a lancées contre lui, quoique fort vives et très-aigres, n'ont fait aucune impression sur les personnes impartiales; sa réputation n'a point été ébranlée : ses ouvrages ne se sont non plus ressentis des efforts des critiques, que les rochers se ressentent de l'impétuosité des vents. Ils jouiront de l'estime qu'on en a faite, tant que la médecine et l'anatomie seront regardées comme des sciences utiles au genre humain. Ce n'est pas que les écrivains qui ont suivi Vésale n'eussent renchéri sur ses travaux en les perfectionnant, ou en relevant les erreurs qui lui sont échappées : ils ont fait l'un et l'autre; cependant ceux qui étaient de bonne foi ont avoué sans peine que cet homme célèbre a toujours été leur guide et leur modèle. — Nous n'avons pas tous les ouvrages de Vésale. Les tracasseries qu'on lui a suscitées nous ont privés de ses écrits sur Galien; si l'on en croit M. de Haller, il jeta au feu les livres de cet ancien médecin qu'il avait corrigés. Mais nous avons de quoi nous consoler par ce qui nous reste sur d'autres matières.

Paraphrasis in nonum librum Rhazæ ad Almansorem, de affectuum singularium corporis partium curatione. Basileæ, 1537, in-8°. *Lugduni*, 1551, in-12. *Wittebergæ*, 1587, in-8°. — *Epistola docens venam axillarem cubiti in dolore laterali secandam, et melancholicum succum ex venæ portarum ramis ad sedem pertinentibus purgari. Basileæ*, 1539, in-4°. — *Suorum de corporis humani fabrica librorum epitome. Basileæ*, 1543, in-folio ; bonne édition pour les planches. *Parisiis*, 1560, in 8°. *Wittebergæ*, 1582, in-8°, sans figures. *Coloniæ Agrippinæ*, 1800, in-folio. *Lugduni Batavorum*, 1616, in-4°, avec les notes et les commentaires de Pierre Paaw. *Amstelodami*, 1617, in-folio. *Ibidem*, 1683, in-4°, avec les notes de Paaw. *Ibidem*, 1642, in folio, avec les annotations de Nicolas Fontanus. On recherche cette dernière édition, tant pour les figures qu'on y a ajoutées, que pour les observations intéressantes qu'on y trouve sur l'anatomie pratique. *Londini*, 1612, in-folio. En allemand, par Albanus Torinus, Bâle, 1612, in-folio maximo. — *De humani corporis fabrica libri septem. Basileæ*, 1543, in-folio regali, avec de belles figures gravées en bois. Si les desseins ne sont pas du Titien, comme quelques auteurs l'ont assuré, ils sont au moins de la main des plus habiles maîtres de ce temps-là. *Tiguri*, 1551, 1573, in folio. *Basileæ*, 1555, 1563, in-folio. Boerhaave donne la préférence à l'édition de Bâle de 1543 pour les planches, et à celle de 1555 pour le texte que Vésale a corrigé lui-même. *Lugduni*, 1552, in-8°, deux volumes sans figures. *Parisiis*, 1564, in folio. *Venetiis*, 1568, in-folio, avec de petites figures. *Antuerpæ* 1572, in folio. C'est Christophe Plantin, célèbre imprimeur d'Anvers, qui a fait graver les planches dont cette édition est ornée ; on y a mis le plus grand soin et la plus grande exactitude pour les bien rendre : mais le montant de la dépense surpassait la fortune de Plantin qui aurait été arrêté au milieu de l'ouvrage, si le magistrat de la même ville d'Anvers ne lui eût donné des secours en argent pour l'achever. *Venetiis*, 1604, in-folio, avec des fragments de Rufus et de Soranus. *Francofurti*, 1604, 1632, in-4°. *Amstelodami*, 1617, 1640, in-folio. En allemand, Nuremberg, 1551. En François, Paris, 1569, in-folio. — *De radice kinæ epistola. De modo ac ratione propinandi radicis kinæ decocti. Venetiis*, 1542, 1540, in-8°. *Basileæ*, 1543, in-8°, 1540, in-folio. *Lugduni*, 1547, in-12. On trouve ces deux pièces dans le premier tome du recueil *De morbo gallico*. L'auteur a glissé plusieurs remarques anatomiques dans son ouvrage, et, en particulier, il y réfute les erreurs de Galien sur l'ostéologie. — *Anatomicarum Gabrielis Fallopii observationum examen. Martriti*, 1561. *Venetiis*, 1564, in-4°. *Hanoviæ*, 1609, in-8°. Ce fut en la même année 1561 que Gabriel Fallopio, autrefois disciple de Vésale, tout grand admirateur qu'il était encore de son maître, prit le parti de Galien contre lui. Plus modéré que Sylvius, qui avait proféré contre Vésale les injures les plus flétrissantes, il ne s'écarta pas du respect que lui dictaient l'estime et la reconnaissance. Il parla en anatomiste instruit, et non en homme emporté, jaloux et vindicatif ; mais il se maintint dans les règles de la bienséance envers son maître : celui-ci observa envers son disciple les procédés les plus doux et les plus honnêtes. A peine les remarques de Fallopio furent-elles parvenues en Espagne, que Vésale lui répondit comme un père aurait fait à son fils. — *Consilium pro illustratissimi Terræ-Novæ Ducis fistula. Venetiis*, 1568, in-4°, avec d'autres écrits de la même nature. — *Chirurgia magna in septem libros digesta. Venetiis*, 1569, in-8°, par les soins de Prosper Borgarucci, disciple de l'auteur. La Chirurgie de Vésale est bien moins intéressante que son Anatomie ; plusieurs écrivains ne l'ont même regardée que comme une compilation, et souvent une traduction de ce qui avait été dit par les anciens. — *Opera omnia anatomica et chirurgica. Lugduni Batavorum*, 1725, deux volumes in-folio, avec de belles figures, par les soins de Boerhaave et de Bernard-Sifroi Albinus. — L'industrieux et infatigable Vésale a enrichi l'anatomie par un grand nombre de découvertes. Il a prétendu que le pénis était attaché, dans l'endroit de la réunion des os pubis, par un certain petit ligament que Cowper a décrit sous le nom de *Ligamentum penis suspensorium*. Il est le premier qui ait donné la figure des osselets de l'organe de l'ouïe. Il a découvert que le nerf optique ne s'insérait pas droit au centre de l'œil, mais qu'il entrait un peu de côté. Il a dit que le ligament du fémur n'était point implanté au milieu de la tête de cet os, mais aussi un peu de côté. Il a pressenti l'existence de la circulation, puisqu'il n'a point ignoré que le cœur poussait le sang dans les artères, et que celles-ci ne se dilataient que par la force de l'impulsion de ce liquide. Je passe sur bien d'autres choses dont on est redevable au célèbre Vésale; ceux qui voudront en être instruits peuvent recourir à l'analyse que M. Portal a donnée des travaux anatomiques de ce médecin, pages 401 et suivantes du premier volume de son *Histoire de l'anatomie et de la chirurgie.* — Vésale eut un frère cadet, nommé François, qui mourut long-temps avant lui. Il aima l'étude de la médecine avec tant de passion, que, malgré les ordres de ses parents, qui voulaient qu'il s'appliquât au droit, il courut les risques de leur déplaire en suivant son goût. Il employa une partie de sa vie à voyager; et comme il excellait dans l'anatomie, il fut arrêté à Ferrare pour y démontrer la structure des parties sur les cadavres qu'il disséqua. Las enfin de courir d'un endroit à l'autre, il alla rejoindre son frère en Espagne, où la mort le surprit environ l'an 1565, lorsqu'il était tout occupé de la défense des écrits de ce grand anatomiste, à qui les occupations de la cour ne permettaient guère alors de se livrer au travail du cabinet.

Après J.-C. 1515. — MASSARIA (Alexandre) était de Vicence, où il étudia le grec et le latin sous Jacques Grypholi, et ensuite à Padoue sous le docteur Lazare Bonamis, professeur public en lettres humaines. Comme l'esprit de Massaria était fait pour les sciences, il en sentit croître le goût avec l'âge : et pour mettre à profit ces heureuses dispositions, il s'attacha successivement aux professeurs les plus célèbres de l'université de la même ville de Padoue. Tel fut Romitanus qui remplissait la chaire ordinaire de logique, Alberti qui enseignait la physique, Oddi l'ancien, professeur de la faculté de médecine pour la théorie; Fracantianus pour la pratique, Fallopio pour l'anatomie et la chirurgie. Il fit de si grands progrès sous ces célèbres professeurs, qu'il n'eut pas de peine à obtenir le bonnet de docteur; dès qu'il l'eut reçu il retourna dans sa ville natale, où il exerça sa profession pendant vingt-cinq ans. Savant mais sans ambition, il se borna à voir des malades, sans songer à augmenter sa fortune en acceptant des emplois plus brillants et plus avan-

tageux. Tranquille dans l'état de médiocrité qu'il s'était choisi, la renommée fit pour lui ce qu'il ne cherchait pas. Il se montra à Venise avec tant d'éclat que ses compatriotes furent obligés de consentir à le perdre et à le laisser passer dans cette ville, où il pratiqua pendant neuf ans avec la plus grande réputation. Massaria vint à Venise en 1578, ses talents y furent accueillis; ils firent même tant d'impression sur l'esprit des principaux membres de la seigneurie, qu'ils nommèrent ce médecin, en 1587, pour remplir la chaire vacante à la faculté de Padoue par l'abandon de Jérôme Mercuriali qui avait obtenu la permission de passer à Bologne. Le nouveau professeur sentit tout le poids de cette charge : il succédait à un homme célèbre, dont les écoles semblaient demander le retour; il avait à remplir la tâche difficile de diminuer les regrets qu'on avait de ne plus le posséder : mais il débuta si avantageusement, par l'intérêt qu'il mit dans ses leçons, que les élèves accoururent en foule à celles qu'il donna dans la suite, et que bientôt le peuple et les grands s'empressèrent de le consulter sur leurs maux. Massaria avait encore assez de force pour faire espérer qu'il s'acquitterait pendant quelques années des devoirs de sa chaire, lorsqu'il mourut subitement, le 17 octobre 1598, à l'âge de plus de 70 ans.

Ce médecin exerça sa profession autant noblement que personne; si les soins qu'il donna aux riches malades lui procurèrent des richesses, il ne les recherche jamais. Aussi désintéressé à leur égard, qu'il était libéral envers les pauvres, il recevait avec grandeur d'âme, comme il donnait avec profusion. Les jours de grandes fêtes il donnait à dîner à un grand nombre de pauvres qu'il servait, et il ne les congédiait qu'après leur avoir distribué une partie de ses revenus. A l'exemple de Cimon, général des Athéniens, qu'il surpassa en générosité, il avait à Padoue une grande et belle maison toujours ouverte aux savants, à ses amis et aux étrangers, qui étaient assurés d'y être parfaitement bien accueillis. Une autre chose qui distingue Massaria, c'est la vénération qu'il avait pour la doctrine de Galien : elle était si grande, qu'il aimait mieux, disait-il, errer avec cet ancien, que d'avoir raison avec les modernes. Entraîné par la passion qui l'aveuglait à cet égard, il a pensé ainsi jusque dans ses ouvrages. Ils ne respirent que la pure médecine galénique, mais bien traitée et bien expliquée ; et pour cette raison on doit non-seulement lui pardonner l'enthousiasme qui l'a emporté quelquefois au-delà des bornes de la saine critique, mais il doit être mis au nombre des médecins les mieux instruits de son temps. Voici les titres des ouvrages que nous avons de lui :

De peste libri duo. Venetiis, 1579, in-4°. — *De abusu medicamentorum vesicantium et theriacæ in febribus pestilentialibus. Patavii*, 1591, in-4°.— *De abusu medicamentorum vesicantium, disputatio apologetica ad librum Herculis Saxoniæ de phænigmis. Vicentiæ*, 1593, in-4°. Il condamne le sentiment de Saxonia qui prétendait que l'usage des vésicatoires et de la thérinque était fort avantageux dans les maladies pestilentielles. Le témoignage de Galien vaut mieux, selon Massaria, que tout ce qu'il pourrait dire de lui-même. — *Disputationes duæ, quarum prima de scopis mittendi sanguinem in febribus, altera de purgatione in morborum principio. Vicentiæ*, 1598, in-4°. *Lugduni*, 1622, in-4°. Son traité de la saignée est un chef-d'œuvre ; il y détaille savamment les cas ou elle convient, et ceux où elle est nuisible. Si l'on s'était autant attaché à la doctrine de Massaria, qu'à celle que Botal a établie dans l'ouvrage qu'il a publié dans le même siècle, on n'aurait pas vu les médecins prodiguer pendant si long-temps le sang des hommes, sur le faux principe que la saignée est presque un remède universel. — *Prælectiones de morbis mulierum, conceptus et partus. Lipsiæ*, 1600, in-8°. Cet ouvrage peu intéressant est rempli de citations. Cette façon d'écrire ne prouve rien autre chose sinon que l'auteur a beaucoup lu. — *Practica medica, et liber de morbo gallico, de purgantibus, de ratione consultandi. Francofurti*, 1601, in-4°. *Tarvisi*, 1606, in-fol. — *Practica medica, seu, Prælectiones academicæ, continentes methodum ac rationem cognoscendi et curandi totius humani corporis morbos ad nativam Hippocratis et Galeni mentem, cum tractationibus de peste, affectibus renum et vesicæ, et de pulsibus et urinis. Francofurti*, 1601, in-4°. *Tarvisi*, 1607, in-folio. *Venetiis*, 1613, 1617, 1622, in-folio. *Lugduni*, 1616, 1622, in-4°. *Venetiis*, 1618, in-4°. — *Tractatus quatuor utilissimi, de peste, de affectibus renum et vesicæ, de pulsibus, de urinis. Francofurti*, 1608,

in-4°. Le recueil des ouvrages de Massaria a paru sous le titre d'*Opera medica. Francofurti*, 1608, in-folio. *Lugduni*, 1634, 1654, 1669, 1671, in-folio.—*Liber responsorum et consultationum medicinalium. Venetiis*, 1613, 1617, 1622, in-folio, avec ses leçons académiques. — Il paraît que la famille de Massaria a donné plusieurs autres médecins ; car on en trouve deux dans Vander-Linden et Manget, qui sont nés à Vicence et qui ont écrit des ouvrages imprimés dans le XVIe siècle. Dominique est auteur d'un traité intitulé : *De ponderibus et mensuris medicinalibus libri tres. Papiæ*, 1516, in-folio. *Tiguri*, 1584, in-8°, par les soins de Conrad Gesner. On a de la façon de Jérôme, une version du livre d'Hippocrate de la nature de l'homme : *Hippocratis de natura hominis liber latine versus et paraphrasi explicatus. Argentorati*, 1564, in-8°. — François Massaria, de Venise, philosophe et médecin célèbre vers l'an 1530, a fait des annotations fort savantes sur le neuvième livre de l'Histoire naturelle de Pline, où il est parlé de la nature des animaux aquatiques. Cet ouvrage a paru sous ce titre : *In novum Plinii de Historia naturali librum castigationes et annotationes. Basileæ*, 1537, in-4°. *Parisiis*, 1542, in-4°.

Apr. J.-C. 1515. — CANANI (Jean-Baptiste) était de Ferrare, où il vint au monde en 1515. Il étudia avec beaucoup de succès toutes les parties de la médecine, mais il se distingua plus particulièrement dans l'anatomie ; il fut même si habile dans l'art de disséquer, qu'Amatus Lusitanus ne balança pas à le comparer à Vésale. On sent bien tout l'excès de cet éloge ; et si Amatus le crut exempt d'exagération c'est qu'il était encore tout transporté d'admiration pour Canani, qui lui avait démontré les valvules de la veine azygos en 1547. — Canani fut attaché au pape Jules III, en qualité de premier médecin ; mais à la mort de ce souverain pontife, arrivée le 23 mars 1555, il revint dans sa patrie, dont il était proto-médecin lorsqu'il y finit ses jours, en 1579, âgé de 63 ans. On dit qu'il fit lui-même son épitaphe. Superbi nous l'a transmise en ces termes :

JO. BAPTISTA CANNANUS,
JULII III PONT. MAX.
MEDICUS OLIM ACCEPTISSIMUS,
NUNC AUTEM TOTIUS DITIONIS

ALPHONSI II, FERRARIÆ DUCIS SERENISS.
SUIS MERITIS PROTO-MEDICUS,
HOC SIBI MONUMENTUM VIVENS P. C.
ANN. M. D. LXXIX, KAL. JAN.
ÆTATIS VERO SUÆ LXIII.

On a de la façon de ce médecin : — *Dissectio picturata musculorum corporis humani. Ferrariæ*, 1572, in-4º. Suivant Douglas, les muscles des extrémités supérieures y sont exprimés avec beaucoup d'élégance. Morgogni, qui ne juge point aussi favorablement cet ouvrage, dit qu'il s'en trouve un exemplaire dans la bibliothèque de Dresde et qu'il représente les muscles du corps humain en vingt-sept planches gravées sur cuivre. — *Anatomes libri II. Taurini*, 1574, in-8º. — On trouve encore Antoine-Marie Canani et François-Marie Canani, médecins, tous deux natifs de Ferrare. On ne sait rien du temps auquel ils ont vécu; tout ce qu'on en dit, c'est que le premier a écrit des commentaires sur les Aphorismes d'Hippocrate et sur quelques livres de Galien.

Après J.-C. 1515. — WIER ou WEYER (Jean), dit en latin *Wierus* et quelquefois *Piscinarius*, habile médecin, était de Grave-sur-Meuse, où il naquit en 1515, d'une famille noble. On s'aperçut de bonne heure de la disposition qu'il avait pour les sciences et, pour ne point la négliger, on lui fit faire son cours d'humanités, et on le mit ensuite sous la direction du célèbre Henri-Corneille Agrippa, qui lui apprit la philosophie. Il conserva toute sa vie une si grande reconnaissance envers son maître, qu'il publia le *Livre de la vanité de la magie* sous le nom d'Agrippa, quoiqu'il en fût lui-même l'auteur. — Après sa philosophie, il vint continuer ses études à Paris et à Orléans. Il s'y appliqua à la médecine, mais il alla prendre ailleurs le bonnet de docteur; ce fut vers l'an 1534 qu'il l'obtint. Il voyagea ensuite en Afrique, d'où il passa dans l'île de Candie et, peu de mois après, en Allemagne. Le duc de Clèves, à la cour duquel il s'arrêta, mit en lui sa confiance et le nomma médecin de sa personne. Wier remplit cette charge avec beaucoup d'honneur et de succès pendant trente ans; il fut même souvent consulté par les empereurs Charles V, Ferdinand Ier, Maximilien II et Rodolphe II. — On ne peut certainement refuser un grand fond de science à ce médecin,

mais tout le monde ne s'accorde pas sur l'usage qu'il a fait de ses talents. Les uns lui ont reproché d'avoir plaidé la cause des sorciers, pour les mettre à l'abri des poursuites criminelles que les juges intentaient contre eux; les autres l'ont accusé de tenir une école de magie, où il enseignait la méthode de faire les invocations, de se servir de cercles, de figures et de tout ce qui compose l'attirail de la monarchie diabolique, dont on lui attribue l'inventaire. Disciple d'Agrippa, il devait être exposé aux mêmes reproches que son maître; mais il a trouvé, comme lui, des apologistes qui n'ont rien oublié pour le décharger des imputations flétrissantes dont on a noirci sa mémoire. Ces auteurs prétendent que tout le crime de Wier a consisté dans le ridicule qu'il a voulu jeter sur les préjugés de son siècle. Il chercha d'abord à en guérir les juges, en leur prouvant que la plupart de ceux qu'on accusait de sorcellerie étaient des gens à qui la mélancolie avait troublé le cerveau et qui s'imaginaient, sans raison et contre la vérité, avoir commerce avec le diable durant les accès de l'humeur noire qui les plongeait dans de sombres et effrayantes rêveries. Notre médecin disait hautement que ces gens étaient plus dignes de compassion que de châtiment. Il convient cependant que la malice des hommes a quelquefois employé des moyens les plus superstitieux et les plus criminels pour parvenir à ses fins, mais il doute que le sortilége ait été aussi souvent réalisé qu'on l'a cru dans le temps où il passait pour être commun. — La folie de certaines personnes d'une part, l'ignorance des causes et des effets physiques d'une autre, ont donné cours aux soupçons de magie dans les siècles qui ont précédé la renaissance des lettres; malgré les lumières qui venaient d'éclairer le monde, ces soupçons subsistaient même encore dans le seizième siècle. Quelques-uns se croyaient sorciers, parce qu'une imagination dérangée leur faisait illusion au point de se persuader qu'ils l'étaient. Comme ils se virent d'ailleurs poursuivis comme tels, ils ne doutèrent plus qu'ils étaient véritablement initiés dans tous les mystères de la magie. Ceux qui semblaient faits pour éclairer les autres n'avaient point encore les yeux suffisamment dessillés; tout ce qui était merveilleux leur paraissait extraordinaire : à les en croire, la plupart des phénomènes de la physique expérimentale pouvaient passer pour des effets qui étaient contre l'ordre de la nature. Préoccupés de ces principes dictés par l'ignorance, il n'est point étonnant qu'ils aient réclamé l'autorité de la justice, et qu'ils l'aient engagée à se servir de son glaive pour punir des hommes qui ne se disaient sorciers, que parce qu'ils pensaient l'être. Presque aussi imbéciles que ceux-ci, ils les accusaient d'une chose dont les uns ni les autres n'avaient point d'idée bien nette.

Wier fut d'un tempérament si fort et si robuste, qu'on assure qu'il passait souvent quatre jours sans boire ni manger, et qu'il n'était nullement incommodé d'un jeûne si extraordinaire. Ainsi l'a-t-il fait croire à ses contemporains : mais les supercheries de ces gens qui aiment à jouer un rôle singulier dans le monde sont trop connues aujourd'hui, pour ajouter foi à de pareilles histoires ; elles ne sont garanties que par le témoignage de ceux qui en ont été les dupes. Ce médecin mourut subitement à Tecklenbourg, ville d'Allemagne au cercle de Westphalie, le 24 février 1588, au commencement de sa soixante-treizième année. Son corps fut enterré dans le temple principal, et ses fils chargèrent son tombeau de cette inscription :

S. CHRISTO S.

JOANNES WIERUS,

NOBILI ZELANDIÆ INUNDATÆ FAMILIA ORTUS,

PIETATE IN DEUM, PROBITATE ERGA QUOSVIS,

ERUDITIONE EXIMIA,

MEDICINÆ, RERUMQUE POLITICARUM SCIENTIA,

USU, FELICITATE,

PUBLICIS INGENII DOCUMENTIS,

IMPERATORUM

CAROLI V MINISTERIO, FERDINANDI,

MAXIMILIANI ET RODOLPHI SINGULARI GRATIA,

MAGNORUMQUE PER GERMANIAM EXTERASQUE

NATIONES VIRORUM

AMICITIA ET TESTIMONIIS CLARISSIMUS :

ILLUSTRISSIMI CLIVIÆ ET JULIÆ DUCIS

GUILIELMI ARCHIATER ;

DEO, PRINCIPI ET PATRIÆ,

FIDE, CONSILIO ET OPERA, AD VITÆ

SUÆ FINEM DEVOTISSIMUS.

QUUM ILLUSTREM DOMINUM ARNOLDUM,

COMITEM IN BENTHEM ET IN TECKELEBORGH,

SUMMO GRATIFICANDI STUDIO INVISERET,

HUJUS SÆCULI SATUR,

INVICTA IN CHRISTUM FIDUCIA,

PLACIDE ANIMAM DEO REDDIDIT,

CORPUS HIC AD DIEM UNIVERSALIS

RESURRECTIONIS DEPOSUIT,

ET MOESTISSIMUM SUI DESIDERIUM

SUPERSTITIBUS FILIIS

THEODERICO, HENRICO,

GALENO ET JOANNI WIERIS

RELIQUIT,

ANNO NATI CHRISTI M. D. LXXXVIII,

MENS. FEBR. DIE 24,

ANNO ÆTATIS SUÆ LXXII

VIVE ET VIVAS.

A travers les expressions fastueuses dont cette épitaphe est surchargée, on en remarque d'autres qui caractérisent le mérite réel de Wier ; mais les fils de ce médecin auraient-ils osé parler ainsi de leur père dans un monument public, si l'on eût eu à lui reprocher cet attachement à la magie, dont on a noirci sa mémoire ! C'est le traité intitulé *De dæmonum præstigiis et incantationibus* qui l'aurait fait passer pour un homme qui enseignait et pratiquait cet art illicite ; mais on ne peut guère juger un auteur sur le titre de son ouvrage. Wier en a écrit plusieurs autres :

Medicarum observationum rariorum liber unus. De scorbuto, de quartana, de pestilentiali angina, de pleuritide et peripneumonia, de hydropis curatione, de curatione meatuum naturalium clausorum et quibusdam aliis. Amstelodami, 1557, in-12. *Basileæ,* 1567, in-4°. — *De lamiis. De iræ morbo. De præstigiis dæmonum. Amstelodami,* 1660, in-4°. Le traité *De ira* a paru seul, sous le titre de *Libellus de iræ morbo et ejus curatione philosophica, medica et theologica. Basileæ,* 1577, in-8°. — *De dæmonum præstigiis et incantationibus libri VI. Basileæ,* 1664, in-8°. — *Tractatus de commentitiis jejuniis. Ibidem,* 1582, in-4°. L'abstinence de quatre jours, dont on a parlé, peut être mise au rang de ces jeûnes simulés. — *De tussi epidemiæ anni* 1580, *cum Tractatu de morbis incognitis. Francofurti,* 1583, in-8°. — *De varenis, morbo endemio Westphalorum permolesto.* C'est le titre que Henri Wier a donné à la traduction latine de l'ouvrage que Jean, son père, a écrit en allemand sur cette maladie, qui est une enflure ou distension périodique du corps, avec douleur. Henri Smet a inséré cette traduction dans les *Miscellanea* qui ont paru à Francfort en 1611, in-8°.

Ap. J.-C. 1516.—GESNER (Conrad), médecin qu'on a surnommé le Pline d'Allemagne, était de Zurich, où il naquit le 26 mars 1516, d'Orso, ouvrier en peaux, et de Barbe Friccia. Son père, qui fut tué dans la guerre civile des Suisses, le laissa dans une si grande pauvreté, que pour gagner sa vie, il alla à Strasbourg chercher un service, et se mit à celui de Wolsgang Capiton. Ce maître lui remarqua une si forte inclination pour les lettres, qu'il lui laissa tout le temps qui n'était point absolument nécessaire à son service, pour s'appliquer à l'étude. Il fit tant de progrès à Strasbourg, qu'ayant gagné un peu d'argent il se rendit à Paris, où il se perfectionna dans les langues latine et grecque, ainsi que dans la rhétorique. Il s'attacha ensuite à la philosophie et à la médecine; mais, comme il manqua bientôt de ressources pour se nourrir, il fut obligé de retourner dans son pays et d'y enseigner les humanités et la philosophie pour gagner de quoi vivre. Cet expédient lui réussit; il lui procura même les moyens d'entreprendre le voyage de Montpellier, où il reprit ses études de médecine, qu'il vint enfin achever à Bâle par la prise du bonnet de docteur, qu'on lui donna environ l'an 1540. Ce fut alors qu'il résolut de se fixer à Zurich; son mérite lui procura l'emploi de professeur de philosophie qu'il exerça pendant 24 ans dans cette ville, avec une estime générale. Cette chaire et l'étude du cabinet ont empêché Gesner de se livrer à la pratique de la médecine; il y avait cependant de si grandes connaissances, que, toutes les fois qu'il voulut s'en mêler, il le fit avec succès. On le vit triompher des maladies les plus graves, la manie, l'apoplexie, l'hydropisie, l'épilepsie, l'asthme, par cette méthode mâle et courageuse qui entre dans le caractère des grands médecins. Il se mit au-dessus des préjugés de son siècle; il osa même quelquefois employer les remèdes presque oubliés des anciens. Félix Würtz, chirurgien, se trouva bien de l'artériotomie qu'il lui conseilla d'employer pour les maux dont il était attaqué. Gesner opéra des merveilles au moyen de l'ellébore; il remit l'usage de l'*opium* en vigueur; il se servit de l'huile de vitriol pour réprimer les ardeurs de la fièvre; il conseilla le vinaigre distillé pour la guérison de la peste, l'eau froide pour celle des maladies aiguës, l'huile de lin pour la pleurésie : en un mot, il se servait de quantité de remèdes dont les médecins de notre siècle ont cru devoir s'attribuer la découverte.

Gesner eut toujours un goût décidé pour la botanique; il le prit dans la jeunesse et il le conserva toute la vie. Jean Friccius, son oncle, l'avait engagé à s'adonner à ce genre d'étude. Comme il se proposait de publier une histoire générale des plantes, il avait déjà amassé en 1551 plus de cent figures de simples les plus rares, dont il porta le nombre, en 1555, jusqu'à mille; et à sa mort on lui trouva cinq cents figures d'autres plantes, dont personne ne savait qu'il fût possesseur. Quoiqu'il eût la vue courte, il dessina lui-même la plupart de ces figures et on y remarque beaucoup de délicatesse dans les traits. Ce ne fut pas sans peine et sans travail que Gesner parvint à être savant. Il était d'un tempérament faible et valétudinaire, mais le courage lui donna des forces pour supporter les fatigues de l'esprit et du corps. Malgré la délicatesse de sa complexion, il parcourut les Alpes pour y chercher des plantes; et parmi les différents voyages qu'il fit sur ces montagnes on remarque surtout celui de 1561 avec Jean Bauhin. Il alla cueillir des plantes jusque dans les eaux; on le vit plus d'une fois se plonger dans le lac de Zurich, pour en rapporter celles qu'il y voyait croître. Toujours animé du même esprit, il alla à Paris; et après avoir visité les provinces méridionales de France il passa en Italie avec Rauwolf. Comme il voulait aussi connaître les poissons, il se rendit à Venise pour y examiner ceux de la mer Adriatique; et quelque temps après il alla à Strasbourg pour s'instruire de la nature de ceux du Rhin. C'est avec ces secours, avec l'étude des livres des anciens et une observation constante, qu'il est venu à bout d'écrire cette immensité d'ouvrages que l'on n'aurait osé espérer d'un homme qui n'a vécu que 49 ans. Il mourut à Zurich le 13 décembre 1565. Théodore Zwinger, qui avait été son disciple, composa l'épitaphe que l'on mit sur son tombeau, et la termina par ces quatre vers :

Ingenio vivens naturam vicerat omnem,
    Natura victus conditur hoc tumulo.
Plinius hic situs est Germanus, perge, viator,
    Gesneri toto nomen in orbe volat.

On rapporte diversement la mort de ce grand homme. Costœus dit que voulant décider par lui-même les disputes qui s'étaient élevées sur les propriétés de la racine de *doronicum*, il en prit une dose qui prouva, par sa mort, les qualités dangereuses de cette racine. Schulze a écrit qu'il était mort le même jour qu'il avait mandé à un de ses amis d'avoir pris de l'anthora. Il est vrai que pour reconnaître les vertus des plantes Gesner en faisait souvent des essais sur lui-même, et il ne craignait pas de pousser ses expériences jusque sur les plantes vénéneuses. Mais Haller remarque qu'il avala deux drachmes de doronicum en mars 1564, dont il ne ressentit d'autre effet qu'une faiblesse d'estomac; et qu'il mourut de la peste le 13 décembre 1565, à la suite d'un charbon qui lui vint à la poitrine.

De Thou a beaucoup parlé de ce médecin sous l'année 1565 de son Histoire. Teissier, son traducteur, que j'ai déjà cité, en parle ainsi d'après ce célèbre président. « La mort de Conrad Gesner de » Zurich acheva l'année. Elle doit être » d'autant plus déplorée à tous les siècles, » qu'à peine était-il âgé de 49 ans. Il » était digne d'une plus longue vie; et » ceux qui voudront mesurer la sienne » par le grand nombre de bons livres » qu'il a composés, croiront, sans doute, » qu'il a vécu fort long-temps. Il com» mença en France, à Paris, à Bourges, » à faire, pour ainsi dire, le coup d'essai » de ses études. De là, comme il était » excellent en toutes sortes de sciences, » et savant en grec et en latin, après » avoir vu l'Italie il retourna en son » pays, où il professa la médecine; et » gagné par le public il y enseigna la » philosophie, dont il expliqua particu» lièrement cette partie qui regarde » l'histoire naturelle. Il mit aussi le » premier au jour quantité de vieux li» vres, principalement sur la théologie; » et il conserva jusqu'à la mort le désir » qu'il avait de contribuer à la facilité » des études. Aussi, se sentant attaqué » de la peste, et quoique les forces lui » manquassent déjà, il se leva de son lit, » non pour donner ordre à ses affaires » domestiques, mais à ses écrits, afin » que ce qu'il n'avait pu faire imprimer » pendant sa vie pût l'être après sa mort » pour l'utilité publique. Il était occupé » à ce travail, plus que ses forces ne le lui » permettaient, lorsque la mort le sur» prit, lui qui n'avait jamais été oisif : » on eût dit qu'elle nous enviait les » derniers ouvrages de ce grand homme. » Ils ne périrent pourtant pas entière» ment, car après sa mort on en tira » plusieurs de sa bibliothèque; et Gaspar » Wolf en a publié un grand nombre qui

» renouvellent encore la douleur qu'on » a de sa perte. Josias Simler prononça » son oraison funèbre. Bèze lui fit un » éloge en vers, dans lequel il dit entre » autres choses que la nature le pleure » comme le plus fidèle dépositaire de ses » secrets; et qu'elle sera muette à l'ave» nir, si cette mort même ne parle pour » elle. »

Natura te omnia denique ut suorum
Fidum antistitem plorat sacrorum ; muta
Futura deinceps, ni loquaris mortuus.

Nous devons à Gesner la pensée d'établir les genres des plantes par rapport à leurs fleurs, à leurs semences et à leurs fruits; et l'on doit regarder comme une perte considérable celle du grand herbier qu'il avait entrepris, et dont il parle si souvent dans ses lettres. On peut juger de la beauté de cet ouvrage par l'excellence des figures qu'il avait fait graver, et qui étaient caractérisées de leurs marques particulières. S'il avait continué de même, nous n'aurions presque rien à faire aujourd'hui : mais la mort l'enleva dans le temps qu'il commençait à jeter les fondements d'une science qui n'est demeurée si long-temps confuse, que parce que l'on n'a pas suivi ses traces. Ce fut Gaspar Wolf qui fit l'acquisition de tout ce que Gesner avait de planches et d'écrits sur la botanique. Il pouvait tirer de grands avantages de ce précieux trésor; il avait même promis de le donner au public : mais il n'en fit rien, et vendit cette collection à Joachim Camerarius. Il s'y trouvait environ quinze cents figures. Celui-ci s'en servit pour illustrer un abrégé de Matthiole, avec qui Gesner avait eu de grands démêlés. Il en inséra aussi une partie dans le livre qu'il appela le *Jardin médicinal ou philosophique.* Il aurait mieux fait de nous donner ces précieux débris sous le nom de leur auteur.

Gesner était un homme respectable, non-seulement par son savoir extraordinaire; mais encore par son humanité, sa probité et sa modestie. Le nombre de ses ouvrages est surprenant, ainsi qu'on en jugera par le catalogue de ceux qui ont rapport à la médecine; que serait-ce s'il entrait dans le plan de ce dictionnaire de citer tous ceux qu'il a écrits! C'est avec justice qu'il a passé pour un des plus savants hommes de son temps en tout genre de littérature; Bèze a dit de lui, qu'il avait seul la science qui était partagée entre Pline et Varron. On trouve dans l'histoire de la vie de Gesner une chose bien digne de remarque. Cet au-

teur avoue franchement que ses ouvrages
ne sont pas toujours travaillés avec autant
de soin et d'exactitude que la matière le
demande : comme il n'était pas riche, il
tirait profit de ses talents, et il n'avait
pas assez de loisir pour perfectionner ses
écrits avant que de les livrer à l'imprimeur. Aveu ingénu qui ne doit point les
faire mépriser : mais comme il pressentit
lui-même toutes les conséquences qu'on
pourrait en déduire à son désavantage, il
ajouta que les livres qu'il avait mis au
jour n'en méritent pas moins d'estime ;
il osa même se vanter qu'ils surpassent
ceux qui ont été publiés, avant lui, sur
les sujets qu'il a traités. Ce jugement
n'a point été démenti par les connaisseurs, et les ouvrages de Gesner font
encore aujourd'hui l'ornement des meilleures bibliothèques. Voici la notice de
ceux qui appartiennent à la médecine :
*Medicamentorum Galeno adscripto-
rum tabula cum annotationibus. Basileæ*, 1540, in-8°. — *Succedaneorum
medicaminum tabula. Ibidem*, 1540,
in-8°. —*Historia plantarum et vires ex
Dioscoride, Paulo Ægineta, Theophrasto, Plinio et recentioribus Græcis.
Tiguri*, 1541, in-8°. *Venetiis*, 1541,
in-16. *Parisiis*, 1541, in-12. C'est une
compilation de tout ce que les anciens
ont dit de mieux sur les plantes, mais
Gesner s'est principalement attaché à
parler de leurs vertus. Ce petit ouvrage,
qu'il écrivit à l'âge de 25 ans à Lausanne,
lui a coûté beaucoup de travail; il est disposé par ordre alphabétique. — *Libellus
de lacte et operibus lactariis, philologus pariter ac medicus. Tiguri*, 1541,
in-8°. — *Compendium ex Actuarii Zachariæ libris de differentiis urinarum,
judiciis et prævidentiis. Ibidem*, 1541,
in-8°, avec d'autres ouvrages de sa façon.
— *Catalogus plantarum latine, græce,
germanice et gallice descriptus. Additæ
sunt herbarum nomenclaturæ variarum
gentium, Dioscoridi adscriptæ. Tiguri*,
1542, in-4°. *Francofurti*, 1543, in-4°.
Comme son goût pour la botanique augmentait de jour en jour, il s'étend davantage sur la description des plantes ;
il va même jusqu'à parler des plus rares :
mais on remarque que Ruel et Tragus
lui ont servi de guides. — *Apparatus et
delectus simplicium medicamentorum
ex Dioscoride et Mesueo, et universalia
præcepta Pauli Æginetæ de medicamentorum compositione. Lugduni*,
1542, in-8°. *Venetiis*, 1543, in-16. —
Bibliotheca universalis, sive, catalogus

*Scriptorum omnium locupletissimus in
tribus linguis, latina, græca et he-
braïca, veterum et recentiorum, usque
ad annum* 1545. *Tiguri* 1545, in-folio.
Le second tome de ce grand ouvrage a
paru à Zurich en 1548, in-folio, sous ce
titre : *Pandectæ, seu, partitiones universales ;* le troisième tome, qui concerne la théologie, est de 1549, in-folio.
Ce recueil contient différentes choses
relatives à la médecine, mais en trop petit
nombre pour satisfaire la curiosité des
gens de l'art ; car le vingtième livre, que
l'auteur destinait à traiter de cette matière, n'a pas été imprimé. Cette perte a
cependant été en quelque façon réparée
par le catalogue que Gesner a mis à la
tête de l'édition de Galien, qui a paru à
Bâle chez Frohen en 1562. Il est peu
d'écrivains en médecine, surtout ceux
qui ont traité de la pratique, dont il ne
soit fait mention : si l'on y ajoute ce qu'il
a dit des chirurgiens dans sa collection
de chirurgie, et des botanistes dans l'é-
dition de Tragus publiée par Kyber, on
aura un recueil assez complet sur la bibliographie médicinale de ces différentes
parties. Comme le laborieux Gesner était
un homme d'une lecture immense, il est
le premier qui se soit trouvé en état de
donner un catalogue raisonné des livres
imprimés et manuscrits ; il commence
par un abrégé de la vie de l'auteur, passe
à l'analyse de ses ouvrages, et finit par
le jugement que les meilleurs critiques
en ont porté.
*Enumeratio medicamentorum pur-
gantium, vomitoriorum et alvum bonam
facientium. Basileæ*, 1546, in 4°. —
*Naturalis historiæ compendium. Ibi-
dem*, 1548, in-8°. — *Onomasticon propriorum nominum. Ibidem*, 1549, in-fol.
— *Historiæ animalium liber primus, de
quadrupedibus viviparis. Tiguri*, 1551,
in-folio. *Basileæ*, 1603, in-folio. On y
trouve peu de détail sur les animaux étrangers, parce qu'il écrivait dans un temps
où l'on n'en avait point encore assez de
connaissances. C'est pourquoi, ce qu'il
en dit n'est pas toujours bien vrai ; il se
plaint même du peu de justesse de ses
figures, qui, faute de bons modèles, n'ont
pu être rendues aussi fidèlement que
celles des animaux qu'il avait sous les
yeux. — *Liber secundus de quadrupedibus. De oviparis. Tiguri*, 1554, in-fol.
Francofurti, 1586, in-folio. Outre les
figures qu'il a empruntées de Caïus et de
Belon, il en a fait dessiner d'autres d'après
nature.

Liber tertius de avium natura. Tiguri, 1555, in-folio. *Francofurti*, 1585, in-folio. — *Liber quartus qui est de piscium et aquatilium animantium natura. Tiguri*, 1558, in-fol. Il s'est fort étendu sur cette matière qu'il a enrichie des figures de Rondelet, de Belon et d'un petit nombre de celles de Salvianus, mais d'un plus grand nombre d'autres qui lui sont propres ; car il est le premier qui ait bien connu les poissons des lacs et des rivières de la Suisse. Il dédia cet ouvrage à l'empereur Ferdinand Ier, qui récompensa ses talents par des lettres d'anoblissement. L'écu de ses armes portait quatre animaux, du nombre de ceux qui sont regardés comme les rois de leur espèce. Gesner permit à André, son oncle paternel, de se servir des mêmes armes, parce que, n'ayant point d'enfants, le droit de les porter devait finir avec lui. Haller, qui rapporte ce que je viens de dire, ajoute qu'il ne reste plus de la famille de Gesner que deux professeurs de Zurich : l'un, Jean-Jacques, savant dans la connaissance des médailles ; l'autre, Jean, son ancien hôte et son ami, célèbre par son goût pour les mathématiques, la botanique et l'histoire naturelle. — *Liber quintus qui est de serpentum natura. Tiguri*, 1587, in-folio, par les soins de Gaspar Wolf. *Basileæ*, 1621, in-fol. Tous ces livres ont été réimprimés à Francfort, 1604, cinq volumes in-folio, avec figures, et 1617, 1620, trois volumes du même format. Comme Gesner ne connaissait point assez l'analogie qu'il y a entre les animaux qui parnissent d'une espèce différente, il a distribué ce grand ouvrage selon l'ordre alphabétique des genres ; et il y donne les noms anciens et modernes des animaux, ainsi que ceux qu'il a imaginés lui-même. Il passe ensuite à l'histoire de ces animaux, examine avec détail leur façon de vivre, le lieu qu'ils habitent, leurs allures, la description des principaux organes qui entrent dans la structure de leur corps, leur utilité économique, diététique et médicinale.

Tabulæ collectionum stirpium per menses duodecim. Argentinæ, 1563, in-8°. *Tiguri*, 1587, in-8°, avec les augmentations de Gaspar Wolf. — *Observationum de Thermis, tam Helveticis, tum Germaniæ aliis, libri duo.* Dans le recueil *De balneis* imprimé à Venise en 1553, in-folio. — *Evonimus. De remediis secretis liber physicus, medicus, partim etiam chymicus et*

œconomicus. Tiguri, 1554, in-8°. *Lugduni*, 1558, in-16. On y trouve les formules de différents remèdes galéniques et chimiques qui étaient en estime du temps de l'auteur. *De remediis secretis liber secundus. Tiguri*, 1569, in-8°, par les soins de Gaspar Wolf, qui, comme on l'a déja dit, avait fait l'acquisition des manuscrits de Gesner. *Francofurti*, 1578, in-8°. *Lugduni*, 1620, in-12. — *De raris et admirandis herbis quæ, sive quod noctu luceant, sive alias ob causas, Lunariæ nominantur; commentariolus et obiter de aliis etiam rebus quæ in tenebris lucent, et descriptio Montis Pilati juxta Lucernam. His accedunt Joann. Du Choul Pilati Montis in Gallia descriptio; Joann. Rhellicani Stockhornias; sive Montis Stockhornii, in Bernensium Helvetiorum agro, descriptio. Tiguri*, 1555, in-4°. *Hasniæ*, 1669, in-8°, avec le traité de Thomas Bartholin intitulé : *De luce hominum et brutorum*, mais sans les additions dont on a parlé. — *Enchiridion rei medicæ triplicis, illius primum quæ signa ex pulsibus et urinis dijudicat; deinde therapeuticæ de omni morborum genere curando sigillatim; tertio diæteticæ, vel de ratione victus præsertim in febribus. Tiguri*, 1555, 1563, in-8°. — *De chirurgia scriptores quique optimi veteres et recentiores in unum conjuncti volumen. Tiguri*, 1555, in-folio. Ce recueil comprend les ouvrages des plus grands chirurgiens qui ont fleuri avant Gesner, et une note historique de tous ceux qui se sont médiocrement rendus recommandables. L'auteur a suivi l'ordre alphabétique. — *P. Ovidii Nasonis Halieuticon, hoc est, de piscibus libellus scholiis illustratus. Accedit aquatilium animantium enumeratio juxta Plinium. Tiguri*, 1558, in-8°. — *Sanitatis tuendæ præcepta contra luxum conviviorum, litteratis præcipue et qui minus exercentur necessaria. Tiguri*, 1556, 1568, in-8°, avec d'autres ouvrages.

De stirpium aliquot nominibus vetustis ac novis. Basileæ, 1557, in-8°. — *Historia prodigii quo cœlum ardere visum est. Tiguri*, 1561. — *De hortis Germaniæ. Argentorati*, 1561, 1562, in-folio, avec les *Additiones ad Valerii Cordi opera* et quelques autres ouvrages. Il se fit une affaire d'enrichir les écrits de Cordus, auteur qu'il ne connaissait que par ses productions. — *De rerum fossilium, lapidum et gemmarum maxime, figuris et similitudinibus Liber,*

Tiguri, 1565, in-8°. C'est le dernier des ouvrages publiés par Gesner. Il est peut-être moins bien que les autres qu'il a composés; mais il faut faire attention que la Suisse produit peu de substances métalliques, et que cet auteur parle de toutes les espèces de fossiles. — *Epistolarum medicinalium libri tres. Tiguri*, 1577, in-4°, par les soins de Gaspar Wolf. Cette première collection contient 226 lettres, mais sans aucun ordre, soit par rapport à ceux à qui elles sont adressées, soit par rapport au temps où elles ont été écrites. On y trouve beaucoup de choses curieuses sur la vie de Gesner, sur l'histoire littéraire de son temps, sur la botanique et la médecine. — *Epistolarum liber quartus. Witteberga*, 1584, in-4°. Toutes les lettres de ce livre, qui sont au nombre de 28, sont adressées à Kentmann. Il y a un autre recueil des lettres de Gesner, imprimé à Bâle en 1591, in-8°, par les soins de Gaspar Bauhin. Elles sont toutes adressées à Jean, frère de l'éditeur, qui malgré sa jeunesse rendit de grands services à notre médecin, en lui envoyant les plantes qui croissent dans les environs de Bâle, de Tubinge, de Montpellier, de Lyon et de Padoue. — *Mensuræ apud veteres græcos et latinos scriptores usitatæ liquidorum et aridorum. Tiguri*, 1584, in-8°. — *Physicarum meditationum, annotationum et scholiorum libri X, studio Gasparis Wolphii. Tiguri*, 1586, in-folio. — *Opera botanica, vitam auctoris et operis historiam, Cordi librum quintum cum annotationibus Gesneri in totum opus, ut et Wolphii fragmentum historiæ plantarum Gesnerianæ. Norimbergæ*, 1751, 1754, deux volumes in-folio, grand papier, avec plus de 400 figures. Toutes les planches de Gesner n'avaient point encore été publiées. On a vu précédemment que des mains de Gaspar Wolf elles avaient passé dans celles de Joachim Camérarius; les Volcamer en firent ensuite l'acquisition, et Christian Jacques Trew, directeur de l'Académie des curieux de la nature, en fut enfin le possesseur. C'est de la bibliothèque du dernier que Casimir-Christian Schmiedel a tiré les figures qui se trouvent dans cet ouvrage.

Historiæ plantarum fasciculus. Norimbergæ, 1759, in-folio, grand papier, avec des figures enluminées, par les soins du même Schmiedel. — Jean-Albert Gesner, professeur de physique et

de mathématiques à Zurich, fut médecin de la cour de Wirtemberg vers le milieu de ce siècle. C'est de lui dont Haller parle comme de son ami, en lui rendant en même temps la justice que méritent ses connaissances dans la botanique et l'histoire naturelle. Cet illustre descendant de la famille de Conrad Gesner en a laissé des preuves dans les ouvrages que nous avons de lui : — *Dissertationes physicæ de vegetabilibus, quarum prior partium vegetationis structuram, differentiam et usus; posterior vero partium fructificationis structuram, differentias et usus sistit. Tiguri*, 1740, 1711, in-4°. *Leidæ*, 1743, in-8°, avec l'oraison Linnæus, *De necessitate peregrinationis intra patriam*. — *Historia Cadmiæ fossilis metallicæ. Berolini*, 1744, in-4°. — *Descriptio Fontis Wildbad. Stutgardiæ*, 1745, in-8°. La description des eaux minérales de Hirsch-Bad dans le duché de Wirtemberg, et celle des eaux de Zaysenhauser-Bad, qui ont paru dans la même ville de Stutgard, en 1746, in-8°, sont encore de cet auteur. — *Dissertatio physica de ranunculo bellidifloro et plantis degeneribus. Tiguri*, 1753, in-4°. — *Tractatus physicus de petrifactis. Lugduni, Batavorum*, 1758, in-8°.

Apr. J.-C. 1518. — DODOENS, plus connu sous le nom de DODONÉUS (Rambert), originaire de Frise, naquit à Malines le 29 juin 1518. Il était arrière-petit-fils de Jarich à Joenckema, bourguemestre de Leuvarde; petit-fils de Rambert à Joenckema, autrement Rambert Jariga, homme de crédit, qui fut quelque temps le plus ancien des échevins de Leuvarde; enfin fils de Dodon, qu'on nomma en brabant Denis Dodoens, et qui s'établit à Malines, où il fit le négoce et fut l'un des marguilliers de la paroisse Saint-Jean. C'est ainsi que parle M. Paquot, qui ajoute que Rambert Dodoens fut envoyé de bonne heure à Louvain, où, après ses premières études, il se détermina à étudier la médecine, dans laquelle il fit des progrès si rapides qu'il obtint le grade de licencié dès le 10 septembre 1535. Le père Nicéron, qui se trompe en disant qu'il reçut ce jour-là le bonnet de docteur à Louvain, se trompe encore en ajoutant que Dodoens « avait » visité auparavant plusieurs universités » de France, d'Allemagne et d'Italie, et » avait acquis, par les instructions des

16

» savants hommes qu'il y avait trouvés,
» de grandes connaissances dans la bo-
» tanique. » Il est évident qu'il faut placer tout cela après l'an 1535, puisque
Dodoens n'avait encore alors que dix-
sept ans. Le premier ouvrage qu'il mit
au jour, apprend qu'il était à Bâle en
1546. Le second prouve qu'il revint la
même année à Malines. Il retourna en
Italie vers l'an 1570, et passa de là en
Allemagne pour être médecin de Maximilien II, qui l'appela à cette charge à
la place de Nicolas Biesius mort le 10
avril 1572. Dodoens servit cet empereur jusqu'au 12 octobre 1576, date de
la mort de Maximilien. Il fut ensuite
médecin de Rodolphe II, son fils et successeur, qui l'honora, comme son père,
du titre de conseiller aulique. Notre auteur pouvait vivre content de sa fortune,
s'il n'eût préféré le calme de la vie privée aux agitations de la Cour. D'autres
raisons l'engagèrent encore à revenir
dans les Pays-Bas ; l'une fut le démêlé
qu'il eut avec Jean Craton de Crofftheim,
autre médecin des empereurs Ferdinand,
Maximilien et Rodolphe, homme quin-
teux et avare, qui fut non seulement
brouillé avec Dodoens, mais avec beaucoup d'autres personnes. Ce démêlé fut
poussé loin, et soutenu par des écrits
que les deux médecins publièrent l'un
contre l'autre, jusqu'à ce qu'il leur fut
fait défense de continuer. Un autre motif rappela Dodoens dans sa patrie ; certaines gens voulurent profiter des troubles dont elle était agitée, pour s'emparer des biens qu'il possédait aux environs
de Malines et d'Anvers, sous prétexte
qu'ils étaient abandonnés. Ainsi pressé
par ses amis de venir mettre ordre à ses
affaires, il demanda son congé à l'empereur, et prit le parti de retourner en
Brabant. Mais le pitoyable état où se
trouvait cette province et celle du voisinage, l'arrêta quelque temps à Cologne,
où il se fit beaucoup d'honneur par plusieurs cures singulières. Il y était encore
le dernier jour de mars 1580, lorsqu'il
vit mourir la femme de Suffridus Petri,
à qui tous ses soins ne purent sauver la
vie. Il vint ensuite à Anvers, où il ne fit
pas un long séjour ; car les curateurs de
l'université de Leyde l'ayant appelé chez
eux pour y professer la médecine, il accepta cet emploi : mais il ne le remplit
qu'environ deux ans et demi, étant mort
en cette ville, le 10 mars 1585, dans la
67e année de son âge. Voici l'épitaphe
qu'on grava sur son tombeau :

D. O. M.

REMBERTO DODONÆO MECHLINIENSI

D. MAXIMILIANI II ET RUDOLPHI II,

IMPERATORUM, MED. ET CONSILIARIO ;

CUJUS IN RE ASTRON. HERB. MED. ERUDITIO

SCRIPTIS INCLARUIT :

QUI JAM SENEX IN ACAD. LUGD: APUD

BATAVOS PUBLICUS MEDICINÆ PROFESSOR

FELICITER OBIIT

ANNO MDLXXXV, AD VI ID. MART.

ÆTATIS SUÆ LXVII.

REMBERTUS DODONÆUS, FILIUS, M. P.

Ce médecin était savant. Non seulement il s'était appliqué à l'étude des langues et des belles-lettres, mais il avait
de grandes connaissances dans tout ce qui
regarde les mathématiques, la médecine
et surtout la botanique. Il a même traité
de cette dernière science avec plus de
méthode qu'on ne l'avait fait avant lui.
C'est là-dessus que roulent la plupart de
ses ouvrages :

*Paulus Ægineta, a Joanne Gunterio
latine conversus, a Remberto Dodonæo
ad græcum textum accurate collatus
ac recensitus. Basileæ*, 1546, in-8°.
— *Cosmographica in astronomiam et
geographiam Isagoge. Antverpiæ*, 1548,
in-12. C'est la seule édition qui se soit
faite de cet opuscule, que les bibliographes marquent, par erreur, comme imprimé en 1584. —*De frugum historia liber
unus. Ejusdem epistolæ duæ ; una de
farre, chondro, trago, ptisana, crimno
et alica ; altera de zytho et cerevisia.
Antverpiæ*, 1552, in-12. Les figures,
dont il a parsemé cet ouvrage, sont assez
mal rendues. — *Trium priorum de
stirpium historia commentariorum imagines ad vivum expressæ ; una cum
indicibus, græca, latina, officinarum,
germanica, brabantica, gallicaque nomina complectentibus. Antverpiæ*, 1553,
in-12. — *Histoire des plantes.* Anvers,
1553, in-12, en flamand. En latin sous
le titre d'*Historia stirpium. Antverpiæ*,
1553, in-12. En françois par Charles de
l'Escluse : *Histoire des plantes composée en flamand par R. Dodoens.* Anvers,
1557, in-fol. — *Posteriorum trium de
stirpium historia commentariorum imagines ad vivum artificiosissime expressæ, una cum marginalibus annotationibus. Item ejusdem annotationes in aliquot prioris tomi imagines, qui trium
priorum figuras complectitur. Antverpiæ*, 1554, in-12. Les six commentaires
ensemble. *Antverpiæ*, 1559, in-8°. Il y
donne une courte description des plantes

qu'il a représentées par les figures de
Fuch. — *Florum et coronariarum, odo-
ratarumque nonnullarum herbarum ac
earum quæ eo pertinent historia. Antverpiæ*, 1568, in-8°. *Ibidem*, 1569,
in-12. — *Historia frumentorum, leguminum, palustrium et aquatilium herbarum, ac eorum quæ eo pertinent.
Additæ sunt imagines vivæ, exactissi-
mæ, jam recens, non absque haud vul-
gari diligentia et fide, artificiosissime
expressæ, quarum pleræque novæ et
hactenus non editæ. Antverpiæ*, 1559,
in-8°. — *Purgantium, aliorumque eo
facientium, tum et radicum, convolvu-
lorum, ac deleteriarum herbarum, historiæ libri quatuor. Antverpiæ*, 1574,
in-12. — *Appendix variarum, et quidem rarissimarum nonnullarum stirpium, ac florum quorumdam peregrinorum, elegantissimorumque; et icones
omnino novas, nec antea editas, et singulorum breves descriptiones continens;
cujus altera parte umbelliferæ multæ
exhibentur. Antverpiæ*, 1574, in-12.—
*Historia vitis, vinique, et stirpium
nonnullarum aliarum. Coloniæ*, 1580,
in-12. — *Apollonii Menabeni tractatus
de magno animali, quod alcen nonnulli
vocant, et de ipsius partium in re medica facultatibus. Accessit R. Dodonæi
de alce epistola. Coloniæ*, 1581, in-12.
— *Medicinalium observationum exempla rara. Coloniæ*, 1581, in-12. *Antverpiæ et Lugduni Batavorum*, 1585,
in-8°, avec les ouvrages de plusieurs
autres médecins. *Hardervici*, 1621,
in-8°. — *Physiologices, medicinæ partis, tabulæ expeditæ. Coloniæ*, 1581,
in-12. *Antverpiæ et Lugduni Batavorum*, 1585, in-8°, avec l'ouvrage précédent. — *Stirpium historiæ pemptades
sex, sive, libri triginta. Antverpiæ*,
1583, in-folio, avec 1305 figures gravées
en bois. *Varie ab auctore paulo ante
mortem aucti et emendati. Antverpiæ*,
1616, in-folio, avec 1341 figures. En
anglais, 1586, 1595, 1619, in-folio. En
flamand, Anvers, 1618, in-folio. Cette
édition est enrichie de quelques planches
nouvelles et de la description de plusieurs plantes étrangères, empruntées de
Charles l'Escluse. On y a aussi fait entrer quelques plantes d'Égypte et d'Italie, tirées de Prosper Alpini et de Fabio
Colonna. Encore en flamand. Anvers,
1644, in-folio. Le titre de cette édition,
qui est la meilleure, porte qu'elle a été
réglée sur les dernières corrections de
l'auteur, qu'on a mis des additions tirées

de divers botanistes, à la suite de tous
les chapitres, et qu'on a ajouté une description des plantes indiennes tirées
principalement de Charles l'Escluse. —
Consilia medica. Francofurti, 1598,
in-folio, dans le recueil publié par Laurent Scholzius. — *Praxis medica, in
eamdem scholia. Amstelodami*, 1616,
in-12. Les scholies sont en marges; mais
celui qui en est l'auteur, ne s'est point
nommé dans cette édition. On le connaît
par la seconde qui a paru sous ce titre :
*Praxis medica; in eamdem Sebastiani
Egberti, consulis et medici Amsteloda-
mensis, scholia, cum auctuario annotationum Nicolai Fontani. Ibidem*,
1560, in-12.

Ap. J-C. 1518. — ODDIS (Oddo de),
médecin issu d'une famille noble de Pé-
rouse, enseigna dès l'an 1518 la philosophie dans les écoles de Padoue, sa ville natale; mais il abandonna cette chaire pour
se rendre à Venise, où il exerça la médecine avec tant de réputation que la seigneurie trouva à propos de le renvoyer
à Padoue pour y remplir une des premières chaires de médecine. Son attla-
chement à la doctrine de Galien fut tel,
qu'il ne parlait dans ses leçons, et n'a-
gissait dans sa pratique, que d'après les
principes de cet auteur. Ce fut pour
cette raison, qu'on l'appela l'Ame de Galien; nom qu'il se glorifiait beaucoup
d'avoir mérité : mais on lui reprocha
d'avoir suivi le médecin de Pergame
jusque dans ses fautes. — Oddo mourut
à Padoue le 5 de février 1559, et laissa
plusieurs ouvrages dont les bibliographes
ne citent que des éditions posthumes,
sous ces titres :
*De pestis et pestiferorum omnium
affectuum causis, signis, præcautione,
curatione, libri quatuor. Apologiæ pro
Galeno, tum in logica, tum in philosophia, tum in medicina, libri tres. De
cœnæ et prandii portione libri duo.
Venetiis*, 1570, in-4°. L'auteur, partisan
comme il était de l'influence des astres
respectivement aux maladies, n'a pas
manqué de faire passer ses idées dans son
traité de la peste, qu'il composa à l'occasion de celle qui fit tant de ravages à Padoue en 1555. Mais son fils, Marc, qui
publia cet ouvrage avec le sien *De putredine*, retrancha la partie la plus singulière de la théorie astrologique de son
père. — *In Aphorismorum Hippocratis
priores duas sectiones dilucidissima interpretatio. Venetiis*, 1582, in-8°. *Pa-*

tavii, 1589, in-4°. La première section avait déjà été publiée à Padoue en 1564, in-8°. — *Ars parva. Venetiis*, 1574, in-4°. — *In primam totam Fen libri primi canonis Avicennæ expositio. Venetiis*, 1575, in-4°. *Patavii*, 1612, in-4°. — *In librum artis medicinalis Galeni exactissima et dilucidissima expositio. Brixiæ*, 1607, in-4°. *Venetiis*, 1608, in-4°.

ODDIS (Marc de), fils du précédent, vit le jour à Padoue en 1526. Il reçut les honneurs du doctorat en médecine dans l'université de cette ville, où il commença à enseigner la logique en 1546, et la philosophie en 1549. Une chaire confiée à un jeune homme de cet âge, suppose de grands talents; mais comme il n'en est pas de même de la médecine que de la philosophie pour l'aptitude à enseigner, on laissa mûrir la science qu'il avait acquise dans la première, avant que de le nommer au professorat. Il n'obtint la chaire de médecine théorique qu'en 1583, et de celle-ci il passa à la chaire de pratique qu'il occupait encore à sa mort arrivée le 25 juillet 1591. Il a écrit :

De putredine, germanæ ac nondum explicatæ Aristotelis et Galeni sententiæ, adversus Angelum Mercenarium et Thomam Erastum, apologia. Venetiis, 1570, in-4°, avec le traité de la peste de la façon de son père. *Patavii*, 1586, in-4°. — *Meditationes in theriacam et mithridaticam antidotum. Venetiis*, 1576, in-4°, avec ce que Junius Paulus Crassus et Bernardin Taurisanus ont écrit sur cette matière. — *Methodus exactissima de componendis medicamentis et aliorum dijudicandis. Patavii*, 1583, in-4°, avec une table des médicaments simples et composés les plus usuels, et des remarques sur leurs doses et propriétés. On y trouve encore deux discours, l'un sur la thériaque et l'autre sur le turbith. — *De morbi natura et essentia. Ibidem*, 1589, in-4°. Il examine tout ce que les philosophes et médecins les plus célèbres ont dit de la santé et de la maladie, et il finit par donner la préférence aux sentiments d'Hippocrate et de Galien. — *De urinarum differentiis, causis et judiciis tabulæ. Ibidem*, 1591, in-folio.

Apr. J.-C. 1518. — CALVUS (Marcus Fabius), médecin natif de Ravenne, vécut à Rome sous le pontificat de Clé-

ment VII, et mourut dans cette capitale en 1527. Ce fut contre les ordres de ce pape qu'il traduisit les œuvres d'Hippocrate en latin sur un manuscrit grec du Vatican; sa version parut à Rome en 1525, in-folio. — On trouve d'autres médecins du nom de Calvus, comme Michel Calvus à Salonia, docteur en philosophie et en médecine, natif d'Avila en Espagne. Son esprit et son érudition le firent estimer des plus savants hommes de son siècle, et il se soutint dans la plus haute réputation jusqu'à sa mort arrivée dans la même ville d'Avila en 1575. Il fut honorablement enterré, sous un mausolée de pierre, chez les Observantins, dans leur église de Sainte-Marie de Jésus. On ne connaît d'autre écrit de ce médecin, qu'un ouvrage sur les Prédicaments d'Aristote, imprimé à Venise en 1575, in-8°. — Félix Calvus, de Bergame dans l'état de Venise, fut reçu docteur en chirurgie à Padoue. Il exerça cet art avec beaucoup de succès, tant à Milan que dans sa patrie, où il mourut, le 21 juin 1651, à l'âge de 73 ans. On a de lui des ouvrages qui traitent de l'anévrisme, des ulcères cancéreux, des plaies de tête et du squirrhe.—Jean-Antoine, fils de Félix, a été un célèbre médecin.

Ap. J.-C. 1518 *env.*—CARPI (Jacq.), autrement JACQUES BÉRENGER, est plus connu sous le premier nom que sous le second; il lui fut donné parce qu'il était de Carpi dans le Modenois, où il naquit d'un père qui exerçait la chirurgie et qui ne manqua pas de lui en inspirer le goût. Les connaissances qu'il avait reçues dans la maison paternelle ne lui parurent pas assez étendues; il chercha à les augmenter par une étude suivie, et bientôt il se décida pour celle de la médecine, à laquelle il s'appliqua à Bologne avec tant de succès, qu'on lui accorda les honneurs du doctorat. Mais Carpi n'a jamais abandonné de vue la chirurgie; comme il voulait la pratiquer à l'exemple des plus grands médecins de son siècle, il sentit toute la nécessité de cultiver l'anatomie qui en est le flambeau. Dès lors la dissection l'occupa tout entier. On assure qu'il disséqua plus de cent cadavres humains, dont il tira de si grandes lumières à l'avantage de l'anatomie, qu'il passe à juste titre pour un des restaurateurs de cette science. La grande habitude et l'adresse qu'il avait à manier le scalpel, les connaissances qu'il avait acquises, par cet exercice, sur la structure des parties qui sont le siège des maladies chirurgicales, la lecture des ouvrages de Galien et de Celse qu'il avait étudiés plus que personne de son temps; tout cela le rendit si habile dans les opérations, qu'il peut encore passer pour un des restaurateurs de l'art important qui apprend à les pratiquer. C'est dans l'université de Bologne qu'il mit tous ses talents au grand jour. On le trouve dans cette ville en 1507; on sait qu'il y revint au plus tard en 1518, après avoir rempli la chaire d'anatomie et de chirurgie à Pavie. C'est vers l'an 1520 qu'il commença à enseigner les mêmes sciences à Bologne : il en sortit cependant en 1523 pour aller à Rome; mais comme il ne tarda pas à reprendre l'exercice de ses fonctions dans l'université de Bologne, et que probablement il les continua jusque vers l'an 1550, qui est celui de sa mort, il n'a pas manqué de temps ni d'occasions pour se procurer la célébrité à laquelle il est parvenu. La réputation qu'il avait acquise par ses leçons publiques, se soutint long temps après sa mort par les ouvrages qu'il prit soin de faire imprimer. Voici leurs titres et leurs éditions :

De cranii fractura tractatus. Bononiæ, 1518, in-4°. *Veneliis*, 1535, in-4°. *Lugduni Batavorum*, 1629, 1651, 1715, in-8°. Il vante beaucoup, dans cet ouvrage, l'usage des médicaments, mais il ne s'étend point assez sur les instruments et les pansements : on y trouve cependant un grand nombre d'observations, dont plusieurs lui appartiennent. Il suit presque toujours la méthode des Arabes, et cite rarement les médecins grecs. — *Commentaria, cum amplissimis additionibus, super anatomia Mundini. Bononiæ*, 1521, 1552, in-4°. En anglois, Londres, 1664, in-12.—*Isagogæ breves in anatomiam corporis humani, aliquot cum figuris anatomicis. Bononiæ*, 1522, 1525, in-4°. *Veneliis*, 1527, 1535, in-4°. *Coloniæ*, 1529, in-8°. *Argentorati*, 1530, in-8°. Il a suivi l'exemple de plusieurs autres anatomistes qui ont donné la description des muscles d'après Galien, mais il est un des premiers qui les aient représentés dans les planches. Il est vrai que ses figures ne valent pas grand'chose, et cela n'est point étonnant pour le temps auquel il les a données : mais il est surprenant que le style de cet auteur soit aussi mauvais qu'il l'est, lui qui avait eu occasion

d'apprendre à bien écrire à l'école d'Alde Manuce l'ancien. — Carpi a découvert l'appendice de l'intestin cœcum, à qui il a donné le nom d'Additamentum coli; la description qu'il en a faite est fort étendue. Il a aussi très-bien parlé de la structure de la moelle épinière. Tout cela n'est rien en comparaison d'une découverte de la plus grande importance pour l'humanité, je veux dire, des frictions mercurielles pour la guérison de la vérole ; ce médecin passe pour être le premier qui ait tenté d'en faire usage : il n'a cependant rien écrit sur cette maladie. Fallopio assure qu'il fit long-temps un secret de sa méthode, et qu'elle lui valut plus de cinquante mille ducats d'or. On n'aura point de peine à le croire, quand on saura qu'il a laissé une vaisselle plate qui montait à un poids extraordinaire d'or et d'argent, et qu'il a légué au duc de Ferrare une somme de quarante à cinquante mille écus. Mais Astruc refuse à Carpi l'invention des frictions mercurielles, et prétend que de plus anciens auteurs ont proposé le même remède : cependant, s'il est vrai, ainsi que l'assure le célèbre de Haller, que notre médecin ait commencé à se mêler des opérations chirurgicales en 1507, il a vécu peu de temps après les premiers inventeurs de cet méthode; et c'est peut-être pour l'avoir perfectionnée, qu'il a eu plus de vogue que les autres et qu'il s'est procuré les richesses dont parle Fallopio. De tout temps, et de nos jours encore, la réputation de traiter la vérole, ou plus sûrement, ou plus commodément, a été d'une grande ressource pour ceux qui se sont donnés pour avoir une méthode particulière. Les moindres suites des excès qui donnent naissance à cette maladie, sont la honte et la crainte; on supporterait mieux les maux terribles qui l'accompagnent, si l'on ne craignait de se déshonorer par la publicité de la cure, ou si l'on ne tremblait à la vue des victimes du mauvais traitement. — On a imputé à Carpi d'avoir disséqué vifs à Bologne deux Espagnols malades de la vérole; ce qui ayant été rapporté au juge, ce médecin fut obligé de se sauver à Ferrare, où il mourut. Il avait, dit-on, choisi des Espagnols plutôt que d'autres, parce qu'il haïssait leur nation. Mais tout cela a bien l'air d'un conte fait à plaisir. L'anatomie avait été fort négligée pendant plusieurs siècles, lorsque Carpi se mit à la cultiver ; et comme il fut un des premiers qui entreprirent d'en rétablir l'étude, qu'il fit même beaucoup de dissections de cadavres humains pour parvenir à son but, il étonna ceux qui n'avaient rien vu de semblable. Certes il n'en fallut pas davantage pour faire dire au peuple, qui grossit toujours les choses les plus simples, que ce médecin anatomisait les hommes en vie. Érasistrate et Hérophile ont été accusés du même crime, et avec aussi peu de fondement.

Apr. J.-C. 1518 *environ.* — WURTZ (Félix) de Bâle exerça la chirurgie à Zurich dans le seizième siècle et fut un des amis particuliers de Conrad Gesner, qui fit beaucoup de cas de ses talents. Cet habile médecin, sensible aux maux que Wurtz souffrait, lui conseilla de se faire pratiquer l'artériotomie, opération qu'on avait abandonnée depuis long-temps, et il eut le plaisir d'en voir le succès. Les historiens ne donnent point la date de la mort de ce chirurgien, mais les bibliographes conviennent unanimement qu'il laissa un manuscrit qui fut plusieurs fois imprimé, sous le titre de *Practica der Wundarzney.* Quoique Fabrice de Hilden eût censuré cet ouvrage, Boerhaave n'en a pas fait moins d'estime ; il a rendu à son auteur toute la justice que méritent les talents d'un homme expérimenté. Le traité de Wurtz contient trois livres sur les plaies, un sur les médicaments, et un autre sur les maladies des enfants. Ce chirurgien se récrie hautement contre les sutures, le tamponnement et l'abus des tentes ; il condamne encore la pratique des maîtres de son temps, qui, trop curieux de savoir ce qui se passe dans le fond des plaies, y portaient fréquemment la sonde.

C'est Rodolphe, frère de Félix, qui s'est chargé de l'édition de cet ouvrage; la première a paru à Bâle en 1576, in-8°. Le grand nombre qu'on en a donné depuis cette année, prouve assez le cas qu'on a fait de ce livre de pratique. Il fut imprimé à Bâle en 1596, en 1612, en 1616, in-8°. Dans la même ville en 1675, in-8°, avec un traité des accouchements orné de figures, par H. Schaeu. Encore à Bâle en 1667, in-8°. Breslau, 1651, in-8°. Wolfenbuttel, 1624, in-8°. Stettin, 1649, 1659, même format. François Sauvin a mis cet ouvrage en français et l'a publié à Paris en 1672, in-12.—Wurtz est auteur d'un onguent connu dans les pharmacopées sous le nom d'*Unguentum*

fuscum ; il s'en servait, avec succès, dans le traitement des ulcères anciens et baveux.

Après J.-C. 1518. — CORNARO (Louis), que Manget et d'autres biographes semblent distinguer d'Aloysius Cornarus et d'Aloysius Cornelius, n'en est pas moins connu sous ces différents noms. Ce noble Vénitien ne fut point médecin, mais il doit trouver une place dans cette biographie comme auteur d'un ouvrage fort célèbre, et qui n'est pas sans quelque intérêt, sur les avantages de la sobriété. Il est dit, dans l'histoire de l'université de Padoue, qu'il naquit à Venise dans l'illustre famille des Cornaro, mais qu'il n'était point légitime. Il se rendit vers l'an 1465 à Padoue, où il apprit les lettres humaines et s'appliqua ensuite à différentes sciences qu'il aima avec assez d'ardeur quoiqu'il n'eût excellé dans aucune, parce que la délicatesse de son tempérament l'obligea toujours à se modérer dans l'étude. Il avait à peine vingt-cinq ans qu'il faillit succomber à différentes maladies dont il fut successivement attaqué. La médecine ne put lui procurer le moindre soulagement quoiqu'il s'y fût livré jusqu'à l'âge de quarante ans. Voyant donc que toutes les drogues lui étaient inutiles, il fut lui-même son médecin, et se prescrivit le genre de vie le plus sobre et le plus sévère. Il fixa le poids de ses aliments à 12 onces et celui de sa boisson à 14 onces par jour. Ce régime le fortifia au point qu'il songea à se marier : il épousa à Udino Véronique Spilemberg avec laquelle il vécut quelque temps sans enfant, mais dont il eut enfin une fille qu'il donna en mariage à Jean Cornaro, noble vénitien. Louis passa le reste de ses jours sans aucune atteinte de maladie : la vieillesse fut la seule qu'il éprouva. Il mourut à Padoue le 26 avril 1666, âgé de cent et plusieurs années. On a de lui un ouvrage en italien qui a été traduit en plusieurs langues. L'original est intitulé : *Overo discorsi della vita sobria,* Padoue, 1558, 1619, 1699, in-8°. Venise, 1666, in-8°. — *De vita sobria. Patavii,* 1561, in-8°. — *Tractatus de vitæ sobriæ commodis. Antverpiæ,* 1622, in-8°, avec l'*Hygiasticum* de Lessius qui est le traducteur. Molshemi, 1670, in-12. — *Le régime de vivre pour la conservation de la santé du corps et de l'âme.* Paris, 1646, in-8°, par Sébastien Hardy, d'après la version latine de Lessius. — *De la sobriété et de ses avantages.* Traduction nouvelle avec des notes, par de La Bonnodière, Paris, 1701, in-12. — Encore en français. Amsterdam 1703, in-12. — Leyde, 1724, in-8°. — En anglais. Londres, 1722, 1725, in-8°. — On publia à Paris en 1702, in-12, un ouvrage sous le titre d'*Anti-Cornaro,* où remarques critiques sur le traité de la vie sobre de *Louis Cornaro.* On prétend que son régime de vivre était trop rigide et trop austère : il peut l'être pour plusieurs personnes ; mais ce qui fait l'apologie de l'ouvrage de ce seigneur vénitien, c'est que ce régime était convenable à sa complexion. Il pratiqua les conseils qu'il donne avec tant de succès, que pendant une vie longue il fut sain de corps et d'esprit jusqu'à la fin de ses jours. Son régime, qu'il avait d'abord fixé à douze onces de nourriture pendant 24 heures, ne monta jamais au delà de 14 onces : et ce fut pour l'avoir poussé une fois jusqu'à 16, qu'il tomba dans une maladie dangereuse. Rare exemple de délicatesse et de sobriété : il est peu de personnes qui voudraient acheter la santé à ce prix. Il est même passé en proverbe. *Qui medice vivit, misere vivit.* J'avoue que c'est vivre misérablement; mais c'est vivre, et souvent ce n'est qu'ainsi que les constitutions valétudinaires peuvent subsister.

Anr. Jésus-Christ. 1518 environ. — ACCOROMBONUS (Jérome) de Gubio ou d'Eugubio, ville d'Italie au duché d'Urbin, pratiqua la médecine à Rome sous le pontificat de Léon X, qui fut élu le 15 mars 1513. Il vint ensuite enseigner cette science à Padoue où il remplit la chaire de pratique vers l'an 1534. Nous avons de lui les traités suivants : — *De putredine. Venetiis,* 1534, in-8°. — *De catarrho. Ibidem,* 1536, in-8°. *Basileæ,* 1538, in-8°, avec l'ouvrage de Sextus Placitus, qui est intitulé : *De medicina ex animalibus.* — *De lacte. Venetiis,* 1536, in-8°. C'est la première édition de ce livre; il y avait cependant bien long-temps que l'auteur l'avait écrit. Il parut encore à Nuremberg, en 1538, in-4°. Cet ouvrage traite de plusieurs matières intéressantes, et surtout de l'utilité du petit-lait dans la cure des fièvres putrides. Il y est aussi parlé de la saignée pendant la grossesse, de l'usage du lait dans la cure de la phthisie, et des bons effets de celui de chèvre à la suite de ces fièvres longues qui menacent

d'épuisement. — Félix Accorombonus, fils de Jérôme, a aussi été un habile médecin. On a de lui plusieurs ouvrages qui rendent un témoignage avantageux de son goût pour les auteurs grecs, et de son application à en éclaircir les endroits les plus obscurs. Voici les titres des meilleurs écrits qu'il a donnés en ce genre : — *Annotationes in librum Galeni de temperamentis. Romæ,* 1590, in-fol. — *Sententiarum difficilium Theophrasti in libro de plantis explicatio. Romæ,* 1590, in-folio. Tout était alors difficile en botanique, par la confusion qui régnait jusques dans les noms des plantes. Les méthodes adoptées par les modernes ont heureusement jeté un plus grand jour sur cette science.

Après Jésus-Christ 1519 environ. — BRIGANTI (Annibal), célèbre médecin et philosophe du seizième siècle, était de Chieti dans le royaume de Naples. Toppi, qui en fait mention dans sa bibliothèque, lui attribue les ouvrages suivants : — *Auvisi et avertim-nti intorno al governo di preservarsi di pestilenza. Naples,* 1577, in-4°. — *Auvisi et avertimenti intorno alla preservatione e curatione de morbilli, e delle variole. Naples,* 1577, in-4°. — Manget et Séguier le disent auteur de ceux ci : — *Due libri dell'istoria de i semplici aromati e altre cose, che vengono portate dall'Indie Orientali pertinenti all'uso della medicina, di Garzia dall'Orto, medico Portughese, con alcune brevi annotazioni di Carlo Clusio : e due altri libri parimente di quelle che si portano dall'Indie Occidentali di Nicolo Monardes, medico di Siviglia.* Venise, 1582, in-4°, 1605, in-8°. Briganti a mis ce recueil en italien. Il y a encore une édition de Venise, 1616, in-8°, avec une lettre de Prosper Borgarucci sur les drogues du cabinet de Calceolari à Vérone.

Ap. J.-C. 1519 environ. — COPERNIC (Nicolas), célèbre mathématicien, philosophe et médecin, était de Thorn, ville considérable de Pologne dans la Prusse Royale. Il fit ses cours de philosophie et de médecine à Cracovie, et il les acheva avec tant de gloire, qu'il donna dès lors les plus grandes espérances de le voir briller dans l'une et l'autre de ces sciences. En effet, il se produisit dans le monde savant avec tant de distinction, qu'il fut mis au nombre de ceux qui avaient pénétré le plus avant dans les secrets de la nature, et qui en avaient mieux développé les mystères par leurs recherches. Copernic s'appliqua aussi à l'étude de la langue grecque, qu'il se rendit aussi familière que sa langue maternelle : mais rien ne l'occupa plus que les mathématiques, et, en particulier, l'astronomie, pour laquelle il eut toujours un goût si décidé, qu'il n'abandonna jamais le plan qu'il s'était fait de travailler à sa perfection. Ce fut pour y mieux réussir, qu'il alla consulter les savants de différentes parties de l'Europe. Il s'arrêta fort long-temps à Bologne en Italie, pour profiter des lumières de Dominique Maria; il passa ensuite à Rome, où il enseigna lui-même les mathématiques et compta plusieurs personnes illustres parmi ses disciples. De retour en son pays, il fut nommé à un canonicat dans l'église de Warmie par Luc Witzelrod, son oncle maternel, qui en était évêque; et profitant du repos que cette place lui donnait, il mit la dernière main à son livre *De motu octavæ spheræ* qu'il dédia au pape Paul III, et que les savants ont trouvé si curieux et si raisonnable, par le système qu'il établit sur l'immobilité du soleil et le mouvement de la terre. On sait assez que cette opinion n'est pas nouvelle, et que Philolaüs et Héraclide de Pont en ont été les auteurs, comme nous l'apprenons de Plutarque. Le cardinal de Cusa a aussi agité et défendu ce système quelque temps avant Copernic, mais celui-ci l'a mieux expliqué que personne; et quoique la désobéissance de Galilée ait semblé soumettre cette hypothèse aux censures du saint Siége, plusieurs savants l'ont soutenue par des raisons très-solides.

Il est connu de tout le monde que Galilée fut déféré à l'inquisition de Rome pour avoir embrassé le système de Copernic: on lui fit promettre en 1616 de ne le plus défendre, ni de vive voix, ni par écrit; mais il ne tint pas parole. Il publia seize ans après son dialogue sur les systèmes de Ptolomée et de Copernic, et il fut cité de nouveau à l'inquisition qui le contraignit, par un décret du 21 juin 1633, d'abjurer son système, comme une opinion non-seulement hérétique dans la foi, mais absurde dans la philosophie. Ce jugement contre une hypothèse qui a été prouvée depuis en tant de manières, est un témoignage de la force des préjugés qui dominent dans un siècle plus que dans un autre. La vérité les dissipe peu à peu, et aujourd'hui les inquisiteurs sont trop sages et trop éclairés pour gêner la philosophie, lorsqu'elle se borne à des idées qui n'intéressent point la religion et sa morale. — Copernic mourut en Bohême, à la suite d'une attaque d'apoplexie, le 24 mai 1543, âgé de 70 ans. C'est par ses écrits qu'il a mérité une place distinguée parmi les savants du seizième siècle; et pour que la mémoire de ce grand homme passât à la postérité la plus reculée, Martin Cromer, évêque de Warmie, fit graver, en 1581, cette épitaphe sur son tombeau :

R. D. NICOLAO COPERNICO
ARTIUM ET MEDICINÆ DOCTORI,
CANONICO WARMIENSI,
PRÆSTANTI ASTROLOGO ET EJUS
DISCIPLINÆ INSTAURATORI,
MARTINUS CROMERUS EPISCOPUS WARMIENSIS,
HONORIS ET AD POSTERITATEM MEMORIÆ
CAUSA POSUIT.
M D LXXXI.

Ap. J.-C. 1519 *environ.* — CÆSALPIN (André) était d'Arezzo, ville d'Italie dans la Toscane. Après avoir étudié sous Luc Ghini qui fut premier directeur du Jardin de Pise, il enseigna lui-même la médecine dans les écoles de cette ville; mais le pape Clément VIII l'en tira pour lui donner la charge de son premier médecin. Il la remplit avec la plus grande distinction et mourut à Rome, le 23 février 1603, à l'âge de 84 ans. — Cæsalpin était un de ces génies supérieurs, dont l'exactitude et la pénétration surmontent les plus grandes difficultés. C'est dommage qu'il ait été trop servilement attaché à la doctrine d'Aristote, qu'il défendit avec chaleur contre celle de Galien, qui était l'idole qu'on adorait dans les écoles de ce temps-là. Ses écrits ne respirent que la théorie aristotélicienne, et, tout estimables qu'ils soit d'ailleurs, on les a négligés pour cette raison. On remarque encore que ce médecin s'égare souvent, quand il se met à raisonner d'après les autres; mais il pense toujours bien lorsqu'il ne suit que ses propres lumières sur les choses qui se connaissent par les sens extérieurs. On trouve des preuves de tout cela dans ses ouvrages; voici les titres sous lesquels ils ont paru : — *Quæstionum peripateticarum libri V. Venetiis,* 1571, in-4°. Ce recueil n'a point été sans réplique; Nicolas Taurellus, médecin de

Montbelliard, l'a attaqué par un livre intitulé : *Alpes cæsæ, hoc est, Andreæ Cæsalpini monstrosa dogmata discussa et excussa.* Les quatre premiers livres des questions péripatétiques traitent de la physique en général et de l'astronomie; le cinquième est le seul qui concerne la physiologie du corps humain, et c'est là qu'on trouve quelques traits sur la circulation du sang dans le poumon. Il a paru à Venise en 1593, in-4°, une autre édition de cet ouvrage, à laquelle on a joint d'autres écrits de Cæsalpin, comme : *Quæstionum medicarum libri duo ; de medicamentorum qualitatibus libri duo :* mais ils sont l'un et l'autre remplis d'obscurité, et n'ont presque pour objet, que de réfuter les sentiments de Galien. — *De plantis libri XVI. Florentiæ,* 1585, in-4°. Il a augmenté cet ouvrage d'un *Appendix ad libros de plantis. Romæ,* 1603, in-4°. Ce traité des plantes est bon ; mais il serait meilleur, si Cæsalpin n'en avait point rendu la lecture difficile par les noms toscans qu'il y a insérés, sans y joindre aucun synonyme. Ses descriptions sont utiles malgré leur brièveté ; il entre même dans quelque détail sur les vertus des plantes, qu'il rapporte presque toujours d'après les anciens. Cet auteur passe pour le premier qui ait établi la méthode de distinguer les familles des plantes par les parties de la fructification.

De metallicis libri tres. Romæ, 1596, in-4°. *Norimbergæ,* 1602, in-4°, par les soins de Sonerus. Il y traite fort simplement des fossiles dans les deux premiers livres, et des métaux dans le troisième, sans trop approfondir les causes qui les produisent. Ses descriptions sont toutes tirées des anciens, et c'est encore d'après eux qu'il s'étend sur les propriétés médicinales des corps qui composent le règne minéral. Les expériences qu'il rapporte d'après les modernes, ou de son propre fonds, ne contiennent rien de remarquable. — *Ars medica. Romæ,* 1601, 1602, 1603, trois volumes in-12. Le même ouvrage a paru sous ces différents titres : *Catoptron, sive, speculum artis medicæ Hippocraticum, spectandos, dignoscendos, curandosque exhibens morbos universos. Francofurti,* 1605, in-8°. *Venetiis,* 1608, in-4°. *Tarvisii,* 1606, in-4°, sous le titre de *Praxis universæ medicinæ. Argentorati,* 1670, in-8°. C'est un recueil de la doctrine des Grecs et des Arabes, mais il ne vaut point les autres écrits de l'auteur. Il est arrangé de façon, qu'après l'exposition anatomique de chaque partie, on y trouve les maladies qui peuvent les attaquer, et ensuite les médicaments et les formules qui conviennent à leur cure. — Malgré ce que nous avons dit de l'histoire des plantes de Cæsalpin, elle doit être regardée comme un ouvrage accompli pour ce temps-là ; et si elle a fait moins de bruit que les traités de Matthiole et de Fuch, c'est qu'elle manque de figures : on sait qu'en ces sortes de matières, c'est autant le secours des figures, que le mérite des auteurs, qui donne de la réputation aux ouvrages. On voit, dans cette histoire, qu'il compare la semence des végétaux à l'œuf des animaux. Il y dit, que comme il y a dans l'œuf une petite partie où l'animal est comme ébauché, le reste ne servant qu'à la nourriture, de même la principale partie de la semence des plantes est celle d'où sort la racine et le jet, puisque c'est une espèce de petit germe, et que le reste de la semence ne sert aussi qu'à sa nourriture. Cette comparaison de la graine des plantes avec l'œuf des animaux n'est, sans doute, point au goût de tous les physiciens modernes ; mais comme il entre moins dans le plan de ce dictionnaire de discuter les opinions, que de les rapporter, je me borne à remarquer encore que Cæsalpin est l'inventeur de la méthode régulière de distribuer les plantes conformément à leur nature. Il est vrai qu'on a fait mieux depuis lui ; on doit cependant lui tenir compte d'avoir frayé le chemin aux Morison, aux Tournefort, aux de Jussieu, aux Linnæus.

Quelques passages répandus dans les ouvrages du médecin dont nous parlons, n'ont été ni remarqués, ni bien entendus, qu'après que Harvey, l'honneur de son pays, eut publié son traité de la circulation du sang. On a même prétendu alors que Cæsalpin avait parlé distinctement de ce mouvement circulatoire. On lui a fait dire que le sang est porté du ventricule droit du cœur au poumon par la veine artérieuse, et qu'il revient de là au ventricule gauche par l'artère veineuse ; que le sang poussé du ventricule gauche dans l'artère aorte, après avoir parcouru toutes les parties du corps, est rapporté dans le ventricule droit par la veine cave ; qu'ainsi il y a dans chaque ventricule une veine qui y rapporte le sang, et une artère qui le reçoit pour le porter ailleurs ; et qu'il faut par conséquent appeler dans le ventricule droit *artère*, ce que les anciens appellaient *veine artérieuse*, et *veine* dans le ventricule gauche, ce qu'ils nommaient *artère veineuse*. Il a, dit-on, ajouté, à tout cela, une description exacte des valvules des artères et des veines dans le cœur, et il en a déterminé les usages. En un mot, on veut qu'il ait expliqué la circulation du sang, comme on l'explique aujourd'hui, en se servant même du mot de *circulation* qui est si propre à exprimer la nature de ce mouvement ; mais, ce qui est plus fort encore, on veut qu'il ait observé que les veines s'enflent toujours au dessous de la ligature, et qu'il se soit servi de cette observation, pour prouver le mouvement circulatoire du sang.

Les Anglais, jaloux de conserver à leur compatriote Harvey tout l'honneur de cette importante découverte, ont pensé différemment sur le compte de Cæsalpin. Ils assurent que Servet, Columbus et Cæsalpin lui-même, n'ont point eu sur la circulation des notions aussi distinctes que celles qu'on leur attribue. Wotton dit que les deux derniers ont avancé des choses bien légèrement, comme par hasard, et sans sentir toutes les suites de leurs suppositions. Il n'y a que Douglas qui soit convenu que Cæsalpin a parlé assez distinctement de la circulation du sang, pour ne laisser d'autre avantage à Harvey, que le mérite d'avoir été le premier qui ait démontré cette découverte et qui ait écrit en vue de la rendre publique. En conséquence, il accorde le même honneur à ces deux grands hommes, et s'exprime ainsi à leur égard : *Par decus manet et illum, qui primum invenit, et qui postremum perfecit. Nescio enim, an præstat invenisse, an ditasse.* On ne peut assurément refuser à Harvey la gloire d'avoir vérifié cette importante découverte et de l'avoir mise à l'abri de toute contradiction. Il a montré une opiniâtreté incroyable à suivre les veines et les artères visibles dans tout le corps, depuis le cœur jusqu'au même viscère ; en sorte qu'il est parvenu à démontrer aux plus incrédules, non seulement que le sang circule des poumons au cœur, mais encore la manière dont se fait cette révolution et le temps employé à l'achever. — Le célèbre de Haller n'est point aussi favorable à Cæsalpin que Douglas. Il lui passe d'avoir connu la circulation du

sang dans le poumon et d'en avoir parlé dans ses questions péripatétiques ; mais il ajoute que Galien, Michel Servet, Realdus Columbus et Pigafetta, disciple de Fallope, l'avaient parfaitement connue comme lui. Quant à la circulation du sang qui est poussé des extrémités des artères dans les veines, et par celles-ci vers le cœur, Haller avoue bien que Cæsalpin en a dit quelque chose ; mais comme il s'explique avec trop peu de clarté et d'étendue, ce savant critique ne croit pas qu'on puisse lui donner le nom d'inventeur. La preuve même tirée du gonflement des veines, entre la ligature et les extrémités d'un membre, est si mal entendue selon Haller, que Cæsalpin l'attribue dans ses Questions médicinales, à la chaleur naturelle qui passe des artères dans les veines par anastomose.

Après J.-C. 1519. — CRATON, surnommé de CRAFFTHEIM (Jean), naquit en 1519 à Breslau de Christophe Grafft et d'Anne Biedermann, tous deux de famille honnête mais peu aisée. Il prit la première teinture des lettres sous Philippe Mélanchton, et s'appliqua ensuite à la théologie pendant six ans sous Martin Luther qui l'enseignait à Wittemberg. Le goût qu'il prit pour la médecine le fit passer en Italie, où il étudia cette science sous Jean-Baptiste Monti ; il y fit même tant de progrès, qu'à son retour en Allemagne il obtint le bonnet de docteur à Leipsic. Craton conserva toute sa vie beaucoup d'estime pour cet habile professeur et, pour s'acquitter de la reconnaissance qu'il lui devait, il se chargea du soin de faire imprimer ses consultations ainsi que ses autres ouvrages, auxquels il ajouta les notes et les augmentations qui lui parurent nécessaires. — Comme ce médecin était savant dans les langues et les belles-lettres, il eut beaucoup de part dans l'amitié et l'estime des plus habiles gens de son siècle. Il pratiqua d'abord la médecine à Ausbourg, et ensuite à Breslau, où il se maria en 1550. Mais sa réputation étant passée à Vienne, il fut appelé dans cette capitale pour remplir la charge de premier médecin de l'empereur Ferdinand Ier ; et après la mort de ce prince il eut le même emploi sous Maximilien II et Rodolphe II, qui l'honorèrent de leur estime. Craton la méritait ; il était savant, et au mérite de l'érudition il joignait beaucoup de douceur et de prudence. C'est à la faveur de ces qualités qu'il s'est soutenu dans le poste avantageux dont il était revêtu ; il l'abandonna cependant sur la fin de sa vie pour se retirer à Breslau, où il mourut le 9 novembre 1585. Il avait fait mettre ce distique sur la porte de son cabinet :

Hic Crato cum medicis Musas conjungit amœnas,
Nostrum opus et vitam Apollo regat.

Craton était un homme bien fait et de bonne mine ; il ressemblait si parfaitement à l'empereur Maximilien II, que Posthius prit de là l'idée de composer ces deux vers à la louange de ce médecin :

Si quibus est similis facies, similis quoque mens est,
Cæsaris haud differt et tua, docte Crato.

Comme Craton était lui même poète, il composa ce quatrain, un peu avant sa mort, au sujet de l'avantage qu'il avait eu d'être médecin de trois empereurs :

Cæsaribus placuisse tribus non ultima laus est ;
Me pater hac ornans, filius atque nepos,
Consiliis usum rectis mens conscia gaudet :
Testis et ars medica, testis et invidia.

Voici maintenant le catalogue des ouvrages de ce médecin : — *Isagoge medicinæ. Venetiis*, 1560, in-8°. *Hanoviæ*, 1595, in-8°. — *Periocha methodica in Galeni libros de elementis, natura humana, atra bile, temperamentis et facultatibus naturalibus. Basileæ*, 1563, in-8°, *Hanoviæ*, 1595, in-8°. — *In Cl. Galeni divinos libros methodi therapeutices, Periocha methodica. Basileæ*, 1563, in-8°. — *Consiliorum et epistolarum medicinalium libri septem. I, Francofurti*, 1591 ; *II et III.* 1592 ; *IV et V*, 1593 ; *VI et VII, Hanoviæ*. 1611, in-8°. Ensemble. *Francofurti*, 1654 *et* 1671, sept volumes in-8°. — *Parva ars medicinalis. Francofurti*, 1592, in-8°. *Hanoviæ*, 1609, 1646, in-8°. — *De morbo gallico commentarius. Francofurti*, 1594, in-8°. *Hanoviæ*, 1619, in-8°. Laurent Scholzius en est l'éditeur. — *De vera præcavendi et curandi febrem contagiosam pestilentem ratione.* C'est la traduction d'un ouvrage qu'il avait écrit en allemand. On la trouve dans la collection des conseils du même Scholzius, qui a été imprimée à Francfort en 1598, in-folio. — *Assertio pro libello suo germanico de febre putrida pestilenti. Francofurti*, 1585, 1595, in-8°. — *Methodus therapeutica ex Galeni et Montani sententia. Franco-*

furti, 1608, in-8°. *Ibidem*, 1621, in-8°, avec quelques opuscules de Jean-Baptiste Monti.

Après Jésus-Christ 1520 environ. — WOTTON (Édouard), médecin natif d'Oxford, passa, vers l'an 1520, en Italie, où il reçut les honneurs du doctorat dans les écoles de Padoue. Peu de temps après son retour dans sa ville natale, on le nomma à la chaire de la langue grecque, et, en 1525, on l'agrégea à la faculté de médecine. Son mérite l'éleva ensuite à l'emploi de médecin ordinaire du roi Henri VIII, et, bientôt après sa nomination à cette charge, le collége de Londres le mit au nombre de ses membres. Wotton mourut dans la capitale le 5 octobre 1555, à l'âge de 63 ans, et fut enterré à Saint-Aubin. — Son ouvrage intitulé : *De differentiis animalium libri decem*, fut imprimé à Paris en 1552, in-folio. Comme il est rempli d'érudition, il lui acquit l'estime des savants de son siècle. Possevin dit que cet auteur a si bien réussi à recueillir tout ce que les anciens ont écrit sur cette matière, et qu'il les a conciliés les uns avec les autres avec tant de justesse, qu'il semble que tout ce qui est rapporté dans son livre soit l'ouvrage d'un seul homme. Wotton ne s'est point borné à traiter servilement son sujet ; il a fait diverses corrections judicieuses et d'excellentes remarques sur ce qui avait été publié avant lui.

Henri Wotton, son fils, procureur de l'Université d'Oxford en 1556, ensuite lecteur de la langue grecque, fut reçu bachelier en médecine dans les écoles de la même ville en 1562, et docteur le 12 juillet 1567. Il se fit presque autant de réputation dans la pratique que son père s'en était faite par ses écrits. — Il ne faut pas confondre ce dernier avec un autre Henri Wotton qui était de Bockton-Hall, dans le comté de Kent, où il naquit en 1568. Celui-ci montra de bonne heure un goût décidé pour l'anatomie, et il alla s'y perfectionner en France, en Italie et en Allemagne. Revenu en Angleterre après neuf ans d'absence, il aurait pu s'y distinguer par les connaissances qu'il avait recueillies dans ses voyages ; mais il ne paraît pas qu'il se soit fait une affaire de se pousser dans la médecine. Il devint secrétaire de Robert, comte d'Essex, qui fut déclaré coupable de haute trahison. La crainte d'être impliqué dans cette procédure l'obligea à quitter sa patrie; il se réfugia à Florence, où il se fit tellement estimer du grand-duc que ce prince l'envoya secrètement en Écosse vers Jacques VI, avec des lettres qui contenaient le détail de la conspiration que les ennemis de ce roi tramaient contre sa vie. Jacques sentit toute l'importance de ce service, et s'en ressouvint lorsqu'il fut parvenu à la couronne d'Angleterre, en 1603. Il créa Wotton chevalier, et eut en lui tant de confiance qu'il le chargea d'affaires importantes en différentes cours. Ce prince le nomma encore prévôt d'Eaton en 1623. C'est un bourg sur la Tamise, dans la province de Buckingham, qui est fameux par son collège, où l'on entretient gratis soixante-dix élèves qu'on envoie de là à Cambridge. — Wotton mourut dans ce bourg en 1639, et laissa plusieurs ouvrages qu'on n'estime guère, si l'on en excepte celui qui traite de l'état de la chrétienté.

Après J.-C. 1520. — PAULMIER (Julien le), dit *Palmarius*, né à Coutances en Normandie, d'une famille noble et ancienne, fit ses études à Paris, où il fut reçu docteur de la faculté, après avoir obtenu le même honneur à Caen. Comme il avait demeuré dix ans avec Fernel, et qu'il avait su profiter des instructions de ce savant maître, il acquit la réputation d'un des plus habiles médecins de son siècle. Il en donna la preuve à l'égard de la personne du roi Charles IX; car ce prince ayant été réduit au plus triste état par des veilles immodérées, il entreprit de le guérir et il y réussit. Il suivit ensuite le duc d'Anjou, frère de ce monarque, dans les Pays-Bas, et s'y signala comme guerrier et comme médecin. Sur la fin de sa vie, il se retira à Caen, où il mourut en 1588, âgé de 68 ans. On a de lui :

Traicté de la nature et curation des plaies de pistolet, harquebouse et autres bastons à feu. Paris, 1568, in-8°. Caen, 1569, in-4°. L'auteur y suit l'opinion de son siècle, et déclare que la brûlure est le principal symptôme qu'il faut combattre. — *De morbis contagiosis libri VII. Parisiis*, 1578, in-4°. *Francofurti*, 1601, in-8°. *Hagæ comitis*, 1664, in-8°. — *De vino et pomace libri duo. Parisiis*, 1588, in-8°. Le même ouvrage en français. Caen, 1589, in-8°.

Après Jésus-Christ 1520 *environ.* — HERNANDEZ ou FERDINAND (François), médecin du XVI siècle, fut attaché en cette qualité à la personne de Philippe II, roi d'Espagne. Ce prince l'envoya dans les Indes pour observer les choses naturelles, et pour examiner le parti qu'on pourrait en tirer pour la société. Hernandez remplit si bien sa mission que le fruit de ses recherches fut un ouvrage dans lequel il donne la description des plantes, des animaux et des minéraux du Mexique. Cet ouvrage demeura long-temps caché, et ne parut que bien des années après la mort de l'auteur, qui avait fait graver d'assez mauvaises planches aux frais du roi, son maître. Il est en latin, et c'est en cette langue qu'il fut imprimé sous ce titre :

Nova plantarum, animalium et mineralium mexicanorum Historia a Francisco Hernandez in Indiis primum compilata, dein a Nardo Antonio Reccho in volumen digesta : a Jo. Terentio et Fabio Columba Lynceis, notis et additionibus illustrata; cui accessere aliquot ex principis Friderici Cæsii frontispiciis theatri naturalis philosophicæ tabulæ, una cum plurimis iconibus. Romæ, 1648 et 1651, deux volumes in-folio. Suivant Nicolas Antonio. Cette histoire avait déjà paru à Mexico, en espagnol, l'an 1615, mais ce n'était qu'une version faite d'après l'original latin. Notre médecin a aussi donné la description de l'église de Mexico; elle a été publiée en 1615, in-4°. — Il ne faut point confondre cet auteur avec un autre de la même nation, qui s'appelait en espagnol *Gonçalo Hernandez de Oviedo y Valdes.* Le même Nicolas Antonio dit qu'il était originaire des Asturies, et qu'il naquit à Madrid vers l'an 1478. Il fut élevé à la cour de Ferdinand-le-Catholique, roi d'Aragon, et d'Isabelle de Castille, qu'il servit en qualité de page. Il était à Barcelone en 1493, lorsque Christophe Colomb revint de son voyage d'Amérique qu'il avait découverte; et comme il eut beaucoup de liaisons avec les compagnons de ce navigateur, et qu'il en eut de plus grandes encore avec ceux qui revinrent des Antilles pendant le cours des années suivantes, il se mit au fait de tout ce qui s'était passé dans les premiers voyages des Espagnols en Amérique. Dès qu'il fut en âge de porter les armes, il servit dans les troupes de son prince, et se distingua dans le royaume de Naples durant la guerre contre les Français. Ferdinand l'envoya, en 1513, dans l'île de Saint-Domingue, pour y prendre inspection des mines d'or et d'argent et en diriger les travaux. Il employa le loisir que lui laissa sa mission à écrire deux ouvrages en espagnol, dont le premier, qui est dédié à Charles-Quint, a paru à Tolède en 1525, sous le titre de *Summario de la Historia general y natural de las Indias occidentales;* le second, qui est d'une plus grande étendue, fut imprimé en 1535, sous ce titre : *La Historia general i natural de las Indias occidentales.* On trouve dans l'un et dans l'autre quelques détails sur l'introduction de la vérole en Europe, et les remèdes les plus vantés en Amérique contre cette maladie. On y trouve d'ailleurs beaucoup de choses sur les arbres fruitiers, les arbres des forêts, et les plantes médicinales du Nouveau-Monde.

Après Jésus-Christ 1522 environ. — CORDUS (Ericius), médecin et poète que Melchior Adam appelle Henricus Urbanus, était de Simesuse, petit bourg dans la Hesse. Son père avait une famille de douze enfants et très-peu de biens, c'est ce qui fit sentir à Ericus ou Henri qu'il n'avait d'autre ressource que de chercher un établissement avec le secours de son mérite. Il s'occupa fortement de ce projet, qui ne lui réussit pas mal. Il étudia dans les meilleures universités d'Allemagne, et, au sortir de ces écoles, il se mit à instruire la jeunesse. La manière dont il s'acquitta de cet emploi lui fit honneur ; car il nous reste encore une lettre qu'Erasme lui a écrite, pour lui témoigner la satisfaction qu'il avait de le voir occupé si utilement. — Vers l'an 1512, Cordus passa en Italie, où il fut disciple de Nicolas Léonicène, et reçut le bonnet de docteur en médecine. Ce fut dans ce pays qu'il prit pour l'étude de la botanique le goût qu'il conserva toute la vie. A son retour en Allemagne, il enseigna à Erfort et à Marpurg ; mais, en 1535, on l'appela à Brême, où il mourut le 51 décembre 1538. Nous avons plusieurs ouvrages de sa façon, qui déposent en faveur du succès de ses études :
Traité de la sueur anglaise. Tubingue, 1529, in-4°. Fribourg, 1529, in-8°. Ces deux éditions sont en anglais, et n'ont point l'air d'être originales. — *Nicandri theriaca et alexipharmaca in latinos versus redacta. Francofurti,* 1532, in-8°. — *Botanologicon, sive, colloquium de herbis. Coloniæ,* 1534, in-8°. *Parisiis,* 1551, in-16, avec les notes de *Valerius Cordus* sur *Diosco-*

ride. — *De abusu uroscopiæ conclusiones, earumdemque enarrationes adversus mendacissimos medicastros qui imperitam plebeculam, vana sua uroscondia et medicatione, misere bonis et vita spoliant. Francofurti,* 1546, in-8°. — *Judicium de herbis et medicamentis simplicibus. Francofurti,* 1549, in-folio, avec le *Dioscoride* publié par Ryff. — *Traité de la pierre et de la peste,* en allemand. Francfort, 1572, in-8°. — *Opera poetica Helmæstadii,* 1614, in-8°.

Apr. J.-C. 1522. — ALDROVANDI ou ALDRORANDUS (Ulysse). philosophe et médecin, naquit à Bologne, dans une famille noble. Il voyagea beaucoup, et toujours dans le dessein de s'instruire de tout ce qui a rapport à l'histoire naturelle. Il commença même ses voyages de bonne heure, et ne cessa d'en entreprendre de nouveaux qu'après avoir acquis les plus rares connaissances dans les différentes parties de cette belle science. L'antiquité ne nous fournit point d'exemple d'un homme aussi laborieux, et qui ait conçu un dessein aussi vaste que celui d'Aldrovandi. Gesner, qui connaissait tout le mérite de ce médecin, le regardait déjà, en 1562, comme un naturaliste qui avait effacé ceux qui l'avaient devancé dans ce genre d'étude. Il disait même que personne ne s'était donné autant de peines que lui pour se procurer tout ce qu'il y a de rare et de convenable pour former un cabinet d'histoire naturelle. Aldrovandi employa près de cinquante ans à faire le sien : et pour qu'il n'y manquât rien de tout ce qui pouvait le rendre complet, il s'engagea dans de si grandes dépenses qu'elles absorbèrent la meilleure partie de ses revenus. Quand il voyageait, il avait à sa suite des dessinateurs, des peintres, des sculpteurs et des graveurs, à qui il donnait des appointements presque au delà de ses moyens. Il se plaint quelquefois d'avoir trop accordé à la passion qui le dominait, et de n'avoir acquis la science qu'au risque de manquer du nécessaire à la vie. A la tête du second tome de son Ornithologie, on lit une épître adressée au cardinal Montalte, par laquelle il remercie cette éminence de la dépense qu'elle a faite pour l'édition de cet ouvrage, et des secours qu'elle lui a donnés pour continuer ses chères études. Il en dit plus encore dans l'épître dédicatoire du troisième tome. Il y parle de la libéralité du même cardinal, et reconnaît lui devoir le rétablissement de sa fortune épuisée par les dépenses. Il en fit de si grandes que Ray dit avoir vu, vers le milieu du siècle passé, dans le palais du cardinal légat, dix volumes de plantes artistement peintes, et six volumes d'animaux bien dessinés et colorés, qu'Aldrovandi avait fait faire à ses frais. — Ce médecin devint aveugle en 1602, et passa le reste de sa vie dans la contemplation des merveilles de la nature qu'il avait tant étudiées. Il ne s'occupa plus que des grandeurs de leur auteur, et ce fut dans cet exercice qu'il mourut tranquillement à l'hôpital de Bologne en 1605, à l'âge de 80 ans. Quelle demeure pour recevoir les derniers soupirs d'un savant du premier ordre ! Mais le public lui fit de magnifiques funérailles, en reconnaissance des services qu'il avait rendus à l'Université de Bologne, et on l'enterra dans l'église de Saint-Étienne de la même ville. Le cardinal Maphée Barberin, qui fut élevé au souverain pontificat sous le nom d'Urbain VIII, honora sa mémoire par l'éloge suivant :

> Multiplices rerum formas, quas pontus et æther
> Exhibet, et quidquid promit et abdit humus,
> Mens haurit, spectant oculi, dum cuncta sagaci,
> Aldrovande, tuus digerit arte liber.
> Miratur proprios solers industria fœtus,
> Quamque tulit moli se negat esse parem,
> Obstupet ipsa simul rerum fœcunda creatrix,
> Et cupit esse suum quod videt artis opus.

Aldrovandi a composé cent et un traités que nous avons en treize volumes in-folio ; mais à l'exception de son Ornithologie et de l'Histoire des insectes, ils n'ont paru qu'après sa mort. On estime particulièrement ceux où il parle des oiseaux, des quadrupèdes, des insectes et des poissons. Ces traités ne sont cependant point sans défauts, car il y a fait entrer, sans beaucoup de choix, tout ce qu'il a trouvé dans les historiens et les poètes, qui avait du rapport à son sujet. Ses figures sont plus grandes et mieux gravées que celles de Gesner ; et comme il a écrit après cet auteur, et qu'il a joui d'une vie plus longue que lui, il est entré dans un plus grand détail sur l'histoire des animaux. Les descriptions qu'il en fait sont assez exactes, sans être longues ; et il y même de temps en temps quelques détails anatomiques sur leur structure. Bayle ne croit pas qu'Aldrovandi soit auteur de tous les ouvrages qui ont paru sous son nom ; on ne laisse cependant pas de lui donner ceux dont voici les titres :

Ornithologiæ, hoc est, de avibus historiæ libri XII. Agunt de avibus rapacibus. Bononiæ, 1599, in-folio. *Francofurti*, 1616, in-folio. — *Ornithologiæ tomus alter de avibus terrestribus, mensæ inservientibus et canoris. Bononiæ*, 1600, in-folio. *Francofurti*, 1621, in-folio. — *Ornithologiæ tomus tertius et ultimus de avibus aquaticis et circa aquas degentibus. Bononiæ*, 1603, in-folio. *Francofurti*, 1629, in-folio. Les trois tomes ont été réimprimés à Bologne en 1646 et 1647, in-folio. On y trouve quelques dissections, et, dans les deuxième et troisième tomes, beaucoup de figures de plantes assez mal gravées, sur lesquelles les oiseaux sont perchés. Les figures de ceux-ci valent mieux, elles sont en bois, mais d'après nature. — *De animalibus insectis libri VII. Bononiæ*, 1602, 1620, 1638, in-folio. *Francofurti*, 1623, in-folio. C'est une bonne collection que l'auteur a enrichie de plusieurs découvertes. — *De reliquis animalibus exsanguibus, utpote de mollibus, crustaceis, testaceis et zoophytis, libri IV. Bononiæ*, 1606, 1642, in-folio. *Francofurti*, 1623, in-folio. L'édition de Bologne est ornée de belles figures qui ont été dessinées sur les coquillages de son cabinet. On ne peut point en dire autant de celle de Francfort ; en général, les ouvrages d'Aldrovandi, imprimés dans cette ville, ne sont que très-imparfaitement réussis. — *Quadrupedum omnium bisulcorum historia, quam Joannes-Cornelius Utervecerius colligere incœpit; Thomas Dempsterus Baro a Muresk, Scotus, perfecte absolvit; et Marcus-Antonius Bernia atque Hieronymus Tamburinus in lucem ediderunt. Bononiæ*, 1613, 1621, 1642, in-folio *Francofurti*, 1647, in-folio. — *De piscibus libri V et de cetis liber unus a Joanne-Cornelio Utervecerio collecti, et editi opera Hieronymi Tamburini. Bononiæ*, 1613, 1638, in-folio. *Francofurti*, 1629, 1640, in-folio. Les figures sont tirées de différents ouvrages. — *De quadrupedibus solidipedibus volumen integrum. Joannes-Cornelius Utervecerius collegit et recensuit; Hieronymus Tamburinus in lucem edidit. Bononiæ*, 1616, 1639. *Francofurti*, 1623, in-folio. — *De quadrupedibus digitatis viviparis libri III, et de quadrupedibus digitatis oviparis libri II. Bartholomæus Ambrosinus collegit. Bononiæ*, 1637, 1645, in folio. — *Historiæ serpentum et draconum libri duo. Ambrosinus concinnavit et edidit. Bononiæ*, 1640,

1642, in-folio. — *Monstrorum historia labore et studio Bartholomæi Ambrobrosini. Bononiæ*, 1642, 1646, in-folio. Cet ouvrage est plein de fables. — *Musæum metallicum. Bononiæ*, 1648, in-folio, par les soins de Barthélemi Ambrosini, qui n'a rien négligé pour la beauté de l'édition. C'est un des meilleurs ouvrages posthumes d'Aldrovandi; mais il vaudrait encore mieux, s'il ne l'avait point gâté par tous les contes fabuleux qu'on y remarque. On y trouve beaucoup de bonnes choses sur les métaux et les fossiles; l'auteur a même jeté tant de lumières sur ce qui regarde les pierres figurées, que la collection qu'il en a faite peut passer pour la première qui ait mérité d'être consultée. L'abrégé de ce *Musæum* a paru à Leipsic en 1701, in-12, de la façon de David Kellner. — *Dendrologiæ naturalis, scilicet, arborum historiæ libri duo. Bononiæ*, 1668, in-folio. *Francofurti*, 1671, 1690, in-folio. Ovidio Montalbani a publié cet ouvrage sur le manuscrit de l'auteur; mais comme il l'avait laissé fort imparfait, l'éditeur l'a donné tel qu'il l'a trouvé. Les planches ont aussi leur défaut, car elles sont fort grossièrement gravées.

Apr. J.-C. 1522. — FOREST, ou VAN FOREEST (Pierre), plus connu sous le nom de Forestus, naquit en 1522 à Alcmaer, de Jourdan Van Foreest, bailli de Berch près de cette ville. Il fit ses premières études dans sa patrie, et, après avoir étudié les mathématiques à Harlem sous Ophusius, il se rendit à Louvain pour y commencer son cours de droit, suivant l'intention de son père. Cette science n'était cependant point de son goût; il aurait préféré la médecine, s'il eût été son maître : et ce fut pour obtenir de son père une liberté entière à cet égard, qu'il engagea Pierre Nannius, professeur au collége des Trois-Langues et son compatriote, à lui écrire une lettre capable de le faire changer de sentiment. Comme elle fit tout l'effet qu'il en attendait, il ne tarda pas à fréquenter les écoles de la faculté de médecine de Louvain, où il suivit pendant quatre ans Jérémie Triverius et d'autres habiles professeurs. Ce terme écoulé, il passa en Italie, et s'arrêta à Bologne, à Padoue et à Rome plus que partout ailleurs. Il reçut le bonnet de docteur à Bologne, après avoir pris les leçons de Benoit de Faenza, de Jacques Erigius et d'Elideus. A Padoue, il s'attacha au cé-

lèbre André Vésale; à Rome, il suivit Gisbert Horstius d'Amsterdam, médecin de l'hôpital *Di S. Maria della consolatione.* Il prit ensuite la route de France, et demeura quelque temps à Paris, où il se fit d'illustres amis, comme Vidus Vidius Florentin, professeur de médecine au collége royal, et Jacques Dubois, dit Sylvius, qui faisait alors des leçons dans le même collége sur le traité de Galien de la vertu des simples. Forestus fit présent à ce dernier de quelques plantes qu'il avait ramassées en Italie avec beaucoup de soin, partie sous la direction des botanistes du pays, partie avec Valerius Cordus, jeune homme de grande espérance, avec qui il avait demeuré à Rome et à qui il avait fermé les yeux en 1544.

Las de mener une vie errante, Forestus songeait à se fixer et à faire valoir les connaissances qu'il avait acquises. Sylvius lui conseilla d'aller exercer la médecine à Pluviers, petite ville de France dans la Beauce; il y passa une année; mais à peine ce terme était-il écoulé, que son père et ses amis le rappelèrent dans sa patrie. Il demeura pendant douze ans parmi ses concitoyens, et au bout de ce temps il se rendit à Delft dont les habitants avaient imploré son secours contre les ravages de la maladie contagieuse qui les désolait. Ce savant homme n'écouta que la voix de l'humanité dans des circonstances si critiques; il passa dans cette ville affligée, nonobstant le péril auquel il exposait ses jours : mais il usa si heureusement de ses remèdes, qu'il sauva la vie à beaucoup de monde et conserva la sienne. La ville de Delft le regarda depuis comme son libérateur, et le retint en qualité de son médecin par une pension considérable. Il en jouissait depuis près de trente ans, lorsqu'il fut appelé à Leyde, en 1575, pour y faire les premières leçons de médecine à l'ouverture de l'université. Il retourna ensuite à Delft, et y demeura encore environ dix ans; mais l'amour de la patrie le fit passer à Alcmaer, où il finit ses jours, en 1597, dans la soixante-quinzième année de son âge.

Il y aurait quelque mécompte par rapport aux époques de la vie de Forestus, si on les prenait à la rigueur, en suivant M. Paquot qui m'a servi de guide. Cet auteur de l'histoire littéraire des Pays-Bas met l'arrivée de Forestus à Louvain vers l'an 1539; et en y joignant quatre ans d'étude dans la même ville, quatre ou cinq ans de séjour en Italie, un an passé à Pluviers à faire la médecine, douze ans de pratique à Alcmaer, près de trente ans à Delft, environ dix ans dans la même ville à son retour de Leyde, ce médecin aurait déjà atteint l'année 1600 ; ce qui ne peut s'accorder avec celle de sa mort, qui est si bien exprimée par ce distique numéral, qu'on a gravé sur son tombeau dans l'église principale d'Alcmaer :

EVICTUS FATO CUBAT HAC
SUB MOLE FORESTUS :
HIPPOCRATES BATAVIS SI FUIT, ILLE FUIT.

Pierre Hogherbeets, médecin de la ville de Horn et ami particulier de Forestus, lui a consacré cet éloge funèbre :

Noris ut, hospes, casa quanti marmore
Sub hoc reposta sint viri, sic accipe :
Sunt illa Petri, e gente quem Forestia
Cœli benignior, boné mortalium,
Magni bearal aura mente Hippocratis.
Unc, artis usu, fortibusque Iatricæ
Orbi retectis, arlu perenni lumine,
Jam major annis septuagenario,
Nil mente fractus, hoc ut artus exuit :
Desiderat, lugetque civem patria :
Æther recepit, quo fide tetenderat,
Fama relicta posteris industriæ.
Nunc, hospes, i quo fata te vocant tua,
Sua gratulatus optimo Forestio.

Pierre Forest fut l'un des plus habiles médecins de son temps. Il était extrêmement laborieux ; il a fait beaucoup de découvertes relatives à son art et qui font preuve de son jugement et de sa pénétration : mais on ne voit pas qu'il ait poussé fort loin ses recherches sur l'histoire naturelle, à laquelle il s'était d'abord attaché, non plus que sur les autres sciences qu'on regarde comme subsidiaires par rapport à la médecine. Il paraît qu'il avait dirigé ses principales vues du côté de l'observation ; et si l'on en croit Boerhaave, qui le loue beaucoup pour les soins qu'il a pris de recueillir ce grand nombre d'histoires que renferment ses ouvrages, on doit faire cas des bonnes choses qu'on y trouve. Le témoignage du savant Haller n'est point aussi favorable à notre médecin ; suivant lui, on est en droit de soupçonner la fidélité de ses histoires ; car il semble qu'il ait quelquefois cherché à faire valoir la justesse de son pronostic et la réussite de ses cures, aux dépens de la vérité. Voici les titres de ses ouvrages : — *Observationum et curationum medicinalium, sive, Medicinæ theoricæ et practicæ libri XXVIII.*

Francofurti, 1602, deux volumes in-folio, qui sont le premier et le deuxième tome. — *Observationum et curationum medicinalium Liber XXIX. Ibidem,* 1604, in-folio. C'est le troisième tome. — *Observationum et curationum medicinalium libri XXX, XXXI et XXXII. Ibidem,* 1607, in-folio. Tome quatrième. — *Observationum et curationum chirurgicarum libri quinque. Accesserunt de incerto ac fallaci urinarum judicio adversus Uromantas et Uroscopos libri tres. Francofurti,* 1610, in-folio. Tome cinquième. Il prouve très-bien qu'il est impossible de connaître les maladies, leurs causes et leurs suites, par la seule inspection de l'urine ; parce que la variété des causes morbifiques, capables de produire le même mal, et le changement de l'urine dans le cours de la même maladie, rendent ce jugement incertain. — *Observationum et curationum chirurgicarum libri quatuor posteriores. Francofurti,* 1611 et 1634, in-folio. C'est le sixième et dernier tome de ses ouvrages. — Tous ces livres d'observations ont été imprimés séparément à Leyde depuis 1589 jusqu'en 1610, et toujours in-8°. Les trois livres *De incerto urinarum judicio* ont paru à Anvers en 1583, in-8°, et à Leyde en 1589, in-8°. Il y a encore une édition des trois derniers en allemand, Nuremberg, 1661, in-8°. Le recueil de tous les ouvrages de Pierre Forest a été publié en différents endroits. Francfort, 1619, en un gros volume in-folio ; et 1633, en trois volumes in-fol. Rouen, 1653, quatre volumes in-fol. Nuremberg, 1660, in-fol. Francfort, 1660, 1661, quatre volumes in-folio.

Après Jésus-Christ 1523 environ. — VALLALOBOS (François de), docteur en médecine dans le seizième siècle, était de Tolède. Il servit à la cour de l'empereur Charles V et de Philippe son fils, en qualité de médecin ordinaire. Déjà connu dans le monde par un Traité de la maladie vénérienne qu'il publia à Salamanque en 1498, in-folio, sous le titre de *Tratado de la enfermedad de las Bubas,* il n'eut pas de peine à mériter la confiance de ces deux princes. Mais comme il était laborieux, il chercha à soutenir, à augmenter même sa réputation par d'autres ouvrages. Tels sont : — *Glossa in Plinii Historiæ naturalis primum et secundum libros. Compluti,* 1524, in-folio. — *Problema con otros dialogos de medicina y fami-*

liares. Zamora, 1543, in-folio, et ailleurs, in-4°.

Après J.-C. 1523 *environ.* — DES JARDINS, ou HORTENSIUS (Jean), naquit près de Laon, de Jean des Jardins, capitaine du château de Hamelle. Son goût pour les belles-lettres l'engagea à en faire son unique étude; il y fit même tant de progrès, qu'il fut choisi pour professer les humanités à Paris au collége du cardinal Le Moine. Mais il ne se borna point à cet emploi; il aspira à quelque chose de plus, et se mit sur les bancs de la Faculté de médecine de Paris, qui le promut au grade de bachelier en 1514, à celui de licencié en 1517, et lui accorda enfin les honneurs du doctorat en 1519. Il paraît par les registres de l'Université qu'il fut professeur des écoles de médecine en 1521, qu'il fut élu doyen en 1524 et continué en 1525. On sait d'ailleurs que François Ier le mit au nombre de ses médecins. Il mérita la confiance de ce prince par ses talents dans l'art de guérir, et il en mérita l'estime par la grande intelligence qu'il avait de la langue grecque. Hortensius connaissait tout le prix de cette langue, et il en croyait l'étude si nécessaire aux médecins, qu'il ne cessait de les y exciter, afin qu'ils pussent consulter Hippocrate et Galien dans leurs ouvrages originaux. Ce savant homme mourut d'apoplexie le 31 janvier 1547, sans avoir donné aucun ouvrage de sa façon. On trouve un sonnet sur sa mort dans le Recueil des poésies de Philippe Desportes. Le voici :

Après avoir sauvé par mon art secourable,
Tant de corps languissants que la mort menaçoit,
Et chassé la rigueur du mal qui les pressoit,
Gagnant comme Esculape un nom toujours durable!

Cette fatale sœur, cruelle, inexorable,
Voyant que mon pouvoir le sien amoindrissoit,
Un jour que son courroux contre moi la poussoit,
Finit quant et mes jours mon labeur profitable.

Passant, moi qui pouvois les autres secourir,
Ne dis point qu'au besoin je ne pus me guérir ;
Car la mort qui douloit l'effort de ma science,

Ainsi que je prenois librement mon repas,
Me prit en trahison, sain et sans défiance,
Ne me donnant loisir de penser au trépas.

Ce sonnet a été mis en latin par le père Vavasseur, jésuite, et Ménage a fait une épigramme sur la même pensée.

Apr. J.-C. 1523. — ERASTE (Thomas) d'Auggenen, village de la seigneurie de Badenweiller dans le Brisgaw,

Biographie médicale. TOM. I.

vint au monde en 1523. Il étudia à Bâle, où il faillit mourir de la peste en 1542. Sa convalescence, qui fut longue, le désola moins que les obstacles qu'il rencontra à la continuation de ses études. La pauvreté était au moment de lui fermer l'entrée des sciences, lorsqu'il trouva un protecteur généreux qui lui fournit tous les secours dont il avait besoin pour entreprendre le voyage d'Italie. Eraste s'arrêta à Bologne, où il fit de si grands progrès en philosophie, et en médecine, qu'il reçut les honneurs du doctorat dans ces deux sciences. Dès qu'il se vit en état de figurer parmi les savants, il suivit la coutume de ceux de son siècle en changeant de nom; le sien était Lieber, il lui donna une tournure grecque en prenant celui d'Erastus. Il le portait déjà lorsqu'il vint enseigner à Heidelberg. De là il se rendit à Bâle en 1581, pour y remplir une chaire de médecine; mais il n'en jouit pas longtemps, car il mourut le premier jour de l'an 1583. On a de lui plusieurs ouvrages dont les uns ont paru de son vivant, et les autres ont été imprimés après sa mort. Quoi qu'on n'y remarque rien de bien intéressant, je ne laisserai pas d'en donner les titres et les éditions : — *Disputationum de medicina nova Philippi Paracelsi, pars prima. Basileæ,* 1572, in-4°. *Pars secunda. Ibidem,* 1572, in-4°. *Pars tertia. Ibidem,* 1572, in-4°. *Pars quarta et ultima. Ibidem,* 1573, in-4°. Il y réfute la doctrine que Paracelse avait enseignée à Bâle, et qu'il avait consignée dans ses écrits. — *De causa morborum continente. Basileæ,* 1572, in-4°. — *De occultis pharmacorum potestatibus. Basileæ,* 1574, in-4°. *Francofurti,* 1611, in-4°. — *Disputatio de auro potabili. Basileæ,* 1578, 1594, in-4°. — *De putredine liber. Ibidem,* 1580, in-4°. *Lipsiæ,* 1590, in-4°. — *Epistola de astrologia divinatrice. Basileæ,* 1580, in-4°. — *De pinguedinis in animalibus generatione et concretione. Heidelbergæ,* 1580, in-4°. — *Comitis Montani, Vicentini, novi medicorum censoris, quinque librorum de morbis nuper editorum viva anatome. Basileæ,* 1581, in-4°. — *Ad Archangeli Mercenarii disputationem de putredine responsio. Basileæ,* 1583, in-4°. — *Varia opuscula medica. Francofurti,* 1590, in folio. — *Disputationum et epistolarum medicinalium volumen doctissimum. Tiguri,* 1595, in-4°. — *Examen de simplicibus quæ ad compositionem*

17

theriacæ Andromachi requiruntur. Lugduni, 1606, in-4°, *et* 1607, in-8°. — *Universæ medicinæ synopsis in quatuor tabulas collecta. Venetiis*, in-folio. La dernière partie est de la façon de Gabriel Cuneus.

Apr. J.-C. 1523. — STENGEL (Luc) d'Ausbourg, où il vint au monde en 1523, prit le bonnet de docteur en médecine à Padoue l'an 1549. Il se fixa dans sa ville natale, dont il fut médecin ordinaire; mais il ne se borna pas à lui être utile par les soins qu'il donnait aux malades. il engagea encore ses confrères à travailler de concert avec lui à la perfection de leur art. Persuadé que rien ne contribue davantage aux progrès des sciences, que de réunir en corps les personnes qui s'y appliquent, il proposa aux médecins d'Ausbourg de s'assembler régulièrement, pour s'entre-communiquer les découvertes et les observations qu'ils auraient faites dans le cours de leur pratique. C'est à ce titre qu'on doit le regarder comme un des premiers auteurs de l'établissement du collége de cette ville, dont il fut aussi le premier doyen. On met la mort de Stengel vers la fin de l'an 1587, et on lui attribue les ouvrages suivants :

Apologia adversus stibii spongiam, non ita dudum a Michaële Toxita in lucem editam. Augustæ Vindelicorum, 1565, 1569, in-4°. — *Quæstiones tres medicæ. I. An antimonium ægrotantibus citra noxam exhiberi possit? II. An ratio curandæ pestis a missione sanguinis auspicanda sit? III. An pestem necessario subsequatur febris? Ibidem*, 1566, in-4°. — *Theses de natura, causis et curatione morbi epidemici. Ibidem*, 1580, in-4°. — Charles Stengel, autre médecin d'Ausbourg et probablement de la famille du précédent, a publié les ouvrages dont voici les titres : — *Vita sancti Simporti episcopi Augustani. Augustæ Vindelicorum*, 1615, in-12. — *Historia pestis, in qua ejus causæ, diræ grassationes et remedia divinitus collata, fuse enarrantur. Ibidem*, 1614, in-8°. Lipenius et Manget citent une édition de Dillingen de la même année. — *Hortensius et Dea Flora. Augustæ Vindeliorum*, 1647, in-12. *Ibidem*, 1650, in-12, sous le titre d'*Hortorum, florum et arborum historia.*

Ap. Jésus-Christ 1524 *environ.* — BÉTHENCOURT (Jacques DE), mé-

decin de Rouen, publia en 1527 un Traité intitulé : — *Nova pœnitentialis quadragesima, necnon purgatorium in morbum gallicum seu venereum, una cum dialogo aquæ argenti et ligni guaïaci colluctantium super dicti morbi prælatura. Opus fructiferum. Parisiis*, 1527, in-8°. La pénitence quadragésimale, dont il parle dans le titre de cet ouvrage, doit s'entendre de la grande diète qu'on faisait observer à ceux qu'on mettait à l'usage du bois de gaïac; et le purgatoire, dont il parle encore, ne signifie autre chose que les douleurs qui accompagnent la salivation excitée par le mercure. — Béthencourt est communément regardé comme le premier médecin français qui ait écrit sur les maux vénériens : ils parurent peut-être à Rouen plutôt que dans les autres villes du royaume; ils y firent au moins plus de ravages qu'ailleurs, si l'on en croit Rabelais et Antoine Mengot. Notre auteur assure que la vérole n'était connue en France que depuis environ trente ans, lorsqu'il publia le Traité dont on vient de donner le titre. Il fixe l'époque de l'introduction de cette maladie dans le royaume, à peu d'années après la conquête de Naples par Charles VIII, en 1495.

Apr. J.-C. 1525 *environ.* — OVIÉDO (Jean-Gonsalve D'), en espagnol Gonçalo Hermandez de Oviedo y Valdes, naquit à Madrid, où il fut élevé parmi les pages de Ferdinand, roi d'Aragon, et d'Isabelle, reine de Castille : il se trouva à Barcelone en 1493, lorsque Christophe Colomb revint de son premier voyage à l'île Haïti. Comme Oviédo avait lié connaissance avec les compagnons de ce voyageur, et que depuis il s'était souvent entretenu avec ceux qui revinrent des îles Antilles pendant le cours des années suivantes, il ne lui fut pas difficile de se mettre au courant de ce qui s'était passé dans ces premières navigations au Nouveau-Monde. Les recherches d'Oviédo et les services qu'il avait rendus à l'Espagne pendant la guerre des Naples, déterminèrent le roi Ferdinand à l'envoyer, en 1513, à l'île Haïti, nommée par Colomb Hispaniola, aujourd'hui Saint-Domingue, pour être directeur des mines d'or et d'argent de ce pays. Il s'acquitta de cet emploi à la satisfaction de son maître; et comme il avait le cœur bon et humain, il mit à profit ses connaissances sur les ravages

que la maladie vénérienne avait faits
pendant la guerre de Naples contre les
Français, et chercha dans le nouveau
monde, d'où ce mal était venu en Europe, les remèdes que l'on employait le
plus efficacement contre lui. Il ne se
borna cependant point à ces premières
recherches; il les étendit à tout ce qui
concerne l'histoire naturelle de ces riches et vastes régions, et à son retour
en Espagne, il en rassembla le recueil
qu'il dédia à Charles-Quint, en 1525,
sous le titre de *Summario de la historia
general y natural de las Indias Occidentales*. Il augmenta depuis cet abrégé
et il le publia, en 1535, sous cet autre
titre : *La historia general y natural
de las Indias Occidentales*. C'est dans
cet ouvrage qu'Oviédo prétend que la
vérole est endémique dans l'île Haïti, et
que de là elle est passée en Espagne et
ensuite à Naples. Astruc, qui en fait
mention dans le traité qu'il a écrit sur
cette maladie, cite l'opinion de cet auteur espagnol à l'appui de celle qu'il
avait lui-même sur l'origine de la vérole.
Il est vrai que l'auteur d'une brochure
qui parut en 1774, sous le titre d'*Examen historique sur l'apparition de la
maladie vénérienne en Europe*, réfute
le témoignage tiré d'Oviédo et déduit
des paroles de cet Espagnol plusieurs
conséquences qui détruisent l'assertion
d'Astruc. Mais ces conséquences sont
d'autant plus fausses, qu'il fait parler
Oviédo avant son départ pour l'île de
Saint-Domingue en 1513, pendant que
la première édition de son ouvrage date
de 1525. Ainsi, au lieu de la conséquence qu'on lire, page 66 de la brochure : *Donc Oviédo avait vu la vérole
avant l'arrivée de Margarit de l'Amérique;* il faudrait dire : Donc Oviédo
avait vu la vérole avant son départ pour
le Nouveau Monde en 1513, et il en avait
eu tout le temps. Ces autres conséquences
ne sont pas plus justes : *Donc Oviédo savait que les vérolés souffraient des douleurs, avant d'avoir vu Margarit; donc
alors la maladie vénérienne était connue, et très-connue en Espagne avant*
1496. Il est bien plus naturel d'inférer
qu'un écrivain qui publiait son ouvrage
30 ans après cette date, n'avait pris les
notions qu'il avait de la vérole que depuis l'arrivée de Margarit; mais qu'il
les avait perfectionnées par des observations qu'il recueillit lui-même en Amérique.

Quoi qu'il en soit de cette discussion,
Oviédo vante l'usage du bois de gaïac
pour la guérison de la maladie vénérienne; et si l'on en croit Fallope, cet
Espagnol fut le premier Européen qui
s'en servit à cette fin. Telle est la pensée de la plupart des auteurs sur le
compte d'Oviédo, relativement à la connaissance qu'il avait de la vérole et à ce
qu'il en a écrit; mais d'autres y ont mis
plus de finesse, et, sans faire attention à
ce qu'Oviédo dit lui-même en plusieurs
endroits de son Histoire naturelle des
Indes Occidentales, ils ont imaginé cette
anecdote. Oviédo, disent-ils, était à Naples lorsque la vérole commença à s'y
faire sentir vers la fin du quinzième siècle. Il fut atteint de cette maladie et,
faisant réflexion qu'elle était venue de
l'Amérique, il ne douta point qu'il n'y
eût dans ce pays-là des remèdes propres
à s'en délivrer. Dans cette pensée, il
entreprit d'y aller; et comme il vit qu'on
employait le bois de gaïac avec succès,
il se mit au fait de la manière dont on
s'en servait, et fut guéri par l'heureuse
expérience qu'il en fit sur lui-même. A
son retour en Espagne, il s'érigea en
médecin des maux vénériens, qu'il traita
avec le gaïac; et cette méthode lui
réussit si bien, qu'il devint fort riche
en peu de temps, et laissa beaucoup de
biens à ses enfants. Cette histoire, faite
à plaisir, ne s'accorde ni avec le caractère d'Oviédo, ni avec l'emploi qu'il avait
rempli à Saint-Domingue, ni avec ce
qu'il a écrit lui-même.

Ap. J.-C. 1525 *environ.* — ROTA
(Jean-François), docteur en médecine,
enseigna publiquement la chirurgie dans
les écoles de la ville de Bologne sa patrie. Il mourut le 7 mai 1558, et laissa
ces deux ouvrages : — *De introducendis Græcorum medicaminibus liber.*
Bononiæ, 1553, in-folio. — *De tormen-
tariorum vulnerum natura et curatione
liber. Bononiæ*, 1555, in-4°. *Francofurti*, 1575, in-4°. *Antverpiæ*, 1583,
in-4°. sous ce titre : *De sclopetorum vulneribus.* On a joint à cette édition tout
ce qu'Alphonse Ferrius et Léonard Botal ont écrit sur la même matière. L'auteur regardait les plaies d'armes à feu
comme envenimées ou comme des brûlures : ce système fut long-temps celui
des chirurgiens.

Ap. J.-C. 1525 *environ.*—STROMER
(Henri), natif d'Aurboch en Misnie, fut
reçu docteur en médecine à Leipsic au

commencement du seizième siècle. Ses succès dans la pratique lui méritèrent l'estime de George, duc de Saxe, qui le combla de bienfaits, et la variété de ses connaissances le mit si bien dans l'esprit d'Erasme, que ce savant lui accorda son amitié et lia un commerce de lettres avec lui.

Stromer voulait de la gaîté chez ses malades, et ne négligeait rien pour la leur inspirer. Il disait souvent que depuis 40 ans qu'il faisait la médecine, il avait observé que la tristesse avait emporté plus de gens que toutes les espèces de morts violentes ensemble. Convaincu de la vérité des principes qu'il insinuait aux autres, il vécut gaîment et mourut de même vers 1542. On a de lui : *Saluberrimæ adversus pestilentiam observationes. Moguntiæ*, 1517, in-4º. *Lipsiæ*, 1519 , in-4º. — *Decreta medica de ebrictate. Lipsiæ*, 1531, in-4º. — *Decreta medica de senectute. Noribergæ*, 1537, in-4º.

Après Jésus-Christ 1525 environ. — BRUNFELT ou BRUNFELS (Othon), médecin du seizième siècle, naquit à Mayence. Son père, qui était tonnelier de la même ville, avait apparemment tiré son nom du lieu de sa naissance, le bourg de Brunfels, qui n'en est pas éloigné. Othon fit beaucoup de progrès dans les lettres; et après en avoir fait de plus grands dans les langues savantes et la théologie, il prit l'habit religieux dans la chartreuse de sa ville natale. Comme il avait peu de santé, il devint inquiet sur sa situation, et tomba bientôt dans une mélancolie qui le rendit non-seulement inconstant dans le genre de vie qu'il avait embrassé, mais incommode et fâcheux à ses amis. Les erreurs de Luther commençaient alors à faire du bruit; Brunfelt sortit secrètement de son monastère, et consomma son apostasie en se mettant au rang des premiers partisans de cet hérésiarque. Dénué de fortune, il ne tarda pas à sentir tout le poids de l'indigence qui manque de ressource, et ce fut pour chercher de quoi vivre, qu'il passa à Strasbourg, où il s'amusa pendant neuf ans à enseigner la jeunesse. De là il se rendit à Bâle, et comme il avait amassé quelque argent, il l'employa en frais d'étude, et finit par se faire recevoir docteur en médecine en 1530. Il revint ensuite à Strasbourg dans le dessein de s'y fixer; mais ayant été appelé à Berne pour y remplir la

charge de médecin-pensionnaire, il ne tarda point à l'aller occuper. Ce fut pour peu de temps, car il mourut six mois après dans la même ville de Berne, d'une maladie qui lui avait mis la poitrine tout en feu et rendu la langue noire comme du charbon. On met sa mort au 13 novembre 1534. — Ce médecin paraît n'avoir rien fait autre chose qu'écrire, depuis sa promotion au doctorat jusqu'à la fin de sa vie. Il s'attacha surtout à la botanique, et fut un des premiers restaurateurs de cette belle science, qu'il chercha à tirer de l'obscurité dans laquelle elle se trouvait depuis tant de siècles. Voici la notice de ses ouvrages : — *Catalogus illustrium medicorum, seu, de primis medicinæ scriptotibus. Argentorati*, 1530, in-4º. — *Herbarum vivæ icones ad naturæ imitationem summa cum diligentia et artificio effigiatæ, una cum effectibus earumdem. Tomus primus. Argentinæ*, 1530, in-folio. *Tomus secundus. Ibidem*, 1531, in-folio. *Tomus tertius. Ibidem*, 1536, in-folio, avec un *Appendix* contenant différentes pièces relatives à la botanique. Les bibliographes citent une édition de 1532 pour le premier tome, de 1536 pour le second, et de 1540 in-fol., pour le troisième. Dans le premier, on trouve les figures des plantes, qui, au jugement du célèbre De Haller, valent pour la plupart autant que celles de Fuchsius; on y trouve aussi bien des choses sur les propriétés de ces plantes. Le second tome n'est proprement qu'une compilation de ce que différents botanistes ont écrit sur la même matière. Le troisième tome contient encore des planches, et au surplus la défense de ce que l'auteur a avancé dans les volumes précédents. — *Theses, seu, communes loci totius rei medicæ. De usu pharmacorum, deque artificio suppressam alvum ciendi liber. Argentorati*, 1532, in-8º. — *Iatreion medicamentorum simplicium, continens remedia omnium morborum qui tam hominibus quam pecudibus accidere possunt, in quatuor libros digestum. Argentorati*, 1533, 2 vol. in-8º. Il y indique les remèdes les plus vantés par les anciens pour chaque maladie, mais sans faire choix de ceux qui méritent la préférence. — *Neotericorum aliquot medicorum in medicinam practicam introductiones. Argentorati*, 1533, in-24. — *Onomasticon, seu, lexicon medicinæ simplicis. Ibidem*, 1534, 1543, in-folio, avec les ouvrages de Théophraste. — *Epitome medices, summam totius medicinæ complectens. Antverpiæ*, 1540, in-8°. *Parisiis*, 1540, in-8°. *Veneliis*, 1542, in-8°. — *Chirurgia parva. Francofurti*, 1569, in-8°.

Apr. J.-C. 1525. — CLUSIUS, ou L'ESCLUSE (Charles), célèbre médecin du seizième siècle, était d'Arras, où il naquit le 9 de février 1525 de Michel de l'Escluse, seigneur de Watennes et conseiller à la cour provinciale d'Artois, et de Guillelmine Quineaut. Il fit ses humanités à Gand, et de là il passa en 1546 à Louvain pour y étudier les langues et la jurisprudence. La passion de voyager le fit sortir de cette ville en 1547, pour aller voir l'Allemagne. Il s'arrêta d'abord à Marpurg, où il continua de s'appliquer au droit; mais une personne de mérite de ce pays-là lui ayant inspiré du dégoût pour cette science, pour laquelle il n'avait pas d'ailleurs trop d'inclination, puisqu'il ne l'étudiait que pour se conformer aux ordres de son père, il y renonça pour s'adonner à la philosophie. André Hyperius, avec qui il fit connaissance à Marpurg, lui ayant fait naître l'envie de voir Mélanchthon, il se transporta à Wittemberg en 1549. L'année suivante, il se rendit à Francfort, à Strasbourg, traversa la Suisse et la Savoie, d'où il passa à Lyon et ensuite à Montpellier. Il s'arrêta trois ans dans cette dernière ville, et s'y logea chez Guillaume Rondelet, sous les auspices duquel il s'appliqua à la médecine, et prit pour la botanique ce goût dominant qu'il conserva toute sa vie. Après avoir reçu le bonnet de docteur en médecine à Montpellier en 1559, il se rendit aux ordres de son père qui le rappelait dans les Pays-Bas. Il se mit en route pour Lyon, passa ensuite à Genève et à Bâle, aborda à Cologne par le Rhin, et arriva heureusement à Anvers. L'état d'opulence que cette ville devait à l'étendue de son commerce, y attirait alors toutes les nations de l'Europe ; ce fut là que L'Escluse fit les premiers essais de ses talents. Mais il n'y demeura pas long-temps; car il retourna en France en 1560, et s'arrêta pendant deux ans à Paris, d'où les guerres civiles le chassèrent pour se rendre à Louvain. Après un an de séjour dans cette ville, il repassa en Allemagne et fut à Ausbourg en 1563. Il y alla une seconde fois l'année suivante ; mais il s'y arrêta fort peu, et reprit la route des

Pays-Bas avec les illustres Fugger qu'il accompagna dans ces provinces. Après cela, il voyagea le long des côtes occidentales de la France jusqu'en Espagne. Arrivé dans ce royaume, il en parcourut une bonne partie en herborisant ; ce qu'il fit aussi en Portugal. Il eut le malheur de se casser un bras et une jambe en tombant de cheval, lorsqu'il était en chemin pour se rendre à Gibraltar. Revenu de ce voyage en 1565, il demeura près de cinq ans dans les Pays-Bas, et il y cultiva l'amitié de divers savants, comme Hubert Goltzius, les frères Laurin de Bruges, Plantin, Raphelenge, Brancion, etc. En 1570 il alla encore à Paris, et de là en Angleterre. Ce nouveau voyage fini, il se tint dans les Pays-Bas jusqu'en 1573, que l'empereur Maximilien II l'appela à Vienne, pour lui confier la direction de son jardin des plantes. L'Escluse y fit la connaissance des savants qui vivaient à la cour impériale, je veux dire, de Jean Sambuc, de Jules Alexandrin, de Jean Craton de Craftheim, de Rembert Dodoens, etc., et profita de son séjour en Autriche pour examiner les simples du pays; il passa même en Hongrie, qu'il parcourut encore en botaniste. Toujours occupé du dessein de se perfectionner dans la science des plantes, il obtint la permission de faire un nouveau voyage en Angleterre; là il mérita l'estime de Philippe Sidney et de François Drake, qui lui apprirent quantité de choses dont il a fait usage dans ses *Exotica*.

Au bout d'environ quatorze ans de séjour à Vienne, tant sous Maximilien II, que sous Rodolphe II, son successeur, il se dégoûta de la vie de la cour, et se retira en 1587 à Francfort-sur-le-Mein, où il passa six ans dans une espèce de solitude, vivant uniquement pour lui-même, et ne se plaignant d'autre chose que de ne pouvoir plus parcourir les montagnes pour y étudier la nature, à cause d'une luxation à la cuisse qui lui rendait la marche difficile. Cependant il allait quelquefois voir le prince Guillaume, landgrave de Hesse, qui se plaisait à s'entretenir avec lui et qui lui fit même une pension. En 1593, les curateurs de l'université de Leyde le tirèrent de Francfort, en le nommant à la chaire de botanique. Il la remplit avec beaucoup de réputation l'espace de seize ans, et mourut d'une hernie et d'autres maladies, le 4 avril 1609, âgé de 83 ans, sans avoir été marié. Son corps fut enterré dans l'église de Notre-Dame, où l'on chargea son tombeau de cette épitaphe :

BONÆ MEMORIÆ
CAROLI CLUSII ATREBATIS.
POS.
QUI OB NOMINIS CELEBRITATEM,
PROBITATE, ERUDITIONE,
TUM REI IMPRIMIS HERBARIÆ ILLUSTRATIONE,
PARTAM,
INTER AULÆ CÆS. FAMILIARES ALLECTUS,
ET POST VARIAS PEREGRINATIONES
A NOB. DEMUM ET AMPLISS.
DD. CUR. ET COSS.
IN HANC URBEM, CONDECORANDÆ
ACADEMIÆ, EVOCATUS,
ET STIPENDIO PUBLICO
PER ANNOS XVI HONORATUS,
LXXXIV ÆT. SUÆ ANNUM INGRESSUS,
OBIIT CÆLEBS IN APRILI MDC IX.

Ælius-Everardus Vorstius fit son oraison funèbre. Clusius avait été sujet à beaucoup de maladies. Outre les accidents dont il a été parlé, il s'était démis un os du pied gauche à 55 ans, et s'était en même temps cassé une cheville, ensorte que dans sa vieillesse il était obligé de se servir de béquilles. Il avait tenté trois fois le voyage d'Italie, et il regrettait fort d'en avoir toujours été empêché. Il savait l'histoire et la géographie ; il possédait les langues latine et grecque, et il entendait l'italien, l'espagnol, l'allemand, le flamand et le français. Heinsius le met, avec Joseph Scaliger, au rang des hommes les plus savants de son temps. C'est dans la botanique qu'il a excellé. Il s'était fait une loi de ne se fier au témoignage de personne à l'égard des plantes, et de ne croire que ses propres yeux. Aussi l'exactitude la plus scrupuleuse règne dans ses descriptions et dans ses figures. C'est à lui, à Césalpin et à Gesner, qu'on est redevable de la méthode qui tire les différences caractéristiques des plantes de la structure de leurs fruits. Voici la notice des ouvrages de Clusius : — *Histoire des plantes, en laquelle est contenue la description entière des herbes, leurs espèces, formes, noms, tempérament, vertus et opérations, par Rembert Dodoens, médecin de la ville de Malines, traduite de bas allemand en françois.* Anvers, 1557, in-folio, avec figures. Le mérite de cette édition consiste en ce qu'elle est toujours citée par Gaspar Bauhin dans son *Pinax.*

Antidotarium, sive, de exacta componendorum miscendorumque medicamentorum ratione libri tres, omnibus pharmacopœis longe utilissimi; ex Græcorum, Arabum et recentiorum medicorum scriptis maxima cura et diligentia collecti. Antverpiæ, 1561, in-8°. C'est l'Antidotaire de Florence, qu'il a traduit de l'italien en latin. — *Les Vies de Hannibal et de Scipion l'Africain,* traduites du latin de Donat Acciaïoli en françois. Avec les Vies des hommes illustres de Plutarque, traduites par Amyot. Paris, 1565, in-folio. Les traductions de l'Escluse sont fort inférieures à celles d'Amyot. — Notre auteur, étant à Salamanque, trouva chez Augustin Vaes plusieurs lettres de Nicolas Clénard, adressées à Jean Vaes ou Vasæus son père, et à quelques autres personnes. Il chercha aussi à Grenade ce qui restait de lettres de ce savant humaniste. De retour dans les Pays-Bas, il donna le tout à Plantin qui l'ajouta en forme de second livre à celui qui avait déjà paru, et qu'il réimprima à Anvers en 1566, in-8°. — *Aromatum et simplicium aliquot medicamentorum apud Indos nascentium historia ; ante biennium quidam Lusitanica lingua per dialogos conscripta. D. Garcia ab Horto, proregis Indiæ medico, auctore : nunc vero primum latina facta et in epitomen contracta a Carolo Clusio Atrebate.* Antverpiæ, 1567, in-12. *Ibidem,* 1574, 1579, 1593, in-8°. Ces deux dernières éditions portent en titre : *Iconibus ad vivum expressis, locupletioribusque annotatiunculis illustrata a Car. Clusio.* Il y avait déjà dans la première quelques figures en bois, gravées d'après nature et des remarques du traducteur sur presque tous les articles. L'épître dédicatoire, datée de Bruges le 13 décembre 1566, est adressée à Jacques Fugger, fils d'Antoine Fugger, et comte de Kirchperg et de Weissenhorn. Clusius avait été près de deux ans auprès de ce jeune seigneur, en qualité de précepteur et de compagnon de voyage. En parcourant l'Espagne avec lui, il avait rencontré le livre de *Garcias ab Orta,* que l'auteur avait composé en latin, mais qu'il avait publié à Goa en portugais, comme ses amis l'avaient souhaité. — *Simplicium medicamentorum ex novo orbe delatorum, quorum in medicina usus est, historia ; hispanico sermone a D. Nicolao Monarde, medico hispalensi, descripta : latio deinde donata, et annotationibus iconibusque affabre depictis illustrata a Carolo Clusio Atrebate. Antverpiæ,* 1574, 1579, in-8°. Monardes n'avait d'abord donné que deux livres qui parurent en espagnol l'an 1569, in-8°. Il y en joignit un troisième en 1580 ; Clusius le traduisit et le publia séparément sous ce titre : *Liber tertius, hispanico sermone nuper descriptus a Nicolao Monarde : nunc vero primum latio donatus et notis illustratus a Car. Clusio. Antverpiæ,* 1582, in-8°. — *Christophori a Costa, medici et chirurgi, aromatum et medicamentorum in Orientali India nascentium liber, plurimum lucis afferens iis, quæ a Doctore Garcia de Orta in hoc genere scripta sunt; Caroli Clusii opera ex hispanico sermone latinus factus, in epitomen contractus, et quibusdam notis illustratus. Antverpiæ,* 1574, in-8°. *Ibidem,* 1582, in-8°. Item avec les deux précédents, sous ce titre : *Garciæ ab Horto, Christophori a Costa, et Nicolai Monardis, aromatum et simplicium medicamentorum apud Indos nascentium historia; ex Lusitanico et Hispanico latine in epitomen contracta, et annotationibus illustrata a Carol Clusio, cum Figuris. Antverpiæ,* 1593, in-8°. Clusius a substitué de nouvelles figures à celles d'*A Costa* qui n'avaient point de justesse.

Caroli Clusii Atrebatis rariorum aliquot stirpium per Hispanias observatarum historia, libris duobus expressa, ad Maximilianum II imperatorem. Antverpiæ, 1576, in-8°, avec 230 figures. Il découvrit plusieurs nouvelles plantes dans ces régions situées sous un climat chaud. Ses descriptions sont fidèles, ses planches très-belles, et le jugement qu'il porte sur les difficultés qui se rencontrent dans l'étude de la botanique est marqué au coin de la sagesse et de la prudence. — *Caroli Clusii aliquot notæ in Garciæ aromatum historiam. Ejusdem descriptiones nonnullarum stirpium, et aliarum exoticarum rerum, quæ a generoso viro Francisco Drake, equite anglo, et his observatæ sunt, qui cum in longa illa navigatione, qua proximis annis universum orbem circumivit, comitati sunt : et quorumdam peregrinorum fructuum, quos Londini ab amicis accepit. Antverpiæ,* 1582, in-8°. — *Rariorum aliquot stirpium et plantarum per Pannoniam, Austriam et vicinas quasdam provincias observatarum historia quatuor libris expressa. Antver-*

piæ, 1583, in-8°, avec 353 figures. Les planches de ce recueil ne valent pas celles des planches d'Espagne pour la netteté.

Patri Bellonii, Cenomani, plurimarum singularium et memorabilium rerum in Græcia, Asia, Ægypto, Judæa, Arabia, aliisque exteris provinciis ab ipso conspectarum, observationes tribus libris expressæ. Accedit ejusdem de neglecta stirpium cultura, atque earum cognitione libellus, edocens qua ratione sylvestres arbores cicurari et mitescere queant. Carolus Clusius e gallico latinum faciebat. Antverpiæ, 1589, in-8°. — *Tabula chorographica Galliæ Narbonensis.* Ortelius a inséré cette carte dans son *Theatrum orbis terrarum.* — *Caroli Clusii tabula chorographica Hispaniæ, antiquis et recentibus locorum nominibus inscriptis.* — *Rariorum plantarum historia, cui accesserunt ejusdem commentariolum de fungis : Honorii Belli, medici doctissimi, aliquot ad clariss. Clusium Epistolæ de variis stirpibus agentes : alia item cruditissimi Tobiæ Roelsii, medici, de certis quibusdam plantis epistolæ : præterea accurata montis Baldi in agro Veronensi descriptio, auctore Johanne Pona, a Carolo Clusio ex italico in latinum sermonem versa. Antverpiæ,* 1601, in-folio, avec figures. *Lugduni Batavorum,* 1605, in-folio, avec figures. — *Nicolai Monardi libri tres, magna medicinæ secreta et varia experimenta continentes ; a Carolo Clusio latinitate donati. Lugduni,* 1601, in-8°. Ces trois livres sont : *De lapide bezoar et herba scorzonera, de ferro et ejus facultatibus, de nive et ejus commodis.* — *Exoticorum libri decem, quibus animalium, plantarum, aromatum, aliorumque peregrinorum fructuum historiæ describuntur. Antverpiæ,* 1601, in-folio, avec figures. *Lugduni Batavorum,* 1605, in-folio, avec figures. Les six premiers livres traitent des fruits, des plantes, des oiseaux, des poissons, des animaux que les navigateurs hollandais avaient apportés des Indes. Les quatre suivants sont composés d'après les écrits de Monardes, de Horta, d'A Costa et de Bélon. Il y a une traduction française de cet ouvrage par Antoine Colin, sous le titre d'*Histoire des drogues, espiceries et certains médicaments simples qui naissent ès-Indes, tant orientales qu'occidentales.* — *Curæ posteriores, seu, plurimarum, non ante cognitarum aut descriptarum stirpium, peregrinorumque aliquot animalium novæ descriptiones; quibus et omnia ipsius Opera, aliaque ab eo versa augentur aut illustrantur. Accessit seorsim Ælii Everhardi Vorstii, de ejusdem Caroli Clusii vita et obitu, Oratio, aliorumque Epicedia paulo ante edita. Lugduni Batavorum, 1609, in-8°, 1611, in-4°. Antverpiæ, 1611, in-folio.* Cet ouvrage s'étend beaucoup sur les fleurs et donne quelques nouvelles plantes. — *Galliæ Belgicæ chorographica descriptio posthuma. Lugduni Batavorum, 1619, in-12.* — M. Paquot parle encore d'un *Traité des Liqueurs par Charles de l'Escluse*, en français, mais il ne sait point quand ce livre a paru. On trouve dans la *Centuria I Miscellanea Epistolarum* de Juste Lipse, une lettre écrite à ce savant par Clusius. L'on sait d'ailleurs que Lipse a fait beaucoup d'estime du mérite de ce médecin, et qu'il a composé ces deux vers pour mettre au bas de son portrait :

Omnia naturæ dum, *Clusi*, arcana recludis,
Clusius haud ultra sis, sed *Aperta* mihi.

Ce médecin s'attira cet éloge par les soins qu'il prit de multiplier les richesses de la botanique. Il augmenta du double le nombre des plantes connues; mais il eut le bonheur d'être aidé dans ses recherches, par les descriptions qu'on lui envoya des Indes et des différents pays de l'Europe. Sa science, sa candeur, son désintéressement lui procurèrent des amis qui se firent un plaisir de lui communiquer leurs découvertes. Parmi eux on remarque Bernard Paludanus, Frison, qui vécut long-temps en Syrie et en Egypte, d'où il lui envoya plusieurs plantes. Jean Dortoman lui fit part de quelques herbes cueillies dans les marais de la Frise. Honoré Bellas de Vicence, médecin de la Canée dans l'île de Candie, lui fit la description des plantes qui y croissent. Jacques Plateau, natif de Tournay, lui envoya les figures de celles qui sont indigènes au Tournesis, ou qu'on y cultive dans les jardins. Thomas Penius, médecin de Londres, lui communiqua les figures des plantes de l'Angleterre. Grégoire de Reggio, capucin, lui fit part des simples les plus rares qui croissent sur les Alpes. On a vu ci-devant tout le parti qu'il a tiré des ouvrages de Monardes, de Horta, d'A. Costa, de Bélon. C'est avec

de tels secours, et un travail infini, que l'Escluse est parvenu à la réputation dont il a si justement joui. C'est ce médecin qui a introduit dans les Pays-Bas les *patates* ou *camotes* qui y sont si communes aujourd'hui, et que nous nommons *pommes de terre*. Elles viennent du Pérou, où l'on fait de leur racine le pain dit chumo. Drake en apporta le premier en Europe, l'an 1586, et en donna à Gerard, habile botaniste, qui les cultiva dans ses jardins à Londres, et en partagea le produit avec Clusius. Celui-ci les cultiva en Hollande, d'où il en envoya en Italie.

Ap. J.-C. 1526 *environ.* —CURTIUS (Matthieu), médecin natif de Pavie, fut en estime dans le seizième siècle. Il enseigna avec beaucoup de réputation dans sa patrie, à Padoue, à Bologne, à Florence, à Pise, et se partagea ainsi entre les plus célèbres universités d'Italie, à qui il fit part de ses connaissances. La pratique de la médecine ne lui fit pas moins d'honneur que le professorat. Il fut appelé à Rome par le pape Clément VII, qu'il accompagna dans un voyage à Marseille. Il revint de là en Italie, où il continua d'enseigner. Il remplissait une chaire à Pise, lorsqu'il fut attaqué de la maladie qui l'enleva de ce monde en 1544. Côme de Médicis lui fit élever un monument funèbre, sur lequel on grava cette inscription :

MATTH. CURTIO TICINENSI
QUI HIPPOCRATIS, GALENIQUE VINDEX,
SALUTIS AUGURIUM EGIT,
MEDICINAMQUE EXERCENDO ET COLENDO,
IPSE VALENS SEMPER EXCOLUIT ;
MONUMENTUM HOC AMPLIUS
QUAM P. F. T. P. J.
COSMUS MED. FLORENTIÆ DUX II,
ÆRE SUO P. C.
ANNO 1564.
VIXIT ANNOS LIX.

Les ouvrages de ce médecin ont eu long-temps de la vogue, mais on ne les lit guère aujourd'hui. Ils sont intitulés : — *De venæ sectione cum in aliis affectibus, tum vel maxime in pleuritide. Lugduni,* 1532, 1538, in-8°. *Hagenoæ,* 1534, in-4°. *Venetiis,* 1534, 1539, in-8°. *Bononiæ,* 1539, in-4°. Il soutint la préférence de la saignée directe dans la pleurésie. — *In Mundini anatomen explicatio. Papiæ,* 1550, in-8°. *Lugduni,* 1551, in-8°. *Venetiis,* 1580, in-8°. Le texte vaut mieux que le commentaire. Curtius a donné dans les erreurs de Galien, d'Averrhoës et d'Avicenne. — *De curandis febribus ars medica. Venetiis*, 1561, in-8°. C'est un recueil de tout ce que les anciens ont dit sur cette matière. — *De prandii et cœnæ modo libellus. Romæ*, 1562, in-4°. 1566, in-8°. — *Methodus dosandi ad tyrones. Venetiis*, 1579, in-4°, avec les opuscules des médecins qui ont écrit sur la manière de doser les médicaments. — On trouve encore un médecin du même nom, c'est Nicolas Curtius natif de Bresse en Italie. Il était d'une très-petite stature, mais il avait l'esprit vaste et pénétrant. Il enseigna à Padoue pendant 26 ans. La crainte de contracter la peste, qui commençait à s'y montrer, lui fit abandonner cette ville pour se retirer dans sa patrie, où il mourut de la même maladie en 1576. On a quelques écrits de sa façon : — *Methodus consultandi. Venetiis*, 1603, in-folio, dans la Bibliothèque choisie d'Antoine Possevin. — *Libellus de medicamentis lenientibus, præparantibus et purgantibus. Giessæ*, 1615, in-12, avec le *Consilium adversus pestem* de Jean Jessenius.

Ap. J.-C. 1526. — AKAKIA (Martin) était de Châlons en Champagne. Ce nom n'est pas le sien, car il portait celui de Sans-Malice ; mais, suivant la coutume de la plupart des gens de lettres de son temps, il se fit appeler Akakia qui signifie la même chose en grec, et que ses descendants ont retenu pour leur nom. Ce médecin étudia dans les écoles de la Faculté de Paris, où il prit le bonnet de docteur sous Jean des Jardins, dit Hortensius, doyen en 1524 et 1525. Quelques années après, il fut chargé d'enseigner dans les mêmes écoles, d'où il passa au collége royal, que François Ier fonda en 1530. Il remplit avec honneur la chaire qu'il y avait obtenue, et continua de s'y distinguer jusqu'à sa mort arrivée à Paris en 1551. Nous avons plusieurs ouvrages de sa façon : — *Claudii Galeni Pergamenide curandi ratione ad Glauconem libri duo, cum commentariis in eosdem. Parisiis*, 1538, in-8°. *Venetiis*, 1547, in-8°. *Lugduni*, 1551, in-16. — *Claudii Galeni Pergameni ars medica, quæ et ars parva. Parisiis*, 1543, in-4°. *Lugduni*, 1548, in-16. *Venetiis*, 1549, 1587, in-8°. *Basileæ*, 1549, in-8°. — *Synopsis eorum quæ quinque prioribus libris Galeni de facultatibus sim-*

plicium medicamentorum continentur. Parisiis, 1555, in-8°. — *De morbis muliebribus libri duo.* On les trouve dans la collection d'Israël Spachius sur les maladies du sexe.

AKAKIA (Martin), fils de celui dont on vient de parler, naquit à Châlons-sur-Marne. Il est fait mention de lui dans la Notice des médecins de Paris, par M. Baron, sous le décanat de Jean Charpentier qui fut mis à la tête de la Faculté en novembre 1568 et continué en 1569 ; mais il ne fut promu au doctorat qu'en 1572. Tristan de Rostaing, chevalier de l'ordre de Saint-Michel, et Amyot, évêque d'Auxerre, furent ses protecteurs auprès de Charles IX qui lui donna la charge de premier lecteur et professeur royal en chirurgie. Il en prit possession en 1574, et la remplit avec tant d'exactitude, d'approbation et d'estime, que sa réputation passa bientôt à la cour, et qu'il fut nommé en 1578 à la place de second médecin du roi Henri III. Mais comme ce nouvel emploi lui donnait trop d'occupations pour pouvoir s'acquitter dignement des devoirs du premier, il supplia le roi d'accorder la chaire du collége royal à Jean Martin, homme fort capable de la remplir. Il obtint ce qu'il avait demandé. Martin n'enseigna cependant que peu d'années au collége royal ; et comme il avait lui-même d'autres emplois qui ne lui permettaient pas de donner tout le temps nécessaire aux leçons qu'il devait à ses écoliers, il remit cette charge entre les mains d'Akakia, qui en procura la survivance à Pierre Seguin, habile médecin de la Faculté de Paris. Celui-ci ne tarda pas à devenir propriétaire de la chaire de chirurgie ; il y monta en cette qualité à la mort d'Akakia arrivée en 1588, et la posséda jusqu'en 1599. — Akakia laissa trois enfants, deux fils, dont nous allons parler, et une fille mariée à Pierre Seguin. Quant à ses ouvrages, on ne lui en attribue aucun si ce n'est un traité latin sur les maladies des femmes, et des consultations de médecine ; il y a cependant plus d'apparence que son père en fut l'auteur.

AKAKIA (Martin), fils du précédent, était de Paris. Il fut reçu docteur dans la Faculté de cette ville en 1598, et fit sa pastillaire le 13 janvier 1599, sous le décanat de Nicolas Ellain. En la même année, il obtint la charge de professeur royal en chirurgie, par la démission de Pierre Seguin, son beau-frère. Comme il n'avait point de famille qui le retînt, l'envie lui prit de voir l'Italie et il fit le voyage de Rome, d'où il revint à Paris. Il y mourut en 1605.

AKAKIA (Jean), frère de Martin, dont on vient de parler, naquit à Paris. L'exemple de son père et de son aïeul le décida pour l'étude de la médecine, dont il fit le cours dans les écoles de sa ville natale; il y fut reçu docteur le 14 juillet 1612, sous le décanat de Claude Charles. La manière dont il se conduisit dans la Faculté lui mérita bientôt l'estime de ses confrères, qui le nommèrent leur doyen en novembre 1618 et le continuèrent en 1619. Il servit encore à la cour de Louis XIII, en qualité de médecin ordinaire. C'est à titre de cette charge qu'il accompagna ce prince lorsqu'il se rendit à son armée en Savoie, en 1630; mais ce voyage fut fatal à Akakia, car il mourut dans ce duché pendant la même année. Il laissa plusieurs enfants : Martin, qui fait le sujet de l'article suivant; une fille mariée à M. Le Vayer de Boutigni, conseiller au Parlement de Paris; Charles - Simon - Nicolas, qui prit le nom de Du Lac; Roger, qui fut secrétaire d'ambassade en Pologne,... et quelques autres.

AKAKIA (Martin), fils de Jean, naquit à Paris, et fut reçu docteur de la Faculté de médecine de cette ville le 6 septembre 1638. Il obtint la chaire de chirurgie au collége royal vers l'an 1644; mais quelques années avant sa mort, arrivée en 1677, il s'en démit en faveur de Mathurin Denyau, docteur de la Faculté de Paris depuis 1635. Akakia ne laissa qu'un fils, qui abandonna la profession de ses pères pour être commis du contrôle général des finances. On dit que ce médecin fut chassé de la Faculté pour avoir consulté avec des étrangers, contre la teneur de son serment, et que le chagrin qu'il en prit fut la cause de sa mort. Mais on trouve dans le Dictionnaire de Moreri, qu'en considération de ce qu'il était d'ancienne famille de médecins, et que le nom qu'il portait était cher à la Faculté, il fut seulement privé pour six mois des honneurs et émoluments de sa compagnie. Quelque modéré qu'eût été ce décret, on le regarde

encore comme la cause de la mort d'Akakia.

Après Jésus-Christ. 1527 *environ.* — BAERSDORP (Corneille VAN), chevalier issu d'une branche de l'ancienne et illustre famille de Borssele, naquit au village de Baersdorp, qui est de la dépendance de Tergoes en Zélande. Il fit de grands progrès dans l'étude de la médecine, et il honora, pour ainsi dire, son nom par la célébrité qu'il acquit dans la pratique de cette science. Elle fut telle, que l'empereur Charles V le prit à son service en qualité de premier médecin et lui donna le titre de conseiller et de chambellan de sa personne. Baersdorp fut aussi médecin des reines Eléonore et Marie, sœurs de ce monarque. Il mourut à Bruges le 24 novembre 1565, et fut inhumé dans l'église de Saint-Donat érigée en cathédrale depuis 1559. On y voit une pierre bleue qui couvre son tombeau, et qui était autrefois garnie de cuivre, avec cette inscription :

CY GIST MESSIRE CORNEILLE DE BAERSDORP,
CHEVALIER, EN SON VIVANT
CONSEILLER ET ARCHIMÉDECIN
DE FEU EMPEREUR CHARLES V,
ET DE MADAME LÉONORE, REYNE DE FRANCE,
ET DE MARIE, REYNE DE HONGRIE,
QUI MOURUT LE 24 NOVEMBRE EN L'AN 1565;
ET DAME ANNE DE MOSSCHEROEN,
SA COMPAGNE, LAQUELLE TRÉPASSA LE .....

On trouve une consultation *De arthritide* de la façon de ce médecin, dans le recueil de Henri Garet intitulé : *De arthritidis præservatione. Francofurti,* 1592, in-8°. Mais on a de lui un ouvrage plus considérable : — *Methodus universæ artis medicæ, formulis expressa ex Galeni traditionibus, qua scopi omnes curantibus necessarii demonstrantur, in quinque partes dissecta. Brugis,* 1538, in-folio.

Ap. J.-C. 1527. — DURET (Louis), célèbre médecin de la Faculté de Paris, naquit en 1527, à Baugé-la-Ville, petite ville du Bugey en Bresse. Il était second fils de Jean Duret, gentilhomme et seigneur de Montanet en Piémont.—La maison de son père était dérangée et chargée de procès, il la quitta de bonne heure et vint à Paris. Sa jeunesse se passa à apprendre les langues savantes dans les meilleurs auteurs. Il possédait le grec si parfaitement, qu'il a souvent corrigé et rétabli un grand nombre de passages d'Hippocrate mal entendus des copistes et des traducteurs. Il parlait latin avec beaucoup de grâce et de facilité, mêlant dans son style, sans affectation et sans pédanterie, des phrases entières des auteurs les plus célèbres. L'arabe même ne lui était pas inconnu, il lisait Avicenne dans sa langue naturelle. — Les talents de Duret le firent bientôt connaître, et lui méritèrent l'honneur distingué de former à l'État l'homme de son temps qui avait le plus d'esprit, d'éloquence, et qui était le plus estimable à tous égards, l'ami de son maître, le chef du premier corps de la magistrature en France, et chef dans les temps les plus orageux. Duret avait été chargé de l'éducation d'Achille de Harlay, mort premier président du Parlement de Paris du temps de la Ligue.

L'emploi d'instituteur était alors autrement regardé qu'il ne l'est aujourd'hui. Cette différence était l'effet sans doute d'un statut de l'Université, duquel on ne s'écartait jamais. Tout homme de lettres était obligé par serment d'enseigner, avant que de parvenir au grade de maître ou docteur dans une des Facultés de l'Université de Paris. Ainsi un cardinal, un évêque, un magistrat, un théologien, un médecin, un jurisconsulte, tous avaient enseigné, au moins deux ans, les humanités ou la philosophie. Ceux qui s'acquittaient de ce devoir avec honneur, acquéraient dès lors une célébrité qui contribuait beaucoup à leur avancement, quelque parti qu'ils prissent. Il y avait encore un usage reçu dans l'Université et ce n'est plus que dans la Faculté de droit qu'on en trouve quelques vestiges. Lorsqu'on avait choisi le genre d'étude pour lequel on se sentait le plus d'attrait, on s'attachait particulièrement à un docteur-régent, c'est-à-dire, à un maître qui se chargeait d'enseigner. Ce docteur devenait le conducteur des études de l'aspirant; il le présentait aux grades; il répondait de lui, de sa probité, de ses mœurs, souvent même l'aspirant demeurait chez lui. Les petits colléges servaient de retraite à ces maîtres et à ces écoles particulières; d'autant mieux que l'enceinte de ces colléges avait beaucoup de franchises, et que les maîtres, qui se chargeaient de l'enseignement, avaient de grands priviléges. — Duret, s'étant destiné vers l'âge de dix-neuf ans à l'étude de la médecine, s'attacha à Jacques Houllier d'Étampes, docteur-régent de la Faculté de Paris, dont il prit longtemps les leçons. Elevé le dernier juin 1552 au grade de licencié, et le 12 septembre suivant à celui de docteur dans la même Faculté, il commença presque aussitôt à enseigner la médecine, à l'exemple d'Houllier son maître, de Fernel, de Sylvius, et de tout ce qu'il y avait alors de médecins célèbres. La pratique la plus étendue et la plus assujettissante ne fut jamais pour lui un obstacle ou un prétexte qui pût le dispenser d'enseigner; persuadé que l'étude assidue, qu'il était forcé de cultiver pour être excellent professeur, lui était aussi nécessaire pour être habile praticien, et l'empêcher de tomber dans l'empirisme.

On a peine à concevoir comment Duret pouvait fournir tout à la fois à l'éducation de ses enfants qui sont tous devenus savants et habiles dans les différentes professions qu'ils ont embrassées; au devoir pénible de professeur au collége royal, dont il a rempli la place depuis 1568, qu'il succéda à Jacques Goupil, jusqu'en 1586 qu'il mourut; et enfin à une pratique sans bornes, ayant été médecin ordinaire de Charles IX et de Henri III, et le plus employé de tous ses confrères. Mais on sait, par ses élèves ou par ses contemporains, que Duret était un de ces génies rares qu'on ne voit paraître que dans l'espace de plusieurs siècles. Il passait sa vie à enseigner, à écrire et à pratiquer; et ce n'était point l'amour de la gloire ou son intérêt particulier qui lui servaient de motif dans ses travaux, mais le seul bien public. La noblesse de ses vues lui mérita non-seulement une réputation conforme à son savoir; mais elle contribua tellement à sa fortune, qu'il fut un des plus riches médecins de son temps. On pourrait ajouter un des plus savants, puisqu'il a mérité le nom d'Hippocrate de France; c'est le plus court mais le plus grand éloge qu'on ait pu faire de lui.—Henri III l'aimait particulièrement, cherchait à lui donner des preuves singulières et distinguées de son estime, et ne s'en séparait pas facilement. Quelques mémoires particuliers assurent que Duret assistait à tous ses repas, ce qui sans doute l'a fait croire son premier médecin. Plusieurs auteurs ont même avancé que ce prince voulut conduire la fille de Duret à l'église, le jour de son mariage avec

Arnould de Lisle, gentilhomme du pays de Clèves, premier professeur en arabe au collége royal et docteur de la Faculté de médecine de Paris en 1586. Sa majesté était à droite de la nouvelle mariée et le père à la gauche; mais Henri III ne se contenta pas d'honorer la célébration de ce mariage de sa présence, il fit don à Jeanne Duret de toute la vaisselle d'or et d'argent qui avait servi au repas de la noce, et qui pouvait monter à la somme de quarante mille livres. — Duret eut encore trois fils, tous issus de son mariage avec Jeanne Rochin, demoiselle fort riche. Jean succéda à la charge de médecin du roi que son père avait occupée, ainsi qu'à sa chaire au collége royal. Il fut reçu docteur de la Faculté de Paris en 1584, et mourut le 31 août 1629, âgé de 66 ans (1). Jean Duret n'était point docteur-régent, mais comme on dit *extra scholam*, pour avoir manqué de présider à son tour. Il n'en était pas moins savant, et c'est à lui qu'on est redevable de la publication du Commentaire que son père a composé sur les Coaques d'Hippocrate. Il avait pour ce père une si grande vénération, qu'il ne prenait d'autre titre que *Joannes Duretus Ludovici filius*. Les autres fils de Duret sont : Louis, substitut du procureur général au Parlement de Paris; Charles, président de la chambre des comptes, intendant des finances ou contrôleur général, conseiller d'État et employé par le roi vers les princes d'Italie.

Le célèbre médecin qui fait le sujet de cet article mourut à Paris le 22 janvier 1586, âgé de 59 ans. Quelque grandes qu'eussent été ses lumières, la vie active et laborieuse qu'il a menée affaiblit tellement son tempérament, que ses jours en furent avancés. Il est probable que ce fut par la poitrine ou par quelque maladie de langueur, qu'il termina sa carrière. Il avait prévu et même annoncé sa fin. Il en vit arriver le moment avec tranquillité. Il dit adieu à sa femme et à ses enfants, leur parla de la bonté et de la miséricorde de l'Être suprême, et rendit l'âme comme s'il était

entré dans un sommeil tranquille. Son corps fut enterré à Saint-Nicolas-des-Champs. — Louis Duret était d'une belle figure, parlait avec éloquence; le ton de sa voix était celui d'un orateur, et il avait une mémoire prodigieuse. Il savait toutes les Œuvres d'Hippocrate par cœur, et ne manquait jamais de les citer, en rapprochant ses observations de celles de ce prince de la médecine, avec lequel il aimait à se trouver d'accord. Partout il parle de ce grand homme de l'antiquité avec une vénération singulière. C'est toujours l'épithète de Summus Præceptor, ou celle de Dictator, qu'il lui donne. Il est fort rare qu'il se serve du mot de Divinus, que plusieurs auteurs prodiguent à Hippocrate, et qui sent trop le ridicule du paganisme qui déifiait tout. Lorsqu'il cite son maître Houllier, pour lequel il témoigne beaucoup de respect et de reconnaissance, il dit simplement : *Magister*, ou *Auctor noster*.

Un auteur se peint dans ses ouvrages ; on y discerne le caractère de son cœur et de son esprit. Il était vraiment philosophe, et philosophe chrétien, éloigné de la crédulité et de la superstition. Comme philosophe, il parlait peu et toujours avec réserve et modération. Jamais il ne lui échappait rien contre qui que ce fût, rien qui sentît la colère où la satire. Il voulait toujours aller au bien ; il n'était pas fâché de rencontrer parmi les médecins différence ou même contradiction d'avis et d'opinions. La vérité souvent y gagne; mais il était détestable, selon lui, qu'il n'y eût pas toujours même accord de volonté. Son mot favori (et souvent un nom peint ou décèle celui qui le dit) était : *Bona est inter medicos opinionum dissensio, pessima voluntatum.* — Comme philosophe chrétien, il ne reconnaît dans la nature que l'action de Dieu : *Natura ipsa Dei vis est.* En parlant de l'année climatérique, à laquelle il est bien éloigné d'ajouter la moindre croyance, il assure que tout chrétien est fortement persuadé que Dieu l'a créé pour le servir tant qu'il le juge à propos, et que c'est lui qui a donné du sentiment et de l'âme à la nature, autant qu'elle en a besoin, pour remplir toute justice et tout devoir. — Quoique l'astrologie fût fort accréditée du temps de Duret, partout il fronde les calculs des astrologues, et prouve fort bien qu'ils sont contraires à la puissance de Dieu, à sa parole et à

____

(1) Jean Duret épousa Renée Luillier, fille d'un président de la Chambre des comptes, qu'il avait guérie d'une maladie grave, et qui lui donna sa main par reconnaissance. (Goulin, Mémoires pour servir à l'histoire de la médecine.)

la foi des chrétiens. Il ne croit point enfin que les médecins puissent se dispenser d'annoncer la mort à leurs malades, pour peu qu'ils en soient menacés, même dans l'éloignement. Ce qu'il dit à ce sujet est bien remarquable : *Prudentis est medici non solum funestos exitus prævidere morborum, sed ipsam quoque mortem iis indicare qui proxime absunt a fine. Ac non id quidem cum animam desperati agunt, id enim faciunt idiotæ; sed cum in spe vivitur longioris vitæ aut etiam adhuc retinendæ salutis.* — Nous ne nous étendrons pas davantage sur la personne de Louis Duret, afin de parler de ses ouvrages, et de sa manière de pratiquer la médecine dans les maladies aiguës et dans les maladies chroniques.

Nous ne connaissons que trois ouvrages sortis de la plume de ce médecin, et donnés au public après sa mort : le *Commentaire sur les Coaques d'Hippocrate*, mis au jour par son fils Jean Duret ; un autre *sur le Traité des maladies d'Houllier*, donné au public par René Chartier, l'infatigable éditeur d'Hippocrate et de Galien, à la fin duquel on trouve l'esprit de Duret sous le titre de *Théorèmes*; et un troisième ouvrage imprimé par les soins de Pierre Girardet, médecin de la Faculté de Paris. On trouve dans ce dernier, une traduction du livre d'Hippocrate sur la purgation, trois livres de la diète ou du régime de vivre dans les maladies aiguës, auxquels Duret a ajouté une traduction et une explication du second livre des Épidémies d'Hippocrate, première constitution. Outre ces ouvrages, notre médecin avait fait un commentaire sur les six premières sections des Aphorismes d'Hippocrate, et il avait dicté un traité des maladies des femmes ; mais ils se trouvent perdus. Voici les titres sous lesquels ont paru les ouvrages que nous avons de Louis Duret. — *Hippocratis magni Coacæ Prænotiones. Opus admirabile in tres libros distributum. Parisiis*, 1588, 1621, 1658, in-folio. *Argentinæ*, 1633, in-8°. *Genevæ*, 1665, in-folio. *Lugduni Batavorum*, 1737, in-folio. C'est celui de tous les ouvrages de Duret qui lui a fait le plus d'honneur. Tout le monde sait que le livre des Coaques, donné par les disciples d'Hippocrate après sa mort et d'après les observations faites dans l'île de Cos, sa patrie, est un recueil immense de pronostics tirés sur toutes les maladies,

leurs symptômes, leurs accidents. Notre médecin employa trente ans à travailler au commentaire de ce recueil, et le fit avec beaucoup d'ordre et de netteté. Il range la totalité des observations d'Hippocrate en trois livres. Le premier parle des pronostics tirés des fièvres en général ; le second des pronostics des maladies particulières à chaque partie du corps ; le troisième, qui traite des pronostics tirés des accidents ou symptômes communs à toutes les maladies, est terminé par une suite d'observations admirables sur les excréments, c'est-à-dire, le vomissement, les sueurs, les urines, les déjections du ventre. Houllier a travaillé sur la même matière, mais il s'est contenté d'avertir des fautes fréquentes qui se trouvent dans les Coaques par l'inattention des copistes. Duret est allé plus loin ; il s'est donné la peine de les corriger, et peut-être était-il le seul qui pût les corriger utilement. Il rétablit les passages en entier ; et sa mémoire prodigieuse, jointe à la grande connaissance qu'il avait de la doctrine d'Hippocrate, lui servait à ce travail.

Adversaria in Jacobi Hollerii libros de morbis internis. Parisiis, 1611, in-4°. On trouve à la tête du livre une préface de René Chartier, qui en est l'éditeur, dans laquelle il ne craint point d'avancer que tout ce qui a été dit ou écrit de bon en médecine depuis la mort de Louis Duret, vient entièrement de lui. On peut regarder le commentaire sur les maladies d'Houllier, comme un fort bon traité de pathologie. Rien n'est omis de ce qui caractérise une maladie, ses causes, ses différences, ses symptômes, ses variations, ses indications curatives, indications qui changent, et qui par conséquent doivent faire changer le traitement. Il commence par les maladies de la tête, viennent ensuite les maladies de la poitrine, celles du bas-ventre, les maladies des femmes, etc. Après ce traité suivent des espèces de maximes ou sentences semblables aux aphorismes d'Hippocrate, coloriées sur eux : on peut regarder ces phrases comme l'esprit de Duret, ou l'extrait de ce qu'il a fait et observé. Elles sont courtes, mais elles disent beaucoup en peu de mots. Quand nous n'aurions que cet écrit de Duret, il suffirait pour donner la plus grande idée de ce médecin, quoique cet ouvrage contienne à peine trois feuilles in-folio. — *In magni Hippocratis librum de hu-*

moribus purgandis, et in libros tres de diæta acutorum, Commentarii interpretatione et enarratione insignes. Adjecta est ad calcem accurata constitutionis primæ libri secundi Epidemiorum ejusdem auctoris Interpretatio. Parisiis, 1631, in-8°. Cet ouvrage du célèbre Duret, sans être aussi volumineux que les deux premiers, n'est pas moins utile. Il contient trois traités d'Hippocrate traduits et commentés. Dans le premier, il est question de l'usage des purgatifs, comment il faut les placer, quelles sont les humeurs disposées à la purgation, quelles sont celles qu'il ne faut pas encore soumettre à l'action des purgatifs. Il parle des signes qui annoncent les maladies. Elles sont rangées sous quatre classes principales : maladies naturelles, suites du tempérament ; maladies propres au pays habité, ou endémiques ; maladies éparses çà et là, ou sporadiques ; enfin, maladies épidémiques ou populaires, c'est-à-dire, dont la cause est commune, et qui épargnent peu de personnes.

Dans les explications que Duret donne sur la purgation procurée par le médecin, en suivant les routes que la nature lui indique, il apprend à connaître la qualité des humeurs dégénérés, afin de respecter celles qui ne le sont pas et qui appartiennent à la nature ; humeurs qu'il serait dangereux de mettre en mouvement. Pour connaître les humeurs dégénérées et vicieuses, il faut savoir discerner l'état ordinaire du malade, l'état de ses fonctions, et des sécrétions dépuratoires ou excrémentitielles.— Le second traité parle du régime de vivre dans les maladies aiguës. Duret observe à ce sujet qu'il y a deux espèces de diètes : l'une qui choisit les aliments et les rend médicamenteux, suivant la disposition du sujet ; l'autre très-austère et qui consiste à vivre simplement de tisane ou d'eau miellée, régime ordinairement destiné aux maladies aiguës. — Enfin ce recueil de Duret est terminé par l'explication de la première section du second livre des Épidémies, et roule sur les maladies propres à chaque saison, leurs causes, leur nature, leurs symptômes, leurs mouvements ; et c'est le troisième traité d'Hippocrate commenté par Duret et publié par Girardet. — Après avoir considéré Louis Duret comme auteur, regardons-le comme praticien. Partout il est observateur de la nature, méditant sur les causes, sur les indications, sur la marche des maladies. Il est praticien instruit, éclairé par l'anatomie, guidé par le raisonnement, nourri et mûri, pour ainsi dire, par l'expérience. Un médecin, selon lui, qui veut passer pour habile, et l'être en effet, doit s'occuper uniquement à imiter la nature, à l'observer, à l'aider dans ses mouvements, parce qu'elle est toujours réglée dans ses opérations. Mais, pour qu'il ne se laisse pas tromper sur de belles apparences, il lui est toujours nécessaire d'avoir beaucoup de jugement et d'expérience, afin de saisir avec justesse et à propos le moment favorable d'agir. Ailleurs il enseigne une doctrine bien éloignée de l'empirisme dont quelques esprits superficiels et dangereux voudraient accuser les plus grands hommes de l'antiquité, sans doute pour se disculper de leur attachement à la même secte qui exige moins de travail, moins d'étude, moins de connaissances.

Ajoutons à ces principes de conduite une maxime pleine de bonne philosophie, et qui caractérise la droiture de son cœur de même que le respect qu'il avait pour sa profession. Après l'espèce de sentence dont Duret était l'auteur, que la différence d'avis pouvait être bonne parmi les médecins, mais que la discorde était toujours dangereuse, il ajoute : Ce qui est le plus essentiel pour un malade, et qui doit mettre le comble à ses désirs, c'est de trouver, dans ceux qui le conduisent, union d'avis et de volontés. Cette union se rencontrera toujours dans ceux qui auront beaucoup et long-temps médité sur Hippocrate, et qui seront bien pénétrés de la sagesse de ses vues. Suivons ce grand homme pas à pas, épiant la nature, lui dérobant son secret : Tout ce qui arrive, dit-il, dans les maladies par l'action de la nature et par ses développements, doit servir aux médecins de leçon et de règle pour faire de même. Cette vérité, d'ailleurs incontestable, est frappante surtout dans l'hémorrhagie qui survient directement à la partie malade. Cette hémorrhagie est salutaire, il faut l'imiter ; au lieu que celle qui se fait en sens contraire est mauvaise, et nous ne devons ni l'imiter ni l'attendre. Un médecin doit regarder ces principes établis avec le même respect qu'un juge doit regarder les lois, et ne s'en écarter jamais. Connaissez la maladie avant de la traiter, son essence, ses causes, ses symptômes, ses périodes, ses accès. Tout médecin qui ne sait pas se conduire avec prudence dans une maladies aiguë, qui ignore la marche des crises, qui ne sait ni les attendre, ni les prévoir, ni même les indiquer et les montrer au doigt, courra plus d'une fois en sa vie le risque d'être blâmé, disons déshonoré. — Nous ne nous laisserons pas entraîner davantage au plaisir de copier tant de belles maximes. Celles-ci doivent suffire pour établir la méthode de Duret dans *les maladies aiguës et chroniques* : connaître bien l'économie animale, ses fonctions, afin, si elles se dérangent, de les rétablir suivant les lois invariables de la nature, qui prend la voie la plus simple et la plus courte pour dompter la maladie. Au reste, Duret était fort ennemi de la polypharmacie ; il est le premier de son temps qui commença à faire abandonner la pratique des Arabes introduite au lit des malades. On peut consulter Jacques Depars, Ruel, Gonthier d'Andernac, Fernel, Houllier lui-même, Haultin, Sylvius, Rivière, etc., tous médecins polypharmaques. Il blâme les amulettes, la pierre de jade, le jaspe, les coraux, la teinture d'or, la corne de licorne et autres fadaises de la médecine arabesque. La pratique de Duret avait quelque chose de mâle ; il fit appliquer le trépan pour une grande douleur de tête qui avait résisté à toutes les espèces de remèdes ; il aimait à se servir des cautères dans plusieurs maladies chroniques ; il faisait aussi un grand usage des ventouses, et même des ventouses scarifiées. Van Swiéten pensait de même, lorsqu'il disait : *Mollius medicinam facimus.* — Tout ce qui vient d'être dit est extrait de l'Éloge de Louis Duret par feu J.-B.-L. Chomel, docteur-régent et ancien doyen de la Faculté de médecine de Paris ; ouvrage qui, au jugement de cette Faculté, a remporté le prix proposé en 1764. *L'essai historique sur la médecine en France* du même auteur nous a fourni plusieurs traits intéressants que j'ai insérés dans différents articles de ce dictionnaire.

Après J.-C. 1527. — ALEMANT (Adrien L'), né en 1527 à Sorcy-sur-Meuse, étudia la médecine à Paris, où il reçut le bonnet de docteur sous Jean de Gorris, et mourut dans cette ville en 1559 après une courte et laborieuse carrière. Il était profondément versé dans la connaissance des langues grecque et latine. On a de lui : *De optimo dispu-*

tandi genere lib. III. Paris, 1546, in-8°. — *Dialectique française pour les barbiers et les chirurgiens.* Paris, 1553, in-12. — Le but de cet ouvrage était d'apprendre aux chirurgiens illettrés à raisonner ou plutôt à ergoter d'après les principes et dans les formes de l'école. Il fallait que l'entreprise fût souverainement ridicule, pour ne pas même réussir dans un siècle où le pédantisme scolastique était à la mode. On en pourra juger par la citation suivante d'un syllogisme *in celarent* de la façon de L'Alemant : « Nul » chancre occulte n'est curable ; toute » lèpre confirmée est chancre occulte : » donc nulle lèpre confirmée n'est cu- » rable ; » ou par cette autre d'un syllogisme *in barbara* : « Toutes tumeurs con- » tre nature demandent ablation ; toutes » inflammations sont tumeurs contre na- » ture : donc toutes inflammations de- » mandent ablation. » Ce qu'il y a de singulier, c'est que l'auteur n'admet pas la possibilité de nier soit la majeure, soit la mineure, dans ces deux raisonnements qui seraient justes et rigoureux, en effet, si les deux majeures et les deux mineures n'étaient point absurdes. — *Hippocratis, medicorum omnium principis, de aere, aquis et locis liber olim mancus, nunc integer, qui Galeno, de habitationibus, et aquis, et temporibus, et regionibus, commentariis quatuor illustratus.* Paris, 1557, in-8°. Genève, 1571, in-8°. — *Hippocratis, medicorum omnium principis, de flatibus liber commentariis illustratus.* Paris, 1557, in-8°. Dans ces deux ouvrages L'Alemant donne le texte grec avec la traduction latine, et commence l'un et l'autre avec beaucoup de profondeur (*Biogr. médicale*).

Ap. J.-C. 1527. — AUGENIUS ou AUGENIO (Horace) de Monte-Sancto, petite ville de la Marche d'Ancône, naquit, suivant la conjecture de Mezzuchelli, vers 1527, de Louis Augenio, médecin qui exerça sa profession pendant l'espace de 70 ans dans la Romagne et la Toscane, et qui fut en particulier attaché au pape Clément VII, dont il mérita l'estime. — Horace se mit en devoir de soutenir la réputation que son père avait acquise. Après de bonnes études des belles-lettres et de la philosophie il s'appliqua à la médecine, dont il reçut le bonnet de docteur. Il enseigna ensuite la logique à Macerata pendant deux ans, et passa de là à Rome où il remplit la chaire de médecine théorique pendant cinq. On remarque qu'il était dans la capitale du monde chrétien en 1558, qu'il exerça sa profession à Osimo en 1563, et à Tolentin en 1576. Il enseigna, dit-on, à Pavie dans l'intervalle de sa sortie de Rome ; mais ce qui est plus certain, c'est qu'il remplit la chaire de médecine pratique à Turin pendant seize ans, c'est-à-dire, depuis 1577, jusqu'en 1593. Les six premières années, il y eut Jean Costco de Lodi pour collègue ; et les dix suivantes, il n'en eut aucun.

Bernardin Paterno, professeur de médecine théorique à Padoue, mourut en 1592. Augenio demanda la chaire vacante et il l'obtint le 2 juillet de la même année, avec des appointements de neuf cents florins. Il n'en prit cependant possession que le 8 novembre 1593 : son discours inaugural fut généralement applaudi. Ses leçons le furent également ; elles lui procurèrent même tant de réputation, que le sénat de Venise augmenta ses appointements jusqu'à onze cents florins. Ce médecin en jouit le reste de sa vie, qu'il finit à Padoue en 1603. Le recueil de ses ouvrages a été plusieurs fois imprimé sous le titre d'*Opera omnia*, à Venise, en 1597, 1602, 1607, in-folio ; à Francfort, 1600, in-folio. On y remarque les traités suivants, dont il y a des éditions particulières :—*De medendis calculosis et ulceratis renibus. Camerini*, 1575, in-4°.—*De modo præservandi a peste libri* IV. *Firmi*, 1577, in-8°. *Lipsiæ*, 1598, in-8°. — *Epistolarum et consultationum medicinalium libri* XII. *Augustæ Taurinorum*, 1580, in-4°. *Venetiis*, 1592, in-folio. *Libri* XXIII, *in duos tomos distributi. Francofurti*, 1597, in-folio, avec les deux livres *De hominis partu*. Les onze livres qui manquent à l'édition de Venise de 1592 ont paru dans cette ville, en 1602 et en 1607, in-folio, avec le reste des ouvrages de cet auteur.— *De curandi ratione per sanguinis missionem libri* XVII. *Taurini*, 1584, in-4°. *Venetiis*, 1597, in-folio. *Francofurti*, 1598, in-folio. Les trois premiers livres ont paru à Venise, en 1570, in-8°. Il s'oppose à la réitération des saignées, et ne les admet que jusqu'à la concurrence de quatre livres de sang tirées à différentes reprises. Il veut encore que dans le cas d'inflammation, on pratique la saignée dans un endroit éloigné du siége de la maladie ; et comme les ventouses et les sangsues ont beaucoup de rapport à l'objet

de cet ouvrage, il s'étend sur la méthode de les appliquer. — *Quod homini non sit certum nascendi tempus, libri duo. Venetiis*, 1595, in-8°. *Francofurti*, 1597, in-folio. *Epistolarum medicinalium tomus tertius. Francofurti*, 1600, in-fol. *Venetiis*, 1607, in-folio, avec ses autres ouvrages.— *De febribus, febrium signis, symptomatibus et prognostico libri tres ; de curatione symptomatum febrium pestilentium, de febribus pestilentibus, de curatione variolarum et morbillorum. Venetiis*, 1605, in-folio, par les soins d'Hilaire Augenius, fils de l'auteur. *Francofurti*, 1607, in-fol.

Ap. J.-C. 1527.—LEPOIS (Nicolas) fut un des plus célèbres médecins du seizième siècle. Il vint au monde à Nancy en 1527. Son père l'envoya de bonne heure à Paris avec Antoine, son aîné, et ils y étudièrent la médecine avec beaucoup de succès. Quoiqu'ils n'eussent pris aucun grade dans les écoles de la Faculté de cette ville, ils ne laissèrent pas d'être mis au rang de ses plus savants élèves, et de mériter l'estime de Jacques Sylvius, leur maître, qui leur inspira non-seulement un amour passionné pour l'étude, mais encore l'esprit de leur profession, et le goût des langues qui facilitent l'intelligence des meilleurs auteurs de l'antiquité. — Nicolas succéda, en 1578, à son frère, dans l'emploi de premier médecin du duc Charles : mais cette promotion ne dérangea point le train de vie qu'il suivait depuis long-temps ; ses livres et ses malades continuèrent d'être les premiers et presque les seuls objets vers lesquels une ancienne habitude le ramenait sans cesse. Il lut avec attention tous les ouvrages des médecins depuis Hippocrate jusqu'à lui ; et après avoir vérifié par un examen sérieux et approfondi, souvent même par sa propre expérience, les progrès de l'art et les découvertes de tous les siècles, il les réduisit sous des chefs particuliers et dans un ordre naturel. Il n'avait en cela d'autre intention que d'être utile à ses deux fils, Chrétien et Charles, qui se destinaient déjà à la même profession que lui ; mais d'habiles médecins ayant vu son manuscrit, et en particulier le célèbre Foës, son ami intime, ils l'engagèrent à rendre cet avantage commun à tous les médecins. Sur leurs représentations, il publia son ouvrage sous ce titre : — *De cognoscendis et curandis præcipue internis humani* corporis morbis libri tres, ex clarissimorum medicorum, tum veterum, tum recentiorum, monumentis non ita pridem collecti. *Francofurti*, 1588, in-fol., 1585 in-8°. *Lugduni Batavorum*, 1736, deux volumes in-4° avec la préface du célèbre Boerhaave, qui estimait beaucoup cet auteur. *Lipsiæ*, 1766, deux volumes in-8°. Les descriptions des maladies qu'il a tirées d'Hippocrate, de Celse et des anciens médecins, sont bien rendues; il leur a joint les pronostics relativement aux différentes circonstances, et une matière médicale plus conforme à nos usages.

Ap. J.-C. 1527. — MOIBAN (Jean), fils d'Ambroise, ministre protestant de Breslau, naquit dans cette capitale de la Silésie le 27 février 1527. Il étudia la médecine en Allemagne, où il apprit encore les langues savantes; mais le désir de se perfectionner le fit sortir de sa patrie pour se rendre en Italie. Son assiduité aux leçons des professeurs les plus célèbres, son application aux différentes parties de l'art, son goût pour l'observation, son éloignement de tout système désavoué par la nature, la pénétration de son génie, la justesse de son discernement, la persévérance dans l'amour de l'étude : tout cela augmenta tellement la masse de ses connaissances, qu'à son retour il mérita la confiance des habitants d'Amberg dans le haut Palatinat de Bavière. Comme il se fit la plus grande réputation dans cette ville, celle d'Ausbourg employa tous les moyens capables de l'attirer dans ses murs, et le détermina enfin à s'y fixer par l'appât des appointements considérables qu'elle lui fit. On attendait de grandes choses de Moiban. Laborieux et savant, il avait restitué assez heureusement divers passages d'Hippocrate et de Galien, quand il se mit à traduire Dioscoride; il s'apprêtait même à publier différents ouvrages de sa composition, lorsqu'il mourut à Ausbourg le 9 mai 1562, âgé seulement de 35 ans. Ce fut de douleur d'avoir perdu sa femme. — Cette mort prématurée nous a privés des fruits de son travail; il ne reste que ce qu'il a fait sur Dioscoride : — *Pedacii Dioscoridis ad Andromachum de curationibus morborum per medicamenta paratu facilia libri duo primum græce editi partim a J. Moibano, partim, post ejus mortem, a Conrado Gesnero in linguam latinam conversi, adjectis ab*

utroque interprete symphoniis Galeni et aliorum. *Argentorati*, 1565, in-8°. On a joint à cet ouvrage un recueil de remèdes contre les maladies des femmes tiré de Dioscoride, de Galien et de Pline par Thaddée Dun, médecin de Locarno en Suisse.

Apr. J.-C. 1528. — THURINUS ou TURINI (André) exerça à Florence avec tant de réputation, qu'il fut honoré du titre de médecin des papes Clément VII et Paul III, ainsi que des rois de France Louis XII et François Ier. Turini eut les plus vives disputes avec les hommes les plus savants de son temps sur plusieurs points de pratique. Dès l'an 1528, il écrivit contre Curtius sur la préférence de la saignée du bras opposé au côté attaqué dans la pleurésie. Sa méthode était d'y faire d'amples saignées les premiers jours de la maladie et de les répéter du côté affecté dans le fort du mal. Mais, ayant été lui-même atteint d'une pleurésie très-vive, il abandonna sa théorie sur la saignée et voulut être traité suivant la coutume des Grecs, qui ont toujours commencé par faire tirer le sang du côté direct de la douleur. Malheureusement pour la médecine, on a plus souvent raisonné qu'observé. C'est à de pareilles discussions que s'appliquaient la plupart des praticiens qui vivaient du temps de Turini; et comme lui-même est entré en lice avec lui, il n'a pas manqué de faire valoir ses opinions par les écrits qu'il a mis au jour, dont le recueil a paru à Rome en 1545, in-folio. Voici les titres des éditions qui ont été publiées séparément. — *Medica disceptatiuncula adversus opinionem Matthæi Curtii de cœna et prandio. Parisiis*, 1535, in-8°, et avec l'ouvrage suivant : *De curatione pleuritidis per venæ sectionem. Lugduni*, 1537, in-4°. — *De embrocha nova, seu deucia artificiali, qua utuntur florentini ad varios morbos. Lugduni*, 1537, in-4°. — *Responsiones contra Matthæum Curtium de vena in pleuritide secanda. Parisiis*, 1538, in-4°. *Bononiæ*, 1543, in-4°. — *Epistola contra Matthæum Curtium de vena in pleuritide secanda. Parisiis*, 1538, in-4°. *Bononiæ*, 1543, in-4°. Cette pièce et la précédente sont comprises dans le même volume. — *De bonitate aquarum, fontanæ et cisternæ. Bononiæ*, 1541, in-4°. — *Hippocratis et Galeni defensio de causis dierum criticorum contra Hieronymum Fracasto-*

rium. Bononiæ, 1548, in-4°. — *Defensio contra Marcum Antonium Montiseanum, quod non in omni febre putrida conveniat sanguinis emissio. Romæ*, 1549, in-fol.

Ap. J.-C. 1528. — FOES (Anuce), célèbre médecin, était de Metz, où il naquit en 1528. Il alla fort jeune à Paris et il y fit toutes ses études : il y fréquenta même les écoles de la Faculté de médecine, et il y eut pour maître Jacques Houllier et Jacques Goupile, dont il mérita l'estime. Le goût de la Faculté de Paris, qui s'est toujours distinguée par son attachement aux médecins grecs, jeta de profondes racines dans l'esprit de Foës ; Houllier et Goupile, qui reconnurent ses talents et sa passion pour l'étude, lui procurèrent des livres et des manuscrits, et l'aidèrent de leurs conseils. On pourrait même soupçonner qu'ils lui tracèrent le plan qu'il a exécuté dans la suite; car ils lui firent copier trois manuscrits très-anciens d'Hippocrate, qui étaient dans la bibliothèque de Fontainebleau, et un autre qui avait été copié dans celle du Vatican : ouvrage qui surpasse les travaux ordinaires d'un élève qui ne se destine qu'à la pratique de la médecine. — La fortune de Foës, qui était peu considérable, ne lui permit pas de profiter de l'instruction de ses savants maîtres autant qu'il l'aurait voulu; il ne prit même que le degré de bachelier dans la Faculté de Paris, et suivant Dom Calmet, dans son histoire littéraire de la Lorraine, il revint dans sa patrie en 1552. La notice de M. Baron ne parle cependant de lui, comme bachelier, que sous Antoine du Four, doyen en 1556 et 1557; d'où il paraît que le retour de Foës à Metz est bien postérieur à l'année 1552. En quelque temps qu'il soit revenu dans cette ville, il y fut considéré; car on y faisait cas des gens de lettres, et on y distinguait alors un médecin savant d'avec un empirique et un charlatan gradué. Gonthier d'Andernach et André Lacuna, connus par leurs ouvrages, avaient été successivement médecins de Metz. Foës leur succéda dans cette charge, et ne manqua pas d'être fort recherché. Sa réputation s'étendit même au loin : plusieurs princes tâchèrent de l'attirer, en lui promettant de grands honneurs et de grandes récompenses ; mais son attachement à sa patrie fut inébranlable.

- La pratique de la médecine, bien loin de détourner Foës de l'étude, lui servait d'un puissant aiguillon pour approfondir les OEuvres d'Hippocrate. Il y trouvait des vérités prédites et observées depuis deux mille ans. Il étudiait moins la lexicographie de cet auteur, que le sens intime des vérités dont brillent ses écrits, et ses malades lui en étaient des exemples vivants. Lié par une correspondance exacte avec des médecins qui pensaient comme lui, il profitait de leurs lumières, et leur communiquait volontiers les siennes. Antoine Lepois, antiquaire profond et premier médecin de Charles III, duc de Lorraine, vivait avec lui dans la plus grande intimité ; ce fut par ses conseils que Foës dédia à ce prince l'ouvrage suivant, qui est sa première production : — *Hippocratis Coi liber secundus de morbis vulgaribus, difficillimus et pulcherrimus : olim a Galeno commentariis illustratus, qui temporis injuria interciderunt; nunc vero pene in integrum restitutus commentariis sex, et latinitate donatus. Basileæ*, 1560, in-8°. — L'année suivante il fit imprimer une pharmacopée, pour déterminer les remèdes que devaient tenir les apothicaires de Metz, et les formules particulières et constantes pour les composer ; ouvrage indispensablement nécessaire dans une vile policée. Voici le titre qu'il porte : — *Pharmacopœa medicamentorum omnium, quæ hodie ad publica medentium munia in officinis extant, tractationem et usum ex antiquorum medicorum præscripto continens. Basileæ*, 1561, in-8°.

Les méditations continuelles qu'il faisait sur les ouvrages d'Hippocrate, le mirent dans la nécessité de ranger, par ordre alphabétique, tous les termes qui pouvaient causer des doutes et de l'obscurité dans la lecture de cet ancien auteur; il les éclaircit par la comparaison des meilleurs manuscrits, ainsi que par les citations des médecins grecs, surtout de Galien. Ouvrage pénible et long, mais très-utile à ceux qui veulent consulter l'oracle de la médecine dans l'original. Il a paru sous ce titre : — *OEconomia Hippocratis alphabeti serie distincta, in qua dictionum apud Hippocratem omnium, præsertim obscuriorum, usus explicatur, et velut ex amplissimo penu depromitur : ita ut Lexicon Hippocraticum merito dici possit. Francofurti*, 1588, in-folio. *Genevæ*, 1662, in-folio. — Cet ouvrage remplit l'attente de ceux qui connaissaient Foës, et lui acquit l'estime et l'amitié de tous les savants. Ils jugèrent qu'il était capable de donner une édition complète et exacte de tous les ouvrages d'Hippocrate, qui manquait alors ; et sur les invitations réitérées des plus célèbres médecins de l'Europe, il se détermina à donner un corps complet de tous les livres du médecin grec. Il travailla avec une ardeur incroyable; et en six ans il acheva ce merveilleux ouvrage, qui lui mérita d'être mis au nombre des plus excellents interprètes. Il est intitulé : — *Magni Hippocratis, medicorum omnium facile principis, opera omnia quæ extant, in octo sectiones ex Erotiani mente distributa ; nunc recens latina interpretatione et annotationibus illustrata. Francofurti*, 1595, 1603, 1624, in-fol. *Genevæ*, 1657, in-fol. — Foës ne survécut pas long-temps à ce pénible travail, qui avait épuisé sa santé. Il mourut en 1595, et laissa deux fils. L'un, nommé Jacques, fut doyen de la cathédrale de Metz et mourut en 1627; l'autre, nommé François, succéda à son père dans sa charge de médecin et dans sa réputation. Gui Patin nous apprend que celui-ci eut un fils, aussi médecin, qui mourut à Metz en mai 1655, et qui n'avait pas dégénéré du mérite de ses ancêtres.

Ap. J.-C. 1528. — LONICER (Adam) naquit à Marpurg, dans le landgraviat de Hesse-Cassel le 10 octobre 1528. A l'âge de 16 ans, il fut reçu maître ès-arts dans l'université de sa ville natale, et, après avoir étudié la médecine à Mayence pendant deux ans, il revint à Marpurg, où il enseigna les mathématiques, en 1553. L'année suivante il reçut le bonnet de docteur en médecine dans les écoles de la Faculté de cette dernière ville; mais comme celle de Mayence lui avait déjà reconnu des talents pendant le séjour qu'il y fit avant sa promotion au doctorat, elle l'engagea à venir remplir la chaire qu'elle lui destinait. Lonicer l'accepta, et ne tarda pas à se mettre en chemin pour venir en prendre possession. Il n'en fut cependant rien; car les magistrats de Francfort-sur-le-Mein l'arrêtèrent dans leur ville et le pressèrent avec tant d'instance de se charger de l'emploi de médecin salarié, qu'il ne put se refuser à leurs sollicitations. Il remplit les devoirs de cette charge avec honneur pendant 32 ans, et mourut

extrêmement regretté le 19 mai 1586. Nous avons de lui : — *Methodus rei herbariæ et animadversiones in Galenum et Avicennam. Francofurti*, 1540, in-4°. — *Historiæ animalium opus novum, in quo tractatur de arborum, fructicum, herbarum, animantiumque terrestrium, volatilium et aquatilium; item gemmarum, metallorum, succorum concretorum vera cognitione, delectu et usu. Francofurti*, 1551, in-fol. Il a profité du travail de son beau-père Egenolphius, qui avait recueilli ce qu'il avait trouvé de plus intéressant dans les ouvrages d'Eucharius Rhodion, de Théodore Dorstenius et de Jean Cuba. — *Naturalis historiæ tomus secundus, de plantarum, earumque potissimum quæ locis nostris rariores sunt, descriptione, natura et viribus. Accessit Onomasticon continens varias plantarum nomenclaturas, utpote græcas, latinas, italicas, gallicas, germanicas, vocumque, quarum in plantarum descriptionibus frequens est usus, explicationem. Ibidem*, 1555, in-fol. Il y a un grand nombre d'éditions allemandes de ces derniers ouvrages. Francfort, 1549, 1569, 1573, 1577, 1593, 1598, 1630, 1650, 1713, in-folio. Ulm, 1679, in-fol. — Traité des accouchements. Francfort, 1573, 1703, in-4°. Il est en allemand. — *Omnium corporis humani effectuum explicatio methodica. Francofurti*, 1591, in-8°. — *De purgationibus libri tres ex Hippocrate, Galeno, Aëtio et Mesue depromti. Ibidem*, 1596, in-8°.

Ap. J.-C. 1529 *environ*. — LECOQ (Antoine) était de Paris. Il prit le bonnet de docteur dans la Faculté de médecine de cette ville, où il pratiqua avec beaucoup de réputation et mourut le 28 mars 1550. Il avait été élu doyen de sa Faculté en novembre 1538, et continué en 1539. En cette même année, Lecoq fut appelé à la cour pour consulter sur l'état de François Ier, roi de France, qui était atteint de la vérole. Comme Fernel ne voulait admettre d'autre remède que son opiat antivénérien, on dit que notre médecin eut la force de s'opposer à cet avis et d'insister sur la nécessité des frictions mercurielles, qu'il croyait être le moyen le plus efficace et le plus prompt pour guérir le roi. Cette conduite prouve son intelligence; mais le propos qu'il tint en faisant valoir son opinion, ne montre pas un médecin courtisan. Gui Patin assure qu'il dit à

Fernel), en parlant de François Ier, *C'est un vilain qui a gagné la vérole, frottetur comme un autre et comme le dernier de son royaume puisqu'il s'est gâté de la même manière.* Cela fut rapporté au roi qui n'en fit que rire, et lui sut bon gré de sa franchise. Nous avons quelques ouvrages d'Antoine Lecoq. : — *De ligno sancto non permiscendo. In imperitos fucatosque medicos. Parisiis*, 1540, in-8°. Il ne souffrait pas qu'on fît bouillir le bois de gayac avec d'autres drogues. — *Consilia de arthritide. Francofurti*, 1592, in-8°; avec d'autres ouvrages sur la même maladie, dont les principaux sont tirés de Jacques Sylvius et de Fernel. Ces deux médecins, conjointement avec Lecoq, ont été consultés pour Louis de Flandre, qui souffrait depuis long-temps d'une goutte vague et irrégulière. C'est ainsi qu'en parle Henri Garet; il ajoute que Pierre Bruhesius, médecin d'Éléonore, reine de France, douairière de François Ier et sœur de Charles-Quint, avait reçu ordre de cette princesse, qui demeurait alors dans les Pays-Bas, de s'adresser à eux comme aux plus célèbres médecins de Paris. — Il ne faut point confondre celui dont nous venons de parler avec Paschal Lecoq, qui naquit dans le Poitou en 1567. Il fut reçu docteur de la Faculté de médecine de Poitiers en 1597, parvint au décanat de sa compagnie, et mourut dans la même ville de Poitiers le 18 août 1632. — Il a donné au public : — *Bibliotheca medica, sive, catalogus corum qui ex professo artem medicam in hunc usque annum* 1580 *scriptis illustrarunt. Basileæ*, 1590, in-8°. C'est un catalogue alphabétique de différents médecins, avec des notes sur leurs écrits, tant imprimés que manuscrits, et les principaux traits de leur vie, qu'il avait principalement tirés de la bibliothèque de Gesner. Ce premier catalogue est suivi d'un autre dans lequel il a fait entrer les auteurs qui ont écrit sur la médecine en français, en allemand et en italien. Cet ouvrage n'est pas sans beaucoup de fautes, dont la plus commune est de parler du même écrivain sous différents noms. — *Oratio de galli gallinacci natura et proprietatibus. Pictavii*, 1613, in-8°.

Après J.-C. 1529. — JOUBERT (Laurent), savant médecin et professeur royal à Montpellier, était de Valence en Dauphiné, où il naquit le 16 décembre 1529, dans une bonne famille de cette province. Dès qu'il eut fini ses études chez lui, il passa à Montpellier et s'y fit inscrire sur le registre des matricules de la Faculté de médecine le 1er de mars 1550. Au bout d'un an il fut reçu bachelier sous la présidence d'Antoine Saporta, doyen. C'était alors la coutume de s'exercer à la pratique après le baccalauréat, Joubert se conforma à cet usage. Il employa le temps destiné à cet exercice partie à Aubenas dans le Vivarais, partie dans le Forez. M. Portal dit qu'il fut aussi à Padoue, où il entendit les leçons de Fallope. C'est de la Grande Chirurgie de Gui de Chauliac qu'il a tiré cette anecdote; et quoiqu'il n'y soit pas marqué précisément en quel temps Joubert fit ce voyage, l'historien que je viens de citer présume que ce fut dans l'intervalle de son acte de bachelier. Quand le temps marqué pour la pratique fut expiré, il revint à Montpellier pour y finir ses exercices et prendre les derniers degrés. Sa promotion au doctorat est de 1558. — Joubert logea chez Rondelet durant les trois années qu'il passa à Montpellier, et se mit ainsi à portée de mieux profiter de ses instructions. Comme l'élève fit beaucoup de progrès, le maître se prit tellement d'amitié et d'estime pour lui, qu'il voulut l'engager à épouser l'une ou l'autre de ses filles. Il lui en fit la proposition avec un empressement qui embarrassa Joubert : mais ces mariages ne réussirent point, parce que l'aînée, qui était fort laide, ne plaisait pas au jeune médecin, et qu'il comprit lui-même qu'il ne plairait point à la cadette, qui était d'une figure des plus aimables. — Il eut cependant de quoi se consoler de l'opposition qu'il trouvait à son goût. La manière dont il avait fait ses actes lui mérita tant d'estime et de confiance de la part d'Honoré Castellan, que ce professeur ayant été appelé à la cour l'année d'après, pour y être premier médecin de la reine Catherine de Médicis, femme de Henri II, il chargea Joubert de faire pour lui les leçons dans les écoles pendant son absence. Ce choix fut approuvé par la Faculté. Joubert montra qu'il en était digne; car il s'acquitta de cet emploi d'une manière si distinguée, qu'à la mort de Rondelet, en 1566, il fut nommé pour lui succéder dans sa chaire : il faut cependant remarquer que le crédit d'Honoré Castellan contribua beaucoup à sa nomination. Joubert fut encore un des successeurs de Rondelet dans la dignité de chancelier. Antoine Saporta avait remplacé celui-ci, et il fut lui-même remplacé par Joubert en 1574. Henri III avait espéré que notre médecin pourrait guérir la stérilité de Louise de Lorraine, sa femme, et pour cette raison il l'avait mandé à Paris en 1579 ; mais tous ses soins furent inutiles et ses remèdes ne produisirent aucun effet. Il revint à Montpellier avec le titre de médecin ordinaire du roi, et continua d'y exercer sa profession jusqu'à la fin de sa vie. Il était sur la route de Toulouse à Montpellier, lorsqu'il fut surpris à Lombers d'une maladie violente qui l'emporta le 21 octobre 1583. — Ce médecin a beaucoup écrit, et l'on remarque assez d'élégance et de justesse dans ses ouvrages. Le recueil de ceux qui sont en latin a été plusieurs fois imprimé sous le titre d'*Operum latinorum tomus primus et secundus.* Les éditions sont de Lyon, 1582, in-folio; de Francfort, 1599, 1645, 1668, in-fol. On a séparément :

Paradoxa medica, seu, de febribus. Lugduni, 1566, in-8°. — *De peste, quartana et paralysi. Ibidem,* 1567, in-8°. Le traité de la peste a paru en français, 1581, in-8°. — *De affectibus pilorum et cutis, præsertim capitis, et de cephalalgia. De affectibus internis partium thoracis. Genevæ,* 1572, in-8°. *Lugduni,* 1577, in-8°; 1578, in-16. — *Traité du ris, son essence, ses causes et effets.* Paris, 1574, 1579, in-8°. — *Medicinæ practicæ libri tres. Lugduni,* 1577, in-12. — *Pharmacopæa a Joanne Paulo Sangmaistero edita. Ibidem,* 1579, in-8°. — *Traité des arquebusades.* Lyon, 1581, in-8°. Il renferme les préceptes les plus judicieux sur la nature et le traitement des plaies d'armes à feu. L'auteur prouve qu'elles ne sont point produites par le venin, ni la brûlure, et conclut que tout se borne à la contusion et à la solution d'unité. La bonté de cet ouvrage en a procuré différentes éditions; car celle que j'annonce est la troisième. — *Guidonis de Cauliaco chirurgia magna. Lugduni,* 1585, in-4°. En françois, par Isaac Joubert, fils de l'éditeur, Lyon, 1592, 1641, 1659, in-8°. Tournon, 1598, 1611, 1619, in-8°. Rouen, 1619, in-8°; 1632, in-12; 1641, in-8°. Le livre de Gui de Chauliac n'était presque point lu des médecins ni des chirurgiens. Les premiers ne se le procuraient qu'avec peine; les seconds n'en tiraient aucun fruit, parce que la plupart ne savaient point le latin. Laurent et Isaac Joubert ont travaillé en faveur des uns et des autres, et non-seulement ils ont enrichi la Chirurgie de *Gui de Chauliac* de leurs réflexions ; mais le père a encore traduit tous les anciens mots dont les Arabes se servaient pour désigner les parties du corps humain, et le fils a fait ajouter à sa version la figure des instruments de chirurgie qui étaient le plus en usage de son temps.

Traité des eaux. Paris, 1603, in-12. — Mais de tous les ouvrages de Laurent Joubert, aucun ne fit plus de bruit que celui dans lequel il osa élever la voix contre les *erreurs populaires.* Il attaqua de front les préjugés reçus; et le prodigieux succès de son livre, qui fut imprimé dix fois en six mois, pensa lui causer de grands chagrins : événement fort ordinaire aux introducteurs des vérités étrangères aux yeux du vulgaire. La protection d'une grande princesse et son courage le mirent au-dessus des clameurs du public. Ce traité, fameux encore aujourd'hui, a paru en français à Bordeaux en 1570, in-8°; à Paris, 1580, 1587, deux volumes in-8° ; à Lyon, 1608, in-12. La première édition latine est de Paris, 1579, in-12 ; Jean Bourgeois en a donné une autre à Anvers, 1600, in-8°. Il y a aussi une édition en italien que Luchi publia à Florence en 1592.

Après J.-C. 1529. — **BALEY**, ou **BAILEY** (Vautier), naquit dans la province de Dorset en Angleterre en 1529. Comme il avait été reçu en 1550 dans l'université d'Oxford soit en qualité de maître ès-arts, soit à titre de ses emplois, il s'appliqua à l'étude de la médecine avec tant de succès, qu'on l'admit à pratiquer cette science en 1558. Il tarda cependant à prendre le bonnet de docteur jusqu'en 1563; mais on lui reconnut tant de mérite, qu'on n'attendit pas sa promotion pour le nommer à la chaire de professeur royal, qu'il remplit dès l'an 1561. Peu de temps après son doctorat, il fut élevé à la charge de médecin de la reine Elisabeth qui l'honora de son estime; il s'acquit même une si grande réputation, tant à la cour qu'à la ville, qu'il parvint à la plus haute célébrité et s'y soutint jusqu'à sa mort arrivée le 3 mars 1592, à l'âge de 63 ans. Baley a écrit en anglais une dissertation sur le poivre et un livre sur la conservation de la vue. Mais il avait travaillé à d'autres ouvrages; car on a trouvé, parmi ses manuscrits, un commentaire latin sur quelques traités de Galien, où il s'étend sur la boisson la plus convenable aux convalescents et aux vieillards, et incidemment sur la préparation de la bière d'Angleterre.

Ap. J.-C. 1530 *environ.* — BIONDO (Michel Ange), né à Venise dans les dernières années du quinzième siècle, fit ses études à Naples, pratiqua la médecine dans cette ville ainsi qu'à Rome, et vint terminer ses jours dans sa patrie vers l'année 1566. S'il avait été moins partisan de Galien et d'Avicenne, peut-être aurait il plus de droit à notre reconnaissance : mais il admirait tellement ces deux oracles qu'il n'a pas craint de dire *laudabilius est cum his errare, quam cum cæteris parare laudem.* Du reste, ses ouvrages renferment d'excellents préceptes sur la chirurgie; et on ne peut guère lui reprocher, en ce qui concerne le traitement des plaies, que d'avoir omis de ranger la ligature parmi les moyens les plus efficaces pour arrêter l'hémorrhagie. Il fut un des premiers à montrer les inconvénients de toutes les substances qu'on interposait, dans des intentions très-variées, entre les lèvres des plaies et à prouver que, loin de hâter la cicatrisation, elles ne font que la retarder. Il a également recommandé d'avoir toujours égard à l'état des premières voies, qui influe d'une manière si puissante sur l'issue de la maladie. On le compte parmi le petit nombre de praticiens éclairés qui ont connu et développé avec sagacité les avantages de l'emploi chirurgical de l'eau, qu'il n'a pas dépendu de lui de rendre universel; car il représente ce topique comme un remède presque divin. Son traité sur le mal français est fort remarquable, en ce qu'il s'élève contre l'opinion qui fait regarder la maladie comme nouvelle et originaire des Indes orientales. Girtanner, que ce témoignage important aurait contrarié, ne parle point du sentiment qu'il émet au sujet de l'ancienneté des affections vénériennes; et pour détourner peut-être de la lecture de son livre, il dit qu'il est très-obscur et presqu'inintelligible : tant il est rare de trouver la bonne foi et l'esprit de système réunis. Nous avons de Biondo : — *Epitome ex libris Hip-*

pocratis de nova et prisca arte, deque diebus decretoriis. Rome, 1528, in-4°. *Ibid.* 1545, in-8°. — *Libellus de morbis puerorum.* Venise, 1539, in-8°. — *De partibus ictu sectis citissime sanandis et medicamento aquæ, nuper invento.* Venise, 1542, in-8°. Cet opuscule a été inséré par Gesner dans sa collection *De chirurgia scriptores optimi* (Zurich, 1555, in-folio). — *De diebus decretoriis et crisi, eorumque verissimis causis in via Galeni, contra neotericos, libellus.* Rome, 1544, in-4°. Lyon, 1550, in-8°. — *Physiognomia, sive de cognitione hominis per aspectum, ex Aristotele, Hippocrate et Galeno.* Rome, 1544, in-4°. — *De origine morbi gallici deque ligni indici ancipite proprietate.* Venise, 1542, in-4°. Rome, 1559, in-8°. — *De maculis corporis liber.* Venise, 1544, in-4°. — *De canibus et venatione liber.* Venise, 1544, in-4°. — *De memoria libellus.* Venise, 1545, in-8°. — *De ventis et navigatione, cum accurata descriptione distantiæ locorum interni maris et Oceani a Gadebus ad novum orbem.* Venise, 1546, in-4°. — Biondo a traduit en italien les trois premiers livres de l'Histoire des plantes de Théophraste (Venise, 1549, in-8°). (*Biograph. médic.*)

Après J.-C. 1530. — ARANTIUS (Jules César), célèbre anatomiste de Bologne, naquit dans cette ville vers l'an 1530. Après avoir étudié la médecine sous plusieurs savants professeurs et en particulier sous Barthélemi Maggius, son oncle, et sous Vésale, il reçut les honneurs du doctorat dans l'université de sa ville natale, où il fut ensuite nommé professeur de chirurgie et d'anatomie. Il en remplit les devoirs pendant trente-deux ans, c'est-à-dire, jusqu'à sa mort arrivée le 7 avril 1589. Ce médecin a fait plusieurs découvertes sur la structure du corps humain. Il est le premier qui ait observé l'ouverture interne du larynx; et la comparaison qu'il en fait aux ouvertures des instruments de musique à vent, est fort juste. C'est aussi lui qui a découvert le muscle externe propre de l'index et l'obturateur externe. Il a donné une vraie description du coraco-brachial, du constricteur du vagin, du muscle du *fascia lata*, et de la membrane qui forme des gaînes aux muscles de l'extrémité inférieure. Il traite aussi fort exactement du trou ovale dans le cœur du fœtus. Les idées qu'il a rues sur la circulation du sang, sont les mêmes que celles de Columbus. Enhardi par les recherches de cet auteur, il a assuré d'un ton plus ferme que lui, qu'il n'y avait point de voie de communication entre le ventricule droit et le ventricule gauche, et que la cloison n'était nullement percée; que par conséquent le sang porté au cœur par la veine cave, était obligé de sortir par une autre voie que celle que les anciens anatomistes lui assignaient. Cette voie, selon lui, ne peut être que l'artère pulmonaire. Mais à peine Arantius a-t-il fait ce premier pas dans le mécanisme de la circulation, qu'il s'arrête, et ne peut franchir l'obstacle qu'il trouve à la marche ultérieure du sang. La circulation dans le reste du corps lui a été totalement inconnue; il n'a pas avancé plus loin que Columbus. Ce qu'il a fait mieux que lui, c'est qu'il a développé ses idées avec plus de netteté, et qu'il a mieux saisi les difficultés qui renversent l'opinion des anciens. On peut consulter là-dessus les ouvrages de ce médecin; voici leurs titres et leurs éditions : — *De humano fœtu liber. Venetiis*, 1571, in-8°. *Basileæ*, 1579, in 8°. *Lugduni Batavorum*, 1664, in-12. Il entre dans le plus grand détail sur la structure de la matrice, du placenta et des membranes du fœtus. Il y a encore deux éditions de ce traité, Venise, 1587 et 1595, in-4°, auxquelles on a joint d'autres ouvrages du même auteur: *Anatomicarum observationum liber*. Il y dit de bonnes choses qui n'ont pas été assez remarquées par les anatomistes qui l'ont suivi; et en particulier, il s'étend beaucoup sur la myologie. *De tumoribus secundum locos affectos*. Il y suit la méthode curative de Maegins son oncle et son maître. — *In Hippocratis librum de vulneribus capitis commentarius brevis, ex ejus lectionibus collectus. Lugduni*, 1580, in-8°. *Lugduni Batavorum*, 1639, 1641, in-12. Les ouvrages de Celse et de Fallope lui ont été d'un grand secours dans la composition de ce commentaire.

Apr. J.-C. 1530. — MERCURIALI (Jérôme) de Forli, ville d'Italie dans la Romagne, naquit le 30 septembre 1530, jour de fête de saint Jérôme, dont on lui donna le nom. Ce fut un heureux présage pour Mercuriali, qui, à l'exemple de son patron si célèbre encore par sa doctrine, se rendit en peu de temps habile dans les sciences et principalement dans la médecine, qu'il étudia à Bologne. Ses talents le firent estimer de ses concitoyens ; les qualités de son cœur et de son esprit lui méritèrent même si bien leur confiance, qu'ils l'envoyèrent à Rome en 1562, âgé seulement de 32 ans, pour y traiter d'affaires importantes à la cour de Pie IV. La manière avantageuse dont il se comporta à cette occasion, et la supériorité de génie qu'il y montra, frappèrent tellement le cardinal Farnèse, que ce prélat ne négligea rien pour engager un homme de ce caractère à se fixer à Rome. Mercuriali se rendit à des sollicitations aussi pressantes ; il demeura dans cette ville pendant sept ans qu'il employa partie à enseigner la médecine, partie à cultiver les belles-lettres. Les monuments de l'antiquité qui ont échappé à l'injure des temps, les précieux manuscrits qu'il trouva dans les riches bibliothèques de la capitale du monde chrétien, les ouvrages imprimés de toute espèce qu'il eut la facilité d'y consulter, tous ces secours l'aidèrent à composer son traité de l'art gymnastique, qui est le meilleur de ceux qu'il ait mis au jour. On y trouve des recherches curieuses sur les exercices qui ont été les plus en usage chez les anciens, la description de leurs jeux et de leurs courses, avec de savantes explications. Mais une chose qu'on est en droit de reprocher à Mercuriali, c'est que tout entier pour l'antiquité, il pousse sa passion pour elle, jusqu'à condamner l'exercice du cheval qu'elle n'aimait guère; et que, se bornant aux usages anciens dans un traité qu'il voulait rendre utile à ses contemporains, il ne dit pas un mot sur les manières de s'exercer qui ont été en vogue dans les siècles moins reculés.

Quels que fussent les défauts de cet ouvrage, on les lui passa volontiers, pour ne s'arrêter qu'aux belles choses qu'on y trouva. Ces dernières acquirent même tant de réputation à leur auteur, que la république de Venise l'invita à accepter une chaire dans l'université de Padoue. Mercuriali fut d'autant plus flatté de ces avances, qu'il affectionnait beaucoup cette université ; il l'appelait ordinairement sa mère, parce qu'il y avait reçu les honneurs du doctorat. Il se rendit à Padoue, en 1569, pour y remplacer Antoine Fracantiani de Vicenze, qui fut surnommé l'Esculape de son temps. C'était un pas bien glissant pour lui que de succéder à un homme d'une aussi grande réputation; il eut cependant la satisfaction de remplir l'attente du public par son habileté, il la surpassa même par les talents admirables qui portèrent son nom par toute l'Europe. — L'empereur Maximilien II appela ce médecin en Allemagne, pour le consulter sur sa santé chancelante. Il arriva à Vienne en 1573, avec Hercule Saxonia et Antoine Tertius; mais ce prince, plus satisfait des conseils de Mercuriali que de ceux de ses collègues, lui témoigna non seulement sa reconnaissance par des présents plus considérables, mais il l'honora encore du titre de chevalier et de comte palatin. De retour à Padoue dans le courant de la même année, ce médecin y continua ses fonctions ordinaires de professeur; et ce ne fut qu'après avoir enseigné pendant dix-huit ans dans cette université, qu'il se rendit en 1587 à Bologne pour y faire part de ses rares connaissances à un nombreux auditoire d'élèves qui souhaitaient ardemment d'en profiter. On dit qu'il accepta d'autant plus volontiers la proposition qu'on lui fit de passer à Bologne, qu'il se déplaisait depuis long-temps à Padoue. Ce n'est pas qu'il n'y fût considéré; mais il lui était demeuré une sorte de honte depuis le voyage qu'il avait fait, en 1578, à Venise avec Jérôme Capivaccio. Ils y furent appelés pour une maladie qui désolait cette ville, et ils déclarèrent, l'un et l'autre, qu'elle n'était point pestilentielle et encore moins contagieuse. Cependant le jugement qu'ils en portèrent fut démenti par l'événement; la mort de cent mille hommes déposa contre leur pronostic. C'est ainsi que les plus grands médecins s'aveuglent quelquefois; mais la partie la plus équitable du public eut assez d'indulgence pour passer cette faute à Mercuriali : on peut même dire que la haute réputation dont il avait joui jusqu'à cette époque, en fut si peu ébréchée, que le grand-duc de Toscane lui fit proposer, en 1599, de se rendre à Pise, et lui promit 1800 écus d'or d'appointement, qu'il lui assura de faire monter jusqu'à 2000 au bout de quelques années. Il accepta ces conditions et parut avec éclat dans les écoles de Pise; mais pendant que cet homme, déjà si célèbre, travaillait ainsi à augmenter la gloire qu'il ne devait qu'à son mérite, ses jours s'écoulaient insensiblement pour aller se perdre dans la nuit du tombeau. Mercuriali, qui

donnait à tout le monde des conseils utiles pour la conservation de la vie, trouva la fin de la sienne dans une maladie qu'il connut bien et qu'il ne put guérir. Il était retourné dans sa patrie pour s'y délasser et reprendre une nouvelle vigueur pour l'étude, lorsqu'il sentit les plus rudes atteintes de son mal. Il prédit aux médecins qui le voyaient, qu'il avait deux pierres dans les reins, et demanda d'être ouvert, après sa mort, pour vérifier sa prédiction. Il expira le 13 novembre 1606; et à l'ouverture de son corps, on trouva que ce qu'il avait annoncé était véritable. Son fils Maximilien lui rendit les derniers devoirs avec toute la pompe possible, et le corps des médecins en deuil assista à ses funérailles. Il fut enterré dans la chapelle qu'il avait fait bâtir dans l'église de saint Mercurial, patron de sa ville natale, où il avait fait transporter les reliques de ce saint peu de temps avant sa mort. Ce monument de sa piété a rendu sa mémoire précieuse aux habitants de Forli. L'honneur qu'il avait fait à sa patrie, par ses talents, lui a encore mérité leur estime; et pour que le souvenir de ce grand homme passât à la postérité la plus reculée, ils firent mettre sa statue dans la place publique de leur ville.

La science a non-seulement procuré à Mercuriali une réputation très-étendue dans le monde littéraire, mais encore des richesses considérables. Il laissa cent vingt mille écus d'or à ses héritiers, après avoir vécu avec éclat, et fait de grandes libéralités à ses amis, ainsi que d'abondantes aumônes aux pauvres. C'était un homme bien fait et de bonne mine; il avait beaucoup de douceur, une piété exemplaire, et une méthode d'enseigner qui lui attirait beaucoup de disciples. Ce fut à eux qu'il donna la commission de publier le plus grand nombre de ses ouvrages, qu'il aurait mieux fait de mettre lui-même au jour; mais il voulut faire servir cet expédient à sa réputation : afin que s'il était tombé dans quelque erreur, il pût la corriger sans se compromettre. Ses disciples s'acquittèrent assez mal de la publication des cahiers qu'ils avaient écrits sous la dictée de leur maître; les éditions qui viennent d'eux sont pleines de fautes, et les matières y sont traitées avec une longueur qui ennuie. Tout ce qui sortit de la bouche de Mercuriali parut merveilleux à ses élèves, ils adoptèrent comme lui les bonnes et les mauvaises idées des anciens; et pleins de respect pour ses décisions, ils n'osèrent corriger les sentiments erronés qui leur servent de base. Voici la notice des ouvrages de ce médecin :

Nomothesaurus, seu, ratio lactandi infantes. Patavii, 1552. Il est cité par Morgagni. — *De arte gymnastica libri sex. Venetiis*, 1569, 1573, 1587, 1601, in-1°. *Parisiis*, 1577, in-4°. *Amstelodami*, 1675, in-4°. C'est le meilleur de ses ouvrages ; aussi avait-il pris soin de le publier lui-même. — *Variarum lectionum in medicinæ scriptoribus et aliis libri quatuor. Venetiis*, 1571, 1588, 1598, 1601, in-4°. *Basileæ*, 1576, in-8°. *Parisiis*, 1585, in-8°. L'édition de Bâle est augmentée d'un cinquième livre ; celle de Paris et celle de Venise de l'année 1588 et suivantes, d'un sixième. Mercuriali s'est chargé de mettre ce recueil au jour. — *De morbis cutaneis et omnibus corporis humani excrementis. Venetiis*, 1572, 1585, 1601, 1625, in-4°. *Basileæ*, 1577, in-8°. *Leidæ*, 1623, in-4°. — *Tractatus de maculis pestiferis et hydrophobia. Basileæ*, 1577, in 8°. *Venetiis*, 1580, in-4°. *Patavii*, 1586, in-4°. L'auteur y parle bien des maladies cutanées. — *De pestilentia in universum, præsertim vero de Veneta et Patavina. Venetiis*, 1577, in-4°. *Patavii*, 1580, in-4°. *Leidæ*, 1623, in-4°. — *Hippocratis Opera græce et latine. Venetiis*, 1578, in-folio. — *De morbis muliebribus prælectiones. Basileæ*, 1582, in-8°, par les soins de Gaspar Bauhin. *Venetiis*, 1601, 1618, in-4°. — *De morbis puerorum tractatus locupletissimi. Venetiis*, 1583, 1615, in-4°. *Francofurti*, 1584, in-4°, avec une lettre grecque d'Alexandre de Tralles, et la version latine de Mercuriali, qui est intitulée : *De lumbricis. Basileæ*, 1584, in-8°, avec le traité *De venenis et morbis venenosis*, et un autre, sous le titre de *Censura de Hippocratis operibus*, qui avait paru à Venise en 1583, in-4°, et qui trace le plan d'une nouvelle édition des Œuvres d'Hippocrate. Ce traité fut encore imprimé à Francfort en 1585, in-8°. — *De venenis et morbis venenosis tractatus locupletissimi. Venetiis*, 1584, in-8°; 1601, in-4°; 1644, in-folio. *Basileæ*, 1586, in-8°.

De decoratione liber. Venetiis, 1585, 1601 et 1625, in-4°, par les soins de Jules Mancini. *Francofurti*, 1587, in 8°. — *Consultationes et responsa medici-*

nalia. Tomus I. Venetiis, 1587, in-fol. *Tomus II. Ibidem*, 1590, in-fol. *Tomus III. Ibidem*, 1597, in-fol. *Tomus IV. Ibidem*, 1597, 1604, in-fol. Ensemble, *Venetiis*, 1617, 1620, 1624, in folio, avec les notes de Mundinus. — *Tractatus de compositione medicamentorum. De morbis oculorum et aurium, Venetiis*, 1590, 1601, in-4°. *Francofurti*, 1591, 1601, in-8°. — *De hominis generatione. Venetiis*, 1597, in-folio. *Francofurti*, 1602, in-fol. C'est une compilation. — *Commentarii eruditissimi in Hippocratis Coi prognostica, prorrhetica, de victus ratione in morbis acutis et in epidemicas historias. Venetiis*, 1597, in-folio, par les soins de Marc Cornacchini. *Francofurti*, 1602, in-folio, sous le titre de *Prælectiones Pisanæ*. — *Medicina practica, seu, de cognoscendis, discernendis et curandis omnibus humani corporis affectibus. Francofurti*, 1602, in-fol. *Lugduni*, 1618, 1623, in-4° *Venetiis*, 1627, in-folio. Lipenius cite encore une édition de Venise de 1588, in-folio. — *In omnes Hippocratis Aphorismorum libros prælectiones Patavinæ, Bononiæ*, 1619, in-folio, par les soins de Maximilien Mercuriali. *Forolivii*, 1623, in-folio. *Lugduni*, 1631, in-4°. — *In secundum librum epidemiorum Hippocratis prælectiones Bononienses. Forolivii*, 1626, in-folio. — *Monstrorum historia posthuma. Bononiæ*, 1642, in-folio. Haller ne fait aucun cas de cet ouvrage.—*Opuscula aurea et selectiora. Venetiis*, 1644, in-fol.

Apr. J.-C. 1530.—SCHENCK (Jean) dit de Graffenberg naquit à Fribourg le 20 ou 21 juin 1530. Il fut reçu docteur en médecine à Tubingue en 1554, et bientôt après il obtint la charge de physicien de sa ville natale, dont il s'acquitta avec honneur jusqu'à sa mort arrivée le 12 novembre 1598. On a de lui un recueil d'observations sur toutes les maladies du corps humain, même les plus rares, recueil qui est disposé en bon ordre depuis Hippocrate jusqu'à son temps. La rareté des ouvrages dont il s'est servi pour former cet ouvrage, aurait laissé dans l'oubli plusieurs de ces observations, si ce médecin ne se fût pas donné la peine de les publier. Mais il ne s'est point borné à ce qu'il a trouvé dans les traités qu'il a soumis à ses recherches, il y a joint ses propres observations et celles que ses amis lui ont communiquées. Voici le titre de ce recueil : — *Observationum medicarum, rararum, novarum, admirabilium et monstrosarum volumen, tomis septem de toto homine institutum, opera Joannis Georgii filii collectum. Francofurti,* 1600, deux volumes in 8°; 1609, in-folio. *Friburgi,* 1604, in-8°. *Lugduni,* 1644, in-folio, par les soins de Charles Spon. *Francofurti,* 1665, in-folio, par les soins de Laurent Straufs qui a fait quelques augmentations à cet ouvrage. L'auteur avait publié ce recueil par volumes séparés. Le premier, *De capite humano,* parut à Bâle, en 1584; le second, *De thorace,* à Fribourg, en 1591; le troisième, *De partibus naturalibus,* à Fribourg, en 1595 et 1596; le quatrième, *De partibus genitalibus utriusque sexus,* dans la même ville, en 1596; le cinquième, *De partibus externis,* encore à Fribourg, en 1596; le sixième, *De febribus, morbis epidemicis et contagiosis,* à Fribourg, en 1597; le septième, *De venenis,* dans le même endroit, en 1597. Quelques-uns de ces volumes sont in-4°, et d'autres in-8°.

SCHENCK (Jean-George), fils de Jean Schenck de Graffenberg, était de Fribourg, où il naquit dans le seizième siècle. Il exerça la médecine à Haguenau avec beaucoup de succès. Mais il ne se borna point à la pratique, car il se livra au goût qu'il avait pour le travail du cabinet; et non content de donner ses soins à l'édition des ouvrages d'autrui, il mit au jour les suivants qui sont de sa façon: — *Pinax auctorum de re medica, qui gynæcia seu muliebria ex instituto scriptis excoluerunt et illustrarunt. Argentorati,* 1606, in-8° — *Pandectarum seu partitionum medicinalium liber quartus. Francofurti,* 1607, in-12, avec quelques traités qui ne sont point de lui. — *Exotericorum ad varios morbos experimentorum centuriæ septem. Ibidem,* 1607, in-8°. — *De formandis medicinæ studiis et schola medica constituenda, Enchiridion. Argentorati,* 1607, in-12. *Basileæ,* 1607, in-12. — *Hortus Patavinus, cui accessere Guillandini conjectanea synonymica plantarum. Francofurti,* 1608, in-8°. — *Lithogenesia, sive, de microcosmi membris petrefactis et calculis eidem microcosmo per varias matrices innatis. Ibidem,* 1608, in-4°. — *Biblia intrica, sive, bibliotheca medica macta, continuata, consummata. Ibidem,* 1609,

in-8°. — *Monstrorum historia mirabilis. Ibidem,* 1609, in-4°. — *Sylva medicamentorum compositorum. Lipsiæ,* 1617, in-4°.

Apr. J.-C. 1531 environ. — CANAPE (Jean), médecin de François Ier, vécut vers la fin du règne de ce prince, environ l'an 1542. La Croix du Maine le nomma lecteur public de chirurgie à Lyon. On lui attribue plusieurs ouvrages tant en français qu'en latin; mais les bibliographes ne citent que ses traductions : — *Le guidon pour les barbiers et les chirurgiens.* Lyon, 1538, in-12. Paris, 1563, in 8°; 1571, in-12. — *Opuscules de divers auteurs médecins.* Lyon, 1552, in-12. — *L'Anatomie des os du corps humain par Galien.* Lyon, 1541, 1583, in-8°. — *Deux livres des simples de Galien, savoir le cinquième et le neuvième.* Paris, 1555, in-16.

Après J.-C. 1531. — SAPORTA (Antoine) naquit à Montpellier. Il s'inscrivit sur le registre des matricules le 12 octobre 1526, et fut reçu docteur en 1531. Résolu de se fixer dans sa ville natale, il suivit les exercices des écoles dans le but de s'y placer, en qualité de professeur, à la première occasion favorable; elle se présenta en 1540, et il fut nommé pour remplir la chaire vacante par la mort de Gilbert Griffi. Il fut doyen en 1551, chancelier en 1566 après Rondelet, et mourut en 1573. Il eut soin de la construction de l'ancien amphithéâtre anatomique conjointement avec ses collègues J. Schyron, G. Rondelet et J. Bocaud, ainsi qu'il était dit dans l'inscription qu'on y a lue long-temps, et dont il a été parlé à l'article de RONDELET. — Saporta laissa un traité des tumeurs que Henri Gras, médecin de Lyon, tira de la bibliothèque de François Ranchin après la mort de l'auteur, et fit paraître sous ce titre : — *De tumoribus præter naturam libri V. Lugduni,* 1624, in-12. Il y a encore une édition de 1611. Cet ouvrage est écrit avec beaucoup d'ordre, de clarté et de précision. Freind le cite dans son Histoire de la médecine au sujet de l'anévrisme, dont Saporta parle assez au long. Comme notre auteur était partisan des frictions mercurielles, il se récrie contre ceux qui en négligent l'usage dans le traitement de la vérole; mais il allie assez mal le mercure, car il joint l'euphorbe, des résines et des gommes à l'onguent qu'il en compose avec le sain-doux.

SAPORTA (Jean), fils d'Antoine, était de Montpellier. Il reçut les honneurs du doctorat dans les écoles de la Faculté de médecine de cette ville l'an 1572, et ce fut Laurent Joubert qui lui donna le bonnet. La mémoire de son père encore récente, jointe à son mérite personnel, lui fut avantageuse à la mort de François Feynes, dont il obtint la chaire en 1577; mais il n'en demeura pas là. Comme André du Laurens, élu chancelier en 1603, la même année qu'il fut médecin de Marie de Médicis, était retenu à la cour par son emploi, il nomma Saporta pour remplir les fonctions de cette place sous le nom de vice-chancelier. Cette nomination trouva quelques oppositions dans la Faculté, mais elle fut confirmée par les arbitres qu'on avait choisis pour en décider. — Jean Saporta mourut en 1605, et laissa un petit traité, *De lue venerea*, qui fut imprimé à Lyon, en 1624, avec l'ouvrage de son père. Il y parle de l'administration du mercure sous différentes formes, en frictions, en fumigations et en pilules.

Après J.-C. 1531. — **BRUCÆUS** (Henri), fils de Gérard Brucæus, échevin d'Alost, naquit en cette ville l'an 1531. Après avoir fait les études qui fraient le chemin aux sciences supérieures, il s'appliqua à la médecine et prit le bonnet de docteur en l'université de Bologne. Les mathématiques l'avaient long temps arrêté à Rome avant sa promotion au doctorat, il les avait même enseignées dans cette capitale du monde chrétien; et ce ne fut qu'après s'être mis plus à l'aise par le profit qu'il retira de ses leçons, qu'il se rendit à Bologne. Il passa ensuite en France, et demeura assez de temps à Paris pour faire connaissance avec Adrien Turnèbe et Pierre Ramus qui lui accordèrent leur amitié. De retour à Alost, il fut médecin pensionnaire et échevin de la ville; mais comme selon toute apparence il avait embrassé les opinions nouvelles qui divisaient la religion, il accepta d'autant plus volontiers les offres qu'on lui fit en 1567, de la part de Jean-Albert, duc de Meckelbourg, qu'il se mettait par là en situation de professer plus librement le luthéranisme. Il s'agissait d'aller remplir à Rostock une chaire de mathéma-tiques; Brucæus s'y rendit, et joignit à sa qualité de professeur celle d'habile praticien dans son art. Il s'était distingué par l'une et par l'autre depuis vingt-cinq ans, lorsqu'il fut attaqué d'apoplexie, à laquelle succéda une fièvre continue qui l'emporta le 31 décembre 1593. Brucæus a composé quelques ouvrages qui lui ont fait honneur, comme *De motu primo, Institutiones spheræ;* et les suivants de médecine : — *Propositiones de morbo gallico. Rostochii,* 1569, in-8°. — *De scorbuto propositiones Rostochii disputatæ,* 1569, 1591. On les trouve dans le traité de Séverin Eugalenus, qui est intitulé : *Liber observationum de scorbuto. Lipsiæ,* 1514, in-8°. *Jenæ,* 1624, in-8°. *Hagæ Comitis,* 1658, in-8°. *Amstelodami,* 1720, in-8°. — *Epistolæ de variis rebus et argumentis medicis. Francofurti,* 1611, in-8°, avec les *Miscellanea* de Henri Smet son compatriote et son ami.

Apr. J.-C. 1532 environ. — **MASSA** (Nicolas), médecin et anatomiste très-renommé dans le seizième siècle, était de Venise, où il vivait encore en 1566. Il mourut dans sa ville natale, et fut inhumé dans l'église de Saint-Dominique. On lui éleva un superbe tombeau de marbre, sur lequel on grava cette épitaphe :

NICOLAI MASSÆ,
MAGNI PHILOSOPHI AC MEDICI.
MARIA F. POSUIT
ANNO 1569.

Je ne m'arrêterai point à détailler les erreurs qu'il a répandues dans ses ouvrages sur la structure du corps humain. Ce détail ne me paraît d'aucune utilité dans le siècle éclairé où nous vivons; il n'est tout au plus qu'un reproche facile sur les méprises des anciens anatomistes à qui nous avons d'ailleurs tant d'obligations, et une répétition inutile qui n'est d'aucun avantage pour l'histoire de la médecine. Je me borne donc à dire que Riolan et quelques autres que son autorité a jetés dans l'erreur, attribuent à Massa la découverte des muscles pyramidaux : mais leur opinion est sans fondement; car le muscle qu'on regarde comme le muscle pyramidal trouvé par ce médecin, n'est que le muscle crémaster, à qui il vaudrait mieux laisser ce nom, ainsi qu'ont fait les anatomistes des derniers temps. Une chose qu'on ne peut cependant lui disputer, c'est la description de la cloison du scrotum, dont quelques écrivains modernes se font honneur, quoique son exposé soit très-exact. Il a nié l'existence de cette membrane que Mundinus appelle *velamentum* ou *pudicitia*, et que nous appelons *hymen*. Il a décrit les canaux des caroncules des reins, à travers lesquels les urines sont filtrées, et que nous appelons *tubuli urinarii*. Il a démontré que la substance de la langue était musculeuse, et que cette partie était couverte d'une double enveloppe. Il a dit aussi que le col de la matrice était musculeux. Il traite encore de vrai muscle la membrane charnue du front; et il soutient que les petits os qui servent à l'organe de l'ouïe étaient découverts dès le temps d'Achillini, à qui il n'attribue que l'honneur d'en avoir le premier donné la description. Massa est d'ailleurs entré dans les détails les plus exacts sur le traitement des maux vénériens. Il a même poussé ses recherches à cet égard, jusqu'à disséquer les corps des malades morts de la vérole. Il en soumit plusieurs au scalpel en 1521. C'est dans le premier des ouvrages dont je vais donner les titres, qu'il s'est étendu sur cette matière.

Liber de morbo gallico. Venetiis, 1532, 1559, in-4°. *Lugduni*, 1534, in-8°. *Venetiis*, 1563, in-4°, avec une adjonction : *De potestate ligni indici, de cognitione salsæ parilæ, de radicibus chinæ, etc.* Les célèbres Freind et Astruc ont regardé Massa comme celui qui avait mis la dernière main à la perfection de la méthode de traiter ces maladies avec le mercure. Il voulait qu'on fît les frictions de loin en loin pour éloigner la salivation, ainsi qu'il est d'usage aujourd'hui; et par cette raison il mérite d'être placé après Carpi, à qui l'on donne à juste titre le premier rang par rapport au traitement de la vérole par le mercure. — *Anatomiæ liber introductorius. Venetiis*, 1536, 1539, 1559, in-4°. Il y décrit la gastroraphie, que personne ne sut faire en France avant Rousset, qui en parla dans un ouvrage imprimé en 1581. — *De febre pestilentiali, petechii, morbillis, variolis et apostematibus pestilentialibus, ac eorum omnium curatione; necnon de modo quo corpora a peste præservari debeant. Venetiis*, 1540, 1556, in-4°. — *Epistolarum medicinalium tomus primus. Ibidem*, 1542, in-4°. *Tomus alter.*

Ibidem, 1550, in-4°. Les deux tomes ensemble. *Lugduni*, 1557, in-fol. *Venetiis*, 1558, in-4°. — *Examen de venæ sectione et sanguinis missione in febribus ex humorum putredine ortis, ac in aliis præter naturam affectibus. Venetiis*, 1560, 1568, in-4°.

Après J.-C. 1533. — SWINGER (Théodore), de Bischofs-Zell, ville de Suisse dans le Turgaw, naquit le 2 août 1533. C'est le sentiment de Mathias, qui n'est pas d'accord avec Manget sur le lieu de la naissance de ce médecin. Selon le dernier, Théodore vint au monde à Bâle de Léonard Swinger, bourgeois de cette ville, mais natif de Bischofs-Zell, et de Chrétienne Oporin sœur de Jean, fameux imprimeur. Cette différence d'opinions ne mérite pas qu'on s'y arrête; il suffit de l'avoir fait remarquer. — Théodore abandonna la maison de son père, qui voulait l'obliger à travailler dans sa boutique de corroyeur. Comme il ne se sentait pas fait pour ce métier, il passa à Lyon, où il demeura trois ans chez un imprimeur, et donna à l'étude tout le temps dont il était le maître. De là il vint à Paris, et, après y avoir suivi les leçons de philosophie de Ramus, il se rendit en Italie et s'appliqua à la médecine pendant six ans dans les écoles de Padoue. Il prit y le bonnet de docteur, en 1559, et retourna ensuite à Bâle, où il enseigna la langue grecque, et successivement la morale, la philosophie et la médecine. Swinger se fit estimer dans cette ville par la diversité de ses talents; il fut même fort regretté à sa mort arrivée le 10 mars 1588, à l'âge de 54 ans sept mois huit jours. On chargea son tombeau de cette épitaphe :

TRIUNI SACRUM.
THEODORUS SWINGERUS BASILIENSIS,
CUM EX PHILOSOPHIA TENEBRAS,
EX ARTE MEDICA HUMANAS
MISERIAS DEPREHENDISSET,
SUMMI BONI COGNOSCENDI
POTIUNDIQUE DESIDERIO ACCENSUS,
CHRISTIANO PHILOSOPHO DIGNAM MENTIS
COMMENDATIONEM INSTITUIT,
VIVENSQUE MORTUUS EST
UT MORTUUS VIVERET.
D ANNOS 54, MENS. 7, DIES 8 OB.
ANNO CHRISTI 1588, VI IDUS MARTII.

ALMA FIDES ABIIT,
SPES INDUBITATA RECESSIT.
PERFRUOR, INTUEOR, SOLUS AMOR REMANET.

Le principal ouvrage de ce médecin est le *Théâtre de la vie humaine* qui avait été commencé par Conrad Lycosthène, son beau-père; mais comme celui-ci n'avait pu y mettre la dernière main, il pria Swinger, en mourant, d'y donner ses soins et de l'achever. Notre auteur y travailla et le fit paraître en latin à Bâle en 1565, in-folio. Nous avons encore de sa façon : — *In artem medicinalem Galeni tabulæ et commentarii. Basileæ*, 1561, in folio. — *In Galeni librum de constitutione artis medicæ tabulæ et commentarii. Ibidem*, 1561, in-folio, avec l'ouvrage précédent. — *Methodus rustica Catonis atque Varronis, præceptis aphoristicis, per locos communes digestis, typice delineata et illustrata. Ibidem*, 1576, in-8°. — *Methodus apodemica, seu, de itineribus. Basileæ*, 1578, in-4°. — *Hippocratis Coi viginti-duo commentarii tabulis illustrati. Ibidem*, 1579, in folio. — *Consilia et epistolæ quædam medicæ. Francofurti*, 1598, in folio, dans le recueil de L. Scholzius. — *Physiologia medica eleganti carmine conscripta, rebusque scitu dignissimis, Theophrasti item Paracelsi, totius fere medicinæ dogmatibus illustrata. Basileæ*, 1610, in-8°. Cet ouvrage n'est point écrit dans le goût de notre auteur, et par-là on est autorisé à le mettre au nombre des pièces qu'on a fait paraître sous son nom. Swinger fut un des plus ardents sectateurs d'Hippocrate, et conséquemment contraire à la secte chimique, mais surtout à la doctrine de Paracelse. Mathias attribue cette Physiologie à son fils Jacques Swinger.

Apr. Jésus-Christ. 1533 *environ.* — BRUNNER (Balthazar), médecin du seizième siècle, était de Hall en Saxe. Il étudia dans l'université d'Erford, où il fut reçu maître ès arts ; de là il passa à Leipsic, et il y fit tant de progrès dans l'étude de la médecine, qu'on le nomma à la charge de professeur extraordinaire, quoiqu'il n'eût point encore pris le bonnet. Il voyagea ensuite en Italie, où il demeura près de trois ans ; et après avoir encore parcouru l'Espagne, la France, les Pays-Bas et l'Angleterre, il revint dans sa patrie par Bâle, et se fit recevoir docteur dans l'université de cette ville. Craton de Kraftheim témoigna beaucoup d'amitié à Brunner, et prit sur lui le soin de cultiver les talents d'un jeune homme en qui il remarquait les plus heureuses dispositions. Brunner devint en effet tout ce que ce savant homme avait prévu qu'il serait, il parvint même à un tel point de célébrité, que plusieurs princes souhaitèrent de l'avoir pour médecin, et diverses académies le demandèrent pour professeur. Mais il résista à toutes ces invitations ; comme il était passionné pour la chimie, il voulut être son maître, pour faire de cette science sa plus grande occupation. Une violente attaque d'apoplexie vint troubler le bonheur dont il jouissait au milieu de sa famille ; il la surmonta, mais il languit pendant sept ans, et mourut au bout de ce terme en 1604, dans la soixante-onzième année de son âge. — On a de lui deux traités sur le scorbut qui se trouvent dans le recueil de Severinus Eugalenus. On lui doit encore plusieurs consultations qui parurent après sa mort sous le titre de *Consilia medica studio collecta et revisa a Laurentio Hoffmanno. Halæ Saxonnus*, 1617, in-4°. *Francofurti*, 1727, in-4°.

Ap. J.-C. 1533 *environ.* — DARIOT (Claude), médecin né en 1533 à Pomard, près de la ville de Beaune, mourut en 1594. Il était de la religion prétendue réformée. La Croix du Maine et du Verdier en parlent dans leur Bibliothèque, ainsi que Vander Linden dans son traité *De scriptis medicis*. Les ouvrages de Dariot sont, selon ces écrivains et M. Papillon dans sa Bibliothèque des auteurs de Bourgogne : — *De electionibus principiorum idoneorum rebus inchoandis. Lugduni*, 1557, in-4°. C'est la seconde édition. En françois, Lyon, 1558. — *De morbis et diebus criticis ex astrorum motu cognoscendis, fragmentum.* A la suite de l'ouvrage précédent. — *Ad astrorum judicia facilis introductio. De electionibus principiorum. De præparatione medicamentorum. Lugduni*, 1582, in-8°. Le premier de ces trois écrits a été traduit en français et imprimé à Lyon en 1582. Ses discours sur la préparation des médicaments ont paru dans la même langue à Lyon en 1580, in-4°. — *La grande chirurgie de Paracelse mise en françois d'après la version latine de Josquin d'Alhem.* Lyon, 1593, in-4°. — *Un discours de la goutte et trois traités sur la préparation des médicaments.* Lyon, 1603, in-4°. Montbelliard, 1608, in-8°.

Après Jésus-Christ 1534 *environ.* — TAGAULT (Jean) passe pour être né à Amiens, mais la notice de M. Baron le dit simplement du Vimeu en Picardie. Il étudia la médecine dans les écoles de la faculté de Paris, où il reçut les honneurs du doctorat sous le décanat de René Drouyn qui fut à la tête de sa compagnie en 1522 et 1523. Tagault remplit lui-même cette charge pendant les années 1534, 1535, 1536 et 1537. On dit que la pratique de ce médecin le fit moins considérer à Paris que ses talents littéraires ; il y jouissait cependant d'une grande réputation, lorsqu'il mourut au mois d'avril 1545. Il est un des premiers qui aient écrit en latin sur la chirurgie, mais ses ouvrages ne se bornent point à cette seule partie de l'art ; il en a composé d'autres, dont voici les titres : — *Commentarium de purgantibus medicamentis simplicibus libri duo. Parisiis*, 1537, in-4°. *Lugduni*, 1549, in-16 ; 1553, in-12. *Parisiis*, 1571, in-8°, par les soins de Nicolas Hovel. Notre auteur a publié un autre ouvrage sur les médicaments, dont l'édition est de Paris, in-8°, sans indication d'année, chez Hiérôme Marnef. Le titre porte : *Canon universel de Jean Mesue des simples médicaments, avec les commentaires de Tagault; traduit en françois. — De chirurgica institutione libri quinque. Parisiis*, 1543, in folio. *Venetiis*, 1544, 1549, in-8°. *Lugduni*, 1547, in-8°. On a ajouté le sixième livre, *De materia chirurgica*, de Jacques Hallier à l'édition de Lyon. *Tiguri*, 1555, in-folio, avec d'autres traités de chirurgie. *Lugduni*, 1560, 1567, in-8°. *Francofurti*, 1574, in-folio. En italien, Venise, 1550. En françois, Lyon, 1580, in-8°, sous le titre de *Chirurgie de M. Tagault, docteur en médecine, avec plusieurs figures des instruments nécessaires pour l'opération manuelle.* Encore en françois, Paris, 1618, in-8°. Rouen, 1645, in-12. En hollandois, Dordrecht, 1621, in-folio. Il n'est point étonnant qu'on ait multiplié ainsi les éditions de cet ouvrage : c'était encore le temps où la chirurgie ne recevait presque aucune lumière de la part des médecins. — *Metaphrasis in Guidonem de Caulaco, Parisiis*, 1545, in-8°. C'est la Chirurgie de Gui de Chauliac réformée, corrigée, augmentée.

Apr. J.-C. 1534. — COITER (Volcherus) était de Groningue, capitale de la province du même nom, où il naquit en 1534. Il témoigna dès sa jeunesse une forte inclination pour l'étude de la médecine et, pour d'autant mieux la satisfaire, il se rendit en Italie où il suivit Fallopio à Padoue et Eustachi à Rome. Il demeura aussi quelque temps à Bologne, et il disséqua beaucoup d'animaux sous Aldobrandi, habile naturaliste qui profita de ses recherches, dont il enrichit ses ouvrages. Coiter, déjà maître dans l'art de disséquer, fut extrêmement considéré dans cette ville; il y donna des leçons particulières, et un jour il fit voir à ses disciples un fœtus de la longueur du doigt dans lequel on distinguait toutes les parties du corps humain. Il leur parla aussi fort souvent de l'adresse d'Arantius, qui s'était préparé un petit squelette de fœtus qu'il conservait dans son cabinet. — Coiter passa ensuite à Montpellier, y séjourna quelque temps, et lia une amitié étroite avec Rondelet. On le trouve après cela à Nuremberg; on sait même que les magistrats l'avaient gratifié d'une pension, pour l'engager à s'y fixer. Il y donna des preuves de ses talents anatomiques ; car il y prépara un cadavre sur les os duquel il conserva les muscles, les ligaments et les veines : Baier, qui en fait mention, dit qu'on plaça cette pièce dans la bibliothèque de la ville de Nuremberg. Coiter fut sensible à cette marque de distinction ; mais ayant appris que la France était en guerre, il se mit à la suite des armées de cette couronne en qualité de médecin. La raison qui lui fit prendre ce parti, fut celle d'avoir des occasions plus fréquentes de satisfaire son goût pour l'anatomie. Il disséqua beaucoup de cadavres et, à travers les recherches qu'il fit sur leur structure, il s'appliqua à reconnaître les vraies causes des maladies, sans les confondre avec les traces que laissent leurs ravages. C'est ainsi qu'il rendit l'anatomie utile à la pratique de la médecine, qui en a retiré de grands avantages pour le traitement et le pronostic des maux inséparables de l'humanité. Coiter périt au milieu de ses travaux. Si l'on en croit ce que dit Eysson dans la préface qu'il a mise à la tête du livre de ce médecin sur les os des enfants, il mourut l'an 1600, à l'âge de 66 ans, au camp de J. Casimir, prince palatin.

Les recherches et l'industrie de Coiter ont beaucoup servi à enrichir l'anatomie. Il a exposé assez clairement la première formation des os ; il a expliqué leur accroissement, et il a marqué distinctement la différence qu'il y a entre les os des enfants et ceux des adultes. Sa méthode était de préparer des squelettes d'enfants, de comparer leurs os avec ceux des personnes d'un âge plus avancé, et d'en faire observer la différence à ses élèves. Il a découvert les deux muscles supérieurs du nez placés sur son dos. Il a fait un muscle particulier du sourcilier, et il a connu le muscle corrugateur qu'il s'est contenté de décrire sans lui donner de nom. Coiter a laissé plusieurs ouvrages qui méritent d'être lus : on y reconnaît non-seulement un observateur judicieux dans la personne de leur auteur, mais on admire encore en lui les talents qui caractérisent le médecin savant et le physicien éclairé. — *De cartilaginibus tabulæ quinque. Bononiæ*, 1566, in-folio. — *Externarum et internarum principalium humani corporis partium tabulæ atque anatomicæ exercitationes. Norimbergæ*, 1573, in-folio. *Lovanii*, 1653, in-folio. C'est à lui qu'on a l'obligation des premières planches sur les os du fœtus ; celles qu'il a données sur les adultes sont tirées de Vésale. — *Diversorum animalium sceletorum explicationes, iconibus artificiosis et genuinis illustratæ. Norimbergæ*, 1575, in-folio, avec les *Lectiones Gabrielis Fallopii de partibus similaribus humani corporis*, qu'il avait recueillies avec beaucoup de soin. — *Ossium infantis historia. Groningæ*, 1659, in-12, avec le traité *De ossibus* composé par Henri Eysson.

Ap. J.-C. 1534. — CAMERARIUS (Joachim), fils de Camérarius de Bamberg, naquit à Nuremberg, le 6 novembre 1534, et fut élevé dans la maison de Philippe Mélanchton, l'ami de son père. Il prit tant de goût pour les belles-lettres, que l'on peut dire que ce fut là qu'il jeta les premiers fondements de la haute réputation à laquelle il est parvenu dans la suite. Il étudia encore dans les meilleures universités d'Allemagne; puis étant passé en Italie, il s'appliqua à la médecine à Padoue et à Bologne et reçut les honneurs du doctorat dans l'université de cette dernière ville en 1562. Ses talents le firent estimer dans l'une et dans l'autre de ces deux villes, et il s'y fit même des amis dont le nombre et la qualité pourraient lui tenir lieu de mérite: tels furent Fallope, Aquapendente, Capivaccio, Aldrovandus et Vincent Pinelli. Ce médecin célèbre à plus d'un titre revint à Nuremberg en 1564, et fut d'abord recherché dans sa profession avec un empressement si flatteur pour lui, qu'il prit le parti de se fixer dans cette ville, où il passa le reste de ses jours avec autant d'agrément que de célébrité. Il y eut même assez de crédit pour engager les magistrats à fonder le collége de médecine en 1592, et il en fut doyen toute sa vie. Mais, comme la réputation qu'il avait acquise à Nuremberg ne tarda point à passer dans les principales contrées de l'Allemagne, plusieurs grands princes souhaitèrent de l'avoir pour médecin, et lui firent offrir des appointements considérables pour l'engager à se rendre à leurs cours. Camérarius fut inflexible à toutes les sollicitations par lesquelles on chercha à vaincre sa résistance ; trop philosophe pour être complaisant, trop peu amateur des richesses pour être séduit par les promesses les plus avantageuses, il préféra sa liberté à toutes les conditions qu'on voulait lui faire et se contenta de donner ce vers pour toute excuse de ses refus :

Alterius non sit qui suus esse potest.

Camérarius avait d'ailleurs trop de goût pour l'étude, pour ne pas craindre d'en être distrait par le tumulte de la cour des princes qui voulaient l'engager à leur service. La chimie et la botanique le demandaient tout entier, et le moindre partage aurait dérangé le plan de ses occupations. Camérarius s'appliqua à la connaissance des plantes avec tant d'ardeur, que, non content du jardin qu'il avait aux portes de Nuremberg, où il cultivait les simples les plus rares et les plus curieux, il acheta encore la Bibliothèque botanique de Gesner, collection précieuse, dont Gaspar Wolf avait fait l'acquisition, et qui contenait plus de 1500 figures de plantes, avec plusieurs manuscrits. Toutes ces dépenses, quelque grandes qu'elles fussent, ne satisfirent encore qu'imparfaitement la belle passion que ce médecin avait pour la botanique ; il aurait exposé la totalité de sa fortune pour avancer les progrès de cette science. Mais tout concentré qu'il eût été dans l'étude des plantes, toute ferme qu'eût paru la résolution qu'il avait prise d'éviter la contrainte qu'impose le respect qu'on doit aux grands, il ne put pas toujours se dérober à ceux qui venaient le consulter. Il fut même obligé de se rendre à Cassel, pour diriger le plan du jardin botanique que Guillaume, landgrave de Hesse, y voulait établir; et dans la suite, il fit encore un voyage en Misnie, à la cour d'Auguste, électeur de Saxe. Peu d'années après son retour, il tomba malade et mourut le 11 octobre 1598. Ce médecin a écrit une infinité d'ouvrages qui ne sont pas de mon sujet; je m'arrête à ceux qui regardent la matière de ce dictionnaire. Voici leurs titres :

Opuscula de re rustica, quibus, præter alia, catalogus rei botanicæ et rusticæ scriptorum veterum et recentiorum insertus est. Noribergæ, 1677, in-4º, 1596, in-8º. — *Synopsis quorumdam brevium, sed perutilium commentariorum de peste clariss. virorum Donzellini, Ingrassiæ, Rincii. Adjectæ sunt sub finem, Camerario auctore, de Bolo Armenia et Terra Lemnia observationes. Ibidem*, 1583, in-8º. — *De recta et necessaria ratione præservandi a pestis contagio. Ibidem*, 1583, in-8º, avec la pièce suivante : *Constitutiones, leges et edicta tempore pestis, anno 1576 et 1577, publice Venetiis et alibi proposita.* C'est la traduction d'un ouvrage publié en italien par Jean-Philippe Ingrassias. — *De plantis epitome utilissima Petri Andreæ Matthioli, novis iconibus et descriptionibus plurimis diligenter aucta. Accessit Iter Baldi Francisci Galceolarii. Francofurti*, 1586, in-4º. Il y a mis quelques figures tirées de l'abrégé Italien de Matthiole, mais elles sont assez mal réussies. Ce qui relève le mérite de ce traité, c'est la beauté d'environ cinquante planches qu'il a copiées sur celles de Gesner, et auxquelles il a joint les excellentes figures des plantes de son jardin.—*Hortus medicus et philosophicus, in quo plurimarum stirpium breves descriptiones, novæ icones non paucæ, indicationes locorum natalium, observationes de cultura earum particulares, atque insuper nonnulla remedia euporista continentur. Item : Sylva Hercynia, sive, catalogus plantarum sponte nascentium in montibus et locis plerisque Hercynicæ sylvæ a Joanne Thalio conscriptus. Francofurti*, 1588, 1654, in-4º. La plupart des planches dont ce livre est orné, ont été gravées par les soins de l'auteur; mais le fonds de l'ouvrage est tiré d'Anguillara, de Cordus, de Clusius et de Gesner. — *Symbola-*

rum et emblematum centuriæ tres, quibus rariores stirpium, animalium et insectorum proprietates complexus est. Noribergæ, Centuria I, 1590, 1593. *Centuria II*, 1595, *Centuria III*, 1597, in-4º. *Francofurti*, 1605, 1654, 1661, in-4º. *Moguntiæ*, 1677, in 8º. Il y a beaucoup de planches gravées sur cuivre dans les éditions de Francfort, et on y a ajouté une quatrième centurie. — *Plantarum tam indigenarum quam exoticarum icones. Antverpiæ*, 1591, Séguier annonce cet ouvrage d'après le Catalogue de la bibliothèque de M. de Thou. — Camérarius laissa des enfants de trois femmes, et entre autres un fils nommé Joachim dont nous allons parler.

CAMERARIUS (Joachim), fils du précédent, était de Nuremberg, où il vint au monde le 15 janvier 1500. L'exemple de son père et de son aïeul le porta à étudier de la médecine, dans laquelle il fit tant de progrès, qu'après avoir voyagé en Italie, dans les Pays-Bas et en Angleterre, et s'étant ensuite établi dans son pays, il ne tarda pas à être nommé conseiller-médecin de Christian, prince d'Anhalt. Mais les sentiments que son père lui avait inspirés sur la vie des gens attachés au service des grands, et le goût qu'il prit lui-même pour un genre de vie plus tranquille, lui firent abandonner cet emploi honorable pour retourner à Nuremberg. Il y fut plusieurs fois doyen du collège que son père avait fondé; et il y mourut le 13 janvier 1642, après avoir perdu tous ses enfants.

Apr. J.-C. 1535. — GEMMA (Corneille), fils de Reinier, naquit à Louvain le dernier jour de février 1535. Il fut un des plus savants hommes de son siècle en fait de philosophie et de mathématique; ses contemporains disaient que la nature n'avait rien de caché pour lui. Il enseigna la médecine dans l'université de sa ville natale, où il remplaça Nicolas Biesius, en 1569, dans la chaire de professeur royal, chargé d'expliquer l'*Ars parva Galeni*. Ce fut le duc d'Albe qui lui conféra cette chaire; mais, comme il n'était encore que licencié, il demanda le bonnet de docteur, qu'il obtint le 23 mai de l'année suivante. Gemma ne jouit pas long-temps des avantages de sa promotion; car il mourut le 12 octobre 1577 de la peste qui ravageait alors la ville de Louvain. Beyerlinck lui fit cette épitaphe :

Quis lapis hic ? Gemmæ : Gemmam lapis an tegit inquis?
At condi in Gemma debuerat potius.
Non ita : nam quævis minor illo Gemma fuisset,
Et posito a Gemma, Gemma fit iste lapis.

Ce médecin a laissé les ouvrages suivants : — *De arte cyclognomica tomi tres, philosophiam Hippocratis, Galeni, Platonis et Aristotelis in unam methodi speciem referentes. Antverpiæ*, 1569, in-4º. — *Cosmocritice, seu de Naturæ divinis characterismis, id est, raris et admirandis spectaculis, causis, indiciis, proprietatibus rerum in partibus singulis universi. Ibidem*, 1575, in-8º. La passion de l'auteur pour l'astrologie et son admiration pour les prodiges, l'ont porté à un excès de crédulité qu'on ne peut pardonner à un homme d'ailleurs si savant; mais entraîné par le goût de son siècle, il s'est aveuglé presque autant que Cardan. On trouve quelques opuscules à la suite de ce traité : *Casus mirabilis cujusdam abscessus in puella Lovaniensi. De raro genere epidemicæ febris ac pestilentis, quæ ad Galeni Hemitritæos accedens proxime, magna contagii vi totum biennium pergrassata est, etiamnum durans in hanc æstatem anni* 1574. *De ulteriore transmutatione febris pestilentis in pestilentiam veram quæ sævire affatim cæpit æstate anni* 1574, *deque illius methodo curatrice.* — *De prodigiosa cometæ specie ac natura, qui anno* 1572 *plus decem septimanis refulsit, apodeixi tum physica, tum mathematica. Antverpiæ*, 1578, in-8º. Les auteurs ont beaucoup parlé de cette comète extraordinaire; et c'est à l'occasion de ce phénomène que M. de Thou fait mention du médecin dont il est ici question. Voici comme l'historiographe Tessier a traduit ce qu'en a écrit ce président : « En même temps parut, le » 8 novembre, sous la Cassiopée une » étoile qui représentait une losange avec » la cuisse et l'estomac de la même Cas- » siopée, et qui demeura immobile un » an entier. Quoique d'abord elle égalât » Jupiter en grandeur et en clarté, elle » diminua peu à peu ; de telle sorte qu'au » commencement de l'an 1573 elle dis- » parut entièrement. Au sentiment des » grands hommes elle présageait les mal- » heurs qu'on vit ensuite : ce fut la pen- » sée de Corneille Gemma, médecin » aussi savant dans l'astronomie qu'il y » en a eu de notre siècle. C'est pourquoi

» le duc d'Albe le fit venir alors à Ni- » mègue. Il a parlé assez particulière- » ment de cette comète, et il avoue que » depuis la naissance de Jésus-Christ, à » peine a-t-on vu aucun phénomène qui » ait été comparable à celui-là, soit que » l'on considère sa hauteur, sa rareté et » sa durée, » etc. — Corneille Gemma laissa un fils nommé Philippe, qui prit ses degrés dans la faculté de médecine de Louvain. Il fut admis au conseil de l'université de cette ville en 1588; mais il quitta la place qu'il y occupait pour aller s'établir à Mons en Hainaut, où il exerça sa profession avec bonneur jusqu'à la fin de sa vie.

Après Jésus-Christ 1536 *environ.* — DONZELLINI (Jérôme), savant médecin italien, vécut dans le seizième siècle. Il naquit à Orzi-Nuovi au territoire de Bresce, et pratiqua la médecine dans cette dernière ville; mais il fut contraint d'en sortir à cause d'une dispute littéraire qu'il poussa trop vivement contre Vincent Calzeveglia pour soutenir Joseph Valdagne, tous deux médecins de Bresce. Le premier publia un livre contre le second, et il fut refuté d'une manière si outrageante par Donzellini, que celui-ci dut abandonner la ville de Bresce, pour se soustraire aux poursuites auxquelles il avait donné lieu par sa conduite. Il se retira à Venise, où il pratiqua la médecine avec assez de célébrité; mais ayant été accusé d'avoir offensé, d'une manière exécrable, la majesté de la religion et de l'état, il fut condamné à être jeté dans l'eau. Léonard Cozzando, savant moine du dix-septième siècle, qui était natif de Bresce, met cet événement en 1560. — George Mathias parle de ce médecin dans son *Conspectus historiæ medicorum chronologicus.* Il le croit différent d'un autre Jérôme Donzellini de Vérone; mais comme il attribue à celui-ci la lettre sur la fièvre pestilentielle, dont nous allons parler, il paraît que le titre seul est une preuve que cet ouvrage appartient au premier, qu'il a distingué du second sans aucun fondement. Jérôme Donzellini, médecin de Bresce, est auteur des écrits suivants : — *Epistola ad Josephum Valdanium de natura, causis et curatione febris pestilentis. Venetiis*, 1570, in-4º. — *De remediis injuriarum ferendarum, sive, de compescenda ira. Ibidem*, 1586, in-4º. *Altorfii*, 1587, in-8º. *Lugduni Batavorum*, 1635, in-12. — Il a traduit en latin le traité de Galien intitulé *De ptisana*, et il a procuré les éditions de quelques ouvrages de Montanus et de Jacchinus. Ses *Consilia medica* et ses *Epistolæ medicæ* se trouvent dans le recueil de Scholzius imprimé à Francfort en 1598, in-folio. — Les bibliographes citent Joseph-Antoine Donzellini de Cosenza au royaume de Naples, qui a écrit un traité intitulé : — *Quæstio convivialis de usu mathematum in arte medica. Venetiis*, 1707, in-8°. On l'a inséré dans la collection des œuvres de Gulielmini. — Mais il ne faut point confondre ce médecin avec Joseph Donzelli qui exerça la même profession à Naples et qui mit au jour plusieurs ouvrages sur la matière médicale : — *Synopsis de opobalsamo orientali. Neapoli*, 1640, in-4°. — *Liber de opobalsamo. Additio apologetica ad suam de opobalsamo orientali Synopsim. Neapoli*, 1643. Le même en italien sous le titre de *Lettera familiare sopra l'opobalsamo orientale*, *adoperato in Roma dalli Sigg. Ant. Mascardi e Vinc. Panuzzi, in far le loro Teriache*. Padoue, 1643, in-4°. — *Anti lotario Napoletano di nuovo riformato e corretto*. Naples, 1649, in-4°. — *Teatro pharmaceutico, dogmatico e spargirico. Con l'Aggiunta del Tomaso Donzelli, figlio dell'autore*. Rome, 1677, in-folio.

Après Jésus-Christ 1536 *environ.* — JACCHINUS (Léonard), médecin natif d'Ampurias, ville d'Espagne dans la Catalogne, était en estime vers le milieu du seizième siècle. Il enseigna d'abord la médecine à Florence, d'où il se rendit à Pise, pour y remplir la chaire à laquelle on l'avait nommé, et il se fit dans l'une et l'autre ville une réputation que de grandes connaissances dans la médecine et son intelligence dans les langues répandirent dans toute l'Italie. Les ouvrages qu'il publia contribuèrent à la célébrité de son nom; ils la soutinrent même après sa mort. Sectateur ardent de la doctrine de Galien, il se fit une affaire de censurer celle d'Avicenne, de Mésué et de presque tous les écrivains arabes. C'est à quoi il s'est occupé dans les traités suivants : — *Adversus Avicennam, Mesuen et vulgares medicos omnes tractatus. Venetiis*, 1533, in-4°, avec les opuscules des membres de la nouvelle académie de Florence. *Lugduni*, 1540, in-4°. — *De numero et entitate in icationum liber. Lugduni*,

1537, in-8°. — *Galeni de præcognitione libellus. Ibidem*, 1540, in-8°. — *Galeni de purgatione libellus in latinum conversus et commentario explanatus. Ibidem*, 1542, in-8°. — *Oratio apologetica, præcognitionem ex medicina ut plurimum certam esse, si nihil delinquatur. Ibidem*, 1552, in-8°. — *Opuscula elegantissima, nempe : Præcognoscendi methodus : De rationali curandi arte : De acutorum morborum curatione. Basileæ*, 1563, 1567, in-4°; 1589, in-8°. *Lugduni*, 1622, in-4°. — *Commentaria eruditissima in nonum librum Rhasis de partium morbis, opera et industria Hieronymi Donzellini emendata et perpolita. Basileæ*, 1564, in-4°. *Lugduni*, 1577, in-8°. *Ibidem*, 1622, in-4°, avec l'ouvrage précédent. — *Methodus curandarum febrium. Pisis*, 1615, in-4°. *Basileæ*, 1625, in-8°.

Apr. J.-C. 1536. — PLATER (Félix), fils de Thomas, était de Bâle, où il naquit en 1536, la même année qu'Erasme de Roterdam y mourut. Son père, qui était de Sion dans le Valais, s'appliqua à l'art de guérir sous le médecin de l'évêque de Porentru; il fit tant de progrès à l'école de cet habile maître, qu'il se trouva en état d'aller pratiquer cet art dans sa patrie. Il quitta Sion pour venir occuper la place de principal du collége de Bâle, où son fils étudia sous ses yeux. — Au sortir de ce collége, Félix Plater se rendit à Montpellier et fut immatriculé dans le registre de la Faculté de médecine le 4 novembre 1553. Tout jeune qu'il était, il se distingua tellement pendant son cours qu'il obtint les honneurs du doctorat le 28 mai 1556. Il retourna alors à Bâle, on dit même qu'il y prit de nouveaux degrés en 1557 : ce qui est certain, c'est qu'il y exerça sa profession avec tant d'honneur, qu'il fut nommé à une chaire de médecine en 1560, et qu'il mérita dans la suite la confiance de tous les seigneurs et princes du haut Rhin, spécialement des princes de Montbelliard chez qui il fut très-souvent appelé. — Ce médecin eut beaucoup de goût pour la botanique et l'histoire naturelle; ses connaissances en ce genre, et celles qu'il avait d'ailleurs, ne contribuèrent pas peu à donner de la célébrité à l'université de Bâle, où il enseigna pendant plus de cinquante ans. Il emporta tous les regrets du corps académique à sa mort arrivée dans cette ville le 28 juillet 1614, dans la soixante-dix-huitième année de son âge. Plater montra, dès son enfance, tant de goût pour examiner les entrailles des animaux, qu'il parut souvent envier le sort des bouchers, ainsi que la facilité qu'ils ont de voir et de connaître la disposition des parties intérieures des corps. C'est ainsi que la nature l'annonça comme un sujet propre à devenir grand médecin ; il le fut en effet, et il laissa des preuves de son habileté dans ses ouvrages. — *De corporis humani structura et usu libri tres. Basileæ*, 1583 et 1603, in-folio, avec des planches qui sont tirées pour la plupart de Vésale et de Coiter ; car il n'y a que celles qui représentent l'organe de l'ouïe et de la vue, qui appartiennent à l'auteur.

De febribus liber. Francofurti, 1597, in-8°. — *Praxeos medicæ tomi tres. Basileæ*, 1602, trois volumes in-8°. *Ibidem*, 1625, 1656, 1736, in-4°. Emmanuel Kœnig a orné la dernière édition d'une préface de sa façon. — *Observationum libri tres. Basileæ*, 1614, 1641, 1680, in 8°. Il y a de bonnes choses dans ce recueil, mais c'est dommage qu'il soit surchargé de formules — *Consilia medica. Francofurti*, 1615, in-4°, dans la collection de Brendelius. — *De gangræna epistola*. Dans la première centurie des lettres d'Hildanus imprimées à Oppenheim en 1619, in-4°. — *Quæstionum medicarum paradoxarum et endoxarum centuria posthuma. Basileæ*, 1625, in-8°, par les soins de Thomas Plater son frère. *Parisiis*, 1632, in 8° ; 1641, in-12. *Basileæ*, 1656, in-4°, avec *Praxeos medicæ tomi tres*. — *Quæstiones physiologicæ de partium in utero conformatione. Lugduni Batavorum*, 1650, in-12, avec le traité *De notis virginitatis* par Séverin Pineau. — *De mulierum partibus generationi dicatis. Argentinæ*, 1597, in-folio, parmi les *Libri Gynæciorum* publiés par Israël Spachius. — Thomas Plater, frère de Félix, enseigna aussi la médecine à Bâle. Il eut deux fils qui s'appliquèrent à l'étude de cette science. L'aîné, Thomas, naquit à Bâle le 24 juillet 1574, prit ses degrés à Montpellier en 1597, succéda à son père en l'emploi de professeur de la faculté de sa ville natale, où il mourut le 4 décembre 1628. Félix qui était plus jeune de 30 ans, et qui apparemment était le fruit d'un second mariage, vint au monde dans la même ville de Bâle en 1605. Il y remplit successivement les chaires de logique et de physique pendant vingt ans, et se distingua dans la pratique de la médecine jusqu'à sa mort arrivée en 1671. Il laissa un fils, François, né à Bâle en 1645, qui s'appliqua à la profession de ses ancêtres et suivit si bien les exemples qu'ils lui avaient laissés, qu'il participa à la célébrité de leur nom. Pour faire honneur à celui de Félix Plater son grand-oncle il publia une nouvelle édition de ses trois livres d'Observations, à laquelle il joignit un ouvrage de la façon de son père, sous ce titre : — *Observationum selectiorum e diariis practicis passim excerptarum Mantissa. Basileæ*, 1680, in-8°.

Ap. J.-C. 1537 *environ.*—RABELAIS (François), écrivain du seizième siècle, était de Chinon en Touraine, où il naquit d'un père qui tenait cabaret. Il fut mis sous la discipline des moines de l'abbaye de Séville près de sa ville natale ; mais il y fit si peu de progrès, que son père l'envoya continuer ses humanités au couvent de La Baumette à un demi-quart de lieue au-dessous d'Angers. Dès qu'il fut en âge de prendre un état, il choisit celui de cordelier, dont il reçut l'habit dans la maison de Fontenay-le-Comte au Bas-Poitou. Après avoir été élevé aux ordres sacrés, il se dévoua à la chaire et il y réussit ; parce que ceux qui vont au sermon pour s'instruire, s'attachent quelquefois plutôt aux talents du prédicateur qu'à sa morale. Rabelais avait ce qu'il fallait pour plaire ; il était né avec une imagination vive et une mémoire heureuse. Il sentit cependant que ses talents naturels ne lui suffiraient pas et qu'il avait besoin d'en acquérir d'autres : mais son couvent était dépourvu de livres. Pour remédier à ce défaut, il employa les honoraires de ses sermons à se faire une petite bibliothèque, dont il se servit pour étudier les belles-lettres et se rendre habile dans les langues, surtout dans le grec. Sa réputation s'établissait de plus en plus, lorsqu'une aventure scandaleuse le fit renfermer dans la prison monastique, d'où il trouva le moyen de s'échapper. Répandu dans le monde, son esprit enjoué et facétieux lui procura de puissants protecteurs qui secondèrent le penchant qui le portait à jeter le froc, et lui obtinrent du pape Clément VII la permission de passer dans l'ordre de saint Benoît au monastère de Maillesais en Poitou. Mais rien ne put arrêter l'humeur libertine de Rabelais : ennemi de toute sorte de joug, il se dégoûta bientôt de l'ordre dans lequel il avait été transféré; et s'étant sauvé de l'abbaye, il resta quelque temps vagabond sans prendre aucun parti. — Enfin, il arriva à Montpellier en 1530 et le 16 septembre il fut inscrit dans le registre des matricules de la Faculté de médecine de cette ville. Son inscription est rédigée en ces termes :

Ego Franciscus Rabelæsus Chinonensis, diœcesis Turonensis, huc adpuli stadiorum medicinæ gratia, delegique mihi in patrem egregium dominum Joannem Scurronum, doctorem regentemque in hac alma universitate. Polliceor autem me omnia observaturum quæ in prædicta medicinæ Facultate statuuntur et observari solent ab iis qui nomen bona fide dedere, juramento, ut moris est, præstito; adscripsique nomen meum manu propria. Die 16 mensis Septembris anno Domini 1530. RABELÆSUS.

Comme Rabelais avait au moins quarante ans lorsqu'il se présenta pour étudier la médecine à Montpellier, on crut pouvoir lui faire la grâce de l'admettre bientôt au baccalauréat, dans la résolution de différer son doctorat pendant un temps convenable. Il fut donc reçu bachelier, le 1er novembre de la même année, sous la présidence de Jean Scurrou, qu'il avait choisi. Voici ce que les registres portent :

Ego Franciscus Rabelæsus, diœcesis Turonensis, promotus fui ad gradum baccalaureatus, die prima mensis Novembris, anno Domini 1530, sub reverendo artium et medicinæ professore magistro Joanne Scurrono. RABELÆSUS.

Rabelais suivit les exercices des écoles pendant 1531; et à la fin de cette année ou au commencement de 1532 il partit de Montpellier pour aller à Lyon, où il fit imprimer un livre, in-16, qui contient les Aphorismes d'Hippocrate, le premier livre des Pronostics, le traité *De natura hominis*, le premier livre du *De victus ratione in acutis* et l'*Ars medicinalis* de Galien. Ce recueil latin, dont la première et dernière pièce avaient fait la matière de ses leçons après le baccalauréat, parut en 1532; et encore dans la même ville en 1545, in-12. Il a suivi pour chacun de ces ouvrages les traductions publiées de son temps, et s'est contenté d'ajouter à la marge quelques corrections peu importantes. — Le séjour de Lyon plut à Rabelais; il s'occupa dans cette ville de l'édition et de la composition de différents ouvrages. En 1532 il fit imprimer un petit traité qui est intitulé : *Testamentum Lucii Cupidii; item, contractus venditionis antiquis Romanorum temporibus initus cum præfatione Francisci Rabelæsii.* Le Catalogue de la bibliothèque de Falconet ajoute : *Auctore Pomponio Læto.* L'éditeur croyait que ces deux pièces n'avaient jamais paru et qu'elles étaient anciennes; mais il se trompait sur l'un et l'autre article. Ce testament et ce contrat de vente avaient été imprimés; et c'étaient deux pièces nouvelles, fabriquées par quelqu'un qui avait pris le plaisir de tendre un piège à la crédulité des antiquaires. — En 1534 il publia une partie de son histoire de Pantagruel, sous ce titre : — *Traité des horribles et épouvantables prouesses de Pantagruel, roi des Dypsodes, composée par M. Alcofribas, abstracteur de quintessence.* Volume in-12, en caractère gothique. — L'année suivante Rabelais fit paraître à Lyon un autre livre de Pantagruel, intitulé : — *La vie inestimable du grand Gargantua, père de Pantagruel, jadis composée par l'abstracteur de quintessence, avec la prognostication.*

Enfin, il fit imprimer dans la même ville en 1535, in-12, en caractère gothique : — *Pantagréline prognostication certaine et infaillible pour l'an perpétuel....; par maître Alcofribas, architriclin dudit Pantagruel.* — On attribue encore à Rabelais une *Épître en vers d'un Limosin, grand excoriateur de la langue latiale.* Deux épîtres aussi en vers à deux vieilles de différentes mœurs; la *Chrême philosophale des questions encyclopédiques de Pantagruel :* mais on ignore en quel temps, en quel lieu ces pièces ont été imprimées, supposé qu'elles lui appartiennent. — Vers la fin de 1535 ou le commencement de 1536 il passa de Lyon à Paris, où il se présenta à l'évêque de cette ville, Jean du Bellay, que Paul III venait de nommer cardinal à la recommandation de François Ier. Il était connu de ce prélat, depuis qu'ils avaient demeuré ensemble au couvent de La Basmette. Il en fut très bien reçu; et le cardinal, ayant apprécié son esprit et son caractère, le prit dans sa maison en qualité de médecin, de lecteur, d'économe et de bibliothécaire : il le conduisit même avec lui à Rome lorsqu'il fut nommé à l'ambassade de cette cour en 1536. Rabelais profita de cette occasion pour obtenir du pape une pleine et entière absolution des censures qu'il avait encourues par ses apostasies monacales. — Il quitta Rome en 1537, et fut promu au doctorat à Montpellier, le 22 mai de cette année, sous la présidence d'Antoine Griphy, comme il l'atteste lui-même par la note écrite de sa propre main dans les registres :

Ego Franciscus Rabelæsus, diœcesis Turonensis, suscepi gradum doctoratus sub R. Antonio Griphyo in præclara medicinæ facultate. Dic 22 mensis Maii, anno Domini 1537.

RABELÆSUS.

Comme c'était l'usage alors que les docteurs qui voulaient s'attacher à la Faculté en qualité de *docteurs ordinaires* devaient y faire des leçons publiques et choisir la matière qui leur convenait, Rabelais choisit, en 1537, le traité des *Pronostics d'Hippocrate*, qu'il interpréta en grec. On trouve même qu'il passa dans la Faculté une partie de l'année 1538; mais comme il abandonna alors le projet de s'établir à Montpellier, il en partit pour se rendre à Paris auprès du cardinal du Bellay. Il en fut encore bien reçu; il essuya cependant les reproches de ce prélat, qui voyait avec peine qu'il semblait avoir oublié son état ecclésiastique. Le cardinal ne négligea rien pour le déterminer à s'y fixer et, pour l'engager davantage à vivre selon les règles prescrites par les canons, il le pourvut, dit-on, d'une prébende dans le chapitre de Saint-Maur qu'on avait établie sur les fonds de l'abbaye sécularisée. Mais ce prélat n'en demeura pas là à l'égard de Rabelais; quelque temps après il lui conféra la cure de Saint-Fleury de Meudon, à deux lieues de Paris. On met cette nomination en 1545. Rabelais, qui fut à la fois le pasteur et le médecin de sa paroisse, y vécut tranquillement jusqu'à sa mort arrivée à Paris en 1553 dans une maison de la rue des Jardins; il fut enterré dans le cimetière de l'église de Saint-Paul. Suivant Gui Patin, il poussa sa carrière jusqu'à l'âge de 63 ans; et selon MM. de Sainte-Marthe, jusqu'à celui de 70. Sa naissance tomberait donc en 1490 sui-

vant le premier, et en 1483 selon les seconds.

Le livre qui a le plus fait connaître Rabelais dans le monde, est l'histoire de *Pantagruel* et de *Gargantua;* satire dans laquelle les moines sont couverts de ridicule. Ils en furent si choqués, qu'ils vinrent à bout de la faire censurer par la Sorbonne et condamner par le parlement. Le troisième livre, qui parut au plus tard en 1548, les engagea à cette poursuite. L'arrêt du parlement est du 1er mars 1551. Mais Rabelais ne laissa pas de publier le quatrième livre en 1552; les anathèmes de la Sorbonne, les défenses du parlement, ne firent même qu'accréditer ses ouvrages, et ceux à qui ils paraissaient auparavant fades et insipides les trouvèrent alors vifs et piquants. L'auteur fut recherché comme le bel esprit le plus ingénieux, et comme le bouffon le plus agréable. Tout le monde lisait ses écrits, tout le monde les apprenait par cœur; et il ne fallait pas prétendre au titre d'homme d'esprit, si l'on n'en savait pas les plus beaux endroits. Cette prévention a duré longtemps; mais on est bien éloigné de penser ainsi aujourd'hui. Dans son extravagant et inintelligible livre Rabelais a répandu à la vérité une extrême gaieté, mais une plus grande impertinence. Il a prodigué l'érudition, les ordures et l'ennui. Un bon conte de deux pages est acheté par un volume de sottises : il n'y a que quelques personnes d'un goût bizarre qui puissent se piquer d'entendre et d'estimer tout cet ouvrage. Les gens qui jugent bien des choses rient de certaines plaisanteries de ce polichinelle médecin, et méprisent le livre et l'auteur. On est cependant fâché qu'un homme qui avait tant d'esprit en ait fait un si misérable usage : c'est un philosophe qui n'a écrit que dans le temps de son ivresse. — Rabelais était meilleur à voir qu'à lire. Un port noble et majestueux, un visage régulièrement beau, une physionomie spirituelle, des yeux pleins de feu et de douceur, un son de voix gracieux, une expression vive et facile, une imagination inépuisable dans les sujets plaisants; tout cela en faisait un homme d'une société délicieuse. Il était d'ailleurs estimable par la réunion des qualités qui forment l'homme d'esprit et le savant. Langues anciennes, langues modernes, grammaire, poésie, philosophie, astronomie, jurisprudence, médecine; il avait orné sa mémoire de toutes les richesses de son temps : il ne lui a manqué que d'en faire un bon usage. — On a un grand nombre d'éditions des OEuvres de Rabelais ; il y en a de Lyon de 1558, 1584, 1600, in-12 ; d'Amsterdam, 1663, deux volumes in-12. Les plus complètes sont celles d'Amsterdam : l'une de 1711, en six tomes, trois volumes in-8°, avec les notes de Le Duchat ; l'autre de 1741, trois volumes in-4°, avec les figures de Bernard Picart. Celle-ci est encore en cinq volumes in-12. Mais comme les écrits de cet homme singulier sont remplis de propos licencieux sur les choses sacrées et sur les religieux, que cette conduite l'a fort décrié pour les mœurs, et qu'il a même été accusé d'impiété et d'irréligion, l'abbé Perau a donné une édition de ses ouvrages dans laquelle il a retranché les obscénités et les impiétés les plus révoltantes. Cette édition a paru sous ce titre : — *Rabelais moderne, ou ses œuvres avec des éclaircissements.* Paris, sous le nom d'Amsterdam, 1752, six tomes en trois volumes in-12. Jean Bernier avait déjà publié : *Jugement et observations sur les œuvres de Rabelais, ou le véritable Rabelais réformé.* Paris, 1697, in-12. — Les poëtes ont composé différentes pièces qu'ils ont consacrées à la mémoire de Rabelais. On trouve cette épitaphe dans le livre des Tombeaux d'Etienne Pasquier :

> Sive sit tibi Lucinianus alter,
> Sive sit Cynicus, quid hospes ad te?
> Ille unus Rabelæsius facetus,
> Nugarum pater, artifesque mirus,
> Quidquid is fuerit, recumbit in urna.

Pasquier rapporte encore ce quatrain dans son Recueil de portraits :

> Ille ego Gallorum Gallus Democritus, illo
> Gratius aut si quid Gallia progenuit.
> Sic homines, sic et cœlestia nomina lusi,
> Vix homines, vix ut numina læsa putes.

Voici le sens d'une épitaphe composée par Jean-Antoine du Baif, poëte français du seizième siècle :

> Pluton, prince du noir empire,
> Où les tiens ne rient jamais,
> Reçois aujourd'hui Rabelais,
> Et vous aurez tous de quoi rire.

Un curé de Meudon a fait imprimer tout ce qui se trouve à la louange de Rabelais. — Le célèbre Astruc, qui parle fort au long de ce médecin dans son histoire de la faculté de Montpellier, m'a fourni plusieurs traits que j'ai copiés dans cet article ; je vais en rapporter d'autres au sujet de ce qu'il a dit sur les

plaisanteries qu'on attribue communément à Rabelais. Comme cet homme singulier était facétieux et qu'il aimait à rire, on crut pouvoir mettre sur son compte plusieurs bouffonneries indécentes et grossières dont il convient de le disculper. Je veux bien, dit Astruc, qu'il ait été bouffon, mais je ne saurais me persuader qu'il ait été fou. — 1° On prétend que, le chancelier du Prat ayant cassé les priviléges de la Faculté de médecine de Montpellier par quelque mauvaise volonté qu'il avait, dit-on, contre cette ville, Rabelais fut député pour en aller demander le rétablissement. On dit que pour parvenir à parler au chancelier, il fit une mascarade ridicule et tint des propos extravagants. Cependant il réussit par ce moyen à se faire introduire ; et il parla si bien au chancelier, qu'il obtint tout ce qu'il demandait. — Les priviléges de la Faculté n'ont jamais reçu aucune atteinte. Si M. du Prat avait fait casser ces priviléges dans un temps où la Faculté pût lui députer Rabelais, c'eût été depuis 1530, que Rabelais entra dans la Faculté, jusqu'au 9 juillet 1535 que ce chancelier mourut. Mais la Faculté aurait-elle député, pour une affaire aussi grave, un simple bachelier, qui dans le fond était un moine défroqué, tandis qu'elle avait tant de gens de mérite à y envoyer? L'éditeur du *Rabelais moderne* prétend que ce furent les priviléges du collége de Gironne, que Rabelais fit rétablir. — 2° On prétend que Rabelais, voulant aller de Lyon à Paris en 1536 et n'ayant point d'argent, s'avisa de faire plusieurs paquets cachetés, pleins de cendre, et qu'il envoya quérir un jeune garçon, à qui il fit mettre sur chacun des inscriptions différentes, *poison pour le roi, poison pour M. le dauphin*, lui recommandant bien de garder le secret. Il fut très-mal gardé, et Rabelais s'y attendait bien. Le prévôt des marchands, qui en fut informé, l'envoya prendre et le fit conduire à Paris, bien gardé mais bien traité. Quand on fut arrivé à Paris, on interrogea Rabelais, on examina la poudre renfermée dans les paquets, et, tout considéré, le fait parut assez plaisant pour ne faire qu'en rire.

Suivant Astruc, il n'y a pas de conte plus mal imaginé. C'est un crime de badiner sur la vie des souverains ; et Rabelais aurait eu sujet de se repentir de l'avoir fait, surtout dans un temps où l'on venait de perdre le dauphin François, fils aîné de François Ier, qui avait été, disait-on, empoisonné par Montecuculli. C'est en 1530 que le dauphin mourut. — 3° On ne conçoit pas comment on a pu imaginer que Rabelais ait tenu au pape Paul III les discours qu'on lui prête en deux occasions. Cependant cette anecdote a été adoptée par Scévole de Sainte-Marthe. Mais est-il croyable que Rabelais, âgé alors au moins de 46 ans et connaissant la valeur des termes, ait tenu à un pape toujours respectable par lui-même, et surtout à un pape qu'il avait besoin de ménager pour en obtenir un bref d'absolution, des propos aussi grossiers, aussi indécents, disons mieux, aussi insolents? — 4° On doit porter le même jugement des autres bouffonneries qu'on lui attribue, comme d'avoir dit à un page que le cardinal du Bellay lui envoyait : *Tire le rideau, la farce est jouée;* d'avoir dit à un autre qui lui parlait de songer à son salut : *Beati qui moriuntur in domino,* ce qu'il entendait d'une espèce de chape, appelée *domino,* qu'il avait autour de la tête; d'avoir répondu à une personne qui lui demandait ce qu'il laissait aux pauvres : *Je n'ai rien, je dois beaucoup, je donne le reste aux pauvres.* Tous ces quolibets sont plus anciens que Rabelais; et on a tort de les lui attribuer, surtout à l'article de la mort.

L'enthousiasme où l'on a été pour ce médecin s'est étendu jusqu'à la Faculté de Montpellier, qui l'a reçu au nombre de ses docteurs, et l'on a regardé comme gens de mérite ceux qui avaient porté la même robe que lui. La prévention a même été jusqu'à lui attribuer l'établissement de quelques usages singuliers, qui sont particuliers à cette Faculté. — Le candidat soutient l'acte du baccalauréat avec une robe noire ordinaire; mais quand il est admis à ce grade, le bedeau lui met une robe rouge qu'il doit porter pendant tous les actes probatoires, jusqu'à ce qu'il ait fait le *point* ou l'acte rigoureux, et qu'il ait été admis. Cette robe n'a rien de singulier, c'est une tunique qui va jusqu'aux talons, avec des manches assez larges pour pouvoir la mettre sur ses habits, et une espèce de large collier ou rochet ; elle est de drap rouge. Je crois, poursuit Astruc, que c'était la robe commune à tous les clercs quand la Faculté fut établie; on la faisait porter à tous les candidats dès qu'ils étaient sur les bancs, parce qu'ils devenaient clercs : mais, pour se distinguer

des clercs ordinaires, on la fit de couleur rouge, parce que c'est la couleur des Facultés de médecine. — Rabelais a porté cette robe comme ceux qui l'avaient précédé et ceux qui sont venus depuis, mais il ne l'a pas établie et n'avait aucun droit de l'établir ; et le nom de *robe de Rabelais,* que les étudiants lui ont donné, ne signifie rien. On doit seulement être étonné de l'entêtement de ces étudiants, qui coupent furtivement quelques lambeaux de cette robe pour les emporter chez eux; ce qui oblige à en faire une nouvelle de temps en temps, à quoi on ne gagne rien : car les étudiants conservent pour la robe qu'on vient de faire, la même prévention qu'ils avaient pour l'autre. Astruc dit que François Ranchin en fit faire une nouvelle en 1612, et qu'on fut obligé d'en substituer une autre en 1720. — L'autre usage établi dans la Faculté de Montpellier est plus singulier encore. L'acte du baccalauréat fini, tous les professeurs passent dans le conclave qui est à côté de la salle des actes. Le chancelier, ou, en son absence, le doyen, fait approcher le candidat, lui annonce qu'il a été admis au baccalauréat, et ajoute *Indue purpuram* (c'est-à-dire, la robe rouge), *conscende cathedram, et grates age quibus debes.* Cela fait, le bachelier descend et s'arrête au bas de la chaire, où les docteurs s'assemblent et reçoivent les remercîments du professeur qui a présidé à l'acte pour la réception du candidat, après quoi le nouveau bachelier part pour entrer dans le conclave. C'est dans cet espace qu'il est exposé aux coups de poing de tous ses condisciples ; ses amis sont même les plus empressés à se bien placer, pour d'autant mieux appliquer les coups qu'ils cherchent à lui donner. — On prétend que Rabelais a établi cet usage, comme une marque de réjouissance et de félicitation. C'était la mode de son temps, dit-on, de se donner des coups de poing aux fiançailles, après en avoir donné aux fiancés ; et on allègue, pour le prouver, la description qu'il fait des noces de Basché dans son *Pantagruel.* Mais Astruc croit que cet usage a une origine plus ancienne et plus noble. L'ordre de chevalier était dans son plus grand lustre quand on a établi les plus anciennes Facultés. Il y avait deux ordres dans la chevalerie : celui des bacheliers, où l'on initiait ceux qui étaient d'une naissance et d'un mérite à aspirer à l'honneur d'être chevaliers ; et celui de chevalier, qui était alors un état très-distingué et qui faisait aller de pair avec les princes.

Quand les Facultés furent autorisées à donner des licences aux gens de lettres, elles se rapprochèrent, autant qu'elles purent, de ce qu'on pratiquait dans l'ordre de chevalerie. Il est certain, du moins, que les cérémonies qui sont en usage quand on fait un maître ou docteur sont copiées sur celles qu'on faisait en armant un chevalier, *mutatis mutandis*, c'est-à-dire, avec les différences que l'objet auquel on se destine a dû y mettre. On a donc dû de même, dans les Facultés fort anciennes, imiter, en donnant le baccalauréat, ce qu'on faisait quand on recevait bachelier une personne qui aspirait à devenir chevalier. Or il est certain qu'on donnait à ce bachelier, qui était à genoux, deux coups de plat d'épée sur l'épaule, comme pour lui apprendre qu'il devenait un nouvel homme et que c'était la dernière insulte qu'il eût à souffrir. Sur ces exemples, la Faculté de Montpellier laissa donner des coups de poing aux bacheliers, pour les avertir que c'était la dernière marque de mépris qu'ils dussent essuyer. Cette conjecture peut être confirmée par l'attention que les professeurs de la Faculté de Montpellier ont toujours eue de participer, autant qu'ils ont pu, aux honneurs de la chevalerie, et de se faire enterrer avec l'épée et les éperons sur la bière. Sur ce pied-là, la Faculté a intérêt de conserver cette coutume, toute singulière qu'elle est, comme une preuve de son ancienneté. — On ne peut disconvenir qu'il y ait ici un peu d'enthousiasme de la part d'Astruc pour la Faculté de Montpellier, dont il était docteur avant de prendre le bonnet dans celle de Paris : nous tenons tous à nos premiers engagements, et nous aimons à relever ce qui fait honneur à notre patrie. Le Languedoc est trop voisin de l'Espagne, pour que l'esprit de chevalerie n'y ait point passé dans le bon vieux temps, lorsque les rodomontades espagnoles faisaient tant de bruit. Je passe volontiers aux professeurs de Montpellier de porter après leur mort ces marques de chevalerie qui les auraient déparés pendant la vie ; mais dans l'usage ridicule de donner des coups de poing aux bacheliers, je vois moins une représentation du récipiendaire à la chevalerie, que la folle répétition de ce qui se passait aux noces de Basché dans le Pantagruel. La

vénération des écoliers pour la prétendue robe de Rabelais a pu s'étendre jusqu'à adopter certaines plaisanteries de son roman.

Après J. - C. 1537. — CARCANO-LEONE (Jean-Baptiste), disciple distingué de Fallope, naquit à Milan vers 1537. Comme il fut disciple et prévôt d'anatomie de ce grand anatomiste, il fit sous lui des progrès rapides dans l'art des dissections pour lequel il avait un goût décidé. A peine avait-il atteint l'âge de vingt-cinq ans, que le célèbre Fallopio le destina à faire ses leçons d'anatomie et de chirurgie dans l'université de Padoue. Le sénat de Venise allait même donner son agrément à cette destination, lorsque ce jeune savant se vit déchu de ses espérances en 1563, par la mort de son protecteur et de son maître, et fut obligé d'aller chercher ailleurs l'emploi qu'il avait manqué à Padoue. Il porta ses pas vers Pavie, où il fut plus heureux ; il y enseigna avec toute la célébrité que lui méritèrent l'assiduité au travail et l'importance de ses découvertes. Ce fut ce médecin qui remarqua que le trou voisin de la veine coronaire, par lequel le sang se rend dans le fœtus de l'oreillette droite du cœur dans la gauche, est d'une figure ovale. Mais cette réflexion anatomique n'est pas la plus importante de celles qui se trouvent dans le premier des ouvrages dont voici les titres:—*Libri duo anatomici. In altero de cordis vasorum in fœtu unione pertractatur. In altero de musculis palpebrarum atque oculorum motibus deservientibus accurate disseritur. Ticini*, 1574, in-8°. Dans le premier livre il donne la description du trou ovale et du canal artériel, mieux que Vésale qui n'a point parlé du premier, mieux encore que Fallopio, son maître, qui a pris le canal artériel pour le trou ovale. Dans le second, il corrige les fautes de ces deux anatomistes sur les muscles des paupières.

De vulneribus capitis. Mediolani, 1581, in-4°. Ce traité contient un exposé de toutes les plaies qui peuvent survenir à la tête. L'auteur, qui a rassemblé dans un seul volume ce que les médecins qui l'ont précédé avaient écrit sur cette matière, a blâmé l'application du trépan sur les sutures et sur la partie écailleuse des os temporaux ; il a cependant recommandé d'ouvrir la dure-mère, et de multiplier les trépans, lorsque les symptômes subsistent avec la même intensité. Il admet les contre-coups, et il détaille assez au long les cas qui indiquent ou contre-indiquent l'opération du trépan. — *Exenteratio cadaveris illustrissimi Cardinalis Borromæi. Mediolani*, 1584, in-4°. — On ne connaît pas les enfants de ce médecin, mais on sait qu'Archelao Carcano, son petit-fils, fut père de Jean-Baptiste qui naquit à Milan en 1626. Celui-ci étudia la médecine à l'exemple de son bisaïeul, et prit le bonnet de docteur en cette science l'an 1649. Il pratiqua avec beaucoup de réputation dans sa patrie, où il mourut le 13 octobre 1705. Ignace Carcano, son fils, exerça aussi la médecine à Milan, et il y publia quelques ouvrages écrits en italien sous ces titres : — *Considerazioni alcune sopra l'ultima epidemia bovina.* Milan, 1714. — *Considerazioni su le ragioni, sperienze ed autorita ch' approvano l'uso innocente delle carni pelli e sero etc.* Milan, 1714, in-8°. — *Reflessioni sopra la naturalezza del lucimento veduto in un pezza di carne lessata il giorno 11 di maggie etc.* Milan, 1716, in-4°.

Apr. J.-C. 1537. — HORSTIUS (Jacques) naquit à Torgau le premier de mai 1537. Il se disposa, par de bonnes études, à entreprendre celle de la médecine, qu'il finit en 1562 à Francfort-sur-l'Oder par la réception du bonnet de docteur. Sagan, Schweidnitz, Iglau, sont les villes où il se perfectionna dans la pratique jusqu'en 1580, qu'il devint médecin ordinaire de l'archiduché d'Autriche. Il remplit cette charge pendant quatre ans, au bout desquels il passa à Helmstadt qui venait de le mettre au nombre des professeurs de son université. Le sujet de son discours inaugural fut : *De remoris discentium medicinam et earum causis.* On ne sait pas combien de temps il occupa la chaire qu'on lui avait confiée, parce qu'on est incertain sur l'année de sa mort. Les auteurs qui disent qu'il était doyen de la Faculté de médecine et vice-recteur de l'université de Helmstadt en 1595, doutent s'il a vécu au delà de ce temps ; Séguier assure cependant, dans sa Bibliothèque botanique, qu'il n'est mort que le 21 mai 1600. Mais comme il importe moins de connaître la date de sa mort, que les titres de ses ouvrages, je passe à la notice que les bibliographes nous en ont laissée :

Precationes medicorum piæ. Helmstadii, 1585, in-12. *Francofurti*, 1666, in-12. Ce petit ouvrage est très-estimé. — *De vite vinifera, ejusque partibus opusculum. Helmstadii*, 1587, in-8°. *Marpurgi*, 1630, in-8°, avec le suivant. — *Herbarium Horstianum, seu, de selectis plantis et radicibus libri duo. Helmstadii*, 1587, in-8°. Cet ouvrage, réduit en abrégé, a été publié à Marpurg en 1630, in-8°, par les soins de Grégoire Horstius, neveu de l'auteur. — *De natura, differentiis et causis eorum qui dormientes ambulant. Lipsiæ*, 1593, in-8°. — *De aureo dente maxillari pueri Silesii. Lipsiæ*, 1593, in-8°, et in-12 avec le précédent. L'auteur s'est laissé duper, comme tant d'autres, au sujet de cette prétendue dent d'or. — *Epistolæ philosophicæ et medicinales. Ibidem*, 1596, in-8°. — *Disputationes catholicæ de rebus secundum et præter naturam. Wittebergæ*, 1609, in-8°. *Ibidem*, 1630, in-8°, avec le *Compendium institutionum medicarum* de Grégoire Horstius son neveu.

Après Jésus-Christ 1537 *environ.* — INGRASSIAS (Jean-Philippe) était Sicilien. Il s'appliqua à l'étude de la médecine à Padoue, et il y prit le bonnet de docteur en 1537 avec tant de gloire, que les témoignages d'estime qu'il reçut de la Faculté, rendirent sa promotion célèbre ; elle fit du bruit en Italie. On ne tarda pas à le rechercher dans plusieurs endroits, soit pour la pratique, soit pour le professorat ; mais il se décida pour l'université de Naples, où il professa la médecine et l'anatomie avec une telle distinction, que l'école suffisait à peine à contenir le nombre de ses auditeurs. Ses leçons n'avaient rien de cette sécheresse qui ennuie, ni de ce faux brillant qui éblouit sans instruire. Plein des lectures qu'il avait faites, il communiquait à ses élèves ce qu'il y avait remarqué de plus intéressant ; il leur faisait même part des observations de sa pratique. Comme il possédait à fond Hippocrate, Galien, Aëtius, Oribase, etc., il confirmait ses propres expériences par leur autorité ; mais bien loin d'être l'esclave de ces grands hommes, il en était le juge éclairé, car il ne balançait pas de contredire leur doctrine, lorsqu'il la trouvait susceptible de critique. — Ses remarques anatomiques sur Galien sont toutes brillantes par la justesse de ses expositions sur les os. Il a donné une exacte description du sphénoïde et de l'ethmoïde. Il a connu les sinus sphénoïdaux, et les trous orbitaire antérieur et orbitaire postérieur. Il paraît être le premier qui ait parlé de l'étrier, petit os de l'oreille interne. Columbus, il est vrai, s'en est arrogé la découverte, mais Ingrassias n'a point manqué de la revendiquer, et de traiter Columbus de plagiaire. Fallope, moins avide de gloire que jaloux de dire la vérité, se dépouilla de la découverte qu'il croyait lui-même avoir faite, pour l'attribuer à Ingrassias. Coiter qui vivait en même temps et qui était disciple de Fallope, la lui a aussi accordée. Eustachi, si célèbre par d'autres titres, ne suivit pas la même route, il décrivit l'étrier, et soutint qu'il était le premier qui l'eût connu. Cependant si l'on examine avec soin toutes les circonstances, et si l'on fait attention au nombre prodigieux d'auditeurs qu'eut Ingrassias quand il professait à Naples, au grand âge qu'il avait lorsqu'il travailla à la composition de ses ouvrages, au témoignage de Fallope et de Coiter, l'on ne doutera point que la découverte ne lui soit due à tous égards. M. Portal ajoute qu'Ingrassias parle aussi fort au long de la cavité du tympan; qu'il a connu les fenêtres ronde et ovale, le cordon du tambour qui traverse cette cavité, la plupart des éminences qui s'y trouvent, le limaçon et les canaux demi-circulaires, les cellules mastoïdiennes; si l'on en juge même par une de ses planches, il a aussi connu le muscle du marteau, dont on accorde la découverte à Eustachi. Je passe sur quantité d'autres remarques que notre médecin a faites sur les os, pour dire que ses talents anatomiques furent appréciés par ses contemporains, comme ils méritaient de l'être. Ce fut pour transmettre à la postérité un monument durable de l'estime qu'on avait faite de ses connaissances en ce genre, qu'on lui accorda l'honneur singulier de voir son portrait placé dans les écoles de Naples, avec cette inscription au bas :

PHILIPPO INGRASSIÆ SICULO,
QUI VERAM MEDICINÆ ARTEM
ATQUE ANATOMEN,
PUBLICE ENARRANDO, NEAPOLI RESTITUIT.
DISCIPULI MEMORIÆ CAUSA PP.

Il avait formé de savants disciples à Naples, lorsqu'il quitta cette capitale pour retourner en Sicile, où il se fixa à Palerme. Il y fut reçu avec les marques de distinction les plus honorables; on lui donna même gratuitement le droit de bourgeoisie : mais Philippe II, roi d'Espagne, renchérit sur tout cela en 1563, en le nommant proto-médecin de la Sicile et des îles adjacentes. En vertu des pouvoirs attachés à cet emploi, il rétablit l'ordre dans la pratique de la médecine, par l'attention qu'il prit d'en éloigner ceux qui manquaient de capacité. L'ardeur avec laquelle il soutint l'honneur de sa profession, le fit même passer pour un homme dur et sévère, tant il fut toujours exact à s'assurer du mérite de ceux qui se présentaient pour faire la médecine dans la Sicile. L'occasion de donner au public de nouvelles preuves de sa vigilance ne tarda pas à se montrer. La ville de Palerme fut affligée de la peste en 1575, et, en sa qualité de député de la santé et de premier consulteur, il expédia de si bons ordres, qu'il arrêta ce fléau et mérita le titre glorieux d'Hippocrate sicilien, que toute la ville lui donna. Le magistrat de Palerme y ajouta une pension de 250 écus d'or par mois, en reconnaissance de ses services; mais le généreux Ingrassias poussa le désintéressement si loin, qu'il n'en voulut rien prendre que ce qu'il fallait pour l'ornement et l'entretien de la chapelle de Sainte-Barbe, qu'il avait fait bâtir dans le cloître des Dominicains de la même ville, où il mourut fort regretté le 6 novembre 1580, à l'âge de 70 ans. Ce médecin, qui s'était occupé toute sa vie de la lecture des anciens, a toujours cherché à vérifier par l'expérience les préceptes qu'il en avait tirés. C'est sur de tels fondements qu'il a établi la doctrine de la plupart des ouvrages suivants :

Iatropologia, liber quo multa adversus barbaros medicos disputantur. Venetiis, 1544, 1558, in-8°. — *Scholia in Iatropologiam. Neapoli,* 1549, in-8°. — *De tumoribus præter naturam, tomus primus. Neapoli,* 1553, in-folio. C'est proprement un commentaire sur quelques livres d'Avicenne. — *Raggionamento fatto sopra l'infermità epidemica dell' anno* 1558. Palerme, 1560, in-4°, avec *Trattato di due mostri nati in Palermo in diversi tempi.* — *Constitutiones et capitula, necnon jurisdictiones regii proto-medicatus officii, cum Pandectis ejusdem reformatis. Panormi,* 1561, 1657, in-4°. — *Quæstio de purgatione per medicamentum, atque obiter etiam de sanguinis missione, an sexta die possit fieri. Venetiis*, 1568, in-4°. — *Galeni ars medica. Venetiis*, 1573, in-folio. Il traite cette matière en interprète et en commentateur. — *De frigidæ potu post medicamentum purgans epistola. Venetiis*, 1575, in-4°. *Mediolani*, 1586, in-4°. — *Informatione del pestifero e contaggioso morbo, il quale afflige e have afflito la citta di Palermo, e moltre altre citta e terre del regno di Sicilia, nell' anno* 1575 *e* 1576. Palerme, 1576, in-4°. Cet ouvrage fut traduit en latin par Joachim Camérarius, sous le titre de *Methodus curandi pestiferum contagium. Norimbergæ*, 1583, in 8°. — *In Galeni librum de ossibus doctissima et expertissima commentaria. Messanæ*, 1603, in-folio, par les soins de Nicolas Ingrassias, neveu de l'auteur, avec des figures tirées de Vésale, auxquelles on a joint celle de l'étrier, qui est assez mal réussie. *Venetiis*, 1604, in-folio. Cet ouvrage est divisé en 24 livres, qui sont remplis de beaucoup d'érudition. Riolan en a profité dans ses écrits.

Apr. J.-C. 1537. — **FABRICIO** (Jérôme), célèbre médecin, fut surnommé **AQUAPENDENTE**, parce qu'il était de cette ville dans l'état de l'Église au territoire d'Orvième. Il y naquit de parents pauvres en 1537; mais heureusement pour lui, le défaut de fortune n'empêcha pas qu'on ne prît tout le soin possible de son éducation. Il fut envoyé à Padoue pour y faire ses études. Il y apprit d'abord les langues grecque et latine, fit ensuite son cours de philosophie et, bientôt après l'avoir achevé, il commença celui de médecine sous Gabriel Fallopio, un des plus habiles professeurs de son siècle. Les progrès merveilleux qu'il fit sous cet excellent maître, le rendirent lui-même un des premiers hommes de son temps. L'anatomie et la chirurgie furent ses principales occupations; le grade de docteur en médecine, dont il était honoré, ne l'empêcha même pas de pratiquer publiquement les opérations chirurgicales. On lui a reproché beaucoup de timidité dans cette partie de l'art parce que, dans les cas qui semblaient rendre la suture nécessaire, il n'osait employer que la suture sèche. Heureuse timidité! la chirurgie moderne, qui bannit autant qu'elle peut les sutures de ses opérations, fait bien l'apologie de la conduite de Fabricio. La chaire ne contribua pas moins à la célébrité de ce médecin. Il enseigna près de cinquante ans dans les écoles de Padoue, où il avait remplacé Fallopio en 1565; et comme il parut toujours le même pendant ce long espace de temps, c'est-à-dire, toujours éloquent, toujours solide, toujours intéressant dans ses leçons, il fut universellement regretté à sa mort arrivée à Padoue en 1619, à l'âge de 82 ans.

La science ne fut pas la seule bonne qualité de Fabricio. Ami tendre et généreux, il se concilia l'estime des principales familles de Padoue; et comme il travailla toujours pour la gloire et que l'intérêt ne le fit jamais agir, il refusa constamment d'être payé de ses honoraires. La reconnaissance de ses malades en fut plus vive; ils lui firent tant de présents pour le récompenser de son généreux désintéressement, qu'il eut de quoi meubler un cabinet sur la porte duquel on lisait cette inscription : *Lucri neglecti lucrum.* — Fabricio eut tant à cœur l'avancement de l'anatomie, qu'il fit construire un amphithéâtre à Padoue à ses dépens. Cet acte de générosité piqua la seigneurie de Venise d'émulation; elle fit bâtir dans la suite un autre amphithéâtre beaucoup plus spacieux, sur le frontispice duquel on mit l'inscription suivante :

THEATRUM ANATOMICUM,

JUSTINIANO JUSTINIANO PRÆTORE,

NICOLAO GUSSONO PRÆFECTO,

JOANNE SUPERANTIO EQUITE,

MARINO GRIMANO EQUITE ET D. M. PROC.,

LEONARDO DONATO EQUITE ET D. M. PROC.,

GYMNASII MODERATORIBUS

M. D. XCIII.

HIERONYMO FABRICIO AB AQUAPENDENTE

XXX PER ANNOS ANATOMIÆ PROFESSORE.

La république de Venise ne se borna pas à cette marque d'attention envers Fabricio; elle imagina plusieurs autres moyens pour récompenser ses services. Elle lui fixa un revenu de cent écus d'or, l'honora d'une statue, le gratifia d'une chaîne d'or, et le créa chevalier de Saint-Marc. Ces chevaliers portent sur la poitrine une croix d'or où est représenté un lion ailé qui tient un livre des Evangiles, avec ces mots : *Pax tibi, Marce evangelista meus.* Notre médecin n'était point indigne de ces marques de distinction; la grande célébrité qu'il procura à l'université de Padoue par ses veilles et ses travaux, lui valut toutes ces récompenses de la part des justes appteurs de ses talents. — On a dit que ce médecin fut le premier qui eût remarqué les valvules des veines; mais il se trouve qu'il les a seulement tirées de l'oubli par la démonstration qu'il en fit en 1574. Le père Paul Sarpi s'est attribué l'honneur de les avoir fait connaître, il est cependant certain que Fabricio l'a prévenu; et B. S. Albinus, ainsi que Morgagni, n'ont point balancé de se décider en sa faveur. Ce témoignage lui serait plus avantageux, s'il avait connu le véritable usage de ces valvules; mais il n'a parlé que de leur structure, qu'il a merveilleusement exposée dans les figures qu'il en a fait graver. Une découverte qu'on lui doit c'est celle d'un petit muscle qu'il appropria au marteau, osselet de l'organe de l'ouïe. Il est encore le premier qui ait parlé de l'enveloppe charnue de la vessie, et qui l'ait soupçonnée d'être un muscle servant à l'expulsion de l'urine. Selon lui, l'épiderme est composée de deux lames. — Fabricio écrivait avec beaucoup de méthode ; il a suivi le même arrangement dans tous ses traités anatomiques. Il y donne d'abord la structure de la partie, et parle ensuite de son usage et de son utilité; mais tout recommandable qu'il est par les ouvrages qu'il a publiés sur l'anatomie, il en a composé d'autres sur la chirurgie qui lui font encore plus d'honneur : la postérité la plus reculée les regardera comme des livres précieux à l'humanité, par rapport aux préceptes qui y sont renfermés. Voici la notice des écrits de ce médecin sur l'une et l'autre de ces parties de l'art de guérir : — *Pentateuchus chirurgicus. Francofurti*, 1592, in-8°, par les soins de Jean Hartmann Bayer. C'est proprement une chirurgie médicamentaire, dans laquelle il traite des tumeurs, des plaies, des ulcères, des fractures et des luxations. — *De visione, voce et auditu. Venetiis*, 1600, in-folio. *Patavii*, 1603, in-folio. *Francofurti*, 1605, 1614, in-folio. — *Tractatus de oculo, visusque organo. Patavii*, 1601, in-folio. *Francofurti*, 1605, 1613, in-fol. — *De venarum ostiolis. Patavii*, 1603, 1625, in-folio. — *De locutione et ejus instrumentis. Patavii*, 1603, in-folio. *Venetiis*, 1603, in-4°. On dit que l'auteur vit en un seul jour de l'an 1588 tous les Allemands déserter de son école, parce qu'en expliquant le mécanisme des muscles de la langue il avait tourné en ridicule leur manière de prononcer,

Opera anatomica quæ continent de formato fœtu, de formatione ovi et pulli, de locutione et ejus instrumentis, de brutorum loquela. Patavii, 1604, in folio. *Francofurti*, 1624, in-folio. *Patavii*, 1625, in-folio, sous le titre de *Novum opus anatomicum*, avec figures. Le traité du parler des bêtes mérite l'attention des physiciens. L'auteur donne une explication assez curieuse de leur langage : il prétend même que chaque espèce d'animaux en a un différent, et qu'il s'est trouvé des personnes qui le comprenaient. — *De musculi artificio et ossium articulationibus. Vicentiæ*, 1614, in-4°. Fabricio avait fait dessiner une myologie complète qu'il se proposait de donner au public; mais ces planches n'ont point paru, car elles sont demeurées en main de Thomas Bartholin qui en a fait l'acquisition. — *De respiratione et ejus instrumentis libri duo. Patavii*, 1615, 1625, in-4°. — *De motu locali animalium secundum totum. Patavii*, 1618, in-4°. Il explique assez bien le mécanisme de la marche de l'homme et des animaux, ainsi que du vol des oiseaux. — *De gula, ventriculo, intestinis, tractatus. Patavii*, 1618, in-4°. — *De integumentis corporis. Ibidem*, 1618, in-4°. *Regiomonti*, 1672, in-4°. — *Opera chirurgica in duas partes divisa. Patavii*, 1617, in-folio. *Ibidem*, 1647, 1666, in-folio, avec figures. *Venetiis*, 1619, in-folio. *Francofurti*, 1620, in-folio. *Lugduni*, 1628, in-4°. En hollandais, 1647, 1666, in-folio. En allemand, Nuremberg, 1672, in-4°. 1716, in-fol. En françois, Lyon, 1649, 1670, 1729, in-8°. Rouen, 1658, in-8°. En italien, Padoue, 1671, 1684, et 1711, in-fol. Il y détaille, de la tête aux pieds, toutes les maladies qui peuvent se guérir par l'opération de la main. — *Medicina practica. Parisiis*, 1634, in-4°. Bourdelot en est l'éditeur; mais Thomas Bartholin assure que cet ouvrage est supposé, et que Fabricio n'en fut jamais l'auteur. — *Opera omnia physiologica et anatomica. Lipsiæ*, 1687, in-folio, avec une préface de Bohnius. — *Opera omnia anatomica et physiologica, cum præfatione Bern. Sieg. Albini. Lugduni Batavorum*, 1723, in-folio, avec figures. *Ibidem*, 1737, in-folio, grand papier, avec figures.

Après Jésus-Christ 1538 *environ.* — LANGE ou LANGIUS (Jean), habile médecin, était de Loewenberg en Silésie. Leipsic, Bologne et Pise admirèrent successivement son ardeur pour l'étude et les progrès qu'il y fit ; la dernière de ces universités récompensa ses travaux par le bonnet de docteur qu'elle lui accorda. Lange passa ensuite à Heidelberg qu'il avait choisi pour y déployer ses talents. Il s'y montra avec tant d'avantage, qu'il fut successivement honoré de la charge de premier médecin de quatre électeurs palatins, savoir de Louis V, de Frédéric II qu'il accompagna dans ses voyages d'Espagne, d'Italie, de France et même dans la plus grande partie de l'Europe, d'Othon-Henri, et de Frédéric III. — Lange aimait si fort le fromage, qu'on en servait toujours à sa table et qu'il en mangeait à tous ses repas ; il assurait même que c'était sans aucune raison que cet aliment était décrié par les médecins. On a de lui une épigramme à la louange du lait et du fromage ; tant il est vrai qu'on loue volontiers ce qu'on aime, et que le goût l'emporte presque toujours, chez le médecin, sur les raisons les mieux fondées de la partie diététique de son art. Il est cependant à propos de remarquer que les aliments nous affectent différemment par les variétés de leurs rapports avec notre constitution : le fromage paraît avoir sympathisé avec celle de Langius, puisqu'il poussa sa carrière jusqu'à l'âge de 80 ans. Il la finit à Heidelberg le 21 juin 1565. Le plus estimé des ouvrages de ce médecin est le premier de ceux dont je vais donner les titres. Ce livre, qui est rempli d'une érudition variée, est en particulier très-utile à ceux qui veulent apprendre l'histoire de la nature. On y trouve beaucoup de choses touchant la botanique et la chirurgie, et l'on y remarque que l'auteur a fait les plus puissants efforts pour éclairer les médecins sur l'abus des remèdes chauds et l'avantage des boissons rafraîchissantes dans la cure des maladies inflammatoires : en quoi il a précédé le célèbre Sydenham, qui a si heureusement condamné les erreurs de son siècle.

Medicinalium epistolarum miscellanea. Basileæ, 1554, in-4°. Il n'y a que 83 lettres dans cette édition. Celle de Francfort de 1589, in-4°, en contient 156, mais les éditions de Hanau de 1605, in-folio, et de Francfort de 1605 et de 1689, in-8°, sont encore plus amples. Le recueil de chirurgie de Gesner, qui fut imprimé à Zurich en 1555, in-folio, contient *Themata aliquot chirur-*

gica extraits de cet ouvrage de Langius ; on y trouve quantité de remarques intéressantes sur les plaies et d'autres maladies chirurgicales. — *De syrmaismo et ratione purgandi per vomitum, ex Ægyptiorum invento et formula. Lutetiæ*, 1572, in-8°, avec les lettres de Diocles de Caryste *De morborum præsagiis. Ibidem*, 1607, in-8°. — *De scorbuto epistolæ duæ. Wittebergæ*, 1624, in-8°, avec le traité du scorbut par Sennert. — *Consilia quædam et experimenta. Ulmæ*, 1676, in-4°, avec les Conseils de médecine de G. H. Velschius.

Ap. J.-C. 1538 *environ.*—HOULLIER (Jacques), natif d'Etampes, ville de France dans la Beauce, prit le bonnet de docteur en médecine dans la Faculté de Paris sous le décanat de Jean Tagault. Il en fut élu doyen lui-même en novembre 1546 et continué en 1547. C'était un homme recommandable par sa science et par son attachement à la doctrine d'Hippocrate. Comme il était riche et qu'il ne se souciait pas du gain, il donnait à ses malades tant d'assiduité, de temps et de réflexions, que souvent il réussissait à guérir les maux que les autres médecins regardaient comme désespérés. Il n'en fallut pas davantage pour établir solidement sa réputation ; le public, qui dans tout art apprécie les talents par les succès, le regarda bientôt comme un des plus habiles praticiens de Paris. Houllier savait tirer parti de tout ; et comme il était persuadé que la joie est le meilleur de tous les remèdes, celui qui fait l'effet le plus prompt et le plus assuré, il travaillait non-seulement à guérir le corps par ses médicaments, mais il tâchait de divertir l'esprit par sa conversation enjouée et ses discours agréables.—Les soins pénibles de la pratique de la médecine n'empêchèrent pas Houllier de cultiver les autres parties de son art. Il s'appliqua surtout à la chirurgie, et il y acquit tant de connaissances, que Tagault profita de ses lumières dans la composition de son commentaire sur Gui de Chauliac. Suivant Freind, notre médecin proscrivit la manière de faire le séton au moyen du fer chaud, et lui substitua celle qui est aujourd'hui en usage.

Malgré ses grandes occupations, Houllier employa beaucoup de temps à écrire ses nombreux ouvrages ; mais la maladie qui l'enleva en 1562, l'empêcha d'y mettre la dernière main. Il n'en publia rien lui-même. Depuis sa mort, ses écrits ont été supprimés par des plagiaires; et ceux qui avaient paru de son vivant, furent imprimés avec peu de soin : au désavantage de ce grand homme et plus encore du public. Le président de Thou dit qu'il a souvent entendu le fils de Jacques Houllier se plaindre du tort que cela avait fait à la réputation de son père; il ajoute même que ce fils pouvait lui seul réparer cette perte en nous donnant les ouvrages de cet auteur en meilleur ordre et corrigés selon ses intentions. Il est vrai que le fils d'Houllier n'était pas d'une profession à faire croire qu'il réussirait dans ce travail, puisqu'il était conseiller à la cour des aides; mais comme il avait un esprit admirable et rempli de connaissances sur toutes sortes de sciences, il n'aurait pas manqué d'y réussir s'il ne fût point mort avant d'avoir exécuté le dessein qu'il avait en tête sur cet objet. C'est aux devoirs de sa charge, mais plus encore aux longs voyages qu'il fit souvent, qu'on doit attribuer tous les retardements qu'il a mis à l'exécution de son projet pour la publication des ouvrages de son père. Il avait une telle fureur de voyager, que, dès qu'il pouvait s'échapper du palais, il se mettait en route sans dire mot à personne, et s'en allait, sans beaucoup de façon, tantôt en Asie, tantôt en Afrique, etc. — Voilà ce que j'avais à dire de Jacques Houllier; il me reste maintenant à donner la notice de ses ouvrages :

Ad libros Galeni de compositione medicamentorum Periochæ octo. Parisiis, 1543, in-16. *Francofurti,* 1589, 1603, in-12. — *De materia chirurgica, libri tres. Parisiis,* 1544, 1610, in-fol. *Lugduni,* 1547, in-8°. *Francofurti,* 1589, 1603, in-12. Le même, sous le titre d'*Institutionum chirurgicarum libri tres. Parisiis,* 1552, 1571, in-4°. *Lugduni,* 1588, in-8°. Les éditions qui ont paru du vivant de l'auteur sont dues à ses écoliers, qui les ont données sur les cahiers écrits à la dictée de leur maître. — *De morborum curatione. De febribus. De peste. Parisiis,* 1565, in-8°, avec d'autres ouvrages, par les soins de Didier Jacot. — *De morbis internis libri duo, auctoris scholiis et observationibus illustrati. Ibidem,* 1571, in-8°, 1611, in-4°. *Venetiis,* 1572, in-8°. *Lugduni,* 1578, in-8°. *Francofurti,* 1589, 1603, in-12. On fait cas des observations

dont cet auteur a relevé le mérite de ses ouvrages. — *Magni Hippocratis Conca præsagia, græce et latine. Lugduni,* 1576, in-folio. C'est Didier Jacot qui en est l'éditeur. — *In Aphorismos Hippocratis commentarii septem. Parisiis,* 1579, 1583, in-8°. *Lipsiæ,* 1597, in-8°. *Francofurti,* 1597, in-16, 1604, in-8°. *Lugduni,* 1620, in-8°. *Genevæ,* 1646, in-8°, avec les scholies de Jean Liébaut. *Ibidem,* 1675, in-8°. — *Opera practica cum Ludovici Dureti enarrationibus et Antonii Valerii exercitationibus. Accessit ad calcem therapeia puerperarum J. Le Bon. Genevæ,* 1623, 1635, in-4°. *Parisiis,* 1674, in-folio.

Apr. J.-Chr. 1538. — BAILLOU (Guillaume de) dit Ballonius naquit à Paris, en 1538, de Nicolas, célèbre géomètre et architecte qui était originaire de Nogent-le-Rotrou en Perche. Il fit beaucoup de progrès dans les langues latine et grecque, ainsi que dans la philosophie; et après les avoir lui-même enseignées pendant quelque temps dans l'université de Paris, il prit le parti d'étudier la médecine dans les écoles de cette ville, où il fut reçu bachelier en 1568, et docteur en 1570. Baillou était redoutable dans les disputes; ses arguments avaient tant de force et il les poussait avec tant de vivacité, qu'on l'appelait ordinairement le fléau des bacheliers. Attaché plus que personne à la Faculté, il remplit tous les devoirs qu'elle impose avec la plus parfaite exactitude, et se rendit par là si agréable à ses confrères, qu'il emporta toutes les voix lorsqu'il fut choisi doyen en novembre 1580 et qu'il fut continué en 1581. Un catarrhe violent et contagieux désolait alors la ville de Paris; les écoles étaient désertes par la retraite des docteurs et des élèves, qui cherchaient leur salut dans la fuite : l'université était plongée dans une affreuse solitude. A ces calamités se joignit une espèce de guerre civile, qui fournit à Baillou l'occasion de faire preuve de son zèle pour les intérêts de la Faculté. Ce fut pendant son décanat que les chirurgiens de Paris voulurent introduire un cinquième corps académique dans l'université. Ils avaient obtenu du roi Henri III de nouvelles lettres-patentes datées du 10 janvier 1577, qui en confirmant et interprétant leurs priviléges, les autorisent à *continuer lecture publique, tant en l'université de Paris que ailleurs où bon leur semblera, de leur art et science de chirurgie.* Ces lettres furent présentées au parlement; et quoiqu'elles n'y eussent pas été vérifiées, les chirurgiens n'en suivirent pas moins leur plan. Ils agirent en cour de Rome, et obtinrent du pape Grégoire XIII un indult, daté du 1er janvier 1579, par lequel ils étaient autorisés, supposé qu'ils fussent instruits dans la grammaire et reçus maîtres es-arts en l'université de Paris, à se présenter au chancelier pour recevoir de lui la bénédiction apostolique. Ils continuèrent donc de soutenir les thèses et examens que Pasquier a qualifiés de singeries, et ils tâchèrent d'y procurer de la célébrité par le concours des personnes honorables qu'ils y invitaient. Baillou se donna beaucoup de peines et de mouvement pour s'opposer à ces innovations; et s'il ne finit pas cette affaire pendant les deux années de son décanat, il la mit au moins en train d'être heureusement terminée par ses successeurs.

Les ouvrages d'Hippocrate étaient extrêmement au goût de ce médecin; il y fut attaché plus que personne de son temps, et ce fut à cette source qu'il puisa ce trésor de science qui rendit sa pratique heureuse. La réputation qu'il acquit dans l'exercice de sa profession, le fit beaucoup considérer du roi Henri-le-Grand, qui le choisit en 1601 pour remplir la place de premier médecin du dauphin. Mais ce savant homme préféra le calme de la vie privée aux honneurs de la cour, et ne put se résoudre à quitter ce cabinet si chéri, où, maître de son loisir, il en employait tous les moments à la composition de ses ouvrages. Ils n'ont paru que long-temps après la mort de leur auteur, à qui on a reproché d'être fort diffus dans ses raisonnements, d'avoir écrit sans ordre, d'avoir chargé son style de trop de mots grecs sans nécessité, et d'être trop servilement attaché aux sentiments des anciens. Quelque fondés que soient ces reproches, auxquels on pourrait ajouter celui qu'il mérite au sujet de ses sentiments sur l'influence des astres, on est cependant obligé d'avouer qu'il est bon observateur, qu'il est de la plus grande exactitude dans ce qu'il rapporte sur l'histoire des maladies, et qu'il ne donne pas aisément dans les bruits du public. — Baillou mourut en 1616, âgé de 78 ans et dans le quarante-sixième de son doctorat. Il était alors l'ancien de la Faculté. Son corps fut inhumé dans l'église de Saint-Paul. Il avait épousé la fille de Gervais Honoré, apothicaire de Paris, dont il eut quatre enfants, deux fils et deux filles. Il destinait le plus jeune à la médecine, lorsqu'il abandonna la maison paternelle pour se faire capucin. L'aîné exerça une charge d'inspecteur dans les troupes; et ne laissant ainsi aucun enfant qui pût tirer quelques avantages des manuscrits qu'on trouva dans son cabinet, ils passèrent entre les mains de Jacques Thevar et de Simon Le Letier, tous deux docteurs de la Faculté de Paris. Le premier, petit-neveu de l'auteur du côté de sa femme, a eu les suivants : *Consiliorum medicinalium libri duo. Epidemicorum et ephemeridum libri duo. De virginum et mulierum morbis liber. Epistolarum medicinalium liber. Opuscula medica de arthritide, lapide et urinarum sedimento.* Le second, aussi petit-neveu de Baillou mais par sa sœur, a eu pour sa part les manuscrits intitulés : *Definitionum medicarum liber. Commentarius in librum Theophrasti de vertigine. Adversariorum medicinalium liber. De gibbositate libellus. Paradeigmaton liber. Epitome primorum quinque librorum Galeni de simplicium medicamentorum facultatibus. Morborum omnium onomasticum. Dicta septem Sapientum carmine latino expressa.* Voici maintenant le catalogue des éditions qu'on a faites de quelques-uns de ses ouvrages :

Consiliorum medicinalium liber primus. Parisiis, 1635, in-4°. — *Consiliorum medicinalium liber secundus. Ibidem,* 1636, in-4°. — *Definitionum medicinalium liber. Parisiis,* 1639, in-4°. Il y explique les termes dont Hippocrate s'est servi.—*Epidemicorum et ephemeridum libri duo. Parisiis,* 1640, in-4°. C'est un recueil de constitutions épidémiques depuis 1570 jusqu'en 1579. Il est écrit dans le goût d'Hippocrate. — *Commentarius in libellum Theophrasti de vertigine. Ibidem* 1640, in-4°. — *De convulsionibus libellus. Ibidem,* 1640, in-4°. — *Liber de rheumatismo et pleuritide dorsali. Parisiis,* 1642, in-4°. — *De virginum et mulierum morbis liber. Ibidem,* 1643, in-4°. C'est un de ses meilleurs ouvrages. — *Opuscula medica de arthritide, de calculo et urinarum hypostasi. Parisiis,* 1643, in-4°.— *Consiliorum medicinalium liber tertius et postremus. Parisiis,* 1649, in-4°. Il donne les histoires des maladies dans l'un et l'autre des livres qui portent le titre *De consiliorum etc.* Il en établit même les causes, et confirme ce qu'il avance par des exemples tirés de sa pratique. — *Adversaria medicinalia. Parisiis*, in-4°. — *Opera medica omnia, studio Jacobi Thévart. Parisiis*, 1635, 1640, 1643, 1649, in-4°, quatre volumes. *Venetiis*, 1734, 1735, 1736, in-4°, quatre tomes en deux volumes. *Genèvæ*, 1762, quatre volumes in-4°, avec une préface de Théodore Tronchin qui en est l'éditeur.

Après J.-C. 1539. — KEUFNER (Jean) était de Hall en Saxe. Il passa une grande partie de sa vie à Strasbourg, où son savoir lui mérita l'estime des habitants de cette ville vers l'an 1539. Il ne se borna point uniquement à voir des malades ; il s'occupa de l'étude du cabinet, et il laissa à la postérité différentes preuves des progrès qu'il avait faits dans la pratique de sa profession. C'est dans ses ouvrages qu'on les trouve : — *Pharmacopoliterion, saluberrima synthetorum pharmacorum in officinis passim promercalium symmicta, ad medibiles quoscumque morbos curandos apprime conducibilia promens. Ingolstadii,* 1542, in-8°. — *Tabula curativa adversus pestilentem cephalæam locis pluribus exitialiter grassantem. Ibidem,* 1543, in-8°. — *De peste libellus. Ingolstadii,* 1544, in-8°. — *Scholia in practicam medicinalem Leonelli de Faventini de Victoriis. Lugduni,* 1574, in-12, avec l'ouvrage de Leonelle de Victoriis.

Après Jésus-Christ 1539 environ. — COLUMBUS (Realdus), médecin célèbre dans le seizième siècle, vint au monde à Crémone, ville considérable d'Italie au duché de Milan. Carcano, qui a cherché toutes les occasions de le blâmer, dit qu'il ne savait ni grec ni latin, qu'il commença par être apothicaire, mais qu'après avoir étudié la chirurgie sous Jean-Antoine Platius il passa à l'école de Vésale, qu'il se plut à critiquer malgré le peu d'adresse qu'il avait lui-même dans les dissections. Ce reproche est outré ; Carcano, qui l'a poussé trop loin, ne semble avoir pris plaisir à l'exagérer, que pour faire sentir le ridicule des éloges que Columbus s'était donnés à lui-même avec beaucoup d'emphase et d'orgueil. — Columbus fut disciple d'André Vésale à Padoue ; et il y parvint à un tel degré de réputation, qu'il mérita de remplacer son maître. Il

passa de là à Pise et ensuite à Rome, où il enseigna l'anatomie avec le même applaudissement. Ces trois villes le possédèrent pendant quinze ans ; et comme il montra toujours autant d'empressement pour instruire ses élèves que d'ardeur à travailler à sa propre perfection, il disséqua jusqu'à quatorze cadavres pendant le cours d'une seule année. Mais en rendant justice au mérite de Columbus, on ne peut s'empêcher de faire remarquer son ingratitude envers Vésale, son maître, dont il a relevé les fautes avec hauteur, pendant qu'il en a tiré ce qui se trouve de mieux dans ses propres ouvrages. Quelques auteurs prétendent qu'il avait les idées plus claires que Vésale, et que les descriptions qu'il a données sur la structure du corps humain sont plus exactes. Il est vrai que le latin de Columbus est très-pur ; on ne peut lui disputer cet avantage : mais on n'est pas moins en droit de lui reprocher la suffisance et le ton de mépris avec lequel il a traité les anatomistes de son siècle, sans en excepter Vésale à qui il devait la plupart de ses connaissances. — On met la mort de Columbus en 1577. Il avait eu la satisfaction de voir son traité intitulé *De re anatomica libri quindecim* parfaitement accueilli du public ; il s'en était même fait deux éditions en France de son vivant. Ce fut à Venise qu'il publia cet ouvrage en 1559, in-folio. On le réimprima à Paris en 1562 et 1572, in-8°. Francfort, 1590, 1593, 1599, in-8°. Les deux dernières éditions sont préférables aux autres par les observations anatomiques de Jean Posthius dont elles sont ornées. Il y a encore une édition en allemand de Francfort, 1609, in-folio, et une autre en latin de Leyde, 1667, in-8°.

Columbus est le premier qui ait parlé avec quelque exactitude, des caroncules qui sont dans le vagin. Il est aussi le premier qui ait fait mention du redoublement du péritoine, et qui, partant de celui de la plèvre, ait donné une description du médiastin plus exacte que tout ce qu'on en avait dit avant lui. Il observe que cette cloison qui divise la poitrine en deux est formée par l'adossement des deux sacs de la plèvre, et qu'il y a vers le sternum un espace rempli de graisse dans lequel se fait quelquefois une collection de pus ou d'eau qu'on ne peut évacuer que par l'application du trépan. Columbus s'attribue la découverte de la tunique innominée de l'œil, et il accuse ses prédécesseurs d'ignorance sur ce point. Mais Douglas prétend que la tunique de l'œil, que Galien a décrite sous le nom de sixième tunique, est la même que celle que nous appelons innominée. Il se vante encore d'avoir découvert le troisième os qui sert à nous transmettre l'impression des corps sonores et qui est connu sous le nom d'Etrier; tout le monde cependant ne lui accorde point cet honneur : plusieurs auteurs le lui disputent, pour l'attribuer à Fallope et à Ingrassias.

Parmi les accusations dont Columbus charge Vésale, son maître, il lui impute non-seulement d'avoir décrit, mais encore d'avoir disséqué publiquement la langue, le larynx et les yeux de bœuf, au lieu de la langue, du larynx et des yeux de l'homme, et il assure avoir été témoin oculaire de cette sorte d'imposture. Mais ce médecin lui-même, qui aime tant à grossir les fautes des autres, n'en est point exempt. Galien et Vésale se sont trompés sur le nombre des muscles de l'œil; ils en ont compté plus qu'il n'y en a. Columbus est tombé dans l'erreur opposée; car il n'en compte que quatre.—Dans le septième livre *De re anatomica*, il a enseigné la même doctrine que Servet sur la circulation du sang, il l'a presque enseignée dans les mêmes termes; et de là Jacques Douglas, médecin de Londres, a jugé que c'est de Servet que Columbus a pris ce qu'il en a dit. Mais il en a dit plus que Servet; car il décrit exactement les valvules sigmoïdes des artères, ainsi que les valvules tricuspides des veines, et il en marque le véritable usage. Tout ce que dit Columbus doit cependant se rapporter à la seule circulation du sang par les poumons. Il s'arrête là, suivant Freind, et il se perd quand il veut expliquer la manière dont se fait la circulation dans les autres parties du corps. Haller pense de même, et il ajoute que tout attaché qu'eût été Columbus au système de Galien sur la destination de la veine pulmonaire à recevoir l'air, il n'eût pas plutôt observé du sang dans cette veine, qu'il conçut l'idée du mouvement circulaire.

Après Jésus-Christ. 1549 *environ*. — BELON (Pierre) passe communément pour docteur de la faculté de médecine de Paris, mais, suivant la notice des médecins de cette ville par Baron, il n'en fut que licencié; au moins est-il

mis comme tel sous le décanat de François Brigard, élu en novembre 1558, et continué en 1559. Belon naquit dans un hameau dit la Soulletière, de la paroisse d'Oisé dans la province du Maine. Il eut beaucoup de part dans l'estime des rois de France Henri II et Charles IX, ainsi que dans l'amitié du cardinal de Tournon; et ce fut principalement à ses ouvrages qu'il dut l'avantage d'en être connu. Plusieurs auteurs ne lui attribuent pas tous ceux qui ont paru sous son nom; ils disent que les écrits qui lui ont fait le plus d'honneur, sont de Pierre Gilles d'Alby, habile naturaliste, qu'il avait accompagné dans plusieurs voyages. Le président de Thou est de ce sentiment. Il rapporte qu'on était de son temps dans l'opinion qu'une partie des ouvrages de Gilles avait été soustraite par Pierre Bélon qui écrivait sous lui; mais il ajoute que l'édition que ce médecin en donna sous son nom, n'empêcha pas qu'il ne fût considéré des savants, parce qu'il n'avait pas refusé au public de lui communiquer de si belles choses. On convient que notre auteur peut avoir profité des recherches de Pierre Gilles : on ne doit cependant point mettre sur le compte de ce naturaliste tout ce qui a paru sous le nom de Bélon. Laborieux comme il était, il a vu bien des choses par lui-même, surtout dans le voyage d'Orient qu'il entreprit aux frais du cardinal de Tournon. Son ardeur pour la botanique n'eut, pour ainsi dire, d'autres bornes que celles de la nature; il alla étudier cette science, non-seulement dans la Grèce, dans l'Asie-Mineure, dans l'Égypte, mais il chercha encore des plantes sur les montagnes de l'Auvergne, de la Savoie, du Dauphiné, et il parcourut deux fois toute l'Italie. L'Allemagne même et l'Angleterre n'échappèrent point à ses recherches. Non content d'avoir écrit la relation des choses qu'il a vues, il a voulu les mettre sous les yeux du lecteur par le secours des figures. Il est vrai que ses planches sont assez mauvaises, mais il a utilement décrit tout ce qui concerne les plantes conifères; il a savamment parlé de l'embaumement des cadavres; il est le premier qui ait cherché dans son pays plusieurs simples qu'on croyait ne trouver que dans les pays chauds; il est aussi le premier qui ait donné un catalogue des plantes indigènes de chaque région de l'Orient. Charles l'Escluse a fait tant d'estime des observations de Bélon sur plusieurs singularités et choses mémorables, trouvées en Grèce, en Asie, en Judée, etc., qu'il les a mises en latin ; mais il y a fait divers changements et corrections; il y a même substitué quelques figures pour remplacer celles qu'il a supprimées, parce qu'elles ne lui ont point paru assez correctes.

La fin de ce médecin fut bien malheureuse. Après avoir échappé à tant de dangers dans ses voyages, il fut assassiné en 1564 dans les environs de Paris. On prétend que le coup lui fut porté par un de ses ennemis. Malgré l'âge peu avancé dans lequel il mourut, il a laissé des ouvrages considérables, et tels qu'on n'aurait osé les espérer d'un homme qui n'atteignit point sa cinquantième année. Il a fait des commentaires sur Dioscoride qu'il a traduit en françois avec Théophraste; il a écrit sur la nature des oiseaux et des poissons, et il a publié plusieurs autres traités curieux, dont voici les titres et les éditions. — *Consiliorum medicinalium tomus primus et secundus. Parisiis*, in-folio. — *Histoire naturelle des étranges poissons marins*. Paris, 1551, in-4º, 1555, in-folio. — *De admirabili operum antiquorum et rerum suspiciendarum præstantia liber primus. De medicato funere, seu cadavere condito, et lugubri defunctorum ejulatione liber secundus. De medicamentis nonnullis servandi cadaveris vim obtinentibus, liber tertius. Parisiis*, 1553, in-4º. — *De arboribus coniferis, resiniferis, aliisque sempiterna fronde virentibus. Parisiis*, 1553, in-4º. On a encore imprimé cet ouvrage avec les *Libri exoticorum* de l'Escluse. — *De aquatilibus libri duo. Parisiis*, 1553, in-8º, format oblong. En françois, Paris, 1555, même format. — *Observations de plusieurs singularités et choses mémorables trouvées en Grèce, en Asie, en Judée, etc.* Paris, 1553, 1554, 1555, 1588, in-4º. Anvers, 1555, in-8º. Il y a une traduction latine de la façon de l'Escluse qui est intitulée : *Singularium et memorabilium rerum per varias, exterasque regiones observatarum libri tres. Antverpiæ*, 1589, in-8º, 1605, in-folio. *Lugduni Batavorum*, 1605, in-fol. — *Histoire de la nature des oiseaux, avec leurs descriptions et naïfs portraits retirez du naturel : écritte en sept livres par Pierre Belon du Maine*. Paris, 1555, in-fol. Les figures sont assez mauvaises, ainsi que

toutes celles qui se voient dans les autres ouvrages de cet auteur. — *Portraits d'oyseaux, animaux, serpents, hommes et femmes d'Arabie et d'Egypte, observés par Bélon du Mans*. Paris, 1557, 1618, in-4º. — *Remonstrances sur le défaut du labour et culture des plantes*. Paris, 1558, in-12. Charles l'Escluse a mis cet ouvrage en latin sous ce titre : *De neglecta stirpium cultura, eorumque cognitione libellus. Antverpiæ*, 1589, in-8º, 1605, in-folio, avec la traduction intitulée : *Singularium et memorabilium rerum, etc.*

Après Jésus-Christ 1550 environ. — ALTOMARE (Antoine Donat AB'), appelé en latin Donatus Abaltomare, florissait vers la fin du seizième siècle. Ce médecin devenu assez célèbre dans Naples, sa patrie, fut en butte à des calomnies qui l'obligèrent de se réfugier à Rome. Il ne lui fallut rien moins que la protection spéciale du pape Paul IV, pour oser reparaître à Naples, où on le réintégra dans les places qu'il avait occupées autrefois. C'est lui-même qui nous apprend ces particularités, les seules de sa vie que l'on connaisse, dans la dédicace de son traité *De medendis humani corporis malis*, adressée en action de grâce au souverain pontife. Ses ouvrages, qu'il est très-rare de rencontrer aujourd'hui isolés et dont, par conséquent, il est presque impossible de retracer une biographie exacte, sont les suivants :

De utero gerentibus, quod pro præservatione abortus venæ sectio non competat, 1543. *Methodus de alteratione, concoctione, digestione, præparatione ac purgatione, ex Hippocratis et Galeni sententia.* Venise, 1545, in-4º. *Ibid.* 1547, in-4º. Lyon, 1548, in-12. Venise, 1558, in-4º. — *De sedimento in urinis.* Naples, 1568, in-4º. — *Trium quæstionum nondum a Galeni doctrina delucitatarum compendium.* Venise, 1550, in-8º. — *Quod functiones principes, juxta Galeni decreta, anima non cerebri in sinubus, sed in ipsius corporis exerceat. Quod naturalis spiritus in doctrina admittatur et non omnino sit abolendus. Quod exquisita tertiana ad ejusdem Hippocratis et Galeni sententiam in genere acutorum morborum contineatur. De sanitatis latitudine.* Ces quatre ouvrages furent imprimés ensemble à Venise. — *De medendis humani corporis malis, ars medica.*

Naples, 1553, in-4°. Venise, 1558, in-8°. Lyon, 1559, in-8°. 1560, in-4°. Venise, 1565, in-4°. *Ibid*, 1570, in-4°. *Ibid*, 1597, in-4°. *Ibid*, 1600, in-4°. Naples, 1661, in-4°. Venise, 1670, in-8°. — Cet ouvrage a été plusieurs fois réimprimé avec le traité *De febre pestilenti* de Pierre-Salius Diversus. Il est écrit sans ordre et sans méthode. Altomare y donne l'histoire des maladies, d'après l'ancien usage. *A capite ad calcem*. Partout il se montre admirateur de Galien, dont il suit pas à pas la doctrine sans jamais s'en écarter. — *De medendis febribus*. Naples, 1555, in-4°. Venise, 1562, in-4°. — *De mannæ differentiis, ac viribus, deque eas cognoscendi via ac ratione*. Venise, 1562, in-4°. — Ce petit traité assez remarquable, en ce qu'Altomare, l'un des premiers qui cessèrent de considérer la manne de Calabre comme une véritable rosée et qui virent en elle ce qu'elle est réellement, le suc d'un arbre, s'efforce d'y démontrer cette dernière proposition. — *De vinacearum facultate et usu*. Naples, 1562, in-4°. Traduit en italien par Pierre Nati. Florence, 1576, in-8°.

Les œuvres d'Altomare ont pour la première fois été réunies sous le titre suivant : *Nonnulla opuscula nunc primum in unum collecta et recognita*. Venise, 1561, in-4°. Cette édition peu complète a été suivie d'une autre plus étendue. — *Opera omnia in unum collecta*. Lyon, 1565, in-folio. Venise, 1570, in-folio. Naples, 1573, in-folio. Venise, 1574, in-fol. *Ibid*, 1600, in-fol. (*Biographie médicale*).

Ap. J.-C. 1550 *envir.* — MARTIANO (Prosper), un des plus habiles commentateurs d'Hippocrate, naquit à Sassuolo, dans le duché de Modène, vers le milieu du seizième siècle. Il se fixa à Rome, où il acquit une grande réputation. Son ouvrage devenu rare a pour titre : *Magnus Hippocratis Cous notationibus explicatus, sive, Operum Hippocratis interpretatio, latine. Romæ*, 1626, 1628, in-folio. *Venetiis*, 1552, in-fol. *Patavii*, 1718, in-folio.

Ap. J.-C. 1550. — CAMPOLONGO (Emile) naquit à Padoue en 1550. La diversité de ses talents lui procura beaucoup de réputation ; non-seulement il savait plusieurs langues et s'était rendu habile dans les belles-lettres, mais l'étude des ouvrages d'Aristote et de Ga-lien l'avait encore mis au rang des meilleurs philosophes et médecins de son temps. Il excella surtout parmi les derniers, et mérita à cet égard d'être placé, en 1578, au nombre des professeurs de l'université de Padoue, où il enseigna jusqu'à sa mort arrivée au mois d'octobre 1604. Son corps fut inhumé dans la chapelle de sa famille aux Servites de la même ville, et Annibal Campolongo, son fils, prit soin de faire graver une inscription sur la pierre qui couvre son tombeau ; elle est conçue en ces termes :

D. O. M.

ÆMILIO CAMPOLONGO

NOBILI PATAVINO,

SUMMÆ INTEGRITATIS ET INNOCENTIÆ VIRO,

PHILOSOPHO ATQUE MEDICO CLARISSIMO,

QUI AGENDO ET SCRIBENDO,

ET PUBLICE IN PATRIA, TUM PRACTICAM,

TUM THEORICAM INTER

PRIMARIOS PROFITENDO,

SUMMORUM PRINCIPUM GRATIAM CONSECUTUS,

NOMEN SIBI AD EXTREMAS ETIAM REGIONES

NUNQUAM PERITURUM COMPARAVIT.

ODIIT ANN. SAL. 1604, ÆT. 54.

ANNIBAL J. C.

PATRI BENE MERENTI P. C.

On a publié les consultations d'Emile avec celles des autres médecins d'Italie ; mais on a de lui des ouvrages plus considérables que différentes personnes ont mis au jour, soit qu'elles les eussent recueillis des leçons de ce professeur, soit qu'elles les eussent fait réimprimer sur les éditions qu'il avait données lui-même. — *Theoremata de humana perfectione. Patavii*, 1573, in-4°. — *De arthritide liber unus. De variolis liber alter. Venetiis*, 1586, 1596, in-4°. *Spiræ*, 1592, in-8°. Ces deux livres ont été recueillis par ses disciples. — *Methodi medicinales duæ, in quibus legitima medendi ratio traditur, propositæ in Academia Patavina a viris nobilissimis profess. D. Alb. Bottono et Æmilio Campolongo. Francofurti*, 1595, in-8°, par les soins de Lazare Susenbet. — *Nova cognoscendi morbos methodus. Wittebergæ*, 1601, in-8°, par les soins de Jean Jessenius de Jessen. — *De Lue venerea libellus. Venetiis*, 1625, in folio. — *De vermibus. De uteri affectibus, deque morbis cutaneis tractatus præstantissimi. Parisiis*, 1634, in-4°, avec l'ouvrage de Fabrice d'Aquapendente, qui est intitulé : *Medicina practica*.

Apr. J. C. 1550. — BAUHIN (Gaspas), frère cadet de Jean, était de Bâle, où il vint au monde le 17 janvier 1550. Il n'avait que dix-sept ans lorsque son père l'envoya à Padoue pour y étudier la médecine sous Fabrice d'Aquapendente, et, suivant Douglas, il y séjourna environ trois ans. Astruc dit que Bauhin arriva à Montpellier en 1579, et il ajoute qu'il choisit Dortoman pour parrain, en s'immatriculant dans la faculté de cette ville, où il reçut ses degrés. On retrouve cependant Bauhin en la même année 1579, à Paris ; il y connut Severin Pineau et suivit les cours de ce célèbre chirurgien. Mais on peut concilier ces deux assertions, en disant qu'il a quitté Montpellier pour peu de temps, et qu'il y est retourné après son voyage de Paris, dans le dessein d'y continuer ses études. Il n'en eut pas plutôt achevé le cours, qu'il revint à Bâle, où il obtint d'abord une chaire de médecine, mais il passa, en 1588, à celle d'anatomie et de botanique. En 1596, Frédéric, duc de Wirtemberg, le choisit pour son premier médecin ; le prince de Montbelliard et les autres seigneurs des environs de Bâle lui marquèrent aussi la plus grande confiance ; cependant Bâle était sa demeure ordinaire. Il y mourut en 1624, à l'âge de 73 ans dix mois et quelques jours.

Bauhin était laborieux, et comme il prit beaucoup de soins pour recueillir ce qu'il y avait de mieux dans les auteurs qui ont traité de l'anatomie et de la botanique, et pour rédiger chaque partie en un seul et même ouvrage, il se fit par là une réputation aussi solide, que s'il eût écrit de son propre fonds. Il passa même pour habile anatomiste, quoiqu'il eût disséqué assez rarement. Mais Riolan ne le regarda pas comme tel ; il poussa la vivacité de sa censure jusqu'à le traiter d'homme vain, sans jugement et sans connaissances. Il lui reprocha encore de se parer des découvertes d'autrui, spécialement au sujet de la valvule placée à l'entrée de l'iléum et du colon. Quoi qu'en ait dit Bauhin ; quoiqu'il assure avoir aperçu cette valvule en 1579, avant qu'aucun auteur en eût fait mention, il est certain que Varolius et beaucoup d'autres en avaient fait une description exacte long-temps avant lui ; cependant cette valvule a retenu jusqu'aujourd'hui le nom de Bauhin. Mais passons sur cette discussion, pour donner la notice de ses ouvrages

et de leurs différentes éditions : — *De corporis humani partibus externis liber. Basileæ*, 1588, in-8°. — *Anatomes liber secundus partium spermaticarum tractationem continens. Ibidem*, 1591, in-8°. Ces deux ouvrages ont paru ensemble à Bâle en 1592, in-8°. — *Anatomica corporis virilis et muliebris historia. Lugduni*, 1597, in-8°. *Basileæ*, 1609, in-8°. Toutes ces pièces ont été refondues dans un traité qui a été imprimé sous ces titres : — *De corporis humani fabrica libri quatuor. Basileæ*, 1600, in-8°. — *Institutiones anatomicæ. Bernæ*, 1604, in-8°, avec les planches de Varolius et de Jassolinus. *Basileæ*, 1609, in-8°. *Oppenheimii*, 1614, 1629, in-8°. *Francofurti*, 1616, in-8°. — *Theatrum anatomicum. Francofurti*, 1605, in-8°, avec figures. — *Theatrum anatomicum infinitis locis auctum. Francofurti*, 1621, in-4°. Les planches qui devaient entrer dans cet ouvrage ont été publiées séparément. Il y en a une édition de Francfort de 1640, in-4°, sous ce titre : *Vivæ imagines partium corporis humani.* L'Anatomie de Bauhin est presque entièrement tirée des écrits de Vésale. Il a encore profité des descriptions d'Eustachi, auteur peu connu alors, ainsi que des observations de Fallopio et de quelques autres, auxquelles il a joint les siennes, quoiqu'en petit nombre, avec des expériences assez fautives. Quant aux planches, elles sont pour la plupart empruntées de Vésale, d'Eustachi et de Fabricius.

De partu cæsareo liber. Basileæ, 1591, in-8°. C'est une traduction de l'ouvrage que François Rousset a mis au jour en langue française. Bauhin y a joint *Appendix ad librum de partu cæsareo.* — *Notæ in Aloysium Anguillaram de simplicibus. Basileæ*, 1593, in-8°. — *Phytopinax, seu, enumeratio plantarum* (2460) *ab herbariis nostro sæculo descriptarum, cum earum differentiis : cui plurimarum hactenus ab iisdem non descriptarum* (164) *succinctæ descriptiones et denominationes accessere : additis aliquot* (8) *hactenus non sculptarum plantarum vivis iconibus. Basileæ*, 1596, in-4°. C'est un essai par lequel il a pressenti le goût du public sur l'ouvrage qu'il méditait de publier sous le titre de *Pinax.* — *Notæ in Petri Andreæ Matthioli commentarios in sex libros Dioscoridis de materia medica.* On les trouve dans le recueil des ouvrages de Matthiole qu'il fit imprimer à Bâle en 1598, in-folio, avec plus de cent dix planches, dont plusieurs sont de Tabernamentanus et quelques-unes de lui-même. Il y a joint une critique assez judicieuse des fautes de Matthiole. — *Animadversiones in historiam generalem plantarum Lugduni etiam. Francofurti*, 1601, in-4°. — *De hermaphroditorum, monstrosorumque partuum natura libri duo. Francofurti*, 1604, 1629, in-8°. *Oppenheimii*, 1614, in-8°. Il emploie une infinité de citations pour prouver l'existence fabuleuse des hermaphrodites. — *De compositione me dicamentorum. Offenbachii et Francofurti*, 1610, in-8°. — *De lapide Bezaar. Basileæ*, 1613, 1625, in-8°. — *Oratio de homine. Ibidem*, 1614, in-4°. — *De remediorum formulis Græcis, Arabibus et Latinis usitatis libri duo. Francofurti*, 1619, in-8°. — *Catalogus plantarum circa Basileam sponte nascentium. Basileæ*, 1622, 1671, in-8°. C'est un catalogue assez riche de plusieurs plantes rares. Il vaudrait mieux que beaucoup d'autres de cette sorte, si l'auteur n'avait point multiplié les espèces mal à-propos, et s'il n'avait parlé de quantité de simples qu'il n'est pas possible de trouver aujourd'hui, et qu'aucun botaniste moderne n'a encore rencontrées. Emmanuel Konig, médecin de Bâle qui a senti tous ces défauts, a mis ce catalogue en ordre, suivant la méthode de Morison et de Rey, et l'a publié à Bâle en 1696, in-4°. — *Pinax theatri botanici, sive, index in Theophrasti, Dioscoridis, Plinii et botanicorum qui a sæculo scripserunt opera. Basileæ*, 1623, 1671, in-4°. L'auteur appelle ce recueil un ouvrage de 40 ans. Il y a employé plus de temps; car il amassait déjà des plantes à Montpellier en 1570, et il en avait montré plusieurs à Guilandin qui mourut à Padoue en 1589. L'avantage de cette collection consiste principalement en ce que Bauhin n'a laissé aucune plante sans lui donner un nom. A cet effet, il a mis, sous une seule dénomination, tous les synonymes que les botanistes avaient donnés à la même plante, et par-là, il a épargné à ceux qui l'ont suivi, les peines qu'ils auraient dû prendre pour entendre ce que les anciens ont écrit avec tant de confusion. Il n'a cependant réussi qu'assez imparfaitement dans le plan qu'il s'est formé; tout bon qu'était son dessein, il l'a gâté en répétant plusieurs fois la même plante sous différents noms.

Robert Morison a relevé les fautes de Bauhin dans un ouvrage intitulé : *Hallucinationes Gasparis Bauhini in Pinace.*

Prodromus theatri botanici. Francofurti, 1620, in-4°. *Basileæ*, 1671, in-4°. Il contient la description d'environ six cents plantes, la plupart d'après un herbier sec. Les planches sont fidèles et bonnes pour le temps; mais il parle de quelques simples déjà connues avant lui, comme si elles venaient d'être récemment découvertes, et il en décrit d'autres qu'on ne connaît plus aujourd'hui. — *Epistolæ aliquot medicæ. Norimbergæ*, 1625, in-4°, dans la *Cista medica* de Jean Hornung. — *Theatrum botanicum, pars prima. Basileæ*, 1658, 1663, in-folio, par les soins de Jean-Gaspar, son fils. C'est la première partie d'un ouvrage que l'auteur avait dessein de pousser jusqu'à douze volumes, qui auraient compris une histoire générale des plantes.

Apr. J.-C. 1550. — GUILLEMEAU (Jacques) naquit en 1550 à Orléans. Comme il montra dans l'étude de la chirurgie, un esprit cultivé par les lettres et que les langues savantes, qui lui étaient familières, lui avaient ouvert les ouvrages des anciens, il ne lui fut pas difficile de faire de grands progrès dans son art. C'est aux lumières qu'il puisa dans les écrits des premiers maîtres de l'antiquité, qu'il dut la réputation dont il a joui dans le seizième siècle. Attaché par estime à Ambroise Paré, dont il était disciple, il le suivit dans sa pratique à Paris et l'armée; et c'est sous ce grand chirurgien qu'il apprit à mettre à exécution les sages et savants préceptes qu'il avait puisés à l'école de Courtin et de Riolan. Guillemeau était doué d'un esprit droit et clairvoyant; il aimait son état; et comme il sut profiter des soins qu'on prit de son instruction, il ne manqua pas de faire des progrès rapides dans l'art important qu'il avait embrassé. Ce fut dans les hôpitaux qu'il donna les premières preuves de son savoir. Il exerça long-temps la chirurgie dans l'Hôtel-Dieu de Paris, et c'est là qu'il fit cette moisson abondante d'observations utiles à l'humanité. Après cette étude, Guillemeau se livra entièrement au public. Les commencements de sa pratique furent heureux, et il s'acquit bientôt une telle réputation, que Charles IX lui accorda sa confiance et le nomma son chirurgien ordinaire. Henri IV lui accorda aussi les mêmes faveurs. — Ce chirurgien mourut à Paris au milieu de ses travaux, couvert de gloire et d'honneurs, en mars 1612, et fut enterré dans l'église de Saint-Jean-en-Grève, ou l'on grava ce sonnet sur son tombeau :

Passant, tu vois ici sous cette froide lame,
Sans pouls, sans mouvement, le corps de Guillemeau.
Son nom et ses vertus, de même que son âme,
Par l'immortalité l'exemptent du tombeau.

Son corps, qui gist ici, réluisoit par la flame
De son esprit divin qui lui sert de flambeau.
La parque ne tient pas dans le fil de sa trame,
Sa vie et ses vertus dans le même fuseau.

Après que Guillemeau par secrets admirables,
Eut guéri tant de maux qu'on croyoit incurables,
Enfin, il éprouva l'inclémence du sort.

Non plus que ses écrits d'éternelle mémoire,
Son corps ne seroit pas sous cette tombe noire,
Si l'art eût pu trouver du remède à la mort.

Le premier ouvrage que Guillemeau a publié, est la traduction latine de la Chirurgie d'Ambroise Paré. Elle fut imprimée à Paris en 1582, in-folio, et ensuite à Francfort en 1612, sous le même format. Il a donné à Paris en 1593, in-12, une *Apologie pour les chirurgiens*, dans laquelle il fait voir l'injustice du public à leur égard. Juge impartial dans sa propre cause, il prouve que c'est à tort qu'on les charge des événements dont les cures malheureuses sont suivies; mais il avoue en même temps que c'est mal à propos qu'on leur attribue l'honneur de certaines cures, qu'on doit plutôt rapporter aux efforts de la nature guérisseuse, qu'à leur adresse. Le reste des ouvrages de Guillemeau est compris dans le recueil de ses *OEuvres de chirurgie*, qui fut imprimé à Paris en 1598 et en 1612, in-folio; à Rouen en 1649, in-fol. On y trouve : — *Tables anatomiques avec les portraits et déclarations d'iceux*. Les planches sont tirées de Vésale. Elles avaient déjà été publiées à Paris en 1586, in-folio, sous le titre de *Tables anatomiques avec les pourtraitures*. — *Histoire de tous les muscles du corps humain, où leurs noms, nombre, situation, origine, insertion et action sont démontrés*. Ce petit ouvrage appartient à Charles Guillemeau, ainsi que Jacques, son père, en avertit lui-même. — *Traité de la génération de l'homme*, recueilli des leçons de M. Courtin, docteur en la faculté de médecine de Paris. — *L'heureux accouchement des femmes*. Ce traité a paru seul à Paris en 1609 et en 1643,

in-8°, avec figures. L'auteur qui s'était fait une occupation particulière de la pratique des accouchements, a mieux réussi dans la composition de cet ouvrage, qu'aucun autre écrivain de son temps. Il s'étend beaucoup sur le manuel des accouchements par les pieds; mais c'est à tort qu'on le fait parler sur l'opération césarienne, comme s'il l'avait fait plusieurs fois avec succès. Il ne dit rien de semblable, car il n'a pratiqué cette opération que sur le cadavre; il est même fort éloigné de la conseiller sur la femme vivante.

Traité sur les abus qui se commettent sur les procédures de l'impuissance des hommes et des femmes. — *La chirurgie française recueillie des anciens médecins et chirurgiens, avec plusieurs figures des instruments nécessaires pour l'opération manuelle.* Ce traité avait déjà été publié à Paris en 1595. — *Traité des plaies recueilli des leçons* de M. Courtin. — *Opérations de chirurgie recueillies des anciens médecins et chirurgiens.* Il a puisé les principaux faits dans les ouvrages d'Ambroise Paré; il y a cependant ajouté quelques observations particulières, et il a présenté ses réflexions sous un langage beaucoup plus clair et beaucoup plus méthodique que celui de son maître. — *Traité des maladies de l'œil.* Il a été imprimé à part. Paris, 1585, in-8°. Lyon, 1610, in-12. En flamand par Jean Verbrugge qui l'a enrichi de plusieurs observations, Amsterdam, 1678, in-12. En allemand, Dresde, 1710, in-8°. Il est étonnant que ce livre ait été multiplié par tant d'éditions; car il présente peu d'objets intéressants. Guillemeau a abusé de l'usage des topiques; son ouvrage est plus rempli de formules que de descriptions de maladies : et à la manière dont il parle lui-même de ces remèdes extérieurs, il semble qu'il comptait davantage sur eux que sur les opérations de la chirurgie. — *Traité de la parfaite méthode d'embaumer les corps.* M. Portal dit que l'auteur a inséré dans ce traité les rapports de l'ouverture des corps des rois Charles IX, Henri III et Henri IV. Ce qui regarde l'ouverture du corps de ce dernier roi ne devrait point s'y trouver, s'il était vrai que ce chirurgien fût mort le 13 mars 1609, comme l'historien de l'anatomie et de la chirurgie l'assure; puisqu'on n'ouvrit le corps de Henri-le-Grand que le 15 mai 1610. Il est cependant vrai que Guillemeau a signé le procès-verbal de cette ouverture, et qu'il a dédié et présenté ses OEuvres à Louis XIII en 1612. Je conviens que j'ai souvent copié et suivi M. Portal, en sa qualité de professeur d'anatomie ; mais aussi j'ai remarqué très-souvent qu'il ne faut pas le regarder comme un professeur d'histoire qui est bien sûr dans ses narrations. Il est, par exemple, insoutenable, lorsqu'il érige des médecins en chevalier de la Toison d'or; c'est comme si moi, qui suis Flamand, je travestissais en chevaliers de l'ordre du Saint-Esprit, les médecins et les chirurgiens à qui le roi a accordé la croix de Saint-Michel.

GUILLEMEAU (Charles), fils du précédent, était de Paris. La notice des médecins de cette capitale, par M. Baron, fait mention de lui comme premier chirurgien du roi; mais il en devint médecin, après avoir pris le bonnet de docteur dans la faculté de Paris en 1620. Il mourut le 21 novembre 1656, à l'âge de 68 ans. — Gui Patin parle de Guillemeau avec éloge ; mais Goelicke, qui le cite dans son Histoire de la chirurgie, le traite bien différemment. Il le blâme hautement pour avoir écrit des livres injurieux contre Jean Courtaud, docteur de Montpellier ; il le déclare même indigne de la place qu'on lui donne parmi les médecins de son temps. Les titres seuls des ouvrages latins de notre auteur justifient les reproches de Goelicke, dont l'esprit ne goûtait point cette satire mordante qui faisait les délices de celui de Gui Patin. On convient que Guillemeau fut obligé de soutenir les droits de la faculté, lorsqu'il remplit la charge de doyen en 1634 et en 1635. On convient encore qu'il dut s'opposer avec ses collègues aux entreprises de Renaudot, dans la cause plaidée par-devant le parlement et jugée au désavantage des médecins de Montpellier le 1er de mars 1644. Il pouvait même réduire à sa juste valeur le discours que Courtaud prononça à ce sujet le 21 octobre de la même année, à l'ouverture des écoles. Mais il n'aurait pas moins rempli cette tâche, si dans les écrits qu'il publia contre ce dernier, il eût agi avec le ton de politesse si convenable aux gens de lettres. Animé par les libelles de Jean Riolan, de René Moreau et de Gui Patin lui-même, il préféra de laisser exhaler sa bile, pour assurer à la faculté de Paris la prééminence sur celle de Montpellier, et pour tourner en ridicule le plat orateur qui avait voulu

défendre la dernière. C'est à ce sujet qu'il fit paraître les ouvrages intitulés :

Cani injurio, sive, Curto fustis, hoc est, responsio pro se ipso ad alteram apologiam imprudentissimi et importunissimi Curti, Monspel. canis cellarii, hoc est, Joh. Courtaud medici Monspeliensis. Lutetiæ, 1654, in-4°. — *Defensio altera adversus impias, impuras et impudentes, tum in se, tum in principem medicinæ scholam Parisiensem, anonymi Coprecæ (nominatim Joh. Courtaud medici Monspeliensis) calumnias ac contumelias. Ibidem, 1655, in-4°.* — *Margarita, scilicet e sterquilinio et cloaca Leonis...., Cotyttii Baptæ, Spurcidici, Barbari, Solœcistæ, imo Holobarbori, Holosolœci, Verberonis Curti (sive ejusdem joh. Courtaud med. Monspeliensis) Heroardi, verissimi aniatri, indignissimi, quot fuerunt, Archiatri, ut vulgo loquuntur, Nepotis purulentia. Ad stolidos, lividos, indoctos, absurdos ejus amatores, admiratores, buccinatores, et infamis operæ diribitores. Lutetiæ, 1655, in-4°.* — Si l'on juge du fond de ces ouvrages par les titres, n'est-on pas en droit de croire que Charles Guillemeau y a rassemblé tout ce que la fureur peut imaginer d'injures? Mais sa plume n'a pas toujours été trempée dans le fiel de la satire; il a écrit des traités qui lui font plus d'honneur : — *Ostéomyologie ou discours des os et des muscles.* Paris, 1615, in-8°. — *Aphorismes de chirurgie.* Paris, 1622, in-12.

Ap. J.-C. 1550. — ANTHONY (François), appelé en latin Anthonius et Antonius, est remarquable par la bizarrerie de son sort et par la réputation dont il a joui dans le monde, comme médecin et chimiste, tandis que ses confrères le rabaissaient au niveau des derniers médicastres. Il naquit le 16 avril 1550, à Londres, et fut envoyé, vers l'année 1569, à Cambridge, pour y faire ses humanités. Après avoir pris le grade de maître ès-arts en 1574, il s'appliqua avec ardeur à l'étude de la chimie : mais ce fut en 1598 seulement, qu'il s'annonça comme possesseur d'une panacée extraite de l'or, et qu'il débita son arcane dans Londres. Le collège des médecins, dont il ne faisait pas partie, l'obligea, en 1600, de se soumettre aux examens d'usage : mais il se tira fort mal de cette épreuve, et la pratique de la médecine lui fut interdite. Il n'en continua cependant pas moins de l'exercer, et sa désobéissance fut punie deux fois de la prison et de l'amende. Enfin il parvint à lasser la patience du collége, qui finit par lui conférer le titre de docteur. Aussitôt il proclama sans réserve, les propriétés miraculeuses de sa teinture d'or : ce qui lui attira encore une foule de désagréments; mais, en charlatan habile, il sut gagner la faveur des grands et du public, ce qui le mit à l'abri de l'animadversion et du juste mépris de ses collégues. Il mourut le 26 mai 1623, laissant une réputation colossale parmi les gens du monde, dont il avait capté la confiance. Peu content de l'immense fortune dont ils héritèrent, ses deux fils, Jean et Charles, continuèrent d'exploiter la mine féconde de la crédulité publique et de débiter de l'or, dont la valeur décuplait entre leurs mains. Les ouvrages de François Anthony, comme ceux de tous les charlatans, ne roulent que sur l'objet de ces spéculations. Ce sont :

Panacea aurea, seu de auro potabili. Hambourg, 1598, in-8°. *Ibidem*, 1618, in-8°. C'est dans ce livre qu'Anthony annonça pour la première fois son arcane.—*Medicinæ chymicæ et veri auri potabilis assertio.* Cambridge, 1610, in-8°, nouvelle apologie de l'or potable qui y est présenté comme un remède universel. — *Apologi in defence of his medicine stiled aureum potabile.* Londres, 1616, in-4°. — Anthony répond dans cette brochure aux attaques de Matthieu Gwinne dont la critique avait paru en 1611. La mort l'empêcha de répliquer à celle de Jean Cotta, médecin de Northampton, intitulé : *Ant Anthony or ant-apology.* Oxford, 1623, in-4°. (*Biog. médicale.*)

Apr. J.-C. 1551 environ.—GOUPIL (Jacques), natif de Luçon dans la province de Poitou, était d'une bonne famille alliée de celle de Tiraqueau. Il étudia dans l'université de Poitiers, où il fit beaucoup de progrès dans les langues et les belles-lettres. De là il alla en Saintonge, où il se chargea de l'éducation de quelques jeunes gentilshommes; mais ennuyé de ce train de vie, il se rendit à Paris, et, après y avoir suivi les leçons que Pierre Danes faisait sur la langue grecque, il passa aux écoles de la Faculté de médecine et il y reçut le bonnet de docteur sous le décanat de Jacques Houllier qui fut élu en novembre 1546 et continué en 1547. Son mérite ne tarda pas à le faire

connaître à la cour. Henri II le nomma en 1555 pour remplir la chaire de médecine que la mort de Jacques Sylvius venait de laisser vacante au Collége royal. — Le nom de Goupil passa dans les pays étrangers avec les observations qu'il publia sur Dioscoride, sur Alexandre Trallien et sur quelques autres auteurs grecs. Il avait encore commencé à travailler sur les livres d'Hippocrate; mais sa mort, arrivée en 1568, l'empêcha de mettre la dernière main à cet ouvrage. Il eut tant de chagrin de voir que les soldats avaient malicieusement enlevé les papiers de son cabinet, qu'il en périt de déplaisir. Voici les titres des écrits qui nous restent de ce médecin :

Rhasis libellus de pestilentia ex Syrorum lingua in græcam translatus, additis simul in eumdem castigationibus. Lutetiæ, 1548, in-folio, avec les douze livres d'Alexandre Trallien. — *Annotationes et schoïa in Ambrosii Leonis, Nolani, versionem librorum Joannis Actuarii. Parisiis,* 1548, in-8. *Ultrajecti,* 1670, in-8. — *Actuarii Joannis, filii Zachariæ, de actionibus et affectibus spiritus animalis. Parisiis,* 1557, in-8°, en grec, avec les ouvrages de Jacques Sylvius.— *Scholia in Pauli Æginete libros vii de re medica.* — *Pedacius Dioscorides de materia medica, additis castigationibus.* En latin.

Apr. J.-C. 1551.—SAXONIA (Hercule) était de Padoue, où il naquit, en 1551, dans une famille que l'étude de la médecine avait rendue également célèbre et respectable. Victor, son père, Jérôme et François, ses oncles paternels, se distinguèrent dans la pratique de cette science, soit à Venise, soit à Padoue. A leur exemple, Hercule embrassa le parti de la médecine, et il y réussit si bien qu'on lui accorda les honneurs du doctorat dans les écoles de sa ville natale. Avant l'an 1574 il fut chargé d'enseigner la logique; mais il se rendit vers 1579 à Venise, où il exerça avec tant de succès, qu'il parvint en peu d'années au plus haut degré de réputation. Les malades le recherchaient avec un empressement si extraordinaire, qu'il aurait fallu qu'il se multipliât pour se rendre à leurs désirs. Après dix ans de fatigues et de courses laborieuses dans cette ville, on le nomma à la chaire vacante par la mort de Jérôme Capivaccio. La Faculté de Padoue le revit avec plaisir dans ses écoles, et il s'y acquitta de ses fonctions

avec beaucoup d'applaudissement depuis
1590 jusqu'en 1607, qui est l'année de
sa mort. Il fut enterré dans l'église de
Saint-Pierre à Padoue, où l'on mit ces
vers sur son tombeau :

Herculis ossa jacent, qui nomen ab arte medendi
   Ante omnes clarum sparsit in orbe suum.
Et quis erit qui non doleat, morsque improba, dicat?
   Durior heu saxo, Saxonium abripuit.

Quelques auteurs rapportent que Saxonia fut demandé à Vienne en 1573, avec
Mercuriali, pour la maladie de l'empereur Maximilien II; mais ils n'ont pas
réfléchi qu'un jeune homme de vingt-
deux ans ne pouvait point avoir assez de
réputation pour se faire désirer à la
cour de ce prince. D'autres disent qu'il
accompagna simplement Mercuriali dans
le voyage de Vienne; et cette opinion
est plus vraisemblable. — Pierre Uffenbach, docteur en médecine, qui avait
étudié sous Saxonia, fit imprimer le recueil de tout ce qu'il connaissait d'ouvrages de son maître sous le titre de
*Pantheon medicinæ selectum, seu, me-
dicinæ templum in libros xi distinctum.
Francofurti*, 1603, in-folio. On a publié séparément : — *Disputatio de phœ-
nigmis, vulgo vesicantibus et theriacæ
usu in febribus pestilentialibus. Patavii*, 1591, in-4°. L'épidémie qui désola
la seigneurie de Pésaro en 1591, suscita
une querelle littéraire entre les médecins
de Padoue. Le duc d'Urbin avait demandé leur avis sur la conduite qu'il
fallait tenir dans le traitement de cette
maladie. Saxonia proposa l'application
des vésicatoires et l'usage interne de la
thériaque ; Alexandre Massaria rejeta
l'un et l'autre de ces remèdes : on ne décida rien ; et pendant que chacun des
deux partis s'efforçait de faire valoir son
opinion par les écrits qu'il donnait au public, l'épidémie alla son train, les malades moururent, et il fut prouvé encore
une fois que les contestations des médecins sont souvent les symptômes les plus
mauvais d'une maladie. — *De phœnig-
mis libri tres. In quibus agitur de universa rubificantium natura, deque differentiis omnibus atque usu; psilothris,
smegmatibus, dropacibus, sinapismis
simplicibus ac compositis, vulgo vesicantibus; de quorum usu in febribus
pestilentibus multa disputantur. Patavii*, 1593, in-4°. Cet ouvrage fut composé dans la chaleur de la querelle dont
on vient de parler. — *Tractatus per-
fectissimus de morbo gallico, seu, de
lue venerea. Ibidem*, 1593, 1597, 1602,

in-4°. *Francofurti*, 1600, in-8°. —
*Tractatus triplex, de febrium putrida-
rum signis et symptomatibus, de pulsibus, de urinis. Francofurti*, 1600, in-
8°. — *De plica, quam Poloni Guoz-
dziec, Roxolani* Koxtunum *vocant. Patavii*, 1600, 1602, in-4°. — *De pulsibus
tractatus absolutissimus. Ibidem*, 1603,
in-4°. — *Prælectionum practicarum libri duo. Francofurti*, 1610, in-folio. —
Opera practica. Patavii, 1639, 1658,
in-folio. Les éditions furent poussées
jusqu'à la neuvième qui sortit des pres-
ses de Padoue en 1681, in-folio. — On
trouve dans Vander Linden, Lipenius et
Manget, un médecin nommé Henri de
Saxonia, qui a écrit un livre *De secretis
mulierum*, imprimé à Augsbourg en
1489, in-4°, et à Francfort en 1615, in-
8°. Cet ouvrage a été mal à propos attribué à Albert-le-Grand.

Apr. J.-C. 1552 *environ.*—RULAND
(Martin), natif de Fresingue dans la
Haute-Bavière, enseigna la médecine à
Lavingen en Souabe, et fut médecin de
Philippe-Louis, comte-palatin, ainsi que
de l'empereur Rodolphe II. Il mourut à
Prague le 3 février 1602, à l'âge de
soixante-dix ans. Ruland commença à
écrire de bonne heure et continua jusque
vers la fin de sa vie. Les ouvrages qu'il
a composés sur la médecine sont calqués
sur les systèmes dominants dans les écoles
de son siècle, et en particulier sur les
principes de la chimie. Les bibliographes lui attribuent les traités suivants :
*Medicina practica recens et nova,
continens omnes totius humani corporis
morbos per alphabeticum ordinem col-
lectos. Argentinæ*, 1564, in-8°; 1567,
in-12. *Hanoviæ*, 1610, in-12. *Francofurti*, 1625, in-12. — *De phlebotomia,
scarificatione ac ventosatione, morbis-
que per eas curandis, libellus. Argen-
tina*, 1567, in-12.—*Appendix de dosibus, seu, justa quantitate et proportione
medicamentorum compositorum omnium. Ibidem*, 1567, in-12. — *Hydria-
tice, sive, aquarum medicarum sectiones
quatuor. Dilingæ*, 1568, in-8°. — *Curationum empiricarum et historicarum
centuriæ decem. Basileæ*, 1578, 1580,
1593, 1596, in-16. Le débit de ce recueil doit avoir été bien prompt, puisque
les éditions se sont succédé si rapidement. *Lugduni*, 1618, in-8°. *Basileæ*,
1680, in-8°.—*Balnearium restitutum.
Basileæ*, 1579, 1625, in-8°. — *Thesaurus Rulandinus. Basileæ*, 1591, in-16;

1628, in-8°. *Rothomagi*, 1650, in-8°.
Budissæ, 1679, in-8°. C'est une collection de quelques-uns de ses ouvrages,
comme : *Curationes empiricæ, quæ antea in decem centurias dissectæ prodierunt, nunc vero in compendiosum
ordinem secundum partium corporis
seriem redactæ, lucem aspiciunt. Tractatus tres, de phlebotomia, de scarificatione, de ventosatione. Oratio de ortu
animæ.* Les traités *De phlebotomia, scarificatione et ventosatione* ont été traduits en allemand et imprimés à Bâle en
cette langue, 1613, in-8°. — *Progymnasmata alchemiæ, cum lapidis philosophici vera conficiendi ratione. Francofurti*, 1607, in-8°. — *Lexicon alchemiæ,
sive, dictionarium alchemisticum, cum
obscuriorum verborum et rerum herme-
ticarum, tum Theophrast-Paracelsica-
rum phrasium, planam explicationem
continens. Ibidem*, 1612, 1661, in-4°.
Noribergæ, 1671, in-4°.—*Secreta spar-
girica, seu, plerorumque medicamentorum Rulandinorum genuinæ descriptiones, cum scholiis Ehrenfridi Hagen-
dornii. Jenæ*, 1676, in-12. C'est le recueil des médicaments les plus accrédités
de l'auteur.

RULAND (Martin), fils du précédent,
naquit à Lavingen le 11 novembre 1569.
A l'âge de dix-huit ans, il reçut le bonnet de docteur à Bâle, et à celui de
vingt-cinq on lui donna l'emploi de médecin ordinaire de la ville de Ratisbonne. L'empereur Rodolphe II le mit
au nombre de ses médecins le 16 mars
1607. Ruland était alors à Prague, où il
y a apparence qu'il se fixa; car il mourut
dans cette ville le 23 avril 1611, dans sa
quarante-deuxième année. Nous avons
de lui :
*Nova et omni memoria omnino inau-
dita historia de aureo dente, qui nuper
in Silesia puero cuidam septenni suc-
crevisse animadversus est. Francofurti*,
1595, in-8°. Cette histoire prouve à quel
point la crédulité des hommes peut monter et combien Ruland fut dupe de la
sienne. — *Demonstratio judici de aureo
dente pueri Silesii. Ibidem*, 1597, in-
8°. Comme tout le monde ne fut point de
l'avis de l'auteur au sujet de la dent d'or
de l'enfant silésien, on attaqua son ouvrage en niant le fait dont il prétendait
faire ici la démonstration; mais il n'a
rien démontré sinon qu'on s'expose toujours à mal juger des choses lorsqu'on se
laisse prévenir par les bruits populaires

et qu'on prend les apparences pour la
réalité.—*De perniciosæ luis hungaricæ
tecmarsi et curatione. Francofurti*,
1600, in-8°. *Lipsiæ*, 1610, 1616, in-8°.
Lugduni, 1628, in-8°. *Stetini*, 1651,
in-8°. — *Propugnaculum Chymiatriæ.
Lipsiæ*, 1608, in-4°. — *Problematum
medicorum physicorum pars prima et
secunda. Francofurti*, 1608, in-8°. —
*Alexicacus chymiatricus, puris putis
mendaciis atque calumniis atrocissi-
mis Joannis Oberndorferi oppositus.
Ibidem*, 1611, in-4°. C'est encore un de
ces ouvrages qui, par le peu de politesse
qui y règne, font honte à la littérature
du dix-septième siècle. On n'avait point
alors le talent de se dire poliment des injures comme on sait le faire aujourd'hui.
Mais quand cette fureur cessera-t-elle?
Jamais. C'est une maladie innée qui ra-
vage le pays des lettres, et qui, tout ainsi
que la petite vérole, ne peut s'adoucir
que par l'inoculation. Si l'on pouvait
préparer les têtes à l'insertion du bon
sens par une cure préliminaire qui re-
tiendrait l'amour-propre dans de justes
bornes, la critique plus saine remplirait
son objet, qui n'est autre que le progrès
des sciences. — Martin Ruland eut quatre frères qui embrassèrent la même profession que lui. André fut médecin ordinaire de la ville de Ratisbonne; Jean
fut médecin pensionné ou physicien de
Presbourg; Valentin enseigna à Lavingen à la place de son père; Otton-Henri
étudia à Tubingue.

Apr. Jésus-Christ 1552 *environ.* —
LUISINUS (Louis), médecin natif d'U-
dine, ville de l'état de Venise, fut en
réputation vers le milieu du seizième siècle. Comme il s'était distingué dans la
littérature avant de se livrer à la passion
qui l'entraînait vers l'art de guérir, il
n'eut pas plutôt perfectionné ses connaissances dans cet art, qu'il employa ses
talents à composer et à recueillir les ouvrages que nous avons de lui. Voici les
titres sous lesquels ils ont paru :
*Aphorismi Hippocratis hexametro
carmine conscripti. Venetiis*, 1552,
in-8°. — *De compescendis animi affectibus per moralem philosophiam et medendi artem, tractatus in tres libros divisus. Basileæ*, 1562, in-8°; *Argentorati*, 1713, in-8°. — *Aphrodisiacus,
sive de lue venerea, in duos tomos bi-
partitus, continens omnia quæcumque
hactenus de hac re sunt ab omnibus
medicis conscripta. Venetiis*, 1566,

in-fol. C'est le premier tome, et il contient les ouvrages imprimés sur les maux vénériens jusqu'à cette année. *Venetiis*, 1567, in-fol. Le second tome renferme principalement les écrits qui n'avaient point encore vu le jour. *Venetiis*, 1599, deux volumes in-fol. *Lugduni-Batavorum*, 1728, in-fol.

Apr. Jésus-Christ 1552 *environ.* — FRACANTIANUS (Antoine) était de Vicence, ville d'Italie dans les états de la république de Venise. Il enseigna la médecine à Bologne en 1562 ; mais l'année suivante il se rendit à Padoue, où il remplit la chaire de pratique avec tant de réputation qu'il se fit beaucoup d'honneur dans l'université de cette ville. Alexandre Massaria, qui se glorifie de l'avoir eu pour maître, parle de lui comme d'un homme de grande érudition et d'un jugement délicat. Francanius mourut en 1569 et fut remplacé par Jérôme Mercuriali. Ses ouvrages sont :

De morbo gallico liber. Patavii, 1564, in-4°; *Bononiæ*, 1564, in-4°, 1574, in-8°, avec le traité de Fallopio sur la même maladie. *Venetiis*, 1565, in-8°, dans le premier tome du recueil *De morbo gallico*. Cet auteur ne paraît pas grand partisan des frictions mercurielles. Il les condamna d'abord comme un remède violent et douteux ; mais il avoue qu'on fut obligé d'y retourner au bout de deux ans, parce que les autres moyens qu'on avait employés pour arrêter la violence des maux vénériens n'avaient point produit l'effet attendu et que ces maux allaient toujours en augmentant. Ce ne fut qu'après avoir fait cette remarque qu'il rabattit quelque chose de ses déclamations contre le mercure. Fernel et Fallopio, tout grands médecins qu'ils étaient, ont parlé de ce remède aussi désavantageusement que Francatianus leur contemporain. — *Consilia medica. Francofurti*, 1598, in-fol., dans l'ouvrage mis au jour par Scholzius.— *Lectiones practicæ. Ulmæ*, 1676, in-8°, avec les Conseils de médecine de George-Jérôme Velschius.

Apr. Jésus-Christ 1552 *environ.* — CASTELLAN ou DU CHASTEL (Honoré) était du diocèse de Riez en Provence, suivant ce qu'il en a dit lui-même en prenant sa matricule dans les registres de la faculté de Montpellier ; mais dans une inscription qu'on voit à la façade des écoles on le dit de Barbentane :

ce qui revient au même, suivant Astruc dans ses Mémoires pour servir à l'histoire de la faculté de médecine de Montpellier. Il étudia long-temps dans cette ville, où il fut admis au doctorat en 1544, sous Denis Fontanon, à qui il succéda la même année dans la régence. On ignore par quel motif il put obtenir une promotion si prompte. Il est certain qu'il trouva beaucoup d'opposition de la part de plusieurs membres de la faculté; mais son mérite reconnu porta bientôt le calme dans les esprits, et les places distinguées auxquelles il parvint lui procurèrent la plus grande considération. Après avoir régenté quelque temps avec honneur, il fut appelé à la cour pour être médecin de la reine Catherine de Médicis, femme de Henri II. En quittant Montpellier, il chargea Laurent Joubert, jeune docteur alors, de remplir pour lui les fonctions qui étaient attachées à sa régence ; il ne les reprit jamais : car il passa le reste de sa vie à la cour, où il fut tant estimé qu'il obtint encore le titre de conseiller-médecin ordinaire du roi Henri II et de ses deux fils François II et Charles IX. Castellan mourut au mois de novembre 1569, à l'armée du roi devant Saint-Jean-d'Angely. Il était oncle maternel d'André du Laurens, qui a tant écrit sur l'anatomie. De Thou a fait son éloge ainsi que celui de Jean Chapelain, qu'il appelle *Joannes Capella* : c'est à l'occasion du siége de Saint-Jean-d'Angely qu'il en parle. Il dit que ces deux médecins étaient unis de l'amitié la plus étroite et qu'ils périrent tous deux dans la même maison et du même mal.

Il ne reste d'Honoré Castellan qu'un discours prononcé à Paris, sans qu'on sache à quelle occasion. Il fut imprimé dans la même ville en 1555, in-8°, sous le titre d'*Oratio qua summo medico necessaria explicantur, Lutetiæ habita.* Il y a encore une édition de Strasbourg en 1607, in-12.— Le crédit de ce médecin auprès du roi Charles IX procura à la faculté de Montpellier une augmentation de douze cents livres de gage annuellement par lettres du mois de décembre 1564 ; ce qui mit les chaires à quatre cents livres par an pour chaque professeur. Ce bienfait mérita à Castellan toute la reconnaissance de la faculté; et Laurent Joubert, qui lui avait été fort attaché, ne manqua pas de l'exprimer dans l'inscription qu'il fit mettre sur la façade des écoles en 1574 :

HONORATUS CASTELLANUS BARDENTANENSIS
HENRICI II, FRANCISCI II ET CAROLI IX,
GALLIÆ REGUM,
CONSILIARIUS ET MEDICUS ORDINARIUS,
NECNON CATHARINÆ DE MEDICIS,
ILLIUS CONJUGIS ET HORUM MATRIS,
ARCHIATROS LONGE GRATISSIMUS;
MONSPELIENSIS ACADEMIÆ
PROFESSOR CLARISSIMUS,
PRÆTER INFINITA IN HANC BENEFICIA,
REGIORUM PROFESSORUM STIPENDIA
MILLE DUCENTIS LIBRIS AUGENDA CURAVIT.
OBIIT IN REGIIS CASTRIS
AD SANCTUM JOANNEM ANGELI
ANNO D. MD. LXIX, DIE IV NOVEMBRIS.
L. JOUBERTUS CANCELLARIUS,
PRIVATORUM EJUS BENEFICIORUM MEMOR,
ILLIUS SACRÆ ET IMMORTALI MEMORIÆ M. V. P.
FINIENTE ANNO MD. LXXIV.

Apr. J.-C. 1552 *env.* — CHAPELAIN (Jean), fils de Jean, docteur de Montpellier, prit le baccalauréat et le doctorat dans cette ville sous Denis Fontanon, le premier en 1533 et le second en 1536. Mais étant venu s'établir à Paris à l'exemple de son père, il prit de nouveaux degrés dans la faculté de cette ville en 1541. — Il fut médecin du roi Henri II, et, par la mort de Fernel, en 1558, il parvint à la place de premier médecin qu'il occupa pendant le reste de la vie de ce prince. On ne sait point comment il la perdit sous François II, qui se servit de Jérôme Montuus et de Jean Milet; mais il y rentra sous Charles IX, son successeur, et s'y maintint avec distinction jusqu'à sa mort. Elle arriva en 1569, à la suite d'une fièvre pestilente qu'il avait contractée au siège de Saint-Jean-d'Angely, où le roi était en personne. Le président de Thou parle honorablement de ce médecin dans le quarante-sixième livre de son Histoire, où il dit qu'il mourut de la même maladie et dans la même maison qu'Honoré Castellan, premier médecin de la reine-mère Catherine de Médicis, avec qui il avait vécu dans une étroite union de profession et d'amitié. — Chapelain avait un patrimoine assez considérable, et possédait d'ailleurs des biens plus considérables encore, qu'il tenait de la libéralité des princes qu'il avait servis; aussi exerçait-il la médecine avec un désintéressement si noble, que personne ne fut plus éloigné que lui de l'avidité qui déshonore si souvent ceux de sa profession. Plein de goût pour l'étude, le tumulte de la cour ne dérangea jamais le plan de ses occupa-

tions; et comme il ne cherchait qu'à perfectionner ses connaissances, il avait fait un recueil considérable d'excellents livres manuscrits, dont il avait chargé les marges de savantes notes et de corrections judicieuses. Sa bibliothèque fut dissipée pendant les troubles de Paris, et quantité de livres précieux qui la composaient furent entièrement perdus. Tel a été le sort, en particulier, d'un bel exemplaire grec d'Hippocrate, copié, ou peut-être seulement corrigé sur le manuscrit de la bibliothèque des Médicis à Florence. Il est difficile de savoir au juste ce que Foës entendait par les mots d'*exemplar medicum*, dont il se sert, lorsqu'il parle de ce livre; mais Astruc, que j'ai suivi dans cet article, n'a pu se persuader que le propre manuscrit de Florence ait passé au pouvoir de Chapelain, comme certains auteurs ont paru le soupçonner. C'est cet exemplaire que Foës regrettait si fort, et qu'il avait tant souhaité de pouvoir consulter, quoiqu'il eût d'ailleurs le secours des variantes de tous les manuscrits du roi, lesquelles étaient aux marges de l'exemplaire imprimé qui avait appartenu à Louis Servin, avocat-général au parlement de Paris.

Le Celse, qui avait été en la possession de Chapelain, était aussi chargé de ses corrections. Suivant ce qu'en dit Gui Patin dans ses Lettres, ce médecin avait doctement travaillé sur Celse; et quoiqu'il ajoute, ce *travail infeliciter periit*, il ne fut cependant pas perdu pour toujours. Il tomba entre les mains de Patin lui-même, qui s'en rendit le maître et le prêta à Vander Linden, professeur de Leyde. Voici ce qu'il dit à ce sujet : « M. Vander Linden m'a mandé depuis » peu qu'il y a quinze feuilles de faites » de son Celse, qu'il est à la fin du » sixième livre, qu'il pourra y avoir en- » viron vingt et une feuilles, et qu'il » m'a grande obligation du secours que » je lui ai donné par le moyen de divers » Celses que j'avois ici, et que je lui » ai fait tenir, où il y avoit plusieurs » corrections de la main de Fernel, Cha- » pelain, Carpentarius, Scaliger et Nan- » celius. »

Apr. J.-C. 1552. — SEPTALIUS ou SETTALA (Louis), médecin qui a joui de la plus grande célébrité dans le dix-septième siècle, était de Milan, où il naquit le 27 février 1552. Il témoigna, dès son enfance, une si forte inclination pour les lettres, qu'on n'eut pas de peine à prévoir ce qu'on devait un jour espérer de son génie. A seize ans, il soutint des thèses de physique avec un raisonnement qui surpassa son âge, de même que l'attente des spectateurs, parmi lesquels se trouva le grand archevêque de Milan, saint Charles Borromée. — On crut après cela que Settala suivrait l'exemple de ses aïeux paternels et maternels qui avaient acquis beaucoup de réputation dans le barreau; mais son inclination le porta vers la médecine, qu'il alla étudier à Pavie. Il en fit le cours avec tant de succès, qu'on lui accorda le bonnet de docteur dans sa vingt-unième année, et qu'on l'installa professeur dans sa vingt-troisième. Cette promotion ne fut pas prématurée; comme il était savant au delà de ce qu'on l'est ordinairement à son âge, il ne lui fut pas difficile de justifier le choix qu'on avait fait de lui pour remplir une chaire de la faculté de Pavie. Il donna même de si grandes preuves de sa science, qu'il fut bientôt connu des hommes les plus célèbres de son temps. La réputation à laquelle il était si rapidement parvenu, aurait eu de quoi le satisfaire, si l'envie d'être utile à ses concitoyens ne l'avait porté à préférer leur avantage à la gloire que ses leçons publiques lui procuraient. Ce fut ce motif qui l'engagea à abandonner sa chaire au bout de quatre ans, et qui lui fit reprendre le chemin de sa patrie. — Pendant qu'il y travaillait à faire de nouveaux progrès dans la profession qu'il avait embrassée, Philippe III, roi d'Espagne, le choisit pour son historiographe. Settala estima cet honneur comme il le devait, il s'excusa cependant de l'accepter, pour n'être point détourné de son objet principal. Dans l'entretemps, l'électeur de Bavière l'avait demandé pour l'université d'Ingolstadt, le grand-duc pour Pise, la ville de Bologne pour ses écoles; et le sénat de Venise, enchérissant sur tout ce qu'on lui avait promis d'honneurs et de récompenses, travailla plus puissamment encore à lui faire accepter une chaire dans la faculté de Padoue : mais toutes ces offres ne le touchèrent point. Ce fut même inutilement qu'on revint à la charge; l'amour de la patrie l'emporta toujours chez lui sur les sollicitations les plus pressantes. Rare attachement! Il lui mérita l'estime et l'affection de ses compatriotes, et c'était à cela que cet homme savant et modéré bornait tous ses désirs. Heureux dans sa ville natale, où le ciel bénit son mariage par la fécondité de Julie Ripa, son épouse, qui lui donna sept fils et six filles, il préféra l'éducation et la compagnie de ses enfants à l'éclat de ces demeures où il n'aurait pas retrouvé ses amis. Il accepta seulement la charge de proto-médecin de l'état de Milan, que Philippe IV lui donna en 1627, pour honorer ses vertus et récompenser ses talents.

L'année suivante, la peste affligea la ville de Milan. Settala vola au secours de ses concitoyens, et en travaillant à les soustraire aux traits meurtriers de cette cruelle maladie, il en fut atteint. Il n'était pas même encore bien guéri lorsqu'il fut surpris d'une apoplexie qui lui fit perdre l'usage de la langue et de la moitié des membres. Il s'en releva cependant et vécut pendant quelques années, mais avec une santé bien languissante. Ce ne fut que le 12 septembre 1633 qu'il mourut d'une fièvre accompagnée de flux de ventre. Son tombeau est dans l'église de Saint-Nazaire à Milan. — Ce médecin avait l'esprit fin et le jugement sûr. Attaché à la doctrine d'Hippocrate autant qu'on peut l'être, il en étudia les ouvrages pendant tout le cours de sa vie et ne s'écarta jamais de ses maximes. Ce fut sur d'aussi bons principes qu'il régla sa pratique qui fut heureuse, et qu'il appuya la plupart des écrits qui sont sortis de sa plume. On a de lui :

In librum Hippocratis Coi de aëribus, aquis et locis commentarii quinque. Coloniæ, 1590, in-folio. *Francofurti*, 1645, in-folio. — *In Aristotelis problemata commentaria latina, tomus I. Francofurti*, 1602, in-folio; *tomus II, ibidem*, 1607, in-folio. Les deux tomes ensemble, *Lugduni*, 1632, in-folio. — *De nævis liber. Mediolani*, 1606, in-8º. *Patavii*, 1628, 1651, in-8º. *Argentorati*, 1629, in-12. Il attribue les taches de naissance à l'imagination frappée des femmes grosses, et il déduit de l'inspection de ces taches, une suite de jugements qui ne font point honneur à la solidité d'esprit qu'on remarque dans ses autres ouvrages. Mais les plus grands hommes ont leurs défauts; aveuglés par les préjugés, ils ne s'aperçoivent pas toujours des écarts de leur imagination. — *Animadversionum et cautionum medicarum libri septem. Mediolani*, 1614, in-8º. *Argentinæ*, 1625, in-12. *Patavii*, 1628, in-12, avec le livre *De nœvis*. — *Animadversionum et cautionum medicarum libri duo, septem aliis additi. Mediolani*, 1629, in-8°. *Patavii*, 1630, in-8°. Les neuf livres, revus par J. Perius, ont été imprimés ensemble à Dordrecht en 1650, in-8°, et à Padoue en 1652 et 1659, même format, avec les notes de Jean Rhodius. Ce recueil est le fruit de quarante ans de pratique. Comme il contient plusieurs bonnes observations et des recherches utiles sur les vertus des médicaments, il doit tenir la première place parmi ceux de la même nature qui ont paru dans le dix-septième siècle. — *De margaritis judicium. Mediolani*, 1618, in-8°. — *De peste et pestiferis affectibus libri V. Ibidem*, 1622, in-4°. — *Analyticarum et animasticarum dissertationum libri II. Ibidem*, 1626, in-8°. — *De morbis ex mucronata cartilagine evenientibus liber unus. Ibidem*, 1632, in-8°. — *Compendio di chirurgia.* Milan, 1640, in-8°. — Sénateur Settala, fils de Louis, fut reçu dans le collége des médecins de Milan en 1616, et depuis il monta à la place d'assesseur du tribunal de santé. On lui doit d'avoir publié quelques ouvrages de son père, entre autres celui intitulé : *De ratione instituendæ et gubernandæ familiæ libri V*, qui parut à Milan en 1626, in-8°. Il est lui-même auteur d'un traité italien sur la thériaque et le mithridate.

Apr. J.-C. 1553. — ALPINI (Prosper) était de Marostica, petite ville de l'état de Venise, où il naquit le 23 novembre 1553. François Alpini, son père, qui faisait la médecine avec honneur, voulut le pousser dans les études; mais son goût ne s'accorda pas avec celui de son fils, qui avait plus d'inclination pour les armes. L'exemple d'un frère qui les portait avec distinction dans l'état de Milan, engagea Prosper à solliciter la permission de prendre le même parti. Il fit les plus vives instances pour obtenir le consentement de son père, qui persista toujours dans le dessein qu'il avait pris de lui faire étudier la médecine. Voyant enfin que toutes ses poursuites étaient inutiles, il résolut d'obéir; et comme sa fortune était attachée aux succès de ses études, il se fit une affaire d'honneur de réussir dans la profession qu'on lui conseillait d'embrasser. Il se rendit donc à Padoue, où il s'appli-

qua avec tant de constance et de fruit, qu'ayant été reçu docteur en 1578, avec un applaudissement général, il chercha à se tirer de la foule par son mérite et par ses ouvrages. Ses premiers pas se dirigèrent vers la botanique. Jaloux de l'enrichir par ses travaux, il se proposa de composer l'histoire du *baume*, plante de l'Arabie-Heureuse, autrefois assez commune dans les environs de Memphis, et qui fournit une résine liquide sous le nom de baume d'Egypte, du grand Caire, baume blanc, etc. Pour réussir dans ce dessein, il prit Galien pour modèle; il sentit tout le besoin qu'il avait de voyager, pour examiner la nature des plantes par la qualité des terres qui les produisent. Le ciel fut favorable à ses projets; car la république de Venise ayant nommé George Hemi à la charge de bayle ou de consul en Egypte, celui-ci le prit avec lui en 1580, en qualité de son médecin. Alpini demeura trois ans dans ce pays, dont il examina toutes les particularités qui avaient rapport à la médecine et à l'histoire naturelle. A son retour en Italie, en 1584, André Doria, prince de Melphe, l'engagea à s'attacher au service de sa maison. Il accepta cette charge, et il remplissait encore les fonctions de médecin de ce seigneur, lorsque la république de Venise le nomma professeur en botanique et directeur du jardin de Padoue. Alpini parut dans l'université de cette ville avec l'éclat qui accompagne toujours le vrai mérite, et, après avoir constamment soutenu la réputation qu'il y avait portée, il mourut dans la même ville, en 1610, à pareil jour du mois de novembre auquel il était né, soixante-trois ans auparavant. Il laissa quatre fils. Antoine, savant jurisconsulte, mourut de la peste en 1631. Alpinus, médecin et professeur de botanique depuis 1633, mourut en 1637. Maurice, moine du mont Cassin, paya le tribut à la nature en 1644. Le dernier embrassa la profession des armes. Mais si sa famille s'est éteinte en si peu de temps, les enfants de son esprit ne mourront jamais : c'est aux recherches qu'il a faites pendant son séjour en Egypte, que nous en devons la plus grande partie. On n'a point imprimé tous les ouvrages d'Alpini. En attendant que nous parlions de ceux qui sont demeurés en manuscrits, nous donnerons la notice de plus importants, qui heureusement ont vu le jour.

De medicina Ægyptiorum libri IV,

Venetiis, 1591, in-4°. C'est un excellent traité, dont les trois derniers livres exposent fort au long la méthode curative des Égyptiens de son temps. Il y est aussi parlé de l'ancienne médecine de cette nation. *Parisiis*, 1646, in-4°, avec l'ouvrage intitulé : *De medicina Indorum*, par Jacques Bontius. *Lugduni-Batavorum*, 1719, 1745, in-4°, avec figures ; on y a joint le dialogue d'Alpini sur le baume, et le livre *De medicina Indorum* de Bontius. Manget ne croit pas que le Traité de la médecine des Égyptiens soit complet ; il parle d'un cinquième livre qui est demeuré manuscrit entre les mains des héritiers de l'auteur.

De balsamo dialogus. Venetiis, 1591, in-4°. *Patavii*, in-4°, 1639. En français, Lyon, 1619, in-8°, par Colin, apothicaire de cette ville. Alpini aurait pu donner quelque chose de mieux, puisqu'il avait son sujet sous les yeux ; mais il n'était point alors assez au fait de la botanique, et pour cette raison, la figure et la description du baume sont rendues bien obscurément dans cet ouvrage.

De plantis Ægyptiis liber. Venetiis, 1592, 1633, in-4°. Son mérite consiste dans la description et les figures des plantes officinales qui croissent en Égypte. Les planches sont assez bonnes pour le temps auquel elles ont été gravées ; elles sont cependant quelquefois trop petites, et ce défaut est la cause qu'elles n'expriment qu'imparfaitement la plante dont l'auteur parle. Le café, par exemple, n'est pas reconnaissable à la figure qu'il en donne. *Patavii*, 1640, in-4°, avec les notes et les corrections que Vestingius avait publiées en 1638. Cette édition comprend encore le dialogue *De balsamo*.

De præsagienda vita et morte ægrotantium, libri VII. Patavii, 1601, in-4°. *Venetiis*, 1601, 1705, in-4°. *Francofurti*, 1601, 1621, in-8°. *Leyde*, 1710, in-4°, avec une préface de la façon d'Herman Boerhaave. *Ibidem*, 1733, in-4°, avec la préface de Boerhaave et les corrections de Gaubius. *Hamburgi*, 1734, in-4°. Comme l'auteur avait lu Hippocrate avec fruit, il a rangé par classes les pronostics et les observations de ce père de la médecine. Il y a joint, dans le même ordre, tout ce que Galien a dit sur la matière intéressante dont il traite dans cet ouvrage : tellement que la lecture de ce livre peut en quelque sorte remplacer celle des écrits que les anciens ont donnée sur le sujet qui a occupé Alpini.

De medicina methodica libri XIII, Patavii, 1611, in-fol. *Lugduni-Batavorum*, 1719, 1729, in-4°. C'est sur les fondements de la secte méthodique et la théorie qui en fait la base, qu'Alpini a donné l'histoire et la cure de chaque maladie.

De rhapontico disputatio. Patavii, 1612, in-4°. *Ibidem*, 1622, in-4°, suivant Manget. *Lugduni - Batavorum*, 1718, in-4°.

De plantis exoticis, libri duo. Venetiis, in-4°, par les soins du fils de l'auteur, qui a enrichi cet ouvrage de plusieurs augmentations et de quelques figures de plantes dessinées de sa main. *Venetiis*, 1656, in-4°. Cette édition est supposée, car l'imprimeur n'a rien fait que de la rajeunir par un nouveau titre.

Historiæ naturalis Ægypti, libri IV. Lugduni-Batavorum, 1735, in-4°, avec le livre *De plantis Ægypti*, deux volumes remplis de figures dont plusieurs ont été ajoutées par l'imprimeur. Cet ouvrage ne correspond point à ceux que l'auteur ou son fils ont publiés. Quel qu'il soit, il n'est point entier. Comme on a trouvé le cinquième livre de l'Histoire naturelle de l'Égypte parmi les manuscrits d'Alpini, il est étonnant que l'éditeur hollandais n'ait pas tâché de se le procurer, pour le joindre aux quatre premiers.

On a encore trouvé parmi les manuscrits de ce médecin : *Prælectiones in gymnasio Patavino habitæ. De surditate tractatus.* La surdité, dont il fut incommodé pendant les dernières années de sa vie, l'avait engagé à faire beaucoup de recherches sur les causes et la guérison de cette maladie ; mais il laissa ce traité imparfait. Boerhaave assure qu'Alpini avait aussi écrit un ouvrage, *De præsagiendis morbis in sanitate*, qui est demeuré caché quelque part dans le cabinet d'un curieux.

Ap. J. - C. 1554 envir.—PEREIRA (George-Gomez), célèbre médecin espagnol, natif de Medina-del-Campo, vécut au commencement du seizième siècle. Il affecta de combattre les opinions anciennes et d'en soutenir de nouvelles ; on dit même qu'il est le premier qui ait écrit que les bêtes sont des machines sans sentiment. Il avança cette ridicule opinion en 1554 ; mais comme elle n'eut point de partisans, elle tomba dès sa naissance. Descartes la releva dans le siècle suivant, et plusieurs prétendent que c'est de ce médecin qu'il en avait emprunté l'idée ; il y a cependant apparence que ce philosophe, qui imaginait plus qu'il ne lisait, ne connaissait ni Pereira ni son ouvrage. D'ailleurs Pereira n'est pas le premier auteur de ce sentiment. Trois cents ans avant J.-C. un cynique, que l'on croit être Diogène, avait enseigné que les bêtes n'avaient ni sentiment, ni connaissance.

On attribue à Pereira des opinions sur d'autres matières de physique et de médecine, aussi hardies pour le temps que celle sur l'âme des bêtes ; mais elles sont peut-être mieux fondées, surtout celle où il combat et rejette la matière première d'Aristote. Il ne fut pas non plus d'accord avec Galien sur la doctrine des fièvres, mais il eut tort de le maltraiter. Toute la grâce qu'il lui fait, c'est de lui supposer de la sincérité dans ses assertions, et de le taxer simplement d'ignorance, dont la trop crédule postérité a été la dupe.

Le livre où Pereira soutient que les bêtes sont des automates est fort rare ; il fut vendu en France jusqu'à 200 francs. L'édition originale est de Medina-del-Campo, 1554, in-fol., mais il en parut une autre à Francfort en 1610. L'auteur lui donna le titre d'*Antoniana Margarita*, pour faire honneur au nom de son père et de sa mère. On a encore de ce médecin une apologie de ses sentiments, en réponse à l'ouvrage de Michel de Palacios, théologien de Salamanque, qui l'avait vivement attaqué. Le traité suivant, également rare et cher aujourd'hui, est aussi de la façon de Pereira :

Novæ veræque medicinæ experimentis et evidentibus rationibus comprobatæ pars prima Methymnæ Duelli, 1558, in-fol. Il traite des fièvres dans cette partie.

Ap. J.-C. 1554. — CORTESI (Jean-Baptiste) naquit en 1554 à Bologne, d'honnêtes parents qui, au sortir de l'enfance, le mirent dans la boutique d'un barbier, où il s'occupa de la profession de son maître jusqu'au delà de l'adolescence. Il passa alors à l'hôpital de Sainte-Marie de la mort et se chargea du soin de raser les pauvres qui s'y rendaient ; mais comme il sentit bientôt qu'il était fait pour quelque chose de plus grand, il conçut le dessein de s'appliquer un jour à la médecine. Pour s'en rendre capable, il employa ses heures de loisir à l'étude de la langue latine, et ensuite à celle de la philosophie, dans lesquelles il fit des progrès surprenants. Il s'exerça encore à la dissection sous le célèbre Aldobrandi ; et profitant de ces avances, il les mit si bien à profit pendant son cours de médecine, qu'ayant obtenu le bonnet de docteur, on le jugea capable d'enseigner publiquement dans les écoles de Bologne. Il y remplit la chaire de médecine et d'anatomie pendant quinze ans, c'est-à-dire, jusqu'en 1598 ; l'année suivante, il passa à Messine, où il occupa la première chaire pendant trente-cinq ans. Ce terme dut lui paraître bien long par rapport au goût qu'il avait pour la dissection ; car il se plaint, dans ses ouvrages, de n'avoir pu obtenir que deux ou trois cadavres pendant tout ce temps, et d'avoir ainsi manqué de ressource pour continuer ses recherches sur la structure du corps humain. En 1622, il fut décoré du titre de comte palatin ; honneur qu'on lui accorda sans l'avoir sollicité, et qu'il ne dut qu'à l'estime qu'on faisait de son mérite. Il avançait en âge, et il n'était pas moins actif à remplir les devoirs de sa chaire ; il remplit même ceux de la pratique si longtemps, qu'étant allé en 1636 à Reggio dans la Calabre, à cinq lieues de Messine, pour y voir un malade de distinction, la mort l'y surprit dans sa quatre-vingt-deuxième année.

Quelques historiens ont écrit que Cortesi avait été rappelé de Messine à Bologne, et qu'il avait enseigné dans les écoles de cette ville jusqu'en 1634 qui fut la dernière année de sa vie. Mais on a vu plus haut que ce médecin approchait de l'âge de trente ans, lorsqu'il commença d'enseigner à Bologne ; il y passa quinze années dans cet exercice, et trente-cinq autres à Messine ; tellement qu'il aurait été dans sa quatre-vingtième année, quand il serait revenu à Bologne pour y remplir la chaire qu'on lui avait donnée. Peut-on croire qu'à cet âge Cortesi ait voulu quitter le poste honorable qu'il occupait à Messine, pour en accepter un autre ? Orlandi assure le contraire et dit qu'il mourut en 1636 à Reggio dans la Calabre. Suivons un moment l'auteur de la Lettre à Fréron au sujet de l'Histoire de l'anatomie et de la chirurgie par Portal, et nous verrons qu'il ne fut jamais question de rappeler Cortesi à Bologne pour lui donner une place de professeur dans la fameuse université de cette ville. « La haute réputation de » Cortesi fit une impression vive sur » l'esprit des docteurs en philosophie et

» en médecine de Bologne, lesquels lui
» écrivirent à Messine pour lui faire sa-
» voir qu'ils l'agrégeaient à leur corps ;
» faveur que jamais il n'aurait pu obtenir,
» à cause de la bassesse de son extrac-
» tion, et parce que d'ailleurs un de ses
» proches parents demandait l'aumône. »
C'est d'après Ghilini que parle l'auteur
de la Lettre à Fréron ; il poursuit
ainsi : « Ces paroles de Ghilini sont re-
» marquables ; elles nous donnent à en-
» tendre : 1° que Cortesi n'était pas d'a-
» bord membre du collége des médecins
» de Bologne, bien qu'il fût docteur en
» médecine, et qu'il ait enseigné *ex ca-
» thedra* dans cette ville durant quinze
» ans ; 2° que les lecteurs et professeurs
» publics en médecine et en anatomie
» font un corps distinct de celui du col-
» lége, en quoi il paraît ressembler au
» corps des lecteurs et professeurs du
» Collége-Royal-de-France que le roi
» nomme, et non pas l'Université, ni
» aucune des Facultés. » Il y a à Louvain
un exemple encore plus sensible de cette
distinction ; on y voit de simples licenciés, des docteurs même qui enseignent
publiquement, mais ils ne sont point
nécessairement du corps qu'on y appelle
le Strict-Collége. Cet exemple n'est pas
rare dans les Facultés de théologie et de
droit, et s'il l'est plus dans celle de médecine par rapport aux docteurs, c'est
que le nombre en est moins considérable.
— Je reviens maintenant aux ouvrages
de Cortesi, et par-là je finis l'article qui
le regarde :

*Consultatio et curatio pro Ferdinando
Matuti steatoma ulceratum a dextri
femoris interna regione, marsupii in
modum pendens, patiente. Messanæ,*
1614, in-folio. — *Miscellanearum medicinalium decades denæ, in quibus
pulcherrima ac utilissima quæque, ad
anatomen, chirurgiam, et totius fere
medicinæ theoriam et praxim spectantia, sparsim quidem, sed jucundissimo
ordine continentur. Messanæ,* 1625,
in-folio. Ce fut à la sollicitation de Gaspar Bartholin qu'il publia cet ouvrage
qu'il conservait dans son cabinet depuis
l'an 1585 ; il l'avait conséquemment écrit
pendant qu'il enseignait à Bologne. On
y trouve plusieurs figures du cerveau.
Dans la troisième décade, il parle de la
méthode adoptée par Tagliacozzo pour
réparer les défauts du nez, des lèvres et
des oreilles, et cite Pierre Boiani comme
auteur de cette méthode ; il ajoute que
lorsqu'il passa à Tropea vers 1599 pour

se rendre à Messine, il n'y avait plus
alors dans cette ville aucun des descendants de Boiani qui se mêlassent de cet
art. Dans la septième décade, il traite de
la cure des fièvres ; dans la huitième, de
l'antimoine, de la racine de méchoacan,
de la manne, du petit lait, des sirops
laxatifs, de l'huile de vitriol et du bézoar. Dans la neuvième décade, il s'étend
sur les avantages qu'il y a de se faire
raser la tête, sur les cautères au sinciput,
et sur les vertus du crâne humain pour
la guérison de l'épilepsie. Dans la dixième, il parle de la saignée et de la purgation par rapport aux maladies des femmes
en couches.

*Pharmacopœa seu antidotarium Mes-
sanense. Messanæ,* 1629, in-folio. —
*Practicæ medicinæ partes tres. Messa-
næ,* 1631, 1635, in-folio. — *Tractatus
de vulneribus capitis. Ibidem,* 1632,
in-4°. — *In universam chirurgiam absoluta institutio. Ibidem,* 1633, in-4°.
Ce traité, quoique volumineux, contient
peu de faits intéressants, au rapport de
M. Portal qui ajoute que les explications
sont prodiguées et les observations peu
communes. M. de Haller donne aussi
son jugement sur les ouvrages de Cortesi, il en parle même assez favorablement ; il dit en général : *Amo legere
boni senis scripta, et passim inde aliqua utilia disco.* Les ouvrages qui plaisent à un tel homme, et qui lui apprennent des choses utiles, doivent être mis
au rang des bons livres.

Après Jésus-Christ, 1555 *environ.* —
BRUHESIUS, ou VAN BRUHEZEN
(Pierre), naquit vers le commencement
du seizième siècle à Rythoven, village
de Brabant dans la Campine. Il s'appliqua à l'étude de la médecine, et il s'y
fit une si grande réputation, que la reine
Éléonore d'Autriche, douairière de François I*er* et sœur de Charles-Quint, le
prit pour son médecin à son arrivée dans
les Pays-Bas. Après avoir servi cette
princesse pendant quelque temps, Van
Bruhezen se retira à Bruges, où il remplit la charge de médecin-pensionnaire.
On ne marque point la date de sa mort,
mais il est sûr qu'elle arriva au plus tard
en 1571, puisque le poète Nicolaïus, qui
mourut cette année-là, lui a fait l'épitaphe suivante :

Fatorum fuerat cui promptum invertere leges,
 Quo sedit vacua vindice nate Charon :
Invitis poteras qui ducere stamina Parcis,
 Arteque præcipites sustinuisse colus :
Et tua cui Lycius transcripsit munera Phœbus :

Et cui Phyllirides cesserat Æmonius:
Magnus in exigua, Bruhesi, conderis urna,
Quæque aliis, artes non valuere tibi.

On a plusieurs écrits de la façon de ce médecin : — *De thermarum aquisgranensium viribus, causa ac legitimo u u, epistolæ duæ scriptæ anno 1550, in quibus etiam acidarum aquarum, ultra Leodium existentium, facultas et sumendi ratio explicatur. Antverpiæ,* 1555, in-12. — *De ratione medendi morbi articularis epistolæ duæ. Francofurti,* 1592, in-8°, dans les *Consilia variorum de arthritide* de Henri Garet. — *De usu et ratione cauteriorum,* dans le même recueil de Garet. Mais aucun des ouvrages de Van Bruhezen n'a fait autant de bruit que son grand et perpétuel almanach, qu'il composa, vers l'an 1550, à l'usage de la ville de Bruges. Il le régla très-exactement sur les principes de l'astrologie judiciaire, dans laquelle il croyait avoir fait de profondes découvertes ; et il détermina, avec la précision la plus scrupuleuse, le moment convenable à la purgation, aux bains, à la saignée ; il poussa même son attention jusqu'à indiquer les jours et les heures les plus propres à se faire raser. Le magistrat de Bruges goûta extrêmement ce dernier article, et en conséquence, il ordonna à tous ceux qu'il appartiendrait, de se conformer ponctuellement à l'almanach de maître Bruhesius, faisant très-expresses inhibitions et défenses à quiconque exerçait dans Bruges le métier de barbier, de rien entreprendre sur le menton de ses concitoyens, pendant les jours que le nouvel astrologue avait déclarés contraires à cette opération. On ne manquera pas de tourner aujourd'hui en ridicule la gravité avec laquelle le magistrat de Bruges édicta cette ordonnance ; mais tous les médecins du seizième siècle ne pensèrent pas de même que Brahezius : comme ils écoutèrent quelquefois les cris de la raison, ils osèrent fronder les préjugés astrologiques qui subjuguaient alors la plupart des gens de lettres.

Après Jésus-Christ, 1555 environ. — SALVIANI (Hippolyte) naquit dans une famille noble à Citta-di-Castello, dans l'Ombrie, et professa la médecine à Rome, où la profondeur de son savoir et la constance de son assiduité à observer le cours des maladies lui méritèrent les succès qui couronnèrent sa pratique. Ils lui méritèrent encore l'estime et la confiance du pape Jules III, qui le mit au nombre de ses médecins. Après la mort de Jules en 1555, Salviani continua d'être beaucoup répandu dans le public, et de s'y distinguer par ses talents, la sagesse de ses conseils et la prudence de sa conduite. Il mourut à Rome en 1572, à l'âge de cinquante-huit ans, et laissa plusieurs poëmes et comédies italiennes, dont la composition le distrayait de ses études sérieuses. C'est à celles-ci que nous devons :

De piscibus tomi duo, cum eorumdem figuris ære incisis. Romæ, 1554, 1593, in-folio. Ouvrage magnifique qui fut imprimé sur grand papier, aux frais de l'auteur, mais dans lequel on trouve plus de détails propres à amuser les curieux qu'à éclairer les physiciens sur la nature des poissons. — *De crisibus ad Galeni censuram liber. Romæ,* 1558, in 8°. — *De aquatilium animalium curandorum formis. Venetiis,* 1600. 1602, in-folio. C'est le premier ouvrage sous un titre nouveau. L'édition de Rome est supérieure à celle-ci. — Ce médecin eut deux fils qui se distinguèrent dans la république des lettres. Gaspar, excellent poëte, fit honneur à l'Académie des Humoristes, dont il était membre. Salluste, docteur en philosophie et en médecine, et professeur de théorie à Rome, sa patrie, a joui d'une grande réputation qu'il a soutenue par ses ouvrages. Tels sont : — *De calore naturali, acquisito et febrili libri duo. Romæ,* 1580, in-8°. — *De urinarum differentiis, causis et judiciis libri duo. Ibidem,* 1587, in-8°.— *Variarum, lectionum de re medica libri tres. Ibidem,* 1558, in-8°. — *De crisibus liber. Ibidem,* 1589, in-8°. C'est l'ouvrage de son père qu'il fit réimprimer. Il a encore paru à Lyon, en 1605, in-8°.

Ap. J.-C. 1555.—BRA (Henri DE), connu sous le nom de Henricus à Bra, médecin, était de Dockom, ville de Frise, où il naquit le 25 septembre 1555, de Lubert de Bra qui s'y distinguait dans la pratique de la médecine. Son père l'envoya étudier cette science à Cologne, où il séjourna pendant deux ans : au bout de ce terme, il passa à Vienne en Autriche, qu'il ne quitta qu'après trois ans d'étude pour se rendre à Bâle, où il suivit les docteurs Théodore Zwinger, Félix Plater, Henri Pantaléon et Nicolas Stephanus. Quelques affaires domestiques l'ayant alors rappelé à Dockom, il y retourna ; et pour n'être point inutile à sa patrie, il y fit ses premiers essais de pratique. Depuis il voyagea en Italie et demeura une année entière à Rome, pour profiter des leçons publiques du savant Alexandre-Trajan Petronius et de Pierre Crispus. Il aurait voulu voir ensuite Naples et la Sicile ; mais la contagion qui fit de grands ravages dans presque toute l'Italie en 1577 et 1578, ne lui permit point de se satisfaire à cet égard. Il se contenta de voir en passant les académies de Sienne, de Florence, de Ferrare, et s'arrêta un peu plus dans celle de Bologne, parce que la peste lui fermait l'entrée de Padoue. Ce ne fut cependant qu'après deux ans de séjour en Italie qu'il passa en France, où il parcourut quelques villes célèbres par leurs universités, surtout Paris. Son dessein était d'aller encore à Montpellier, mais les guerres civiles l'en ayant empêché, il demeura quelques mois à Genève pour se remettre de ses fatigues, et se rendit ensuite à Bâle où il reçut le bonnet de docteur en médecine sous le décanat de Jean Bauhin le père. Enfin de retour en Frise, il pratiqua près de deux ans à Lewarde, d'où il fut appelé à Kempen dans l'Over-Yssel, pour y être médecin-pensionnaire de la ville. Il conserva cet emploi l'espace de huit ans, au bout desquels il en alla occuper un pareil à Dockom, où ses amis ne cessaient de le rappeler. L'amour de la patrie l'y rappelait aussi ; mais tout puissant que fût ce motif, il ne put tenir contre l'intérêt qui l'engagea à retourner en 1593 à Kempen, et qui le fixa dans cette ville jusqu'à ce qu'on lui offrit des conditions plus avantageuses à Zurphen, où il était médecin-pensionnaire en 1603. Ceux de Dockom avaient fait dès auparavant des tentatives pour le ravoir, et lui avaient offert des appointements considérables pour l'engager à revenir chez eux ; mais on ne croit pas qu'il se soit rendu à leurs désirs, car on le trouve encore à Zurphen au mois de Mars 1604. Les auteurs de sa Vie ne disent rien au delà de cette époque ; ils se bornent à parler de ses ouvrages, dans lesquels on trouve peu de raisonnement, et encore moins d'éclaircissement sur le fond des matières qui en sont les sujets. On peut même dire qu'ils ne sont que de pures compilations. Voici leurs titres :

Medicamentorum simplicium et facile parabilium, ad calculum, enumeratio, et quomodo iis utendum sit, brevis institutio. Franckeræ, 1589, 1591, in-

16. — *Medicamentorum simplicium et facile parabilium, ad icterum et hydropem, catalogus, et quomodo iis utendum. Lugduni-Batavorum*, 1590, 1597, 1599, in-16. — *De novo quodam morbi genere, Frisiis et Westphalis peculiari, observatio, una cum Joannis Heurnii ad eam responsione* dans le livre dix-neuvième des observations médicinales de Pierre Forest, qui ont paru à Leyde en 1595, in-8°, et à Francfort en 1619, in-folio. — *De curandis venenis per medicamenta simplicia et facile parabilia libri duo. Arnheimii*, 1603, in-16. *Leovardiæ*, 1616, in-16. — *Catalogus medicamentorum simplicium et facile parabilium adversus epilepsiam, et quomodo iis utendum sit, brevis institutio. Arnheimii*, 1603, 1605, in-16. — *Catalogus medicamentorum simplicium et facile parabilium pestilentiæ veneno adversantium. Franckeræ*, 1605, in-16. *Leovardiæ*, 1616, in-16. L'ouvrage est de la façon d'Antoine Sneeberger, de Zurich ; mais Henri de Bra l'a corrigé et augmenté. — Ce médecin avait ébauché de semblables recueils sur les remèdes propres à la guérison de la colique, de la pleurésie, des flux de ventre, des maladies occasionnées par les vers, etc., mais on ne croit pas qu'ils aient été mis en état de voir le jour. Les ouvrages suivants, quoique plus travaillés, sont aussi demeurés en manuscrit. — *Descriptio stragis doccomianæ anno 1575 factæ. Descriptio febris popularis quæ annis 1581 et 1582 in Frisia aliquot millia hominum absumpsit. Quæstiones aliquot medicæ, et earumdem resolutiones, de Febribus.*

Après Jésus-Christ 1556 environ. — PICCOLHOMINI (Archange), médecin et professeur d'anatomie en l'université de Rome, était de Ferrare. Si l'on en croit Riolan, Piccolhomini fut plutôt philosophe qu'anatomiste ; Haller soupçonne même, par l'inexactitude des figures qui se trouvent dans ses ouvrages, qu'il n'a jamais, ou que bien rarement, disséqué de corps humains. Il est vrai que ses Prélections anatomiques sont parsemées de dissertations de physiologie et de questions entièrement étrangères à l'anatomie ; mais si l'on fait attention aux découvertes dont on lui fait honneur dans cette dernière science, on ne peut disconvenir qu'il doit l'avoir mieux cultivée qu'on ne le croit communément. En effet, il passe pour avoir divisé la substance du cerveau en deux portions, l'une médullaire et l'autre cendrée; pour avoir soutenu que tous les nerfs partent de la moelle allongée; pour avoir remarqué que le diaphragme n'est point percé par l'aorte, mais qu'elle passe entre ses piliers. Il a aussi remarqué le merveilleux mécanisme de la nature à l'entrée du colon, c'est-à-dire les valvules qui s'ouvrent en bas, et il a dit qu'elles étaient placées là pour prévenir le retour des excrémens. Il a décrit la membrane particulière de la graisse, ainsi que la ligne blanche de l'abdomen; il est même un des premiers qui aient donné le nom de *ligne blanche* à cette partie. Il a tiré des usages et de la fin de chaque muscle les noms qu'il leur a assignés; en un mot, il s'est étendu fort au long sur la structure de nos organes. Tout cela se trouve dans le second des ouvrages dont je vais donner les titres : *In librum Galeni de humoribus commentarii. Parisiis*, 1556, in-8° — *Anatomicæ prælectiones explicantes mirificam corporis humani fabricam. Romæ*, 1586, in-folio, avec de mauvaises figures. Le même, avec une préface et des corrections de la main de Jean Fantoni, est intitulé : *Anatome integra revisa, tabulis explanata, et iconibus mirificam humani corporis fabricam ad ipsum naturæ archetypum exprimentibus. Veronæ*, 1754, in-folio.

Après Jésus-Christ 1556 environ. — VALVERDA (Jean), médecin du seizième siècle, naquit en Espagne dans le royaume de Léon, au diocèse de Palencia. Il étudia à Padoue sous Realdus Columbus, et passa ensuite à Rome, où il fut médecin du cardinal Jean Tolet, de l'ordre des Frères Prêcheurs, qui devint archevêque de Compostelle. — En s'appliquant à l'étude des ouvrages anatomiques de Vésale, il y remarqua tant d'obscurité sur plusieurs choses qu'il forma le dessein de retoucher les traités de ce grand homme : c'était beaucoup entreprendre, car on ne voit pas qu'il se soit distingué par de fréquentes dissections. Quoi qu'il en soit, il écrivit un ouvrage en espagnol, sous ce titre : *Historia de la composicion del cuerpo humano.* Rome, 1556, in-folio. Il le mit ensuite en italien, à l'aide d'un de ses amis, et le publia dans la même ville en 1560, in-folio, sous le titre d'*Anatomia del corpo umano.* Il y a aussi une traduction latine de la façon de Michel Columbus, et les

éditions sont de Venise, 1589, 1607, in-folio. — Valverda a encore écrit un traité intitulé : *De animi et corporis sanitate tuenda. Lutetiæ*, 1552, in-8°. *Venetiis*, 1553, in-8°. — C'est à ce médecin que l'Espagne doit l'émulation qu'on y vit depuis lui dans l'étude de l'anatomie. Quand il publia les planches de Vésale qu'il avait fait graver en cuivre à Rome par Gaspar Bezerra, l'ouvrier le plus habile de son temps, il fit quelques additions aux descriptions de cet auteur, et il ajouta à ses planches quatre figures nouvelles. La première marque la direction et le cours des fibres qui composent les muscles de l'extérieur du corps; la seconde représente une femme grosse; la troisième et la quatrième indiquent toutes les veines qui se trouvent à la surface externe du corps humain. Ces planches sont inférieures à celles que Vésale avait données sur la myologie; les autres qu'il a tirées de l'ouvrage même de cet anatomiste sont à la vérité plus belles à la vue, parce qu'il les a fait graver sur cuivre, mais elles n'ont pas plus de justesse. Tout ce qu'on peut dire à l'avantage de Valverda, c'est que ses travaux sont louables dans le fond; ils ne suffisent cependant pas pour lui assigner une place parmi les anatomistes du premier rang. Le plus grand éloge qu'on puisse faire de lui, c'est de dire qu'il a montré plus d'ardeur à encourager ses compatriotes à l'étude de l'anatomie, que de capacité pour les éclairer sur les différentes parties de cette science.

Apr. J.-C. 1556 environ. — FRANCO (Pierre), chirurgien fort habile dans sa profession, était de Turrières en Provence, où il vint au monde dans le seizième siècle. Il enseigna l'anatomie à Fribourg et à Lausanne; il prépara même quelques squelettes pendant qu'il pratiquait la chirurgie à Berne, et il en fit présent à la bibliothèque de cette ville. Il publia aussi un traité en français sur des matières chirurgicales, dont il y a deux éditions :

Traité contenant une des parties principales de chirurgie, laquelle les chirurgiens herniaires exercent. Lyon, 1556, in-8°. — *Traité des hernies contenant une ample déclaration de toutes leurs espèces, et autres excellentes parties de la chirurgie; à savoir de la pierre, des cataractes des yeux et autres maladies.... avec leurs causes, signes, accidens; anatomie des parties affec-*

tées et leur entière guérison. Lyon, 1561, in-8°. Il y parle de la taille au haut appareil. On prétend qu'il est le premier qui en ait fait mention, et que personne n'a pratiqué cette opération avant lui. Tous les chirurgiens de son temps n'employaient que le grand appareil; ils le faisaient même, suivant la remarque du docteur Freind, avec une telle timidité qu'ils remettaient l'extraction de la pierre au lendemain, lorsqu'il survenait une hémorrhagie au moment de l'opération. — C'est du nom de ce chirurgien que le haut appareil a été appelé *methodus franconica,* comme c'est de l'endroit où l'on fait l'incision qu'il a été nommé *sectio hypogastrica.* Cette méthode de tailler consiste à ouvrir la vessie dans son fond et au milieu de l'hypogastre. A peine Franco eût-il mis cette opération en usage que les chirurgiens de son temps la condamnèrent et n'en parlèrent que pour la décrier. Franco l'a cependant pratiquée avec succès, en 1560, à Lausanne sur un enfant de deux ans. La pierre de cet enfant, qui était à peu près aussi grosse qu'un œuf de poule, ne put jamais être tirée par le grand appareil, auquel ce chirurgien avait d'abord eu recours. Il proposa la méthode dont nous parlons, et il s'y décida par les sollicitations des parents du malade. Quelque grand qu'eût été le succès de cette opération, il ne balance point de l'attribuer au hasard plutôt qu'au savoir dirigé par des lumières réfléchies; il est même si éloigné de vanter cette nouvelle méthode qu'il expose tous les dangers que court celui que l'on taille. — La cure de l'enfant de Lausanne parlait trop hautement en faveur du haut appareil pour ne point frapper l'esprit des chirurgiens qui jugeaient des choses sans prévention; mais elle n'en persuada aucun. Ils furent tous de l'avis de Franco lui-même sur les dangers qui accompagnent cette méthode de tailler; et comme l'on suivait alors l'opinion d'Hippocrate, qui regarde les plaies de la partie supérieure ou membraneuse de la vessie comme mortelles ou du moins comme extrêmement dangereuses, il n'en fallut pas davantage pour autoriser le commun des chirurgiens à décrier ouvertement la nouvelle méthode. Mais depuis ce temps-là, les gens de l'art ont appris de la structure anatomique des parties que l'on coupe et de l'expérience, qu'une incision au-dessus des os pubis n'a rien de dangereux, lorsque celui qui la fait connaît parfaitement la situation de la vessie. En effet, plusieurs opérateurs ont exécuté la taille au haut appareil avec assez de succès, pour lui donner de la vogue : tels sont Bonnet, Greenfield, Proby, Jean Douglas, Cheselden, Thornhill, Smith, Pye, Macgill, Morand, Heister, etc. On a cependant insensiblement abandonné cette méthode, ou du moins on a borné sa convenance à quelques cas particuliers, parce que l'incertitude de la réussite, comparée avec les avantages constants de l'appareil latéral, a fait pencher la balance du côté du dernier.

Apr. J.-C. 1556. — OPSOPOEUS (Jean), de Bretten dans le Palatinat, où il vint au monde le 25 juin 1556, se rendit habile dans les langues grecque et latine, et fut correcteur de l'imprimerie de Wéchel, qu'il servit pendant deux ans à Francfort, en cette qualité. En 1578, il se rendit à Paris pour y étudier la médecine; et pendant les six années qu'il employa à cette étude, il y fit de si grands progrès qu'à son retour en Allemagne on lui donna les chaires de physiologie et de botanique à Heidelberg, où il devint encore premier médecin de Frédéric IV, électeur palatin. Il mourut dans cette ville, le 23 septembre 1596, âgé de quarante ans, et laissa au public un recueil de quelques ouvrages d'Hippocrate, qui est intitulé : *Hippocratis Coï, medicorum principis, jusjurandum, aphorismorum sectiones, octo prognostica, prorrheticorum libri duo, coaca præsagia, græcus et latinus textus accurate renovatus, lectionum varietate et Cornelii Celsi versione calci subdita. Francofurti,* 1587, in-12. — Simon Opsopœus, son frère, était aussi de Bretten, où il naquit le 6 janvier 1576, après la mort de son père. Il étudia la médecine à Heidelberg, à Marpurg, et pendant deux ans à Padoue; mais de toutes les parties de cette science, l'anatomie et la chirurgie furent celles par lesquelles il se distingua davantage. Il y fit même tant de progrès que la faculté d'Heidelberg crut devoir tirer parti de ses talents par la chaire qu'elle lui donna dans ses écoles en 1614. Il en jouit peu d'années, car il mourut le 4 juin 1619. Les ouvrages qu'il a laissés n'ont guère été bien accueillis de ses contemporains.

Après Jésus-Chr. 1557 environ. — LOMMIUS ou VAN LOM (Josse), médecin du seizième siècle, était de Buren, bourg du duché de Gueldre. Son père, qui occupa la place de greffier de cet endroit, l'éleva avec beaucoup de soin, et il eut le plaisir de voir qu'il y correspondit par les succès de ses études. Josse était savant dans les langues latine et grecque, lorsqu'il se tourna du côté de la médecine ; il s'y appliqua principalement à Paris, où ses talents lui méritèrent l'amitié de Fernel. On ne sait pas où Lommius prit ses grades, mais on sait qu'il fit sa profession à Tournay, et qu'il était médecin-pensionnaire de cette ville en 1557. Il s'établit à Bruxelles au plus tard en 1560, dans un âge déjà avancé, et il s'y fit considérer. Il vivait encore le 4 de septembre 1562 ; mais on ne sait rien au delà de ce temps. Les ouvrages qu'il a écrits sont très-estimés, soit pour le fond des matières qu'il y a traitées, soit pour la diction. Son style est pur, élégant et précis, sans être obscur ; son diagnostic est exact et sa pratique judicieuse. Il avait fait espérer des traités sur les causes et la cure des maladies, qui n'ont point paru ; car il s'est borné aux suivants : — *Commentarii de tuenda sanitate, in primum librum de re medica Aurelii Cornelii Celsi. Lovanii*, 1558, in-12. *Lugduni-Batavorum* 1734, in-12, *Amstelodami*, 1761, in-12, — *Observationum medicinalium libri tres. Antverpiæ*, 1560, 1563, in-8°. *Francofurti*, 1643, 1688, in-12. *Amstelodami*, 1715, 1720, 1738, 1745, 1761, in-12. *Lovanii*, 1744 in-12. *Edimburgi*, 1752, in 12. En français sous le titre de : *Tableau des maladies, où l'on découvre leurs signes et leurs événements*. Paris, 1712, in-12, par Jean-Baptiste Le Brethon, bachelier de la faculté de Paris. Il y a encore une édition publiée dans la même ville en 1759, in-12 ; on l'attribue à l'abbé Le Mascrier. La médecine retrouva presque un Celse dans Lommius. Plein d'énergie, cet auteur suit la route frayée par les anciens. Personne n'a fait, en aussi peu de mots, l'histoire fidèle d'une aussi prodigieuse quantité de maladies connues. — *De curandis febribus continuis liber. Antverpiæ*, 1563, in-8°. *Londini*, 1718, in-8°. *Roterodami*, 1720, 1733, in-8°. *Amstelodami*, 1761, in-12. Tous les ouvrages de Lommius ont paru à Amsterdam en 1745, sous le titre d'*Opera omnia*. trois tomes en deux volumes in-12 ; à Lyon, sous le nom d'Amsterdam, 1761, trois volumes in-12.

Apr. J.-Chr. 1557 *environ.* — VEGA (Christophe DE), docteur et professeur de médecine en l'université d'Alcala de Henar. z, sa patrie, se fit beaucoup de réputation dans le seizième siècle. Il fut médecin de l'infortuné Charles, fils de Philippe II, roi d'Espagne, qui mourut le 25 juillet 1568, soit de maladie, soit de mort violente : toute l'Europe a été du dernier sentiment. De Vega survécut à ce malheureux prince jusqu'en 1573, et laissa plusieurs ouvrages qui font preuve de la préférence qu'il a donnée à la médecine grecque sur celle des Arabes. Voici leurs titres et leurs éditions : — *Commentaria in Hippocratis prognostica, additis annotationibus in Galeni commentarios. Salmanticæ*, 1552, in-folio. *Compluti*, 1553, avec les commentaires du médecin dont je parle, sur les Aphorismes d'Hippocrate. *Lugduni*, 1568, 1570, in 8°. *Taurini*, 1569, in-8°. *Venetiis*, 1571, in-8°. Toutes ces éditions comprennent également les commentaires sur les mêmes Aphorismes. — *De curatione caruncularum. Salmanticæ*, 1552, in-fol. *Compluti*. 1553, avec les ouvrages précédents. — *Commentaria in libros Galeni de differentiis febrium. Compluti*, 1553. — *De pulsibus et urinis. Ibidem*, 1554, in-8°. — *De methodo medendi libri tres. Lugduni*, 1565, in-fol. *Compluti*, 1580, in-fol. Tous ces ouvrages ont paru en un volume, même format, avec les notes de Louis Serranus. *Lugduni*, 1576, 1587, 1626.

Après Jésus-Chr. 1558 *environ* — VALLEMBERT (Simon DE), né dans le seizième siècle à Avallon en Bourgogne, cultiva également la littérature et la médecine. Selon La Croix du Maine, il était, en 1558, médecin de Marguerite de France, duchesse de Savoie et de Berri ; et avant 1565, il avait obtenu le même emploi chez le duc d'Orléans. Vallembert est auteur de plusieurs ouvrages, parmi lesquels on remarque les suivants qui ont rapport à la médecine — *Traité de la conduite des chirurgiens. Paris*, 1558, in-8°. — *Medicamentorum simplicium cognoscendorum methodus. Turonibus*, 1561, in-4°. — *Cinq livres de la manière de nourrir et gouverner les enfants dès leur naissance. Poitiers*, 1565, in-4°.

Apr. J.-C. 1558 *environ.* — MIRON (Marc), premier médecin de Henri III, roi de France, était du diocèse de Tours. Déjà attaché à ce prince lorsqu'il n'était encore que duc d'Anjou, il le suivit en 1573 en Pologne, où les suffrages unanimes de tous les ordres de la nation l'avaient élevé sur le trône; mais Henri ne l'occupa que cinq mois. Il abandonna cette couronne, pour venir prendre possession de celle de France, à la mort de Charles IX son frère. — Comme il s'agissait de cacher le moment de l'évasion de ce prince, Miron en imposa au public par les démonstrations d'une maladie supposée. Le roi, qu'on croyait réellement malade, se mit en chemin dans le milieu de la nuit, et gagna une journée sur les seigneurs polonais qui ne purent l'atteindre que lorsqu'il eut passé les frontières de la république. Henri ne fut pas plutôt arrivé en France, qu'il déclara Miron médecin de sa personne; il est le premier qu'on trouve revêtu du titre de *comes Archiatrorum a sanctioribus consiliis.* Ce prince eut non-seulement la plus grande confiance en lui par rapport à sa santé, mais il la poussa encore jusqu'à prendre ses conseils dans certaines affaires épineuses. Il l'envoya à Paris dans un temps de trouble, et Miron soutint fortement les intérêts de son maître contre messieurs de Guise. Ce médecin fut aussi chargé du cahier de sa faculté, pour le présenter aux États de Blois assemblés en 1576 et 1579.

Marc Miron avait pris le bonnet de docteur en la faculté de Paris, l'an 1558, et il était l'ancien de l'école, lorsqu'il mourut le premier de novembre 1608. Il avait épousé Geneviève de Morvilliers, de la maison du chancelier de Chyverny, dont il eut plusieurs enfants. Charles fut évêque d'Angers, et passa ensuite à l'archevêché de Lyon. Un autre de ses fils parvint à la charge de lieutenant civil et de prévôt des marchands. Un troisième fut président au parlement; sa fille épousa le garde des sceaux Louis Le Fèvre de Caumartin.

Apr J.-C. 1558 environ. — CRASSO (Jules-Paul), médecin natif de Padoue, mourut dans cette ville en 1574. Il fit honneur aux écoles de sa patrie, non-seulement par la chaire qu'il y remplit avec distinction, mais encore par son amour pour le travail. Comme il avait de grandes connaissances des langues et des belles-lettres, il les employa à la traduction de plusieurs traités d'Hippocrate, de Galien, de Palladius, de Rufus d'Éphèse, de Théophile, etc. On remarque particulièrement la traduction latine des ouvrages d'Arétée, qu'il a rendus avec fidélité et même avec élégance. Elle a paru à Venise en 1552, in-quarto ; mais il y manque cinq chapitres, auxquels il a travaillé dans la suite. Goupil ayant donné le même auteur en entier, l'an 1554, et pour la seconde fois en 1567, Crasso revit alors sa traduction, et il y ajouta celle des cinq chapitres qu'il avait omis. Il se disposait à publier cette version, lorsque la mort le surprit : Celso Crasso, son fils, la fit imprimer à Bâle en 1581. Les autres ouvrages de notre auteur sont : — *Meditationes in Theriacam et Mithridaticam antidotum. Venetiis,* 1576, in-4°. Il a travaillé à ce traité avec Bernardin Taurisanus et Marc Oldo, ses collègues dans l'université de Padoue. — *Mortis repentinæ examen, cum brevi methodo præsagiendi et præcavendi omnes qui subeunt ejus periculum. Mutinæ,* 1612, in-8. — Il ne faut point confondre ce médecin avec Jérôme Crasso, disciple de Fallope, qui prit le bonnet de docteur en médecine et se distingua en Italie, vers l'an 1500, par la pratique de la chirurgie, sur laquelle il a écrit : — *De calvariæ curatione tractatus duo. Venetiis,* 1560, in-8°. — *De tumoribus præter naturam tractatus. Ibidem,* 1562, in-4°. L'auteur divise les tumeurs en autant d'espèces qu'il suppose d'humeurs différentes dans le corps humain. — *De ulceribus tractatus. Venetiis,* 1566, in-4°. — *De solutione continui tractatus. Ib.* 1566, in-4°. — *De ceraste seu basilisco, morbo novo medicis incognito. Utini,* 1593, in-8°. — *De cauteriis, sive, de cauterisandi ratione. Ibidem,* 1594, in-8°.

Après Jésus-Christ 1558 environ. — EUSTACHI (Barthélemi), le plus célèbre anatomiste du seizième siècle, était de San-Severino, petite ville d'Italie dans la Marche-d'Ancône. Il fit ses études à Rome, et ce fut là qu'il prit du goût pour la médecine. L'anatomie fut cependant la partie de cet art à laquelle il s'appliqua le plus; et comme il y donna des marques de son profond savoir, on le nomma professeur au collège Romain. C'est à peu près tout ce qu'on sait de la vie de ce grand homme, sinon qu'il mourut dans la capitale du monde chrétien en 1574. — Eustachi n'a point manqué de réfuter Vésale toutes les fois qu'il a pu le faire. Il s'est vengé sur cet anatomiste de ce qu'il avait si souvent critiqué Galien et de ce qu'il lui avait imputé de n'avoir décrit que les parties du singe au lieu de celles de l'homme. Il est vrai que Galien n'est pas toujours exact dans ses descriptions; mais on ne peut point assurer pour cela qu'il les ait toujours faites sur le singe. — Notre anatomiste a composé beaucoup d'ouvrages, dont la plus grande partie est perdue. On regrette surtout le traité *De controversiis anatomicorum*, qui était le plus considérable de ceux qui sont sortis de sa plume. Ce qui nous reste de lui consiste en opuscules qui ont paru sous ces titres :

Opuscula anatomica, nempe de renum structura, officio et administratione; de auditus organo; Ossium examen; de motu capitis; de vena quæ azygos dicitur et de alia quæ in flexu brachii communem profundam producit; de dentibus. Venetiis, 1563 vel 1564, item 1574, in-4°, *cum annotationibus Pini. Lugduni-Batavorum*, 1707, in-8°, par les soins de Boerhaave. L'édition de Venise est préférable à celle de Leyde, parce qu'on a négligé de joindre à la dernière les annotations de Pinus, si nécessaires pour avoir recours aux endroits des auteurs dont Eustachi s'est servi sans les nommer. *Delphis*, 1726, in-8°. C'est dans ces opuscules qu'il promet de donner une histoire complète de l'homme en planches gravées sur cuivre; il y dit même avoir presque fini ce grand travail. Nous ne manquerons pas de parler de ces planches, qui, après avoir été égarées pendant plus de cent cinquante ans, ont été enfin retrouvées sous le pontificat de Clément XI. — *Erotiani, græci scriptoris vetustissimi, vocum quæ apud Hippocratem sunt collectio, cum annotationibus Eustachii. Libellus de multitudine. Venetiis*, 1566, in-4°. Le livre *de multitudine seu de plethora* a paru seul à Leyde en 1746 et en 1765, in-8°.

Eustachi est le premier qui ait découvert les glandes situées sur les reins. C'est en donnant la description de ce dernier organe qu'il a repris Vésale d'avoir disséqué et représenté le rein d'un chien au lieu de celui d'un homme, sans avertir de la différence qu'il y a entre cette partie dans l'un et la même partie dans l'autre. Il a encore prétendu que le cours des veines des reins est oblique et non pas transversal, ainsi que Vésale l'a décrit. Il a fait graver dans une figure admirable les petits canaux urinaires, qu'il

compare à des cheveux très-fins ; mais Nicolas Massa en avait parlé avant lui. La conduite d'Eustachi dans ses différentes expositions anatomiques n'a rien qui étonne, car il est plus que vraisemblable qu'il ne tirait pas toujours ses figures des cadavres mêmes, mais des figures particulières qu'il confrontait avec la nature et qu'il plaçait sur son squelette à l'endroit convenable. — Dans son Examen des os il dit qu'il est le premier qui ait connu la vraie structure du nerf optique, et il ajoute qu'en le faisant tremper dans l'eau, il s'étend, se développe, et devient alors semblable à une large membrane ou à un morceau de toile fine. En traitant des organes de l'ouïe, il ne fait point de difficulté d'avouer que le marteau et l'enclume étaient connus d'Achillini et de Carpi ; mais voici ce qu'il dit à l'occasion du troisième os, qui est appelé l'étrier : « Je me rends té-» moignage à moi-même qu'avant que » qui que ce fût m'en eût parlé, avant » qu'aucun de ceux qui en ont écrit » l'eussent fait, je le connaissais ; que je » le fis voir à plusieurs personnes à Ro-» me, et que je le fis graver en cuivre. » Cependant Fallope accorde en entier la découverte de cet os à Ingrassias.

Eustachi est le premier qui ait donné une description exacte du canal thoracique, lequel ressemble, dit-il, dans les chevaux, à une veine blanche. Ce canal, qui porte le chyle au cœur, a une embouchure semi-lunaire, et il s'ouvre dans la veine jugulaire interne. Notre médecin aperçut le premier la valvule placée à l'orifice de la veine coronaire dans le cœur. Il prétend aussi avoir découvert et décrit le premier la valvule que quelques auteurs appellent *valvula nobilis*, et qui est placée dans la veine cave, tout proche de l'oreillette droite du cœur. Jacques Dubois ou Sylvius paraît cependant l'avoir remarquée avant lui. Eustachi a connu le canal de communication entre l'oreille et les arrière-narines, et quoiqu'il fasse sentir qu'Alcmœon en avait eu l'idée, tout l'honneur de la découverte lui est demeuré ; ce canal porte même encore aujourd'hui son nom. A travers toutes ses connaissances anatomiques, on ne voit rien qui ait rapport aux maladies. Il est surprenant que ce médecin, qui avait eu tant d'occasions pour en reconnaître les causes, n'ait pas là porté ses vues dans les dissections ; mais le repentir qu'il témoigne de cette faute dans ses écrits doit lui tenir lieu d'excuse, parce qu'il était déjà vieux et hors d'état de la réparer lorsqu'il s'en aperçut.

Les planches de ce médecin lui ont mérité la reconnaissance de tous les siècles. Elles furent gravées sur cuivre en 1552, et passèrent, après la mort de l'auteur, dans les mains de Pinus son ami, et depuis dans la famille de Rubei, qui les a conservées. Ces planches, si dignes d'être connues partout où les sciences sont parvenues, partout où elles sont protégées et cultivées, demeurèrent ensevelies dans l'obscurité jusqu'en 1712, qu'elles furent découvertes au grand avantage de la république des lettres. On les publia à Rome en 1714 par les conseils de Fantoni et de Morgagni et par les soins de Jean-Marie Lancisi, premier médecin du pape Clément XI, qui a pris sur lui d'y joindre les éclaircissements nécessaires. Cette édition est en un volume in-folio; elle contient les trente-huit planches qu'on avait eu e bonheur de trouver et huit autres que l'on connaissait déjà. Mais cet ouvrage important a reparu plusieurs fois depuis cette époque. Il fut imprimé à Genève en 1717, in-folio, à la suite du Théâtre anatomique de Manget; il s'en faut cependant de beaucoup que cette édition vaille la première, car les figures sont mal rendues et la position des petites lettres est défectueuse. L'édition de Rome de 1728 est excellente. Celle de la même ville en 1740, in-folio, par Cajetan Petrioli, médecin et chirurgien, ne la vaut pas. L'ouvrage publié à Leyde en 1744, in-folio, sous la direction de Bernard Saint-Sifroy-Albinus, qui a orné les planches d'Eustachi de savantes explications, est tout ce que l'on peut faire de mieux. Ce volume est terminé par des remarques sur les interprètes de l'auteur, tels que Lancisi, Morgagni, Winslow, Boerhaave. L'éditeur ne parle pas de Petrioli, qui lui était peut-être inconnu ou qu'il n'a pas jugé digne de ses réflexions. Il y a une deuxième édition de Leyde de 1762, in-folio, encore par les soins d'Albinus.

Apr. J.-C. 1558 *environ*. — CRUSER ou DE CROESER (Herman), de Kempen, ville des Pays-Bas, dans l'Over-Yssel, naquit au commencement du seizième siècle. Il apprit les langues savantes, la philosophie et la médecine; mais, comme les connaissances qu'il avait acquises dans ces différents genres ne satisfai-

saient point encore la vaste étendue de son génie, il étudia la jurisprudence et se fit recevoir docteur en l'un et l'autre droit. Son savoir et son éloquence le firent connaître à la cour de Charles, duc de Gueldres, qui le prit pour son conseiller intime; et ce prince étant mort en 1538, Croeser eut le même emploi auprès de Guillaume, duc de Clèves. En 1573 il accompagna en Prusse la princesse Marie-Eléonore, fille de ce dernier, qui venait d'être accordée au duc Albert-Frédéric de Brandebourg. Ce fut en revenant de ce voyage qu'il mourut à Konigsberg en 1574. — Croeser ne s'est pas tellement attaché à la jurisprudence qu'il en ait négligé l'étude de la médecine. Les ouvrages qu'il a donnés sur cette dernière science sont des preuves subsistantes de son goût et de son application à cet égard. On a de lui:

Claudii Galeni de pulsibus libellus ad tyrones. De pulsuum differentiis libri quatuor. De dignoscendis pulsibus libri quatuor. De causis pulsuum libri quatuor. De præsagitione ex pulsibus libri quatuor. Parisiis, 1532, in-folio. *Item,* dans l'édition de Galien faite à Bâle, chez Froben, 1562, in-fol., et dans les suivantes, faites à Venise, chez les Giunti, 1563, 1570, 1576, 1586, 1600, 1609, 1625, 8 vol. in-folio. *Item* dans la grande édition des OEuvres d'Hippocrate et de Galien publiée par René Chartier, Paris, 1639 et suiv., 13 vol. in-fol. Mais il faut remarquer que les versions de Cruserius ont été retouchées par Augustin Gadaldini de Modène. — *Commentarius in Hippocratis librum primum et tertium de morbis vulgaribus. Item in librum de salubri diæta. Basileæ,* 1570, in-12. — Cet auteur a encore traduit du grec en latin les ouvrages de Plutarque. Quelques critiques préfèrent même ses versions à celles de Guillaume Xylander, laborieux écrivain du seizième siècle que la pauvreté engagea quelquefois à travailler pour vivre; mais d'autres prétendent que Cruserius n'a pas bien suivi son original, et qu'il n'avait pas une connaissance suffisante de la langue grecque. Ils le blâment encore d'avoir changé l'ordre des Vies de Plutarque sans nécessité.

Apr. J.-C. 1558. — CHARPENTIER (Jacques), médecin et professeur royal en philosophie, était de Clermont en Beauvoisis, où il naquit dans une honnête famille. Il fut élevé à Paris; et après y avoir fait son cours d'humanités, il s'attacha pendant cinq ans à l'étude de l'éloquence. Il passa ensuite à celle de la philosophie, et il y fit tant de progrès qu'on le nomma pour enseigner cette science au collège de Bourgogne. Ses leçons lui procurèrent tant de réputation, que jamais on ne vit de concours d'écoliers si prodigieux. Il s'en présentait de toute nation et en si grande foule, qu'une partie de la rue en était pleine, même dans les temps les plus fâcheux de l'année. Après avoir régenté la philosophie pendant seize ans, il reprit ses études de médecine et fut admis au doctorat dans la Faculté de Paris, dont il fut élu doyen en novembre 1568 et continué en 1569. Après son doctorat, il obtint une place de médecin du roi et la chaire royale de philosophie. Dans ce dernier poste, il défendit, peut-être avec trop de chaleur, les ouvrages et la doctrine d'Aristote contre ce fameux Pierre Ramus, qui prétendait que la lecture des écrits de ce philosophe était capable de jeter dans l'erreur. Charpentier a travaillé long-temps sur Aristote qu'il a enrichi de commentaires et de notes savantes, dont on s'est servi depuis avec utilité dans les écoles. Cet habile homme tomba dans une mélancolie que rien ne put dissiper, et qui le plongea dans la phthisie dont il mourut au mois de janvier 1574. Claude-Henri Gozius fit son oraison funèbre; elle est jointe au recueil des vers qu'il composa à sa louange, parmi lesquels on remarque cette épitaphe :

DEO SERVATORI AC POST. MEM. S.
BONAS QUI ANTES BONUS COLIS ADVERTE AD
HOC SAXUM OCULOS VIATOR.
ET BONORUM INFORTUNIUM DISCE STUDIORUM.
JACOBUS CARPENTARIUS BELLOVACUS
CLAROMONTANUS
CUM UNUS OMNES DOCTRINÆ PARTES
ORNAVISSET,
VIAMQUE AD IMMORTALITATEM AFFECTASSET
ANIMI LABORE ABSUMPTUS EST,
QUOD NULLA RATIO SUPERESSET VIDEBANTUR
QUA MORTALIBUS PRODESSE POSSET.
HOC TANTUM TECUM COGITATO ,
UT UBI REI LITTERARIÆ CALAMITATEM
ACERBISSIMAM ELUXERIS,
PIIS HOMINIS MANIBUS BENE PRECATOR.
OPT. ORNATISS. VIRO FAMIL. ET AUD. MOEST.
P. P.

Le catalogue de la bibliothèque de Falconet met les ouvrages suivants sous le nom de Jacques Charpentier ou Carpentier :

Descriptio universæ naturæ ex Aristotele. Parisiis, 1562, in-4°. — *De methodo. Ibidem.* 1564, in 4°.—*Orationes contra Ramum. Ibidem*, 1566, in 8°.— *Epistola ad Alcinoum Platonicum. Ibidem*, 1569, in 8°. — *Orationes*, IV. *Ibidem.* 1569, in-8°. — *Libri* XIV *qui Aristotelis esse dicuntur, de secretiore parte divinæ sapientiæ secundum Ægyptios, ex versione Jacobi Carpentarii. Ibidem*, 1572, in-4°.—*Comparatio Platonis cum Aristotele in universa philosophia. Ibidem*, 1573, in-4°.

Apr. J.-C. 1559. — TOXITES (Michel), médecin de la ville d'Haguenau en Allemagne, était du pays des Grisons. Ses talents dans la poésie lui méritèrent en 1529 d'être nommé comte-palatin par l'empereur Charle-Quint, à la diète de Spire. Il fut ensuite reçu maître-ès-arts à Tubingue, et peu de temps après il y obtint la chaire d'éloquence; mais comme il savait ménager son temps, les devoirs de professeur ne l'empêchèrent point d'étudier encore la médecine et d'en prendre le bonnet : il se fit même tant de réputation par les connaissances qu'il avait acquises dans cette science, que la Faculté de Tubingue le nomma son doyen en 1559. On ne sait pas combien de temps il occupa cette place. Les historiens se bornent à dire qu'il l'abandonna, ainsi que l'université, pour se retirer à Haguenau, où il vivait encore en 1573. — Ce médecin fut assez attaché à la doctrine de Paracelse : il ne donna cependant point dans tous les travers de cet enthousiaste; car bien loin de rejeter les sentiments et la méthode de Galien, il tâcha de concilier les opinions de ces deux auteurs. On a de la façon de Toxites:

Spongia stibii adversus Lucæ Stengelii, med. doct. et physici augustani, aspergines. Argentorati, 1567, in-4°. — *Onomastica duo* I. *philosophicum medicum synonimum, ex variis vulgaribusque linguis.* II. *Theophrasti Pacelsi, hoc est, earum vocum, quarum in scriptis ejus usus esse, explicatio. Ibidem*, 1574, in-8°. — *Libri quatuordecim paragrophorum Philippi Theophrasti Paracelsi. Ibidem*, 1575, in 8°.

Apr. J.-C. 1559 environ.—BULLEYN (Guillaume), ecclésiastique et médecin anglais, naquit dans l'île d'Ely vers le commencement du règne de Henri VIII.

Wood prétend qu'il commença ses études à Oxford et qu'il les termina ensuite à Cambridge : Aitkin assure, au contraire, que cette dernière université fut la seule qu'il fréquenta. Quoi qu'il en soit, on ignore à quelle époque il embrassa la profession de médecin et prit le titre de docteur; car nous ne savons des événements de sa vie que ce qu'il nous en apprend lui-même dans le cours de ses ouvrages. Il parcourut une partie de l'Angleterre et de l'Écosse, en s'attachant principalement à y observer les productions de la nature. A son retour en Angleterre, il habita successivement Norwich, Blackall et Durham. Ce fut dans ce dernier endroit qu'il acquit le plus de réputation comme praticien. Ayant eu la douleur de perdre son protecteur, sir Thomas Hirton, gouverneur de la forteresse de Tinmouth, qui fut enlevé par une fièvre maligne, il vint à Londres, où, à peine arrivé, il se vit accusé par le frère du défunt d'avoir tué ce dernier. L'affaire fut portée devant le duc de Norfolk, et rien ne fut épargné pour le faire condamner : il parvint cependant à prouver son innocence et à confondre la méchanceté de son ennemi. Celui ci, implacable dans sa haine, aposta quelques scélérats pour l'assassiner; mais voyant toutes ses tentatives inutiles, il le fit arrêter pour dettes et le tint dans une prison où il resta long-temps. Sa mort eut lieu le 7 janvier 1576. On a de lui les ouvrages suivants :

Government of health. Londres, 1518, in-8º. *Ibidem.* 1558, in-8º. *Ibidem.* 1562, in-8º. Cet ouvrage, écrit partie en prose, partie en vers, est un traité de diététique et de médecine populaires.—*A regimen against the pleuresy.* Londres, 1562, in 8º.—*Bulwarke of defense against all sikness soarness and wounds, that do dayly assault mankind.* In-folio. Londres 1562, in-folio. *Ibidem.* 1579, in-folio. Bulleyn nous apprend qu'il composa cet ouvrage tandis qu'il était en prison. — Il l'a divisé en cinq livres. Le premier, intitulé livre des *simples*, traite de la matière médicale, mais en grande partie d'après ce que les anciens en avaient dit; cependant l'auteur y a souvent ajouté ce que sa propre expérience lui avait appris, et l'on voit, entre autres, que l'art du jardinage n'était point à cette époque aussi négligé en Angleterre qu'on se plaît à le dire.—On trouve, à la fin, des gravures en bois de quelques planches et d'instru-

ments de chirurgie. Bulleyn est le premier qui ait fait mention des eaux minérales de Buckstone. — Dans le deuxième livre, intitulé *Dialogue entre la Santé et la Maladie*, il donne le précis de ce que les écrivains anglais, ses prédécesseurs, avaient publié de mieux sur la chirurgie, et fait connaître la méthode que son frère Richard Bulleyn employait pour la cure de la pierre. Cette méthode consistait à administrer des apéritifs et des diurétiques et à appliquer un emplâtre émollient sur la région lombaire. — Le troisième livre contient une collection de formules avec un précis du traitement de la maladie vénérienne par le gaïac. — Le quatrième enfin traite de l'administration des purgatifs, de la saignée, du régime, des effets des passions, des signes pronostiques et d'une foule d'autres matières très-variées.—*A dialogue both pleasant and pityful, wherein is Shewed a goodly regimen against the plague, with consolation and comfort against Death.* — La médecine n'est qu'un accessoire dans cette production où l'auteur traite d'un grand nombre d'objets, sans méthode ni liaison, et sous la forme de dialogue (*Biogr. médicale*).

Apr. J.-C. 1559. — **FERDINANDI** (Épiphane), de Messagna dans la terre d'Otrante, où il vint au monde le 2 octobre 1569, cultiva de bonne heure la poésie latine et grecque, et fit de beaux vers en ces deux langues. Il se rendit à Naples en 1583, dans le dessein d'y faire ses cours de philosophie et de médecine; mais il fut obligé d'en sortir, en 1591, en suite de l'ordre du vice-roi, qui enjoignit à tous ceux qui n'étaient pas du pays de se retirer chez eux. Au bout de six mois cet ordre fut révoqué et Ferdinandi profita de cette circonstance pour se rendre de nouveau à Naples, où il fut reçu docteur en philosophie et en médecine le 24 août 1591. L'année suivante, il revint à Messagna et se livra d'abord aux exercices de la pratique. Comme il le fit avec beaucoup de succès, il prit le parti de se fixer dans cette ville ; ce qui l'engagea de se marier en 1597. Julie Farnèse, princesse d'Avetraria, le tira cependant de sa patrie en 1616; Ferdinandi la suivit dans le voyage qu'elle fit à Rome et ensuite à Parme auprès du duc son frère. Ce voyage fut bien satisfaisant pour lui. A son arrivée à Rome, il fut accueilli partout avec cette distinction qu'on ne peut refuser au vrai mérite. Les savants de cette capitale s'empressèrent d'aller lui faire visite. A Padoue, on lui offrit la première chaire de médecine; le duc de Parme lui présenta le même emploi dans l'université de sa résidence : mais l'attachement de ce médecin à sa patrie lui fit refuser ces honneurs. Il regrettait déjà d'être éloigné de sa famille, lorsqu'il apprit que le séjour de la princesse Farnèse à Parme devait être plus long qu'il ne se l'était imaginé; et pour cette raison, il sollicita la permission de retourner à Messagna. Il l'obtint avec peine, et, devenu libre, il revit enfin sa chère patrie, où il vécut dans une santé parfaite jusqu'à l'âge de soixante ans. Il commença alors à être infirme ; une grande difficulté de respirer l'empêchait souvent de sortir de chez lui pour visiter ses malades. Il eut cependant de bons intervalles jusqu'en 1638, mais il cessa bientôt d'en avoir ; et il mourut dans la même année, âgé de soixante neuf ans.

Ferdinandi était un homme vraiment philosophe. Renfermé dans lui-même, les honneurs, les distinctions, les avantages de la fortune, rien n'était capable de l'en faire sortir; mais comme il était encore philosophe chrétien, il savait élever son âme au-dessus des disgrâces. L'auteur de sa Vie rapporte deux exemples de sa fermeté. Un jour qu'il expliquait un aphorisme d'Hippocrate à quelques jeunes gens, on vint lui apprendre qu'un de ses fils, âgé de vingt ans, était mort à Naples où il étudiait. Cette nouvelle, si capable d'accabler un père aussi tendre qu'il était, ne le troubla même pas; il se contenta de dire : *Dominus dedit, Dominus abstulit,* et il continua son explication. Une autre fois, comme un de ses amis tâchait de le consoler de la mort de sa femme qu'il avait tendrement aimée, il lui répondit qu'il serait indigne du nom de philosophe, s'il ne savait pas se consoler lui-même en de semblables occasions.—Ce médecin a composé un grand nombre d'ouvrages, mais on ne connaît que les quatre suivants qui eussent été imprimés :

Theoremata medica et philosophica. Venetiis, 1611, in-folio.—*De vita prorogenda, seu, juventute conservanda et senectute retardanda. Neapoli,* 1612, in-4°. — *Centum historiæ, seu, observationes et casus medici. Venetiis,* 1621, in-folio. Ce recueil a été plusieurs fois réimprimé en Allemagne et en Hollande. — *Aureus de peste libellus. Neapoli,* 1631, in-4°.

Apr. J.-C. 1559. — CANEVARI (Démétrio) naquit à Gênes en 1559. On l'envoya faire ses études à Rome, et il s'y distingua tellement dans les langues, les belles lettres et la médecine, que bientôt on conçut de lui les plus grandes espérances. La suite fit voir qu'on ne s'était pas trompé. Canévari fut tout à la fois habile littérateur et médecin ; il acquit même à Rome une réputation dont il profita pour amasser les richesses qu'il laissa à sa mort arrivée en 1625. Jean-Victor Rossi, connu sous le nom de Janus Nicius Erythræus, l'accuse d'avoir été extrêmement avare ; mais d'autres auteurs parlent de lui plus avantageusement que ce noble Romain, et font en particulier beaucoup de cas des ouvrages qu'il a donnés au public :

De ligno sancto commentarius. Romæ, 1602, in-8°. — *Morborum omnium qui corpus humanum affligunt ut decet et ex arte curandorum accurata et plenissima methodus. Venetiis,* 1605, in-8°. — *Ars medica. Genuæ,* 1626, in-fol. — *De primis naturæ factorum principiis commentarius, in quo quæcumque ad corporum naturam, ortus et interitus cognitionem desiderari possunt, accurate sed breviter explicantur.* 1626.—*Commentarius de hominis procreatione.* Il est cité par Haller.

Apr. J.-C. 1560. — AGRICOLA (Jean-Ammonius), médecin allemand, enseigna la langue grecque à Ingolstadt, où il mourut en 1570. Son savoir lui mérita la plus grande considération ; et, comme il était inviolablement attaché à la doctrine d'Hippocrate et de Galien, il mit en ordre les aphorismes du premier et il publia des commentaires sur quelques livres du second. Mais il ne s'est pas borné à ces ouvrages ; il en a donné plusieurs autres, dont voici les titres:

Scholia copiosa in therapeuticam methodum Galeni. Augustæ Vindelicorum, 1534, in-8°.—*Hippocratis Coi medicinæ et medicorum omnium principis, aphorismorum et sententiarum medicarum libri VIII. Accedit liber sextus epidemiorum Hippocratis ex translatione Leonardi Fuchsii eodem ordine atque etiam difficiliorum locorum brevibus expositiunculis atque annotatiunculis enarratus. Ingolstadii,* 1537, in-4°. — *In Galeni libros sex de locis affectis commentarii. Norimbergæ,* 1538, in-4°. — *Medicinæ herbariæ libri duo, quorum primus habet herbas hujus sœculi medicis communes cum veteribus, Dioscoride videlicet, Galeno, Oribasio, Paulo, Ætio, Plinio, et horum similibus. Secundus fere a recentibus medicis inventas continet herbas, atque alias quasdam præclaras medicinas, ut quæ post Galenum vel investigatæ sunt, vel in usum medicum pervenerunt. Basileæ*, 1539, in-12. — *In artem medicinalem Galeni commentarii. Ibidem*, 1541, in-8°. —*Annotatiunculæ in librum Nicolai Alexandrini de compositione medicamentorum. Ingolstadii*, 1511, in-4°. Il a travaillé sur la version que Rheginus avait faite en latin d'après l'original grec de Nicolas. — *Oratio de præstantia corporis humani* dans le premier tome des Oraisons d'Ingolstadt.

Apr. J. C. 1560.—RANCHIN (François) de Montpellier, où il naquit vers 1560, commença son cours de médecine dans les écoles de cette ville en 1587, et obtint le bonnet de docteur en 1592. Ayant fait preuve des talents qu'il avait pour la chaire par les leçons de chirurgie qu'il donna publiquement au nom et en l'absence d'André du Laurens, il obtint en 1605 celle qui était vacante par la mort de Saporta. En 1612 il parvint à réunir les suffrages de ses collègues en sa faveur pour la place de chancelier, qui vaquait depuis 1609, année de la mort d'André du Laurens, dernier possesseur. Il promit de donner un tapis pour la grande table du conclave et de faire faire une robe de Rabelais neuve, à la place de celle dont on se servait, ce qu'il exécuta. Il fit mettre en broderie sur cette robe les trois lettres F. R. C., qui signifiaient, à ce qu'il disait, *Franciscus Rabelæsus Chinonensis*, mais qui voulaient dire, à ce qu'on prétendait, *Franciscus Ranchinus Cancellarius*. Ces lettres n'ont pas peu contribué à appuyer l'idée qu'on a sur la robe de Rabelais, dont les étudiants croient qu'on revêt les bacheliers de la faculté de médecine de Montpellier. — Ranchin mourut en 1641, et laissa les ouvrages qui ont paru sous ces titres :

Questions françaises sur la chirurgie de Gui de Cauliac. Paris, 1604; Rouen, 1628, in-8°. — *Opuscula medica, utili jucundaque rerum varietate referta. Lugduni*, 1627, in-4°. On y trouve les pièces suivantes : *Apollinare sacrum. In Hippocratis jusjurandum commentarius. Pathologia universalis cum* controversiis in utramque partem. De morbis puerorum. De morbis virginum. De senum conservatione et senilium morborum curatione. De morbis subitaneis. De curatione morborum et symptomatum quæ vitiosam purgationem aut comitantur, aut consequuntur. De consultandi ratione. — *OEuvres pharmaceutiques.* Lyon, 1628, in-8°. — *Traités divers et curieux en médecine.* Lyon, 1640, in-8°. Ils roulent sur la peste, sur la lèpre, sur la vérole, sur les accidents qui arrivent à ceux qui vont en poste, sur la torture, sur la cruentation des cadavres en présence de l'assassin, sur la nature et les propriétés du cerf, sur la térébenthine. — *De morbis ante partum, in partu et post partum, et de purificatione rerum infectarum post pestilentiam. Lugduni,* 1645, 1653, in-8°. Il était premier consul de Montpellier en 1629, lorsque la peste ravageait cette ville. Il donna tous ses soins pour arrêter les progrès de la maladie, et à cette occasion il composa son Traité de la peste, dans lequel il donne l'histoire de celle dont il avait été témoin. C'est d'après cet ouvrage qu'on publia à Liége en 1721, in-12, au sujet de la peste de Marseille de 1720, un Traité politique et médical de la peste, avec l'histoire de la peste de Montpellier de 1629 et de 1630, et le remède contre cette maladie du feu curé de Colonge.

Ranchin aima la faculté de Montpellier et ne négligea rien pour l'embellissement de ses écoles. L'ancien amphithéâtre, bâti du temps de Rondelet, tombait en ruine, il en fit construire un nouveau, et il y plaça plusieurs morceaux de marbre, qu'il se procura des édifices élevés à Nîmes par les Romains. Il orna la grande salle des Actes d'une suite de portraits des professeurs qui avaient enseigné avant lui; et depuis on continua d'y mettre ceux de tous les professeurs qui ont illustré l'école de Montpellier jusqu'aujourd'hui. Il ajouta aux inscriptions de la façade du bâtiment qui appartient à la faculté deux inscriptions en l'honneur de Jean Hucher et d'André du Laurens. Il répara le collége de Mende fondé pour douze étudiants en médecine du diocèse de ce nom ; sans lui ce collége, qui menaçait de tomber en ruines, n'aurait pas subsisté longtemps. Ce qu'il y a de plus louable, c'est qu'il fit ces établissements et ces réparations à ses dépens ; mais il pouvait y fournir : car il était riche et il avait été pourvu dans sa jeunesse de trois bénéfices, dont il jouit toute sa vie, malgré son mariage avec Marguerite Carlincas, qui ne lui laissa point d'enfants. Ces bénéfices étaient les prieurés de Saint-Martin-de-Florac, de Saint-Etienne-de-Montaut et de Saint-Pierre-de-Vibron, qu'il retint par un abus qui était assez commun dans ce temps-là. — La construction du nouvel amphithéâtre de Montpellier et les réparations faites au collége de Mende de la même ville font honneur à la mémoire de Ranchin ; mais il gâta la beauté de son action en cherchant à se payer lui-même de toutes ces dépenses. Sa vanité le porta à faire mettre des inscriptions sur ces deux bâtiments, pour apprendre à la postérité que c'était à lui qu'on en avait l'obligation. Voici l'inscription qu'on lit sur l'Amphithéâtre :

Q. F. F. S.

THEATRUM HOCCE ANATOMICUM
OLIM A MAJORIBUS CONSTRUCTUM,
INJURIA TEMPORUM COLLAPSUM,
FRANCISCUS RANCHINUS,
CANCELLARIUS ET JUDEX UNIVERSITATIS,
IN GRATIAM PATRIÆ
ET POSTERITATIS GLORIAM,
ORNAMENTUM ACADEMIÆ,
PERPETUAMQUE MEMORIAM,
PROPRIIS SUMPTIBUS RESTAURAVIT
ET MAGNIFICE EXORNAVIT.
ANNO M. D.C.XX.

Celle qui est sur le collége de Mende est à peu près dans le même goût :

COLLEGIUM HOCCE DUODECIM MEDICORUM
AB URBANO V, PONTIFICE MAXIMO,
FUNDATUM,
VETUSTATE CORRUPTUM
ET RUINAM MINITANS,
REPARAVIT ET AD MELIOREM FACIEM
FORMAMQUE REDUXIT
F. RANCHINUS,
CANCELLARIUS UNIVERSITATIS MEDICINÆ
MONSPELIENSIS.
ANNO M. D. C. XX.

Urba'n V, qui siégea depuis le 28 octobre 1362 jusqu'au 19 décembre 1370, était fils de Guillaume de Grimoard, gentilhomme du diocèse de Mende dans le Gévaudan.

Apr. J.-C. 1560.— HILDAN (Guillaume-Fabrice), célèbre chirurgien,

n'est presque connu que sous le nom d'Hildanus, qui désigne sa patrie, village de la Suisse nommé Hilden, où il naquit le 25 juin 1560. Il se rendit à Lausanne en 1586, et il s'y perfectionna dans la chirurgie sous Griffon, habile maître de cette ville. Jeune encore, mais infatigable dans ses recherches et plein d'industrie, il entreprit des cures hardies qui furent couronnées par les plus grands succès. Aux connaissances de son art il joignit celles de la médecine, qu'il alla exercer à Payerne en 1605 ; mais il en sortit en 1615 pour s'établir à Berne, où il vint jouir de la pension qu'on lui avait faite et de l'avantage d'y être aimé et recherché de tout le monde. On voit encore dans cette ville un squelette qu'il a préparé.

Sur la fin de sa vie, la goutte l'empêcha de rendre aux habitants de Berne des services aussi assidus qu'auparavant. L'envie de leur être utile le porta à employer différents moyens pour se délivrer de cette pénible maladie ; et comme il y avait plusieurs mois qu'il n'en avait ressenti aucune atteinte, il se flattait d'avoir réussi dans son entreprise, lorsqu'il devint asthmatique par la transposition de l'humeur goutteuse. Il en mourut à Berne le 14 février 1634, dans la soixante-quatorzième année de son âge. Ses ouvrages sont écrits en allemand, mais plusieurs ont été traduits en latin. Il publia cinq centuries d'observations, qui furent recueillies après sa mort et imprimées à Lyon en 1641, in-4° ; à Strasbourg, 1713 et 1716, en deux parties in-4°. Ces observations présentent des faits intéressants et la description de quantité d'instruments de son invention. Elles ne sont cependant point toutes de lui seul ; car Michel Doring, Claude Deodatus et plusieurs autres médecins et chirurgiens lui en ont communiqué quelques-unes, dont il a enrichi son recueil. Les ouvrages de cet auteur ont paru en latin à Francfort en 1646 et en 1682, in-folio, sous le titre d'*Opera omnia* ; on y trouve six centuries d'observations. L'édition de Stutgard, 1652, in folio, est en allemand.

Apr. J.-C. 1560. — BACON (François), baron de Verulam, vicomte de Saint-Alban, naquit au palais d'York, près de Londres, le 22 janvier 1560, de Nicolas Bacon, chancelier d'Angleterre. Il fit toutes ses classes au collége de la Trinité à Cambridge, et il s'appliqua à l'étude avec tant de succès qu'à peine avait-il atteint l'âge de seize ans qu'il donna des marques de son profond savoir en philosophie. C'est du côté de cette science que Bacon est le plus brillant, et c'est avec raison qu'il est regardé comme le précurseur de la bonne philosophie. Son génie vaste et hardi le porta à entreprendre une logique entièrement nouvelle. Il vit que la voie des syllogismes était trompeuse et qu'elle dépendait trop des mots ; il s'attacha donc à la recherche des choses et se proposa une méthode de raisonner fondée sur l'expérience. La philosophie expérimentale, à laquelle on ne pensait point de son temps, fut toujours l'objet favori de ses études. Mais les démonstrations qu'il appuyait sur l'expérience n'auraient point suffi pour convaincre ses contemporains s'il ne les eût encore soutenues par le don de la parole : Addison a dit de lui qu'il joignait à l'étendue des connaissances et au profond jugement d'Aristote toutes les grâces, les charmes et la beauté de l'éloquence de Cicéron.

Bacon fut successivement procureur-général, garde-des-sceaux et chancelier; mais, par une complaisance criminelle pour ses domestiques, ayant souffert qu'ils prissent de l'argent des personnes dont les affaires étaient pendantes devant lui, il fut accusé au parlement; et ayant avoué une partie des faits, nié les uns et pallié les autres, il fut privé des sceaux, dépouillé de ses biens et renfermé à la Tour de Londres, d'où il sortit quelque temps après. Réduit à une extrême pauvreté, il écrivit une lettre très-touchante à Jacques Ier, roi d'Angleterre, par laquelle il le priait de le secourir, de peur, dit-il, qu'il ne fût contraint à porter la besace, et que lui, qui n'avait souhaité de vivre que pour étudier, ne fût obligé d'étudier pour vivre. C'est après sa disgrâce qu'il composa la plupart de ses ouvrages. Cet homme célèbre par sa science, par ses places, par ses malheurs, mourut à l'âge de soixante-six ans, le 9 avril 1626, chez le comte d'Arundel à High Gate, près de Londres. Parmi les traités qui nous restent de lui, et dont le recueil a paru à Londres en 1638, in-folio, par les soins de Rawley ; à Francfort en 1665, in-folio ; à Leipsic en 1694, in-folio; à Amsterdam en 1730, 7 vol. in-12; à Londres en 1740, in-fol., il y en a plusieurs qui ont rapport à la physique et à la médecine :

De dignitate et augmentis scientia-rum. En anglais, 1605 ; en latin, Londres, 1623; in-folio ; Paris, 1624, in-4°; Strasbourg, 1655, in-8°. — *Historia vitæ et mortis.* Londres, 1623, in-8°. Leyde, 1637, in-16. Cologne, 1645, in-8°. Paris, 1647, in-8°. — *Sylva sylvarum.* En anglais. En français par Pierre Amboise, sieur de la Magdeleine. Paris, 1631, in-8°. En latin par Jacques Gruter, docteur en médecine. Leyde, 1648, in-12. Amsterdam, 1661, in-12. Londres, par Rawley, 1658, in-folio. — *Partitio doctrinæ circa corpus hominis in medicinam et voluptuariam. Extat. libro* IV, cap. 11 *de dignitate et augmentis scientiarum. Londini*, 1623, in-folio. *Parisiis*, 1624, in-4°. *Argentorati*, 1635, in-8°.

Après J.-C. 1561. — MONARDES (Nicolas), médecin du seizième siècle, était de Séville. Il fit son cours de médecine à Alcala de Henarez, et alla ensuite pratiquer cette science dans sa patrie, où il mourut en octobre 1578. L'histoire naturelle fut le principal objet de ses études ; c'est sur elle que roulent presque tous les traités que nous avons de lui : — *De secanda vena in pleuritide inter Græcos et Arabes concordia. Hispali*, 1539, in-4°. *Antverpiæ*, 1564, in-8°. — *De rosa et partibus ejus ; de succi rosarum temperatura ; de rosis Persicis seu Alexandrinis; de malis citriis, aurentiis et limoniis, libelli. Antverpiæ*, 1565, in-8°. — *Dos libros de las cosas que se traen de las Indias occidentales, que sirven al uso de medicina.* Séville, 1565, in-12, 1569 et 1580, in-4°. L'édition in-4° est augmentée d'un troisième livre. Burgos, 1578, in-4°. En italien, Venise, 1585, in-4°. Charles de l'Escluse a mis les deux premiers livres en latin, sous ce titre : *Simplicium medicamentorum ex novo orbe delatorum, quorum in medicina usus est historia. Antverpiæ*, 1574, 1579, in-8°. La traduction du troisième, par le même auteur, a paru à Anvers en 1582, in-8°. En français, par Colin, apothicaire de Lyon. Lyon, 1619, in-8°. — *Libro de dos medicinas eccelentissimas contro todo veneno, la piedra bezoar y la yerva escorsonera.* Séville, 1569, 1580, in-8°. — *Libro que trata de la nieve.* Séville, 1571, in-8°. Il loue beaucoup la boisson à la glace, et il assure que les Espagnols n'en sont jamais incommodés. — *Trattado de la grandeza del Hiero* Séville, 1574, in-4°. L'Escluse a aussi mis ces ouvrages en latin, sous le titre de *Nicolai Monardi libri tres, magna medicinæ secretæ et varia experimenta continentes. Lugduni*, 1601, in-8°. Il est parlé dans le premier livre de la pierre bézoar et du salsifis d'Espagne; dans le second du fer et de ses propriétés; dans le troisième de la neige et de ses avantages. Si l'on en croit Freind, aucun médecin, depuis Rhazès jusqu'à Monardès, n'a parlé des vertus du fer contre les obstructions. — *Del efeto da varias yervas.* Séville, 1571, in-8°. — Différents ouvrages de cet auteur ont été traduits en anglais, en allemand, en italien et en français.

Après J.-C. 1561. — SANTORIUS (Sanctorius) naquit en 1561 à Capo-d'Istria, ville d'Italie sur le golfe de Trieste. Il étudia la médecine à Padoue, et, après y avoir reçu les honneurs du doctorat, il passa à Venise, où il exerça sa profession avec beaucoup de succès. A la mort d'Horace Augenius, on le rappela à Padoue pour y enseigner la théorie; il y commença ses leçons en 1611, et les continua pendant treize ans avec un grand concours d'auditeurs. Comme on le demandait fort souvent à Venise pour y traiter des malades de la première distinction, et que sa santé se dérangeait par la longueur de ces courses de quatre-vingt-dix lieues, il abandonna sa chaire pour s'attacher uniquement à la pratique. On reçut sa démission, mais on lui continua ses honoraires; et ce fut avec cette marque de l'estime publique qu'il alla se fixer pour toujours à Venise. Santorius était alors âgé de 63 ans. Il en avait 75 à sa mort arrivée en 1636. Son corps fut enterré dans le cloître des Servites de Venise, et on lui éleva une statue de marbre dans l'église de ces religieux. Il légua, par son testament, une somme annuelle au collége des médecins de la même ville, qui, en reconnaissance de ce bienfait, charge tous les ans un de ses membres de prononcer un discours à sa louange, ainsi qu'il est de coutume à Londres pour honorer la mémoire du célèbre Harvée et des autres bienfaiteurs du collége.

Santorius était si persuadé que la santé et les maladies dépendent de la manière dont se fait la transpiration insensible par les pores du corps, qu'il fit un grand nombre d'expériences pour confirmer son opinion. Il se mit dans une balance faite exprès, et en pesant tous les aliments qu'il prenait, ainsi que tout ce qui sortait sensiblement de son corps, il parvint, au moyen de cette balance, à déterminer le poids et la quantité de la transpiration insensible, et son rapport avec les aliments qui l'augmentent ou qui la diminuent. Il trouva, par exemple, que si l'on mange et si l'on boit en un jour la quantité de huit livres, il en sort environ cinq par la transpiration. Comme ses expériences ont été poursuivies pendant plusieurs années, il s'est tellement appliqué à la recherche des faits et des raisons qui pouvaient convaincre les esprits de la vérité de son système, qu'il a cru n'avoir rien laissé à désirer à cet égard. Ce système n'est cependant point aussi général qu'il a voulu le faire croire, parce que la diversité de climats et de tempéraments différencie beaucoup les conséquences qu'il en a tirées. Mais il n'en est pas moins estimable pour le fond; il lui a même fait tant d'honneur chez ses contemporains, qu'il a excité la jalousie de ses ennemis, dont les hommes de mérite ne manquent jamais. On a accusé Santorius d'avoir copié ce que le cardinal de Cusa avait recueilli sur cette matière dans le seizième siècle, et Hippolyte Obicius l'a calomnieusement chargé d'avoir transcrit Jérôme Thebaldus. — Les réflexions de ce médecin sur la transpiration et l'influence qu'elle a sur la santé, sont rédigées en aphorismes dans l'ouvrage qu'il a donné au public en sept sections. Au moment où cet ouvrage parut, on traça sur la muraille des écoles de Padoue une espèce d'emblème à l'honneur de son auteur; on y voyait le nom de Santorius, par-dessous une balance pour symbole, et ces mots pour devise :

HAC STAT SALUS.

Mais une main ennemie a effacé ce faible témoignage de la reconnaissance publique. Les nombreuses éditions qu'on a données du traité dont il est question sont des monuments plus durables, que le temps ne détruira jamais; il est peu d'ouvrages qui aient été autant de fois mis au jour et en tant de langues, comme on peut en juger par la notice suivante :

Ars de statica medicina. Veneliis, 1614, in-12. *Ibidem*, 1634, in-16, avec la réponse de l'auteur à une critique intitulée : *Staticomastix, seu, Artis staticæ demolitio*, par Hippolyte Obicius.

Lugduni-Batavorum, 1642, in-12. *Ibidem*, 1711, in-12, avec le commentaire de Martin Lister. *Ibidem*, 1713, in-12, avec le *Staticomastix*. *Ibidem*, 1728, in-12. *Hagæ Comitis*, 1650, 1657, in-12. *Lipsiæ*, 1670, in-12. *Londini*, 1701, in-8º, avec les commentaires de Lister. *Patavii*, 1713, in-12, avec les commentaires de Lister et de Baglivi. *Parisiis*, 1725, deux volumes in-12, avec des augmentations par Noguez, sous ce titre : *De statica medicina aphorismorum explanatio physico-medica, cui statica medicina, tum gallica Clar. Dodart, tum britanica Clar. Keill, notis aucta accedit. Duisburgi*, 1753, in-12. *Parisiis*, 1770, in-12, avec les notes et les commentaires de M. Lorry. Les traductions sont : en italien, Rome, 1704, in-12, par Baglivi qui y a joint ses *Canones de medicina solidorum*. Padoue, 1727, in-4º, par Charles François Cogrossi, sous le titre de *Medicina italiana nelle quali le invenzioni del Santorio*. Venise, 1743, par Chiari. En anglais, Londres, 1718, in-8º, par Jean Quincy ; dans la même ville, 1723, in-8º. En français, par Le Breton, Paris, 1722, in-12, sous ce titre : *La médecine statique de Santorius, ou l'art de conserver la santé par la transpiration*. En allemand, par Jean Timmius, Brême, 1736, in-8º. — Santorius ne s'est pas borné à sa Statique, il a donné plusieurs autres ouvrages, dont le recueil a paru à Venise en 1660, quatre volumes in-4º. Les éditions particulières sont : — *Methodi vitandorum errorum omnium qui in medicina contingunt, libri XV. Venetiis*, 1602, 1603, in-folio, 1803, in-8º, 1630, in-4º. *Genevæ*, 1631, in-4º, avec un opuscule du même auteur, qui est intitulé : *De inventione remediorum.* — *Commentaria in primam Fen primi libri canonis Avicennæ. Venetiis*, 1625, in-folio, 1646, in-4º. On y trouve quelques remarques anatomiques. — *Commentaria in primam sectionem Aphorismorum Hippocratis. Venetiis*, 1629, in-4º, avec le traité intitulé : *De inventione remediorum*. La doctrine d'Hippocrate est bien rendue dans ces commentaires. L'auteur observe que si les aphorismes de ce père de la médecine paraissent quelquefois contraires les uns aux autres, cela vient de ce qu'on ne les lit point dans l'ordre que Galien y a mis.

Commentaria in Artem medicinalem Galeni. Venetiis, 1613, in-folio, 1630,

in 4º. *Lugduni*, 1632, in 4º. — Santorius inventa un pulsiloge pour distinguer la différence des battements du pouls chez les malades. Il fut le premier qui se servit du thermomètre, pour déterminer le degré de chaleur du corps dans les différents temps de la maladie, ainsi que chez les différents sujets qui sont attaqués du même mal. On lui doit encore plusieurs nouveaux instruments de chirurgie. Dans sa façon de faire la médecine, il s'afficha toujours comme ennemi juré des empiriques et de ces remèdes inutiles qu'ils vantent avec tant de faste, comme les pierres précieuses, les perles, l'or, la corne de rhinocéros, etc.; il donne cependant lui-même dans certains raffinements qui ne sont propres qu'à amuser les malades. Tels sont ses lits et ses bains suspendus, invention qu'il avait copiée d'Asclépiade.

Ap. J.-C. 1562 *environ*.—RIOLAN (Jean) était d'Amiens. Il fit de grands progrès dans les sciences et dans la littérature ; car outre les langues savantes qu'il écrivait et parlait avec une facilité admirable, il n'y avait pas d'auteur ancien qu'il ne connût parfaitement et dont il ne fût en état de faire l'analyse. — Riolan régenta la physique au collège de Boncour à Paris, prit le bonnet de docteur dans la faculté de médecine de cette ville vers l'an 1574, fut choisi doyen en 1586, continué en 1587, et mourut le 18 du mois d'octobre 1606. Il a été un des plus illustres ornements de la faculté de Paris, et l'un des plus grands partisans de la doctrine d'Hippocrate, qu'il a défendue avec beaucoup de zèle contre les chimistes. Ses ouvrages, qui seront un monument éternel de sa capacité, furent recueillis en un volume in-folio, dans lequel on a inséré plusieurs traités posthumes : l'édition est de Paris, 1610, sous le titre d'*Opera omnia, tam hactenus edita quam posthuma*. On a publié séparément :

De primis principiis rerum naturalium libri tres. Parisiis, 1571, in-8º. *Montebelgardi*, 1588, in-8º. — *Ad impudentiam quorumdam chirurgorum qui medicis æquari et chirurgiam publice profiteri volunt, pro veteri dignitate medicinæ apologia philosophica. Parisiis*, 1577, in-12. Cet ouvrage est une espèce de déclaration de guerre contre les chirurgiens. Riolan s'élève contre ceux qui voulaient de son temps enseigner la chirurgie, sans avoir aucune connaissance des belles-lettres ; et de nos jours, on a réclamé contre les chirurgiens qui se paraient du titre de maître-ès-arts. C'est ainsi que la passion aveuglant les hommes leur fait adopter des systèmes contraires, que l'esprit dominant du corps auquel ils sont attachés s'efforce toujours de tourner à son avantage. Cet écrit de Riolan fut suivi de différentes pièces que l'un et l'autre publièrent pendant le cours de la même année 1577. — *Commentarii in sex posteriores physiologiæ Fernelii libros. Parisiis*, 1577, in-8°. *Montebelgardi*, 1589, in-8°. *Antverpiæ*, 1601, in-8°. — *Ars bene medendi. Lugduni*, 1589, in-8°, avec *Alphonsi Rertocii Methodus medendi. Parisiis*, 1601, in 8°. — *Ad libros Fernelii de abditis rerum causis Commentarii. Parisiis*, 1598, in-12, 1602, in-8°. — *Universæ medicinæ compendium. Ibidem*, 1598, in-8°. *Basileæ*, 1601, in-12. Il y a encore une édition de Bâle de 1629, in-8°, par les soins d'Emmanuel Stupan, sous le titre d'*Artis medicinalis theoricæ et practicæ systema*. — *Ad Libavii maniam responsio, pro censura scholæ parisiensis contra alchymiam lata. Parisiis*, 1600, in 8°.—*Chirurgia. Lipsiæ*, 1601, in-8°. *Parisiis*, 1618, in-8°. En français, Paris, 1609, in-12. — *Prælectiones in libros physiologicos et de abditis rerum causis. Accesserunt opuscula quædam philosophica. Parisiis*, 1602, in-8°.—*De febribus. Ibidem*, 1640, in-8°.

Ap. J.-C. 1563. — LEPOIS (Charles), plus connu sous le nom de Carolus Piso, vint au monde à Nancy en 1563. Nicolas, son père, l'envoya dès l'âge de 13 ans au collége de Navarre à Paris, où il demeura pendant cinq ans. Il y étudia les langues, les belles-lettres et la philosophie avec le plus grand succès. Le désir qu'il avait de se rendre habile, fit qu'il ne se rebuta de rien ; car toute dure que fût la manière de vivre des écoliers de ce temps-là, il ne se plaignit que de la rareté du feu, qui, pendant un hiver très-rigoureux, lui occasionna une douleur de tête à laquelle il fut long-temps sujet. Il prit les degrés de maître-ès-arts en l'université de Paris l'an 1581, et commença bientôt après à fréquenter les écoles de médecine, où il eut pour maîtres Louis Duret, Simon Pietre, Michel Marescot ; noms connus et au-dessus de tout éloge. Il étudia pendant qua-

tre ans entiers dans la faculté, après lesquels il voulut connaître par lui-même les grands personnages qui enseignaient alors la médecine en Italie. Il se rendit en 1585 à Padoue, où il demeura deux ans ; mais avant que de revenir en Lorraine il vit le reste de l'Italie et surtout les savants, avec qui il pouvait déjà se mesurer.

Au commencement de 1588, il se présenta à la faculté de médecine de Paris pour y prendre des grades ; il fut reçu bachelier en la même année, et à la licence en 1590. Il quitta alors Paris sans prendre le bonnet de docteur, parce que le rare désintéressement de son père lui avait laissé si peu de ressource dans son patrimoine, que l'argent lui manqua pour faire la dépense de cette cérémonie. Il revint donc à Nancy, où le duc Charles III le fit son médecin consultant et voulut toujours l'avoir de service, soit à la cour, soit dans les voyages. En 1603 Lepois accompagna ce prince aux eaux de Spa, qu'il lui avait conseillé de prendre pour la gravelle à laquelle il était sujet. En 1617 il suivit le duc Henri II dans un voyage qu'il fit à Francfort, sans faire mention de plusieurs autres où ce médecin lui tint toujours compagnie et reçut des preuves continuelles de ses plus grandes bontés. Ce fut à sa sollicitation que le duc Henri établit une faculté de médecine à Pont-à-Mousson, dont il fut déclaré doyen et premier professeur. En conséquence, il retourna à Paris pour y prendre le bonnet de docteur qu'il reçut le 14 mai 1598 des mains de maître Jean Beauchesne. Muni de ce grade, qui le mettait en état de le conférer à d'autres, il alla à Pont-à-Mousson, où il eut pour collègue Toussaint Fournier, son parent, homme distingué par son savoir, et ils commencèrent à enseigner dans les écoles de cette ville au mois de novembre 1598. — Lepois s'acquitta de sa charge de professeur avec toute l'exactitude qu'elle exige. Ce fut pour lui un nouveau motif de lire tout ce qui concernait sa profession, de méditer pour en discerner le vrai d'avec le faux, et toujours de consulter l'expérience, afin de reconnaître les mouvements les plus secrets de la nature. Il avait appris un grand nombre de langues ; outre le français, le grec et le latin, il possédait encore l'italien, l'espagnol, l'arabe et l'hébreu. Une si vaste érudition était jointe à un jugement solide et profond, qu'il fortifiait souvent par l'étude des mathématiques. Il ne connaissait de passion que l'étude et le désir de perfectionner la médecine, ainsi que de la simplifier, en la dépouillant des épines dont la subtilité des Arabes et des scolastiques l'avait embarrassée. Il était au dessus des préjugés vulgaires : comme il chérissait singulièrement les ouvrages d'Hippocrate, il suivait aussi sa méthode. Il était grand et bon observateur, et par conséquent habile praticien. Il se reconnaît redevable de ses plus grandes découvertes aux fréquentes ouvertures des cadavres, et il excite les médecins curieux de leur profession à n'en négliger aucune. Ses mœurs répondaient aux qualités de son esprit. On admirait cette simplicité antique qui a toujours fait le caractère des grands médecins. Incapable et ennemi de toute charlatanerie, il aima mieux quelquefois la laisser triompher, que de se compromettre avec des envieux qui cherchaient moins à guérir les malades, qu'à se faire valoir et à s'enrichir. Cette route, qui est la moins frayée pour se faire connaître, est cependant la plus certaine et la plus estimable. Sans qu'il travaillât à faire éclater son mérite, parce qu'il en avait un véritable, il fut reconnu partout pour le meilleur praticien de son temps; il fut le médecin de tout ce qu'il y avait d'honorable en Lorraine. Son dévouement à sa chère patrie fut la cause de sa mort; il était venu à Nancy pour soulager les pestiférés, et il succomba lui-même à la maladie pendant l'été de l'an 1633. Mais ses ouvrages le feront vivre à jamais dans la mémoire des médecins qui aiment leur profession; voici les titres sous lesquels ils ont paru :

Caroli III, serenissimi, potentissimique ducis Lotharingiæ etc., Macarismos, seu, felicitatis et virtutum egregio principe dignarum coronæ. 1609, in-4°. — *Selectiorum observationum et consiliorum de præteritis hactenus morbis, effectibusque præter naturam ab aqua, seu serosa colluvie et diluvie, ortis, liber singularis. Ponte ad Monticulum,* 1618, in-4°. *Lugduni-Batavorum,* 1639, in-12, 1650, in-8°. *Francofurti et Lipsiæ,* 1674, in-8°. *Lugduni-Batavorum,* 1714, in-4°. Le célèbre Boerhaave a jugé si avantageusement de cet ouvrage, qu'il en a procuré une nouvelle édition, avec une préface de sa façon : *Lugduni-Batavorum,* 1733, in-4°. Il y en a une autre, *Amstelodami,* 1768, in-4°. Ce traité a

mérité à Charles Lepois la réputation dont il a si justement joui. Il y donne l'histoire des maladies suivant la méthode des plus célèbres médecins de l'antiquité. On en a extrait quelques observations choisies, qui ont été imprimées chez Elzévir en 1639, in-12, sous le titre de *Piso enucleatus.* — *Physicum cometæ speculum. Ponte ad Montionem,* 1619, in-8°. — *Discours de la nature, causes et remèdes tant curatifs que préservatifs des maladies populaires, accompagnées de dysenterie et autres flux de ventre.* Pont-à-Mousson, 1623, in-12. — *Ludovici Mercati Institutiones ad usum et examen eorum qui artem luxatoriam exercent. Francofurti,* 1625, in-folio. Il a traduit cet ouvrage de l'espagnol.

Apr. J.-C. 1564 environ. — BOTAL (Léonard), écrivain du seizième siècle, était d'Asti en Piémont. Il prit le bonnet de docteur à Pavie, et passa en France, où il fut médecin ordinaire des rois Charles IX et Henri III. C'est dans les hôpitaux que Botal s'instruisit de la pratique; et comme il profita encore des grandes occasions qu'il eut d'observer les maladies dans les armées, et qu'il y fit même la chirurgie sous l'œil et la direction de son frère, il acquit tant de connaissances dans l'une et l'autre de ces parties, qu'il se trouva en état de nous donner des ouvrages qui ont beaucoup contribué à sa réputation. Mais aucun n'a fait plus de bruit que celui qu'il a écrit sur la cure des maladies par la saignée. Malgré tout ce que Bonaventure Grangier, docteur de la faculté de Paris, a publié contre la nouvelle méthode, Botal n'a que trop réussi à faire adopter ses opinions. Les circonstances étaient favorables pour lui; les médecins avaient presque tous adopté la maxime de purger dans la plupart des maladies, sans trop songer à pratiquer la saignée, ou au moins, à la réitérer dans les cas les plus urgents : en général, on n'usait de ce remède qu'avec beaucoup de modération. Mais notre auteur prétendit que la saignée devait être employée plus universellement; en un mot, qu'elle convenait dans la plupart des circonstances de presque toutes les maladies. Les systèmes qui sont poussés trop loin, ne sont pas sans défauts; celui de Botal sur la fréquence de la saignée n'en est sûrement point exempt : cependant, on aurait tort de mettre sur le compte de cet écrivain tous les écarts dans lesquels ont donné les phlébotomistes qui s'étaient rangés de son opinion. Non-seulement on a vu les académies adopter ses maximes, et des nations entières embrasser son système; mais les unes et les autres ont renchéri par leur conduite sur ce qu'il avait écrit, et elles ont cru qu'on ne pouvait saigner assez dans la plupart des maladies. Les médecins français se sont distingués sur tous les autres au sujet de la fréquence de la saignée; plus hardis que Botal, ils l'ont poussée à un point qui a arraché les plaintes amères dont un des premiers médecins du royaume a rempli l'ouvrage qu'il a publié, en 1759, sur les abus de cette pratique. « Il est des temps, dit-il » page 4 de son avant-propos, où la vé- » rité rencontre autant d'opposition, que » l'erreur a de suffrages; mais la der- » nière périt enfin par l'excès de son » étendue. Il semble que nous touchons » à cette heureuse révolution sur l'ar- » ticle de la saignée. Plusieurs médecins » qui en croyaient la fréquence indispen- » sable dans presque toutes les maladies, » reconnaissent enfin combien la modé- » ration est importante à l'égard de ce » remède. Puissent les raisons que je pré- » sente dans cet ouvrage, ébranler le reste » des grands phlébotomistes! » Les inté- rêts de l'humanité, dont cet auteur plaide la cause, l'ont quelquefois transporté au delà de lui-même. Il s'échappe de temps en temps; ses expressions sont vives, et il en fait l'aveu. Voici les traits qu'il lance, page 21 de son ouvrage, sur le compte du médecin qui fait le sujet de cet article : « Peu de remèdes ont mis » plus de division que la saignée, parmi » les médecins de tous les siècles. Ils » l'avaient cependant renfermée dans » certaines bornes, même parmi nous, » jusqu'au temps de Botal; mais la bonté » de ce remède dégénéra en poison entre » les mains de ce téméraire. Il osa se » vanter d'avoir renversé les principes » d'Hippocrate et ceux de tous les pères » de la médecine. Il n'en est pas moins » vrai cependant, qu'on n'a fait que ren- » chérir sur les extravagances de ce vi- » sionnaire. On les a portées si loin, que » la postérité regardera comme fabu- » leuse, la pratique de nos jours sur la » saignée. »

On conviendra que Botal n'est guère épargné dans ce passage : mais comme s'il eût dû ne l'être jamais, il a encore été plus maltraité par l'Histoire de l'anatomie et de la chirurgie, qui en parle dans les termes les plus avilissants. Il s'agit de la découverte du trou ovale dans le fœtus, dont quelques anatomistes ont fait honneur au médecin qui fait le sujet de cet article. Il est vrai qu'il a publié là-dessus quelques écrits, comme : *De via sanguinis a dextro ad sinistrum cordis ventriculum : Sententia de via sanguinis in corde : Judicium Apollinis circa opinionem de via sanguinis.* Il est vrai encore qu'on voit la figure du trou ovale, avec une assez mauvaise théorie, dans le livre de Botal, intitulé : *De catarrhis commentarius.* Mais on pouvait se borner à dire que cela ne devait point procurer à ce médecin l'honneur de donner son nom au trou ovale, puisqu'il était connu long-temps avant lui; et même de Galien, qui en parle fort clairement. — Jean Van Hoorne n'a point traité Botal avec l'injustice qu'on remarque dans le procédé de l'historien de l'anatomie et de la chirurgie. Bien loin de condamner ses ouvrages à un oubli éternel, il en a publié le recueil à Leyde en 1660, in-8°, sous le titre d'*Opera omnia medica et chirurgica.* Voici les éditions séparées que nous en avons :

Liber de luis venereæ curandæ ratione. Parisiis, 1563, in-12. Il y parle de différentes méthodes d'administrer le mercure. — *De curandis vulneribus sclopetorum. Lugduni*, 1560, in-8°. *Venetiis*, 1566, 1567, in-8°. *Francofurti*, 1575, in-4°. *Antverpiæ*, 1583, in-4°, avec les ouvrages d'Alphonse Ferrius et de Jean-François Rota sur la même matière. En allemand, *Nuremberg*, 1676, in-8°. C'est le meilleur traité qui soit sorti de la plume de Botal. Il y réfute solidement le système qui suppose un caractère vénéneux dans les plaies d'armes à feu; il y parle de plusieurs instruments de chirurgie également simples et commodes; il y vante beaucoup le trépan, dont on faisait peu d'usage de son temps; il y condamne la méthode de ceux qui se servent de longues et grosses tentes dans les pansements. — *Commentarioli duo, alter de medici, alter de ægroti munere. Lugduni*, 1565, in-8°, avec les pièces suivantes : *Admonitio fungi strangulatorii. De catarrhis commentarius. De lue venerea. De vulneribus sclopetorum.—De curatione per sanguinis missionem liber. De incidendæ venæ, cutis scarificandæ et hirudinum affigendarum modo. Lugduni*, 1577,

1580, in-8º. *Antverpiæ*, 1583, in-8º. *Lugduni*, 1655, in-8º. Il y combat l'opinion de ceux qui admettent la révulsion, la dérivation et le choix des veines, et il soutient qu'il est indifférent de piquer telle ou telle veine, pourvu qu'on préfère les grosses aux petites. Il s'étend assez au long sur le mécanisme de la saignée, et il la conseille dans presque toutes les maladies. Il y a de très-bonnes choses dans ce qu'il dit à ce sujet; mais il est important de n'en faire usage qu'avec modération et prudence.

Ap. J.-C. 1564. — PAAW (Pierre), dit Pavius, naquit à Amsterdam en 1564. Il commença ses premières études à Amersfort, sous Jean Gesselius, et les finit dans sa patrie. A l'âge de seize ans, il se rendit à Leyde pour y faire son cours de médecine; et après avoir assisté aux leçons de Bontius, d'Heurnius et de Rembert Dodoens pendant quatre ans, il alla à Paris pour y profiter de celles de Duret et de Jean Fabre. De Paris il passa à Orléans et delà à Nantes, descendit la Loire et s'embarqua pour le Danemark. Comme le but de ses voyages était de se perfectionner dans la médecine, il poussa ses courses jusqu'à Rostock, où il reçut le bonnet de docteur en 1587, et se mit ensuite en chemin pour l'Italie. Il y fréquenta les écoles de Padoue et ne manqua aucune des dissections du célèbre Fabrice d'Aquapendente. — Paaw était né avec un tempérament mélancolique; et de ce chef, il n'en fut peut-être que plus propre à tirer parti de la profondeur des méditations qui perfectionnèrent ses talents. Mais comme il avait encore l'esprit perçant et la mémoire sûre, il acquit de si grandes connaissances, et se fit tant de réputation à son retour à Leyde, qu'il obtint une chaire, en 1589, dans les écoles de médecine de cette ville. Dès qu'il se vit fixé par cet emploi, il épousa Marie, fille de Jean Hautin, secrétaire de Leyde. Toute son ambition fut alors de remplir honorablement la chaire qu'on lui avait confiée; il y mérita, en effet, l'estime du public et de ses collègues : il en fut même regretté à sa mort arrivée le 1er jour d'août 1617, à l'âge de 54 ans. On lui doit les ornements qui parèrent le théâtre anatomique de Leyde dans son établissement, ainsi que la formation du jardin botanique de cette ville. On lui doit encore les ouvrages suivants :

Tractatus de exercitiis, lacticiniis et bellariis. Rostochii. — *Notæ in Galenum de cibis boni et mali succi. Ibidem.* Il y a apparence que ces deux pièces sont les dissertations qu'il soutint lorsqu'il prit ses degrés à Rostock. — *Hortus publicus academiæ Lugduno-Batavæ, ejus iconographia, descriptio, usus; addito quas habet stirpium numero et nominibus. Lugduni-Batavorum*, 1601, in-12, 1603, 1629, in-8º. — *Primitiæ anatomicæ de humani corporis ossibus. Ibidem,* 1615, in-4º, avec des figures de sa façon sur les sinus du crâne. *Amstelodami,* 1633, in-4º. — *Succenturiatus anatomicus, continens commentaria in Hippocratem de capitis vulneribus. Additæ sunt annotationes in aliquot capita libri octavi C. Celsi. Lugduni-Batavorum,* 1616, in-4º. — *Notæ et commentarii in epitomem anatomicam Andreæ Vesalii. Ibidem,* 1616, in-4º. *Amstelodami,* 1633, in-4º. — *De valvula intestini epistolæ duæ. Oppenheimii,* 1619, in-4º, avec la première centurie des lettres de Guillaume-Fabrice Hildanus. L'auteur nie l'existence de la valvule du colon. — *De peste tractatus, cum Henrici Florentii additamentis. Lugduni-Batavorum,* 1636, in-12. — *Anatomicæ observationes selectiores. Hafniæ,* 1657, in-8º. On les a insérées dans les 3e et 4e centuries des histoires anatomiques et médicinales de Thomas Bartholin. — *Methodus anatomica.* Cet ouvrage est demeuré manuscrit; M. de Vick, médecin d'Amsterdam, l'avait dans sa bibliothèque.

Après Jésus-Christ 1565 *environ.* — BERGHEN (Gérard VAN), médecin juré d'Anvers, mourut dans cette ville le 15 septembre 1583, et fut enterré dans l'église de Saint-Jean. Il ne se contenta pas de voir des malades; il s'appliqua à l'observation, et fit beaucoup de recherches sur les maladies les plus rebelles aux remèdes que prescrit la médecine. C'est dans les ouvrages suivants qu'il a déposé les connaissances qu'il avait acquises sur cet objet : — *De pestis præservatione. Antverpiæ,* 1565, 1586, in-8º. *Ibidem,* 1587, in-16, avec le livre *De herba panacea,* qui est de la façon de Gilles Everard. — *De præservatione et curatione morbi articularis et calculi libellus. Ibidem,* 1584, in-8º. — *De consultationibus medicorum et methodica febrium curatione. Item de dolore penis. Antverpiæ,* 1586, in-8º.

Apr. J.-C. 1566 *environ.* — FIENUS ou FYENS (Jean), médecin du seizième siècle, était d'Anvers ou du moins du diocèse d'Anvers. Il fut élevé parmi les enfants de chœur de l'église principale de Bois-le-Duc ; mais dès qu'il se trouva en âge de commencer le cours de ses études, il s'y livra tout entier, et parvint enfin, par l'assiduité de son travail, au comble de ses souhaits, qui était le doctorat en médecine. Il exerça cette profession pendant un grand nombre d'années à Anvers, où la réputation qu'il s'était acquise lui mérita la charge de médecin-pensionnaire. Cette charge et la considération dont il jouissait d'ailleurs dans cette ville, l'avaient déterminé à y finir ses jours : mais le duc de Parme ayant mis le siége devant Anvers, en 1584, Fienus se retira à Dordrecht, où il mourut l'année suivante. Une note écrite à la fin de son livre dans l'exemplaire qui se trouve à la bibliothèque académique de Louvain, porte : *Obiit D. Joannes Fyenus immatura morte Dordraci Hollandiæ* A° 1585, *Julii die decima, cujus anima requiescat in cœlis.* Suivant M. Paquot, cette note paraît être du temps : une autre main a ajouté : *Uxor ejus vero eum secuta* 1601, *Julii* 22, *Antverpiæ.* Au reste, Swertius dit qu'il mourut le 2 août, et qu'il fut enterré dans l'église principale de Dordrecht, avec cette inscription sur son tombeau :

DOCTOR JOANNES FIENUS MEDICUS
ANTVERPIANUS OBIIT II AUG.
ANNO MDLXXXV.

L'ouvrage suivant est de la façon de ce médecin : — *De flatibus humanum corpus molestantibus commentarius novus ac singularis. Antverpiæ,* 1582, in-12. *Heidelbergæ,* 1589, in-8°. *Francofurti,* 1592, in-12, avec les notes de Liévin Fischer. *Amstelodami,* 1643, in-12. *Hamburgi,* 1614, in-12. En flamand, Amsterdam, 1668, in-12. Fienus n'a pas écrit en simple commentateur, comme faisaient la plupart des médecins de son temps ; il a l'air original. Et comme il se fonde sur une longue expérience et va droit à la pratique, il ne s'arrête point à toutes ces vaines spéculations qui éblouissent plus qu'elles n'éclairent. On trouve parmi les œuvres d'Hippocrate un petit traité sur la même matière, qui, au jugement de Fienus, est écrit plus savamment qu'utilement. Il a d'autant

plus raison d'en parler ainsi, que ce traité est encore regardé aujourd'hui comme supposé, et ne portant point l'empreinte du génie d'Hippocrate.

Apr. J.-C. 1566 *environ.* — HERY (Thierry DE) était de Paris. Il étudia la chirurgie dans l'école de Saint-Louis, et se rendit en même temps avec assiduité à l'Hôtel-Dieu, où il tira de l'expérience de ses maîtres des lumières beaucoup plus utiles que celles qu'il avait puisées dans le jargon théorique des écoles. La plupart des historiens ajoutent qu'il étudia aussi la chirurgie sous Antoine Saillard et Jacques Houllier, tous deux docteurs de la faculté de Paris ; mais comme le premier n'a point enseigné qu'après l'an 1531, et le second après l'an 1535, il est évident que de Héry n'a point suivi les leçons de ces docteurs, que plusieurs années après son retour de Rome. La guerre que François Ier porta en Italie fournit à notre chirurgien l'occasion d'employer ses talents. Il suivit l'armée de ce prince pendant toute cette guerre ; mais après la bataille de Pavie, donnée le 24 février 1525, il se rendit à Rome, où il s'appliqua à la guérison des vérolés dans l'hôpital de Saint-Jacques, dit des Incurables. La méthode de Carpi, cet inventeur des frictions mercurielles, le frappa tellement, qu'il se mit à en observer les effets avec la plus scrupuleuse attention. Rempli des connaissances qu'il avait acquises, il revint dans sa patrie, et il s'y distingua par la prudence avec laquelle il administra le mercure. Ce remède n'était point encore généralement adopté en Italie ; il avait fait plus de fortune en France, et les plus célèbres médecins de Paris l'avaient approuvé : malgré les oppositions de Fernel, qui n'en voulait point. Le parti qu'en tira de Héry dans le traitement de la vérole contribua cependant à accréditer les frictions ; et par elles, ce chirurgien acquit la plus grande réputation et des richesses plus grandes encore. On dit que son gain monta à plus de cent cinquante mille écus, somme assez rare dans ce temps-là dans les coffres d'un particulier. Mais la fortune ne l'éblouit pas ; elle ne lui communiqua point les vices qui la suivent, c'est-à-dire, la hauteur et la dureté. Au contraire, elle développa encore mieux les qualités bienfaisantes de son cœur ; car il fut compatissant envers les malades, tendre envers les pauvres, ami fidèle de ceux avec qui il était lié, sociable avec tout le monde. Sa reconnaissance s'étendit même jusqu'aux morts, s'il en faut croire une tradition aussi ridicule que singulière. On dit qu'étant allé à l'église de Saint-Denis, il voulut voir d'abord le tombeau de Charles VIII. Après s'être arrêté quelque temps dans un morne silence devant ce monument, il se mit à genoux comme s'il eût été devant un objet de vénération. Ce mouvement de piété surprit ceux qui étaient autour de lui; ils s'imaginèrent qu'il rendait à Charles VIII le culte qu'on rend aux saints. Un religieux crut qu'il fallait désabuser cet homme simple et crédule. Non, répondit Héry, je n'invoque pas ce prince, je ne lui demande rien; mais il a apporté en France une maladie qui m'a comblé de richesses, et pour un si grand bienfait je lui rends des prières, que j'adresse à Dieu pour le salut de son âme. On avait auparavant fait le même conte à l'égard d'un autre chirurgien, nommé Maître-Jean; et delà il paraît que cette histoire peut être mise au nombre des fables, que les esprits à saillies se plaisent si souvent à imaginer après coup.

Devaux met la mort de Thierry de Héry au 12 mai 1599; mais Ambroise Paré dit qu'elle arriva avant l'an 1585, et c'est ainsi qu'il en parle dans la préface du dix-neuvième livre de ses OEuvres. Quant aux écrits du chirurgien dont nous parlons, on n'en connaît d'autre que celui qui traite des maux qui l'ont occupé et enrichi. L'essai qu'il a donné au public, passe pour un ouvrage accompli chez quelques auteurs; mais on ne peut s'empêcher de remarquer que son principal mérite consiste dans la manière avec laquelle il a compilé les livres des Italiens sur cette matière. On doit cependant lui en savoir gré; car après tout, il est le premier qui ait écrit en français sur les maladies vénériennes. Voici le titre de son ouvrage : — *La méthode curatoire de la maladie vénérienne, vulgairement appelée grosse vairolle, et de la diversité de ses symptômes : composé par* Thierry de Héry, *lieutenant du premier barbier-chirurgien.* Paris, 1552, 1569, 1634, in-8°.

Apr. J.-C. 1566. — JESSENIUS, DE JESSEN (Jean), noble hongrois, vint au monde en 1566. Le goût qu'il prit pour la médecine l'engagea à voyager; et après avoir étudié dans plusieurs universités, il vint se mettre sur les bancs de celle de Wittemberg, où il reçut les honneurs du doctorat. Les preuves qu'il donna de la supériorité de ses talents dans les écoles de Wittemberg, firent souhaiter aux professeurs de cette académie de l'avoir pour leur collègue; il y enseigna effectivement la médecine, on le nomma même recteur de l'université en 1597. Mais bientôt après il se rendit à Prague; et comme il s'y fit également estimer, on l'honora encore de la charge de recteur en 1601. La conduite qu'il tint dans cette dernière ville a cependant noirci le mérite qu'on lui reconnaissait du côté des sciences. Il se mit du parti des rebelles qui s'assemblèrent à Prague et déposèrent Ferdinand II, le 19 août 1619; mais il paya de sa tête ce crime de félonie, et périt sur l'échafaud au mois de juillet 1621. Voici la notice des ouvrages que ce médecin a donnés au public :

Zoroaster. Wittebergæ, 1593. — *De plantis. Ibidem,* 1601, in-4°.— *De cute et cutaneis affectibus. Ibidem,* 1601, in 4°. — *Programma de origine et progressu medicinæ. Ibidem,* 1600, in-8°. — *Anatomiæ, Pragæ anno* 1600 *abs se solemniter celebratæ, historia.* Item, *de ossibus tractatus. Wittebergæ,* 1601, in-8°. Le célèbre Haller regarde cette histoire anatomique comme un assez bon abrégé, dans lequel l'auteur a beaucoup suivi Vésale; mais au rapport de Portal, il a tronqué plusieurs descriptions de cet anatomiste. Portal avoue cependant que Jessénius est le premier qui soit entré dans quelques détails sur la prononciation des mots, qu'il déduit des mouvements particuliers de la langue. Quoique tout ce qu'il en a dit ne soit pas exactement vrai, on ne peut disconvenir qu'il n'ait avancé de bonnes choses. — *Vita et mors Tychonis Brahei. Hamburgi,* 1601, in-4°. — *Institutiones chirurgicæ, quibus universa manu medendi ratio ostenditur. Wittebergæ,* 1601, in-8°. C'est un précis de chirurgie fort défectueux. — *De generationis et vitæ humanæ periodis. Ibidem,* 1602, in-4°. *Oppenheimii,* 1610, in-8°. — *Andreæ Vesalii, anatomicarum Gabrielis Fallopii observationum examen. Hanoviæ,* 1609, in 8°. — *De sanguine vena secta dimisso judicium. Pragæ,* 1618, in-4°. *Francofurti,* 1618, in-4°. *Norimbergæ,* 1668, in-12. Il prétendait pouvoir connaître le plus grand nombre des maladies à l'inspection du sang; mais il n'est pas le premier dont les prétentions aient été démenties par l'expérience. — *Historica relatio de Rustico Bohemo cultrivorace. Hamburgi,* 1628, in-8°.

Ap. J.-C. 1567 *environ.* — FUCHS ou FUSCHIUS (Remacle), natif de Limbourg, ville capitale de la province de ce nom dans les Pays-Bas, est encore connu sous le nom de Remacle de Limbourg. Il fit son cours d'humanités à Liége, chez les clercs de la vie commune, et passa ensuite en Allemage, où il s'appliqua à la médecine. Comme le séjour qu'il fit dans ce pays fut assez long, il en profita pour s'insinuer dans l'amitié des savants, entre autres d'Othon Brunfels qui lui fournit des matériaux pour ses Vies des médecins. Il revint de ses voyages vers l'an 1533, et passa le reste de ses jours à Liége, où son frère Gilbert, connu sous le nom de Philarète, lui résigna le canonicat qu'il avait dans la collégiale de Saint-Paul. Remacle mourut dans cette ville le 21 décembre 1587, dans un âge avancé, et fut enterré auprès de son frère. On marqua la date de sa mort par ce distique numéral :

JanI bIs sexo VIta, reMaCLe,
CaLenDas eXCUtens,
fRatRIs CLaRUs et ante VIgens.

Remacle Fuchs a été écrivain laborieux, ainsi qu'il paraît par le catalogue de ses ouvrages : — *De plantis antea ignotis, nunc studiosorum aliquot neotericorum summa diligentia inventis et in lucem datis, libellus. Una cum triplici nomenclatura, qua singulas herbas herbarii, et vulgus gallicum ac germanicum efferre solent.* C'est un volume in-12 de 60 pages non chiffrées, sans nom de ville, qui peut être regardé comme un petit dictionnaire botanique. Le même ouvrage a paru sous ce titre : *Nomenclaturæ plantarum omnium, quarum hodie apud pharmacopolas usus est magis frequens, juxta Græcorum, Latinorum, Gallorum, Italorum, Germanorum sententiam collectæ ordine alphabetico. Parisiis,* 1541, in-4°. *Venetiis,* 1542, in-8°. *Antverpiæ,* 1544, in-12. — *Morbi hispanici, quem alii gallicum, alii neapolitanum appellant, curandi per ligni indici, quod guaiacum, vulgo dicitur, decoctum exquisitissima methodus. Parisiis,* 1541,

in-8°. — *Illustrium medicorum, qui superiori sæculo floruerunt ac scripserunt, vitæ ut diligenter ita et fideliter excerptæ. Annexus in calce quorumdam neotericorum medicorum catalogus, qui nostris temporibus scripserunt, autore Symphoriano Campegio. Parisiis,* 1542, in 12. Le premier ouvrage, qui est de 128 pages, gros caractère, est fort superficiel; le second, qui ne tient que 9 pages, l'est encore plus : aussi sont-ce les premiers qui aient été faits sur cette matière. — *Historia omnium aquarum quæ in communi sunt hodie practicantium usu : item conditorum et specierum aromaticarum, quarum usus frequentior est apud pharmacopolas. Venetiis,* 1542, in-8°.—*De herbarum notitia, natura, atque viribus, deque iis, tum ratione, tum experientia investigandis, dialogus. De simplicium medicamentorum, quorum apud pharmacopolas frequens usus est, electione seu delectu, tabella. Antverpiæ,* 1544, in-16. — *Pharmacorum omnium, quæ in communi sunt practicantium usu, tabulæ decem.* Avec le *Lilium medicinæ* de Bernard Gordon. *Parisiis,* 1569, in-16. *Lugduni,* 1574, in-8°. Et séparément : *Venetiis,* 1598, in-folio.

Après Jésus-Christ 1568 *environ.* — FIORAVANTI (Léonard), docteur en philosophie et en médecine, était de Bologne. Ses contemporains l'admirèrent, non-seulement pour son savoir dans la médecine, mais encore pour sa dextérité à pratiquer la chirurgie; il fut cependant un véritable empirique, dont le témoignage ne mérite pas toujours une confiance entière. Il mourut le 4 septembre 1588, et laissa quelques ouvrages en italien, dans lesquels il se récrie fortement contre la saignée, et s'étend fort au long sur l'excellence des secrets qu'il affiche à tout propos. Voici les titres de ses ouvrages :
Dello specchio di scienzia universale. Venise, 1564, in-8°. Le Miroir de cet auteur a paru en français, de la traduction de Gabriel Chappuis. Paris, 1580, in-8°.—*Regimento della peste.* Venise, 1565, 1571, 1575, in-8°. — *Capricci medicinali.* Venise, 1568, 1571, 1573, 1595, in-8°. La dernière édition comprend le *Regimento della peste* et le *Tesoro della vita humana.* — *Il tesoro della vita humana.* Venise, 1570, 1582, in-8°. — *Compendio dei secreti naturali.* Turin, 1580, in-8°. Venise, 1581, 1595, 1620,

in-8°. — *Della fisica divisa in libri quattro*. Venise, 1582, 1603, in-8°. — *Chirurg'a*. Venise, 1588, 1676, in 8°.

Ap. J.-C. 1567 env.—CAPIVACCIO ou CAPO DI VACCA (Jérôme), médecin natif de Padoue, a tenu un rang distingué parmi ceux du seizième siècle. Il savait les langues, les belles-lettres, la philosophie; et les connaissances qu'il en avait étaient si étendues, qu'à ce titre seul il mérita la plus haute considération de la part de ses contemporains. Il passe encore pour un des meilleurs praticiens de son siècle; au moins il n'en est point qui soit sorti de l'école des Arabes, qui ait valu plus que lui. Dégoûté de la théorie de ses maîtres, il ne raisonna point autant qu'eux; il s'attacha à se former une méthode curative qui fut presque toujours heureuse, mais qui l'aurait été davantage, s'il eût mieux choisi ses remèdes.—Ce médecin enseigna pendant trente-sept ans dans l'université de Padoue. Depuis 1552 jusqu'en 1561, il fut au nombre des professeurs du troisième ordre, qui étaient chargés de la leçon de médecine pratique. Il régenta ensuite parmi ceux du second ordre jusqu'en 1565, qu'il fut nommé professeur primaire; et à la mort d'Antoine Fracantianus, son collègue et son ancien, il continua de remplir la même chaire avec Jérôme Mercuriali qui avait succédé à celui-ci. Ce fut avec le même Mercuriali qu'il fit, en 1576, le voyage de Venise, où l'un et l'autre avaient été appelés pour donner leur avis sur une maladie épidémique qui désolait les habitants de cette ville. Ils y furent reçus comme des anges descendus du ciel; mais les succès n'ayant point répondu à leurs conseils, le peuple les traita si indignement, que peu s'en fallut qu'il ne les chassât honteusement de ses murs. Les historiens rapportent qu'il périt environ cent mille hommes de cette maladie, ces deux médecins avaient cependant déclaré, à leur arrivée, qu'elle n'était point pestilentielle et encore moins contagieuse. On pensa à peu près de même, en 1720, au temps de la peste de Marseille. De fameux médecins, sortis de l'école de Montpellier, soutinrent que la contagion est une chimère accréditée par la frayeur : mais cette opinion ne prit point faveur. L'expérience dépose contre elle, et l'on convient assez aujourd'hui que la peste étant étrangère à nos climats, introduite souvent par le

commerce, il faut, pour l'extirper, borner la contagion.

Le jugement que Capivaccio avait porté à Venise, ne diminua rien de la célébrité dont il jouissait depuis long-temps à Padoue. Le grand-duc de Toscane lui fit faire les offres les plus avantageuses en 1587, pour l'engager à passer dans l'université de Pise : mais ce médecin préféra l'utilité de sa patrie à son propre avancement. Content de la fortune que le traitement des maux vénériens lui avait procurée, il se crut assez à l'aise, pour ne point ambitionner de plus grands avantages. Il assure luimême d'avoir gagné plus de dix-huit mille écus à traiter ces maladies : ce qui est d'autant moins surprenant, toute considérable que cette somme ait été de son temps, qu'il passait pour avoir un secret qui le faisait triompher des accidents les plus difficiles à vaincre. Il n'en avait cependant aucun; car un médecin polonais, son disciple, l'ayant un jour vivement pressé de lui communiquer le secret, dont on le disait possesseur, il lui fit cette réponse remarquable : *Lege methodum meam et habebis mea secreta*.

On dit qu'un astrologue prédit à Capivaccio qu'il mourrait s'il entreprenait quelque voyage dans sa vieillesse. Il se moqua de cette vaine prédiction ; le hasard vérifia cependant la prophétie du donneur de bonnes et de mauvaises aventures : car notre médecin, étant allé voir le duc de Mantoue qui était dangereusement malade, fut attaqué à son retour d'une fièvre si violente, qu'il en mourut peu de jours après. Ce fut en 1589. Son corps fut enterré dans l'ancienne église des Jésuites, d'où ses os furent transportés dans la nouvelle en 1680. — Nous avons plusieurs ouvrages de la façon de Capivaccio. Ils ont été recueillis en un volume in-folio, par Jean Herman Beyer qui les a fait imprimer à Francfort en 1603, sous le titre d'*Opera omnia quinque sectionibus comprehensa, quarum I, physiologica; II, pathologica; III, therapeutica; IV, mixta; V, extranea continet.* — Il y a encore des éditions de Venise de 1606, de 1617 et de 1652, in-folio. Si l'on juge des écrits de ce médecin par ceux qu'il a donnés sur l'anatomie, on ne s'en formera pas une idée bien avantageuse. Sa méthode anatomique imprimée à Venise en 1593, in-4° et à Francfort en 1594, in 8°, n'est autre chose qu'un abrégé tiré de Galien, dans lequel on remarque encore toutes ces vieilles erreurs que Vésale a tant de fois condamnées. D'ailleurs, si l'on en croit Craton, la plupart des ouvrages de Capivaccio sont tirés de ceux de Jean Argentier, dont on n'a jamais fait grande estime.

Après J.-C. 1568 *env.*—FRAGOSO (Jean) de Tolède, médecin et chirurgien de Philippe II, roi d'Espagne, s'est acquit beaucoup de réputation vers l'an 1570. Il a publié quelques ouvrages, la plupart en sa langue maternelle, qui ont paru sous ces titres : — *Erotemas chirurgicos, en que se ensena lomas principal de la cirurgia, con su glosa.* Madrid, 1570. — *Discursos de las cosas aromaticas, arboles, frutas, y de otras muchas medicinas simples, que se traen de la India Oriental, y sirven al uso de medicina.* Madrid, 1572, in-8°. Il n'est que le compilateur de cet ouvrage qu'il a extrait des traités de botanique écrits par Garcie d'Horta, Monardes et Charles de L'Escluse. La traduction latine, imprimée à Strasbourg en 1601, in-8°, est de la main d'Israël Spachius. — *De succedaneis medicamentis, cum animadversionibus in quam plurima medicamenta composita, quorum est usu in hispanicis officinis. Mantuæ*, 1575, in-8°. *Matriti*, 1583, in-4°. — *Cirurgia universal. De las evacuationes. Antidotario.* Madrid, 1581, in-fol. *Alcala de Henarez*, 1601, in-folio. Ces ouvrages ont paru en italien, à Venise en 1686, in-4°.

Apr. J.-C. 1570 *environ.* — HEERS (Henri DE), gendre de Thomas de Rye, était d'une famille patricienne de Tongres, ancienne ville de l'état de Liége, où l'on suppose qu'il naquit vers l'an 1570. Il se distingua par son savoir en philosophie et en mathématiques; et comme il voyagea en Allemagne, en Italie, en Espagne, en France, en Angleterre, il profita du séjour qu'il y fit pour en apprendre les langues, auxquelles il joignit encore les langues latine, grecque et hébraïque. Pendant ses voyages, il prit quelque part le bonnet de docteur en médecine, et vint ensuite s'établir à Liége, où il exerça sa profession au moins depuis l'an 1605. Il y fut médecin des princes Ernest et Ferdinand de Bavière pendant plus de trente ans. On met sa mort vers 1636. C'était un homme de grande érudition, d'un esprit pénétrant, d'un jugement solide, et qui ne se lassait jamais de lire et d'étudier. Tant de qualités ne furent point inutiles au public; De Heers lui laissa les ouvrages suivants : — *Spadacrene, hoc est, fons spadanus, ejus singularia, bibendi modus, medicamina bibentibus necessaria. Leodii*, 1614, 1622, in-8°. *Lugduni-Batavorum*, 1645 *et* 1647, in-12. *Ibidem*, 1685 *et* 1689, deux volumes in-16. *Lipsiæ*, 1645, in-12. En français, Liége, 1630, 1646, in-8°, 1654, in-12. La Haye, 1739, in-12, avec les notes de Warner Chrouet qui a corrigé les fautes de son original touchant la chimie, et qui rapporte de nouvelles expériences pour prouver l'existence d'un acide, d'un esprit volatil, d'une terre alcaline et du fer dans les eaux de Spa. — *Deplementum supplementi de spadanis fontibus, sive vindiciæ pro sua spadacrene. Leodii*, 1624, in-8°. C'est une réponse à Jean-Baptiste Van Helmont qu'il traite fort durement. — *Observationes medicæ oppido raræ in Spa et Leodii animadversæ, cum aliquot medicamentis selectis. Leodii*, 1631, in-8°. *Lipsiæ*, 1645, in-12. *Leidæ*, 1685, in-16, avec son *Spadacrene*. L'auteur passait tous les ans quelques semaines à Spa.

Après J.-Chr. 1572. — CACHET (Christophe), de Neufchâteau en Lorraine, vint au monde le 26 novembre 1572. Après avoir fait ses études chez les Jésuites de Pont-à-Mousson, il passa en Italie, la parcourut presque tout entière, et s'arrêta même quelque temps à Rome; mais, comme le principal objet de son voyage était de s'appliquer à l'étude de la médecine, il ne séjourna nulle part autant qu'à Padoue, où il fit de grands progrès dans cette science. Son esprit, qui avait été nourri d'arguments et qui s'était plus attaché à la dispute scolastique qu'à l'observation, ne trouva pas un champ assez vaste dans la médecine pour s'exercer, il apprit encore le droit à Fribourg; mais dans la suite il se borna à la médecine, dans laquelle il acquit beaucoup de réputation. Médecin ordinaire de quatre de ses souverains, il mérita l'estime dont ils l'honorèrent. Ennemi des charlatans et de ces prétendus chimistes qui courent après le grand-œuvre, il écrivit contre eux, et se fit toute la vie une affaire de détruire les erreurs dont ils infectaient l'univers. Voici les titres de ses ouvrages : — *Controversiæ theoricæ practicæ in primam Aphorismorum Hippocratis sectionem. Opus in duas partes divisum, philosophis ac medicis perutile ac perjucundum; in quo quæcumque ad venæ sectionem, purgationem et probam victus rationem pertinent, non minus accurate, quam acute ac eleganter in utramque partem disputantur ac enodantur. Pars prima.* Tulli-Leucorum, 1612, 1618, in-8°. — *Pandora Bacchica furens medicis armis oppugnata.* Tulli, 1614, in-12. Il n'est que le traducteur de ce traité qui est de la façon de Mousin, et dont l'original est écrit en français; il y a cependant fait quelques augmentations. — *Apologia dogmatica, in hermetici cujusdam anonymi scriptum de curatione calculi.* Tulli, 1617, in-12. — *Vrai et assuré préservatif de petite vérole et rougeole, divisé en trois livres.* Toul, 1617, in-8°. Nancy, 1623, in-8°. — *Epigrammata. Elegiæ. Nanceii*, 1622, in-8°. — Christophe Cachet mourut le 30 de septembre 1624. On voit son épitaphe, avec son portrait, chez les pères cordeliers de Nancy :

HÆRE, VIATOR.
NOBILIS CHRISTOPHORUS CACHETUS,
DOCTRINA CLARUS, PIETATE SPECTABILIS,
HIC JACET.
O DIRUM PATRIÆ,
INIMICUM NIMIS ARTI MEDICÆ, FATUM !
NASCENTEM LOTHARINGIA, PADUA MEDICUM,
FRIBURGUM JURISPERITUM FECERE.
HIS MAGNA COMPLEXUS,
UT ERAT BONO PUBLICO NATUS,
LUCEM LITTERIS, NOMEN LIBRIS,
LAUDEM SUIS, PATRIÆ GLORIAM, FAMAM SIBI,
PRINCIPIBUS SÆPE SALUTEM PEPERIT.
SERENISSIMIS DUCIBUS
CAROLO III, HENRICO II,
FRANCISCO II, CAROLO IV,
ARCHIATER ET CONSILIARIUS,
TANTUM ONUS POSUISSET SENEX,
NI EUM MATURUM COELO FECISSET.
OBIIT ANNO SALUTIS 1624,
30 SEPTEMB. ÆTATIS 52.
HIC JACET ETIAM TANTI VIRI NOBILIS UXOR
CLAUDIA DOMBALLE,
INTEGRITATE MORUM AC PIETATE NOBILIOR,
QUÆ NUPTA ANNO 1597,
OBIIT VIDUA II SEPTEMBRIS 1637,
ÆTATIS 54.

Après J.C. 1572. — HOFFMANN (Gaspar) naquit à Gotha dans la Thuringe le 9 novembre 1572, de Jean Hoffmann et d'Anne Leusser. Le peu de fortune dont il jouissait l'aurait empêché de continuer ses études qu'il avait commencées à Strasbourg, si Mathias Schiller, notaire de Nuremberg, qui avait du goût pour les sciences, ne l'eût entretenu à ses dépens pendant l'espace de sept ans. Il employa tout ce temps à étudier la médecine à Altorf, où il fit de si grands progrès sous les professeurs Nicolas Taurellus et Philippe Scherbius, qu'il obtint la pension que la faculté avait coutume d'accorder à un étudiant distingué par ses talents, dans la vue de le mettre en état de se perfectionner par les voyages. Hoffmann passa en Italie et s'arrêta quelque temps à Padoue, où il étudia sous Fabrice d'Aquapendente. Il parcourut ensuite la plus grande partie de l'Italie, et se rendit enfin à Bâle, où il reçut le bonnet de docteur en médecine le 10 décembre 1605. L'année suivante, il passa à Nuremberg et se fit agréger au collège. Peu de mois après, une épidémie pestilentielle désola cette ville; Hoffmann vola au secours de ses habitants et leur rendit de si grands services, que sa réputation passa à Altorf, où il fut nommé en 1607 pour remplir la chaire de médecine théorique, vacante par la mort de Nicolas Taurellus. Il s'acquitta dignement des fonctions de cet emploi jusqu'à sa mort arrivée le 3 novembre 1648. Ce médecin eut six filles de son mariage avec Marie-Magdeleine Busenreuth. Anne-Sibylle épousa Christophe Kern, médecin de Gotha. Sabine trouva un mari digne d'elle dans la personne d'André Laux, membre du collège des médecins de Nuremberg, mais elle le perdit le 12 avril 1642, comme il venait d'atteindre sa trentième année.

Gaspar Hoffmann fut savant en grec et passa généralement pour un homme de grande érudition. C'est du moins le témoignage qu'en rend Conringius, qui parle de lui avec éloge et le considère beaucoup du côté de la physiologie. Gui Patin paraît aussi en avoir fait beaucoup d'estime. Mais Thomas Bartholin ne l'a pas traité de même; car il s'est oublié jusqu'à s'emporter contre lui et le charger d'injures. Il l'appelait le *chien d'Altorf hargneux et mordant.* C'est le grand attachement d'Hoffmann aux opinions anciennes et surtout à celles d'Aristote, dont il était un des plus ardents défenseurs, qui lui attira les reproches de ses contemporains. Il les mérita en quelque sorte par la dureté avec laquelle il censura ceux qui ne pensèrent pas comme lui. En critiquant les sentiments de Fernel, il donna à Riolan père, l'épithète de Simia Fernelii. Riolan fils, se crut obligé de venger l'affront qu'il avait fait à la mémoire de son père, et pour y réussir, il se mit à relever les fautes anatomiques qui se trouvent dans les ouvrages d'Hoffmann. Mais en voulant abaisser cet auteur, il contribua à sa réputation, le fit connaître comme anatomiste, et lui procura par là plus d'honneur qu'il ne méritait. La censure des grands hommes prouve au moins que les écrits qu'ils attaquent valent quelque chose. — Tout attaché que fût Hoffmann aux vieilles idées, il ne les respecta pas toutes ; il s'en prit à quelques auteurs anciens, et lâcha contre eux les traits les plus mordants de la critique. Quoique les ouvrages de Galien lui plussent beaucoup, il ne laissa pas de s'emporter contre ce médecin avec autant de vivacité que d'aigreur. Il se fit toujours un plaisir de relever hautement ses fautes les plus légères. Reinesius a cependant remarqué que Gaspar Hoffmann était fort superficiel dans sa critique, puisqu'il n'a fait qu'effleurer la plupart des difficultés, sans les résoudre. A juger de sa facilité pour le travail par le nombre de ses ouvrages, il paraît qu'il ne lui coûtait guère d'écrire. Les volumes se succédaient les uns aux autres, et toutes les matières étaient de son ressort. Voici la notice que les bibliographes nous ont laissée de ses écrits :

Pathologia parva, qua methodus Galeni practica explicatur. Jenæ, 1611, 1640, in-8°. *Lutetiæ*, 1647, in-4°, avec le traité *Pro veritate contra Argenterium Francofurti*, 1684, in-12. — *De usu lienis secundum Aristotelem liber singularis. Lipsiæ*, 1615, in-8°. Suivant M. Portal, rien n'est plus fastidieux à lire que cet ouvrage. Tantôt c'est Galien qui explique quelque passage d'Aristote, tantôt c'est Hoffmann qui explique Galien ; quelquefois Hoffmann se commente lui-même, ou se faisant des objections qu'il tâche de résoudre de son mieux : enfin Hoffmann fait conclure à Aristote que la rate sert de réservoir au sang. — *De ichoribus et in quibus illi apparent affectibus, collectanea. Lipsiæ*, 1617, in-8°. — *De usu cerebri secundum Aristotelem diatriba. Ibidem*, 1619, in-8°. Cet ouvrage a paru avec les deux précédents : *Lipsiæ*, 1639, 1671, in-12. *Amstelodami*, 1650, in-12. *Francofurti*, 1664, in-12. *Lipsiæ*, 1682, in-12. Il est

si court dans ses descriptions du cerveau, qu'on ne peut tirer de la lecture de cet ouvrage une idée précise de la structure de ce viscère. — *Variarum lectionum libri sex, in quibus multa loca Dioscoridis, Athenæi, Plinii, Hippocratis, Aristotelis, Galeni, aliorumque explicantur. Lipsiæ*, 1619, in-8°. — *Commentarii in Galenum de usu partium corporis humani. Francofurti*, 1625, in-folio. On n'y trouve rien d'intéressant sur le mécanisme. — *De partibus similaribus liber singularis. Noribergæ*, 1625, in-4°. *Francofurti*, 1667, in-4°. — *Apologia apologiæ pro Germanis contra Galenum. Ambergæ*, 1626, in-4°. Il y discute, entre autres points de controverse, la question de savoir quelles sont les maladies dans le traitement desquelles on doit donner la préférence à la saignée sur la purgation. — *De facultatibus naturalibus. Noribergæ*, 1626, in-4°. — *De thorace ejusque partibus commentarius tripartitus. Francofurti*, 1627, in-folio. Son principal objet est de concilier les sentiments d'Aristote avec ceux de Galien. — *De generatione hominis libri quatuor contra Mundinum. Ibidem*, 1629, in-fol. Il s'amuse à résoudre différentes questions, dont la discussion est autant inutile, que supérieure à la portée de l'esprit humain.

Notæ perpetuæ in Cl. Galeni librum de ossibus ad tirones. Francofurti, 1629, in-folio. — *Rejectanea pathologica, qua de morbis formæ et materiæ a Fernelio, Argenterioque per somnium visis. Helmæstadii*, 1639, in-8°. On trouve encore cet ouvrage avec celui qu'Hoffmann a intitulé : *Pro veritate contra Argenterium aliosque. Lutetiæ*, 1647, in-4°. — *Animadversiones in Montani libros quinque de morbis et Thomæ Erasti anatomen eorumdem. Amstelodami*, 1641, in-12. — *Relatio historica judicii acti in Campis Elysiis coram Rhadamanto, contra Galenum, cum approbatione Apollinis in Parnasso, communicata per Mercurium. Noribergæ*, 1642, in-12. — *De locis affectis libri tres. Ibidem*, 1642, in-12. — *Institutionum medicarum libri sex. Lugduni*, 1645, in-4°. On y trouve un précis d'anatomie, mais il est incomplet par sa trop grande brièveté. L'auteur s'est contenté d'indiquer les parties, au lieu de les décrire. — *De medicamentis officinalibus, tam simplicibus quam compositis, libri duo. Parisiis*, 1646, in-4°. *Francofurti*, 1667, in-4°. *Jenœ*, 1680, in-4°. *Leidœ*, 1738, in-4°. Il y a bien parlé de la vertu des plantes; mais comme il était méfiant jusqu'à l'incrédulité, il rejette trop l'expérience dénuée de raisonnement, et ne s'arrête point assez à considérer les mouvements que peut opérer la nature. — *Digressio ad circulationem sanguinis in Anglia natam. Parisiis*, 1647, in-4°, avec les opuscules de Riolan. *Ibidem*, 1652, in-8°. L'expression dont il se sert pour désigner le cours du sang, est qu'il circule par ondulation comme les flots de la mer, et non point avec cette rapidité unie des eaux de rivière. — *Opuscula medica. Parisiis*, 1647, in-4°. *Francofurti*, 1667, in-4°. — *Epitome institutionum suarum medicarum. Parisiis*, 1648, in-12. *Francofurti*, 1670, in-12. *Heidelbergœ*, 1672, in-12. — *Tractatus de febribus. Tubingœ*, 1663, in-12. — *De calido innato et spiritibus syntagma. Francofurti*, 1667, in-4°. — *Apologiœ pro Galeno libri tres. Lugduni*, 1668, in-4°. — *Praxis medica curiosa. Francofurti*, 1680, in-4°. Le fond de cet ouvrage est tiré de celui de Galien qui est intitulé : *De methodo medendi*. C'est Sébastien Scheffer qui en est l'éditeur. — Gaspar Hoffmann a encore laissé un grand commentaire sur tout Galien, mais il n'a pas été imprimé. On remarque, en général, que les ouvrages de ce médecin lui donnent un air d'érudition qu'il ne doit qu'aux fruits qu'il a tirés de ses lectures; car de même qu'il a parlé d'anatomie, sans avoir manié le scalpel, il a beaucoup écrit sur la pratique, sans avoir vu des malades. C'est le jugement qu'en porte le célèbre de Haller.

Après J.-C. 1572. — GOCLENIUS (Rodolphe) naquit en 1572 à Wittemberg, d'un autre Rodolphe qui enseigna environ cinquante ans la logique à Marpurg. Ce fut dans les écoles de cette ville que celui dont nous parlons étudia la médecine et qu'il remporta les honneurs du doctorat le 19 mai 1601. Les preuves qu'il avait données de son savoir dans ces écoles, les talents qu'on lui voyait pour la chaire, tout cela le fit nommer professeur de physique en 1608; et lorsque la chaire des mathématiques devint vacante en 1612, on l'y nomma encore. Goclenius mourut le 2 mars 1621, à l'âge de 49 ans. Comme il avait été fort laborieux, il laissa un grand

nombre d'ouvrages, dans la plupart desquels on reconnaît l'esprit de Paracelse, dont il fut un des plus ardents sectateurs. A l'exemple de ce fanatique qu'il avait pris pour modèle, il sema dans ses écrits beaucoup de faussetés, de superstitions et de sottises que Jean Roberti, jésuite natif de Saint-Hubert, a relevées avec autant de raison que de force dans les traités qu'il a publiés à Louvain, à Trèves, à Luxembourg, à Liége et à Douay depuis 1616 jusqu'en 1621. Le père Roberti avait trop beau jeu pour abandonner la dispute avant que d'avoir terrassé Goclenius par la solidité de ses raisonnements; il ne cessa même d'écrire contre lui, que parce qu'il n'eut point de réponse à ses derniers ouvrages, et que ce médecin mourut dans le fort de cette querelle littéraire. Voici les titres sous lesquels les écrits de Goclenius ont paru; si l'on doutait du pouvoir que les préjugés ont eu de tout temps sur les hommes, on en trouverait de bonnes preuves dans la plupart de ces écrits :

Adversaria ad exotericas aliquot J. C. Scaligeri exercitationes. Marpurgi, 1594, in-8° — *Physiologia crepitus ventris et risus. Francofurti et Lipsiœ*, 1607, in-8°. — *De peste, febrisque pestilentialis causis, subjecto, differentiis et signis. Marpurgi*, 1607, in-8°. — *De vita proroganda, id est, animi et corporis vigore conservando et salubriter producendo. Francofurti et Moguntiœ*, 1608, in-8°. — *Uranoscopia, chinoscopia, metoposcopia, ophthalmoscopia. Francofurti*, 1608, in-12. — *Tractatus de magnetica curatione vulnerum, citra ullum dolorem et remedii applicationem. Marpurgi*, 1608, in-8°, 1609, in-12. *Francofurti*, 1613, in-12. *Norimbergœ*, 1662, in-4°, avec d'autres ouvrages. C'est celui de ses écrits qui a eu le plus de vogue, et qui est en même temps le plus fou ; mais il était au goût de ses contemporains. Le père Roberti ne pensa pas comme eux; il attaqua vivement ce traité, dans lequel l'auteur se déclare si ouvertement en faveur des amulettes et des talismans. — *Observationes linguœ latinœ, sive, puri sermonis analecta. Francofurti*, 1609, in-8°. — *Tractatus de portentosis, luxuriosis et monstrosis nostri sœculi conviviis. Marpurgi*, 1609, in-12. — *Conciliator philosophicus. Cassellis*, 1609, in-4°. — *Enchiridion remediorum facile parabilium. Francofurti*, 1610, in-8°. — *Loïmographia, et quid in specie in peste Marpurgensi anni 1611 evenerit. Francofurti*, 1613, in-8°. Cet auteur, toujours emporté par son goût pour les talismans, affiche la crédulité la plus aveugle dans ce qu'il dit sur ces remèdes superstitieux : on doit cependant faire cas des observations qu'il a faites sur les symptômes de la peste. — *Physicæ generalis Libri duo. Francofurti*, 1613, in-8°. — *Lexicon philosophicum. Ibidem*, 1613, in-4°. — *Synarthrosis magnetica. Marpurgi*, 1617, in-8°. C'est sa réponse à la vive censure du père Roberti. — *Acroteleution astrologicum. Marpurgi*, 1618, in-4°. — *Assertio medicinæ universalis adversus universalem vulgo jactatam. Francofurti*, 1620, in-4°. — *Tractatus physicus et medicus de sanorum diæta. Ibidem*, 1621, 1645, in-8°. — *Chyromantica et physiognomica specialis. Marpurgi*, 1621, in-8°. *Hamburgi*, 1661, in-8°. — *Mirabilium naturæ liber, sive, Defensio magneticæ curationis vulnerum. Francofurti*, 1625, 1643, in-8°. C'est encore une réplique à quelque ouvrage du père Roberti.

Après J.-C. 1573. — MAYERNE (Théodore TURQUET DE) naquit près de Genève le 28 septembre 1573; de Bèze fut son parrain. Louis Turquet de Mayerne, son père, se fit connaître par une Histoire générale d'Espagne en deux volumes in-folio, et par un ouvrage intitulé : *Monarchie Aristo-Démocratique*, qui fut défendu en France. Si mère, Louise le Masson, était fille d'Antoine, trésorier des troupes de François Ier et de Henri II en Piémont. — Dès qu'il eut achevé son cours d'humanités dans sa patrie, on l'envoya à Heidelberg où il commença celui de médecine ; mais la réputation de la faculté de Montpellier l'ayant attiré dans les écoles de cette ville, il s'y fit inscrire en 1592, y fut reçu bachelier en 1596, et docteur le 20 février 1597. D'abord après sa promotion il vint à Paris, où il se fit connaître si avantageusement, qu'en l'année 1600, on jeta les yeux sur lui pour être médecin du duc de Rohan, que le roi Henri IV envoyait à la diète de Spire. Il y suivit cet ambassadeur et ne revint à Paris qu'en 1602; mais comme avant son départ il avait obtenu l'agrément d'une charge de médecin du roi par quartier, il se prévalut du privilége attaché à cette place pour se répandre dans la capitale. Protégé par Ribbitz, sieur de la Rivière, son compatriote et médecin ordinaire de Henri IV, il s'avisa d'ouvrir un cours de leçons publiques pour les jeunes chirurgiens et apothicaires. Cette démarche déplut à la faculté de Paris; mais ce qui lui déplut davantage, ce fut de voir que Mayerne approuvait, louait et employait dans sa pratique les remèdes chimiques, pour lesquels cette compagnie avait alors une aversion si marquée. Un de ses membres fit paraître contre lui un écrit anonyme, où il était assez mal traité. Il y répondit par un ouvrage, où il ne traitait pas mieux la faculté, et cet ouvrage fut imprimé à Paris, sous le nom de la Rochelle. Voici le titre qu'il porte : — *Apologia in qua videre est, inviolatis Hippocratis et Galeni legibus, remedia chymice præparata tuto usurpari posse. Rupellæ*, 1603, in-8°.

Jean Riolan le père, se chargea de réfuter cette apologie, et il le fit avec tant de feu, que Mayerne fut brouillé plus que jamais avec les médecins de la faculté. Gui Patin en parle ainsi dans la VIIIe lettre du premier volume. « Comme il se piquoit d'être grand chymiste, » il eut querelle avec quelques-uns des » nôtres, d'où vint qu'on fit un décret » de ne jamais consulter avec lui. De » cette querelle provint une apologie » dudit Théodore Mayerne Turquet, de » laquelle il n'est non plus l'auteur que » vous ni moi. Deux docteurs de notre » compagnie y travaillèrent, Séguin, notre ancien, qui a toujours protégé les » charlatans, et son beau-frère Akakia : » ce qu'ils avaient fait en dépit de quelques-uns de nos anciens qui étoient » d'honnêtes gens, et qui tâchoient avec » fort bon dessein que les chymistes et les » charlatans ne se missent ici en crédit, » pour vendre leur fumée aux badauds de » Paris. »

Le décret dont parle Gui Patin est vif et violent : on est surpris que la faculté de Paris ait pu se porter à un pareil excès. Mais un corps nombreux est quelquefois susceptible de préjugé ; et celui qu'il avait alors contre l'antimoine et les préparations chimiques, était passé en opinion fondée sur le bien public. Ce fut en conséquence de cette opinion, que Paul Rénéaulme, médecin de Blois, dut promettre par écrit à la faculté de ne plus employer à l'avenir les remèdes qui lui avaient réussi dans sa pratique. Sa déclaration est du 23 février 1607. Pierre Paulmier, plus opiniâtre sans doute que Rénéaulme et par-là jugé plus coupable que lui, fut chassé, en 1608, de la faculté de Paris, dont il était membre. On voudrait pouvoir excuser de pareils procédés. Tout ce que l'on peut dire là-dessus, c'est que la faculté, toujours ennemie des nouveautés, tint quelquefois trop fortement à l'ancienne doctrine, et qu'il fallut du temps pour que les yeux s'ouvrissent à la lumière que les préjugés empêchaient de percer; mais ces préjugés partaient d'un bon principe, car ils dérivaient en partie de l'inflexible sévérité de cette compagnie contre tout ce qui a l'air de charlatanisme; et les chimistes étaient regardés alors sous ce point de vue. C'est sur ce principe que la faculté se fonda pour lancer contre Mayerne le décret conçu en ces termes : *Collegium medicorum in academia parisiensi legitime congregatum, audita renunciatione censorum quibus demandata erat provincia examinandi Apologiam sub nomine Mayerni Turqueti editam, ipsam unanimi consensu damnat, tanquam famosum libellum, mendacibus conviciis et impudentibus calumniis refertum, quæ nonnisi ab homine imperito, impudenti, temulento et furioso profiteri potuerunt. Ipsum Turquetum indignum judicat, qui usquam medicinam faciat, propter temeritatem, impudentiam et veræ medicinæ ignorationem. Omnes vero medicos, qui ubique gentium et locorum medicinam exercent, hortatur ut ipsum Turquetum, similiaque hominum et opinionum portenta, a se suisque finibus arceant, et in Hippocratis ac Galeni doctrina constanter permaneant; et prohibuit ne quis ex hoc medicorum Parisiensium ordine, cum Turqueto, eique similibus, medica consilia ineat; qui secus fecerit, scholæ ornamentis et Academiæ privilegiis privabitur, et de regentium numero expungetur. Datum Lutetiæ in scholis superioribus, die 5 decembris, anno salutis 1603.* — Il paraît que Mayerne méprisa ce décret. En renonçant aux cours de chimie et de pharmacie, il continua d'exercer la médecine dans Paris et d'employer hautement les remèdes chimiques; il entreprit même de solliciter la place de premier médecin du roi, qui était devenue vacante, en 1609, par la mort d'André du Laurens. On prétend qu'Henri IV était assez déterminé à lui accorder sa demande, quoiqu'il fût protestant, si la reine, poussée par le cardinal du Per-

ron, ne l'eût pas empêché : mais Astruc prétend que ce fait n'est ni vrai, ni vraisemblable, et qu'il n'y a que Minutoli, professeur de Genève, qui l'ait avancé sans en donner aucune preuve. — Une circonstance de la vie de Mayerne dont tout le monde convient, parce qu'elle fut le commencement de sa fortune, c'est qu'un seigneur anglais, malade, étant venu à Paris en 1607 pour se faire traiter, se mit entre les mains de ce médecin qui eut le bonheur de le guérir. Ce seigneur reconnaissant l'engagea à faire un voyage en Angleterre, où il fut si bien accueilli, qu'il eut l'honneur d'être présenté à Jacques Ier qui le goûta. Mais Mayerne, ne trouvant rien de solide dans l'estime qu'on lui témoignait, revint en France reprendre son emploi de médecin par quartier, qu'il exerça jusqu'en 1611. Ce fut en cette année que Jacques Ier, roi d'Angleterre, l'appela solennellement pour être son premier médecin; l'ambassadeur de ce prince le demanda sur des lettres patentes scellées du grand sceau du royaume. Mayerne s'empressa d'aller occuper ce poste, et il le remplit avec tant d'honneur et de distinction, qu'il devint le favori du roi. Après la mort de Jacques, il fut revêtu de la même charge auprès de Charles Ier, son fils, et il la conserva jusqu'à la fin tragique de ce prince en 1649.

Ce médecin a joui d'une réputation constante en Angleterre jusqu'à la fin de sa vie, et il y a fait une fortune considérable. Parmi les marques d'honneur qu'il y reçut, on doit compter son agrégation aux facultés de médecine de deux universités du royaume, Oxford et Cambridge, qui l'admirent d'un consentement unanime au nombre de leurs docteurs. — Sa première femme, Marguerite de Boetslaer, de la famille d'Asperen, lui donna deux fils qui moururent avant lui. De sa seconde, Isabelle Joachim, il ne retint qu'une fille qu'il maria au marquis de Montpeillan, petit fils du maréchal duc de la Force, laquelle mourut en couche à la Haye en 1661, sans laisser de postérité. Pour Mayerne, il mourut quelques années auparavant; ce fut à Chelsea près de Londres, le 16 mars 1655, âgé de 81 ans et demi. — Ce médecin n'a rien fait imprimer que l'apologie dont on a parlé; mais il parut de son vivant une lettre *De Gonorrheæ inveteratæ et carunculæ ac ulceris in meatu urinario curatione*, qui est de sa façon. Elle fut publiée à Oppenheim en 1619, in-4°, et à Francfort en 1627, in 4°, avec les lettres de Guillaume Fabrice Hildan. Après la mort de Mayerne, on imprima ses autres ouvrages que les bibliographes annoncent sous les titres suivants :

Medicinal counsels and advices. Londres, 1677, in-4°. Comme la réputation, dont l'auteur a joui, avait déjà fait rechercher ses consultations, Théophile Bonet s'empressa d'en publier un recueil latin qui parut à Genève, avec le traité *De arthritide,* en 1674, in-12, et à Londres en 1676, in-8°. — *De morbis internis præcipue gravioribus et chronicis.* Londini, 1690, in-8°. *Augustæ Vindelicorum,* 1691, in-12, avec un traité *De cura gravidarum* de la façon de Mayerne, qu'on trouva manuscrit dans la bibliothèque de George-Jérôme Welschius. *Genevæ,* 1692, in-12. — *Praxeos Mayernianæ ex adversariis, consiliis ac epistolis ejus concinnatum syntagma alterum, tractatus quatuor, continens, I de febribus, II de morbis externis, III de arthritide, IV de lue venerea. Londini,* 1695, in-8°. — *Opera omnia medica, complectentia consilia, epistolas et observationes, pharmacopæam, variasque medicamentorum formulas. Londini,* 1700, 1703, in-folio. C'est le recueil le plus complet des ouvrages de Mayerne; on le doit aux soins de Joseph Browne. — Le savant Astruc a porté ce jugement sur les écrits de Mayerne, dans ses Mémoires pour servir à l'histoire de la faculté de Montpellier : « La théorie qui règne dans ses ou- » vrages, n'est point bonne et ne mérite » aucune attention ; la pratique pourrait » être plus utile par le grand nombre » de remèdes qu'on y propose, si on » pouvait s'y fier. Ils sont, pour la plu- » part, nouveaux, bizarres, singuliers, et » quoiqu'on en parle d'un ton de con- » fiance, comme de remèdes excellents, » ils sont absolument hors d'usage dans » la pratique. On trouvera dans l'his- » toire de la médecine plus d'une répu- » tation usurpée, plus d'une gloire lé- » gère, occasionnée par le préjugé des » grands, que les ouvrages donnés par » des gens enivrés de leurs succès ont » fait totalement tomber. » Cette censure n'est pas aussi violente que le décret porté contre Mayerne, en 1603, par la faculté de Paris, mais elle est bien aussi touchante.

Apr. J.-C. 1574 *environ.*—NUNNEZ ou NONNIUS (Alvarès), de Frarinala en Espagne, se fit beaucoup de réputation, dans le seizième siècle, par ses talents dans la chirurgie, et par un ouvrage qu'il publia sous ce titre : — *Annotationes ad libros duos Francisci Arcæi de recta curandorum vulnerum ratione. Antverpiæ,* 1574, in-8°. — Ce chirurgien se transporta à Anvers avec sa femme, ou peut-être il s'y maria; car ce fut dans cette ville que naquit Louis Nunnez, son fils, qui étudia la philosophie à Louvain et qui fut nommé dans la seconde ligne à la promotion générale de l'an 1573. Louis passa ensuite aux écoles de la faculté de médecine en la même université, et il n'en sortit qu'avec les honneurs dus au mérite et à la science. Il avait éminemment l'un et l'autre; son érudition surtout était peu commune, puisqu'il n'excella pas moins dans la poésie et dans l'histoire, que dans l'exercice de sa profession. On a de lui différents ouvrages qui font preuve de la vérité de ce qu'on avance sur son compte. Il a écrit un commentaire fort étendu sur les médailles de la Grèce, de Jules-César, d'Auguste et de Tibère, qui parut l'an 1620, en un volume in-folio. Son *Hispania* fut imprimée à Anvers en 1607, in-8°; c'est un livre fort utile pour la connaissance de l'ancienne Espagne. Son commentaire sur la Grèce, sur les îles, etc., de Goltzius, est aussi un ouvrage savant et curieux. Il n'en est pas de même de son recueil de poésies, qui sont assez faibles; mais les deux traités que nous avons de lui sur la diététique, valent mieux.

Ichthyophagia, sive, de piscium esu commentarius. Antverpiæ, 1616, in 8°. Il y a fait voir que, selon les anciens médecins, le poisson est un aliment très-salutaire aux vieillards, aux malades, aux personnes sédentaires et à celles de faible constitution, parce qu'il fait un sang propre à leur tempérament. — *Diæteticon, sive, de re cibaria libri quatuor. Ibidem,* 1627, in-8°; 1645, in-4°. On ne peut rien lire, en ce genre, de plus utile, ni de plus agréable. Il y a dans cet ouvrage cent choses remarquables qui contribuent à l'intelligence des poètes latins, principalement d'Horace, de Juvénal et de Martial, qui, en corrigeant les mœurs des Romains, ont parlé des viandes qui servaient aux plaisirs de leur table. — On a encore différents ouvrages de médecine, qui ont paru

avec le livre *De calculo* de Beverwyck, imprimé à Leyde en 1638, in-12. Tels sont : *Epistola ad Joannem Beverovicium, cujus argumentum : Caro callosa in vesica calculum ementiens. Sanctorii opinio de calculi generatione in renibus examinata. Duplex in iis generandis locus. Difficile ejus generationem prohibere.* On trouve dans une autre lettre, adressée au même Beverwyck : *Calculorum curatio. Diureticorum usus. Aquæ spadanæ præstantia et utendi modus. Chymicorum remediorum in calculosis inefficacia* — Les bibliographes citent plusieurs autres médecins du nom de Nunnez, et Nicolas Antonio parle avec éloge de la plupart dans sa Bibliothèque d'Espagne. On remarque :
— Antoine Nunnez de Zamora, qui a publié à Salamanque un Commentaire, in-4°, sur le premier et le troisième chapitre de l'ouvrage de Galien qui traite *de differentiis febrium.* — Jérôme Nunnez, Portugais, a écrit des Remarques *in Galenum de venæ sectione.* Elles ont paru à Lisbonne in-4°, et ensuite à Anvers, en 1610, sous le même format. Il n'est peut-être pas différent de Jérôme Nunnez Ramirez qui a écrit un livre *De curandi ratione per sanguinis missionem,* auquel il a joint un traité des poids et mesures des Romains, des Grecs et des anciens Espagnols. — Alphonse Nunnez a donné un livre *De pulsuum essentia, differentiis, cognitione, causis et prognosticis. Salmanticæ,* 1606, in-4°.

Christophe Nunnez, premier professeur de médecine en l'université d'Alcala de Henarez, est auteur d'un ouvrage imprimé à Madrid en 1613, in-4°, qui traite *de coctione et putredine.* — Emmanuel Nunnez a dédié au prince de Portugal, Henri, cardinal-infant, *Libellus de tactiis organo, in quo multa adversus philosophos et medicos disseruntur. Olyssipone,* 1557, 1589, in-8°. — François Nunnez, docteur de la faculté de médecine d'Alcala, a mis au jour un traité *Del parto humano,* imprimé à Saragosse en 1638, in-8°, et à Alcala, en 1680, in-8°. — François Nunnez de Oria, du diocèse de Tolède, docteur en médecine, se rendit célèbre par ses talents dans la poésie latine. Il a écrit en sa langue maternelle : *Regimiento y Avisos de sanidad.* Madrid, 1569, 1572, in-8°. Medina del Campo, 1585, in-8°.

Ap. J.-C. 1574 *environ.—* FERRIUS,
Biographie médicale. TOM. I.

FERRI ou FERRUS (Alphonse), docteur ès-arts et en médecine, selon Nicolas Toppi dans sa Bibliothèque napolitaine, ou simplement chirurgien, selon Vander Linden, était de Faenza dans l'État de l'Église. Il enseigna la chirurgie à Naples avec beaucoup de célébrité, passa ensuite à Rome, où il fut médecin du pape Paul III, qui fut élu en 1534 et mourut en 1549. Ferrius ne se borna pas aux soins qu'il devait par état à la conservation de ce souverain pontife ; il se rendit encore utile au public par les leçons d'anatomie qu'il donna à Rome, et par les ouvrages qu'il y composa. Voici leurs titres :
De ligni sancti multiplici medicina et vini exhibitione, libri quatuor. Romæ, 1537, in-8°. *Basileæ,* 1538, in-8°. *Parisiis,* 1540, 1542, in-12. *Lugduni,* 1547, in-12, avec la *Syphilis* de Fracastor. En français, 1540, in-12. En allemand, par G. H. Ryss. Strasbourg, 1541, in-8°. — *De sclopetorum, sive archibusorum vulneribus, libri tres. Corollarium de sclopeto ac similium tormentorum pulvere. De caruncula, sive callo, quæ cervici vesicæ innascitur. Romæ,* 1552, in-4°. *Lugduni,* 1553, in-4°. *Tiguri,* 1555, in-folio, dans la collection de Gesner sur la chirurgie. *Venetiis,* 1566, in-8°. *Francofurti,* 1575, in-4°, 1610, in-folio. *Antverpiæ,* 1583, in-4°. Cet ouvrage est un des premiers qui aient paru sur les plaies d'armes à feu. On y trouve plusieurs détails intéressants ; l'auteur a même inventé un instrument, sous le nom d'*Alphonsina,* pour tirer la balle ; mais à la description qu'il en donne, il ne paraît guère propre à remplir cet objet. Dans son petit traité sur les carnosités du col de la vessie, dont il prétend avoir parlé le premier, il propose différents moyens de guérison ; il vante surtout l'usage des bougies, invention que les modernes ont rajeunie et qu'ils ont voulu faire passer pour neuve. Lui-même a rajeuni d'anciennes observations sur ces carnosités, car Galien en avait parlé, mais il n'a rien dit sur la cure. — *De morbo gallico, ligni sancti natura, usuque multiplici, libri quatuor.* Dans le premier tome de la collection de Louis Luisinus sur les maux vénériens, qui fut imprimée à Venise en 1566 et 1567, deux volumes in-fol., et réimprimée en 1599.

Ap. J.-C. 1574 *env.—* GOURMELEN (Etienne) naquit en Basse-Bretagne, dans le pays de Cornouailles, et vint jeune à Paris, où il s'appliqua à la chirurgie. Il étudia ensuite dans la même ville et, vers 1559, il se fit recevoir docteur. Il fut élu doyen en novembre 1574 et continué en 1575. Suivant M. de Thou, il y eut sous son décanat, une peste dans Paris qui fut souvent l'objet des délibérations de la faculté, afin de trouver les moyens d'en arrêter les ravages. Mais l'histoire de la ville de Paris renvoie cette peste à l'année 1580 : ce qui se rapporte bien à la date de l'ouvrage que Gourmelen fit imprimer dans cette capitale en 1581, in-8°, sous le titre d'*Avertissement et conseils à messieurs de Paris, tant pour se préserver de la peste, comme aussi pour nettoyer la ville et les maisons qui ont été infectées.*

Le titre de docteur n'empêcha pas Gourmelen de se livrer à l'étude de la chirurgie, dont il connaissait toute l'importance et qu'il aimait par goût. Cet art était alors fort éloigné du point de perfection où nous le voyons aujourd'hui : il avait besoin d'être relevé par les lumières d'un homme qui s'en était fait une occupation depuis sa jeunesse. Ce fut pour cette raison que Henri III jeta les yeux sur ce médecin, et le nomma, en 1588, lecteur et professeur en chirurgie au collége Royal, à la place d'Akakia; mais il ne remplit pas long-temps cette chaire, car il mourut à Paris 'n 1594. — Les ouvrages que Gourmelen a publiés, lui ont valu l'estime de son siècle. Ils ne lui ont pas cependant mérité celle des auteurs des *Recherches sur l'origine de la chirurgie en France.* Comme ceux-ci avaient intérêt à rabaisser les médecins qui ont éclairé leur art, ils ont avancé que Gourmelen a donné des préceptes sur la chirurgie qu'il ignorait, et que ses écrits ne sont qu'une compilation de ceux des anciens, mais hérissée d'une philosophie scolastique. Je pourrais faire quelques réflexions sur ce passage et surtout sur ce qui est dit immédiatement après, que *ce n'est qu'en s'éloignant d'eux* (des médecins) *que la chirurgie pouvait prendre de l'éclat;* mais je me tais pour passer aux titres sous lesquels les ouvrages de Gourmelen ont paru.

Synopseos chirurgiæ, libri sex. Lutetiæ, 1566, in-8°. En français par André Malezieu. Paris, 1571, in-8°, et depuis par Germain Courtin, sous le titre de *Guide des chirurgiens. — Hippocratis*

libellus de alimento e græco in latinum versus et commentariis illustratus, 1572, in-8°. Il avait expliqué ce traité aux écoles de médecine trois ans auparavant. — *Chirurgiæ artis ex Hippocratis et veterum decretis ad rationis normam redactæ libri tres. Lutetiæ,* 1580, in-8°. Si l'on mettait dans la même balance d'un côté ce que la chirurgie doit à la médecine, et de l'autre ce que les chirurgiens des siècles passés ont fait pour l'avancement de leur art, on verrait avec surprise combien le poids du premier l'emporterait sur le second.

Apr. J.-C. 1574. — FLUDD, ou DE FLUCTIBUS (Robert), fécond écrivain, était de Milgate dans la province de Kent, où il naquit en 1574. Il s'attacha dans sa jeunesse à la profession des armes; mais s'étant ensuite tourné du côté de l'étude de la médecine, il en reçut le bonnet de docteur à Oxford le 16 mai 1605. La pratique ne fut pas d'abord ce qui l'occupa, ce ne fut qu'après avoir voyagé pendant six ans dans les principaux royaumes de l'Europe, qu'il songea à venir l'exercer à Londres, où il devint membre du collége des médecins. Il mourut dans cette ville le 8 septembre 1637. — Fludd était de la société des frères de la Rose-Croix et même un des frères les plus zélés. Libavius le mit de mauvaise humeur en attaquant cette société; et ce fut pour la défendre qu'il écrivit l'apologie dont on trouvera le titre parmi ceux de ses autres ouvrages. Cet auteur est si obscur dans ses écrits, qu'il est à peu près inintelligible; il avait d'ailleurs l'esprit si tourné du côté du fanatisme, qu'il y renouvelle les rêveries des rabbins, et qu'il les pousse même plus loin qu'eux. Il est plus estimable du côté des mathématiques et surtout de la mécanique, qu'il entendait assez bien; mais pour sa médecine, ce n'est qu'un tissu de superstitieuses bagatelles. Il savait cependant se faire valoir auprès des malades, et il leur inspirait une confiance qui les disposait à la guérison. Ses ouvrages ont été plus estimés dans les pays étrangers qu'en Angleterre, où il n'y a guère que Jean Selden et fort peu d'autres qui en eussent parlé. Voici leurs titres et leurs éditions :

Utriusque Cosmi, majoris et minoris, technica historia. Oppenheimii, 1617, deux volumes in-folio, avec figures. — *Tractatus apologeticus integritatem societatis de Rosea Cruce defendens. Lugduni Batavorum*, 1617, in-8°. — *Monochordon mundi symphoniacum, seu, Replicatio ad apologiam Joannis Kepleri. Francofurti*, 1622, in-4°. — *Anatomiæ theatrum triplici effigie designatum. Francofurti*, 1623, in-folio. — *Philosophia sacra et vere christiana, seu, Meteorologia cosmica. Ibidem*, 1626, in-fol. — *Medicina catholica, seu, Mysticum artis medicandi sacrarium. Ibidem*, 1626, 1631, in-folio. — *Integrum morborum mysterium. Ibidem*, 1631, in-folio. — *De morborum signis. Ibidem*, 1631, in-folio. Ces deux ouvrages font partie de celui intitulé : *Medicina catholica*. — *Clavis philosophiæ et alchymiæ Fluddanæ. Francofurti*, 1633, in-folio. — *Philosophia Mosaïca. Goudæ*, 1638, in-folio. *Amstelodami*, 1640, in-folio. — *Pathologia dæmoniaca. Goudæ*, 1640, in-fol.

Ap. J.-C. 1575. — ZACUTUS dit LUSITANUS, parce qu'il était natif de Lisbonne, vint au monde en 1575, dans une famille noble et ancienne, et fut élevé dans la religion chrétienne. On lui remarqua, dès l'enfance, beaucoup de pénétration et de génie ; c'est ce qui engagea ses parents à le mettre sous la conduite d'un précepteur qui cultiva les heureuses dispositions de son élève et lui enseigna la langue latine et les belles-lettres. Ses premiers progrès furent rapides ; et de l'école de son maître, il passa successivement dans celles des universités de Salamanque et de Coimbre, où il étudia la philosophie et la médecine. Il s'appliquait à cette dernière science, lorsqu'il perdit ses parents et se vit presque réduit à l'indigence. Ce contre-temps ne l'arrêta pas dans la carrière qu'il courait. Comme il sentit toute la nécessité de faire valoir ses talents pour rétablir sa fortune, il poursuivit ses études avec tant d'ardeur, qu'il n'avait pas encore atteint sa vingtième année lorsqu'il fut reçu docteur à Siguenza dans la nouvelle Castille. Empressé de profiter des avantages attachés à ce titre, il retourna à Lisbonne et s'y distingua dans la pratique de la médecine pendant l'espace de trente ans. Il abandonna cette ville au bout de ce terme, au sujet de l'édit que Philippe IV fit publier en 1625. Comme il y était défendu aux Juifs et à leurs enfants de demeurer davantage dans le Portugal, et comme il était lui-même né de parents juifs, l'exercice de la religion catholique qu'il avait professée dès sa jeunesse la plus tendre, ne fut pas capable de le rassurer contre les frayeurs de l'inquisition. Dans cet embarras, il quitta Lisbonne et prit le parti de se retirer en Hollande, où il se fit circoncire la mêm année de son émigration, et vécut toujours depuis dans la religion judaïque. — Son habileté dans la pratique de la médecine ne lui fit pas moins d'honneur en Hollande qu'en Portugal ; il y fut même autant considéré par les qualités du cœur que par celles de l'esprit. Sa tendresse envers les pauvres, qu'il aidait de ses libéralités et à qui il ne refusait jamais les secours de son art, ses manières douces et obligeantes, la régularité de sa conduite, tout contribua à lui mériter une estime générale. Son nom passa même chez les étrangers, et la haute opinion que plusieurs médecins de Portugal, d'Espagne, d'Allemagne, etc., eurent de sa capacité, lui ménagea une exacte correspondance avec eux, ainsi qu'on le voit par les lettres qui sont à la tête des écrits que nous avons de lui. — Zacutus mourut à Amsterdam le 21 janvier 1642, dans la soixante-septième année de son âge. Les ouvrages qu'il a laissés sont en assez grand nombre, et le recueil en a paru à Lyon, 1642, 1649, 1657, 1667, 1694, deux volumes in-fol., sous le titre d'*Opera omnia*. Le premier volume contient six livres, *De medicorum principum historia*, qui avaient été imprimés à Amsterdam avant l'édition de Lyon. Le premier de ces livres fut publié en 1629 et en 1637, in-8°, le le second en 1636, le troisième en 1637, le quatrième, le cinquième et le sixième en 1638, tous du même format. Ce volume est plein d'observations sur les maladies, avec des remarques que l'auteur a tirées de la plupart des médecins qui l'ont devancé. Le second tome renferme les pièces suivantes : *Praxis historiarum, libri quinque. Introïtus medici ad praxim. Pharmacopœa elegantissima. Praxis medica admiranda.* Les cinq livres intitulés *Praxis historiarum* ont été imprimés séparément à Amsterdam, le premier en 1641 avec l'*Introïtus* et la Pharmacopée, le second en la même année, et les trois autres en 1642, tous in-8°. C'est un abrégé des traitements qui conviennent à chacune des maladies dont Zacutus a parlé dans le premier volume.

On a encore de la façon de ce médecin une lettre, *De calculo*, adressée à Beverwyck, et qui se trouve dans le traité de celui-ci sur la même matière, édition de Leyde, 1638, in-12. Mais Zacutus avait encore travaillé à d'autres ouvrages dont on ne connaît pas les titres, parce qu'ils n'ont pas été imprimés. Tels sont : — *De chirurgorum principum historia. — De regimine principum. — De juniorum medicorum erroribus. — De medica doctrina selecta. — Hippocratis et Galeni epitome.* — On trouve un grand nombre de remarques singulières et curieuses dans les ouvrages de Zacutus, et elles roulent autant sur les maladies que sur leurs remèdes. Il y a aussi beaucoup de savoir et d'érudition dans les commentaires ; mais on ne croit pas tout ce que cet auteur rapporte et l'on ne voudrait pas s'en rendre le garant. On le soupçonne d'avoir souvent préféré l'ornement à la vérité, dans la vue d'exciter l'admiration de ses lecteurs et de se procurer plus de réputation. Encore même qu'on serait assez indulgent pour décharger cet écrivain du reproche qu'on lui a fait à ce sujet, encore qu'on lui supposerait les intentions les plus droites, il s'est toujours exposé à être dupe, parce qu'il s'est trop aveuglément confié au récit d'autrui, sans le vérifier par ses propres observations. Au reste, comme il était fort attaché à la pratique des anciens, qu'il avait pris pour modèles, il soutint vivement la doctrine de Galien contre les partisans de l'école arabe; mais, aussi crédule que ceux-ci, il eut le même goût pour les remèdes secrets, dont il aima tant à faire parade.

Ap. J.-C. 1576 *env.* — ALSARIO, que quelques biographes nomment aussi Alsavio, Crucio ou Dalla Croce (Vincent), médecin célèbre, naquit à Gênes vers 1576. Il se livra de bonne heure à l'étude des lettres, et publia un opuscule intitulé : *De invidia et fascino veterum*, dans lequel il montre une grande érudition grecque et latine. Il avait à peine alors 19 ans. Il étudia ensuite particulièrement la médecine, qu'il vint pratiquer à Bologne, avec le plus grand succès : aussi fut-il nommé proto-médecin à Ravenne. Appelé ensuite à Rome, il y professa la médecine avec éclat pendant plus de 20 ans dans l'Archigymnase et fut médecin du pape Grégoire XV. Autant il était distingué par ses vastes connaissances, autant sa bienfai-

sance le rendait recommandable et cher aux malheureux. L'époque précise de sa mort n'est pas connue, mais il est certain qu'il vivait encore à la fin de l'année 1631. Les ouvrages qu'il a publiés sont nombreux. Ils ont pour titre : — *De invidia et fascino veterum libellus, etc.* Lucques, 1595, in-4°, réimprimé dans le tome XII du *Thesaurus antiquitatum romanarum* (p. 885), imprimé à Leyde. — *Ephemeridum, id est diuturnarum observationum libri duo.* Bologne, 1599 et 1600, in-4°. — *De epilepsia, seu comitiali morbo lectionum Bononiensium libri III, in quibus præter magni illius morbi theoriam, hoc est definitionem ejusque probationem, differentias, causas et signa, etc.* Venise, 1603, in-4°. — *Consilium de asthmate pro Bonif. Cajetano, Cardin, cum disputatione de melonibus, etc.* Venise, 1607, in-4°. — *Consilium de variis symptomatibus in principibus illustrissimis ad Hieronymum Mercurialem.* Venise. — *De verme admirando per nares egresso commentarius, etc.* Ravenne, 1610, in-4°. — *De sugillatione, quam Græci ὑπώπιον id est, sub oculis, vocant. — Consilium de catarrho. — Dissertatio de salis, et salitorum usu in febribus.—De medicinæ practicæ laudibus præfatio.* Rome. — *Præfatio in romano Gymnasio habita, die VII mensis novembris an.* 1612. Rome, in-4°. — *De morbis capitis frequentioribus, quorum cognitio et curatio ita traduntur, ut ad alios etiam cognoscendos, et curandos mirifice conducant : hoc est de catarrho phrenitide, lethargo, epilepsia, etc. Libri septem.* — *Inserta est disputatio de liquore chalchanti, seu vitrioli, ejusque abusu in febrium et morborum calidorum curatione.* Rome, 1616 et 1617, in-4°. Venise, 1619, in-4°. — *De quæsitis per epistolam in arte medica centuriæ quatuor, ubi varii casus, observationes, consilia, responsa, disputationes atque curationes non sine promiscua doctrina describuntur.* Venise, 1622, in-folio. — *Disputatio generalis ad historiam fœtus nonimestris quidem et organici, sed emortui, ac parvæ adeo molis, ut vix quadrimestris fuit existimatus, in adolescentula primipara.* Rome, 1627, in-4°. — *Consultatio medica pro nobile adolescentulo, oblivione, surditate secundum alteram aurem, subsurditie et ab auditione ex tinnitu secundum oppositam nempe sinistram laborante, etc.* Rome, 1629, in-4°. — *Providenza methodica per preservasi d'all imminente peste, discorso prattico ove sono rimedi preservativi, etc.* Rome, 1630, in-4°. — *Consilium prophylacticum, a lue pestifera grassante, etc.* Rome, 1631, in-4°. — *Vesuvius ardens sive exercitatio physico-medica, προπυρέτου, id est motum et incendium Vesuvii montis in Campania, XVI mensis decembris, anni* 1631. Rome, 1632, in-4°. — *De morbis pectoris frequentioribus, hæmoplysi, phtysi, asthmate, peripneumonia, pleuritide, libri tres.* Il n'existe plus de ce travail que l'écrit intitulé : *De hæmoplysi, hoc est sanguinis sputo, liber unus.* Rome, 1633, in-4°.— Allacci (*Apes urbanœ, sive de viris illustribus*) ajoute que Alsario laissa encore en manuscrit les ouvrages suivants : — 1° *Consultationum variarum tomus unus.* 2° *Ad Lucretii libros de natura, commentarius iatrophysicus.* 3° *In Hippocraticam faciem iatrophysico gnomonicus commentarius.* 4° *Liber apologeticus in quo auctor cunctis penitus omissis dicteriis, ac lædoriis quœ de aliorum fama detrahant, sed tantum modo, suaque modestissime tuetur, et expiat tam in re medica quam extra.* 5° *De morbis ventris.* Alsario annonce lui-même la publication prochaine de ses ouvrages dans la préface de son traité *De morbis pectoris* ou mieux *De hæmoplysi.*

(DEZEIMERIS, *Dict. histor.*)

Ap. J.-C. 1577 *environ.* —AGUERO (Bartholomeo, hidalgo de), médecin de Séville, s'était fait une telle réputation dans le traitement des plaies, qu'à peine croyait-on qu'il pût y en avoir de si graves qu'il ne fût en état de les guérir. La crédulité du peuple lui attribua une puissance surnaturelle, et, long-temps après sa mort, les Sévilliens, en prenant les armes, se recommandaient à Dieu et au docteur Hidalgo. Aguero fut réellement l'un des restaurateurs de la méthode de la réunion des plaies par première intention. Ce médecin mourut dans sa patrie, le 5 janvier 1597, âgé de 66 ans. Nous avons de lui : — *Tesoro de la verdadera cirugia, y via particular contra la commun opinion.* Seville, 1604, in-fol. Ce recueil publié par François Ximenes Guillem, neveu de l'auteur, contient un ouvrage posthume : *Antidotarium generale,* avec les traités suivants qui avaient été mis au jour par l'auteur.—*Avisos de cirugia contra, etc.* 1584. — *Respuesta a las propositiones, que el licenciado Fragoso ensenna contra unos avisos, etc.*

Ap. J.-C. 1577 *environ.* — AUBIN (Jean de Saint-), savant médecin de Metz, fut le contemporain et l'ami de Foës. Livré tout entier à ses travaux littéraires, le célèbre traducteur d'Hippocrate obtint des magistrats de faire partager à son ami la charge de médecin de la ville, dont il était revêtu. Saint-Aubin acquitta la dette de l'amitié en traduisant les Scholies de Palladius sur le livre *De fracturis,* et prévenant ainsi le retard que cet ouvrage aurait mis à l'impression des œuvres d'Hippocrate. Il avait entrepris un traité sur la peste, que sa mort, arrivée en 1597, l'empêcha de terminer. Cet ouvrage fut publié par les soins de Bucelot, médecin de Metz et ami du défunt, sous le titre : *Nouveau recueil et avis pour la préservation et guérison de la peste ; par M. de Saint-Aubin, médecin de Metz : dédié aux seigneurs de ladite ville.* Metz, 1598, in-8°.

Ap. J.-C. 1577.—LICETI, médecin célèbre, connu sous le nom de Fortunius Licetus, était de Rapello dans l'état de Gênes, où il naquit le 3 octobre 1577, de Joseph Liceti. Fortunio vint au monde avant le septième mois de la grossesse de sa mère. C'est à l'agitation violente que la tempête procura à celle-ci dans le trajet de Reco à Rapello, qu'on attribua la naissance prématurée de cet enfant qui reçut le nom de Fortunio, parce qu'il promettait d'y survivre. Son père le mit dans une boîte garnie de coton, et l'éleva avec tant de soin, qu'il jouit dans la suite d'une santé aussi parfaite, que s'il fût venu au terme ordinaire. Ce père tendre ne prit pas moins de soin de l'éducation de son fils. Il l'instruisit lui-même dans les lettres, et l'envoya ensuite à Bologne, où il l'aida encore de ses conseils pendant son cours d'étude. Fortunio était passé à Bologne en 1595 ; il en sortit en 1599 pour rejoindre son père à Gênes, mais il eut la disgrâce de le trouver mort depuis deux jours lorsqu'il y arriva. Ce contre-temps l'engagea à aller chercher fortune à Pise, où il obtint bientôt une chaire de philosophie, et travailla à établir sa réputation par un ouvrage intitulé : *Gonopsis Chantropologia.* Il n'en tira cependant point tout l'avantage qu'il s'était promis. On prétendit que cette pièce n'était pas de lui ; mais pour repousser l'injustice qu'on lui faisait à cet égard, il la publia de nouveau sous cet autre titre : *De ortu animæ humanæ*. Cette tracasserie le chagrina beaucoup ; elle ne diminua cependant rien de l'estime que les personnes impartiales avaient conçue de son mérite. Tout au contraire, la vérité réduisit ses ennemis au silence ; et son savoir lui acquit une si grande réputation dans les écoles de Pise, qu'elle perça jusqu'à Padoue, où on l'engagea de venir enseigner en 1605. Il s'y rendit, et ne cessa de faire honneur à l'université de cette ville jusqu'en 1631 qu'il en sortit fâché, parce qu'on lui avait refusé la chaire de médecine vacante par la mort de Cremonini, et qu'on lui avait préféré Thomas Zilioli.

Liceti se retira alors à Bologne. Mais la république de Venise ne tarda pas à sentir la perte qu'elle avait faite, dans son université de Padoue, par la retraite de ce médecin ; elle chercha l'occasion de l'y rappeler. Une chaire étant venue à vaquer en 1645, elle lui fit faire des instances et des prières si obligeantes pour l'accepter, qu'il revint enseigner dans cette ville, à laquelle il procura la plus grande célébrité jusqu'à sa mort arrivée en 1657, à l'âge de 79 ans. Ce médecin a composé plus de cinquante traités. Je ne donnerai que les titres des principaux ; encore y en a-t-il plûsieurs qui ne regardent point directement la médecine : — *De ortu animæ humanæ, libri tres*. Genæ, 1602, in-4°. Venetiis, 1603, in-4°. Francofurti, 1606, in-8°. — *De lucernis antiquorum reconditis, libri sex*. Genuæ, 1602, in-4°. Venetiis, 1621, in-4°. Utini, 1652, in-folio. Patavii, 1662, in-folio, avec figures. — *De vita, libri tres*. Venetiis, 1606, in-4°. Genuæ, 1607, in-4°. — *De animarum coextensione corpori, libri duo*. Patavii, 1616, in-4°. — *De iis quæ diu vivunt sine alimento, libri quatuor*. Ibidem, 1612, 1618, in-folio. — *De perfecta constitutione hominis in utero, liber unus*. Ibidem, 1616, in-4°. — *De monstrorum causis, natura et differentiis, libri duo*. Ibidem, 1616, 1634, in-4°. La seconde édition a été augmentée et ornée de figures. Amstelodami, 1665, in-4°. Patavii, 1668, in-4°, par les soins de Gérard Blasius. On trouve beaucoup de superstition et de crédulité

dans cet ouvrage. L'auteur, qui n'a pas su éviter ces erreurs, rapporte toutes les fables que les anciens ont inventées au sujet de la matière qu'il traite, tout ce que ses contemporains ont écrit, et il y ajoute ce que l'imagination a pu lui suggérer.

De spontaneo viventium ortu, libri quatuor. Vicentiæ, 1618, in-folio. Patavii, 1621, in-fol. — *De novis astris et cometis*. Venetiis, 1623, in-4°. — *Controversiæ de novis astris et cometis*. Ibidem, 1625. — *De intellectu agente, libri quinque*. Patavii, 1627, in-folio. — *De immortalitate animæ*. Patavii, 1629, in-folio. — *Allegoria peripatetica de generatione, amicitia et privatione, in Aristotelicum ænigma Ælia Lelia crispis*. Ibidem, 1630, in-4°. — *De feriis altricis animæ, Nemesiticæ disputationes*. Ibidem, 1631, in-4°. — *De anima subjecto corpori nil tribuente, deque seminis vitæ efficientia primoria in formatione fœtus, liber unus*. Patavii, 1631, in-4°. — *De rationalis animæ varia propensione ad corpus, libri duo*. Ibidem, 1634, in-4°. — *De natura primo movente, libri duo*. Utini, 1634, in-4°. — *Pyronarcha, seu, de fulminum natura, deque febrium origine, libri duo*. Patavii, 1634, in-4°. — *De propriorum operum historia, libri duo*. Ibidem, 1634, in-4°. — *Mundi et hominis analogia*. Utini, 1635, in-4°. — *Athos perfossus, sive, Rudens eruditus in Criomixi quæstiones de alimento, dialogus*. Patavii, 1636, in-4°. — *Ulysses apud Circen, sive, de quadruplici transformatione, deque varie transformatis hominibus, dialogus*. Utini, 1636, in-4°. — *De duplici calore corporum naturalium*. Ibidem, 1636, in-4°. — *Dialogus de anima ad corpus physice non propensa*. Utini, 1637, in-4°. — *Ad Aram Lemniam Dosiadæ encyclopædia*. Parisiis, 1637, in-8°. — *Litheosphorus, sive de lapide Bononiensi lucem in se conceptam ab ambiente claro mox in tenebris mire conservante*. Utini, 1640, in-4°. — *Responsa de quæsitis per epistolas a claris viris*. Ibidem, 1640-50, trois volumes in-4°. — *Libri tres de natura et efficientia luminis*. Ibidem, 1640, in-4°. — *De annulis antiquis*. Ibidem, 1645, in-4°. — *De pietate Aristotelis erga Deum et homines*. Ibidem, 1645, in-4°. — *De motu sanguinis, origine nervorum, cerebro leniente cordis æstum, et imaginationis viribus*. Ibidem, 1647, in-4°. — *Hiero-*

*glyphica, sive, antiqua schemata gem-
marum annularium. Patavii*, 1653,
in-fol. — *De cometæ observationibus
astronomicis (responsum. Utini*, 1653,
in-8°. — *De hydrologia, sive, fluxu
moris. Ibidem*, 1655, in-4°. — Je ne
m'arrêterai pas à passer en revue toutes
les erreurs que Liceti a consignées dans
ces ouvrages; je dirai seulement que ce
médecin prétend dans celui intitulé :
De lucernis antiquorum, que les anciens avaient le secret de faire une
huile qui ne se consumait point; ou de
disposer les lampes sépulcrales en sorte
qu'à mesure qu'elles brûlaient, la fumée
se condensait insensiblement, et se ré-
duisait en huile par un changement perpétuel; qu'à l'égard de la mèche, elle
était d'une espèce de lin que les anciens
appelaient *Asbeston*, c'est-à-dire, inextinguible. Il rapporte là-dessus plusieurs
histoires. Sous le pontificat de Paul III,
qui fut élevé au saint siège en 1534 et
mourut le 10 novembre 1549, on ouvrit
un tombeau à Rome, où l'on trouva un
corps tout entier, dont les cheveux étaient
noués d'un réseau de fil d'or. Il y avait
dans ce tombeau une lampe qui devait
avoir brûlé près de 1600 ans, puisque
l'inscription était conçue en ces termes :
Tulliolæ filiæ meæ; ce qui marque que
c'était la fille de Cicéron. Mais tout cela
ne fut pas plutôt exposé à l'air, que la
lampe s'éteignit et le corps se réduisit
en poussière. On assure qu'on a trouvé
dans le territoire de Viterbe, quantité
de ces lampes éternelles; mais qui, étant
exposées à l'air, ne purent conserver
leur lumière que pendant quelques heures. On dit que la plus belle était celle
d'*Olybius Maximus* de Padoue. Elle
était composée de deux fioles, dont l'une
était d'or et l'autre d'argent, toutes deux
pleines d'une admirable liqueur qui entretenait, sans se consumer, une lampe
placée entre les deux fioles, ou au-dessus
comme d'autres disent. Liceti rapporte
d'autres histoires, et il prétend que le
feu éternel de la déesse Vesta n'était
qu'une de ces lampes. Mais il se trompe;
car tout le monde sait qu'on n'appelait ce
feu éternel que parce qu'on ne le laissait
jamais éteindre et que les vestales
avaient soin de l'entretenir. A l'égard
même des lampes sépulcrales, Liceti
se trompe encore; et son opinion a été
solidement réfutée par Octavio Ferrari,
célèbre professeur d'humanités à Padoue,
dans la dissertation qu'il publia en 1685,
et qu'il intitula : *De veterum lucernis*

sepulchralibus. Il y prouve que les lampes appelées éternelles, et dans lesquelles
on supposait une mèche inextinguible, ne
sont que des phosphores qui s'allument
pour un peu de temps, après avoir été
exposés à l'air.

Ap. J.-C. 1577. — RIOLAN (Jean),
fils de Jean, naquit à Paris en 1577. Son
père ne manqua pas de seconder les heureuses dispositions qu'il montra pour
l'étude, il l'engagea même à se livrer à
celle de la médecine. Tout y portait le
jeune Riolan. Son goût, l'exemple d'un
père célèbre dans sa profession, les instructions domestiques qui lui aplanis-
saient les difficultés qui arrêtaient les
commençants, le firent marcher à grands
pas dans la carrière laborieuse où il était
entré. Ses progrès furent si rapides, que
peu d'années après avoir reçu le bonnet
de docteur dans les écoles de la faculté
de sa ville natale, c'est-à-dire, après le
premier de juillet 1604, il s'annonça par
des ouvrages qui posèrent les fondements de sa réputation. En 1613, il fut
nommé professeur royal d'anatomie et
de botanique par Louis XIII; et en cette
dernière qualité, il lui présenta une re-
quête pour l'établissement d'un jardin
des plantes dans l'université de Paris.
Cette pièce fut imprimée en 1618, in-8°.
Il occupa dans la suite la place de premier médecin de la reine Marie de Médicis qu'il accompagna dans ses voyages,
et après la mort de cette princesse, arrivée
à Cologne le 3 juillet 1642, il revint en
France, où il reprit l'exercice de son
état. Riolan mourut à Paris le 19 février 1657, âgé de 80 ans. Il avait souffert deux fois l'opération de la taille. —
L'anatomie fut la passion de ce médecin.
Il lut presque tous les ouvrages des
auteurs qui ont écrit sur cette partie;
mais prévenu en faveur de l'antiquité,
il s'aveugla quelquefois au point de ne
voir, dans les dissections, que ce que
les plus anciens anatomistes avaient remarqué. Il a cependant fait plusieurs
découvertes utiles, parmi lesquelles on
peut compter les appendices graisseuses
du colon. Il donna des noms aux canaux
hépatiques et cystiques; il observa que
le canal commun ou cholédoque n'avait
point de valvule, mais, à la place de cette
membrane, une espèce de pli qui en
fait les fonctions. Il publia de nouvelles
observations sur le vagin et l'orifice de
la matrice, sur l'os hyoïde, sur la langue, et sur le ligament qui s'étend de-

puis l'apophyse styloïde jusqu'à l'angle de la mâchoire inférieure. En un mot, Riolan fut un habile anatomiste pour son temps. Ses ouvrages sont remplis d'érudition, écrits avec beaucoup d'éloquence, cependant un peu diffus. Comme il possédait les auteurs grecs et latins, principalement les poètes dont il avait fait une étude des plus suivies, il a rapporté dans ses ouvrages différents lambeaux de ces auteurs, et les a appliqués au sujet de la manière la plus convenable. On doit cependant lui reprocher d'avoir été l'ennemi juré des anatomistes qui s'étaient fait une réputation brillante ; depuis Eustachi jusqu'à Dulaurens, aucun n'a échappé à ses traits satiriques. Il avait le malheur de penser trop avantageusement sur son compte, et point assez sur celui des autres. Plus de modestie de sa part n'aurait rien diminué de son mérite ; c'était assez d'être reconnu savant, sans vouloir afficher une supériorité injurieuse à ses émules, et s'attribuer une sorte de dictature dans sa profession. De pareilles prétentions irritent les esprits. Comme il était d'un caractère bouillant, décidé, tranchant, opiniâtre, et d'autant plus attaché à ses sentiments, qu'on lui en démontrait la faiblesse ou la caducité, sa conduite lui suscita de puissants adversaires ; il anima contre lui les médecins de son temps, qui le censurèrent à leur tour. — On ne trouve aucune figure dans les ouvrages anatomiques que Riolan a laissés ; il insinue toujours que c'est la nature elle-même qu'il faut consulter, et, pour cette raison, il ne recourut point à la gravure. Mais ce médecin ne s'est pas borné à écrire sur l'anatomie ; il a travaillé sur d'autres matières, ainsi qu'on peut le voir dans la notice suivante :

Brevis excursus in battologiam Quercetani, quo alchymiæ principia funditus diruuntur, et artis veritas demonstratur. Accessit censura scholæ Parisiensis. Parisiis, 1604, in-12. — *Comparatio veteris medicinæ cum nova, Hippocraticæ cum Hermetica, dogmatica cum spargyrica. Adjunctum est examen animadversionum Baucyneti et Harveti. Ibidem*, 1605, in-12. On peut se rappeler combien la chimie fut mal accueillie par la faculté de Paris, qui était alors tout hippocratique. — *Disputatio de monstro Lutetiæ* 1605 *nato. Parisiis*, 1605, in-12. — *Incursionum Quercetani depulsio. Ibidem*, 1605, in-12.— *Censura demonstrationis Har-*

veti pro veritate alchymiæ. Ibidem, 1606, in-12. — *Schola anatomica novis et raris observationibus illustrata. Adjuncta est accurata fœtus humani historia. Parisiis*, 1607, in-8°. *Genevæ*, 1624, in-8°. En français, par Pierre Constant. Paris, 1629, in-4°. Les augmentations dont l'auteur enrichit ce premier essai anatomique, lui firent faire un volume in-folio, qui fut imprimé à Paris en 1610, sous le titre d'*Anatome corporis humani*. On a cru trouver la découverte des muscles inter-osseux dans cet ouvrage, mais Riolan l'attribue lui-même à Galien, dont il était trop grand partisan pour ne point lui en céder tout l'honneur. — *In librum Claudii Galeni de ossibus ad tyrones explanationes apologeticæ pro Galeno adversus novitios et novatores anatomicos. Parisiis*, 1613, in-8°, avec le livre de Galien commenté par Jacques Sylvius. — *Gigantomachie*. 1613, in-8°. Elle fut écrite contre Habicot, au sujet de la découverte des os du géant *Teutobochus*. Au commencement de l'année on y répondit par la *Monomachie ou response d'un compagnon chirurgien nouvellement arrivé de Montpellier, aux calomnieuses invectives de la Gigantomachie de Riolan, docteur en la faculté d'ignorance, contre l'honneur du collége des chirurgiens de Paris*, in-8°. Il n'en fallut pas davantage pour piquer Riolan, qui n'était point ménagé dans cette pièce. Il entra en lice, et publia *L'imposture découverte des os humains supposés et faussement attribués au roi Teutobochus*. Paris, 1614, in-8°. Suivant M. Goulin dans sa *Lettre à Fréron*, il parut ensuite une estampe représentant Habicot à cheval ; sur le feuillet suivant on lit : *Extrait des œuvres non encore imprimées de N. Habicot, etc.* C'est la préface de la première édition de la *Semaine anatomique* (1610) à laquelle on a ajouté des apostilles marginales pour dépriser Habicot et son ouvrage. Cet écrit de douze pages fut suivi d'une *turlupinade*, sous le titre de *Jugement des ombres d'Héraclite et de Démocrite*, sans date, in-8° de trente et une pages. Ces deux pièces furent attribuées à Riolan, qui donna, en 1618, in-8°, sa *Gigantologie : discours sur la grandeur des géants, etc.*, de cent vingt-huit pages, par où cette longue querelle finit de la part de ce médecin.

Osteologia ex veterum et recentio-

rum præceptis descripta. Parisiis, 1614, in-8°. — *Discours sur les hermaphrodites, où il est démontré, contre l'opinion commune, qu'il n'y a point de vrais hermaphrodites.* Paris, 1614, in-8°. — *Anatomica, seu, anthropographia. Parisiis*, 1618, in-8°, 1626, in-4°, 1649, in-folio. A la fin de la dernière édition, qui comprend tout ce que l'auteur avait écrit jusqu'alors sur l'anatomie, on trouve une table de la façon de Gui Patin. — *Encheiridium anatomicum et pathologicum. Parisiis*, 1648, in-12. *Lugduni-Batavorum*, 1649, in-8°, avec les planches de Vestingius, que l'éditeur a trouvé à propos d'y joindre. *Parisiis*, 1658, in-8° : c'est la meilleure édition. *Jenæ et Lipsiæ*, 1675, in-8°, avec les planches des Vestingius. *Lugduni-Batavorum*, 1675, in-8°. *Francofurti*, 1677, in-8°. En français, par Sauvin, Paris, 1653, 1661, in-12. Lyon, 1682, in-8°. — *Opuscula anatomica nova. Londini*, 1649, in-4°. On y trouve des remarques sur les traités anatomiques des plus célèbres médecins, et la dispute *De monstro nato Lutetiæ*. L'auteur, qui a été un des plus grands antagonistes d'Harvée, ne manque pas de combattre l'opinion du médecin anglais et de ses partisans sur la circulation du sang.

Opuscula anatomica cætera, recognita et auctiora : una cum opusculis anatomicis novis. Lutetiæ Parisiorum, 1650, in-folio. — *Curieuses recherches sur les escholes en médecine de Paris et de Montpellier.* Paris, 1651, in-8°. Il composa cet ouvrage à l'occasion du discours que Siméon Courtaud prononça, en 1644, à l'ouverture des écoles de Montpellier, après la perte du procès où la faculté de médecine de cette ville était intervenue contre celle de Paris. On s'attend bien que Riolan n'y a pas épargné les médecins de Montpellier, et que ceux-ci n'ont pas mis plus de décence et de modération dans leurs répliques. — *Opuscula anatomica varia et nova. Parisiis*, 1652, in-12. Ces Opuscules roulent principalement sur la circulation du sang, que l'auteur n'admettait point. — *Opuscula anatomica nova judicium novum de venis lacteis, tam mesentericis quam thoracicis, adversus Thomam Bartholinum. Parisiis*, 1653, in-8°. — *Animadversiones secundæ ad anatomicam reformationem Thomæ Bartholini. Parisiis*, 1653, in-8°. — *Responsio prima, edita anno 1652, ad*

experimenta nova anatomica Joannis Pecqueti adversus hæmatosim in corde, ut chylus hepati restituatur, et nova Riolani de circulatione sanguinis doctrina sarta tecta conservetur. Parisiis, 1655, in-8°. — *Responsio altera. Ibidem*, 1655, in-8°. Il commente ici les plaintes qu'il a faites précédemment contre les jeunes anatomistes qui pensent faire tous les jours de nouvelles découvertes : il ne veut point admettre l'existence des vaisseaux lactés, ni du réservoir du chyle. — *Encheiridium medicum Hippocratico-Fernelianum. Lugduni*, 1685, in-8°. C'est la nouvelle édition d'un ouvrage que Manget attribue à Riolan.

Apr. J.-C. 1577. — **HELMONT** ou **VAN HELMONT** (Jean-Baptiste), sieur de Royembroch, Mérode, Oirschot, Pellines, etc., se plaisait à prendre le nom de *Medicus per ignem*. Cet homme, qui fut d'une industrie infatigable, employa cinquante ans à examiner les fossiles, les animaux et les végétaux par la chimie. L'univers lui aurait eu de grandes obligations, s'il eût fait un meilleur usage de ses découvertes, et s'il les eût exposées plus clairement. C'était le moyen de parvenir à la réputation qu'il cherchait à se donner. Il serait peut-être encore venu à bout de son dessein malgré ces défauts, s'il ne se fût point amusé à copier Paracelse, et s'il n'eût pas poussé le ridicule jusqu'à se vanter, comme lui, de posséder un remède universel. — Van Helmont naquit à Bruxelles en 1577, trente-six ans après la mort de Paracelse. Sa famille était illustre dans cette ville; son père, qu'il perdit en 1580, y était beaucoup considéré. On remarqua dans ce jeune homme des talents précoces qu'on prit soin de cultiver; il n'avait que seize ans lorsqu'on l'envoya à Louvain, où il acheva son cours de philosophie en 1594. Ce fut là qu'il prit du goût pour la médecine, à l'étude de laquelle il s'appliqua malgré l'opposition de sa mère et de ses amis. Il le fit même avec tant d'ardeur, qu'on prétend qu'avant l'âge de 20 ans accomplis il avait lu deux fois Galien, une fois Hippocrate, presque tous les auteurs grecs et arabes, et qu'il avait fait des remarques sur la plupart de leurs ouvrages. Ce trait a bien l'air fabuleux; s'il n'est pas tel, on peut dire qu'il avait fait plus de lecture à l'âge où les autres commencent à lire, qu'on n'en fait communément dans toute la vie. Quelques auteurs ajoutent qu'il fut reçu docteur en médecine dans l'université de Louvain en 1599, c'est-à-dire, à l'âge de 22 ans. Mais les fastes académiques de Valère André ne marquent point de promotion au doctorat en cette année; et de là il est bien évident qu'il fut reçu simplement à la licence. D'ailleurs, ceux qui connaissent les usages de cette université, savent qu'on n'y donne qu'assez rarement le bonnet de docteur, et à un petit nombre de sujets qu'on destine à remplir les premières chaires. Le reste des écoliers se borne ordinairement au degré de licencié, qui dans le droit, ainsi que dans la médecine, les rend habiles à l'exercice de leur profession. — Peu de temps après que Van Helmont eut quitté les bancs, Thomas Ficnus, Gérard de Villeers et Jean Sturmius le chargèrent de la leçon de chirurgie dans les écoles de la faculté. Prévenus en sa faveur, ils lui trouvèrent assez de mérite pour remplir les fonctions de cette chaire; mais Van Helmont se rend justice, il avoue son insuffisance, et dit franchement qu'il avait eu la présomption d'enseigner ce qu'il ne savait pas. Il réfléchit cependant assez pour s'apercevoir du peu de solidité de la doctrine qui dominait alors dans les écoles. Elle lui sembla avoir besoin de réforme; mais ce ne fut que long-temps après qu'il se crut en état de substituer quelque chose de mieux à ce qu'il avait appris sur les bancs. Son dessein était admirable; il combattit les qualités occultes du galénisme qu'il réduisit à leur juste valeur : si Van Helmont en fût demeuré là, il eût été un grand homme. — Incommodé par une gale légère, dont il ne put venir à bout de se guérir par la méthode ordinaire, et qu'il dissipa presque sans aucune peine avec le soufre, il se dégoûta de la science à laquelle il s'était d'abord dévoué avec tant d'ardeur, il la taxa même hautement d'incertitude. Il crut encore avoir dérogé à la noblesse de son extraction en s'appliquant à la médecine et il se repentit de s'y être livré. Ces motifs l'engagèrent non-seulement à y renoncer, mais après avoir cédé tout son bien à sa sœur par un don entre vifs, il abandonna encore sa patrie dans le dessein de n'y reparaître jamais; et pour qu'il ne manquât rien à sa rodomontade, il dispersa avec mépris l'argent qu'il avait tiré de ses ouvrages, et se mit à parcourir les pays étrangers.

Après dix ans de voyages, il se livra à la chimie, dans laquelle il avait été initié par un homme sans lettres, que le hasard lui avait offert; et au bout de deux ans de travail, il parvint à la connaissance de quelques remèdes, dont les vertus reconnues relevèrent ses espérances et rappelèrent son goût pour l'art de guérir.

En 1609, il épousa une demoiselle riche, noble et vertueuse, avec laquelle il se retira à Vilvorde, où il se renferma plus que jamais dans son laboratoire. Pendant son noviciat de chimie, il fit plusieurs expériences dangereuses qui faillirent lui coûter la vie. Il ne visitait guère les malades, et ne pratiquait point la médecine par espoir de gain. Il était sédentaire chez lui; cependant il assure, dans ses écrits, qu'il guérissait chaque année plusieurs milliers de personnes. L'électeur de Cologne, prince extrêmement versé dans la chimie, fit beaucoup de cas de lui. L'empereur Rodolphe II, et ses successeurs Mathias et Ferdinand II, l'invitèrent à se rendre à Vienne : mais les honneurs qu'on lui promit, ne le tentèrent point; il leur préféra son laboratoire et son cabinet. — Pendant sa retraite à Vilvorde, il examina avec une industrie et un travail incroyables presque tous les corps que nous connaissons, fossiles, végétaux, animaux; en sorte qu'on peut dire qu'il se mit en état de fournir lui seul un nouveau cours de chimie. C'est dans ce laboratoire de Vilvorde qu'il découvrit l'huile de soufre *Per companam*, le *Laudanum* de Paracelse, l'esprit de corne de cerf, celui de sang humain, le sel volatil huileux, et beaucoup d'autres choses. Le préjugé qu'il avait conçu contre la méthode et les remèdes galéniques, se réveilla alors; et comme le peu de succès qu'il avait tiré de cette méthode et de ces remèdes, lui en avait souvent fait voir l'insuffisance dans la pratique, il ne manqua pas de se déclarer pour les médicaments dont la chimie lui avait découvert la préparation, et de prendre en même temps la lance contre la doctrine de l'école galénique. Les quatre éléments, les quatre qualités, les quatre degrés, les quatre humeurs, sont, selon lui, des principes absurdes, d'où l'on a déduit une méthode de traiter les maladies, qui ne peut manquer d'être fausse et erronée. Il réduisit donc tout l'art de la médecine aux principes de la chimie. Prévenu de ces idées, il se mit à écrire des ouvrages dans lesquels on remarque du bon et du mauvais. Son traité des eaux de Spa lui donna de la réputation ; il est parsemé d'excellentes choses, ainsi que ceux qu'il a publiés sur la pierre, sur les fièvres et sur les humeurs: mais on y trouve aussi des fanfaronnades et des rêveries systématiques qui en obscurcissent le mérite. Voici les titres des ouvrages que Van Helmont a mis lui-même au jour :

De magnetica vulnerum naturali et legitima curatione, contra Johannem Roberti soc. Jesu theologum. Parisiis, 1621. — *Supplementum de Spadanis fontibus. Leodii*, 1624, in-8°. — *Febrium doctrina inaudita. Antverpiæ*, 1642, in-12. — *Opuscula medica inaudita. I, de lithiasi. II, de febribus. III, de humoribus Galeni. IV, de peste. Coloniæ Agrippinæ*, 1644, in-8°. — Avec toute sa science, ce médecin ne put jamais parvenir à guérir deux de ses fils qui moururent de la peste, ni sa fille aînée de la lèpre, quoiqu'il eût essayé ses remèdes sur elle pendant deux ans entiers. Ses secrets ne lui réussirent pas mieux sur sa femme et sur une autre de ses filles ; elles moururent de poison. Il fut plus heureux dans la cure des maux dont il fut attaqué en 1640 et en 1643, quoiqu'il ne voulût ni saignée, ni purgation. Mais le 18 novembre 1644, il lui prit une violente oppression de poitrine qui était l'annonce d'une pleurésie ; il la traita avec le sang de bouc et rejeta la saignée. Sa maladie fut suivie d'une fièvre dont il languit pendant sept semaines; il en mourut le 30 décembre 1644., âgé de 67 ans. Lorsqu'il sentit approcher l'heure de sa mort, il appela son fils et lui parla en ces termes : « Prenez tous mes ouvrages, tant ceux » qui sont ébauchés, que ceux qui sont » finis ; joignez-les ensemble, je vous les » abandonne. Faites-en tout ce que vous » croirez qu'il sera bon d'en faire. Dieu » qui dirige tout pour une meilleure fin, » ne me permet pas d'y donner mes der- » niers soins. » Son fils était un homme singulier et tant soit peu enthousiaste, qui s'était enrôlé dans une troupe de bohémiens, avec qui il avait couru les provinces. Il ne s'acquitta que trop fidèlement de ce que son père lui avait recommandé ; il donna au public le dépôt de ses ouvrages, tel qu'il l'avait reçu, et le publia sans avoir aucun égard à l'ordre, à la liaison et à la correction, abandonnant tout aux soins de son imprimeur,

Louis Elzévir, qui heureusement était un homme entendu. Ce recueil est intitulé :

Ortus medicinæ, id est, initia physicæ inaudita, progressus medicinæ novus in morborum ultionem ad vitam longam. Amstelodami, 1648, 1652, in-4°. *Venetiis*, 1651, in-folio. Et sous le titre d'*Opera omnia Lugduni*, 1655, in-folio. *Leidæ*, 1667, in-folio. *Francofurti*, 1682, in-4°. *Hasniæ*, 1707, in-4°. En hollandais, Roterdam, 1660, in-4°. En anglais, Londres, 1662, in-4°. En français, Lyon, 1671, in-4°. La meilleure de toutes ces éditions est celle d'Amsterdam, 1652, in-4°, chez Elzévir ; celle de Venise est parsemée de différents morceaux qui ne sont point de la façon de l'auteur. On peut faire le même reproche aux éditions allemandes. On trouve beaucoup de contradictions dans les écrits de Van Helmont ; mais il serait extraordinaire qu'on n'en trouvât point, à en juger par la manière dont ils ont été recueillis. D'ailleurs, les vues nouvelles qui se succédaient les unes aux autres dans l'esprit d'un homme qui travaillait depuis cinquante ans à la perfection de la chimie, ne pouvaient manquer d'y jeter beaucoup d'inégalités, qu'il n'avait pu revoir, ni corriger, lorsqu'il donna ses ouvrages à son fils.

Van Helmont serait un auteur bien excusable, si on n'avait que ces fautes à lui reprocher. Il en est d'autres pour lesquelles on ne peut avoir la même indulgence : crédule jusqu'à la superstition, il a fait passer dans ses écrits toutes les erreurs dont son esprit était prévenu. Non content d'avoir adopté quantité de contes fabuleux de quelques endroits qu'ils lui vinssent, il donna tête baissée dans les rêveries des chimistes, et spécialement dans celles de Paracelse qu'il prit pour modèle, et dont il fut grand admirateur. Il valut cependant mieux que lui du côté du jugement et de la science ; mais il se plut comme lui à vanter ses secrets, et, prenant le ton d'un fanatique, il joua le rôle d'un enthousiaste pour en imposer à ses contemporains qui ne le crurent que trop. Comme il n'avait que peu de connaissance des vrais principes de la médecine, et qu'il était d'ailleurs d'un caractère dur et insultant, il ne cessa d'attaquer les médecins qui s'avisèrent de condamner sa doctrine. On ne peut que lui savoir gré d'avoir travaillé à détruire les systèmes de pure imagination qui régnaient de son temps dans les écoles ; mais il poussa trop loin sa censure, en accusant d'imposture la médecine des anciens Grecs. Il voulut établir l'art de guérir sur de nouveaux dogmes ; il ne fit que le désigner par un vain étalage de mots vides de sens pour la plupart, et tous contraires à la vérité. Imitateur outré du verbiage ainsi que de la doctrine de Paracelse, il fut mis en parallèle avec lui et méprisé comme lui après sa mort. Pour ne rien céder à ce visionnaire, il se vanta de posséder un remède universel, capable de prolonger la vie des hommes. Mais il est à propos de remarquer à ce sujet, que, de tous les chimistes qui ont promis aux autres une vie longue, aucun n'a eu le secret de conserver la sienne jusqu'à l'âge que l'homme peut naturellement atteindre.

Ap. J.-C. 1577 *environ.*—COYTTAR (Jean), né à Loudun, se fit recevoir médecin à Poitiers, où il demeura d'abord quelques années. Il quitta cette ville pour retourner dans sa patrie, où il resta jusqu'à 1577 qu'il revint à Poitiers pour y occuper la place de doyen de la faculté, vacante par la mort de François Pidoux. Il mourut lui-même dans cette ville en 1590. Coyttar fut un homme savant et un habile observateur. Ses ouvrages en font foi. En voici les titres : *De febribus purpuratis epidemicis quæ anno 1557 vulgatæ sunt, liber.* Poitiers, 1578, in-4°. 367 pp. *præfat. id.* C'est un des premiers modèles nosographiques de la médecine moderne — *Discours sur la coqueluche et autres maladies populaires qui ont eu cours à Poitiers en 1580.* Poitiers, in-8°, sans date.   (*Dict. histor.*)

Ap. J.-C. 1578.— HOTTIUS (Grégoire), neveu de Jacques, naquit à Torgau en 1578 de Grégoire, l'un des principaux magistrats de cette ville. Après avoir étudié la médecine dans les plus célèbres universités de l'Allemagne, il se rendit à Bâle, où il reçut le bonnet de docteur le 28 mars 1606. Devenu maître, il fit voir qu'il en méritait le titre par ses talents ; et comme on lui en trouva assez pour enseigner les autres, on ne tarda pas à lui donner une chaire dans les écoles de Giessen dans la Hesse. Il la remplit jusqu'en 1622, qu'il fut appelé à Ulm pour y occuper la charge de médecin de la ville, ainsi que celle

de président du collège. Il s'acquitta dignement de l'une et de l'autre, et il parvint à un tel degré d'estime, qu'il fut surnommé l'Esculape d'Allemagne. Ce titre glorieux ne lui fut point donné sur les apparences d'un savoir plus imposant que réel ; il l'obtint par les succès d'une pratique constamment heureuse, parce qu'elle était fondée sur de bons principes ; et les preuves d'érudition qu'il donna dans ses ouvrages le lui confirmèrent. Mais les devoirs des charges que remplissait Horstius, et plus encore le travail du cabinet, usèrent bientôt cet homme qui ne souhaitait de longs jours, que pour les employer à l'avantage de la médecine et de l'humanité. Il mourut le 9 août 1636, à l'âge de 58 ans. On n'oublia rien pour faire passer sa mémoire à la postérité ; et quoique les nombreux traités qu'il avait donnés au public semblassent lui promettre une réputation qui devait subsister autant qu'eux, ses amis cherchèrent encore à le perpétuer par ces quatre vers, qu'ils firent mettre au bas de son portrait gravé par une main habile :

Horstius hic frontis, quantum pote monstrat honorem,
  Orbe modo gentis cognitus atque libris.
Nil formæ superest quod perdas, patria. Sed vos
  Manes divorum suspicitote manus.

Voici maintenant la notice des ouvrages de ce médecin : — *Nobilium exercitationum de corpore et anima liber. Wittebergæ,* 1604, in-8°. *Ibidem,* 1607, in-8°, avec des augmentations. — *De naturali conservatione et cruentatione cadaverum. Ibidem,* 1606, 1608, in-8°. — *De natura humana libri duo. Ibidem,* 1607, in-8°. *Francofurti,* 1612, in-4°. C'est un abrégé de physiologie qui est rempli de questions scolastiques. — *Tractatus de scorbuto, sive, de magnis Hippocratis lienibus, Pliniique stomacace et scelotyrbe. Giessæ,* 1609, in-4°, 1615, in-8°. — *Medicarum institutionum compendium. Wittebergæ,* 1609, in-8°. *Ibidem,* 1630, in-8°, avec la méthode de guérir du grand Fernel. — *Centuria problematum medicorum. Ibidem,* 1610, in-8°. *Noribergæ,* 1635, in-4°. — *Decas pharmaceuticarum exercitationum. Giessæ,* 1611, in 8°. *Ulmæ Suevorum,* 1618, 1628, in-4°. — *Dissertatio de natura amoris. Giessæ,* 1611, in-4°. *Marpurgi,* 1627, in-4°, avec d'autres opuscules. — *De morbis eorumque causis liber. Giessæ,* 1612, in-4°. *Marpurgi,* 1620, in-4°. — *De tuenda sanitate studiosorum et littera-torum, libri duo. Giessæ*, 1615, in-8°, 1617, in-12. *Marpurgi*, 1628, in-8°, 1648, in-12. — *De natura motus animalis et voluntarii exercitatio. Giessæ*, 1617, in-4°. — *De natura thermarum dissertatio. Ibidem*, 1618, in-4°, avec d'autres opuscules. — *De causis similitudinis et dissimilitudinis in fœtu respectu parentum. Giessæ*, 1619, in-4°.— *Conciliator enucleatus*, *seu*, *Petri Aponensis differentiarum philosophorum et medicorum compendium. Ibidem*, 1621, in-8°. — *Febrium continuarum et malignarum prognosis. Ibidem*, 1622, in-4°. — *Observationum medicarum singularium libri quatuor priores. Ulmæ*, 1625, in4°. *Noribergæ*, 1652, in-4°. — *Observationum medicarum singularium libri quatuor posteriores. Ulmæ*, 1628, in-4°. *Noribergæ*, 1637, in-4°. *Francofurti*, 1665, in-4°. — *Herbarium Horstianum*, *seu*, *de selectis plantis et radicibus libri duo. Marpurgi*, 1630, in-8°. C'est un ouvrage de son oncle, dont il n'est que l'abréviateur. — *Complementum ad librum secundum epistolarum et consultationum medicinalium. Ulmæ*, 1631, in-4°. *Heilbornæ*, 1631, in-4°. — *Institutionum physicarum libri duo. Noribergæ*, 1637, in-4°. — La plupart de ces traités ont été recueillis avec quelques autres, sous le titre d'*Opera medica.* On en a des éditions de Nuremberg, 1660, in-folio; de Goude, 1661, deux volumes in-4°.

Ap. J.-C. 1578. — SPIGELIUS ou VANDEN SPIEGHEL (Adrien), était de Bruxelles, où il naquit en 1578. Il étudia la philosophie et la médecine à Louvain; mais à peine avait-il fait quelque progrès dans la dernière science, qu'il se rendit à Padoue, pour y profiter des leçons de Jérôme d'Aquapendente et de Jules Casserius qui lui donnèrent le bonnet de docteur. Il le méritait par l'étendue de ses connaissances dans toutes les parties de l'art, et surtout dans l'anatomie et la chirurgie, dont il s'était occupé avec plus d'ardeur et de goût. Peu de temps après sa promotion, il retourna dans sa patrie; mais l'envie de voyager l'en fit sortir pour passer en Allemagne, et il alla s'établir en Moravie, en qualité de médecin des états de cette province. Il y jouissait de la plus grande réputation, lorsque le sénat de Venise le rappela à Padoue le 22 décembre 1616, sur la recommandation d'Aquapendente. L'invitation était trop honorable pour s'y refuser. Il s'empressa de venir occuper la principale chaire d'anatomie et de chirurgie, qu'Aquapendente avait remplie lui-même pendant plusieurs années, et qui vaquait alors par la mort de Casserius. Le 17 janvier 1617, Spigelius entra en exercice de son emploi, dont les appointements étaient de 500 florins; mais comme il s'en acquitta avec tant de succès, qu'il contribua à rendre les écoles de Padoue plus florissantes encore qu'elles n'avaient été jusqu'alors, le sénat de Venise l'honora du titre de chevalier de Saint-Marc, le 25 janvier 1623, et lui fit remettre un collier d'or, en récompense de ses services.

Il avait eu, en 1619. quelques démêlés assez vifs avec Jean Prevost, l'un de ses collègues; mais l'affaire fut terminée en faveur de Spigelius, par les soins de la nation allemande qui lui était fort attachée. Deux cours d'anatomie, qu'il fit en janvier 1620 et 1623, contribuèrent beaucoup à augmenter la réputation de ce médecin. Son âge, la vivacité de son esprit, les forces de son corps, tout lui permettait une vie assez longue pour avoir le temps de se procurer une célébrité plus grande encore; mais il mourut à Padoue le 7 avril 1625, âgé seulement de 46 ans et quelques mois. On dit qu'il avança ses jours par un morceau de verre qu'il s'enfonça par malheur dans le doigt, au repas qu'il donna à ses amis pour les noces de sa fille unique. Marcklein ajoute qu'il lui survint une inflammation au bras, et que la suppuration de la tumeur formée sous l'aisselle lui porta le coup de la mort. Jacques-Philippe Tomasini rapporte la chose autrement dans son *Gymnasium patavinum.* Il dit que Spigelius, exténué par des travaux continuels, tomba dans une fièvre lente qui fut suivie d'un abcès au foie, dont il périt au bout de dix semaines. On grava cette épitaphe sur son tombeau:

ADRIANUS SPIGELIUS BRUXELLENSIS,
EQUES D. MARCI,
MEDICUS, ANATOMICUS, CHIRURGUS INSIGNIS,
QUI
CUM POST VARIAS PEREGRINATIONES IN
GYMNASIO PATAVINO IX ANNIS
ANATOMIAM ET CHIRURGIAM,
IN PRIMO LOCO, INDEFESSA
INDUSTRIA ADMINISTRASSET,

SUMMAMQUE DOCTRINAM VARIIS EDITIS
SCRIPTIS ORBI TESTATAM FECISSET,
REQUIEM HIC REPERIT,
QUAM VIVUS NON INVENIT.
P. MŒSTA CONJUX PRUDENTIA.
OBIIT VII IDUS APRILIS, ÆTATIS 47,
ANNO M. D. C. XXV.

Prodidit, adjuvit, secuit cum laude perenni,
Abdita, languentes, corpora, *Spigelius.*
Cingitur hoc saxo corpus, sed spiritus astris.
Hæc sunt virtutum præmia. Lector, abi.

La mort prématurée de ce médecin ne lui a pas laissé le temps de publier la totalité de ses ouvrages. Nous les avons de différentes mains, sous ces titres : — *Isagoges in rem herbariam libri duo. Patavii*, 1606, 1608, in-4°. *Lugduni Batavorum*, 1633, in-12, avec le catalogue des plantes du jardin de Leyde et des environs de cette ville. *Ibidem*, 1673, in-16. *Helmstadii*, 1667, in-4°. Il y traite de la vertu des plantes, et donne plusieurs moyens de se former des herbiers secs. — *De lumbrico lato liber, cum notis et ejusdem lumbrici icone. Patavii*, 1618, in-4°, avec une lettre *De incerto tempore partus.* — *De semi-tertiana libri quatuor. Francofurti*, 1624, in-4°. — *Catastrophe anatomiæ publicæ in celeberrimo lycæo Patavino feliciter absolutæ. Patavii*, 1624, in-4°. — *De humani corporis fabrica libri X, cum tabulis 98 æri incisis. Opus posthumum. Venetiis*, 1625, in-folio, par les soins de Liberalis Crema qui a publié le manuscrit de l'auteur, tel qu'il l'a trouvé. *Venetiis*, 1627, in-folio *regali*. On doit cette édition à Daniel Bucretius de Breslau, qui l'a donnée en suite des ordres de Spigelius, mais qui a gâté l'original, en voulant y ajouter ses propres opinions. Sa conduite, à cet égard, lui a mérité les reproches de Riolan. *Francofurti*, 1632, in-4°, avec d'autres ouvrages. *Venetiis*, 1654, in-folio.

De formato fœtu liber singularis, æneis figuris ornatus. Epistolæ duæ anatomicæ. Tractatus de arthritide. Opera posthuma. Patavii, 1626, in-folio *regali*, par les soins de Liberalis Crema. *Francofurti*, 1631, in-8°, avec figures. — *Opera quæ extant omnia, ex recensione Joh. Antonidæ Vander Linden, cum ejusdem præfatione. Amstelodami*, 1645, in-folio, trois volumes. — De tous les ouvrages de Spigelius, le plus remarquable est celui qui traite de la structure du corps humain. Il contient des descriptions exactes, assez amplement détaillées, exposées même avec beaucoup de méthode, de clarté et de précision. L'auteur y a joint plusieurs observations pratiques, beaucoup de questions physiologiques, et il a fait remarquer les différences des parties relativement aux âges, aux climats et souvent aux tempéraments. On doit préférer l'édition publiée par Crema à celle de Bucretius qui a défiguré l'anatomie de notre médecin par les erreurs qu'il y a fait passer. Si Riolan et Vestingius avaient confronté ces deux éditions, ils auraient jeté sur le seul Bucretius le blâme qu'ils lui ont fait partager avec l'auteur.

Après J.-C. 1578. — HARVEY ou HARVÉE (Guillaume), célèbre médecin, était de Folkton dans le comté de Kent en Angleterre, où il naquit le 2 avril 1578. Il sortit de sa patrie à l'âge de 19 ans, et voyagea en France et en Italie; il était âgé de 24 ans, lorsqu'il reçut le bonnet de docteur à Padoue, où il avait demeuré environ cinq ans. Tout honorable qu'il lui fût d'avoir été gradué dans l'université de cette ville, qui était alors la dominante en Europe, il voulut prendre de nouveaux grades peu de temps après son retour en Angleterre; et à cet effet il se rendit à Cambridge, où il se fit encore recevoir docteur. En 1603, il entra dans le collège royal de Londres, qui le nomma en 1615 à la charge de lecteur d'anatomie et de chirurgie; il devint même président de cette compagnie en 1654. Les rois Jacques Ier et Charles Ier l'honorèrent de leur confiance et le mirent au nombre des médecins de leur personne. Harvée s'acquit beaucoup de réputation dans tous ces emplois, et il mourut fort regretté le 30 juin 1657, à l'âge de 80 ans. Le collège des médecins de Londres fait une oraison annuelle à sa louange, en mémoire des bienfaits dont il l'a comblé. Richard Mead a voulu renchérir sur cette marque d'estime, en faisant mettre le buste de ce grand homme dans le collège de Cutler, pour éterniser sa mémoire.

Mais Harvée s'est immortalisé lui-même pour avoir écrit sur la circulation du sang, la plus importante découverte qui ait jamais été faite en médecine. Il la connaissait depuis 1619; il l'enseigna dans ses leçons; et après plusieurs expériences, il la publia dans un ouvrage imprimé en 1628. Plusieurs médecins s'opposèrent vigoureusement à cette opinion. Jacques Primerose ouvrit la scène, suivirent Émile Parisanus, Gaspar Hoffmann, Eccard Leichner, Jean Riolan, etc. Harvée ne fut à leurs yeux qu'un visionnaire, qu'un disséqueur d'insectes, de grenouilles, de serpents : les vieux praticiens surtout ne crurent pas qu'il leur restât quelque chose à apprendre; ils moururent satisfaits de leur ignorance. Quelques-uns des compatriotes de ce médecin allèrent plus loin; ils lui firent des noirceurs, et voulurent le perdre auprès des rois Jacques Ier et Charles Ier. Il se défendit, il répliqua, il répéta ses expériences, et la vérité se fit jour. Dès que ses ennemis virent qu'il fallait se rendre à l'évidence, ils l'attaquèrent d'une autre manière. Eux qui avaient dit que son idée était absurde et nouvelle, lorsqu'il la leur avait communiquée, ils changèrent de ton, quand ils ne purent s'empêcher d'y applaudir et de la recevoir; ils prétendirent qu'elle était très-ancienne. Vander Linden pensa de même que les compatriotes d'Harvée; il voulut démontrer que la circulation du sang avait été connue d'Hippocrate; mais il n'a convaincu personne. Philippe-Jacques Hartmann, Almeloveen, Barra, Drelincourt, Charles Patin, ont au moins prétendu que les anciens en savaient quelque chose. Cela peut être; mais toutes leurs connaissances à cet égard se réduisent à des soupçons. D'autres attribuent cette découverte à Michel Servet, médecin espagnol qui fut brûlé à Genève pour cause d'arianisme; quelques-uns en font honneur à Réaldus Columbus de Crémone, à André Césalpin, à Constant Varolius; d'autres enfin à Ruef, chirurgien suisse, ainsi que l'ont prétendu La Faye et Garengeot. Tous ces écrivains ont parlé plus ou moins superficiellement du mouvement circulatoire, mais ce qu'ils en ont dit, est trop obscur pour avoir fait impression sur ceux qui ont lu leurs ouvrages. Il était réservé à Harvée de développer cette vérité, et l'on ne peut, sans injustice, lui refuser la gloire d'en avoir établi la preuve jusqu'à la démonstration.

La découverte de la circulation ne se fit que par degrés successifs; et c'est ainsi qu'on a trouvé les choses, dont la recherche a été de quelque difficulté. Hippocrate parla du mouvement du sang d'une manière fort générale; Pla-

ton dit ensuite que le cœur est la source des veines et de tout le sang qui se distribue dans les différentes parties du corps, Aristote joignit à ces idées celle du retour de ce fluide. Mais toutes ces choses jusque-là n'étaient qu'hypothétiques : la supposition était sensée et digne de personnages aussi intelligents. Il leur sembla que le sang devait se mouvoir, et rien ne leur prouvait ce mouvement : comme aucune expérience ne venait à l'appui de ce qu'ils en pensaient, chacun trouva la même facilité à admettre où à nier leur supposition. Servet s'aperçut le premier que le sang passait dans les poumons. Columbus avança un peu plus; il connut l'usage des valvules ou des portes du cœur, de ces membranes, dont les unes ne permettent point la sortie et les autres le retour du sang. Césalpin en a parlé plus ouvertement, et il a donné des observations prises de l'ouverture des cadavres, et même des animaux vivants. Les choses en étaient là, et ce fut d'après ces notions qu'Harvée travailla à donner à sa découverte toute l'évidence qu'elle mérite. Nous passons une circonstance qui a dû faciliter le reste de l'ouvrage : c'est que Fabrice d'Aquapendente venait de publier la description des valvules des veines, que le père Paul Sarpi Vénitien, communément appelé Fra Paolo, passait pour avoir découvertes peu de temps auparavant. C'était un pas de plus du côté de la circulation, si cette découverte avait été originale. Thomas Bartholin et Consentinus l'ont attribuée tout entière au père Paul, et, à cet égard, ils se sont plu à élever ce père en opposition à Harvée. Ils ont combattu avec tant de chaleur pour le premier, qu'il n'a pas tenu à eux que ce rival ne partageât avec le médecin anglais l'honneur qu'il s'est acquis par la démonstration du mouvement circulatoire du sang. Ce qu'ils ont dit en faveur du père Paul Sarpi, se réduit à ceci. Ils ont avancé que tout le mécanisme de la circulation se trouvait dans un manuscrit que celui-ci avait laissé entre les mains du père Fulgence, religieux de l'ordre des servites comme lui, et que ce manuscrit avait été communiqué à Fabrice d'Aquapendente qui en fit part à Harvée pendant son séjour à Padoue. Mais tout ce qu'il y a de vrai dans cette histoire, c'est qu'Harvée, à son retour en Angleterre, fit présent d'un exemplaire de son ouvrage à l'ambassadeur de Venise qui le communiqua à Sarpi, que celui-ci en fit un extrait, et que c'est cet extrait qu'on donne comme un livre original. Ce qui a donné quelque vraisemblance à cette aventure, telle que Bartholin et Consentinus l'ont rapportée, c'est la sagacité du père Paul dans les recherches anatomiques; car il est le premier qui ait observé la contraction et la dilatation de la prunelle. Pitcairn, Goelicke, Le Clerc, Trew, et nombre d'autres, ont depuis assuré à Harvée toute la gloire de sa découverte.

Mais pour concilier les différentes opinions sur l'honneur qu'on attribue à l'un plus qu'à l'autre au sujet de la circulation du sang, on pourrait se borner à accorder à Césalpin d'en avoir parlé assez ouvertement, sans cependant contester à Harvée la gloire d'avoir perfectionné cette découverte importante par des démonstrations claires et évidentes. C'est le jugement que Douglas a porté sur l'objet de tant de disputes : *Par decus manet et illum, qui primum invenit, et qui postremum perfecit. Nescio enim an præstat invenisse, an ditasse.* — Tout incontestables que soient les preuves qu'Harvée apporte pour établir la vérité du mouvement circulatoire du sang, il ne faut pas croire qu'elle ait été d'abord admise. On avait méconnu cette vérité quand Servet, Columbus, Césalpin en avaient donné les premières idées; on s'éleva contre le médecin anglais, dès qu'il eut entrepris de l'enseigner. La circulation ne fut même admise dans aucune faculté avant l'an 1650, et il y en a beaucoup où elle ne l'a été que longtemps après. — On doit non-seulement à Harvée la démonstration du mouvement progressif du sang, mais encore un grand nombre d'observations sur la génération des animaux. Elles sont propres à cet auteur, quoi qu'en dise M. de Buffon dans son Histoire naturelle, où il avance que ce médecin n'a presque rien rapporté, que ce qu'il avait tiré d'Aristote. Tout le monde connaît les expériences qu'il fit sur les daines que Charles Ier lui permit de prendre dans son parc. Nous aurions même eu plus d'observations d'Harvée, si ses mémoires n'avaient point été malheureusement brûlés. C'est aux ouvrages suivants que se bornent ce qu'il a écrit sur l'une et l'autre de ces matières :

Exercitatio anatomica de motu cordis et sanguinis in animalibus. Francofurti, 1628, in-4°. *Lugduni Batavo-*
rum, 1639, in-4°, avec la réfutation d'Émile Parisanus et de Jacques Primerose. *Ibidem,* 1647, in-4°. *Patavii,* 1643, in-12. *Lugduni Batavorum,* 1739, in-4°, avec une préface de la main du savant Albinus. *Glasguæ,* 1751, in-4°. À la force, à la clarté et à l'ordre avec lesquels ce traité est écrit on voit que l'auteur n'a rien négligé pour persuader les médecins de la vérité du fait intéressant qu'il annonce. Sa démonstration est toute nouvelle; mais comme il n'est point douteux qu'il ait profité des recherches de ceux qui avaient entrevu l'existence de la circulation avant lui, il n'aurait rien diminué de la gloire qui lui est due, s'il eût fait mention de ces auteurs. — *Exercitationes duæ anatomicæ de circulatione sanguinis ad Joannem Riolanum filium. Roterodami,* 1649, in-12. Riolan niait formellement la circulation. On ne sait, dit M. Senac dans son traité du cœur, s'il montra plus de mauvaise foi que d'ignorance dans cette dispute : il ne fut pas assez aveuglé pour ne pas entrevoir quelques étincelles de vérité dans les ouvrages d'Harvée; mais animé par la jalousie ou prévenu pour les anciennes opinions, le plus célèbre anatomiste de la France ne voulut pas reconnaître la circulation dans le mésentère et dans le foie.

Exercitationes de generatione animalium. Londini, 1651, in-4°. C'est aux sollicitations de George Ent, son ami, que l'auteur déjà vieux céda à son imprimeur des mémoires si dignes d'être conservés. Il y traite de la conception, de l'accouchement, des membranes et de la liqueur qui environne le fœtus. Les matières y sont présentées avec tant d'ordre et de clarté, que l'auteur passera toujours pour un observateur original et un écrivain exact et judicieux. L'estime qu'on a fait de cet ouvrage, en a multiplié les éditions. *Amstelodami,* 1651, in-12. *Ibidem,* 1662, 1674, in-12. *Patavii,* 1666, in-8°. *Hagæ Comitis,* 1680, in-12. *Leidæ,* 1737, in-4°, par les soins d'Albinus. En anglais, Londres, 1652, in-8°. — *Exercitationes anatomicæ tres de motu cordis et sanguinis circulatione* avec la dissertation *De corde* de Jean Back. *Roterodami,* 1659, 1661, 1671, in-12. *Londini,* 1660, in-8°. *Lugduni Batavorum,* 1736, in-4°, par les soins d'Albinus. L'auteur entre dans le plus grand détail sur le mécanisme et les phénomènes de la circulation.

Ap. J.-C. 1579. — MAGATUS (César), naquit en 1579 à Scandiano, de George Magatus et de Claudine Malacoda, honnêtes bourgeois de cette ville, mais d'une fortune assez médiocre. A peine était-il sorti de l'enfance, qu'il donna des preuves de ses heureuses dispositions pour l'étude ; et bientôt il confirma la bonne opinion qu'on avait conçue de lui, par les progrès qu'il fit dans la philosophie et la médecine à Bologne, où il prit le bonnet de docteur dans l'une et l'autre science, le 28 mars 1597, c'est-à-dire, dans la dix-huitième année de son âge. Quoique sa promotion lui donnât le droit de pratiquer la médecine, il sentit trop la nécessité de l'observation, pour ne point employer les années précieuses de la jeunesse à suivre les meilleurs maîtres. A cet effet, il s'attacha aux praticiens de Bologne les plus célèbres, les accompagna dans les hôpitaux, et d'un œil attentif, il examina la marche de la nature au lit des malades. De Bologne, il se rendit à Rome, où il continua d'étudier la pratique de la médecine, en même temps qu'il s'appliquait à l'anatomie et à la chirurgie. Ce ne fut qu'après avoir suivi ce train d'étude pendant un temps assez considérable, qu'il se crut en état de rendre quelques services à sa patrie ; mais à peine commençait-il à gagner la confiance de ses concitoyens, que le marquis de Bentivolo l'emmena avec lui à Ferrare. Comme il ne tarda pas à s'y distinguer dans la médecine et la chirurgie, il ne tarda point aussi à éprouver la mauvaise humeur des médecins de cette ville. Le mérite est partout en butte aux traits de l'envie. Celle des plus anciens professeurs de Ferrare fut poussée au point d'interdire la pratique à Magatus, s'il n'aimait mieux se soumettre aux examens ordinaires. Il les subit, et ses examinateurs, convaincus de la profondeur de ses connaissances, ne tardèrent pas à se repentir des tracasseries qu'ils lui avaient faites. Ils le virent même avec tant de plaisir au nombre des praticiens de Ferrare, qu'ils applaudirent aux mouvements que se donnait le marquis de Bentivolo pour faire passer son protégé à l'emploi de professeur, qu'il obtint pour lui en 1613. Les premières leçons de Magatus roulèrent sur la nouvelle méthode de panser les plaies, dont il avait observé les bons effets pendant son séjour à Rome. Il blâma les pansements trop fréquents des plaies simples, ainsi que la propreté mal entendue qui les prive des sucs balsamiques si nécessaires à la guérison. Il condamna encore l'introduction des bourdonnets qui s'opposent d'autant plus à la réunion, qu'ils agissent comme corps étrangers, et que d'ailleurs ils contribuent à rendre les bords de la plaie durs et calleux. Il s'étendit fort au long sur ces mauvaises pratiques, auxquelles il en substitua de plus judicieuses qu'il appuya sur une expérience réfléchie. Mais pour faire une impression plus durable sur l'esprit des chirurgiens qui suivaient aveuglément la méthode pernicieuse qu'il condamnait, il donna, en 1616, un excellent traité qui serait sans défaut, s'il n'était déparé par trop de théorie galénique. Les bonnes choses qu'on trouve dans cet ouvrage le mettent cependant au-dessus de ce défaut ; et c'est moins au génie de l'auteur, qu'à celui de son siècle, qu'on doit attribuer une pareille théorie, puisqu'on n'en avait point de meilleure de son temps. Voici le titre et les éditions de ce traité :

De rara medicatione vulnerum, seu, de vulneribus raro tractandis libri duo. *Venetiis,* 1616, in-folio. *Ibidem,* 1676, in fol. *Lipsiæ,* 1733, deux volumes in-4°. Comme Sennert s'était élevé contre cet ouvrage, Magatus ne voulut pas le laisser sans défense. Il en publia l'apologie à Bologne en 1627, in-4°, sous le nom de Jean-Baptiste, son frère, et sous ce titre : *Defensio raræ medicationis contra Sennertum.* On a ajouté cette pièce à l'édition de Venise de 1676. Les réflexions judicieuses que notre auteur a faites sur les plaies au commencement du dix-septième siècle, ont été malheureusement négligées pendant l'espace de plus de cent ans ; il n'y a pas long-temps que des chirurgiens plus attentifs en ont senti le prix. — César Magatus jouissait de la plus grande réputation à Ferrare, lorsqu'il y tomba malade. Il fit vœu de passer le reste de ses jours dans un ordre religieux, s'il plaisait à Dieu de lui rendre la santé. Il guérit et fidèle à ses promesses, il entra chez les capucins dont il prit l'habit. Il continua de faire la médecine et la chirurgie dans ce nouvel état, et ses succès lui méritèrent la confiance des personnes de la première distinction, en particulier de François Ier, duc de Modène. Mais les douleurs vives, dont il fut tourmenté, le rendirent inutile aux autres pendant les dernières années de sa vie. Il souffrait violemment de la pierre, lorsque, pour s'en délivrer, il se fit transporter à Bologne, où on le tailla. Il ne survécut que peu de temps à cette opération, et mourut en 1647, à l'âge de 68 ans. — Jean-Baptiste, son frère, fut aussi un habile médecin. Il a donné des preuves de sa capacité dans les consultations qui sont jointes à l'ouvrage apologétique de César, et qui ont paru avec lui sous ce titre : — *Considerationes medicæ, quibus potiores difficultates in praxi contingentes expenduntur. Bononiæ*, 1637, in-4°.

Apr. J.-C. 1580 *env.* — FONTAINE (Jacques), conseiller médecin ordinaire du roi, et premier régent de la faculté de médecine en l'université d'Aix, était de Saint-Maximin, petite ville de Provence. Il mourut en 1621, et laissa différents ouvrages : — *Traité de la thériaque.* Avignon, 1601, in-12. — *Discours problématique de la nature, usage et action du diaphragme.* Aix, 1611, in-12 Cet écrit qui est de 42 pages, est dédié à Héroard, premier médecin du roi Louis XIII. — *Deux paradoxes appartenans à la chirurgie : le premier contient la façon de tirer les enfants de leur mère par la violence extraordinaire ; l'autre est de l'usage des ventricules du cerveau, contre l'opinion la plus commune.* Paris, 1611, in-12. — *Discours contenant la renovation des bains de Greoux (au diocèse de Riez en Provence) la composition des minéraux qui sont contenus en leur source, etc.* Aix, 1619, in-12.

Apr. J.-C. 1580 *environ.* — NICOT (Jean), né à Nîmes d'un notaire de cette ville, sortit de bonne heure de sa patrie et s'introduisit à la cour, où son mérite lui procura la faveur des rois Henri II et François II. Il fut maître des requêtes, et passa à l'ambassade de Portugal pendant les années 1559, 1560 et 1561. A son retour en France, il apporta cette plante qu'on a appelée de son nom *nicotiane*, ou autrement *petun* et *herbe à la reine*. Cette dernière dénomination lui vient de ce que Nicot présenta cette plante à Catherine de Médicis; mais elle est plus connue aujourd'hui sous le nom de *tabac* qui fournit quelques ressources à la médecine en qualité de remède, qui fait la matière

d'un grand commerce pour les peuples et d'un revenu plus grand encore pour les souverains. Nicot mourut à Paris le 10 mai de l'an 1600.

Apr. J.-C. 1580 *env.* — BACCIUS ou BACCIO (André), médecin natif de Saint-Elpidio dans la Marche d'Ancone, vécut sur la fin du seizième siècle. C'était un homme de grand esprit et d'une érudition admirable, mais qui, avec tout cela, ne fut pas heureux dans la pratique. Il professa la médecine à Rome, où il servit le cardinal Ascanio Columna, et ensuite le pape Sixte V, en qualité de premier médecin. Les ouvrages, qu'il a donnés au public, ont beaucoup contribué à sa réputation; le nombre en est considérable, il y en a même plusieurs qui sont encore recherchés aujourd'hui.

Discorso dell'acque albule, bagni di Cesare-Augusto a Tivoli, dell'acque acetose presso a Roma, e dell'acque d'Anticoli. Rome, 1567, in-4°. — *De thermis, lacubus, fluminibus, balneis totius orbis, libri VII. Venetiis*, 1571, 1588, in-fol. *Romæ*, 1622, in-fol. *Patavii*, 1711, in-fol. La dernière édition est augmentée d'un huitième livre sous ce titre: *De nova methodo thermarum explorandarum, deque minera et viribus fontium medicatorum.* Cette collection vaut mieux pour ce qui regarde les eaux thermales d'Italie, que pour celles des autres pays. L'auteur y a joint l'analyse des unes et des autres à la façon de son siècle. — *Del Tevere libri III, ne quali si tratta della natura dell'acque, specialmente del Tevere, dell'acque antichi di Roma, del Nilo, del Po, dell' Arno, e d'altri fonti, e fiumi del mundo, etc.* Venise, 1576, in-4°. Rome, 1599, in-4°. — *Tabula simplicium medicamentorum. Romæ*, 1577, in-4°. — *De balneis oppidi Bergomatis. Bergomi*, 1583, in-4°. — *Epistola ad Marcum Oddum de dignitate theriacæ. Altera ad Antonium Portum quænam ratio sit viperinæ carnis in theriaca?* On les trouve dans le traité *De componendis medicamentis* de Marc Oddus, qui fut imprimé à Padoue an 1583, in-4°.— *De venenis et antidotis. Romæ*, 1586, in-4°. — *De naturali vinorum historia, de vinis Italiæ et de conviviis antiquorum libri VII. Accessit de factitiis ac cerevisiis, deque Rheni, Galliæ, Hispaniæ et totius Europæ vinis, et de omni vinorum usu com-*

pendiaria tractatio. Romæ, 1596, in-fol.
Francofurti, 1607, in-folio. Cet ouvrage
est savant et plein de recherches. — *De
magna bestia alce, ejusque ungulæ pro
epilepsia viribus et usu. Stutgardiæ*,
1598, in-8°. C'est ainsi que Gabelchover a intitulé la version d'un traité que
l'auteur avait publié en italien. — *De
monocerote seu unicornu, ejusque admirandis virtutibus et usu. Veneliis*,
1566, in-4°, de la traduction d'André
Marinus. *Stutgardiæ*, 1598, in-8°, par
Gabelchover. — *De gemmis et lapidibus
pretiosis, eorumque viribus et usu. Francofurti*, 1603, 1643, in-8°. Cet ouvrage
avait paru en italien à Rome, en 1587,
in-4°. Gabelchover, qui l'a mis en latin, l'a enrichi de notes et d'observations.

Ap. J.-C. 1581 *environ*. — ROUSSET
(François), docteur de la faculté de
médecine de Montpellier et médecin du
roi, fit imprimer à Paris en 1581, in-8°,
un ouvrage de sa composition, qui est
intitulé : — *Traité nouveau de l'hystérotomotokie ou enfantement césarien,
qui est l'extraction de l'enfant par incision latérale du ventre et de la matrice de la femme grosse, ne pouvant
autrement accoucher ; et ce sans préjudicier à la vie de l'un et de l'autre, ni
empêcher la fécondité naturelle par
après.* L'auteur fut d'autant plus porté
à traiter de cette matière, que, sur
la fin de 1561, ou au commencement
de 1562, il avait vu, avec Denis Armenault dans l'hôpital de Châtillon, une
femme qui leur dit avoir souffert l'opération césarienne, et qui leur ajouta que
l'enfant tiré par cette voie, était âgé de
sept ans, dans le temps qu'elle leur faisait ce récit. C'est dans le même ouvrage que Rousset recommande la taille
au haut appareil ; opération qu'il n'avait
jamais vu pratiquer sur le vivant, mais
qu'il croyait possible et sûre, parce
qu'il savait que la vessie est hors du
sac du péritoine et de la capacité du
bas-ventre, et qu'il n'y a que sa face
postérieure qui soit couverte par la vraie
lame de cette membrane. Dans la persuasion où il était d'ailleurs que l'incision faite à la matrice pour l'accouchement césarien n'est point mortelle, il en
tirait la conséquence que la blessure de
la vessie dans son fond ne l'était pas
plus.

Cet ouvrage, dans lequel les principes
de la chirurgie sont profondément traités, et l'anatomie exposée avec beaucoup
de vérité relativement à la matière,
n'eut pas plutôt été rendu public, qu'il
fit du bruit. Il méritait d'en faire par
l'importance de son sujet, et par les lumières que Rousset avait répandues sur
l'opération césarienne, dont il fut regardé comme l'auteur, du moins chez
les femmes vivantes. Sa méthode eut
cependant bien des adversaires ; mais
après avoir essuyé tout ce qu'on lui a
opposé de contradictions, elle est aujourd'hui admise dans les cas où elle est absolument nécessaire. M. Levret s'est
fort étendu sur les circonstances qui autorisent à pratiquer cette opération, ainsi
que sur celles qui portent à la rejeter
dans les femmes en vie. — Dès que le traité
de Rousset fut parvenu à la connaissance
de Gaspar Baubin, ce médecin s'empressa de le traduire en latin, et le fit
imprimer avec de nouvelles observations qui viennent à l'appui du sentiment de l'auteur. Il a paru sous ce titre :
— *Exsectio fœtus vivi e matre viva,
sine alterutrius vitæ periculo, et absque
fœcundationis ablatione, a Francisco
Rousseto gallice transcripta, et a Gaspare Bauhino latine reddita, et variis
historiis aucta. Basileæ*, 1582, in-8°.
Le même ouvrage, sous cet autre titre :
*De partu cæsareo liber, in quo agitur
de opificio chirurgico humani ortus,
aliter fauste succedere nequentis
quam per ventris materni solertem incisionem, sospite, cum suo fœtu, matre
ipsa. Basileæ*, 1588, 1591, in-8°. *Francofurti*, 1601, in-8°. Toutes ces éditions sont enrichies de nouvelles pièces.
Il y en a encore une de Paris de 1590,
in-8°, en latin ; elle est due aux soins de
Rousset qui a traduit son propre ouvrage
en cette langue.

C'est à l'occasion du traité de l'enfantement césarien que ce médecin a composé les deux écrits suivants : — *Brevis
apologia pro partu cæsareo, in didacis
cujusdam ex pulvere pædagogico chirurguli theatralem invectivam. Paris*,
1598, in-8°. Le judicieux Haller paraît
faire grand cas de cette apologie. C'est
Jacques Marchant que Rousset a en vue ;
mais ce chirurgien de Paris n'en cria
que plus haut. Il publia un ouvrage intitulé : *Declamationes in apologiam
Francisci Rosseti. Parisiis*, 1598, dans
lequel il s'oppose non-seulement à l'opération césarienne, mais charge encore
Rousset d'injures, en représailles des
traits que ce médecin avait lâchés con-

24.

tre le corps de saint Côme. — *Exercitatio medica assertionis novæ veri usus
anastomoseos. cardiacarum fœtus ex
utero materno trans ipsas trahentis
aërem internum in suos pulmones, motus respiratorii tunc non expertes, et
illum cordi cum appetenti, suique
etiam tunc micantis motus compoti
præparaturos. Parisiis*, 1603, .in-8°.
Cette pièce ne correspond point aux autres. Son auteur, tout occupé de théorie,
ne lui a pas même donné un air de vraisemblance.

Ap. J.-C. 1581. — FREITAG (Jean),
vint au monde à Nieder Wésel dans le
duché de Clèves, le 38 octobre 1581.
Son père se nommait Etienne Freitag;
sa mère, native de Récs, petite ville du
même pays; s'appelait Catherine Don-
neberg. Chassés de leur patrie, par les
conjonctures du temps, ils se retirèrent
l'un et l'autre à Osnabruck, et c'est là
que le jeune Freitag commença ses humanités. Il les continua à Cologne, mais
ses parents le rappelèrent bientôt auprès
d'eux, de crainte qu'il ne prît dans cette
université des principes contraires à la religion protestante dont ils faisaient profession. Il passa alors à Wésel où il acheva son
cours d'humanités, et se rendit ensuite
à Helmstadt pour y étudier la philosophie. Apparemment qu'il ne tarda pas à
se décider pour la médecine, car il parcourut quelques académies au nord de
l'Allemagne; et après s'être arrêté
quelque temps dans celle de Rostoch, il
revint à Helmstadt, où il suivit les leçons de Duncan Liddelius et de François Parcovius, professeurs de la faculté
de cette ville. Il profita encore des leçons du célèbre Henri Meibomius; et
comme il demeura chez lui en qualité
de précepteur de son fils, il eut de fréquentes occasions de converser sur la
médecine avec ce grand maître. Les
progrès qu'il fit dans cette science, lui
meritèrent la permission de donner des
leçons privées aux jeunes étudiants sur
la pratique. Il en donna ensuite de publiques en qualité de professeur extraordinaire, et en 1604, c'est-à-dire à l'âge
de 23 ans, il obtint une chaire ordinaire
qu'il remplit pendant quatre ans. Au
bout de ce temps, il prit le bonnet de
docteur, et passa à la cour de Philippe-
Sigismond, duc de Brunswick-Lune-
bourg et évêque d'Osnabruck, dont il
avait été nommé premier médecin. Vers
1622, Ernest, duc de Holstein et comte

de Schawenbourg, lui offrit le même
emploi, avec la première chaire de médecine dans son université de Rintelen,
qu'il avait fondée en 1621 : mais Phi-
lippe-Sigismond ne lui permit pas de
l'accepter. Ce prince évêque étant mort
en 1623, le duc Frédéric-Ulric, son neveu, donna à Freitag l'option d'être son
premier médecin, ou de reprendre sa
chaire à Helmstadt. Mais la guerre que
le duc Christian de Brunswick avait
portée dans ce pays là, lui fit refuser ces
offres. Ainsi il continua de demeurer à
Osnabruck, où le nouvel évêque, qui
fut le cardinal Eitel-Frédéric, comte
de Hohenzollern, le retint pour son
médecin et pour l'un de ses chambel-
lans. Il servit dans la même qualité
le prince François-Guillaume, comte
de Wurtemberg, successeur de ce cardinal; mais il fut congédié en 1631,
pour n'avoir pas voulu se faire catholique.

Freitag trouva des ressources dans la
protection d'Ernest Casimir, comte de
Nassau, et dans celle des comtes de Bent-
heim qui lui procurèrent la chaire qui
vaquait dans l'université de Groningue,
par la mort de Nicolas Muliers arrivée
le 5 septembre 1630. Il remplit ce
nouveau poste avec réputation, et
continua de se distinguer par les succès
de la pratique jusques vers la fin de ses
jours, qu'il se vit en proie à une foule
de maux. L'hydropisie, la goutte, la fièvre, la gravelle, le conduisirent au tombeau le 8 février 1641, dans la soixantième année de son âge. — Jean Freitag
fut partisan de la secte chimique. Il le
fut encore de l'ancienne philosophie, à
laquelle il demeura si opiniâtrément attaché, que les efforts qu'on fit pour lui
faire adopter la nouvelle, ne purent jamais le réduire à changer d'opinion. La
plupart de ses ouvrages tendent à établir
les sentiments dont il était entiché : —
*Noctes medicæ, sive de abusu medi-
cinæ tractatus. Francofurti*, 1616,
in-4°. Il s'y montre ennemi juré des
empiriques, dont il met au jour les fourberies et les différents artifices par lesquels ils en imposent au peuple. — *Aurora medicorum Galeno chymicorum,
seu de recta purgandi methodo e priscis
sapientiæ decretis postliminio in lucem
reducta. Francofurti*, 1630, in-4°. —
*Disputatio medica de morbis substan-
tiæ, et cognatis quæstionibus, contra
hujus temporis novatores et paradoxo-
logos. Groningæ*, 1632, in-12. Cette

thèse fut vivement censurée par Jean Sperling, professeur de Wittemberg, qui ne manqua pas encore de condamner les sentiments avancés dans la suivante :

Disputatio medica, calidi innati essentiam juxta veteris medicinæ, et philosophiæ decreta explicans, opposita neotericorum et novatorum paradoxis. Ibidem, 1632, in-8°. — *De opii natura et medicamentis opiatis, liber singularis, cui de nova phthisim curandi ratione consilium, et diversæ consultationes medicinales sub finem accessere. Groningæ*, 1632, in-12. *Lipsiæ*, 1635, in-12, avec *Danielis Winckleri, Wratislaviensis de opio tractatus. — Disputatio medico-philosophica de formarum origine. Groningæ*, 1633, in 8°. C'est encore une de ces thèses, où il soutient les rêveries philosophiques de l'antiquité. Sperling la censura comme les deux précédentes ; mais il ne fit aucune impression sur l'esprit de leur auteur qui demeura constamment dans ses premières idées. — *Oratio panegyrica de persona et officio phamacopœi, et pharmacopolio rite recteque instruendo. Groningæ*, 1633, in-4°. — *Detectio et solida refutatio novæ sectæ Sennerto-Paracelsicæ. Amstelodami*, 1636, in-12. *Groningæ*, 1637, in-8°. Il réfute à son tour les paradoxes qui se trouvent dans les *Hypomnemata physica* de Daniel Sennert.

Ap. J.-C. 1581 *env.* — ASELLIUS (Gaspar) naquit à Crémone vers l'an 1581. Il professait l'anatomie à Pavie, lorsque, le 23 juillet 1622, il remarqua les veines lactées dans le mésentère. Il en parle comme de canaux qui portent le chyle à une grosse glande située au centre des intestins, et qu'il prit mal à propos pour le pancréas. Ce fut sans y penser qu'il rencontra ces veines dans les animaux vivants qu'il disséquait à d'autre dessein, en présence d'Alexandre Tadinus et de Sénateur Settala, ou Septalius, fils de Louis. Il suivit ces vaisseaux depuis les intestins jusqu'au foie, où il crut qu'ils aboutissaient ; il remarqua même leurs valvules : mais les vaisseaux lymphatiques le trompèrent dans cette fausse route qu'il assigna aux veines lactées. Malgré cet écart, Asellius s'est fait un grand nom par sa découverte ; aucun des modernes n'en avait parlé avant lui. Il convient franchement que la description qu'il en donne est faite d'après les dissections des bêtes ; il a même la modestie de renoncer à l'honneur de cette découverte, dont il pouvait se prévaloir, parce qu'on ignorait absolument l'existence des vaisseaux qui charrient le chyle, lorsqu'il les aperçut et les démontra. Il s'en fait si peu accroire sur cet objet, qu'il cite Hippocrate, Platon, Aristote, Hérophile, Érasistrate et Galien, qui, selon lui, ont eu des idées sur ces vaisseaux, vagues à la vérité, mais suffisantes pour prouver qu'ils en ont eu connaissance. Cependant ces auteurs ont plutôt indiqué, que décrit les veines lactées ; et sous ce point de vue, Asellius n'a rien perdu en les citant. Il n'en a pas acquis moins de gloire par la manière dont il s'est annoncé ; bien différent en cela de quantité d'auteurs de nos jours, qui ont trouvé l'art de rajeunir les vieilles découvertes et de se les approprier.

Malgré la modestie avec laquelle Asellius à démontré les parties qu'il avait rencontrées comme par hasard, sa découverte ne fut pas également bien reçue de tous les savants. Gaspar Hoffmann s'en est moqué, et Harvée a prétendu que les veines lactées n'étaient faites que pour charrier la lymphe ; mais Rolfinck a prouvé le véritable usage de ces veines peu de temps après Asellius. On met la mort de notre auteur en 1626 ; conséquemment l'ouvrage que nous avons de lui est posthume. Il est intitulé : — *De lactibus, seu, lacteis vasis, quarto vasorum meseraïcorum genere, novo invento, dissertatio cum figuris elegantissimis. Mediolani*, 1627, in-4°. *Basileæ*, 1628, in-4°. *Lugduni Batavorum*, 1640, in-4°. On trouve encore ce traité parmi ceux de Spigelius, revus par Vander Linden et imprimés à Amsterdam en 1645, in-folio, et parmi ceux de Vestingius qui ont été éclaircis par Blasius. — Asellius mourut à Milan et fut enterré dans l'église de Saint-Pierre-Célestin, où l'on grava cette épitaphe sur son tombeau :

D. M. S.
GASPARI ASELLIO,
VIRO MORUM SUAVITATE INCOMPARABILI,
CIVI CREMONENSI.
ANATOMES ET CHIRURGIÆ
IN TICINENSI ACADEMIA PUBLICO INTERPRETI.
ATQUE IN BELLO CISALPINO
REGII EXERCITUS PROTO-CHIRURGO,
QUI ANNUM AGENS XLV OBIIT :
ALEXANDER TADINUS

ET SENATOR SEPTALIUS,
EX COLLEGIO NOBIL. MEDIOL.
PHILOSOPHI AC MEDICI,
AMICO OPTIMO
MOESTISSIMI P. P.
DIE XXIV. APRIL. M. DC. XXVI.

Ap. J.-C. 1582 *environ.*—PEUCER (Gaspar), fameux médecin et mathématicien, était de Bautzen ou Budissen dans la Haute-Lusace. Dès ses plus tendres années, il eut tant d'inclination pour l'étude, que tout le temps que ses compagnons d'école employaient au jeu et au divertissement, il le donnait à la lecture. Il fut même si constant dans l'amour des lettres, qu'il ne cessa jamais d'en donner des preuves ; jusques là qu'étant en prison, ainsi qu'on le dira ci-après, il s'occupa continuellement à lire, à méditer et à faire des vers. Comme il manquait de papier et d'encre, il écrivait ses pensées sur la marge de quelques vieux livres qu'il avait dans sa chambre, et il faisait de l'encre avec des croûtes de pain brûlées et détrempées dans le vin ou la bière. — Peucer fut nommé à la chaire de mathématiques en l'université de Wittemberg, et il s'acquitta de cet emploi avec beaucoup de gloire ; mais comme depuis long-temps il s'était sérieusement appliqué à l'étude de la médecine, il se présenta au doctorat en la même université, et il en reçut les honneurs le 30 janvier 1560. Ce grade lui fraya le chemin à la place de professeur de médecine qu'il avait obtenue dès le 10 novembre de l'année précédente, sous la condition de s'y rendre habile par sa promotion dans la faculté.

Ami particulier de Mélanchton, dont il avait épousé, en 1550, une fille nommée Magdelaine, il renchérit sur son beau-père qui mourut en 1560, avec la réputation d'un homme paisible et modeste, et il fit imprimer, en 1565, à Wittemberg, un cinquième livre de la *Chronique de Carion* ; pièce pleine d'emportements contre l'Église romaine et ses chefs. Il n'est point étonnant que ce médecin se soit fait un devoir de mettre au jour un ouvrage aussi scandaleux ; ayant hérité du génie violent et impétueux de Luther, il voulut suivre les traces de cet apostat qui avait employé les armes de la calomnie la plus noire et la plus atroce, pour augmenter son parti par la haine qu'il inspirait contre les souverains pontifes. — Au-

guste, électeur de Saxe, tint long-temps Peucer prisonnier à Dresde et ensuite à Leipsic, parce qu'il s'efforçait de publier la doctrine des sacramentaires dans ses états. Il demeura en prison depuis 1576 jusqu'en 1586, qui est l'année de la mort d'Auguste. Christian Ier, fils de ce prince, le mit alors en liberté à la sollicitation de la cour d'Anhalt. Peucer se retira dans les états de son protecteur, et mourut à Dessaw le 25 septembre 1602, à l'âge de 78 ans. On a de lui quelques ouvrages qui n'ont point de rapport avec la médecine, comme *Elementa doctrinæ de circulis cælestibus. De dimensione terræ :* mais ceux qu'il a écrits sur cette science, sont en plus grand nombre. — *Appellationes quadrupedum, insectorum, volucrum, piscium, frugum, leguminum, olerum et fructuum omnium. Wittebergæ,* 1551, in-8°. *Lipsiæ,* 1559, in-8°, *cum vocabulis rei nummariæ, ponderum et mensurarum.* — *De præcipuis divinationum generibus. Wittebergæ,* 1553, 1572, 1580, in-8°. *Servestæ,* 1591, in-8°. *Francofurti,* 1593, 1607, in-8°. En français, par Simon Goulard, Anvers, 1584, in-4°. L'auteur y fait preuve de la crédulité la plus aveugle. Il faut certainement en avoir eu beaucoup, pour débiter tous les contes puérils dont son livre est parsemé. A travers ce défaut, on lui attribue l'honneur d'avoir parlé de la circulation du sang ; mais semblable à tant d'autres, il ne connaissait que celle qui se fait par les poumons.

Propositiones de propriis rebus physicis. Francofurti, 1557, in-8°. — *Oratio qua continetur explicatio aphorismi Hippocratis* 12, *partis secundæ, qui est de apoplexia. Wittebergæ,* 1560, in-4°. — *De dignitate artis medicæ. Ibidem,* 1562, in-8°. — *Propositiones de hydrope, arthritide et pleuritide. Francofurti,* 1563, in-8°. — *Commonefactio de peste quæ late per Europam vagatur. Wittebergæ,* 1565, in-8°. — *Vitæ illustrium medicorum. Argentorati,* 1573. — *Oratio de sympathia et antipathia rerum in natura. Francofurti,* 1574. in-8°. — *Tractatus de febribus. Ibidem,* 1614, in-4°. — *Practica, seu, Methodus curandi morbos internos, tum generalis, tum particularis. Ibidem,* 1614, in-8°.

Apr. J.-C. 1582 *env.*—GUARINONE (Christophe), médecin natif de Vérone, s'acquit beaucoup de réputation vers la fin du seizième siècle. Il étudia les belles-lettres dans sa patrie, et se rendit ensuite à Padoue, où il fut reçu docteur en philosophie et en médecine. A son retour à Vérone, il se mit à donner des leçons privées de philosophie qui lui procurèrent assez de célébrité. Il s'occupa en même temps de la pratique de la médecine, et la fit avec tant de succès, qu'il parvint à l'emploi de premier médecin de François-Marie, duc d'Urbin. L'empereur Rodolphe II, à qui on avait fait un rapport avantageux du mérite de Guarinone, souhaita de le voir à Prague où il tenait sa cour, et lui donna toute sa confiance. Les bienfaits de ce prince engagèrent notre médecin à se fixer dans cette ville, d'où il ne sortit plus que pour exécuter le vœu d'un pèlerinage à Rome. Arrivé dans cette capitale, le cardinal Valère, évêque de Vérone, lui fit l'accueil le plus distingué et le présenta au pape Clément VIII, qui l'aurait volontiers retenu auprès de sa personne, en qualité de médecin, s'il avait eu lieu de croire que Rodolphe fût d'humeur à le lui céder. Mais les engagements que Guarinone avait pris à Prague, étaient trop forts pour les rompre : il s'empressa de retourner dans cette ville, et, bientôt après son arrivée, il établit dans sa propre maison une académie de médecine, sous le nom de société d'hommes savants, dont les assemblées se tenaient régulièrement chaque semaine. La mort de ce médecin, arrivée à Prague en 1602, dans un âge fort avancé, mit fin à cette académie. Le public ne perdit cependant pas tous les fruits que Guarinone en avait recueillis, car on les retrouve dans les ouvrages qu'il a laissés :

Commentaria in primum librum Aristotelis de historia animalium. Francofurti, 1601, in-4º. L'auteur s'y montre grand partisan d'Aristote; il adopte jusqu'à ses erreurs. — *Tractatus de methodo doctrinarum. Ibidem*, 1601, in-4º. — *De generatione viventium, etiam nascentium ex putredine. Ibidem*, 1601, in-4º. — *De principio venarum. Ibidem*, 1601, in-4º. — *De natura humana sermones quatuor. Ibidem*, 1601, in-4º. Il y a bien de l'apparence que ces différentes pièces, dont les bibliographes semblent annoncer des éditions distinctes, ont paru sous le même volume. — *Consilia medicinalia, in quibus uni-*

versa praxis medica exacte pertractatur. Venetiis, 1610, in-folio.

Apr. J.-C. 1583 env. — COSTÆUS (Jean) enseigna la médecine à Turin, puis ensuite à Bologne, où il remplit la première chaire depuis 1581 jusqu'en 1603, qui est l'année de sa mort. Il a écrit : — *In Joannis Mesuæ simplicia et composita annotationes. Taurini*, 1578, in-4º. On trouve encore ces commentaires dans quelques éditions des ouvrages de Mésué; mais ils ne méritent guère d'estime, car ils sont remplis de faibles raisonnements. — *De universali stirpium natura libri duo. Augustæ Taurinorum*, 1578, in-4º. *Venetiis*, 1580, in-4º. — *Disquisitionum physiologicarum in primam primi Canonis Avicennæ sectionem libri tres. Bononiæ*, 1589, in-4º. — *Annotationes in Avicennæ Canonem, cum novis alicubi observationibus. Venetiis*, 1595, in-folio. Le catalogue de la bibliothèque de Falconet annonce une édition des notes de Costæus sur Avicenne, antérieure à celle-ci; elle est intitulée : *Avicennæ libri de re medica, ex recognitione Joannis Pauli Mongii et Joannis Costæi, cum annotationibus eorumdem. Venetiis*, 1564, in-folio. — *De facili medicina per seri et lactis usum libri tres. Bononiæ*, 1595, in-4º. *Papiæ*, 1604, in-4º. — *De igneis medicinæ præsidiis libri duo. Venetiis*, 1595, in-4º. C'est un bon livre de chirurgie, dans lequel il traite fort au long la matière des cautères qui étaient tant en usage chez les Grecs et les Arabes. — *De humani conceptus, formationis, motus et partus tempore. Bononiæ*, 1596, in-4º. *Papiæ*, 1604, in-4º. — *De potu in morbis, in quo de aquis, vino, omnique factitio potu in universum, ac de privato in singulis morborum generibus eorum usu, plane disseritur. Papiæ*, 1604, in-4º. *Venetiis*, 1604, in-4º. — *Miscellanearum dissertationum decas prima. Patavii*, 1658, in-12. On doit cette édition à Jean-François, fils de l'auteur, qui était docteur en philosophie et en médecine, et qui, après avoir professé publiquement la seconde de ces sciences dans l'université de Padoue, alla enseigner le droit dans les écoles de Bologne. Il a corrigé cette collection, où il s'agit principalement des substances qui entrent dans le régime que les anciens médecins prescrivaient dans les maladies.

Ap. J.-C. 1584 *environ.*—GILBERT (Guillaume), médecin du seizième siècle, était de Glocester. Après avoir pris le bonnet dans quelque université étrangère, il vint à Londres où il fut reçu dans le collége Royal. Son mérite le fit connaître à la cour et lui procura la charge de médecin de la reine Élisabeth, qui le combla de faveurs tout le reste de son règne. Il mourut peu de mois après cette princesse, en 1603, avec la réputation d'un homme savant en cosmographie et en chimie. On a de lui : — *De magnete, magneticisque corporibus, et de magno magnete, tellure, physiologia nova, plurimis et argumentis et experimentis demonstrata. Londini*, 1600. *Sedini*, 1633, in-4°. *Amstelodami*, 1651, in 4°.

Apr. J.-C. 1585. — BARTHOLIN (Gaspar) naquit, le 12 février 1585, à Malmuyen, petite ville dans la Scanie, de Gaspar, qui en était ministre, et d'Anne Tenckel. Il fit connaître, dès l'âge de trois ans, ce qu'on devait attendre de lui ; il ne lui fallut que quatorze jours pour apprendre à lire correctement. Ce fait est rare ; mais Brochmand, recteur de l'université de Copenhague, qui prononça l'oraison funèbre de Bartholin, en conte un autre qui trouvera bien des incrédules. Il rapporte que, lorsqu'il commença à parler, il fut un an à prononcer des mots extraordinaires, entièrement différents de ceux qu'il pouvait entendre des personnes qui avaient soin de lui, et parmi lesquels on reconnut plusieurs terme shébreux. Quoi qu'il en soit de ce que Brochmand avance sur le compte de Bartholin, il est certain qu'il eut une telle aptitude pour les langues, qu'à l'âge de onze ans il prononça des discours grecs et latins, tant en vers qu'en prose. Cela suffit pour faire preuve de la précocité de son esprit. — Bartholin fit ses premières études à Rostoch et à Wittemberg ; mais lorsqu'il se destina à la médecine, il ne se contenta pas de fréquenter les écoles de ces universités, il voulut encore entendre les meilleurs professeurs de l'Allemagne, de l'Italie et de la France. Cette entreprise était grande pour un jeune homme tel que lui ; il n'était pas riche, et pour cette raison il fit à pied la plupart de ses voyages, et suppléa par une sage économie à ce qui lui manquait d'aisance du côté de la fortune. Après avoir été reçu maître-ès-arts à

Wittemberg en 1607, il ne tarda point à exécuter le dessein qu'il avait prémédité. En 1608 il passa en Italie, et comme il était déjà fort instruit dans l'anatomie, on lui offrit à Naples une place de professeur en cette science, qu'il refusa. Il vint en France peu de temps après, s'y fit connaître par son mérite, et spécialement par les connaissances qu'il avait de la langue grecque. On lui en présenta la chaire à Sédan, et il la refusa encore. Il se rendit alors à Bâle, où il fut reçu docteur en médecine en 1610. Mais comme Bartholin était depuis long-temps accoutumé à voyager, il ne put se résoudre à se fixer dans cette ville, quelque avantageuses que fussent les offres qu'on lui fit pour le retenir. Il retourna à Wittemberg et parcourut ensuite le Holstein ; il se proposait même de recommencer ses courses, lorsqu'on lui offrit à Copenhague la chaire de rhétorique, qu'il accepta. Il alla s'établir, en 1611, dans cette capitale, et il y exerça la médecine avec tant de célébrité en même temps qu'il remplissait les devoirs de sa chaire, qu'on le chargea, en 1613, d'enseigner dans les écoles de la faculté. Il se fit également honneur par ses leçons et par les succès de la pratique jusqu'en 1624 ; mais le vœu qu'il avait fait dans les moments les plus critiques d'une maladie dangereuse, dont il venait de se tirer heureusement, l'engagea à abandonner l'étude de la médecine pour s'appliquer à celle de la théologie, qu'il professa ensuite jusqu'à la fin de ses jours. Il mourut le 30 juillet 1629 à Sora, ville de Danemark, dans l'île de Zélande, d'où son corps fut transporté à Copenhague. On l'enterra honorablement, et sa femme fit couvrir son tombeau d'une pierre sur laquelle on grava cette épitaphe :

D. O. M. S.
GASP. BARTHOLINO MALMOG.
THEOL. MED. AC PHILOS. DOCTORI,
REG. ACAD. HAFN. P.P. ET ROSCH.
CAP. CANON.
INGENIO DIVINO, DISSERENDI ACUMINE,
PIETATE, PRUDENTIA, JUSTITIA, INTEGRITATE,
SINGULISQUE INSERVIENDI VOLUNTATE,
NON DOMI MINUS, XVII ANN. IN ARTIUM
HUMAN. MED. AC THEOL. PROFESS.
REGNIQUE GYMNASIIS, VEL REGIO JUSSU
DESTINATA INDUSTRIA,
QUAM FORIS IN MELIORE ORDI EUROP.
VARIIS OBITIS PEREGRIN.
ET MONUM. EDITIS, NOBILITATO.

EX RECTURÆ ACAD. ITERAT. ET HONORE
ET ONERE,
IN COELEST. PATRIAM IMMAT. MORTE
EVOCATO.
ANNA FINCKIA
CUM VI FILIIS ET I FILIA SUPERSTES,
AMORIS, FIDEIQUE CONJUG. ET PERENNIS
DESIDERII MONUM.
D. M. P. C. M.

Ce médecin a donné au public un grand nombre d'ouvrages de poésie, d'éloquence, de philosophie et de théologie que nous passerons sous silence, pour nous borner à ceux de médecine. — *Problematum philosophicorum et medicorum, nobiliorum et selectiorum, miscellaneæ propositiones. Witteberga*, 1611, in-4°. C'est un recueil de cinquante problèmes qui ne contiennent que de vieilles questions, relativement à la façon de penser d'aujourd'hui. — *Anatomiæ institutiones corporis humani, utriusque sexus historiam et declarationem exhibentes. Witteberga*, 1611, in-8°. *Argentorati*, 1626, in-12. *Rostochii*, 1626, in-12. *Goslariæ*, 1632, in-8°. *Oxonii*, 1632, in-12. Cet abrégé d'anatomie a été plusieurs fois réimprimé, avec les additions du fils de l'auteur, sous le titre d'*Anatomia reformata*. — *Enchyridion physicum ex priscis et recentioribus philosophis accurate concinnatum. Argentinæ*, 1625, in-12. — *Opuscula quatuor singularia. I, de unicornu, ejusque affinibus et succedaneis. II, de lapide nephritico et amuletis præcipuis. III, de pygmæis. IV, de studio medico inchoando, continuando et absolvendo. Hafniæ*, 1628, 1663, in-8°. — *Systema physicum. Ibidem*, 1628, in-8°. — *Controversiæ anatomicæ et affines notabiliores et rariores. Goslariæ*, 1631, in-8°. On n'y trouve rien que ce qu'il avait déjà dit dans ses problèmes, sinon qu'il y a ajouté quelques nouvelles questions, suivant l'ordre des parties du corps humain. Il donne les raisons pour et contre; il y joint les siennes, et décide ensuite la difficulté. — *Syntagma medicum et chirurgicum de cauteriis, præsertim potestate agentibus, seu ruptoriis. Hafniæ*, 1642, in-4°. Portal parle d'une édition de 1624 sous le même format.

Ap. J.-C. 1585 *env.*—VARANDAL, VARANDÉ ou VARANDÆUS (Jean) était de Nîmes, ville du Languedoc.

Après avoir étudié la médecine le temps convenable, il fut reçu bachelier dans la faculté de Montpellier le 3 juin 1585, sous la présidence de Jean Saporta, et docteur, sous le même, le 11 avril 1587. Il fréquenta ensuite les exercices des écoles en qualité de docteur ordinaire, et mérita, par son assiduité, d'être nommé en 1597 à la chaire que Nicolas Dortoman laissa vacante par sa mort. Après celle de Jean Saporta, qui, sous le titre de vice-chancelier, avait rempli les fonctions d'André du Laurens que sa charge de premier médecin du roi retenait à la cour, Varandé fut nommé pour lui succéder. En 1609 il devint doyen de la faculté par la mort de Jean Blesin, et mourut le dernier jour du mois d'août 1617. — Varandé fut un de ces savants professeurs qui firent honneur aux écoles de Montpellier. Il composa plusieurs traités mieux écrits que ceux qui avaient paru avant lui, et débarrassés de ce tas de recettes frivoles, ainsi que de cette quantité de remèdes inutiles, dont les ouvrages des sectateurs des Arabes avaient été surchargés jusqu'alors. Il n'en publia cependant aucun; comme il n'avait point d'amour-propre, et qu'il était d'ailleurs si timide qu'il ne craignait rien tant que la censure du public, il n'osa jamais produire ses écrits au grand jour. Mais on s'empressa de les faire imprimer après sa mort, et c'est à ses écoliers qu'on en doit les éditions : il semblait qu'ils se fussent donné le mot pour publier, chacun de son côté, les cahiers qu'il leur avait dictés. Voici les titres sous lesquels ils ont paru : — *Formulæ remediorum internorum et externorum. Hanoviæ*, 1617, in-8°, avec le suivant, par les soins de Pierre Janichius de Dantzick. *Monspelii*, 1620, in-8°, avec les autres ouvrages de Varandé. — *Tractatus de affectibus renum et vesicæ. Hanoviæ*, 1617, in-8°. *Monspelii*, 1620, in-8°. — *Physiologia et pathologia, quibus accesserunt tractatus prognosticus et tractatus de indicationibus curativis. Hanoviæ*, 1619, in-8°. *Monspelii*, 1620, in-8°. — *De morbis et affectibus mulierum libri tres. Lugduni*, 1619, in-8°, par les soins de Pierre Myteau. *Hanoviæ*, 1619, in-8°. *Monspelii*, 1620, in-8°, par les soins de Romain de la Coste. — *Tractatus therapeuticus primus de morbis ventriculi. Monspelii*, 1620, in-8°. *Lugduni*, 1620, in-8°, par Claude de Bosts, médecin du

Forez. — *Tractatus de elephantiasi seu lepra. Item de lue venerea et hepatitide. Genevæ*, 1620, in-8°.—Comme ces différents traités étaient devenus rares, Henri Gras, médecin de Lyon, prit le parti de les rassembler et de les faire imprimer sous ce titre : — *Opera omnia ad fidem codicum ipsius auctoris manuscriptorum recognita et emendata, postrema hac editione multis tractatibus nunquam antea editis auctiora. Lugduni*, 1658, in-folio. Malgré toute la diligence de l'éditeur, les traités *De elephantiasi, De lue venerea, De hepatitide* manquent dans cette collection. Il y a inséré celui *De morbis genitalium in viris*, que Varandé dictait en 1617 et qui est demeuré imparfait; et un autre qui doit être regardé comme l'interprétation du livre d'Hippocrate, *De natura hominis*, lequel fut donné à notre auteur pour la matière de ses cours, c'est-à-dire des leçons qu'il faut faire après le baccalauréat dans la faculté de Montpellier. — Varandé est un des écrivains que Gui Patin fait profession d'estimer, lui qui n'en estimait guère. Il dit dans la lettre datée du 16 août 1647 : « Je vous puis assurer que, » tant que mes leçons ont duré, j'ai » pris plaisir de dire du bien des méde- » cins de Montpellier, *ex quibus potis-» simum colo Joubertum et Varan-» dæum.* »

Apr. J.-C. 1586 *environ.* — PIETRE (Simon), surnommé le Grand, était de Paris. Il fut promu au doctorat en la faculté de médecine de cette ville l'an 1586, devint professeur au collége Royal et mourut en juin 1618, âgé de cinquante-trois ans. C'est ainsi que le rapporte M. Chomel dans son Essai historique sur la médecine en France ; mais il n'est pas d'accord avec Mathias, qui fixe la mort de Pietre au 4 juillet 1614.

Quoi qu'il en soit, Pietre fut extrêmement regretté. Il était le médecin de son temps le plus savant et le plus habile. Gui Patin l'appelle *Vir maximus et plane incomparabilis;* et René Moreau, ce bon juge en mérite, a dit de lui : *Vir medicæ artis tantum sciens et intelligens quantum humana mente capi et concipi potest.* On apprend de Jacques Mentel que Pietre avait donné deux cours de médecine à ses élèves, l'un selon Hippocrate et l'autre suivant Galien. Comme il avait d'admirables talents pour la chaire, il abrégeait élégamment ses cahiers, dictait chaque fois quinze ou seize lignes seulement, qu'il expliquait pendant trois quarts d'heure avec une facilité et une éloquence singulières. Sa réputation était aussi grande chez les étrangers qu'à Paris ; les médecins les plus célèbres se faisaient gloire d'avoir été ses disciples.

Pietre mourut d'une fièvre pourprée, qu'il avait contractée chez un malade de la rue Saint-Honoré. La femme de ce malade découvrit brusquement le corps de son mari en priant le médecin de l'examiner. Celui-ci se sentit frappé d'une vapeur qui l'affecta tellement qu'il en avertit à son retour chez lui et ne put dîner. Le lendemain la fièvre le prit, et il en mourut au bout de neuf jours. Mentel, qui rapporte ce fait, dit qu'il le tenait de la fille de Simon Pietre, madame Chasles, qui avait épousé un médecin de la faculté de Paris promu en 1629, et qui a joui de beaucoup de célébrité.— Pietre défendit par son testament qu'on l'enterrât dans l'église, de peur de nuire aux vivants. Philippe Pietre, son fils, avocat au parlement de Paris, lui fit cette épitaphe, qui fut placée sur son tombeau au cimetière de Saint-Etienne-du-Mont :

SIMON PIETRE,
VIR PIUS ET PROBUS,
HIC SUB DIO SEPELIRI VOLUIT,
NE MORTUUS CUIQUAM NOCERET,
QUI VIVUS OMNIBUS PROFUERAT.

Cet exemple de tant de médecins qui se sont fait enterrer hors des églises n'a point fait sur l'esprit des hommes toute l'impression qu'elle devait. La vanité, qu'on pousse jusqu'à la sépulture, a converti en usage un abus d'autant plus intolérable qu'on infecte le temple du Seigneur par des exhalaisons putrides qui nuisent aux vivants qui vont présenter leurs hommages et leurs vœux à l'Etre suprême. On doit cependant dire, à l'honneur de notre siècle, plus éclairé que les précédents, qu'on s'accoutume dans plusieurs endroits à savoir qu'on ira gîter après sa mort dans un cimetière. Puisse la sage ordonnance qu'on a édictée en certaines provinces avoir lieu dans tous les pays ! La santé des vivants y trouvera son compte, et la vanité des mourants sera satisfaite s'ils se souviennent de ce bon mot du poète Horace: *Cælo tegitur qui non habet urnam.* — Mais revenons à Simon Pietre. On lui a attribué six Consultations qui se trouvent parmi celles de Fernel, imprimées à Paris en 1585, in-8°. Il n'est cependant point apparent qu'elles soient de lui, puisque ce n'est point à l'âge de vingt ans qu'on se mêle de donner des conseils en médecine. Or, en supposant avec Chomel qu'il mourut en 1618, âgé de cinquante-trois ans, il doit être né en 1565 : conséquemment il n'était que dans sa vingtième année en 1585. Il est donc certain que c'est à Simon Pietre le père que ces Consultations appartiennent. Il n'en est pas de même des ouvrages suivants, qui sont de la façon du fils :

Disputatio de vero usu anastomoseon vasorum cordis in embryo. Augustæ Turonum, 1593, in-8°. — *Lienis censura in acerbam admonitionem Andreæ Laurentii. Turonis*, 1593, in-8°. — *Nova demonstratio et vera historia anastomoseon vasorum cordis in embryo, cum corollario de vitali facultate cordis in eodem embryo non otiosa. Turonis*, 1593, in-8°. Il s'étend sur les usages du trou ovale et du canal artériel dans le fœtus.

Après Jésus-Christ 1557 environ. — CODRONCHIUS (Baptiste), médecin d'Imola, en Italie, est plus connu par ses ouvrages que par ce qui regarde sa personne. Les bibliographes le disent auteur des traités suivants :

De christiana et tuta medendi ratione libri duo, varia doctrina referti, cum tractatu de baccis orientalibus et antimonio. Ferrariæ, 1591, in-4°; *Bononiæ*, 1629, in-4°. — *De morbis veneficis ac veneficiis libri quatuor. Venetiis*, 1595, in-8°; *Mediolani*, 1618, in-8°. Il s'étend assez au long sur la nature des poisons, leurs espèces et leurs effets, et propose les moyens de prévenir et de guérir les accidents plus ou moins funestes qu'ils sont capables de produire. —*De vitiis vocis libri duo. Francofurti*, 1597, in-8°. A tout ce qu'il dit sur les organes de la voix, leurs maladies et leurs remèdes, il a joint des éclaircissements sur l'art de faire les rapports en justice. — *De morbis qui Imolæ et alibi communiter hoc anno 1602 vagati sunt commentariolum, in quo potissimum de lumbricis tractatur. Accedit libellus de morbo novo, prolapsu scilicet mucronatæ cartilaginis. Bononiæ et Venetiis*, 1603, in-4°. Il entre dans un détail assez curieux sur tout ce qui regarde la dépression du cartilage xiphoïde et les maux qui en sont les suites. — *De rabie, hydrophobia communiter dicta, libri duo. De sale absynthii libellus. De iis quæ aqua immerguntur opusculum, et de elleboro commentarius. Francofurti*, 1610, in-8°. — *De annis climactericis, necnon de ratione vitandi eorum pericula, itemque de modis vitam producendi commentarius. Bononiæ*, 1620, in-8°. *Ulmæ*, 1651, in-8°. Les craintes de l'auteur sur les influences des années climatériques ne prouvent que trop l'impression que ce préjugé faisait alors sur les esprits.

Apr. J.-C. 1588 environ. — BRAVO (Jean), natif de Piedra-Hita, dans la Castille, enseigna la médecine à Salamanque vers la fin du seizième siècle, et s'y distingua beaucoup tant par les succès de sa pratique que par les ouvrages qu'il mit au jour. Ils sont intitulés :

De hydrophobiæ natura, causis atque medela. Salmanticæ, 1571, in-8°, 1576, 1588, in-4°.— *In libros prognosticorum Hippocratis commentaria. Ibidem*, 1578, 1583, in-8°. — *De saporum et odorum differentiis, causis et affectionibus. Ibidem*, 1583, in-8°; *Venetiis*, 1592, in-8°.— *In Galeni librum de differentiis febrium commentarius. Salmanticæ*, 1585, 1590, in-4°. — *De curandi ratione per medicamenti purgantis exhibitionem libri tres. Ibidem*, 1588, in-8°. — *De simplicium medicamentorum delectu libri duo. Ibidem*, 1592, in-8°.

On trouve Jean Bravo Chamizo dans la bibliothèque espagnole de Nicolas Antonio. Ce médecin, qui avait pris le bonnet de docteur dans la faculté de Coïmbre, en Portugal, enseigna premièrement l'anatomie dans les écoles de cette université, et passa ensuite à la chaire de médecine pratique. Il a écrit un ouvrage de chirurgie qui est intitulé : *De medendis corporis malis per manualem operationem. Conimbriæ*, 1605, in-12. Celui *De capitis vulneribus* est d'une plus grande étendue. Il a paru en 1610, in-folio. Cet auteur, qui était de Serpa, ville de Portugal dans l'Alemtejo, mourut vers 1615.

Apr. J.-C. 1588.—AROMATARIIS (Joseph de) naquit, vers l'an 1588, à Assise, dans le duché de Spolette, de Phavorinus, qui pratiquait la médecine avec réputation. Reinier, son oncle paternel, prit soin de son éducation ; et, comme il était en même temps savant médecin et habile chirurgien, il l'initia dans les principes des deux arts qu'il exerçait et l'envoya ensuite à Padone, où il fut reçu docteur en médecine à l'âge de dix-huit ans. Peu de temps après sa promotion, Joseph se rendit à Venise, où il pratiqua pendant cinquante ans, c'est-à-dire jusqu'à sa mort, arrivée le 6 juillet 1660. Nous avons de lui :

Disputatio de rabie contagiosa, cui præposita est epistola de generatione plantarum ex seminibus. Venetiis, 1625, in-4°; *Francofurti,* 1626, in-4°. Il y fait voir l'ancienneté de la rage et combat les sentiments de ceux qui la mettent au rang des maladies nouvelles. Selon lui, c'est une espèce d'esquinancie dont le siége est dans la trachée et qui s'étend jusqu'au pharynx; mais il ne veut pas que tous les hydrophobes soient attaqués de la rage, et il prétend que l'horreur de l'eau ne vient souvent que de l'impossibilité de pouvoir l'avaler. Sa lettre *De generatione plantarum* fut imprimée séparément à Cobourg vers le milieu de ce siècle. Elle a donné sujet de dire que ce médecin est le premier qui ait enseigné la doctrine de la génération des animaux par le moyen des œufs; mais différents auteurs en ont parlé avant lui. Il est vrai qu'il y établit le même système pour les plantes : selon lui, les semences sont une sorte de matrice ou d'œuf dans lequel le germe se développe pendant que le reste de la graine sert à sa nourriture.

Apr. J.-C. 1588 envir. —VALESIO (François), autrement Vallès de Covarrubias, fut probablement ainsi appelé du lieu de sa naissance dans la Vieille-Castille. Il se fit beaucoup estimer dans le seizième siècle, spécialement à Alcala de Henarez, où il enseigna la médecine avec tant de réputation qu'il mérita d'être surnommé l'âme de Galien. Philippe II, roi d'Espagne, l'appela à sa cour pendant un de ses accès de goutte. Valésio lui conseilla de se baigner les pieds dans l'eau tiède pour en mitiger les douleurs; et, comme le remède réussit au gré du malade, ce médecin parvint à la plus grande faveur et fut magnifiquement récompensé.

Les ouvrages que Valésio a donnés au public font également preuve de son amour pour le travail et de son attache-

nient à la doctrine de l'école grecque. Voici leurs titres et leurs éditions :

In quatuor libros meteorologicorum Aristotelis commentaria. Compluti, 1588, in-8°; *Taurini,* 1588, in-8°; *Patavii,* 1591, in-4°. — *Commentaria in Galeni de locis patientibus libros sex. Lugduni,* 1559, in-8°; et ailleurs avec les autres commentaires de l'auteur sur Galien. —*Tractatus medicinales. Ibid.* 1559, in-8°. — *In aphorismos Hippocratis, simul et in libellum ejusdem de alimento commentaria. Compluti,* 1561, in-8°: *Coloniæ,* 1589, in-folio. Cette dernière édition contient le recueil des commentaires de Valésio sur Hippocrate et Galien. — *Octo libri Aristotelis de physica doctrina. Compluti,* 1562, in-folio. — *Controversiarum medicarum et philosophicarum libri decem. Accessit libellus de locis manifeste pugnantibus apud Galenum. Compluti,* 1564, 1585, in-folio; *Francofurti,* 1582, 1590, 1595, in-folio; *Basileæ,* 1590, in-4°; *Venetiis,* 1591, in-4°; *Hanoviæ,* 1606, in-folio; *Lugduni,* 1625, in-4°. L'auteur y soutient la doctrine de Galien contre les reproches dont les médecins arabes l'avaient chargée dans leurs écrits; et, comme le nombre de leurs sectateurs était encore grand en Espagne au seizième siècle, il cherche à leur ouvrir les yeux et à leur faire voir la préférence que mérite l'école grecque sur celle des Arabes. — *Commentaria in Galeni artem medicinalem. Compluti,* 1557, in-8°; *Venetiis,* 1591, in-8°. — *De urinis, pulsibus et febribus libelli. Compluti,* 1589, in-8°; *Taurini,* 1588, in-8°; *Patavii,* 1591, in-8°.— *In libros prænotionum, in libros de ratione victus in morbis acutis commentaria. Compluti,* 1569, in-8°; *Taurini,* 1590, in-8°. — *In Hippocratis libros epidemion commentaria. Matriti,* 1577, in-folio; *Coloniæ,* 1589, in-folio, avec les autres commentaires de l'auteur sur Hippocrate et Galien. *Neapoli,* 1621, in-folio; *Aureliæ,* 1654, in-folio, sous le titre de *Commentaria in Hippocratis de morbis popularibus et prognostica. Parisiis,* 1603; in-folio. — *De sacra philosophia, sive de iis quæ scripta sunt in Libris Sacris. Lugduni,* 1588, 1592, 1595, 1622, in-8°; *Taurini,* 1587, in-4°; *Francofurti,* 1590, 1608, in-8°. La plupart de ces éditions contiennent le traité *De plantis sacris* de Liévin Lemnius, et celui *De gemmis* de François de La Rue. — *Methodus medendi in quatuor libros divisa. Venetiis,* 1589, in-8°.; *Matriti,* 1614, in-8°; *Lovanii,* 1647, in-8° : *Parisiis,* 1651, in-12. — *Commentaria illustria in Galeni Pergameni libros. Coloniæ,* 1592, in-folio. — *Tratado de las aguas distiladas, pesos y medidas, de que los boticarios deben usar.* Madrid, 1592, in-8°.

Après J.-C. 1588 *env.* — LIBAVIUS (André), docteur en médecine, natif de Hall en Saxe, professa l'histoire et la poésie à Iena en 1588. De là il passa en 1591 à Rothenbourg-sur-le-Tauber, et en 1605 à Cobourg en Franconie, où il venait d'être nommé principal du collége de Casimir. Il mourut dans cette dernière ville en 1616. Libavius a fait sa réputation par ses ouvrages de chimie; ils sont tels, qu'on a cru pouvoir les mettre de niveau avec ceux d'Agricola. Il y établit les vrais principes de la chimie, et tâche de rapprocher cette science de l'ancienne médecine. Il y a traité fort au long de la nature et de l'examen des métaux, et il n'a manqué aucune occasion de réfuter les sentiments de Paracelse et de ses sectateurs. Le grand nombre d'ouvrages que ce médecin a laissé prouve combien il était laborieux; mais ils ne prouvent pas tous qu'il ait toujours pensé sainement sur les différentes matières dont il a traité. Voici leurs titres :

Neo-paracelsica in quibus vetus medicina defenditur adversus Georgium Amwald, cujus liber de panacea excutitur. Francofurti, 1594, in-8°. — *Anatome tractatus neo paracelsici. Ibidem,* 1594, in-8°. — *Tractatus duo physici, prior de impostoria vulnerum per unguentum armarium curatione, posterior de cruentatione cadaverum injusta cæde factorum, præsente qui occidisse creditur. Francofurti,* 1594, in-8°. — *Epistolarum chimicarum libri tres.* 1595-99, in-8°, trois tomes en un volume. — *Schediasmata pro galenicæ medicinæ dignitate. Ibidem,* 1596, in-8°. — *Alchymia recognita, emendata et aucta, tum dogmatibus et experimentis nonnullis, tum commentario medico-physico. Ibidem,* 1597, in-4°, 1606, 1815, in-fol. — *Singularium partes quatuor. Ibidem,* 1599. 1601, in-8°, quatre volumes. Cet ouvrage, qui est assez rare, contient des singularités que notre manière de penser apprécie au-

jourd'hui tout autrement que Libavius n'a fait.

Novus de medicina veterum, tam hippocratica quam hermetica, tractatus. Francofurti, 1599, in 8°. — *Variarum controversiarum libri duo schediastici. Ibidem,* 1600, in-8°. — *Praxis alchimiæ, hoc est, doctrina de artificiosa præparatione præcipuorum medicamentorum chymicorum. Ibidem,* 1604, in-8°. — *Defensio et declaratio perspicua alchimiæ transmutatoriæ. Francofurti,* 1604, in-8°. — *Commentariorum alchymiæ pars secunda. Ibidem,* 1606, in-fol. — *Alchymia triumphans de injusta in se collegii galenici spurii in Academia parisiensi censura. Ibidem,* 1607, in-8°. — *De universalitate et originibus rerum conditarum. Ibidem,* 1610, in-4°. — *Syntagma selectorum undequaque et perspicue traditorum alchymiæ arcanorum. Ibidem,* 1611, in-fol. — *Syntagmatis arcanorum chymicorum tomus secundus. Ibidem,* 1613, in-fol. Les deux tomes en un volume, *Ibidem,* 1660, in-fol. — *Appendix necessaria syntagmatis arcanorum chimicorum. Ibidem,* 1615, in-fol. — *Examen philosophiæ novæ, quæ veteri abrogandæ opponitur. Ibidem,* 1615, in-fol.

C'est dans ces ouvrages qu'on voit pour la première fois un médecin qui parle de la transfusion du sang d'un animal dans un autre; opération singulière qui a fait du bruit, et qu'on a dit que Libavius avait imaginée d'après la fable de Médée. Il parle de ses effets d'un ton si assuré et il s'énonce si positivement, que cette assertion ne pouvait manquer de séduire quelqu'un. Deux nations toujours rivales s'en disputèrent la première épreuve. On la regarda, dit le célèbre Senac, comme une ressource contre les maladies : on vit même clairement, dans cette transfusion, l'assurance de l'immortalité. Tout cela fit illusion. Les premières expériences furent faites en France, selon quelques écrivains; mais la première transfusion avérée, fut tentée par Hansheau en 1658. Lower, médecin anglais, perfectionna cette opération en 1665. L'année suivante, Denis, médecin, plus occupé des jeux de hasard que des jeux de la machine animale, voulut se distinguer en marchant sur les traces de Lower, King et Coxe, Anglais, suivirent ces exemples. Le bruit que firent ces expériences porta la même curiosité en

Italie ; Cassini et Grisoni furent témoins de quelques nouvelles épreuves.

Denis, plus hardi, osa y soumettre un homme qu'il disposa à recevoir dans ses veines le sang d'un animal. Lower et King imitèrent bientôt Denis. Les Italiens ne tardèrent pas à être aussi téméraires : en 1668, ils répétèrent la transfusion dans plusieurs hommes. Biva et Manfredi firent cette opération. Un médecin, nommé Sinibaldus, voulut bien s'en faire lui-même le sujet. Enfin, jusque dans la Flandre on trouva des transfuseurs. Mais quels furent les succès de cette opération dans les animaux et dans les hommes ? Les animaux, poursuit M. Senac, ne moururent pas après la transfusion tentée par Lower ; et le résultat des expériences de King et de Coxe fut que plusieurs en devinrent plus vigoureux, guérirent même des incommodités pour lesquelles on avait tenté cette opération. Dans quelques hommes les effets ne furent pas malheureux, mais ils le furent dans d'autres ; et cela fut cause que la transfusion parut une témérité que les lois réprimèrent, parce qu'elle allait devenir contagieuse.

Après J.-C. 1588 *env.* — BAILLY ou BAILLIF (Roch LE), plus connu sous le nom de LA RIVIÈRE, médecin du seizième siècle, était natif de Falaise en Normandie. Egalement savant dans les belles-lettres, la philosophie et la médecine, il acquit beaucoup de réputation par cette diversité de connaissances. Il parvint même à la charge de médecin ordinaire du roi Henri IV; mais sa manière particulière d'exercer la médecine, suivant les principes de Paracelse, lui suscita tant de critiques, qu'il se vit obligé de faire l'apologie de sa doctrine. Il mourut à Paris le 5 novembre 1605, et laissa plusieurs ouvrages de sa façon : — *Demosterion, seu, Aphorismi CCC, continentes summam doctrinæ Paracelsicæ. Parisiis*, 1578, in-8°. C'est l'apologie de sa doctrine. Elle a été traduite en français, et imprimée à Rennes en 1578, in-4°, avec un traité du même auteur sur les antiquités de la Bretagne armorique. *Responsio ad quæstiones propositas a medicis parisiensibus. Parisiis*, 1579, in-8°. — *De peste tractatus. Parisiis*, 1580. Le même en français. Paris, 1580, in-8°. — *Premier traité de l'homme et de son essentielle anatomie.* Paris, 1580, in-8°. On y trouve peu d'anatomie, mais

beaucoup de verbiage inintelligible. — Comme Le Bailly aima bien que le public fût au fait des attaques qu'il avait soutenues sur sa doctrine, il mit au jour les deux pièces suivantes : — *Discours des interrogatoires faits en présence de MM. du parlement, à Roch le Baillif sur certains points de sa doctrine.* Paris, 5179, in-8°. — *Sommaire de défense de Roch le Baillif aux demandes des docteurs et Faculté de médecine de Paris.* 1579, in-8°. — M. Carrère rapporte de ce médecin un trait fort singulier. Lorsqu'il se sentit près de la mort, il fit venir tous ses serviteurs, l'un après l'autre, et dit à l'un : « Tiens, voilà deux cents » écus que je te donne, va-t'en, et que » je ne te voie jamais. » Il donna sa vaisselle d'argent à un autre, il distribua ainsi tous ses meubles avec la même condition que chacun sortirait à l'instant de sa maison ; enfin il se trouva seul, et il ne lui resta que le lit où il était couché. Quelques médecins vinrent le voir pour savoir de ses nouvelles et pour continuer à le soigner dans sa maladie ; il les pria d'appeler ses gens : ceux ci lui répondirent qu'ils avaient trouvé la porte ouverte et qu'ils n'avaient rencontré aucun domestique. La Rivière leur dit alors : « Adieu, messieurs, il est donc temps » que je m'en aille aussi, puisque mon » bagage est parti ; » et il mourut bientôt après.

Ap. J.-C. 1589 *env.* — CASTELLUS ou CASTELLI (Barthélemi), médecin italien, exerça sa profession à Messine, où il florissait vers la fin du seizième siècle et au commencement du suivant. On a quelques ouvrages de sa façon : *Totius artis medicæ, methodo divisa, compendium et synopsis ! Messanæ*, 1597, in-4°, 1598, in-8°. *Basileæ*, 1628, in 8°. *Venetiis*, 1667, in-8°. *Patavii*, 1713, 1721, in 4°. *Genovæ*, 1746, in-4°. Il y rapporte en abrégé ce qu'Hippocrate, Galien, Avicenne et d'autres célèbres médecins ont écrit sur l'art de guérir. — Rien n'a procuré plus de réputation à Castelli que son Dictionnaire de médecine en grec et en latin, dont il y a un grand nombre d'éditions. La première est de Venise, en 1617, in-8°, sous le titre de *Lexicon medicum græco-latinum*. Il y en a une de Bâle, en 1628, in-8°, avec les augmentations de J.-N. Stupan. Elle reparut à Venise, en 1642; à Roterdam, en 1641, 1651, 1657, 1665, 1670, in-8°. Mais Jacques-Pancrace

Bruno fit des augmentations plus considérables à ce dictionnaire, qui fut imprimé à Nuremberg, en 682 et en 1688, in-4°, sous le titre de *Castellus renovatus*. C'est sur cette dernière édition qu'ont été faites celles de Leipsic, 1713; de Padoue, 1713 et 1721; de Genève, 1748, toutes in-4° : Amsterdam, 1746, même format.

Après J.-C. 1589 environ. — DU LAURENS (André), naquit à Arles en Provence. La plupart des historiens qui parlent de ce médecin s'accordent à dire qu'il étudia premièrement à Paris sous Louis Duret pendant sept ans, et qu'après avoir pris le bonnet à Montpellier il alla exercer la médecine à Carcassonne. La comtesse de Tonnère, poursuivent ces historiens, le tira de cette ville et le conduisit à la cour. A sa recommandation il fut pourvu de l'emploi de médecin ordinaire et perpétuel du roi, et nommé à la chaire de professeur royal en l'université de Montpellier. Astruc s'inscrit en faux contre ce récit et les autres circonstances dont l'a grossi Moreri, qui en cela a copié Gui Patin, guide presque toujours infidèle, surtout quand il s'agit de médecins de la faculté de Montpellier. Astruc s'exprime ainsi dans ses mémoires pour servir à l'histoire de cette faculté : « Point de séjour de Du Laurens à Paris, pendant sa jeunesse; point » d'étude sous Duret pendant sept ans; » point de doctorat pris dans la faculté » d'Avignon ; point de résidence à Carcassonne pour y exercer la médecine; » point de nécessité de prendre de nouveau le doctorat à Montpellier, puisqu'il l'y avait déjà pris; point d'opposition à ses provisions, et par conséquent » point d'arrêt du conseil d'état pour » en ordonner l'exécution, et point de » difficulté à faire enregistrer au parlement de Toulouse un arrêt qui n'a » jamais existé. Je regarde tous ces faits » comme le fruit de l'imagination vive » de Gui Patin. » Astruc en établit la destruction sur des titres authentiques qu'il ne produit pas; les faits révoqués en doute valaient cependant la peine qu'il les produisît. L'historien de la faculté de Montpellier se borne à dire que Du Laurens alla étudier en médecine dans cette ville en 1583, et qu'il y prit ses degrés dans les intervalles ordinaires. Il y a apparence, continue-t-il, qu'il fréquenta les exercices des écoles les années suivantes jusqu'en 1586, qu'il fut

pourvu de la chaire vacante par le décès de Laurent Joubert, où il fut installé sans aucune opposition. Mais ce récit du célèbre Astruc, est-il bien conséquent? Du Laurens, pouvait-il avoir commencé son cours de médecine en 1583, avoir mis les intervalles ordinaires entre la réception de ses degrés, avoir fréquenté les exercices des écoles pendant quelques années après sa promotion, et n'être encore qu'en 1586, lorsqu'il fut nommé pour succéder à Joubert? Cela implique; il n'est même pas probable que ce dernier étant mort en 1582, on ait tardé jusqu'en 1586 à le remplacer.

Quoi qu'il en soit, Du Laurens fut appelé à la cour en 1598, où il occupa la place de médecin ordinaire du roi; et la charge de chancelier de la Faculté de Montpellier étant venue à vacquer en 1603, par la mort de Jean Hucher, on y nomma Du Laurens, quoique absent, lequel choisit Jean Saporta pour remplir ses fonctions, avec le titre de vice-chancelier, Saporta étant mort en 1604, Varandé fut nommé aux mêmes titres et fonctions.—Du Laurens fut encore choisi médecin de la reine Marie de Médicis, en 1603. Les honneurs se succédaient ainsi les uns aux autres; mais bien loin de donner au sujet qui les obtenait une ambition déplacée, il n'en eut d'autre que de se rendre digne des charges auxquelles il pouvait encore aspirer. L'occasion s'en présenta en 1606 par la mort de Michel Marescot, docteur régent de la faculté de Paris. Henri IV nomma Du Laurens à la charge de premier médecin ; mais il ne la remplit que trois ans, car il mourut le 16 août 1609.

Ce premier médecin eut beaucoup de crédit à la cour ; et comme il était fort avant dans l'estime du roi et dans l'amitié des courtisans, il en profita pour faire ses deux frères archevêques. L'un, Honoré, obtint l'archevêché d'Embrun; l'autre, Gaspar, eut celui d'Arles, auquel le roi ajouta l'abbaye de Saint-André de Vienne. André du Laurens avait un autre frère qui fut général des capucins ; et l'on dit que leur mère eut la joie de les voir tous trois officier dans la ville d'Arles pendant une quinzaine de Pâques. Ce fut encore au crédit de notre médecin et à son alliance, que les Sanguins furent redevables de l'évêché de Senlis. Le plus jeune des frères d'André se maria ; il mourut en 1539, à l'âge de quatre-vingt-sept ans, et laissa deux fils : l'un, conseiller au parlement ; et l'autre, maître des requêtes. — Les ouvrages anatomiques de Du Laurens sont plus remarquable par la beauté du style que par l'exactitude des choses. On remarque dans le premier livre toutes les inepties qu'il était possible de débiter sur l'excellence et la nature de l'homme; mais comme ce défaut lui est commun avec les auteurs qui l'ont suivi de près, on se borne à faire remarquer qu'il est justement accusé de plusieurs fautes dans l'exposition de la structure du corps humain, et qu'on est encore en droit de lui reprocher de s'être attribué beaucoup de découvertes qu'on avait mises au jour avant lui. Ses erreurs, dit Riolan, viennent de ce qu'il s'en est rapporté au témoignage des autres, au lieu d'examiner lui-même les parties dont il fait la description : cependant les ouvrages et les figures anatomiques de Du Laurens ont été long-temps estimés ; ils ont même passé pour être fort utiles, tandis qu'on n'a rien eu de mieux. Voici les titres et les éditions des différents écrits de ce médecin :

Admonitio ad Simonem Petræum. Turonibus, 1593, in-8°. — *Historia anatomica humani corporis et singularum ejus partium. Francofurti*, 1595, 1602, 1616, 1627, in-8°. *Parisiis*. 1600, grand in-fol. *Francofurti*, 1600, in-fol, *Hanoviæ*, 1601, in-8°. *Lugduni*, 1605, in-8°. Ces deux dernières éditions sont sans figures; sur quoi il est à propos de remarquer que les planches qu'on trouve dans les autres, sont presque toutes tirées de Vésale. L'Anatomie de Du Laurens a été mise en français par Théophile Gelée, Paris, 1639, in-fol ; mais on en a une meilleure traduction, Paris, 1741, in-fol., avec figures. — *De crisibus libri tres. Francofurti*, 1596, 1606, in-8°. *Lugduni*, 1613, in-8°. — *De risu ejusque causis et effectibus libri duo. Francofurti*, 1603, in-8°, avec d'autres traités. — *De mirabili strumas sanandi vi regibus Galliarum christianis divinitus concessa. Parisiis*, 1609, in 8°. — *Discours de la conservation et de l'excellence de la vue.* Rouen, 1615. in-12. Il a paru en anglais, en 1599, et en latin, en 1618. — *Operum tomus alter. continens scripta therapeutica, nimirum, tractatum de crisibus ; de mirabili strumas sanandi vi; de nobilitate visus, ejusque conservandi ratione; de melancholia libros duos; de senectute; de morbo articulari ; de lepra; de lue venerea; annotationes in artem parvam*

Galeni; consilia medica. Francofurti, 1621, in-fol. — *Opera omnia anatomica et medica. Francofurti*, 1627, in-fol. *Parisiis*, 1628, deux volumes in-4°, par les soins de Gui Patin. En français, Paris, 1646, in-folio. Rouen, 1560, in-folio.

Apr. J.-C. 1580 *environ.*—HUARTE (Jean), médecin, natif de Saint-Jean dans la Navarre, vécut vers la fin du seizième siècle et au commencement du dix-septième. Il s'est rendu célèbre par un traité en espagnol sur l'examen des esprits, où il enseigne encore la manière d'avoir des enfants spirituels et intelligents. Voici le titre sous lequel cet ouvrage a paru : *Examen de ingenios para las scientas.* Logrogne, 1580, in-8°. Beaça, 1594, in-8°. Barcelone, 1607, in-8°. Alcala de Henarez, 1610, in-8°. Leyde, 1652, in-12. Toutes ces éditions sont en espagnol. Il y en a plusieurs autres en différentes langues, comme en latin : *Coloniæ*, 1610, in-8°. Cette édition, qui est la meilleure, est due aux soins du célèbre Antoine Possevin, jésuite. *Coloniæ Anballicorum*, 1621, in-8°. *Jenæ*, 1663, in-8°. En italien, Venise, 1582, 1603, in-8°. En français, Lyon, 1580, et encore 1609, in-12, sous le titre d'*Anacrise ou parfait jugement et examen des esprits propres aux sciences.* La traduction est de la main de Gabriel Chappuis. — Ce grand nombre d'éditions en différentes langues fait assez voir l'estime qu'on a faite de l'ouvrage de Jean Huarte. Il n'a cependant point été également bien reçu de tout le monde ; car Jourdain Guibelet, médecin du roi à Évreux, en a publié une censure sous le titre d'*Examen de l'Examen des esprits.* Paris, 1631, in-8°.

Apr. J.-C. 1590. — ALAYMO (Marc-Antoine), que le Dictionnaire de Moreri appelle *Alcaimo* ou *Alcaime*, naquit en Sicile l'an 1590. Il fit de surprenants progrès dans ses premières études, et, après avoir fini son cours de philosophie avec le même succès, il entreprit celui de médecine, qu'il termina par la réception du bonnet de docteur à Messine. Sa promotion date de 1610. Six ans après, il se rendit à Palerme, où il exerça sa profession avec tant de célébrité que toute l'Italie le regarda comme un des premiers médecins de son temps. Alaymo fit voir qu'il était digne de l'estime publique; car la peste s'étant déclarée dans Palerme en 1624, il se dévoua volontairement au service des personnes qui en furent attaquées, et ses soins conservèrent la vie à plusieurs milliers d'habitants de cette ville. Bologne tâcha alors de l'attirer dans son université, en lui présentant la première chaire de médecine dans ses écoles. Alphonse Henriquez, vice-roi de Naples, voulut encore l'engager à se charger de l'emploi de premier médecin de ce royaume : mais Alaymo préféra toujours l'avantage de sa patrie aux biens et aux honneurs, qui l'auraient obligé de s'arracher à ses concitoyens. Il mourut à Palerme, au milieu d'eux, le 29 août 1662, âgé de 72 ans, et fut enterré dans l'église de Sainte-Marie des Agonisants, où l'on voit cette épitaphe sur son tombeau :

IN HUMI STERNITUR
QUI AB HUMO IPSE TOTAM SICILIAM, DIRA
SÆVIENTE PESTE, LIBERAVIT.
PROH DOLOR! IPSE EST MIRABILIS ILLE DOCTOR
D. MARCUS ANTONIUS ALAYMO,
NOB. SALUTARIS ACADEMIÆ PANOR.
INSTITUTOR ET PRINCEPS,
PERILLUSTRIS DEPUTATIONIS SANITATIS
DEPUTATUS
ET PERILLUSTRIS PRÆT. PLURIES CONSULTOR;
VENERABILIS HUJUS CONGREGATIONIS SACRI
TEMPLI FUNDATOR VIGILANTISSIMUS,
VIRTUTIBUS CLARUS, PIETATE INSIGNIS,
REQUIEVIT IV KAL. SEPT. 1662, ÆTAT. 72.
SACERDOS DOCTOR D. JOSEPH.
PATRI OBSEQUENT.
MONUMENTUM HOC LACRYMABUNDUS POSUIT.

Ce médecin a écrit plusieurs ouvrages, dont les uns sont demeurés en manuscrit, et les autres ont été donnés au public. Voici la notice des premiers : *Opus aureum pro cognoscendis curandisque febribus malignis. Consultationes medicæ pro arduissimis profligandis morbis. Commentaria in historiam ab Hippocrate in epidemicis constitutionibus observatam.* Ceux qui ont été imprimés portent les titres suivants : — *Discorso intorno alla preservatione del morbo contagioso, e mortale che regna al presente in Palermo, et in altra città e terre del regno di Sicilia.* Palerme, 1625, in-4°. — *Consultatio pro ulceris Syriaci nunc vagantis curatione.* Panormi, 1632, in-4°. — *Dialecticon, sive, de succedaneis medicamentis opusculum. Ibidem,* 1637, in-4°. — *Consigli medico-politici d'ordine d'ell ill. senato Palermitano per l'occorenti necessità della peste.* Palerme, 1652, in-8°.

Biographie médicale. TOM. I.

Apr. J.-C. 1590 *env.* — BONTIUS (Jacques) vint au monde à Leyde. Il abandonna sa patrie pour voyager dans les Indes orientales et la Perse, et s'appliqua avec tant de fruit à connaître les maladies les plus communes dans ces vastes contrées qu'il vint à bout de les guérir avec les remèdes les plus simples. Il s'arrêta à Batavia, où il exerça la médecine pendant quelques années, avec beaucoup de succès, et travailla à la composition de différents ouvrages que nous avons de lui. Ils se réduisent à ceux-ci : *Notæ in Garciæ ab Horto historiam plantarum Brasiliæ. De diæta sanorum. Methodus medendi Indica. Observationes e cadaveribus. Historia animalium. Historia plantarum Indiæ orientalis.* Tout cela se trouve dans les livres dont voici les titres : — *De medicina Indorum libri quatuor. Lugduni Batavorum,* 1642, in-12. *Amstelodami,* 1658, in-12. *Parisiis,* 1646, in-4°, avec le traité de Prosper Alpini, qui est intitulé : *De medicina Ægyptiorum. Lugduni Batavorum,* 1718, in-4°. En hollandais, Amsterdam, 1694, in-8°. — *Historia naturalis et medica Indiæ orientalis. Amstelodami,* 1658, in-folio. Guillaume Pison, à qui Bontius avait laissé en mourant son Traité des plantes du Brésil, qu'il n'avait pu achever, a divisé cet ouvrage en six livres, et en a formé son recueil *De utriusque Indiæ rebus.* Les trois premiers livres s'étendent sur la médecine des Indiens; le quatrième contient les notes sur *Garcie d'Horta;* le cinquième donne l'histoire des animaux et le sixième celle des plantes. Il y a de bonnes observations dans la médecine des Indiens; les maladies de ces peuples ne sont nulle part mieux décrites que dans cet ouvrage. Bontius est un des premiers qui aient donné quelques détails sur les animaux et les plantes des Indes; et quoique les figures des simples qu'il a cueillies dans l'île de Java soient assez mal gravées, on ne doit pas moins lui tenir compte des recherches laborieuses qui nous ont transmis tant d'utiles connaissances.

Apr. J.-C. 1590 *environ.* — MARTEL (François) fut chirurgien de Henri IV, vers l'an 1590. Il suivit ce prince dans les guerres du Dauphiné, de Savoie, du Languedoc et de Normandie, et il lui sauva la vie à la Mothe-Frelon. Henri avait secouru une place de son parti, appelée la Ganache, que ses ennemis assiégeaient, et il y avait essuyé beaucoup de fatigues. Le soir il eut une forte douleur de côté ; accompagnée d'une fièvre violente et d'une grande difficulté de respirer. Les médecins du roi étaient éloignés de sa personne dans ce moment critique ; il appela le chirurgien qui l'accompagnait et se fit saigner, sans autre avis que celui de Martel. Le succès en fut heureux, et mérita à ce chirurgien toute la confiance de son maître. Martel est auteur de l'*Apologie pour les chirurgiens contre ceux qui publient qu'ils ne doivent se mêler de remettre les os rompus et démis.* Dans cet ouvrage, il rapporte plusieurs guérisons qu'il avait faites à la cour, sous les yeux des médecins et chirurgiens nommés par le roi pour examiner son habileté. Il a encore écrit des *Paradoxes sur la pratique de chirurgie,* où l'on trouve beaucoup de choses que les praticiens modernes ont introduites dans leur art. Ces ouvrages de Martel furent imprimés à Paris en 1635, in-12, avec la Chirurgie rationnelle de Philippe Flesselle. — On croit que Martel, qui avait succédé à Antoine Portal dans la place de premier chirurgien de Henri IV, fut encore premier chirurgien de Louis XIII au commencement de son règne.

Après Jésus-Christ, 1591 *environ.* — DU CHESNE dit QUERCETANUS (Joseph), sieur de Morame, de Lyzerable et de La Violette, était du comté d'Armagnac dans la province de Gascogne. Il demeura long-temps en Allemagne, où il s'appliqua beaucoup à la chimie, et s'attira l'estime des plus célèbres chimistes du pays par ses talents dans cette science. Vers l'an 1573, il reçut le bonnet de docteur en médecine dans les écoles de Bâle : de là il vint à Paris, où il parvint à se faire admettre au nombre des médecins ordinaires du roi Henri IV. A la faveur de ce titre, il pratiqua dans cette ville, il y acquit même assez de réputation ; mais sa conduite lui attira la critique de la plupart des médecins de la Faculté. Long-temps après la mort de Du Chesne, le fameux Gui Patin se récriait encore contre lui ; la mémoire des partisans de la chimie lui était aussi odieuse que l'existence des donneurs d'antimoine. Il est vrai que le médecin dont je parle, avait indisposé ses contemporains contre lui, et s'était mis en butte à toute la vivacité de leur ressentiment. Comme il aimait à se vanter aux

dépens des autres, ils le méprisèrent à leur tour, ils le firent même avec d'autant plus d'apparence de raison, qu'il se déclarait hautement pour Paracelse et qu'il se plaisait à être considéré comme adepte. Tout cela a suffi pour le mettre mal avec les médecins de son temps, et malgré l'autorité qu'il avait acquise, en fait de chimie, auprès des gens qui lui étaient dévoués et qui en ont parlé avantageusement, la postérité ne lui a pas été extrêmement favorable. Haller l'appelle *Vanus homo et jactator,* et dans un autre endroit, *Indoctus homo.* M. Brulart de Sillery prit Du Chesne pour son médecin en 1601, lorsqu'il fut envoyé en Suisse de la part du roi, pour renouveler le traité avec les Cantons. Au retour de ce voyage, Du Chesne reprit le cours de sa pratique à Paris, et la continua jusqu'en 1609, qu'il mourut dans cette ville dans un âge fort avancé. On a de lui plusieurs ouvrages, mais ils ne passent point tous pour être de sa main. On le soupçonne fort d'avoir eu des plumes à gages qui lui fournissaient des manuscrits qu'il faisait imprimer sous son nom. Voici les titres sous lesquels les uns et les autres ont paru :

Ad Jacobi Auberti de ortu et causis metallorum contra chymicos explicationem, brevis responsio. *Lugduni,* 1575, 1600, in-8°. *Argentorati,* 1613, in-8°, dans le second volume du Théâtre chimique. — *Traité de la cure générale et particulière des arquebusades.* Lyon, 1576, 1600, in-8°. Il regardait la brûlure imaginaire des plaies d'armes à feu, comme le principal de tous les accidents qui leur arrivent. Ce traité avait paru en latin à Lyon en 1576. — *Magnum mundi speculum.* *Lugduni,* 1587, in-4°. — *Opera medica varia. Ibidem,* 1600, in-8°. *Francofurti,* 1602, in-8°, *Lipsiæ,* 1614, in-8°. — *De priscorum philosophorum vero medicinæ materia præparationis modo, atque in curandis morbis præstantia. Accedunt consilia medica quatuor, de arthritide, nephritide, lue venerea, morbo complicato. Genevæ,* 1603, 1609, in-8°. *Lipsiæ,* 1613, in-8°. — *Ad veritatem hermeticæ medicinæ ex Hippocratis, veterum decretis, etc., adversus cujusdam anonymi phantasmata responsio. Lutetiæ,* 1604, in-8°. *Francofurti,* 1605, in-8°. — *Ad brevem Riolani excursum brevis incursio. Marpurgi,* 1605, in-8°. Cet auteur a été fort maltraité par Jean Riolan. — *Tetras gravissimorum totius* capitis affectuum. Marpurgi, 1606, 1608, 1609, 1617, in-8°. En français, Paris, 1625, in-8°. — *Diæteticon polyhistoricon. Parisiis*, 1606, 1615, in-8°. *Lipsiæ*, 1607, 1615, in-8°. *Francofurti*, 1607, in-4°. *Genevæ*, 1626, in-8°. En français, sous ce titre : *Le portrait de la santé.* Saint-Omer, 1618, in-8°. — *Pharmacopœa dogmaticorum restituta, pretiosis, selectisque hermeticorum floribus illustrata. Giessæ Hassorum*, 1607, in-8°. *Parisiis*, 1607, in-4°. *Francofurti*, 1607, in-4°. *Venetiis*, 1614, in-4°. *Genevæ*, 1620, in-8°, 1628, in-4°. *Hanoviæ*, 1631, in-4°, avec le *Dispensatorium Galeno-chymicum* de Jean Renou. C'est celui des ouvrages de Du Chesne qui a été le plus suivi: Boerhaave en a même recommandé la lecture. Il a été mis en français, Paris 1624, in-8°. Le portrait de l'auteur se voit à la tête de la traduction, avec ces vers au bas :

Hæc Quercetani corpus quæ pinxit imago est,
  Ingenio et melius pingitur ille suo
: Junge animam membris, quæ docta pingitur arte
  Scriptorum, et totus tuus tibi pictus erit.

Pestis alexicacus, luis pestiferæ fuga auxiliaribus selectorum utriusque medicinæ remediorum copiis procurata. Parisiis, 1608, 1624, in-4°. *Lipsiæ*, 1609, 1615, in-8°. — On a mis en français deux extraits des ouvrages de ce médecin, l'un sous le titre de *Conseils de médecine.* Paris, 1626, in-8°; l'autre sous celui de *Recueil des plus beaux et rares secrets.* Paris, 1641, in-8°. — M. Carrere n'a pas réfléchi que Du Chesne, mort en 1609, n'a pu s'attirer, par son goût pour la chimie et l'usage qu'il faisait des remèdes chimiques, les persécutions d'un enfant de sept ans. Or, Gui Patin, né en 1602, avait à peine cet âge à la mort de Du Chesne, et tout satirique qu'il ait été plus tard, il ne pouvait alors le couvrir de sarcasmes ni de railleries.

Après Jésus-Christ, 1592, *environ.* CAGNATI (Marcel), de Vérone, se rendit célèbre au commencement du dix-septième siècle, sous le pontificat de Clément VIII et de Paul V. Il étudia à Padoue sous Zabarella, et comme il fit de grands progrès dans les langues, les belles-lettres, la philosophie et la médecine, il ne tarda point à acquérir une réputation conforme à son mérite. Il fut choisi, entre tant d'hommes savants qui illustraient alors l'Italie, pour enseigner à Rome où il passait le reste de sa vie qu'il finit vers 1610. Concentré dans les devoirs de son état, ce médecin n'avait rien de cet extérieur qui impose. Il était extrêmement mélancolique, il paraissait même sévère et parlait peu; mais il s'exprimait dans les occasions avec une facilité admirable et beaucoup d'éloquence. Nous avons plusieurs ouvrages de sa façon :

Variarum lectionum libri duo, cum disputatione de ordine in cibis servando. Romæ, 1681, in-8°. Il en parut une seconde édition à Rome en 1587, in-4°; elle est augmentée de deux autres livres. — *De sanitate tuenda libri duo. Primus de continentia, alter ile arte gymnastica. Romæ*, 1591, in-4°. *Patavii*, 1605, in-4ᵈ. — *In Hippocratis Aphorismorum secundæ sectionis XXIV, Commentarius. Romæ*, 1591, in-4°. — *De Tibris inundatione. Ibidem*, 1590, in-4°. — *Opuscula varia. De Tibris inundatione. Epidemia romana. De romani aeris salubritate. De urbanas febres curandi ratione. De morte causa partus. De ligno sancto. Romæ*, 1603, in-4°. — *In Aphorismorum Hippocratis sectionis primæ XXII, Expositio. Ibidem*, 1619, in-8°. C'est Philandre Colutias qui en est l'éditeur.

Apr. J.-C. 1591 *environ.* — LOWE (Pierre), chirurgien distingué du seizième siècle, naquit en Écosse. Lowe avait pratiqué pendant 32 ans son art en France et en Flandre, avait été chirurgien-major du régiment espagnol à Paris, avait obtenu le titre de docteur dans le collége de Chirurgie de cette ville, avait occupé quelque temps la place de chirurgien ordinaire du roi de France, et était allé enfin depuis nombre d'années se fixer à Glascow, où il était chargé de faire subir des examens aux jeunes gens qui voulaient pratiquer la chirurgie, lorsqu'il écrivit, en 1596, un résumé des principes de cet art : ouvrage très-peu connu, mais dont les Anglais parlent avec estime. Lowe, qui fut le fondateur du collége des Médecins et Chirurgiens de Glascow, mourut en 1612. On a de lui :

The whole course of chirurgerie wherein is briefly set down, the causes, signes, prognostications, and curations, of all sorts of tumours, fractures, dislocations and all other diseases, usually practised by chirur-

geons, *according to the opinion of al
our ancient doctors in chirurgery, etc.*,
Londres, 1596, in-4°. *Ibid.*, 1597,
in-4°. *Ibid*, 1612, in-4°. *Ibid.*, 1634,
in-4°. *Ibid*, 1654, in-4°. — *An easy,
certain and perfect method to cure
and prevent the spanish sic knesse.*
Londres, 1596, in-4°.   (Dezeimeris.)

Ap. J.-C. 1593 *environ.* — CITOIS
(François), médecin célèbre, connu
sous le nom de Citésius, était de Poitiers. Il étudia la médecine à Montpellier, où il fut immatriculé le 28 octobre 1593. Il obtint le baccalauréat le
2 janvier 1595, et le doctorat l'année
suivante. A son retour dans sa ville natale, il pratiqua quelque temps la médecine avec honneur; mais étant venu
à Paris, il s'y fit si bien connaître, qu'il
devint médecin du cardinal de Richelieu, dont il mérita la confiance et l'estime. Ce premier avantage lui en amena
d'autres; car il ne tarda pas à se répandre tant à la cour qu'à la ville. Il quitta
cependant Paris, et alla mourir dans sa
patrie en 1652, à l'âge de 80 ans. Il
s'était fait beaucoup de réputation par
la méthode de traiter la colique, vulgairement appelée *Colique de Poitou*, sur
laquelle il a donné en 1616 un ouvrage
intitulé : *De novo ac populari, apud
Pictones, dolore colico bilioso diatriba.*
Ce traité réimprimé à Paris chez Sébastien Cramoisy en 1639, in-4°, fait partie
d'un recueil qui a paru sous le titre
d'*Opuscula medica*, et dans lequel se
trouvent encore :
*De tempestivo phlebotomiæ ac pur-
gationis usu dissertatio, adversus hæ-
mophobos.* — *Abstinens Confolentanea.*
Cette pièce qui parut à Poitiers en 1602,
in-8°, fait l'histoire de l'abstinence trien-
nale d'une fille de Confoulens, petite ville
aux confins du Poitou. Il y a encore une
édition de Berne, 1604. En français, Paris, 1602, in-12. — *Abstinentia puellæ
Confolentaneæ ab Israelis Harveti con-
futatione vindicata. Genevæ,* 1602,
in-8°. En anglais, Londres, 1603. —
*Advis sur la nature de la peste et sur
les moyens de s'en préserver et guérir.*
Il avait déjà été imprimé à Paris en 1623,
in-8°.

Ap. J.-C. 1593 *env.* — ANGELUCCI
(Théodore), en latin Angelutius, médecin italien qui florissait à la fin du seizième siècle, s'est rendu moins célèbre
dans son art, que dans la poésie, et sur-

tout dans la philosophie. Belforte, château de la marche d'Ancône, situé a
peu de distance de Tolentino, fut le lieu
où il vit le jour. Quoiqu'il ait joui d'une
grande célébrité, et que sa pratique
heureuse lui ait procuré le titre et les
droits de citoyen dans plusieurs villes
d'Italie, particulièrement à Venise, cependant nous connaissons peu les divers
événements de sa vie. Nous savons seulement d'après ce que lui-même nous
apprend, dans une de ses épîtres dédica-
toires, qu'il avait fait quelque séjour à
Rome pendant sa jeunesse et qu'en
1593 il se trouvait à Venise, où il était
venu se réfugier, accablé par le malheur et exilé de sa patrie. Sur la fin de
ses jours, il devint premier médecin à
Montagnana où il mourut en 1600, et
d'où son corps fut transporté à Venise. Les ouvrages assez nombreux qui
nous restent de lui sont : — *Sententia
quod metaphysica sint eadem quæ
physica.* Venise, 1584, in-4°. Cet opuscule, entièrement polémique, est dirigé
contre les *discussions péripatéticiennes*
du célèbre François Patrizzi, qui; ennemi déclaré de l'aristotélisme, avait
épuisé tous ses efforts pour élever la doctrine de Platon au-dessus de celle du philosophe de Stagyre. Patrizzi publia une
apologie de ses principes, à laquelle
Angelucci répondit dans l'ouvrage suivant. — *Exercitationum cum patricio
liber, in quo de metaphysicæ auctore,
appellatione, dispositione, etc., disseritur.* Venise, 1585, in-4°. — *Ars medica ex Hippocratis et Galeni thesauris
potissimum deprompta.* Venise, 1588,
in-4°. *Ibid*, 1593, in-4°. — *De natura
et curatione malignæ febris, libri quatuor.* Venise, 1593, in-4°. Ayant été
attaqué et durement critiqué par Jean
Donatelli, médecin de Castiglione (*De
febre maligna disputatio cum Th. Au-
gelutio.* Venise, 1593, in-4°.), il lui répondit par l'opuscule suivant : *Bactria
quibus rudens quidam ac falsus crimi-
nator valide repercutitur et de natura
malignæ febris accuratissime disseritur.* Venise, 1593, in-4°. — *Deus can-
zone spirituale di Celio magno, con
due lezioni di Teod Angelucci.* Venise,
1597, in-4°. — *Capitolio in lode della
Pazzia.* — Cet opuscule est adressé à
Thomas Garzoni, qui l'a inséré dans son
Ospedale de Pazzi (Venise, 1586, in-4°.
Ibid, 1601, in-4°). On le trouve de
même dans les *Rime* de Jacques Cescati,
dans les *Scelte de' poete Ravennati* et

dans les Rime *pia cevoli di sei begl' ingegni* (Vicence, 1603, in-12). — *L'Enéide di Virgilio.* Naples, 1649, in-12. Cette édition est si rare que quelques biographes ont douté de son existence. Algarotti et Beverini parlent de cette traduction avec éloge, et Tiraboschi dit que le style en est élégant. Certains bibliographes l'ont attribuée à Ignace Angelucci jésuite et frère de Théodore; mais Tiraboschi pense et prouve même, à peu près jusqu'à l'évidence, qu'ils se sont trompés (*Biographie médicale*).

Ap. J.-C. 1593 environ. — PIGRAY (Pierre), chirurgien célèbre sous le règne de Henri IV et de Louis XIII, exerça sa profession à Paris, sa patrie, à l'armée et à la cour, et partout avec la plus grande réputation. Élève d'Ambroise Paré, il fut regardé comme l'héritier des connaissances de cet habile maître. En effet, il profita si bien des leçons qu'il en avait reçues, qu'il fit des progrès rapides dans son art et qu'il augmenta considérablement sa fortune. Pigray mourut le 15 novembre 1613, et laissa ces ouvrages au public : — *Chirurgica cum aliis medicinæ partibus conjuncta. Parisiis*, 1609, in-8°. C'est un précis des écrits de Paré, mais avec des réflexions et des observations propres au rédacteur. — *Epitome præceptorum medicinæ chirurgicæ, cum ampla singulis morbis convenientium remediorum expositione. Parisiis*, 1612, in-8°. En français, Lyon, 1628, 1645, 1673, in-8°. Rouen, 1638, 1658, in-8°. En hollandais, Amsterdam, 1633.

Apr. J.-C. 1594. — FIDELIS (Fortunatus), docteur en médecine, qui naquit en Sicile vers le milieu du seizième siècle, se fit un grand nom dans son pays par les heureux succès de sa pratique. Il est un des premiers qui aient écrit sur la jurisprudence médicale : Paul Zacchias le reconnaît pour son maître dans cette matière, et il en parle en différents endroits de son ouvrage intitulé: *Quæstiones medico-legales.* On met la mort de Fidelis au 25 novembre 1630, à l'âge de 80 ans. Sa vie ne fut pas inutile à la postérité, puisqu'il a laissé différents écrits intéressants : — *Bissus, sive, medicorum patrocinium quatuor libris distinctum. Panormi*, 1598, in-4°. — *De relationibus medicorum libri quatuor, in quibus ea omnia in forensibus ac publicis causis medici referre solent, plenissime*

traduntur. *Panormi*, 1602, in-4°. *Venetiis*, 1617, in-4°. *Lipsiæ*, 1674, in-8°, par les soins de Paul Amman. *Ibidem*, 1679, in-8°, sous le faux titre de *Thomæ Reinesii schola jurisconsultorum medica.* Quoique cet ouvrage n'entre pas dans tous les détails nécessaires à son objet, il s'étend cependant sur une infinité de points dont on n'avait pas encore traité. On y remarque surtout de curieuses réflexions sur le mal qui résulte de la plaie de chaque muscle en particulier. — *Contemplationum medicarum libri XXII, in quibus non pauca præter communem multorum medicorum sententiam notatu digna explicantur. Panormi*, 1621, in-4°.

Apr. J.-C. 1595 env. — CABROL (Barthélemi), natif de Gaillac, ville du diocèse d'Alby, dans le haut Languedoc, fit ses études de chirurgie à Montpellier, d'où il retourna dans sa patrie en 1555. La réputation qu'il y acquit par ses talents lui mérita la place de chirurgien de l'hôpital de Saint-André de la même ville; et sa réputation allant toujours en augmentant, il fut appelé à Montpellier, où les heureux succès de sa pratique le firent considérer par les plus célèbres médecins de la Faculté, et en particulier par Laurent Joubert, qui l'honora de son amitié. Cabrol fut choisi en 1570 pour démontrer publiquement l'anatomie dans les écoles de Montpellier; et le roi Henri IV ayant créé, en 1595, une charge de dissecteur royal dans ces écoles, ce chirurgien y fut nommé par préférence à plusieurs autres. On a de lui un traité sous le titre d'*Alphabet anatomique*, qui fut imprimé à Tournon, 1594, in-4°; à Genève, 1602, 1624, in-4°; à Montpellier, 1603, in-4°; à Lyon, 1614 et 1624, même format : cet ouvrage fut si bien reçu du public qu'on le jugea digne d'être mis en latin. La traduction est intitulée :

Alphabeton anatomicum, id est, anatomes elenchus accuratissimus, omnes humani corporis partes ea, qua secari solent methodo, delineans. Accessere osteologia, observationesque medicis ac chirurgis perutiles. Genevæ, 1604, in-4°. *Monspelii*, 1606, in-4°. Il y a encore une édition hollandaise de 1648, in-folio. Cet abrégé anatomique n'est pas de grande importance, au jugement du célèbre Haller; ce médecin ajoute cependant qu'il mérite d'être lu pour les observations que l'auteur y a insérées.

On peut même d'autant plus le croire sur sa parole qu'il y rapporte les faits avec beaucoup de candeur ; il donne, en particulier, l'histoire d'une maladie dont il avait désespéré, mais qui fut heureusement traitée par un autre. — On a fait l'honneur à ce chirurgien de joindre son *Alphabet* aux ouvrages de deux savants anatomistes, dans un livre qui porte le titre de *Collegium anatomicum clarissimorum trium virorum Jasolini, Severini, Cabrolii. Hanoviæ*, 1654, in-4°. *Francofurti*, 1668, in-4°. L'édition en hollandais de l'Abrégé anatomique de Cabrol, est due à Plempius, qui l'a publiée à Amsterdam en 1648, in-folio, avec des figures tirées de *Vésale*, de *Paaw*, etc.; mais on n'y remarque rien de nouveau de la part de l'éditeur.

Après J.-C. 1596 env. — CALVO (Jean), professeur en médecine dans l'université de Valence, en Espagne, a fait de généreux efforts sur la fin du seizième siècle, pour rappeler l'étude des anciens, tant médecins que chirurgiens, dans les écoles de cette académie. Il sentit mieux que personne le besoin que les chirurgiens de sa nation avaient de bons ouvrages pour s'instruire de la pratique de leur art; et ce fut en leur faveur qu'il traduisit la Chirurgie de Cauliac en espagnol, et la fit imprimer à Valence en 1596, in-fol. Il composa aussi un traité chirurgical, sous ce titre : *Primera y segunda dela chirurgia nniversal y particular del cuerpo humano.* Séville, 1580, in-4°. Madrid, 1626, in-folio. Brice Gay publia la traduction d'une partie de cet ouvrage sous le titre d'*Epitome des ulcères.* Poitiers, 1614, in-12. Ce médecin a écrit aussi quelque chose sur la cure des maladies internes dans son *Libri de medicina et chirurgia*, imprimé à Barcelone, en 1592, in-8°. il s'étend en particulier sur la vérole et ses accidents.

Après J.-C. 1597 env.—CLAUDINI (Jules-César), docteur en médecine, natif de Bologne, enseigna dans les écoles de la Faculté de cette ville vers l'an 1574. Il mourut le 2 février 1618, et fut enterré chez les pères capucins en habit de leur ordre. Les matières intéressantes qu'il a traitées dans la plupart de ses ouvrages, font preuve de son goût: et le nombre d'écrits qui a paru sous son nom, fait voir combien il était laborieux. Voici leurs titres :

Paradoxa medica, sive tractatus de natura et usu lactis et seri, thermarum, lutorum, fovearum, stuffarum, guaiaci, sassafras, etc. Cum consiliis medicinalibus Italiæ medicorum. Francofurti, 1602, 1660, in-4°. — *Responsionum et consultationum medicinalium tomus unicus in duas sectiones partitus. Venetiis*, 1606, 1607, in-folio. 1646, 1690, in-4°. *Francofurti*, 1607, in-8°. *Augustæ Taurinorum*, 1628, in-4°. — *De ingressu ad infirmos libri duo. Accessit appendix de remediis generosioribus. Bononiæ*, 1612, in-4°. *Basileæ*, 1616, 1641, in-8°. *Augustæ Taurinorum*, 1627, in-4°. *Venetiis*, 1628, 1663, in-4°. *Francofurti ad Mænum*, 1675, in-8°. C'est le meilleur de ses ouvrages.— *De crisibus et diebus criticis tractatus. Bononiæ*, 1612, in-fol. *Basileæ*, 1620. in-8°. — *Tractatus de catarrho. Bononiæ*, 1612, in-fol. — *Quæstio de sede facultatum principum. Basileæ*, 1617, in-4°. *Parisiis*, 1647, in-4°. — *Empirica rationalis libris sex absoluta. Bononiæ*, 1658, deux vol. in-fol. Ce gros ouvrage contient peu de choses remarquables sur l'histoire des maladies, mais, en revanche, il est on ne peut plus diffus sur les médicaments.

Après J.-C. 1598 env. — HABICOT (Nicolas) était de Bonny en Gâtinais. Il étudia la chirurgie à Paris, et il y fut reçu maître en cet art, qu'il exerça à l'Hôtel-Dieu et dans les armées. Sa réputation fut solidement établie. Aimé et chéri des grands, honnête et humble dans sa conduite, il ne lui fut pas difficile de gagner l'estime du public. Le succès avec lequel il pratiqua les opérations chirurgicales et fit ses démonstrations anatomiques, lui procura autant de panégyristes qu'il eut de malades et d'élèves. Cet habile homme mourut le 17 juin 1624. Ses ouvrages ont conservé son nom à la postérité : *Problèmes sur la nature, préservation et cure de la maladie pestilentielle.* Ce chirurgien, qui avait vu trois fois la peste à Paris, savoir : en 1580, 1596 et 1606, ne manqua pas d'insérer dans ce traité, publié en 1607, les remarques qu'il eut occasion de faire sur cette maladie.

Semaine Anatomique. Paris, 1610, in-4°. Le privilége est du 14 décembre 1609. Paris, 1660, in-8°. En hollandais, par Gaspar Nollens, La Haye, 1629, in-8°. L'auteur a mis dans son livre le même ordre qu'il suivait dans ses leçons publiques; et comme il avait beaucoup disséqué, il a fait quelques découvertes qu'il a exposées assez clairement. On ne lui doit cependant point toutes celles qu'on a mises sur son compte. M. Winslow, dans un mémoire qui est parmi ceux de l'Académie des sciences de Paris pour l'année 1720, avait dit que le doigt médius n'a point de muscle inter-osseux interne. Il croyait être l'auteur de cette remarque. Habicot l'avait faite avant lui dans sa Semaine anatomique, et M. Winslow l'a reconnu dans les Mémoires de 1722. C'est la modestie de ce grand anatomiste, qui ne savait point se parer des travaux d'autrui, qui a donné occasion à des personnes moins difficiles de faire honneur de cette découverte à Habicot. Elle appartient à Riolan, ainsi que Guillemeau en fait l'aveu dans son Anatomie imprimée en 1598. On a disputé qui des deux, Habicot ou Riolan, avait le premier décrit les muscles inter-osseux; la question est résolue, Vésale en a parlé avant eux.— *Paradoxe Myologiste, par lequel il est démontré que le diaphragme n'est pas un seul muscle.* Paris, 1610.

Gigantostéologie ou *Discours sur l'os du géant.* Paris, 1613, in-8°. Un écrit de quinze pages, in-8°, avait paru à Lyon et à Paris en 1613, sous le titre d'*Histoire véritable du géant Theutobocus.* Jacques Tissot s'en disait l'auteur, quoiqu'il eût été composé par un jésuite de Tournon. Cet écrit fit du bruit; et c'est à cette occasion qu'Habicot entreprit de prouver que les os apportés à Paris par Pierre Mazurier, chirurgien de Beaurepaire, étaient véritablement ceux du géant Theutobocus. La Gigantostéologie d'Habicot, qui est de soixante pages, fut répandue vers le mois de septembre ou d'octobre 1613; et dans le mois de décembre de la même année, parut la *Gigantomachie*, in-8°, de quarante-six pages, qui est de la main de Riolan, dans laquelle ce médecin épargne si peu notre chirurgien, qu'il paraît avoir eu en vue de l'écraser. Cependant Habicot ne répondit point à ce libelle. Au commencement de 1614 parut la *Monomachie* ou *Responce d'un compagnon chirurgien nouvellement arrivé de Montpellier, aux calomnieuses invectives de la Gigantomachie de Riolan, docteur là en faculté d'ignorance, contre l'honneur du collége des Chirurgiens de Paris. Dialogisme* (dont les interlocuteurs sont): le *compagnon Estranger*,

le *Résident.* Cet écrit, de neuf pages in-8°, fait assez voir que les chirurgiens avaient été peu sensibles à la satire de Riolan, puisqu'un des interlocuteurs dit à l'autre : « Possible ruminerons-nous » quelque responce à nostre mode, puis- » que de la fleur de tant d'excellents chi- » rurgiens que vous avez ici, aucun n'en » a daigné prendre la peine. » Il part de là pour attaquer Riolan qu'il ne ménage point. Celui-ci ne demeura pas sans répliquer. Il mit au jour l'*Imposture découverte,* écrit, in 8° de quatre-vingt-trois pages, qui fut répandu dans le courant du mois de mars 1614. Sur la fin du même mois 1615 on publia le *Discours apologétique*, brochure de trente-huit pages, in-8°, dans laquelle on établit la vérité des géants contre la Gigantomachie d'un soi-disant écolier en médecine. Il n'y eut qu'une voix pour attribuer cet écrit à Guillemeau, chirurgien ordinaire du roi, qui était du sentiment d'Habicot, mais qui ne paraissait pas être de ses amis. C'est pourquoi celui-ci fit distribuer dans le public sa réponse avouée de huit chirurgiens, par leur approbation signée le 12 avril 1615 :

Responce à un discours apologetic, etc. Paris, 1615, in-8° de trente-six pages. L'auteur se défend contre les reproches qu'on lui a faits, et laisse de côté la question des géants, afin de tomber sur ses censeurs. Mais il n'en fut pas quitte pour ces attaques. Il parut une estampe, où il est dépeint monté sur une mule, avec ces vers au bas :

> La main du peintre qui te feit,
> Et sur la mule te peignit,
> De la raison fut bien régie :
> Car autrement par tes escripts,
> Habicot, l'on ne t'eust pas pris
> Pour un docteur en chirurgie.

Sur le feuillet suivant on lit : *Extrait des œuvres non encore imprimées de N. Habicot.* C'est la préface de la première édition de la *Semaine anatomique*, à laquelle on a ajouté des apostilles marginales pour dépriser Habicot et son ouvrage. Cet écrit, qui est de douze pages, est suivi d'une pièce badine, sous le titre de *Jugement des ombres d'Héraclite et de Démocrite, sur la réponse d'Habicot au discours attribué à Guillemeau.* C'est une brochure in-8°, sans date, de trente-une pages, qui fut regardée comme venant de Riolan. On publia ensuite un libelle diffamatoire, intitulé : *Correction fraternelle.* Il ne tarda pas à tomber dans l'oubli et dans le mépris

dont il était digne. Vint alors la *Gigantologie* ou *Discours sur la grandeur
des géants, où il est démontré que de
toute ancienneté les plus grands hommes et géants n'ont été plus hauts que
ceux de ce temps.* Cette pièce composée
par Riolan, et qui est dédiée à M. de Luynes, grand-fauconnier de France, date de
1618. Elle est in-8°, de cent vingt-huit pages. La *Touche chirurgicale,* in-8° de vingt
pages, parut la même année. Cet écrit
contient deux satires contre Riolan,
l'une en vers français et la seconde en
vers latins. Elles ont été composées
après que ce médecin eut mis au jour sa
Gigantologie. On lui reproche, dans la
première satire, d'avoir fait entrer dans
sa *Gigantologie* les deux pièces qu'il
avait fait imprimer sous les titres de
Gigantomachie et d'*Imposture découverte :*

> Mais quelle verue lunatique
> Pousse ton esprit fantastique
> A mettre ce livret au vent :
> Veu que trois ans et davantage,
> Tu chantes le miesme ramage
> Sinon l'épistre seulement !

La dernière brochure qui parut après
cette longue querelle, appartient à Habicot, qui la dédia à M. de Luynes, auquel
Riolan avait présenté sa *Gigantologie.*
L'écrit de notre chirurgien parut sous ce
titre : *Antigigantologie* ou *Contre-dis-
cours de la grandeur des géants.* Paris,
1618, in-8° de cent quatre-vingt-deux
pages. L'épître dédicatoire est datée du
18 août de la même année. Ainsi finit la
dispute sur les géants, pendant laquelle
on ne manqua pas de lancer de part et
d'autre des traits plus ou moins vifs et
caustiques. Le sujet n'en valait pas la
peine. Le 11 janvier 1613, des maçons
travaillant à une sablonnière près du
château de Chaumont, maintenant Langon, à peu de distance de la ville de
Romans en Dauphiné, trouvèrent à dix-
huit pieds en terre, un tombeau de bri-
que qui en avait trente de long sur
douze de large et huit de profondeur.
On lisait autour : *Theutobocus rex,*
qu'on croit être le Theutonus, roi des
Theutons et des Cimbres, défait par
Marius, consul romain, cent cinquante
ans avant la venue de notre Sauveur.
Les os qui étaient renfermés dans ce
tombeau, se touchaient immédiatement
et ils étaient de vingt-cinq pieds et demi
de long, sur dix de large aux épaules,
et cinq de profondeur. La tête avait
cinq pieds en long et dix en rond, et les

orbites des yeux cinq pouces de tour.
Telles furent les dimensions qu'on donna aux os du prétendu squelette, dans
l'écrit publié par Jacques Tissot ; mais
ce qui n'était d'abord qu'un amusement
pour les curieux, devint bientôt le sujet
d'une dispute sérieuse et même d'une
sorte de guerre dans les écoles de médecine de la Faculté de Paris et dans
celle d'anatomie de Saint-Côme. Riolan d'une part et Habicot de l'autre, y
déployèrent leur érudition. Celui-ci
maintint la vérité de la découverte, et
celui-là ne négligea rien pour en démontrer l'imposture, en faisant passer
les os de Theutobocus pour des os de
baleine ou pour des os fossiles. Le célèbre Périresc a aussi écrit contre cette
découverte ; elle fut annoncée comme
une imposture dans le temps même, par
l'auteur du *Mercure français.* Les savants, qui ne croient rien de cette histoire, la regardent aujourd'hui sous le
même point de vue. Cependant l'auteur
des *Mémoires* sur le même sujet, insérés dans les *Jugements* sur quelques ouvrages nouveaux, ne doute nullement
de l'authenticité de la découverte. Il
rapporte : 1° une copie de la lettre que
Louis XIII écrivit à M. de Langon, dans
la terre duquel on trouva les ossements
dont il s'agit ; 2° le certificat de l'intendant du roi ; 3° une copie exacte du procès-verbal dressé dans le temps ; mais
les preuves tirées de ces pièces ne sont
pas assez concluantes pour lever les justes doutes qui resteront toujours sur le
fond de la question. On n'a point encore démontré que les os trouvés près
du château de Langon étaient des os humains. C'est en combinant ce que rapportent MM. Portal et Morand, ce que
disent les *Recherches sur l'histoire de
la chirurgie en France,* l'auteur de la
lettre à M. Fréron, M. Hérissant dans
sa *Bibliothèque physique de la France,*
qu'on a rédigé cet article, que nous ter-
minons en donnant le titre des autres
ouvrages d'Habicot. — *Problèmes médi-
caux* et *chirurgicaux.* Paris, 1617, in-
4°. Il y a dans ce recueil douze problèmes, chacun desquels est dédié à différentes personnes. — *Question chirurgicale,* par laquelle il est démontré que
le chirurgien doit assurément pratiquer
l'opération de la bronchotomie, vulgairement dite laryngotomie ou perfora-
tion de la flûte ou tuyau du poumon.
Paris, 1620, in-8°. On y trouve une
description très-détaillée du larynx, et il

reprend Riolan sur ce qu'il avait dit des cartilages et des muscles de cette partie.

Ap. J. - C. 1598 *envir.* — PINEAU (Séverin) de Chartres, ville de France en Beauce, fut reçu maître au collége de Saint-Côme à Paris ; il en était l'ancien, lorsqu'il mourut le 29 novembre 1619. Non-seulement Pineau était lettré, mais il faut que ses cours, qu'il faisait avec beaucoup de méthode, fussent fréquentés par des gens lettrés, puisqu'il s'exprimait ordinairement en latin. Il eut le titre de chirurgien du roi, et il se rendit célèbre par l'opération de la taille qu'il pratiquait au grand appareil. Il l'avait apprise de Colot, dont il était zélé partisan et même allié, car il avait épousé Geneviève sa cousine. On a de Pineau un *Discours touchant l'invention et instruction pour l'opération et extraction du calcul de la vessie*, qui fut imprimé à Paris, en 1610, in-8°. On lui doit encore un traité des signes de la virginité, qu'il avait d'abord écrit en français, mais qu'il traduisit en latin sur les réprésentations qu'on lui fit, qu'il était de la décence de ne rien publier sur de pareilles matières, qu'en cette dernière langue. Voici le titre qu'il donna à son ouvrage :

Opusculum physiologicum, anatomicum, vere admirandum, libris duobus distinctum, tractans analytice primo notas integritatis et corruptionis virginum, deinde graviditatem et partium naturalem mulierum, in quo ossa pubis et ilium distrahi dilucide docetur. Parisiis, 1598, in-8°. *Francofurti*, 1599, in-8°. *Francofurti et Lipsiæ*, 1650, in-12. *Lugduni Batavorum*, 1610, 1639, 1641, in-12. Il y a dans les dernières éditions quelques figures qui ne se trouvent point dans celles de Paris, et différentes pièces qui ont presque toutes du rapport avec le titre de cet ouvrage. *Ibidem*, 1660, in-12. *Amstelodami*, 1663, in-12. En allemand à Erfurt, 1724, in-8°. Cette édition a été proscrite par les magistrats qui en ont défendu la vente, parce que le traducteur avait mis trop peu de ménagement dans ses expressions. Il y a en général de bonnes choses dans le traité de Pineau, mais il y en a beaucoup d'autres qui ne valaient pas la peine d'être exposées avec la liberté que l'auteur s'est permise.

Apr. J.-C. 1598 *envir.* — TANDLER (Tobie) passe pour être de Torgau, parce qu'il y fut élevé, mais il naquit à Dresde de Christophe Tandler, un des plus fameux architectes de son temps. Il prit le bonnet de maître ès-arts à Wittemberg en 1599, et celui de docteur en médecine le 14 octobre de l'année suivante. Le jour même de sa promotion, il épousa la veuve de Jérôme Nymann, professeur en médecine. En 1605, on le nomma à la chaire de mathématiques ; mais comme il ne tarda pas à entrer dans le collége de la faculté de Wittemberg, on le fit monter à celle de botanique et d'anatomie, le 4 mars 1608. Il mourut dans cet emploi le 3 août 1617, âgé de 46 ans. On a de lui plusieurs dissertations sur les spectres, sur les enchantements et les fascinations, sur les actions singulières et les divinations des mélancoliques, sur les noctambules. C'est ce recueil dont il s'agit dans le second des ouvrages qui ont paru sous ces titres :

De hirudinum usu, scarificatione felicius adhibenda, phlebotome puerorum et prægnantium, de hysterocele, hysterotomia, etc. Wittebergæ, 1610, in-4°. — *Dissertationes physico-medicæ de spectris, de fascino, de melancholiæ et melancholicorum vaticiniis, de noctisurgio, etc. Quibus accesserunt Nymanni de imaginatione oratio, et Biermanni de magicis actionibus extasis Ibidem*, 1613, in-8°. Quantité de médecins allemands ont écrit sur les apparences merveilleuses que le peuple croit entrevoir dans certaines actions des hommes ; quelques-uns de ces écrivains ont même été les dupes de leur crédulité : mais depuis que les lumières d'une philosophie plus saine ont éclairé le monde, on sait à quoi s'en tenir au sujet de ces actions apparemment extraordinaires ; elles ne sont que les effets, ou d'une imagination qui travaille et s'égare, ou de l'imposture qui emploie des moyens artificieux pour parvenir à son but.

Apr. J.-C. 1599 *environ.* — LOBEL (Matthias DE), dit communément Lobelius, naquit à Lille en Flandre. Le goût qu'il prit pour la médecine l'attira en 1565 à Montpellier pour y étudier cette science, et trois ans après, il y fut reçu au doctorat. Il retourna alors dans sa patrie, mais il ne s'y fixa pas ; car il alla d'abord exercer sa profession à Anvers, et ensuite à Delft, en qualité de médecin de Guillaume, prince d'Orange.

Comme il avait la plus grande inclination pour la botanique, il en fit son étude favorite, et il y réussit tellement, qu'il se rendit très-célèbre dans la connaissance des plantes. Jacques Ier, roi de la Grande Bretagne, fit tant de cas de ses talents en ce genre, qu'il l'appela à Londres, où Lobel mourut en 1610. Ce fut en Angleterre que ce médecin composa les ouvrages que nous avons de lui sous ces titres : — *Stirpium adversaria nova, auctoribus Petro Pena et Matthia de Lobel, medicis. Londini,* 1570, 1571, 1572, in-folio. *Icones* 208, *et in appendice, conchæ annliferæ Britannicæ et Lithoxyli icones, et descriptio, cum icone arboris Christi Ledi folio, quæ in editione altera non reperitur.* Ces deux médecins ont travaillé en commun; Pena à fourni les plantes de la France méridionale, et Lobel celles des Pays-Bas et de l'Angleterre. — *Plantarum seu stirpium historia, cui annexum est adversariorum volumen et Guillelmi Rondeletii remediorum formulæ. Antverpiæ,* 1576, in-folio. *Icones* 1486, *quæ ex Clusio, Matthiolo et Dodoneo depromptæ sunt.* — *Plantarum seu stirpium historia, cui accessit adversariorum volumen cum variis observationibus et auctuariis. Antverpiæ,* 1581, in-folio, *cum iconibus* 2116, *forma oblonga.* En flamand, Ray et Linnæus parlent de cet ouvrage, mais peut-être l'ont-ils confondu avec le suivant :

Icones stirpium seu plantarum tam exoticarum, quam indigenarum, in duas partes digestæ. Antverpiæ, 1581, in-4°, *forma longa. Icones* 2116. *Eædem cum septem linguarum indicibus. Antverpiæ,* 1591, in-4°, *forma longa. Icones* 2116. — *Balsami, opobalsami, carpobalsami, et xylobalsami cum suo cortice explanatio. Londini,* 1598, in-4°. — *De balsamo et zingibere libellus. Londini,* 1599, in-4°. On trouve ce traité dans la bibliothèque botanique de Linnæus. — *Dilucidæ simplicium medicamentorum explicationes et stirpium adversaria, quibus accessit altera pars cum prioris illustrationibus, castigationibus, auctuariis, rarioribus aliquot plantis, selectioribus remediis, succis medicatis et metallicis medicinæ thesauris, opii, opiati, et antidoti, decantatissimique chymistarum et Germanorum laudani opiati formulis. Accessit Matthiæ de Lobel in Guillelmi Rondeletii methodicam pharma-* ceuticam *animadversiones, cum Myrei paragraphis. Londini,* 1605, in-folio. *Francofurti,* 1651, in-folio. — *Diarium pharmacorum parandorum et simplicium legendorum. Lugduni Batavorum,* 1627, 1652, in-12, avec le dispensaire de Valerius Cordus. — *Stirpium illustrationes, plurimas elaborantes inauditas plantas, Joannis Parkinsonii sapsodiis sparsim gravatæ. Londini,* 1655, in-4°, par les soins de Guillaume How. — Il était juste qu'un homme qui avait si utilement travaillé à enrichir la botanique, trouvât de justes appréciateurs de son mérite, qui élevassent quelques monuments à sa gloire. Matthias Bouchæus se distingua parmi eux; il consacra cet éloge funèbre à la mémoire de son aïeul :

Chare senex, arcto dum consumunare sepulchro,
  Quid precor? Ut sit humus non onerosa tibi.
Antiquæ tantum est tellus tua reddita matri,
  Ast levis Elysiis ambulat umbra locis.
Molliter ossa cubent tumulo, sat sit tibi scriptis
  Implevisse tuis solis utramque domum.
Æternum saltere nepos te exoptat in ævum,
  Mœstitia vocés impediente suas.

CHRONOGRAPHICUM.
tertIa LUX MaII, VerrUsqUe

InstabAt apoLLo,
Ut noVUs In CœLIs InCoLa
fACtUs aVUs.

Ce distique numéral met la mort de Matthias de Lobel en 1617.

Ap. J.-C. 1600 *env.*—BACHOT (Gaspard) exerça la médecine avec quelque réputation pendant les premières années du seizième siècle. Il fut reçu docteur en médecine en 1592, sous la présidence de de Lorme; écoutons le raconter lui-même cet événement : « et comme j'eus » soutenu tous les plus furieux assaults » de ceux desquels j'estoys attaqué, j'ob- » tins enfin que le vice des humeurs et » le naturel des parties du corps cau- » saient la cacocthie et l'opiniâtreté des » maladies et vous envoyai à l'instant (à » de Lorme) les dépouilles, remportant » le doctorat pour trophée de cette vic- » toire. » Bachot avait étudié sous des maîtres célèbres, Faber, Duret, Riolan : il pratiqua la médecine pendant dix-sept ans, dans la ville de Thiers, en Auvergne, dont il était pensionnaire; il eut de fréquentes occasions d'observer les maladies du foie. Il devint conseiller et médecin du roi. Ce médecin avait beaucoup d'érudition, et il paraît avoir aimé la littérature. Il a continué et terminé le livre de Laurent Joubert, sur les *er-reurs populaires* qui concernent les maladies, dans un ouvrage qui porte ce titre : *Erreurs populaires touchant la médecine et erreurs de santé*, Lyon, 1626, in-8°. Cet ouvrage forme un gros volume partagé en cinq livres et précédé de l'avertissement suivant :

Si j'erre en ces erreurs, comme il pourroit bien être,
N'erre pas comme moi si tu es meilleur maître :
Mais tâche d'en sortir, ainsi comme je fais.
Si l'œuvre ne t'agrée, approuve au moins l'essai.

Le livre de Bachot est très-bon si l'on a égard au temps qui le vit paraître : il est supérieur à celui de Joubert, contient plus de philosophie, est plus savant, et peut être consulté encore avec quelque fruit. Bachot sacrifiait aux Muses : chacun des livres de son ouvrage est précédé de sonnets adressés à Dieu, à son père, à ses maîtres, à ses amis, à leurs ombres, à sa fille, aux enfants de sa fille, etc. Mais les vers de ce médecin font plus d'honneur à son cœur, qu'à son talent poétique. (*Biographie médicale.*)

Apr. J.-C. 1600 *env.* — HEREDIA (Pierre-Michel DE), professeur de la Faculté de médecine en l'université d'Alcala de Hénarez, fut premier médecin de Philippe IV, roi d'Espagne. Il avait enseigné pendant vingt-six ans et pratiqué pendant cinquante, lorsqu'il fut appelé à la cour de ce prince, où il mourut en 1659. Pierre Barca de Astorga, professeur de médecine à Alcala et autrefois son disciple, recueillit ses ouvrages qui parurent à Lyon en 1665, quatre tomes en deux volumes in-folio, et à Anvers en 1690, sous le même format. — Cet auteur suivait encore la méthode des Arabes ; car dans le premier volume de ses ouvrages, il se déclare partout pour la doctrine d'Avicenne, et n'en suit presque point d'autres dans son traité des fièvres, qui remplit tout ce volume. C'est une preuve que dès ce temps-là les nouvelles opinions pénétraient tard en Espagne, et qu'on n'y avait point encore profité des lumières que les écrits des médecins grecs avaient répandues, depuis qu'ils étaient devenus communs en Europe. Il paraît cependant qu'on avait commencé à en tirer quelques fruits en Espagne, lorsque de Heredia écrivit le second volume. On s'aperçoit qu'il revient à Hippocrate, car il commente toutes les histoires que ce père de la médecine à rappor-

tées dans son livre des Maladies épidémiques.

Apr. J.-C. 1600. — BOISGAUTIER (Paul), premier médecin de Marguerite de Lorraine, duchesse d'Orléans, était de Blois, où il naquit en 1600. Il étudia les lettres humaines sous le fameux Nicolas Caussin, jésuite qui fut confesseur de Louis XIII ; et après son cours de philosophie, il s'appliqua à la médecine qui était la profession de son père. Bernier dit qu'il vint faire ses études à Paris, mais il ajoute qu'il alla prendre ses degrés à Montpellier, où il fut reçu au doctorat, avec des éloges extraordinaires de la part des professeurs. On prétend qu'il se rendit ensuite en Espagne, qu'il parcourut avec assez de soin, et que, revenu dans sa ville natale, il y fit la médecine avec succès. — Louis XIII avait ajouté depuis peu le comté de Blois à l'apanage de Gaston de France, duc d'Orléans, son frère ; et ce prince, à qui la situation de Blois plaisait, y fit son séjour ordinaire pendant les dix ou douze dernières années de sa vie. C'est par là que Boisgautier eut l'avantage de se faire connaître du duc d'Orléans, qui l'estima au point de le nommer premier médecin de Marguerite de Lorraine, sa seconde femme. Bernier dit qu'il n'occupa point cet emploi fort tranquillement, et qu'il s'éleva contre lui un orage si furieux et si imprévu, qu'il en eût d'abord été emporté, si les conseils de ses amis ne l'eussent engagé fortement à redoubler de constance et de force pour s'y opposer. Bernier n'explique pas quel est cet orage, ni quelle en fut la cause : tout ce que l'on sait, c'est que Boisgautier tint ferme contre les assauts qu'ils lui portèrent et qu'il mourut dans la place qu'il occupait à la cour de la duchesse d'Orléans.

Ap. J.-C. 1600. — CRISPUS (Antoine) naquit, le 11 juin de l'an 1600, à Trapani, ville de Sicile dans la vallée de Mazare. Jean son père, étant médecin, lui inspira le goût qu'il avait pour les sciences, et il eut la satisfaction de trouver les mêmes dispositions chez son fils. Celui-ci s'appliqua successivement à l'étude des belles-lettres, de la philosophie, de la médecine et de la théologie. Enfin, devenu prêtre et médecin tout ensemble, il donna des preuves de la supériorité de son génie dans la science de ces deux états. Les heureux succès qu'il eut dans la pratique du second, lui méritèrent tant de réputation, que non-seulement il fut recherché par toute la Sicile, mais encore par les personnes les plus distinguées des pays voisins de ce royaume. — Crispus ne fut point d'abord prêtre et médecin; il commença par la médecine, et ce ne fut qu'après la mort de sa femme qu'il se mit dans les ordres sacrés ; mais il ne continua pas moins de remplir les devoirs de sa première profession. Il était déjà vieux quand il se retira du monde pour ne s'occuper que de l'éternité, et ce fut dans ce pieux exercice que la mort le surprit à Trapani , le 30 novembre 1688 , dans la quatre-vingt-huitième année de son âge. Ce médecin a laissé plusieurs ouvrages :

In acutæ febris historiam commentarius. Panormi, 1661, in-4°. — *In lethargum febri supervenientem acutæ commentarii duo. Ibidem*, 1668, in-4°. — *De sputo sanguinis a partibus corporis infimis supervenientis, cum tussi et sine vomitu, consultatio. Drepani*, 1682, in-4°. — *Medicinalis epistola ad Grandonium Seminara, medicinæ, philosophiæ ac chirurgiæ doctorem, in qua respondetur et simul exponitur ratio curandi febres putridas per venæsectionem et purgationem per alvum. Panormi*, 1682, in-4°. — *In medicinalem epistolam dilucidationes, et simul interrogationibus respondetur per epistolium factis a phil. ac med. doctore nepote Antonio Ruasi. Drepani*, 1682, in-4°. — *De SS. Cosmæ et Damiani thermalibus aquis liber in sex divisus sectiones. Drepani*, 1684, in-4°. L'auteur y a joint un petit traité intitulé : *De iisdem aquis compositiones*, qui est de Jean Crispus son père.

Après J.-C. 1600. — RIVINUS (André), savant médecin et critique du dix-septième siècle, portait le nom de Bachmann qu'il changea en celui de Rivinus, selon la coutume qu'avaient les hommes de lettres de son temps de gréciser ou de latiniser leur nom de famille. Il naquit à Hall en Saxe le 7 octobre 1600. A l'âge de 21 ans, il se rendit à Jene où il s'appliqua à l'étude de la philosophie et de la médecine avec beaucoup de succès ; mais comme il ambitionnait de se distinguer un jour dans le monde, il quitta Jene au bout de quelques années, pour aller se perfectionner en France, dans le Pays-Bas et en Angleterre. A son retour

en Allemagne , il tarda jusqu'en 1638 à se faire recevoir à la licence, et ne prit même le bonnet de docteur à Leipsic qu'en 1644 ; il était cependant depuis long-temps en état d'être maître, et il ne manquait à sa science que le titre qui la décore. En 1655, il fut nommé à la chaire de physiologie dans les écoles de Leipsic , mais il ne l'occupa guère, car il mourut le 4 avril de l'année suivante. — Rivinus a donnée au public des dissertations sur différentes matières de littérature et sur l'origine de l'imprimerie ; on les a recueillies à Leipsic , en 1656, in-4°, sous le titre de *Philo-Physiologica.* On lui doit encore des éditions de quelques auteurs anciens qu'il a enrichies de notes de sa façon ; mais son Commentaire sur le *Pervigilium Veneris* ne fait pas l'éloge de ses mœurs. La médecine lui doit les ouvrages suivants :

Veterum bonorum scriptorum de medicina collectanea. Lipsiæ, 1654, in-8°. — *De pollinctura seu balsamatione. Ibidem*, 1655, in-4°. — *Mysteria physico-medica. Francofurti*, 1681, in-12. Le même avait déjà paru sous le titre de *Kirani kiranides et ad eas Rhyakini (Rivini) koronides de gemis, herbis, avibus, etc.*, in-8°.

Après J.-C. 1600. — NAUDÉ (Gabriel), habil critique et médecin, naquit à Paris le 22 février 1600. Il fit ses premières études dans une communauté religieuse, et passa de là dans l'université, où il s'appliqua à la philosophie et ensuite à la médecine. Pendant qu'il s'occupait de cette dernière science, Henri de Mesme, président à Mortier au parlement de Paris, voulut l'avoir pour son bibliothécaire. Il accepta cet emploi qu'il exerça pendant quelque temps ; mais l'envie de se pousser dans la médecine, lui fit prendre la résolution de se rendre, en 1626, à Padoue, pour y continuer ses études. La mort de son père fut au moment d'en interrompre le cours. Tout le sollicitait de revenir incessamment à Paris; il ne quitta cependant les écoles de Padoue qu'après y avoir pris le bonnet de docteur. Arrivé dans sa patrie, il ne tarda pas à se faire connaître du cardinal Bagny qui le prit pour son bibliothécaire et l'emmena avec lui à Rome en 1631. Dans la suite, il s'attacha au cardinal Antoine Barberin ; mais comme il jouissait d'une pension à la cour de France, avec le titre de médecin de Louis XIII, le cardinal de Richelieu le rappela à Paris, où il revint en 1642. A la mort de cette éminence, le 4 décembre de la même année, Naudé entra au service du cardinal Mazarin, encore en qualité de bibliothécaire, et sur ses ordres, il forma en peu de temps une collection de plus de quarante-cinq mille volumes. Ce fut alors que ce ministre lui donna un canonicat de Verdun et le prieuré de Lartige en Limousin. — La reine Christine de Suède, informée du mérite de Naudé, l'appela à sa cour après l'éloignement de Mazarin. Il s'y rendit, mais il trouva l'air du pays si contraire à sa santé, qu'il n'y put tenir, malgré les témoignages d'estime dont cette princesse le comblait. Il se mit en chemin pour revenir en France, et vint mourir à Abbeville le 29 juillet 1653, âgé de 53 ans. Ce médecin joignait à des mœurs pures et à une vie réglée, beaucoup d'esprit, de savoir et de jugement. Il était extrêmement vif, et sa vivacité le jetait quelquefois dans des conversations dangereuses. Il parlait avec une liberté qui s'étendait souvent sur des matières de religion, à laquelle on assure cependant qu'il était attaché ; mais comme il n'y a point de petites fautes à cet égard, c'est mal l'excuser, que de dire qu'il était si peu maître de retenir une saillie, que son esprit faisait tort à son cœur. — Plus littérateur que médecin, Naudé a laissé des preuves de son goût dans les ouvrages dont voici les titres :

Syntagma de studio liberali. Arimini, 1623, in-8°. *Urbini*, 1632 in-4°. Il y donne de bons préceptes sur la manière d'étudier. — *Instruction à la France sur la vérité de l'Histoire des frères de la Rose-Croix*. Paris, 1623, in-8°. Cet ouvrage est recherché par les curieux, pour servir à l'histoire des délires de l'esprit humain. — *Apologie pour les grands hommes faussement accusés de magie*. Paris, 1625 et 1628, in 6°. Paris, 1669, deux volumes in-8°. Amsterdam, 1712, in-8°. C'est le plus connu de ses ouvrages ; il montre combien l'auteur était ennemi des préjugés. — *Avis pour dresser une bibliothèque*. Paris, 1627, in-12, et 1644, in-8°. — *De antiquitate et dignitate scholæ medicæ parisiensis. Parisiis*, 1628, in-8°. Quoique Naudé n'eût fait aucun acte dans les écoles de la Faculté de médecine de Paris, il était si plein d'estime pour cette compagnie, qu'il en composa l'éloge qui fut prononcé pour le discours des paranymphes en 1628. Il y a encore une édition de Paris, 1663, in-8°, avec les *Orationes encomiasticæ ad novem iatrogonistas laurea medica donandos*. On trouve encore cet éloge à la fin des statuts de la Faculté imprimés en 1696. — *Addition à l'Histoire de Louis XI*. Paris, 1630, in-8°. — *Syntagma de studio militari. Romæ*, 1637, in-4°. *Icnæ*, 1683, in-12. C'est peu de chose. — *Science des princes, ou considérations politiques sur les coups d'État*. Paris, sous le nom de Rome, 1639, in-4°, 1667, in-12. Paris, 1673, in-8°, avec les réflexions de Louis du May. — *Exercitatio, quod senæ nomen non cæsenæ, sed senogalliæ conveniat. Parisiis*, 1642, in-8°. — *Bibliographia politica. Lugduni Batavorum*, 1642, in-16. *Francofurti*, 1673, in-8°. Cet ouvrage savant, mais peu exact, a été traduit en français par Challine. Paris, 1642, in-8°. — *Hieronymi Cardani vita. Parisiis*, 1643, in-8°. C'est à ses soins qu'on doit cette édition. Il les a encore étendus sur d'autres ouvrages ; car il a fait imprimer à Paris, en 1643, in-4°, *Bartholomæi Perdulcis commentarii in Jacobi Sylvii Anatomen et in libros Hippocratis*. C'est encore d'après lui qu'on a donné à Amsterdam, en 1655, in-12, *Hieronymi Rorarii libri duo quibus demonstrat quod animalia bruta ratione melius utantur homine*. L'auteur de ce dernier traité naquit en Italie et fut un savant écrivain du seizième siècle ; mais il a abusé de son savoir, en voulant prouver, non-seulement que les bêtes sont des animaux raisonnables, mais qu'elles se servent de la raison mieux que l'homme. — *Panegyricus dictus Urbano VIII. Parisiis*, 1644, in-8°. — *Augusti Niphi opuscula moralia et politica. Ibidem*, 1645, in-4°. Il a joint, à cette édition, son jugement sur l'auteur. — *De fato et fatali vitæ termino. Genevæ*, 1647, in-8°. — *Pentas quæstionum iatro-philologicarum. Ib.*, 1647, in-8°. Il y a une édition plus ancienne et moins complète, qui est de Padoue, 1634. Entre autres questions, on trouve celles-ci dans l'édition de Genève : Si l'étude du matin est plus avantageuse que celle du soir ? S'il est permis au médecin de tromper le malade ? — *Jugement de tout ce qui a été imprimé contre le cardinal Mazarin, depuis le 6 janvier jusqu'au 1er avril 1649*. Paris, 1649, in-4°. On y trouve des choses curieuses. Ce livre, qui a paru sous le nom de Mascurat, a été supprimé presque aussitôt qu'il a été mis en vente. Il est en dialogues, et Mascurat, c'est-à-dire Camusat, libraire, s'y entretient avec Saint-Ange, qui est le nom supposé de Naudé. — *Causæ kempensis collecto pro curia romana.* Parisiis, 1651, in-8°. — *Remise de la Bibliothèque du cardinal Mazarin entre les mains de M. Tubœuf*, 1651, in-4°.— *Avis à nosseigneurs du parlement sur la vente de la bibliothèque du cardinal Mazarin*, 1652, in-4°. — *Epistolæ.* Genevæ, 1667, in-12, avec celles de quelques autres savants. — Les ouvrages de Naudé sont écrits d'un style assez dur, mais on leur passe ce défaut pour les choses curieuses et intéressantes qu'on y trouve. On a recueilli différents traits de la vie de ce médecin et plusieurs de ses pensées dans un de ces livres qui ont été long-temps à la mode, je veux dire les *Ana.* Celui dont je parle est intitulé: *Naudæana et Patiniana.* Paris, 1701, in-12. Amsterdam, 1703, in-12, avec des additions.

Ap. J.-C. 1601 environ. — NANCEL (Nicolas de), célèbre humaniste et médecin, fut ainsi nommé du village de Nancel, lieu de sa naissance entre Noyon et Soissons. Il vint étudier à Paris au collége de Presles, et il se fit tant estimer de Ramus, qui en était principal, qu'il fut chargé d'enseigner publiquement les langues latine et grecque dans ce collége, quoiqu'il eût à peine atteint la fin de sa dix-huitième année. L'université de Douay l'attira ensuite dans ses écoles, où il prononça, le 5 janvier 1563, un discours latin sur l'excellence et la nécessité de la langue grecque. Mais ses amis, qui ne l'avaient vu quitter Paris qu'avec regret, le pressèrent si instamment de revenir dans cette capitale, qu'il se détermina à s'y rendre pour remplir une chaire au collége de Presles. Ce fut alors qu'il songea à se faire recevoir docteur en la Faculté de médecine de Paris. Je doute cependant qu'il l'ait fait, car on ne trouve point son nom dans la notice des médecins de cette ville par M. Baron. Il ne se mêla pas moins de la pratique de la médecine, et Soissons fut le premier endroit où il alla l'exercer. Il en partit, en 1569, pour aller à Angers trouver son ami Maziles, premier médecin du roi Charles IX, afin de voir si par son crédit il ne pourrait pas obtenir quelque place à la cour. En passant par Tours, il fut sollicité si vivement de s'arrêter dans cette ville, qu'il y consentit.

Il n'eut pas lieu de s'en repentir, car il s'y maria avantageusement l'année suivante. Mais le médecin de la princesse Éléonore de Bourbon, abbesse de Fontevrault, étant mort en 1587, Nancel obtint sa place et quitta Tours, où il avait demeuré dix-huit ans. On ne dit pas si son séjour fut long dans cette abbaye; on se borne à fixer sa mort en 1610, à l'âge de soixante-onze ans. — Ce médecin a écrit plusieurs ouvrages, comme *Epistolæ et præfationes*, qui ont été imprimées à Paris en 1603, in-8°; mais on ne s'arrête qu'aux suivants, à raison de leur rapport avec la médecine :

Discours sur la peste. Paris, 1581, in-8°. — *De immortalitate animæ, velitatio adversus Galenum. Parisiis*, 1587, in-8°. Cette pièce est tirée d'un ouvrage plus considérable qu'il publia sous le titre d'*Analogia microcosmi ad macrocosmeum*, et dont on a des éditions de Paris de 1611 et de 1631, in-folio. — *Declamationes, in quibus medicinæ et jurisprudentiæ encomium. Parisiis*, 1600, in-8°.

Apr. J.-C. 1601 env. —SEIDELIUS (Jacques), d'Olaw dans le duché de Brieg en Silésie, fut d'abord physicien de la ville d'Anclam dans la Poméranie suédoise; mais étant passé, en la même qualité, à Cripswald, il y obtint encore une chaire dans ses écoles, et il la remplit jusqu'à sa mort arrivée le 4 février 1615, à l'âge de soixante-huit ans. On a de lui :

Methodicæ arthritidis et phthisis curationes, quibus addita est disputatio de saliva, sputo et muco. Bardi Pomeraniæ, 1590, in-4°. — *De causis, speciebus, differentiis, partibus et facultatibus plantarum. Gryphiswaldiæ*, 1610, in-4°. — *Observationes medicæ. Hafniæ*, 1665, in-8°. Ce recueil, qu'on a tiré du cabinet de Thomas Bartholin, contient encore des observations faites par Michel Lyser, Henri de Moinichen et Martin Bogdanus.

Ap. J.-C. 1601 env. — BIENNAISE (Jean), de Mazères, ville de France, dans le comté de Foix, fut reçu maître chirurgien à Saint-Côme, et se fit une grande réputation par les succès de ses cures. C'était un opérateur intrépide, dont les lumières franchissaient les obstacles et les craintes qui ont si longtemps retardé les progrès de la chirurgie. Il osa remettre en usage la suture des tendons, que plusieurs chirurgiens de son temps avaient proscrite et que d'autres ont condamnée dans ce siècle, mais qui a été adoptée par d'habiles opérateurs. La célébrité de son nom passa de la ville à la cour. Il fut consulté par la reine Anne d'Autriche sur le cancer dont elle était attaquée. Il eut assez de franchise pour annoncer au roi, son fils, que les assurances de guérison qu'on donnait à sa majesté, n'étaient fondées que sur les flatteries des courtisans et l'ignorance des empiriques auxquels la reine se livrait, qu'il n'y avait point de cure radicale à entreprendre, et que le seul moyen de retarder une mort certaine, était de diminuer la vivacité des douleurs par la juste application des remèdes palliatifs. Louis XIV récompensa la sincérité de ce chirurgien ; il lui accorda son estime, et, dans la suite, il l'honora de sa confiance pendant deux campagnes en Flandre. — Biennaise affectionna les pauvres à un tel point, que, non content de leur avoir rendu des services journaliers pendant la vie, il leur légua par son testament une bonne partie de son hérédité, qu'il arracha, pour ainsi dire, à son propre fils. Il dota encore l'école de Saint-Côme d'un revenu annuel de six cents livres, pour l'entretien de deux démonstrateurs publics, l'un en anatomie et l'autre en chirurgie. C'est ainsi qu'il mit le comble à la gloire qui le suivit au delà du tombeau, où il entra, le 23 décembre 1681, à l'âge de quatre-vingts ans. On a de lui un ouvrage posthume, qui est intitulé : *Les opérations de chirurgie par une méthode courte et facile.* Paris, 1688, 1693, in-12. En même temps qu'il y condamne quelques abus qui s'étaient introduits dans la cure des maladies chirurgicales et qui étaient encore accrédités de son temps, il donne de sages conseils sur la plupart des opérations.

Apr. J.-C. 1601. — DIETERICUS (Helvicus) naquit dans le landgraviat de Hesse-Darmstadt le 24 juin 1601. Il passa la plus grande partie de sa vie à aller d'un endroit à un autre. Après avoir été reçu maître ès-arts à Giessen, en 1620, il vint enseigner la langue hébraïque à Ulm ; de là il se rendit successivement à Tubingue, à Altorff et à Wirtemberg pour y étudier la médecine. En 1625, il voyagea en Italie ; et, à son retour, en 1627, il fut à Strasbourg, où il prit le bonnet de docteur. Dans la suite, il vécut presque toujours dans les cours. En

1628, il servit en qualité de médecin à celle de Hesse-Darmstadt ; en 1634, à Berlin, auprès de l'électeur Georges-Guillaume. A ces titres réels en succédèrent d'honoraires. L'an 1641, il fut nommé conseiller-médecin de Christiern, prince royal de Danemark ; en 1644, Christiern IV, roi de Danemark, lui accorda la même faveur, et Frédéric-Guillaume, électeur de Brandebourg, en 1647. Presque aussitôt, il obtint la charge de médecin de la ville de Hambourg, et, comme il fit honneur à tous ces titres et à tous ces emplois, il se soutint en réputation jusqu'à sa mort, arrivée le 13 décembre 1655, à l'âge de cinquante-quatre ans. Ses ouvrages ont aussi contribué à la célébrité de son nom :

Elogium planetarum cœlestium et terrestrium macrocosmi et microcosmi. *Argentorati*, 1627, in-8°. C'est la thèse inaugurale qu'il soutint à Strasbourg.— *Responsa medica de probatione, facultate et usu acidularum ac fontium Schwalbaci susurrantium. Francofurti*, 1631 et 1644, in-4°. — *Vindiciæ adversus Ottonem Tackenium. Hamburgi*, 1655, in-4°. Il assure, dans cet écrit, qu'il démontra, en 1622, la circulation du sang dans un chien vivant, à Gaspar Hofman ; mais il est le seul qui parle de ce fait important. Il se trouve cependant des auteurs q..., sur la foi de son témoignage, n'ont point balancé de lui attribuer la gloire de cette découverte.

Après J.-C. 1601. — PLEMPIUS (Vopiscus-Fortunatus) a fait honneur à l'université de Louvain par son savoir. C'était un homme d'esprit ; il aimait à être éclairci sur les matières controversées, et il se faisait un vrai plaisir de discuter les questions les plus agitées de son temps. — Plempius naquit à Amsterdam le 23 décembre 1601. Après avoir fait son cours d'humanités à Gand et celui de philosophie à Louvain, il alla prendre les premières leçons de médecine à Leyde, d'où il passa en Italie. Il s'arrêta principalement dans les villes de Padoue et de Bologne : disciple de Spigelius dans la première, il fit sous lui de grands progrès dans l'anatomie ; mais ce fut dans la seconde qu'il prit le bonnet de docteur. De retour en Hollande, il exerça la médecine dans le lieu de sa naissance, il le fit même avec tant de réputation, que l'infante Isabelle, princesse des Pays-Bas, l'appela à Louvain pour y enseigner les Institutes dans la chaire vacante par la mort de Jean Paludanus. Il s'y rendit en 1633, abjura la religion prétendue réformée pour embrasser la catholique, et prit de nouveau le bonnet de docteur en la même année, pour se conformer aux usages de l'université. Plempius ne remplit pas long-temps cette chaire, car il succéda, en 1634, à Gérard de Vileers dans celle de pratique. Peu de temps après, il fut nommé à la principalité ou présidence du collége de Breugel, qu'il abandonna pour épouser Anne-Marie Van Dive de famille patricienne. Il mourut à Louvain le 12 décembre 1671, et fut enterré dans l'église des Augustins, où l'on mit cette épitaphe sur son tombeau :

D. O. M.

FRANCONI VAN DIVE
ET CATHARINÆ UUTTEN-LIMMINGEN ,
GREGORIO ET BARBARÆ VANDEN HEETVELDE
CONJUGIBUS,
MAJORIBUS HIC SEPULTIS ADJUNGI VOLUIT
ANNA MARIA VAN DIVE,
CORNELII ET CATHARINÆ VANDEN ZANDEN
FILIA ,
UXOR DILECTISSIMA
CLARISSIMI DOMINI VOPISCI
FORTUNATI PLEMPII,
PATRICIÆ APUD BATAVOS FAMILIÆ,
MEDICINÆ DOCTORIS, PROFESSORIS PRIMARII,
ET HUJUS ACADEMIÆ IV RECTORIS,
VIRI TOTO ORBE CELEBERRIMI.
SATIS DIXI.
DEVIXIT ILLA VIII NOVEMBRIS MD. CLXI.
HIC XII DECEMBRIS MD. CLXXI CINERIBUS
UXORIS CONJUNCTUS.
R. I. P.

On doit les ouvrages suivants à ce médecin :

Un traité des muscles, en hollandais. Amsterdam, in-8°. — *Ophthalmographia, sive, de oculi fabrica, actione et usu. Amstelodami*, 1632, in-4°. *Lovanii*, 1648, 1659, in-folio . M. Portal estime d'autant moins ce traité, qu'il le regarde comme un fruit précoce de notre auteur qui avait, dit-il, à peine atteint l'âge de dix-huit ans lorsqu'il le publia. Mais la première édition est de 1632, et Portal fixe lui-même la naissance de Plempius en 1601 ; ce médecin était donc âgé de 31 ans. — L'Anatomie de Cabrolius mise en hollandais avec des notes. Amsterdam, 1633, in-folio. — *Fundamenta seu institutiones medicinæ. Lovanii*, 1638, in-4°. *Ibidem*, 1644, in-folio, avec son *Ophthalmographia. Ibid.*,

1653, in-folio, avec *Danielis Vermost breve apologema pro auctore. Ibidem*, 1664, in-folio. *Amstelodami*, 1659, in-4°. Plempius doutait de la circulation du sang dans la première édition de ses Institutes, mais il en fut un zélé défenseur dans la seconde. — *Animadversiones in veram praxim curandæ tertianæ propositam a doctore Petro Barba, Ferdinandi cardinalis ac Belgii gubernatoris archiatro. Lovanii*, 1642, in-4°. — *Antimus Coningius peruviani pulveris defensor, repulsus a Melippo Protymo. Lovanii*, 1655, in-8°. Coningius est le nom supposé du père Honoré Fabri, jésuite; Protymus est celui que prit Plempius pour décrier le quinquina. — *Avicenæ canonis liber primus et secundus ex arabica lingua in latinam translatus. Lovanii*, 1658, in-fol. — *Tractatus de affectionibus pilorum et unguium. Ibidem*. 1662, in-4°. — *De togatorum valetudine tuenda commentarius. Bruxellis*, 1670, in-4°.

Manget et Lipenius, qui citent un François Plempius dans leur Bibliothèque, lui attribuent ces deux ouvrages :

Munitio fundamentorum medicinæ Vopisci Fortunati Plempii adversus Jacobum Primerosium. Amstelodami, 1659, in-4°. — *Loimographia, sive, tractatus de peste. Ibidem*, 1644, in-4°.

Mais il paraît qu'ils se sont trompés en interprétant la lettre capitale F par le nom de François, au lieu de celui de Fortunatus. Plusieurs autres bibliographes s'accordent à donner ces écrits au même Plempius, dont j'ai parlé : on sait d'ailleurs que Primerose avait attaqué les Institutes de ce médecin par un ouvrage publié, en 1657, sous le titre de *Destructio fundamentorum Plempii*, et que celui-ci ne manqua pas de lui répondre. Gérard Blasius prit même part à cette querelle littéraire par son *Impetus J. Primerosii in V. F. Plempius retusus*, qui parut à Amsterdam en 1659, in-4°.

Apr. J.-C. 1601. — PATIN (Gui) naquit le 31 août 1601 à Hodenc en Bray, village à quatre lieues de Beauvais, et non point à Hodan, comme le disent quelques mémoires. Il fut d'abord correcteur d'imprimerie à Paris, et il réussit si parfaitement dans le travail que cette place demande, que Riolan, à la seule vue de quelques-unes de ses corrections, jugea avantageusement de sa capacité et lui donna son amitié. Patin ne tarda pas effectivement à s'élever par son esprit et par ses talents, car il reçut les honneurs du doctorat dans les écoles de la faculté de médecine de Paris en 1627. Ce fut dans la même ville qu'il exerça son art, mais il y fut moins connu par son habileté, que par l'enjouement de sa conversation et par son caractère satirique. Rien n'échappait à sa langue caustique et mordante. Non content de fronder les opinions de ses contemporains, de déchirer même leur réputation, il semblait qu'il eût encore pris à tâche de narguer la mode de son temps par la singularité de son habillement, qui ressemblait à celui qu'on avait porté un siècle auparavant. Mais comme il avait l'esprit vif et la mémoire très-ornée, on lui passa quelquefois les défauts qui déparaient son mérite, et il n'eut pas de peine à s'introduire dans les meilleures maisons de Paris; il avait surtout un accès libre chez le premier président de Lamoignon, qui se délassait souvent avec lui de l'embarras des affaires. Patin s'exprimait en latin d'une manière si recherchée et si extraordinaire, que tout Paris accourait à ses thèses comme à une comédie; l'air de Cicéron qu'il avait dans le visage, et le caractère de son esprit qui ressemblait beaucoup à celui de Rabelais, donnaient de l'âme à toutes les paroles qui sortaient de sa bouche.

Gui Patin mérita les premiers honneurs de sa faculté; il en fut élu doyen en 1650 et continué en 1651. Depuis, il succéda à Riolan le fils en la chaire de médecine au collége royal où il enseigna avec réputation. Les querelles au sujet de l'antimoine, qui s'élevèrent de son temps dans la faculté de Paris, allumèrent sa bile à qui il donna un libre cours, pour d'autant mieux réussir à décrier ce minéral qu'il regardait comme un vrai poison. Il avait dressé un gros registre de ceux qu'il prétendait avoir été les victimes de ce remède, et il nommait ce registre le *Martyrologe de l'Antimoine*. On s'attend bien que les injures ne furent pas épargnées dans cette dispute; comme elles tenaient quelquefois lieu de raison chez Gui Patin, il ne manqua pas de les prodiguer, et on les lui rendit amplement. A tous les reproches généraux que pouvaient se faire des sectateurs d'Hippocrate et de Galien, que la différence des opinions divisait, ils ajoutèrent des accusations particulières et des personnalités. Jamais

la dignité doctorale ne fut plus compromise; la querelle devint même si dangereuse, qu'il fallut que le parlement ordonnât à la faculté de décider au plus tôt sur les dangers ou l'utilité de l'antimoine. Les docteurs s'assemblèrent le 29 mars 1666, quatre-vingt-douze furent d'avis d'admettre le vin émétique au rang des remèdes purgatifs; Gui Patin fut inconsolable de cette résolution.

Ce médecin mourut septuagénaire en 1672, avec la réputation d'un bon littérateur. Il avait une belle bibliothèque et connaissait bien les livres; mais son goût n'est pas toujours sûr dans le jugement qu'il en porte. Il avait promis de donner plusieurs ouvrages au public: entre autres, une histoire des médecins célèbres; mais il paraît qu'il s'est borné à la vie de Simon Pierre, docteur en 1586, et à quelques anecdotes qui appartiennent à la vie d'autres médecins. On lui doit un bon recueil sur cette matière. Ayant recouvré, sous son décanat, les registres de la faculté, en date de 1395, qui étaient égarés depuis plus d'un siècle et demi, il en fit un extrait qui est passé entre les mains de MM. Geoffroy. Il nous reste encore, de la façon de Patin, des notes sur le Traité de la peste de Nicolas Allain; *Le médecin et l'apothicaire charitables; De valetudine tuenda per vivendi normam; Notæ in Galeni librum de sanguinis missione; Quæstio de sobrietate; An totus homo natura sit morbus? Réponse touchant les fièvres malignes, et l'usage des potions cordiales, de la saignée et des vésicatoires.* C'est M. de Haller qui attribue ce dernier ouvrage à Gui Patin; il dit même qu'il fut imprimé à Paris en 1650, in 8°. Viennent ensuite les *Lettres* de notre médecin en six volumes in-12. Il ne faut les lire qu'avec défiance; car la plupart des anecdotes politiques et littéraires qu'on y trouve, sont ou fausses ou mal fondées. D'ailleurs, l'auteur y déchire impitoyablement ses amis et ses ennemis; il y attaque sans cesse le ministère du cardinal Mazarin, les chimistes et les partisans de l'antimoine; et non content de lâcher la bride à son penchant à la médisance, il laisse, dans la plupart de ses lettres, des traces de celui qu'il avait à l'impiété. Voltaire parle ainsi de ce médecin, dans le second volume du Siècle de Louis XIV : « Son » recueil de lettres a été lu avec avidité, » parce qu'il contient de nouvelles anec-

» dotes que tout le monde aime, et des
» satires qu'on aime davantage. Il sert
» à faire voir combien les auteurs con-
» temporains, qui écrivent précipitam-
» ment les nouvelles du jour, sont des
» guides infidèles pour l'histoire. Ces
» nouvelles se trouvent souvent fausses
» ou défigurées par la malignité ; d'ail-
» leurs cette multitude de petits faits
» n'est guère précieuse qu'aux petits es-
» prits. » — Patin eut deux fils, Robert
et Charles. Le premier fut reçu docteur
de la faculté de médecine de Paris en
1650, et mourut en 1670, au village de
Cormeilles en Parisis où son père avait
une maison. Robert a laissé un fils qui
a été avocat au parlement de Paris ; et
pour tout ouvrage, celui intitulé : *Pa-
ranymphus medicus anni 1648, de antiquitate et dignitate scholæ medicæ
Parisiensis. Parisis*, 1663, in-8°.

Ap. J.-C. 1603 *environ.* — CLOWES
(Guillaume) fut chirurgien de Jacques VI, roi d'Écosse, qui fut appelé
Jacques Ier, depuis son avénement à la
couronne d'Angleterre et d'Irlande en
1603. Il écrivit en anglais un traité des
maladies vénériennes qu'il publia en
1575, in-8°, avec un recueil d'observations sur les brûlures de la poudre à
canon et sur les blessures d'armes à feu.
Ce traité est intitulé : *New and appro-
ved treatise concerning the cure of
the french pox by the unctions.* Il fut
réimprimé à Londres en 1585, 1595 et
en 1637, in 4°, sous cet autre titre : *A
brief and necessary treatise touching
the cure of the disease now usually
called morbus gallicus or lues venerea.* Le célèbre Astruc qui parle de
Clowes dans son traité des maux vénériens, fait remarquer la prudente modestie de ce chirurgien qui conseille aux
malades, dans presque tous les chapitres
de son ouvrage, de consulter les médecins dans les cas les plus difficiles. Si
ces conseils étaient suivis, la débauche
ferait périr moins de malades surtout
dans les provinces, où des chirurgiens
ignorants, des apothicaires même, font
le métier de traiter par routine toutes
les espèces de maux vénériens. Les personnes qui s'adressent à eux, victimes
tout à la fois de leurs exactions et de leur
impéritie, portent toute la vie le germe
des maux qu'ils n'ont fait que pallier,
et le communiquent souvent à leur postérité.

Apr. J.-C. 1603. — SPERLING (Otton) naquit à Hambourg vers l'an 1603.
Destiné à la pharmacie et à la médecine, il apprit les éléments de la première à Amsterdam, et s'appliqua à la
seconde en Danemark, sous Thomas
Finck et sous George Fuiren qu'il accompagna en Norwége dans le dessein
d'y rechercher les plantes médicinales
du pays. Mais Sperling fit de plus grands
progrès en Italie ; ce fut là qu'il eut
occasion de pousser ses connaissances
dans la médecine et la botanique. Il
s'arrêta d'abord à Padoue, et passa ensuite à Venise, où il demeura environ
deux ans. Au bout de ce terme, Nicolas
Contarini, noble vénitien, l'envoya en
Dalmatie et en Istrie pour y observer
les plantes les plus rares. Cette commission était bien de son goût, et il la remplissait à la satisfaction de son protecteur, lorsqu'il reçut ordre de son père
de revenir à Hambourg. Avant de quitter l'Italie, il prit le bonnet de docteur
en médecine à Padoue, et regagna sa
patrie en traversant la France et l'Allemagne. Mais le désir de voyager le tira
bientôt de sa ville natale. Il se rendit à
Amsterdam, et voulant de là passer en
Angleterre, le vaisseau sur lequel il
était monté, fut jeté par la tempête sur
les rivages de Norwége. Comme l'hiver
approchait, on lui persuada de demeurer quelque temps dans ce pays et d'y
pratiquer la médecine. Il s'établit en
1628 à Bergen, et il s'y distingua tellement par ses cures, qu'il fut nommé, en
1630, à l'emploi de physicien de la province de Bergenhus. Les premiers succès de Sperling lui firent oublier sa patrie, et il ne tarda point à adopter celle
où le hasard l'avait porté. Mais comme
il se dégoûta de la charge qu'on lui
avait donnée à Bergen, il passa en 1632
à Anflo, d'où il se rendit à Copenhague
en 1636. Son mérite était déjà connu
dans cette ville, il le fut même bientôt à la cour ; car le roi le nomma son
médecin en 1638. Il devint encore médecin de la maison des Orphelins, il obtint la direction du jardin Botanique,
et à toutes ces charges, on ajouta celle
de physicien de la capitale en 1642. —
Le célèbre comte d'Ulfeld, seigneur danois, fut celui qui lui procura tous ces
avantages ; mais la chute d'Ulfeld, sous
le règne de Ferdinand III, entraîna la
disgrâce de Sperling. Dina accusa Ulfeld, en 1651, d'avoir voulu empoisonner le roi, et Sperling d'avoir préparé

le poison dont on devait se servir ; mais la calomniatrice ayant manqué de preuves, ils furent tous deux absous, et elle-même paya de sa tête le crime qu'elle avait commis. Cela n'empêcha point le comte de sortir secrètement de Danemark et de se retirer en Suède. Sperling ne sut pas plutôt le parti que son protecteur avait pris, qu'il demanda son congé et l'obtint. Il se rendit, en 1652, à Amsterdam, où il pratiqua la médecine ; enfin il retourna à Hambourg en 1654, et il y fit sa profession avec honneur. Ulfeld entretint toujours avec lui un commerce de lettres, il lui confia même l'éducation du cadet de ses fils et la garde d'une partie de ses trésors. Mais ce comte ayant été condamné, en 1663, pour crime de lèse-majesté, Sperling, dont on avait intercepté quelques lettres, fut attiré par adresse hors des murs de la ville de Hambourg, et ayant été enlevé, on le conduisit à Copenhague, où il fut retenu en prison depuis 1664 jusqu'en 1681, qu'il mourut le 26 décembre, à l'âge de 79 ans. — Ce médecin a écrit plus d'ouvrages sur les médailles et les antiquités, que sur les matières qui ont rapport à sa profession. On n'a rien de lui que les pièces suivantes :

Catalogus stirpium Daniæ indigenarum quas in horto aluit anno 1645. On trouve ce catalogue dans le recueil de Bartholin, qui est intitulé : *Cista medica.* — *Hortus christianeus, sive, catalogus plantarum quibus Christiani IV, regis, Viridarium Hafniense anno* 1642 *adornatum erat. Hafniæ,* 1642, in-12. — *Index plantarum indigenarum quas in itinere suo observavit.* Quoique ce catalogue ait paru sous le nom de George Fairen, on ne l'attribue pas moins à Sperling.

Apr. J.-C. 1603. — PAULI (Simon) vint au monde le 6 avril 1603 à Rostock, ville d'Allemagne dans le cercle de la Basse-Saxe : Henri, son père, médecin de Sophie, reine douairière de Danemark, mourut en 1610. Mais la considération, dont il avait joui à la cour de Copenhague, ne laissa pas son fils sans protecteur, car ce fut à leur sollicitation que Christiern IV le gratifia d'une pension capable de fournir aux frais de ses études. Armé d'un secours aussi puissant que nécessaire, il parcourut les Pays-Bas, l'Angleterre, la France et l'Allemagne. La célébrité de Riolan

l'arrêta assez long-temps à Paris pour profiter des instructions de ce savant maître ; mais il s'arrêta davantage à Wittemberg, où il fut reçu docteur en médecine le 17 août 1630. D'abord après sa promotion, il se rendit à Lubeck dans le dessein de s'y fixer. Des circonstances inattendues lui firent quitter cette ville, en 1632, pour passer à Rostock, où il demeura jusqu'en 1639, qu'il alla s'établir à Copenhague et remplir les chaires d'anatomie, de chirurgie et de botanique de la faculté de cette ville. En 1648, il fut nommé médecin de la cour, et de cette place il monta, en 1656, à celle de premier médecin de Frédéric III qui lui donna, en 1666, la prélature d'Arhusen dans le Nord-Jutland, charge qui est demeurée dans sa famille. A la mort de Frédéric arrivée le 19 février 1670, Pauli devint premier médecin de Christiern V qui lui succéda. Il occupa cet emploi pendant dix ans, et mourut le 25 avril 1680, âgé de 77 ans, après avoir enrichi sa profession de plusieurs ouvrages, dont voici les titres et les éditions :

Quadripartitum de simplicium medicamentorum facultatibus. Rostochii. 1639, 1640, in-4°. *Argentorati,* 1667, in-4°, avec des augmentations, telles que *Doses medicamentorum : Programma de officio medicorum : Oratio de Hippocrate : Laurembergii Botanotheca. Ibidem,* 1674, in-4°. *Hafniæ,* 1668, in-4°, avec une table des matières qui est fort étendue. *Francofurti ad Mœnum,* 1708, in-4°, avec un commentaire de sa façon. *De abusu tabaci Americanorum veteri, et herbæ thee Asiaticorum in Europa novo.* Ce commentaire a paru séparément à Rostock en 1661, in-4°, à Strasbourg en 1665 et 1681, in-4°, à Londres en 1746, in-8°. Le *Quadripartitum* tire son nom des quatre saisons de l'année, suivant lesquelles il est divisé. — *Oratio de anatomiæ origine, præstantia et utilitate. Hafniæ,* 1643, in-4°. *Francofurti,* 1656, in-4°. — *Oratio ad professores et studiosos Rostochienses, cur, sicut inter plastas Phidias, inter pictores Apelles, ita inter medicos Hippocrates celebretur, nemove hac ætate similis ei existat ? Hafniæ,* 1644, in-4°. C'est l'oraison sur Hippocrate qu'on a jointe à l'édition de Strasbourg de 1667, pour augmenter le volume du *Quadripartitum.* — *Programma quo theatrum anatomicum auspicatus est. Hafniæ,* 1644, in-4°. —

Icones Floræ Danicæ. Ibidem, 1647, in-4°. Cet ouvrage, qui est différent du *Quadripartitum*, contient 893 figures de Lobel, quelques-unes de Taberna-Montanus, et plusieurs qui appartiennent à l'auteur. — *Viridaria regia varia et academica. Hafniæ*, 1653, in-12. Sous ce petit volume on trouve le catalogue des plantes du jardin de Copenhague, celui du jardin de Paris par La Brosse, ceux de Varsovie, d'Oxford, de Padoue, de Leyde et de Groningue. — *Digressio de vera, unica et proxima causa febrium. Francofurti*, 1660, in-4°. *Argentorati*, 1678, in-4°. On a joint à cette seconde édition : *Relatio de periculosissimo, difficillimo anatomico et chirurgico casu.* — *Methodus dealbandi ossa pro sceletopoeia. Hafniæ*, 1668, in-folio, 1673, in-4°. — *Observationes in coctura ossium, præsertim sterni.* On les trouve dans la bibliothèque anatomique de Manget.

Ap. J.-C. 1603.—JONSTON (Jean), savant naturaliste et médecin, était Écossais d'origine, mais il naquit à Sambter dans la Grande-Pologne le 8 de septembre 1603. Il voyagea dans tous les royaumes de l'Europe, et comme il n'en est aucun où il n'ait répandu quelques connaissances, en même temps qu'il en recueillait de nouvelles, il se fit estimer des savants de tous les pays qu'il parcourut. Il borna ses courses en Silésie, où il acheta la terre de Ziebendorf dans le duché de Lignitz; il mourut le 8 juin 1675, âgé de 72 ans. Le nombre de ses ouvrages est fort considérable. Ceux qu'il a publiés sur l'histoire naturelle sont ornés de figures de la main de Matthieu Merian, habile graveur allemand, qui lui a prêté son burin. Voici les titres et les différentes éditions des uns et des autres :

Enchyridii nosologici generalis et specialis libri octo. 1620, in-8°. — *Naturæ constantia. Amstelodami*, 1632, in-12. — *Thaumatographia naturalis in classes decem divisa, in quibus admiranda cæli, elementorum, meteororum, fossilium, plantarum, avium, quadrupedum, exsanguium, piscium, hominis explicantnr. Ibidem*, 1632, 1633, 1661, 1665, in-12. En anglais, Londres, 1657, in-fol.— *Idea universæ medicinæ practicæ libris duodecim absoluta. Amstelodami*, 1644, in-12. *Lugduni*, 1655, in-8°. *Francofurti*, 1664, in-4°. En anglais, avec les augmentations de Nicolas Culpeper. Londres, 1652, in-8°, 1665, 1684, in-fol. Il y a encore une édition de Breslau, 1673, et de Leipsic, 1722, in-8°. — *Syntagma dendrologicum. Lesnæ*, 1646, in-4°. — *Historiæ naturalis de piscibus et cetis libri V, cum æneis figuris. Item de exsanguibus aquaticis libri IV. Francofurti*, 1649, in-folio. — *Historiæ naturalis de avibus libri VI. Ibidem*, 1650, in-fol. avec figures. — *Historiæ naturalis de quadrupedibus libri VIII. Ibidem*, 1652, in-folio, avec figures, — *De insectis libri III. De serpentibus et draconibus libri II. Ibidem*, 1653, in-fol. Ces quatre derniers ouvrages ont reparu à Amsterdam en 1657, quatre volumes in-folio, sous le titre d'*Historia naturalis quadrupedum, piscium, avium, insectorum et serpentini generis, cum figuris æneis.* Quoique la partie typographique soit mieux soignée dans cette dernière édition que dans les premières, on préfère cependant l'originale ; parce que les figures sont du fameux Merian, au lieu que celles qui ont été mises dans l'édition de Hollande ne sont que des copies. L'estime dont on a accueilli l'Histoire naturelle de Jonston a passé jusqu'à ce siècle qui a vu paraître différentes éditions de ce bel ouvrage. Telles sont : *Theatrum universale omnium animalium, piscium, avium, quadrupedum, exsanguium, aquaticorum, insectorum et anguium, 260 tabulis ornatum, sex partibus, duobus tomis comprehensum. Amstelodami*, 1718, in-folio, par les soins de Henri Ruysch, docteur en médecine. *Theatrum universale omnium animalium quadrupedum, tabulis 80 a celeberrimo Matthæo Meriano ære incisis ornatum, e scriptoribus tam antiquis, quam recentioribus maxima cura collectum. Heilbronæ*, 1755, in-folio. *Theatrum universale de avibus, tabulis 62 ab eodem Meriano æri incisis ornatum. Ibidem*, 1756, in-folio. *Theatrum insectorum, tabulis 28 ab eodem Matthæo Meriano ære incisis ornatum. Ibidem*, 1757, in-folio. On voit, par ces titres, combien on a cherché à relever le mérite des dernières éditions par celui du graveur, quoiqu'il fût mort depuis longtemps.

Magni Hippocratis Coi, medicorum principis, Coacæ Prænotiones. Amstelodami, 1660, in-12. Cet ouvrage comprend le texte grec, avec la version latine de Foës et les notes de l'éditeur. —

De festis Hebræorum et Græcorum schediasma. Uratisflaviæ, 1660, in-12. *Icnæ*, 1670, in-12. — *Notitia regni vegetabilis, sive, plantarum a veteribus observatarum, cum synonymis Græcis et Latinis, obscurioribusque differentiis, in suas classes redacta series. Lipsiæ*, 1661, in-12. — *Notitia regni mineralis, seu, subterraneorum catalogus cum præcipuis differentiis. Ibidem*, 1661, in-12. — *Idea hygieines recensita libris duobus. Icnæ*, 1661, in-12. *Francofurti*, 1664, in-8°. — *Dendrographia, sive, Historiæ naturalis de arboribus et fructibus, tam nostri, quam peregrini orbis, libri X. Francofurti*, 1662, in-folio. C'est le plus rare des ouvrages de cet auteur; il contient 135 planches. — *Polymathia philologica. Ibidem*, 1667, in-8°.

Apr. J.-C. 1603 *environ.* — FORT dit JANFORTIUS (Raimond-Jean) naquit à Vérone, de parents si pauvres, qu'il n'en reçut aucune éducation. Une personne de cette ville, lui ayant remarqué de l'esprit, commença par lui faire apprendre à lire et à écrire, et l'envoya ensuite à Padoue, où il se distingua pendant son cours d'humanités. Tout cela se fit aux frais de la personne charitable qui s'était chargée de lui et qui l'entretint encore pendant ses études de médecine, qu'il termina glorieusement par la prise du bonnet de docteur. A peine avait-il quitté les bancs, que son protecteur mourut. Se trouvant alors sans ressource, il se rendit à Venise, où il se tira de la pauvreté par les avantages que lui procurèrent les connaissances d'une pratique heureuse. Dans les grandes villes, les esprits intrigants savent se retourner; la hardiesse, l'effronterie même, leur tient souvent lieu de mérite vis-à-vis de ces gens qui n'estiment les talents que dans les nouveaux venus. Fort n'employa pas ces indignes moyens. Tout pressé qu'il fût de se tirer de la misère, il ne se présenta qu'avec cette modestie qui est la compagne du vrai savoir; malgré les succès qui semblaient l'autoriser à parler de ses cures, il garda le silence pour laisser à ses malades le soin de les préconiser. C'est ainsi qu'il se fit un nom solide et durable, et qu'il acquit la réputation d'un des plus célèbres médecins de Venise; il fut même si considéré par le sénat de cette ville, qu'on le préféra à tout autre pour le faire monter à la première chaire de mé-

decine pratique en l'université de Padoue. C'était un homme admirable dans cette partie; éloquent dans ses leçons, il n'annonçait aucune maxime qu'il ne vérifiât par ses cures, et il en fit presque toujours d'heureuses.

En 1676, l'empereur Léopold le fit venir à Vienne pour le consulter sur sa santé. Il satisfit ce prince et lui donna de si grandes preuves de son savoir, qu'il retourna à Padoue chargé de présents magnifiques et décoré du titre de médecin-conseiller de la cour impériale. Le sénat de Venise y ajouta celui de chevalier de Saint-Marc, avec une augmentation d'appointements; il lui accorda même d'être mis au nombre des vétérans, sous le nom de professeur extraordinaire, et de ne monter en chaire que quand il lui plairait. Fort méritait toutes ces distinctions; mais il n'en jouit pas long-temps, car il mourut à Padoue le 26 février 1678, âgé de 75 ans. Il fut enterré dans le tombeau qu'il s'était fait préparer dans l'église des Servites, où ses héritiers firent mettre son portrait sur la muraille, avec cette inscription :

RAYMUNDO JOHAN. FORTI VERONENSI
VENET. SENAT. EQUITI,
LEOPOLDI CÆSARIS ARCHIATRO,
MED. PROF. EMERITO,
CUJUS NOMEN OPTIME
DE HUMANO GENERE MERITUM,
POSTERITATI, DIUTIUS QUAM
MARMORI INHÆREBIT.
ANNO 1679. HÆRES MONUM. P.

Ce médecin est auteur de plusieurs ouvrages de pratique, dont voici les titres et les éditions : — *Consilia de febribus et morbis mulierum facile cognoscendis et curandis. Patavii*, 1668, in-folio. — *Consultationum et responsionum medicinalium centuriæ quatuor. Tomus primus. Patavii*, 1669, in-folio. *Genevæ*, 1677, in-folio, avec le traité précédent. *Ibidem*, 1681, in-fol. — *Consultationum et responsionum medicinalium centuriæ quatuor. Tomus alter. Patavii*, 1678, in folio. — *Consultationes et responsiones medicinales. Patavii*, 1701, deux volumes in-fol. Cette édition comprend les deux ouvrages précédents.

Apr. J.-C. 1603. — TAPPIUS (Jacques) vint au monde en 1603, à Hildesheim dans la Basse-Saxe. Il fit de bonnes études de médecine, et reçut les honneurs du doctorat en 1631, dans les écoles de l'université de Helmstadt. L'année suivante il obtint une chaire dans les mêmes écoles, et il y enseigna avec tant de réputation, que le duc de Brunswick le décora du titre de son premier médecin. Tappius était l'ancien de l'université de Helmstadt, lorsqu'il tomba malade de la fièvre quarte et mourut le 10 octobre 1680, âgé de 77 ans. On a de lui une dissertation sur les rits sacrés et profanes qui étaient en usage chez les anciens à la naissance de leurs enfants. Il a encore écrit : *Oratio de tabaco, ejusque hodierno abusu. Helmæstadii*, 1653, 1660, 1673, 1689, in-4°. — *Dissertationes de principum, sive sensuum internorum functionum læsionibus, earumque causis et curationibus. Ibidem*, 1676, iu-4°.

Apr. J.-C. 1604. — ENT (George), habile médecin du dix-septième siècle, était de Sandwich dans le comté de Kent en Angleterre, où il naquit le 6 de novembre 1604. Il prit le bonnet de docteur à Padoue, et le 7 de novembre 1638 il se fit aggréger à la faculté d'Oxford. Pendant l'usurpation de Cromwell, il passa à Londres où il devint membre du collége des Médecins et pratiqua avec beaucoup de succès ; il fut même nommé président de ce collége, et Charles II honora son mérite par le titre de chevalier. Ces marques de distinction ne contribuèrent pas peu à la réputation de ce médecin ; il jouit long-temps de l'estime du public, car il vécut jusqu'au 13 octobre 1689. Il a écrit une apologie contre Æmilius Parisanus, pour soutenir la découverte de la circulation du sang et la démonstration qu'en a faite le célèbre Harvey. Cet ouvrage parut à Londres en 1641, in-8°, et en 1685, iu-4°. On a encore des remarques de sa façon sur le Traité des usages de la respiration publié par Malachie Thruston ; elles furent imprimées à Londres en 1679 et 1682, in-8°. Tous les ouvrages de George Ent ont été donnés au public sous ce titre : — *Opera omnia physico-medica, observationibus curiosissimis, ratiocinii que solidissimis ex solidiore et experimentali philosophia petitis, nitide superstructa, orationisque elegantia famigeratissima. Lugduni Batavorum*, 1687, iu-8°.

Apr. J.-C. 1603 *environ*. — PIDOUX (Jean) était de Paris, mais il reçut le bonnet de docteur à Poitiers. Il fut successivement médecin des rois Henri III et Henri IV, et mourut en 1610. On a de lui : *Les fontaines de Pougues en Nivernais, discours qui peut servir aux fontaines de Spa et autres acides de même goût, et un avertissement sur les bains de Bourbon-l'Archambaud.* Paris, 1584, in-8°. Nevers, 1608, in-12. — *Discours de la vertu et de l'usage de la fontaine de Pougues.* Poitiers, 1597, in-4°. Nevers, 1598, in-8°, avec les observations d'Antoine de Fouilloux (*Biographie médicale*).

Apr. J.-C. 1604. — PORT (François DU), de Crépy en Valais, était docteur de la faculté de médecine de Paris, dont il fut élu doyen en novembre 1604 et continué en 1605. Il mourut le 4 septembre 1624, et laissa plusieurs ouvrages de sa façon : — *De signis morborum libri IV carmine celebrati. Parisiis*, 1581, in-8°. Comme les règles de la versification avaient empêché l'auteur de traiter sa matière avec assez de clarté, il y joignit des notes pour expliquer plus au long la cause de chaque signe de maladie. — *Moyen de cognoistre et guarir la peste.* Paris, 1606, in-8°, en français et en latin. Le latin est sous ce titre : *Pestilentis luis domandæ ratio.* — *Medica decas in singula librorum capita commentariis illustrata. Lutetiæ*, 1613, in-4°. C'est une nouvelle édition de son premier ouvrage, mais avec des augmentations considérables ; car celui-ci est en dix livres. Il a mis en vers les causes, les signes et la cure des maladies, et a rendu le tout plus intelligible par des commentaires. — Henri Vender Port, médecin hollandais du dix-septième siècle, eut le même goût pour traiter de la médecine en vers. On a de lui : — *Magni Hippocratis Aphorismi, metrica paraphrasi, græce et latine editi. Ultrajecti*, 1657, in-24.

Après J.-C. 1604. — WALÆUS ou DE WALE (Jean), fils d'Antoine qui était de Gand, vint au monde à Koudekerke, bourg de la Zélande près de Middelbourg, le 27 décembre 1604. C'est par la raison que le lieu de sa naissance est voisin de Middelbourg, que Valère André le dit natif de cette ville.

Après avoir étudié les mathématiques et les belles-lettres pendant plusieurs années, Walæus s'appliqua tout entier à la médecine, dont il prit le bonnet à Leyde en 1631. La même année, les curateurs de l'université de cette ville l'envoyèrent en France pour engager Saumaise à se rendre en Hollande, et il se conduisit dans cette commission avec tant d'adresse, qu'il décida ce savant à venir se fixer à Leyde. En 1632, notre médecin y fut nommé professeur extraordinaire, et il remplit les devoirs de cette place jusqu'au 8 février 1648 qu'il obtint une chaire ordinaire. Il exerça sa profession avec beaucoup de succès; et quoique les malades et les fonctions académiques prissent une bonne partie de son temps, il ne put jamais se résoudre à abandonner la dissection des animaux qu'il avait entreprise, en vue de reconnaître plus particulièrement tout ce qui concerne la digestion, la distribution du chyle, le mouvement du cœur et du sang. Comme il travailla souvent sur les animaux vivants, ses recherches le conduisirent à plusieurs découvertes qui le persuadèrent si fortement de la vérité de la circulation, qu'il fut un des premiers qui l'enseignèrent en chaire. Il ne se borna pas là, car il la soutint de toutes ses forces contre ceux qui la rejetaient. Jaloux de la gloire de Guillaume Harvey, il prétend que la circulation n'a point été inconnue aux anciens, et qu'on en trouve des preuves dans les écrits d'Hippocrate, de Diogène Apolloniate, de Platon et d'Aristote. Il avoue cependant que les Grecs qui vinrent après ces auteurs, ne tirèrent aucun parti des premières lumières qu'on avait répandues sur cet objet important; que bien loin d'en profiter, ils en obscurcirent l'éclat par de fausses interprétations. Galien lui-même ne s'occupa guère à vérifier ce que ses prédécesseurs avaient dit de la circulation, et ceux d'après lui, marchant sur ses traces, se contentèrent de suivre sa doctrine, sans y rien changer. — C'est de là qu'il est arrivé, dit Walæus, que la circulation est demeurée inconnue jusqu'au temps de Paul Sarpi, religieux servite à Venise, qui a ouvert les yeux à Fabrice d'Aquapendente, et enfin au célèbre Harvey, dont les recherches ont mis le sceau de la certitude à la découverte qu'il s'est appropriée. Telle est l'histoire que notre médecin a faite pour enlever à Guillaume Harvey la gloire que ses travaux lui ont méritée chez toutes les nations savantes. Je me borne à ce récit, afin de ne point répéter ce que j'ai déjà dit dans ce dictionnaire, lorsqu'il s'est agi de discuter les différents sentiments des auteurs sur la date à laquelle il faut renvoyer la découverte de la circulation du sang. — Walæus mourut à Leyde en 1649, à l'âge de 45 ans, et laissa au public les ouvrages qui ont paru sous ces titres :

Epistolæ duæ de motu chyli et sanguinis ad Thomam Bartholinum, Gasparis filium. Lugduni Batavorum, 1641, 1645, 1651, 1669, 1673, in-8°, avec les Institutions anatomiques de Gaspar Bartholin. *Hagæ Comitis*, 1655, 1663, in-8°. A part, *Patavii*, in-12. *Amstelodami*, 1645, in-f°, avec les Œuvres de Spigelius. *Lugduni Batavorum*, 1647, in-4°, dans les *Recentiorum disceptationes de motu cordis, sanguinis et chyli in animalibus.* — *Institutiones compendiosæ medicinæ*, en trois livres. — *Methodus medendi brevissima, ad circulationem sanguinis adornata, ac in Academia, quæ Lugduni Batavorum est, studiosæ juventuti privatim prælecta. Ulmæ*, 1660, in-12. *Augustæ Vindelicorum*, 1679, in-12, avec les remarques de George-Jérôme Velschius. — *Opera medica omnia, quæ hactenus inveniri potuere, ad chyli et sanguinis circulationem eleganter concinnata. Londini*, 1660, in-8°, par les soins de C. Jervin, chirurgien d'Edimbourg, qui a formé ce recueil d'après les leçons de Walæus. L'éditeur a fait tort à la réputation de ce médecin, car ce traité ne vaut aucun de ceux qui sont sortis de sa plume.

Apr. J.-C. 1604. — TINCTORIUS (Christophe) naquit en Prusse le 7 novembre 1604. Il étudia la philosophie à Kœnigsberg, et après y avoir été reçu maître ès-arts le 15 avril 1632, il voyagea en Hollande, en Angleterre et en France, et vint prendre le bonnet de docteur en médecine à Bâle en 1635. L'année suivante, on lui donna une seconde chaire de la faculté de Kœnigsberg, d'où il passa à la première en 1655. Il était médecin du roi de Pologne et de l'électeur de Brandebourg, lorsqu'il mourut le 13 avril 1662. On n'a de lui que des dissertations académiques, dans une desquelles il s'étend sur la maladie qui attaqua tous les écoliers d'une même maison en 1649.

Apr. J.-C. 1605. — BAUSCH (Jean-Laurent) naquit à Schweinfurt le 30 de septembre 1605. Après avoir étudié la médecine en Allemagne, il voyagea en Italie pendant deux ans, et vint ensuite prendre le bonnet de docteur à Altorf le 29 juin 1630. Il obtint la place de médecin de sa ville natale, il en fut même échevin; mais rien ne lui fit plus d'honneur que l'établissement de l'académie des Curieux de la nature, en 1652. On le doit à ses soins, et il en fut le premier président sous le nom de Jason. Ce médecin mourut le 17 novembre 1665, et laissa quelques mémoires dans le goût de ceux que l'académie d'Allemagne a insérés dans ses recueils. — *Schediasmata bina curiosa de lapide hæmatite et œtite. Lipsiæ*, 1665, in-8°, avec figures. Il a mis à la tête de cet ouvrage une dissertation *De sanguine*, et dans l'un et l'autre de ces mémoires il a glissé des remarques sur les hémorrhagies et sur les plaies mortelles ou non mortelles; mais Haller, qui en parle, n'en fait pas grand cas. — *Schediasma curiosum de unicornu fossili. Uratislaviæ*, 1660, in-8°, avec l'*Anchora sacra* de J. M. Fehr, qui succéda à Bausch dans la place de président de l'académie des Curieux de la nature. — *Schediasma posthumum de cæruleo et chrysocolla. Ienæ*, 1668, in-8°.

Apr. J.-C. 1605. — SLEGEL (Paul-Marquard) vint au monde à Hambourg en 1605. Il aima à voyager, mais ce fut pour se perfectionner dans toutes les parties de la médecine. A cet effet, il parcourut l'Allemagne, la France, la Hollande, l'Angleterre, l'Italie, et vint terminer ses courses laborieuses à Gênes, où il prit le bonnet de docteur. En 1638, il fut nommé professeur de botanique et directeur du jardin de l'Université de cette ville; et peu de temps après, médecin de Guillaume III, duc de Saxe-Weimar. Mais ces avantages ne purent contre-balancer l'amour de la patrie, qui le rappelait à Hambourg; il y revint en 1642, pour remplir la charge de premier physicien ou médecin pensionnaire. Satisfait d'avoir obtenu cet emploi, il n'eut d'autre ambition que de s'acquitter des devoirs qu'il lui imposait; et comme il le fit avec tout le zèle et la prudence possible, il mérita l'estime de ses concitoyens et l'emporta dans le tombeau, le 20 février 1653. — Ce médecin fut un des plus zélés partisans de Guillaume Harvey. Il poussa les preuves de la circulation du sang jus-

qu'au dernier degré d'évidence; et pour convaincre ses contemporains, qui résistaient à la vérité de cette découverte, il mit au jour l'ouvrage suivant :

De sanguinis motu Commentatio, in qua præcipue in Joannis Riolani sententiam inquiritur. Hamburgti, 1650, in-4°. C'est l'opinion de Riolan sur les usages de la veine porte, qu'il attaque dans cet écrit.

Après J.-C. 1606. — OELHAF (Joachim), de Dantzick, fut promu au doctorat de la faculté de médecine de Montpellier en l'année 1600. Il remplit la charge de physicien de sa ville natale, où il enseigna encore l'anatomie, et il mourut le 20 avril 1630, à l'âge de 60 ans. Ses ouvrages sont :

Disputatio de fœtu humano. Gedani, 1607, in-4°. — *De usu ventriculorum cerebri. Ibidem*, 1616, in-4°. — *De seminario pestilenti intra corpus vivum latitante. Ibidem*, 1626, in-4°. *Francofurti*, 1638, in-4°. — *An ventriculi actio primaria sit chylosis? Gedani.* 1630, in-4°. — *De renum officio in re medica et venerea.* — Tous ces ouvrages ne sont que de petites pièces académiques. La dernière a reparu après la mort de l'auteur, avec le traité de Thomas Bartholin qui est intitulé : *De usu flagrorum in re medica et venerea. Hafniæ*, 1670, in-8°.

Apr. J.-C. 1606, env. — CARRERO (Pierre Garcie), médecin du dix-septième siècle, était de Calahorra, ville d'Espagne dans la Vieille-Castille. Il prit le bonnet de docteur dans l'université d'Alcala de Hénarès, où il fut ensuite très-considéré dans la première chaire de sa faculté. C'est à la profondeur de sa sience et aux succès constants de ses cures, qu'il dut la réputation dont il jouit; elle passa à la cour de Philippe III, qui le mit au nombre de ses médecins, et Carrero y soutint avantageusement l'opinion qu'on avait conçue de son mérite. Ses ouvrages contribuèrent aussi à sa réputation, ils la portèrent même dans les pays étrangers. Voici les titres sous lesquels ils ont paru :

Disputationes medicæ et commentaria in omnes libros Galeni de locis affectis. Compluti, 1605, 1612, in-f°. — *Disputationes medicæ et Commentaria in fen primam libri primi Avicennæ. Compluti*, 1611, 1617, in-folio. *Burdigalæ*, 1628, in-folio, avec ses

Disputationes et Commentaria in fen primam libri quarti Avicennæ, par les soins de Pierre Ferriol, docteur en médecine et disciple de l'auteur.

Ap. J.-C. 1666. — CORTE dit CURTIUS (Barthélemi) naquit, en 1666, à Milan, dans une famille noble. Il embrassa la profession de médecin par goût, et l'exerça avec d'autant plus de désintéressement, que l'état d'aisance dont il jouissait l'avait mis dans le cas de se passer de la fortune qu'il aurait pu acquérir par ses talents. Il s'attacha particulièrement au soulagement des pauvres qu'il aida autant de sa bourse que de ses conseils ; sa charité envers eux était active, compatissante et généreuse. Mais comme l'esprit de piété l'animait dans toutes ses actions, il forma le dessein de passer sa vie dans un carême perpétuel ; et pour cacher aux yeux du public le motif de pénitence qui lui avait fait prendre ce parti, il donna pour motif sa santé qui s'accommodait mieux du régime maigre que du gras. Corte fut d'ailleurs extrêmement laborieux : il s'occupa non-seulement de l'étude de sa profession, mais encore de l'histoire et de la philosophie ; il écrivit même différents ouvrages qui lui ont mérité l'estime des savants. Voici les titres sous lesquels ils ont paru :

Lettera nella quale si dinota da qual tempo probabilmente s'infonde nel feto anima ragionevole. Milan, 1702, in-8°. Le temps auquel le fœtus reçoit l'âme raisonnable, est le sujet de cette lettre. — *Riflessioni sopra alcune opposizioni addutte contro del Salasso.* Milan, 1713, in-8°. Il combat les raisons que les adversaires de la saignée ont coutume d'apporter contre l'usage de ce puissant remède. — *Osservationi sopra la relazione fatta del suo opuscolo intitolato : Riflessioni*, etc. Milan, 1714, in-8°. Il continue de défendre la saignée et de résoudre les nouvelles objections qu'on avait faites contre elle. — *Notizie istoriche intorno a medici scrittori Milanesi, le a principali ritrovamenti fatti in medicina degl'Italiani.* Milan, 1718, in-4°. C'est un abrégé de la vie des médecins italiens, spécialement de Milan et de Pavie, dans lequel il est parlé de leur naissance, de leur mort, de leur épitaphe, et de leurs principales découvertes. Lazare-Augustin Cotta et Jean de Sitonis ont fait des additions à cet ouvrage, qu'ils ont augmenté d'un catalogue des médecins de

Milan du quinzième siècle. — *Lettera intorno all' aria et vermicivoli se cagioni della peste.* Milan, 1720, in-8°. Il s'attache à discuter la question, si c'est à l'air ou aux vermisseaux qu'il faut attribuer la cause de la peste. — *Lettera apologetica intorno a gli effluvii, si organici, o inorganici, cagioni della peste.* Milan, 1721, in-8°. Cette lettre roule sur la nature du miasme qui engendre la peste. Voyez l'*errata*.

Apr. J.-C. 1606. — CONRINGIUS (Herman), savant médecin et historien du dix-septième siècle, était de Norden, en Ost-Frise, où il naquit le 9 novembre 1606. Il étudia à Helmstadt, et il y reçut les honneurs du doctorat en philosophie et en médecine l'an 1636. Le jour de sa promotion, il se maria. Peu de temps après, on le nomma à la chaire de physique dans l'Université de la même ville ; mais, au bout d'un an, il passa à celle de médecine, et dans la suite il y enseigna le droit public. En 1649, la princesse régnante d'Ost-Frise l'honora du titre de conseiller-médecin de sa personne ; Christine, reine de Suède, en fit de même l'année suivante ; et successivement il fut reconnu en cette qualité à la cour de la plupart des rois, princes et électeurs d'Allemagne. — Conringius était extrêmement versé dans les affaires publiques et l'histoire moderne, et pour cette raison il fut souvent consulté par les princes de l'empire. Ses écrits sont en grand nombre. Il y en a beaucoup qui traitent de la jurisprudence et de l'histoire ; et parmi ceux-ci on estime les sept dissertations ; *De antiquitatibus academicis*, qui sont très-curieuses. La meilleure édition est celle de Gottingue de 1739. Je passe sur ses autres ouvrages en ce genre, pour m'arrêter à ceux qui concernent le médecine.

De calido innato liber unus. De morte et vita libri duo. De origine formarum liber unus. Omnia ad Aristotelis sententiam elaborata. Lugduni Batavorum, 1631, in-8°. *Helmæstadii*, 1617, in-4°. — *De anima liber unus. Helmæstadii*, 1640, in-8°. — *De vitiis nutritionis libri duo. Ibidem*, 1640, in-12. — *De sanguinis generatione et motu animali opus novum. Ibidem*, 1643, in-4°. *Lugduni Batavorum et Amstelodami*, 1648, in-8°. — *De Germanicorum corporum habitus antiqui et novi causis, dissertatio. Helmæstadii*, 1645, 1652, 1666, in-4°. *Francofurti ad Mœ-*

num, 1727, in-8°. Il y recherche pourquoi les Allemands de son temps étaient si différents, quant à la figure, des anciens Germains, qui avaient tous la taille haute, la peau blanche, les yeux bleus et les cheveux d'un blond doré. — *De hermetica Ægyptiorum vetere et Paracelsicorum nova medicina. Helmæstadii*, 1648, 1669, in-4°. Il met la personne et les écrits d'Hermès au rang des choses douteuses; il assure que les Égyptiens n'ont point inventé la médecine, et qu'il était tard quand la chimie a commencé à être cultivée chez eux. Il s'étend assez au long sur Paracelse, dont il parle comme d'un charlatan malheureux dans ses cures, d'un homme effronté et sans mœurs, et qui n'a d'autre mérite littéraire que celui d'avoir adroitement compilé ce que des auteurs avaient écrit avant lui. — *Introductio ad universam artem medicam, singulasque ejus partes. Helmæstadii*, 1654, in-4°. *Ibidem*, 1687, in-4°, avec les augmentations de Schelhammer. *Spiræ*, 1688, in-4°. *Halæ*, 1726, in-4°, avec la préface de Frédéric Hoffmann, et le recueil des pièces que J. Rodius, Gaspard Bartholin et Castellus ont publiées sur cette matière. L'auteur fait mention de ceux qui ont écrit sur les différentes parties de la médecine, et donne son jugement sur leurs ouvrages. C'est un traité dont le but est le même que celui que le célèbre de Haller s'est proposé dans ses notes sur la méthode d'étudier la médecine par Boerhaave. Mais les jugements de Conringius paraissaient trop ménagés à M. de Haller, qui a parlé avec plus de franchise. Il avoue cependant avoir tiré bon parti de ce traité de Conringius; je fais un aveu semblable au sujet de celui du savant Haller, à qui je reconnais devoir une grande partie des choses que j'ai réunies dans ce dictionnaire.

Exercitationes de fermentatione Platonica. Francofurti, 1639, 1643, in-8°, avec le *Thessalus in chymicis redivivus*, et l'*Anatomia fermentationis Platonicæ* d'Antoine Gonthier Bilich. — *Introductio de doctrina pathologica. Brunsvigæ*, 1648, in-4°. avec les Centuries d'observations de Philippe Salmuth. — *Dissertatio physiologica de lacte. Groningæ*, 1655, in-12, avec les dissertations d'Antoine Deusingius: *De motu cordis et sanguinis, itemque de lacte ac nutrimento fœtus in utero.* — *Discursus ex Hermetica medicina de mor-*

borum remediis magicis et unguento armario. Norimbergiæ. 1662, in-4°, dans l'ouvrage intitulé : *Theatrum sympatheticum auctum.*

Conringius mourut le 12 décemb. 1681, âge de 75 ans. Henri Meibomius fit cette épitaphe à sa louange :

HOC TUMULO
CLAUDITUR REGUM PRINCIPUMQUE
CONCILIARIUS,
JURIS NATURALIS GENTIUM PUBLICI DOCTOR,
PHILOSOPHIÆ OMNIS PERITISSIMUS PRACTICÆ
ET THEORETICÆ,
PHILOLOGUS INSIGNIS, ORATOR, POETA,
HISTORICUS, MEDICUS, THEOLOGUS :
MULTOS PUTAS HIC CONDITOS?
UNUS EST HERMANNUS CONRINGIUS SÆCULI
MIRACULUM.
POSUIT HENRICUS MEIBOMIUS.

Il n'y a point d'exagération dans cette inscription funèbre, car on peut dire avec vérité que Conringius a été le plus savant Allemand de son temps, qu'il a excellé dans toutes sortes de genres, et que tous ses ouvrages méritent d'être lus. Sa réputation s'étendit jusqu'en France; et Louis XIV, le jugeant digne de ses libéralités, lui donna, en 1664, une pension de mille livres, qui lui a été payée pendant plusieurs années. La façon de penser de ce grand roi est bien contraire à celle du père Bouhours, qui a si mal parlé du génie allemand. Mais le bienfait dont il a honoré Conringius n'est rien en comparaison de ceux que ce médecin a reçus de la princesse d'Ost-Frise, de la reine Christine et du duc de Brunswick, qui sut l'attacher à l'université de Helmstadt. Tout cela dépose merveilleusement en faveur de notre auteur; on lui a cependant fait bien des reproches sur sa passion pour l'Allemagne et sur sa crédulité, qui lui ont fait avancer plusieurs choses au hasard, surtout lorsqu'elles ont paru favorables à sa patrie.

Ap. J.-C. 1607 env. — TERILLUS (Dominique), médecin de Venise, florissait au commencement du dix-septième siècle. Les ouvrages qui sont sortis de sa plume méritent d'être lus pour les bonnes choses qu'on y trouve. Ils ont paru sous ces titres :

De vesicantium recto usu ac utilitatibus, mirificisque in praxi eorum fructibus. Venetiis, 1607, in-4°. L'auteur, qui employait fréquemment les vésicatoires dans sa pratique, fait voir combien l'usage en est avantageux dans plusieurs maladies, et surtout dans celles où l'humeur morbifique s'est déplacée par métastase. — *De causis mortis repentinæ distinctissima tractatio. Ibidem*, 1615, in-4°. La description de la vie humaine est rendue avec toutes les expressions qui la caractérisent. L'histoire de la mort est tracée d'après l'observation, et c'est d'elle que les causes de la mort subite sont déduites; l'anévrisme en est une assez fréquente, suivant ce médecin. — Il ne faut point le confondre avec Dominique Terelius de Lucques, qui a écrit deux livres, *De generatione et partu hominis*, imprimés à Lyon en 1578, in-8°.

Ap. J.-C. 1607. — BESLER (Michel-Rupert), fils de Jérôme, naquit en 1607, à Nuremberg. Après avoir pris ses degrés à Altorf, il revint dans sa patrie, où il pratiqua la médecine avec beaucoup de réputation, et fut quatre fois doyen du collége. Il mourut en 1661, et laissa au public quelques ouvrages intéressants :

Admirandæ fabricæ humanæ mulieris partium generationi potissimum inservientium et fœtus, fidelis quinque tabulis, ad magnitudinem naturalem et genuinam, typis æneis impressis, hactenus nunquam visa delineatio. Noribergæ, 1640, in-folio. L'auteur a joint assez de détails physiologiques à ce qu'il a écrit sur la structure des parties. Ses planches, qui sont tirées pour la plupart des ouvrages de Fabrice d'Aquapendente, sont encore plus grossières que celles de cet anatomiste. — *Observatio anatomico-medica singularis cujusdam trigeminos nixæ. Ibidem*, 1644, in-4°. Il n'y avait qu'un seul placenta pour ces trois enfants; mais comme chacun d'eux avait son cordon, cette masse, qui semblait ne former qu'un tout uniforme, n'avait pris cette figure que par la réunion des trois placentas en un seul corps. On remarque assez souvent la même chose dans le cas des jumeaux. — *Gazophylacium rerum naturalium nunquam editarum cum figuris æneis. Norimbergæ*, 1642, in-folio. Cet ouvrage ne contient presque que des planches, avec les noms et une très-courte description de quelques simples rares, et d'un plus grand nombre d'oiseaux, de poissons et de coquillages. Il y a une autre édition de ce recueil qui a paru à Leip-

sic, en 1716, in-folio, sous le titre de *Rariora musæi Besleriani, quæ Michael Rupertus et Basilius Beslerus collegerunt*, avec les Commentaires de Jean-Henri Lochner. On y trouve la plupart des planches de l'édition de Nuremberg, si l'on en excepte celles qui représentent les plantes; mais on les a remplacées par quantité de figures de fossiles, d'animaux et de coquillages que Basile Besler avait fait graver, et dont il avait enrichi un recueil imprimé à Nuremberg, en 1616, in-f°., forme d'atlas, sous le titre de *Continuatio rariorum et aspectu digniorum varii generis, quæ collegit et suis impensis ære incudi curavit et evulgavit.*

M. Carrère ne renvoie la naissance de Michel-Rupert Besler, à la fin du seizième siècle, que pour sauver la contradiction qui résulte de la naissance d'un auteur, en 1607, et de la publication d'un de ses ouvrages, en 1613; mais ce nouveau bibliographe est dans l'erreur, et il n'y est tombé que parce qu'il a confondu l'*Hortus Eystetensis*, imprimé à Nuremberg en 1613, avec le *Gazophylacium* dont la première édition est de 1642.

Apr. J.-C. 1607. — LOSEL (Jean) naquit à Brandebourg, dans la Prusse, le 26 août 1607. Il fut reçu maître ès-arts à Kœnisberg, le 15 avril 1622, et voyagea ensuite en France, en Angleterre et en Hollande. Comme le sujet principal de ses voyages était de s'instruire dans la médecine, il s'arrêta à Leyde, où il se proposait de demander le bonnet de docteur, qu'il obtint. Bientôt après, il retourna dans sa patrie et il lui fit part des connaissances qu'il avait acquises dans les pays étrangers. Pour le faire avec plus de fruit, il se présenta à l'université de Kœnigsberg qui lui donna une chaire du troisième ordre, en 1639, et le nomma ensuite professeur d'anatomie et de botanique. Losel remplit ces charges avec honneur jusqu'à sa mort, arrivée à Kœnigsberg le 30 mars 1655. Le public lui doit les ouvrages suivants :

De podagra tractatus, morbi hujus indolem et curam diligenter exponens. Rostochii, 1636, in-16, 1638, in-4°. *Lugduni Batavorum*, 1639, in-12, avec l'*Encomion podagræ* de Jérôme Cardan. — *Scrutinium renum. Regiomonti*, 1642, 1645, in-4°. Ce médecin s'est étendu fort au long sur la structure des reins, mais presque toujours d'après les auteurs qui ont écrit sur cette partie. Il y a joint deux planches représentant les voies urinaires, qui ne sont rien moins que bonnes. — *Citrium prægnans. Ibidem*, 1645, in-4°. — *De theriaca Andromachi. Ibidem*, 1655, in-4°. — *Plantarum rarum sponte nascentium in Borussia catalogus. Ibidem*, 1655, in-4°, sans figures. On doit cette édition au fils de l'auteur; il la donna peu de mois après la mort de son père. *Francofurti*, 1673, in-4°. *Regiomonti*, 1703, in-f°, sous le titre de *Flora Prussica, sive plantæ in regno Prussiæ sponte nascentes*, avec 88 planches, par les soins de Jean Gotsched, professeur de médecine. On y trouve la description de 761 plantes, la plupart aquatiques, ou de la classe des mousses et des champignons.

Ap. J.-C. 1608 env. — SILVATICUS (Jean-Baptiste), de Milan, prit le bonnet de docteur dans la faculté de médecine de l'université de Pavie. Son premier objet fut de se fixer dans sa ville natale, et, à cet effet, il se fit recevoir dans le collége. Mais, comme il changea bientôt d'avis, il retourna à Pavie, où il obtint une chaire et parvint enfin à celle de professeur primaire, qu'il remplissait encore à sa mort arrivée en 1621. Ce médecin a écrit beaucoup d'ouvrages qui sont, pour la plupart, d'autant moins intéressants, que l'auteur y a fait entrer toutes ces discussions scolastiques qui étaient au goût des professeurs de son temps.

De secanda in putridis febribus salvatella, deque nostro in secandis venis modo, cum antiquo comparato. Mediolani, 1584, in-4°. C'est un recueil de lettres adressées à Joseph Casatus, médecin de Milan. — *De frigidæ potu post medicamentum. Ibidem*, 1586, in-4°. — *Institutio medica de iis qui morbum simulant deprehendendis. Ibidem*, 1595, in-4°. *Francofurti*, 1631, 1670, in-12. — *Tractatus duo. I. De materia turgente. II. De anevrysmate. Vicentiæ*, 1595, in-4°. *Venetiis*, 1600, in-4°. La plupart des chirurgiens de son temps mettaient l'anévrisme externe au rang des maladies incurables, et ne pouvaient pas se persuader qu'il était possible d'en entreprendre la cure. Silvaticus cherche à les désabuser dans le second traité, où il leur propose la méthode de Paul d'Egine que les Arabes avaient adoptée. — *Tractatus de compositione et usu the-*

riacæ andromachi. Heidelbergæ, 1597, in-8°. *Francofurti*, 1600, in-8°. *Lugduni*, 1607, in-8°. — *Controversiæ medicæ numero centum. Mediolani*, 1601, in-4°. *Francofurti*, 1601, in-4°. — *Galeni historiæ medicinales. Hanoviæ*, 1605, in-folio. — *De unicornu, lapide bezoar, smaragdo et margaritis, eorumque in febribus pestilentibus usu. Bergami et Venetiis*, 1605, in-4°. C'est ainsi que nos bons aïeux farcissaient leurs malades de ces remèdes inutiles que notre siècle plus éclairé a heureusement bannis de la pratique. — *Collegii Mediolanensium medicorum origo, antiquitas, necessitas, etc. Mediolani*, 1607, in-4°. — *Medicus. Mediolani*, 1611, in-8°. — *De anno climacterico tractatus. Ticini*, 1615, in-8°.

Ap. J.-C. 1608. — BATE (George), de Burton dans le comté de Buckingham en Angleterre, naquit vers l'an 1608. Il n'eut pas plutôt reçu le bonnet de docteur en médecine à Oxford, le 7 juillet 1637, qu'il passa à Londres, où il se fit agréger au Collége royal. La réputation qu'il acquit dans cette ville, lui mérita les premières places; il fut médecin de Charles Ier, d'Olivier Cromwel, de Charles II, et la Société royale de Londres le mit au nombre de ses membres. Il était entré dans cette illustre compagnie de savants plusieurs années avant sa mort arrivée le 19 avril 1669. Jean Shipton, apothicaire de la capitale, qui avait préparé, pendant près de vingt ans, les médicaments dont ce médecin faisait usage dans sa pratique, en a formé un recueil alphabétique qui a paru sous ce titre :

Pharmacopœa bateana. Londini, 1688, in-8°, 1691, in-12, 1694, in-8°. *Francofurti*, 1702, in-12. *Amstelodami*, 1731, in-12, et ailleurs. Guillaume Salmon, professeur en médecine, a traduit cette Pharmacopée en anglais, dont il y a des éditions de Londres, 1694, 1706, 1713 et 1720, in-8°. — George Bate a donné quelques observations sur le *Rachitis* ou la chartre des enfants, qui ont été publiées avec ce que Glisson a écrit sur cette matière; Londres, 1668, in-8°. La Haye, 1682, in-4°. Il a aussi composé un traité sur la comparaison des eaux de Bath avec celles d'Aix-la-Chapelle.

Ap. J.-C. 1608. — BORELLI (Jean-Alphonse), excellent philosophe et mathématicien, naquit à Naples le 28 janvier 1608. Il passa sa vie à enseigner dans les chaires les plus célèbres d'Italie, principalement à Florence et à Pise, où il mérita l'estime et la bienveillance des princes de la maison de Médicis. Il a aussi mérité l'estime du public par les ouvrages dont il l'a enrichi. Chirac en faisait tant de cas, au rapport de M. Portal dans son Histoire de l'anatomie et de la chirurgie, il en croyait même l'étude si propre à former le jugement des jeunes médecins, qu'il voulut fonder à Montpellier une chaire perpétuelle dans laquelle on expliquerait les écrits de notre auteur. Mais ce projet n'eut point lieu. — Borelli n'a cessé de travailler que dans les dernières années de sa vie; il se retira alors à Rome, où il mourut le 31 décembre 1679, dans la maison des clercs réguliers de Saint-Pantaléon, où il vivait comme s'il eût été religieux. Ce fut principalement pendant son séjour à Pise, qu'il s'appliqua à la dissection des animaux; et quoiqu'on ne puisse pas le ranger au nombre des savants anatomistes, il fit de si belles remarques sur la structure des parties, qu'il parvint à exposer mécaniquement la théorie des mouvements qui s'observent dans les corps des être vivants. La grande connaissance qu'il avait des mécaniques, lui a frayé le chemin à la plupart de ses découvertes : il s'est aussi prévalu de celles de Lower; mais il a connu la structure du cœur avant ce médecin anglais, et il dit lui-même qu'en 1657 il était déjà au fait de tout ce qui concerne l'admirable disposition de ce viscère. On ne peut, en effet, lui refuser l'honneur d'avoir bien parlé des fibres musculaires du cœur, et d'avoir également bien expliqué le mouvement de cet organe, ainsi que celui du sang dont il remplit les artères; mais comme il a calculé les forces des fibres du cœur suivant les principes d'une théorie toute géométrique, il a exagéré la somme qu'il fait monter au poids immense de 180,000 livres. Tout ce qu'il dit, d'ailleurs, n'est point exposé avec une égale netteté, il explique assez obscurément le mécanisme de la contraction du cœur; car il suppose un gonflement intérieur de ce viscère qui chasse le sang de ses cavités, pendant qu'il ne paraît extérieurement que peu de changement à sa figure. Mais, pour bien apprécier les sentiments de notre auteur, il est nécessaire de recourir à ses ouvrages; il a traité de

différentes matières, ainsi que l'annoncent les titres qu'il leur a donnés :

Della causa delle febri maligne. Pise, 1658, in-4°. — *De renum usu judicium. Argentorati,* 1664, in-8°, avec le traité de Bellini, intitulé : *De structura renum.* — *Tractatus de vi percussionis. Bononiæ,* 1667, in-4°. *Lugduni Batavorum,* 1686, in-4°. — *Historia et meteorologia incendii Æthnei,* 1669. *Accedit responsio ad censuras R. P. Honorati Fabri contra librum de vi percussionis. Regii Julii,* 1670, in-4°. — *De motionibus naturalibus à gravitate pendentibus. Bononiæ,* 1670, in-4°. Jean Broen en a procuré une autre édition, sous le titre d'*Atrium physicomathematicum. Lugduni Batavorum,* 1680, in-4°, avec figures. Cet ouvrage semble avoir été fait pour faciliter l'intelligence du livre *De motu animalium,* que l'auteur se proposait de mettre au jour. — *De motu animalium, opus posthumum. Pars prima. Romæ,* 1680, in-4°. Il y explique le mouvement musculaire par les règles des mathématiques, il est même un des premiers qui aient fait usage de ces règles pour connaître les lois de l'économie animale. Il prouve que les muscles se raccourcissent lorsqu'ils se contractent, et il compare leur action sur les os, auxquels ils sont attachés, à celle que les cordages produisent sur les leviers. *Pars altera. Romæ,* 1681, in-4°. Cette seconde partie est presque toute physiologique; elle traite du mouvement du cœur, du poumon, du foie, des reins, du cerveau, ainsi que de la nutrition. On doit cette édition au général des Pères *delle scole pie;* mais nous en avons d'autres : *Lugduni Batavorum,* 1685, deux volumes in-4° avec figures. — *Ibid.,* 1711, deux volumes in-4°, avec les méditations de Jean Bernouilli sur les mouvements des muscles. *Neapoli,* 1734, deux volumes in-4°. *Hagæ Comitis,* 1743, in-4°, avec les dissertations physico-mécaniques du même Bernouilli, *De motu musculorum, De effervescentia, De fermentatione;* on trouve encore ce traité de Borelli dans la Bibliothèque anatomique de Manget. Genève, 1685, in-folio.

Ap. J.-C. 1609. — DIEMERBROECK (Isbrand de) était de Montfort dans la seigneurie d'Utrecht, où il vint au monde le 13 décembre 1609. Ses parents l'envoyèrent de bonne heure à Utrecht, pour y prendre les premières notions des lettres et de là ils le firent passer à Leyde, où il étudia les humanités sous Daniel Heinsius, la philosophie sous Gaspar Barlæus, et la médecine sous Otton Heurnius. Ce cours d'études demanda du temps, et ce ne fut qu'après l'avoir bien employé, que Diemerbroeck se rendit à Angers pour y prendre le bonnet de docteur en médecine. Il ne l'eut pas plutôt reçu qu'il revint dans sa patrie, dans le dessein de s'établir à Nimègue. La peste, qui faisait de grands ravages dans cette ville, ne l'effraya pas; il se consacra au service de ses malheureux habitants, à qui il fut de la plus grande utilité pendant les années 1636 et 1637. Peu de temps après, il quitta Nimègue et se rendit à Utrecht, où il épousa Élisabeth van Gessel le 18 octobre 1642, et attendit patiemment qu'il se présentât quelque emploi de sa convenance dans l'université. La chaire de professeur extraordinaire qu'occupait Guillaume Straten, devint vacante en 1649, et Diemerbroeck l'obtint le 7 de juin de cette année; mais le 14 avril 1651, il passa à la chaire ordinaire d'anatomie et de médecine. Il fut deux fois recteur de l'université d'Utrecht, à qui il procura beaucoup de réputation par ses connaissances théoriques et pratiques, et par le concours d'écoliers qu'il y attira jusqu'à sa mort arrivée le 17 novembre 1674. Jean-George Grævius, professeur d'éloquence, fit son oraison funèbre. — Ce médecin ne borna pas ses travaux à l'enseignement public; il s'occupa encore de ceux du cabinet, d'où sortirent les ouvrages que nous avons sous ces titres :

De peste libri quatuor. Arenaci, 1644, in-4°. *Amstelodami*, 1665, in-4°, avec des augmentations. *Genevæ*, 1721, in-4°, avec quelques autres traités de médecine. L'auteur ne conseille que des sudorifiques, et en particulier la thériaque, dans la cure de la peste; le régime chaud est encore celui qu'il préfère dans le traitement de la petite vérole. — *Oratio de reducenda ad medicam chirurgia. Ultrajecti*, 1649, in-folio. C'est le discours qu'il prononça à son installation dans la chaire de professeur extraordinaire. — *Disputationum practicarum pars prima et secunda, de morbis capitis et thoracis. Trajecti ad Rhenum*, 1664, in-12. — *Anatome corporis humani. Ibidem*, 1672, in-4°. *Genevæ*, 1679, in-4°. *Lugduni Batavorum*, 1679, 1683, in-4°. *Patavii*, 1688,

in-4°. En français, Lyon, 1695, in-4°, de la traduction de Jean Prost, médecin de cette ville. Les éditions de Genève et de Leyde sont préférables aux autres; elles sont plus correctes et les figures plus exactes. Il y a peu de réflexions originales dans l'anatomie de cet auteur; il a plus puisé dans les livres que consulté la nature; cependant il a présenté les objets avec tant de clarté et de précision, qu'il n'en mérite pas moins d'éloges. Les planches sont tirées de différents ouvrages. La description des muscles, des os et des vaisseaux est copiée de Vésale; quant à celle des viscères, Diemerbroeck a suivi des anatomistes plus récents. Il a parsemé ce traité de quelques observations, et c'est à peu près à cela que se réduit tout ce qui lui appartient. — Timann de Diemerbroeck, qui était docteur en médecine suivant certains auteurs, mais que Burmann dit simplement apothicaire d'Utrecht, dans son *Trajectum eruditum*, a recueilli et revu tous les ouvrages de son père qu'il a fait imprimer sous le titre d'*Opera omnia anatomica et medica. Ultrajecti*, 1685, in-folio, *Genevæ*, 1687, deux volumes in-4°. Outre les pièces que j'ai citées, on trouve dans ce recueil : *Tractatus de variolis ac morbillis : Observationum centuria : Disputationum practicarum pars tertia de morbis infimi ventris.* — Goelicke trouve à redire que Diemerbroeck ait donné un corps entier d'anatomie, au lieu de publier séparément le peu de découvertes qui lui appartiennent, sans les confondre avec celles des autres. Mais cette faute, qui lui est commune avec un grand nombre d'auteurs, se répète encore tous les jours. Goelicke l'accuse aussi de faire mal-à-propos de très-ennuyeuses digressions : quant à ses découvertes, il nous avertit de ne pas compter sur toutes; il ajoute même qu'il y en a quelques-unes qui sont plutôt des êtres d'imagination, que des choses d'expérience. Il fait encore remarquer que les figures de cet anatomiste ne sont pas toujours exactes, mais il a l'indulgence de rejeter ce défaut sur l'inadvertance du graveur.

Apr. J.-C. 1609. — HELWIG (Jean) de Nuremberg, où il vint au monde le 29 juillet 1609, de Christophe, fameux commerçant de cette ville, reçut de son père tous les secours possibles pour réussir dans son éducation littéraire. Il commença ses études de médecine à Altorf, où il suivit pendant quatre ans les plus habiles maîtres de l'université de cette ville. De là il passa à Bâle, à Montpellier, et enfin à Padoue, d'où il ne sortit qu'après avoir reçu les honneurs du doctorat en 1634. Il revint alors à Nuremberg et se fit agréger au collége des Médecins pendant le cours de la même année. Comme son mérite ne tarda pas à être connu dans sa patrie, il fut nommé en 1635 médecin ordinaire de l'hôpital, en survivance à Sigismond Rüdel. Il fut d'ailleurs extrêmement suivi dans cette ville, où sa pratique était également brillante et nombreuse. Malgré ces avantages fondés sur l'estime et la confiance de ses concitoyens, il abandonna Nuremberg en 1649, et se retira à Ratisbonne où il se distingua par les succès de ses cures jusqu'à sa mort arrivée en 1674. Il a écrit : — *Alphabetum jatricum, hoc est, brevis totius medicinæ Hippocraticæ in paucas tabulas redactæ delineatio. Norimbergæ*, 1631, in-folio. — *Observationes physico-medicæ posthumæ. Augustæ Vindelicorum*, 1680, in-4°, avec les notes de Luc Schroeck, qui est l'éditeur de ce recueil.

Après J.-C. 1609. — VAN DER LINDEN (Jean-Antonides) naquit à Enckhuysen le 13 janvier 1609. Il fut élevé avec beaucoup de soins, et après avoir fait à Leyde son cours de philosophie, qu'il avait commencé en 1625, il se décida pour l'étude de la médecine. Ce fut dans l'université de la même ville qu'il s'y appliqua pendant quatre ans sous les professeurs Othon Heurnius, Evalde Schrevelius, Adrien Falcoburgius, et Adolphe Vorstius. Au bout de ce terme il passa à Franequer, où il se logea chez Menelas Winsemius; mais il ne profita pas long-temps des instructions de ce nouveau maître, car il reçut de lui le bonnet de docteur le 18 octobre 1630. Six mois après, il se rendit à Amsterdam auprès de son père et il s'exerça à la pratique sous ses yeux; il s'y distingua même tellement après sa mort, qu'on l'appela à Franeker, en 1639, pour remplir la chaire que Winsemius avait laissée vacante. Il en prit possession le 25 novembre de la même année; mais comme il était le seul professeur de la faculté de médecine de cette ville, ainsi que l'avait été son prédécesseur, il fut obligé d'enseigner toutes les parties de cette science. Cette

surcharge ne l'empêcha cependant point de prendre soin des malades qui avaient recours à lui; et toute nombreuse que fût sa pratique, on l'engagea encore, en 1648, à accepter l'emploi de bibliothécaire. Il s'en acquitta avec tant d'attention, qu'il fit rentrer dans la bibliothèque quantité de livres qu'on en avait enlevés, et qu'il engagea plusieurs personnes opulentes à l'enrichir de leurs libéralités. Ce fut encore par ses sollicitations, autant que par ses soins, que les richesses du jardin des Plantes furent augmentées, et qu'on y bâtit un édifice riant et commode pour se mettre à l'abri des injures de l'air pendant les démonstrations.

Les exercices académiques et les malades, tout en grand nombre qu'ils étaient, ne pouvaient suffire à employer tout le temps de Van der Linden; il donnait encore des ouvrages au public. L'estime qu'on en fit les répandit bientôt hors de la Frise, et donna l'envie à d'autres universités d'en attirer l'auteur dans leurs écoles. En 1649, ceux d'Utrecht le sollicitèrent de venir enseigner chez eux; mais il n'accepta pas leurs offres. Les curateurs de l'académie de Leyde agirent plus efficacement en 1651; ils lui présentèrent, au mois de février, une chaire de médecine qu'il accepta, et dans laquelle il fut installé le 7 juin suivant. Il l'occupa jusqu'en 1664 qu'une maladie de peu de jours, causée par le froid, l'emporta le 5 mars, à l'âge de 55 ans. Jean Cocceïus, professeur en théologie, prononça son oraison funèbre le 11 du même mois. — Van der Linden laissa sa femme, Hélène Grondt, qu'il avait épousée en 1634, chargée de deux fils et de cinq filles. L'aîné, Henri, étudiait la médecine à Paris sous la conduite de Gui Patin. — Plusieurs auteurs ont peint Van der Linden dans leurs écrits. Le baron de Haller a dit de lui : *Vir græce doctus et latine, in praxi ad chemicam sectam inclinans et parum clinicus, ex judicio Guidonis Patini, amici Lindeniani, acuti cæterum ingenü scriptor.* Ceci ne peut manquer d'exciter la curiosité sur ce que Patin dit de Van der Linden. Il en parle en plusieurs endroits de ses lettres, mais nulle part plus au long que dans la 312° et la 397°. Voici ce qu'il en écrit dans la première : « Cet auteur est mort à Leyde » âgé de 53 (55) ans, d'une fièvre avec » fluxion sur la poitrine, après avoir » pris de l'antimoine et sans s'être fait

» saigner. Quelle pitié! Faire tant de
» livres, savoir tant de grec et de la-
» tin, et se laisser mourir de la fièvre et
» d'un catarrhe suffocant sans se faire
» saigner! J'aime mieux être ignorant et
» me faire saigner quelquefois..... Voilà
» comme meurent les fous et les chimis-
» tes. » Il s'exprime ainsi dans la seconde
lettre : « Van der Linden était un bon
» homme et riche, mais qui était féru de
» la chimie et de la pierre philosophale.
» N'est-ce pas là pour faire un bon mé-
» decin? Aussi haïssait-il notre bon Ga-
» lien. Il louait Hippocrate, Paracelse et
» Van Helmont, en quoi il imitait cet
» empereur qui avait dans son cabinet
» les portraits de Jésus-Christ, de Vé-
» nus, de Priape et de Flore. N'étaient-
» ce pas là des tableaux bien assortis?
» Il voyait peu de malades et ne faisait
» jamais saigner. Il faisait profession
» d'un métier qu'il n'entendait guère... Il
» est mort deux jours avant que son livre
» eût paru ; et sans l'antimoine, son Hip-
» pocrate aurait été beaucoup meilleur.
» J'en suis pourtant fâché, le reconnais-
» sant plus honnête homme qu'il n'était
» éclairé. Il y a de ces Hollandais qui
» sont rudes et qui ne se polissent qu'en
» voyageant. Van der Linden aurait bien
» fait de prendre un peu à Paris de notre
» bonne méthode qui l'aurait tiré de
» beaucoup d'erreurs. » Il y a du vrai
dans ce jugement; mais l'aversion de
Patin contre ceux qui aimaient la chimie
et l'anatomie a gâté la plupart des portraits qu'il a faits des médecins de son
temps.

Je passe maintenant aux ouvrages de
Van der Linden, voici leurs titres et
leurs éditions : — *Universæ medicinæ
compendium decem disputationibus
propositum. Franekeræ*, 1630, in-4°.
C'est le recueil de thèses qu'il a soutenues avant son doctorat. — *Manuductio
ad medicinam. Amstelodami*, 1637,
in-8°. Ce traité, dédié à Pierre Tulp,
fut d'abord imprimé à la tête de celui
qui suit, et à part sous le titre d'*Editio
altera, interpolata a Vopisco Fortunato Plempio, in academia Lovaniensi
antecessore; cum hujus epistola ad
studiosos suos. Lovanii*, 1639, in-12.
Halæ, 1720, in-12. — *De scriptis medicis libri duo. Amstelodami*, 1637,
1651, 1662, in-8°. L'auteur a augmenté
cet ouvrage à chaque édition. Après sa
mort, il en a paru une beaucoup plus
ample, sous le titre suivant : *Lindenius
renovatus, sive, Joannis Antonidæ*

*Van der linden de scriptis medicis li-
bri duo, etc., a Georgio Abrahamo
Mercklino. Norimbergæ*, 1686, in-4°.
Les additions de cette édition sont la
moitié du volume qui est de 1097 pages, sans en compter 160 pour la *Cynosura medica, sive rerum et materiarum index.* Cependant Mercklein a
ignoré plus de la moitié des ouvrages
et des auteurs. On peut juger de là
combien l'ouvrage de Van der Linden
est imparfait, sans parler des fautes
qu'on lui a reprochées. Il est vrai que
l'éditeur en a corrigé la plus grande
partie; mais il en a encore laissé beaucoup, et il en est passé bon nombre
dans la *Bibliotheca scriptorum medicorum veterum et recentiorum* de Jean-
Jacques Manget, où l'on a fait entrer
tout le *Lindenius renovatus.* Les ouvrages de Van der Linden et de Mercklein ont trop de rapport avec ce dictionnaire, pour ne point joindre ici la
note que donne le célèbre Haller dans
l'édition qu'il a publiée à Amsterdam,
en 1751, du traité intitulé : *Hermanni
Boerhaave methodus studii medici.* Il
s'exprime ainsi page, 972. *Vir græce et
latine eruditissimus, primus pleniorem
Bibliothecam omnium medicorum, qui
latine scripserunt, meditatus est, et
certe non mediocrem laborem impendit, ut etiam reconditos inde libros
gentis suæ hic hauserit* Nicolaus Antonius. *Ordo is est, ut brevem vitam
scriptorum tituli et editiones sequantur,
absque judiciis. Adjutores habuit* Joannem Van Horne, Carolum Offrendum,
Guidonem Patinum, Robertum de Far-
vaques, Petrum Neurat (*hunc Madriti*),
Nicolaum de Witte, *aliosque. Hoc opus
auxit et continuavit* Georgius Abraha-
mus Mercklinus *Norimbergensis, et sub
titulo.* Lindenii renovati *edidit Noribergæ*, 1686, in-4°, *post quem nemo
simile quid præstitit.* Hansii *enim*
Sloane *destinatus librorum suorum
census nunquam prodiit. Ait* Merckli-
nius, *trecentos se legisse catalogos,
auctores addidisse* 742, *vitas novas* 222,
auctas 22, *adjutum vero esse a* Wels-
chio, Luca Schroeckio, M. Hoffmanno,
P. Hermanno, *aliisque. Hoc opus equi-
dem non absque nævo est, neque facile
esse potest in tam fuso labore. Multi
scriptores bis censi sunt :* Nicolaus Severus et Nicolaus Stenonis *filius ;* Aloysius Cornarus et Ludovicus Cornelius;
Hieronymus Senis et Hieronymus ab
Aquapendente; Jacobus Berengarius et

Carpus; Michaël Villanovanus (Servetus); Sardianus et Oribasius; Theodorus Turquet et Theodorus Mayerne. *Neque nihil omissum fuisse quisquam aut credidit aut desideravit. Magnus tamen et utilis labor est, quo plurimum et usus est* I Douglassius, *et ego utor.* On pourrait ajouter que ceux qui ont écrit sur cette matière après Haller, en ont fait de même.

Medulla medicinæ partibus quatuor comprehensa. Franekeræ, 1642, in-8°. — *Adriani Spigelii opera quæ extant omnia. Amstelodami,* 1645, trois volumes in-folio. — *Hieronymi Cardani de utilitate ex adversis capienda libri quatuor serio emendati. Franckeræ,* 1648, in-12. — *Medicina physiologica, nova curataque methodo ex optimis quibusque auctoribus contracta, et propriis observationibus locupletata. Amstelodami,* 1653, in-4°. C'est proprement un ouvrage anatomique qui est distribué suivant les trois grandes capacités du corps humain. J'ai trouvé, dit Gui Patin, que tout ce livre n'était que de la crème fouettée; que cet homme était un homme docte, mais que c'était écrire *de anatomicis non anatomicus.* Le travail de Van der Linden mérite cependant quelque considération. Cet auteur a puisé dans d'assez bonnes sources. Vésale lui sert communément de guide, quoiqu'il le blâme dans plusieurs endroits; il a aussi eu recours à Galien, dont il a souvent consulté les écrits dans leur langue originale. Il a admis les découvertes d'Harvey sur la génération, mais il ne lui accorde point celle de la circulation qu'il a fait remonter jusqu'à Hippocrate. Il attribue à Salomon Albert la découverte de la valvule du colon; il croit la substance du cerveau insensible; il n'est point du sentiment de Posthius qui donne six muscles à l'urètre, et il n'en admet que quatre avec Spigélius; il pense, avec Arantius, que l'ouraque est un ligament dans l'état naturel; il fait une description très-détaillée de l'oreille; ce qu'il dit des muscles est assez étendu; il communique les recherches qu'il a faites sur l'organe de la vue, et en parlant des muscles il fait mention du petit *complexus* de Winslow.

Dissertatio de lacte. Groningæ, 1655, in-16, avec deux dissertations d'Antoine Deusingius, l'une *De motu cordis,* l'autre *De lacte.* — *Selecta medica et ad ea exercitationes Batavæ. Lugduni Batavorum,* 1650, in-4°. Ce recueil contient seize pièces, dont plusieurs sont curieuses. — *Cornelii Celsi de medicina libri octo, recogniti. Lugduni Batavorum,* 1657, 1665, in-12. Gui Patin a beaucoup contribué à cette édition, en communiquant à Van der Linden des exemplaires corrigés de la main de Fernel, de Scaliger et d'autres savants : mais Thomas Bartholin prétend que notre éditeur a été trop hardi dans ses corrections sur Celse, aussi bien que dans celles qu'il a faites sur Hippocrate. — *De hemicrania menstrua historia et consilium. Ibidem,* 1660, 1668, in-4°. — *Meletemata medicinæ Hippocraticæ. Ibidem,* 1660, in-4°. On y trouve beaucoup de détails physiologiques, extraits des anciens, notamment des auteurs grecs qui ne brillaient pas dans cette partie. Jean-Jacques Dobelius a publié l'abrégé de cet ouvrage à Francfort en 1672, in-4°. — *Hippocrates de circuitu sanguinis. Lugduni Batavorum,* 1661, in-4°. Il entreprend de prouver qu'Hippocrate a connu la circulation du sang; mais une chose merveilleuse, c'est qu'avant que le célèbre Harvey eût démontré l'existence du mouvement circulaire de cette liqueur, aucun des modernes n'avait pas même soupçonné le médecin grec d'en avoir parlé. — *Oratio funebris in viri clarissimi Adolphii Vorstii, medicinæ et botanices professoris primarii, excessum. Lugduni Batavorum,* 1664, in-4°. — *Hippocratis Coi opera omnia græce et latine, duobus voluminibus comprehensa et ad omnes alias editiones accommodata. Ibidem,* 1665, in-8°. Il s'était proposé de faire des remarques sur Hippocrate, mais la mort le surprit avant d'avoir commencé à y travailler.

Apr. J.-C. 1609. — SPON (Charles) était de Lyon, où il vint au monde le 15 décembre 1609. Son aïeul, natif d'Ulm en Souabe, était venu établir à Lyon un commerce que son père y continuait avec avantage. A l'âge de douze ans, Charles fut envoyé à Ulm pour étudier les belles-lettres; il y fit tant de progrès, qu'à peine avait-il atteint sa quinzième année, qu'il excellait déjà dans la composition de toutes sortes de vers latins. En 1625 il quitta Ulm pour se rendre à Paris, où il s'appliqua à la philosophie, aux mathématiques, à l'astronomie et à la médecine sous les plus habiles maîtres; mais étant passé en

1632, à Montpellier, il y fut reçu docteur dans le cours de la même année. Il alla ensuite faire ses premiers essais de pratique au Pont-de-Vesle, petite ville de France dans la Bresse, et revint au bout de deux ans à Lyon, où il fut agrégé au collége des médecins le 7 août 1635. La réputation qu'il acquit dans cette ville se répandit si avantageusement, que Cousinot, premier médecin de Louis XIV, lui envoya, en 1645, des lettres de médecin du roi par quartier, comme une récompense due à son mérite. Spon fit voir qu'il en était digne; car la célébrité dont il jouissait, ne fit que s'accroître jusqu'à sa mort qui arriva à Lyon le 21 février 1684.—Comme ce médecin possédait parfaitement la langue grecque, et que d'ailleurs il aimait la poésie latine, il se mit, en 1636, à composer des vers qui rendent les maximes que l'on trouve dans les Aphorismes d'Hippocrate. Mais ayant appris que d'autres s'étaient occupés du même travail, il ne publia pas le sien, et se contenta de mettre en vers héroïques les Pronostics du même auteur, qu'il fit imprimer sous ce titre : — *Sibylla medica. Lugduni*, 1661, in-4°. Cet ouvrage est dédié à Gui Patin, son ami intime. — Spon a aussi composé une myologie en vers, qu'il s'était proposé de dédier à Belée, médecin de la princesse de Dombes, mais elle est demeurée en manuscrit parmi ses papiers. Manget a inséré cet ouvrage dans sa Bibliothèque anatomique, avec un autre traité qui est intitulé : *Musculorum microcosmi origo et insertio.* Voici un échantillon de la poésie de Spon au sujet des muscles occipitaux :

Binis occipitalibus
Ansis, quæ rapiunt auriculas retro,
    Ortum commodat occiput,
Ossis qua medium conspicitur latus :
    Fines auriculæ accubant,
Imo ad frontis eunt usque lacertulos.

On a encore de la façon de Charles Spon : *Appendice chimique à la pratique de Perade. Pharmacopée de Lyon.* Il est aussi éditeur de plusieurs bons ouvrages. Tels sont : —*Joannis Schenckii observationes medicæ. Lugduni*, 1644, in-folio. — *Hieronymi Cardani opera. Ibidem*, 1663, dix volumes in-folio.

Après J.-C. 1610 *env.* —PETRÆUS (Henri), né à Smalkalde au cercle de Franconie, étudia aux frais du prince de Hesse-Cassel, dont il était sujet; et

après avoir fait deux fois le voyage d'Italie, de France, d'Angleterre et de Hollande, il reprit la route d'Allemagne. Les langues de ces différents pays, qu'il avait apprises avec une facilité admirable, le mirent à portée de converser avec les savants, d'en lire les meilleurs ouvrages, et de faire une ample moisson de ces connaissances qui lui méritèrent l'accueil le plus distingué à son arrivée à Marpurg. On l'y nomma professeur d'anatomie, de botanique et de chirurgie en 1610, c'est-à-dire qu'on le crut digne d'être maître, avant que d'en avoir le titre, car il ne reçut le bonnet de docteur qu'en 1611. L'excès de l'étude jeta Petræus dans la mélancolie, dont il eut de fréquents accès. Celui du 19 mai 1820 fut si violent, qu'il se jeta par la fenêtre, se brisa la jambe, et ne fit que languir après cette chute. Les accidents qui survinrent à la fracture, l'emportèrent le 2 août de la même année, dans la trente-unième de son âge. Il fut beaucoup regretté et mérita de l'être, car les ouvrages qu'il a laissés font également preuve de la délicatesse de son génie et de son amour pour le travail. Voici les titres qu'ils portent :

Oratio encomiastica studii anatomici laudes et utilitates varias complectens. Marpurgi, 1610, in-4°. — *Nosologia harmonica, dogmatica et hermetica, tomus I. Marpurgi*, 1614, in-4°. *Tomus II. Ibidem*, 1616, 1623, in-4°. Le but de l'auteur, dans cet ouvrage, est de concilier la secte chimique, dont il était partisan, avec la galénique. — *Enchiridion chirurgicum*, en allemand. Marpurg, 1617, in-4°. — *Agonismata medica Marpurgensia. Marpurgi*, 1618, in-4°. — C'est un recueil de dissertations académiques. — *Epistola de singulari arthritide vaga scorbutica. Ulmæ*, 1628, in-4°, avec les observations de Grégoire Horstius.

Ap. J.-C. 1610.—MICHON (Pierre), connu sous le nom de l'abbé Bourdelot, était fils de Maximilien Michon et d'Anne Bourdelot, petite-nièce de Marie Bourdelot qui fut mère du fameux Théodore de Beze, ministre de Genève. Pierre naquit à Sens, où son père exerçait la chirurgie, le 2 février 1610. Il y apprit sous lui, les premiers principes de cet art et même quelque chose de la pharmacie et de la chimie; mais comme il se sentit du goût pour l'étude de la médecine, il voulut s'y préparer par celle de la philosophie. A cet effet, il vint trouver à Paris ses oncles maternels, Jean Bourdelot, avocat au parlement et maître des requêtes de la reine Marie de Médicis, et Edme Bourdelot, médecin du roi Louis XIII. Il fit son cours de philosophie dans cette ville, et commença bientôt après celui de médecine. Ce fut alors que ses oncles voulurent qu'il portât leur nom; ils demandèrent, en 1634, à Louis XIII, les lettres de changement et les obtinrent. C'est en vertu de ces lettres que Michon ne fut plus appelé que Bourdelot.

En 1635, il suivit à Rome le comte de Noailles qui s'y rendait en qualité d'ambassadeur; mais Edme étant mort, son oncle Jean le rappela à Paris où il fut bientôt connu du prince de Condé, Henri II, qui voulut l'avoir auprès de lui en qualité de médecin, quoiqu'il ne fût pas assez avancé dans son cours aux écoles de la faculté de Paris, pour y être reçu docteur. Bourdelot suivit ce prince au siège de Fontarabie en 1638; mais la nouvelle de la mort de son oncle le fit revenir en diligence, pour recueillir sa succession qui était opulente. A son arrivée, il trouva la plupart des effets soustraits et divertis; il ne lui resta que la bibliothèque qui, au rapport de Gui Patin, valait environ 8000 francs. Il s'empressa de mettre ordre à ses affaires, pour aller rejoindre le prince de Condé qu'il suivit encore en Roussillon; mais il revenait les hivers à Paris pour y faire ses actes dans les écoles de la faculté, où il prit enfin le bonnet de docteur en 1642. — La même année, il fut reçu médecin du roi; et peu de temps après, il commença à tenir, dans l'hôtel de Condé, une espèce d'académie composée de personnes savantes que M. le prince honorait souvent de sa présence. A la mort de celui-ci, Bourdelot fut retenu auprès de Louis de Bourbon, son fils aîné, aussi en qualité de médecin; il eut aussi la charge de veiller à la santé du duc d'Enghien, depuis M. le prince. — Il se présenta, en 1651, une nouvelle occasion de voyager. La reine Christine de Suède tomba malade, et le savant Saumaise, qu'elle avait fait venir auprès d'elle, lui conseilla d'appeler Bourdelot dont il connaissait le mérite. La reine suivit ce conseil, et fut si satisfaite des avis que ce médecin lui donna, qu'elle le renvoya à Paris avec un passe-port honorable, et qu'elle obtint pour lui l'abbaye de Macé vacante par la mort de

M. de Châteauneuf, garde des sceaux de France. Bourdelot avait travaillé depuis long-temps à se procurer les dispenses nécessaires pour posséder des bénéfices; dès le temps de son séjour à Rome, il les avait obtenues du pape Urbain VIII, mais sous la condition d'exercer la médecine gratuitement. Il l'observa fort religieusement; il donna même tous les jours charitablement des remèdes aux malades qui étaient dans l'indigence.

Après son retour de Suède, il tint son académie toutes les semaines dans sa maison, comme il avait fait à l'hôtel de Condé, et il continua ainsi jusqu'à sa mort qui arriva à Paris le 9 février 1685, au commencement de sa soixante-seizième année, par un accident bien funeste. Un valet mit inconsidérément un morceau d'opium dans le pot de roses muscates, dont il se servait ordinairement pour se purger. Il en prit un matin, et, ayant connu au goût ce que c'était, il en rejeta une partie; mais il ne laissa pas de demeurer près de 24 heures dans un tel état d'assoupissement, qu'il était tout à fait insensible. Comme dans cet état on s'empressait de l'échauffer, il fut brûlé au talon par une bassinoire; et il n'en sentit rien qu'après être revenu de son sommeil. Peu de temps après la gangrène s'y mit et il en mourut. — Nous avons de lui plusieurs ouvrages, comme celui des *Recherches et observations sur les vipères*, imprimé à Paris en 1670, in-12. Son but est de réfuter le sentiment de Charas qui faisait consister le venin de la vipère dans la seule colère de l'animal. *Du mont Etna. Relation des appartenances de Versailles. Histoire de la maladie et de la mort de M. de....* Paris, 1684, in-12, et trois volumes de ses *Conférences* recueillies par le sieur Galoys. Il a aussi laissé plusieurs manuscrits qui sont demeurés entre les mains de son neveu, M. Bonnet, ci-devant médecin de la reine et puis médecin de la chancellerie, qu'il a nommé son héritier à charge de porter à l'avenir le nom de Bourdelot. Celui-ci mourut au commencement de l'année 1709, âgé de 54 à 55 ans. Il était au moment de donner au public un grand ouvrage auquel il travaillait depuis plus de vingt ans; c'était une espèce de catalogue de tous les livres de médecine imprimés, avec la vie des auteurs et la critique de leurs écrits, qui aurait formé trois gros volumes in-folio. Ce qu'il en a fait est en manuscrit à la bibliothèque du Roi de France.

Apr. J.-C. 1610. — WHARTON (Thomas) naquit en 1610 dans le duché d'York. Il fut reçu docteur en médecine à Oxford à la recommandation du général Fairfax ; sa promotion date du 8 mai 1617. Il était alors membre du collège de la Trinité ; mais les troubles qui survinrent dans l'université d'Oxford, l'obligèrent à sortir de cette ville. Il se retira à Londres, où il s'appliqua à la pratique sous le docteur Jean Bathurst, et parvint en 1650 à se faire agréger au collège des médecins, dont il fut censeur pendant cinq ou six ans. Les talents de Wharton lui méritèrent encore la place de lecteur d'anatomie au collège de Gresham. Il en remplit les devoirs avec honneur, il se fit même de la réputation par son Adénographie, ou Traité des glandes, qu'il publia en 1656. On ne connaît point d'autre ouvrage de la façon de ce médecin ; soit que les malades aient absorbé tout son temps, soit que l'âge ait ralenti son goût pour l'anatomie, il en est demeuré à son histoire des glandes, quoiqu'il ait poussé sa carrière jusqu'au mois d'octobre ou de novembre 1673. Voici le titre sous lequel il a publié cette histoire :

Adenographia, sive, glandularum totius corporis descriptio. Londini, 1656, in-8°. Cette édition est préférable aux autres pour les figures qui, en général, ne sont pas bien excellentes. *Amstelodami,* 1659, in-12. *Noviomagi,* 1665, in-12. *Vesaliæ,* 1671, in-12. L'auteur avoue ingénument qu'il a profité des travaux d'autrui ; mais comme il n'a pas négligé les dissections, il donne aussi le résultat de ses recherches. C'est avec toute la bonne foi possible qu'il rapporte les choses qu'il a vues ; il ne s'amuse même guère à raisonner, sinon qu'il hasarde quelques conjectures sur les liquides qui s'échappent des nerfs. Boerhaave a regardé Wharton comme un observateur exact et judicieux ; mais Haller n'en a point porté un jugement aussi favorable, car il ne balance point à dire qu'on ne trouve pas la même certitude dans toutes ses observations. Les meilleures descriptions qu'il ait données, sont celles des glandes salivaires. Il rapporte là-dessus des choses qui n'étaient pas bien connues de son temps ; en particulier, il décrit le canal qui part des glandes conglomérées qui sont situées au côté le plus éloigné de la mâchoire inférieure, et qui fournit la salive qu'il décharge dans la bouche vers le milieu du menton.

Apr. J.-C. 1611 *env.* — FALCONET (Charles) : médecin dont le nom est devenu illustre dans les fastes de sa profession, parce qu'il a été la tige d'une longue suite de savants qui s'y sont distingués. La reine Marguerite de Valois le choisit pour son médecin en 1614. Il quitta alors la ville de Roanne dans le Bas-Forez, où il s'était marié en 1611 ; mais après la mort de la reine, en 1615, il retourna dans cette ville, et il y pratiqua jusqu'à la fin de sa vie, c'est-à-dire, jusqu'au mois de février 1641.

FALCONET (André), fils aîné du précédent, naquit le 12 de novembre 1612. Après avoir achevé ses études chez les jésuites de Roanne son père l'envoya à Montpellier, où il s'appliqua à la médecine avec tant de succès qu'il reçut le bonnet de docteur en 1634. Il vint s'établir à Lyon en 1636 ; mais il différa de se faire recevoir dans le collège des médecins de cette ville, et ce n'est que de 1641 que date son agrégation. La même année, il fut reçu citoyen de Lyon et nommé commissaire de la santé. Il fit ensuite une démarche qui parut singulière ; il se rendit à Valence, où il prit le bonnet de docteur ès-droit le 21 juin 1641. Plusieurs personnes lui témoignèrent leur étonnement sur l'acquisition de ce nouveau grade ; mais il justifia sa conduite par cette réponse : *Cela est nécessaire à un homme de lettres et de condition, parce qu'après il est capable de toutes sortes de charges et d'offices.*

En 1642, parut à Lyon un ouvrage in-8°, de Falconet, sous le titre de *Moyens préservatifs et la méthode assurée pour la parfaite guérison du scorbut.* Il fut réimprimé dans la même ville en 1684, in-8°. En 1656, il obtint des lettres de conseiller-médecin ordinaire du roi. En 1663, il fut appelé à Turin pour la maladie de madame royale Christine de France, fille de Henri IV, et cette princesse lui donna le titre de son premier médecin. Gui Patin le félicite sur son retour dans sa lettre 308. « Je » suis bien aise, dit-il, que vous n'y » ayez pas perdu votre peine et qu'on y » ait reconnu votre vertu : on ne pou- » vait pas moins faire, après vous avoir

» tiré de Lyon et de votre maison. *Prin-*
» *cipibus placuisse veris non ultima*
» *laus est.* » Notre médecin profita de
son séjour à Turin pour inspirer au duc
Charles-Emmanuel II le dessein de faire
réparer les bains de la ville d'Aix en Savoie, abandonnés depuis long-temps et
presque ruinés. — En 1667, il fut nommé échevin de Lyon ; et il exerça cette
charge avec honneur pendant deux ans.
Quant à la médecine, il la pratiqua
avec distinction jusqu'à sa mort arrivée
en 1691. Ses liaisons intimes avec Charles Spon et avec Gui Patin sont assez
connues par les lettres de ce dernier, dont
la plus grande partie sont à son adresse.

Ap. J.-C. 1611. — MOEBIUS (Gode-
froy) était de Laucha en Thuringe, où
il vit le jour le 17 octobre 1611. Il fit
son cours de médecine à Iéna, y prit le
bonnet de docteur le 4 mai 1640, et fut
nommé professeur dans la même année.
On ne peut douter qu'il ne se soit acquis
de la réputation dans cette université,
puisqu'il devint premier médecin de
Frédéric-Guillaume, électeur de Brandebourg, d'Auguste, duc de Saxe, et de
Guillaume, duc de Saxe-Weimar, qu'il
servit avec distinction. Il mourut à Hall
en Saxe le 25 avril 1664, dans la cin-
quante-troisième année de son âge, et
laissa des ouvrages qui n'ont rien de
neuf ; car leur principal mérite consiste
dans les remarques qu'il a recueillies de
ses lectures. Voici les titres de ces ouvrages :

De usu cordis. Ienæ, 1654, in-4°. —
De usu hepatis et bilis. Ibidem, 1654,
in-4°. — *Anatomia camphoræ, ejus*
originem, qualitates, præparationes
chymicas ac vires exhibens. Ibidem,
1660, in-4°. — *De dentium statu na-*
turali et præternaturali. Ibidem, 1661,
in-4°. Je passe sous silence plusieurs
pièces de même espèce, dont on trouve
les titres dans *Lipenius;* ce sont des dissertations académiques. — *Fondamenta*
medicinæ physiologica. Ienæ, 1657,
1661, in-4°. *Francofurti,* 1679, in-4°.
— *Epitome institutionum medicarum.*
Ienæ, 1663, in-4°; 1690, in-fol. Ce volume comprend un abrégé de toute la
médecine. Chaque partie de cette science
est traitée assez superficiellement, et il
n'en est aucune où l'on remarque quelque chose d'intéressant.

Apr. J.-C. 1612 env. — CHARTIER
(René) était de Vendôme, suivant la
commune opinion et même suivant la
Notice des médecins de Paris par M. Baron ; mais Duval le dit natif de Mon-
toire, petite ville du Vendomois. Il eut
beaucoup de goût pour l'étude; et lorsqu'il enseignait les belles-lettres à Angers, il s'appliqua en même temps à la
jurisprudence et à la médecine. Ces
sciences lui plaisaient également : car il
continua de s'en occuper pendant le séjour qu'il fit à Bordeaux et à Bayonne,
au sortir d'Angers ; il y joignit même les
mathématiques. Jusque-là Chartier n'a-
vait fait que des études sans but ; il se
décida enfin pour la médecine, et s'y livra avec tant d'ardeur dans les écoles de
Paris, qu'il obtint le bonnet de docteur
le 14 août 1608. Peu de temps après, la
faculté le nomma successivement professeur de chirurgie et de pharmacie ; il
enseignait cette dernière l'an 1610. En
1612 il fut fait médecin des dames de
France, et médecin ordinaire du roi en
1613. — En 1617, il succéda à Etienne
de La Font, professeur de chirurgie au
collége royal, qui avait donné sa démission à cause de ses infirmités. Chartier
cessa lui-même ses leçons au bout de six
ou sept ans, parce qu'il se trouvait surchargé par d'autres occupations, et que
son état de médecin des dames de France
l'obligea de les suivre en Espagne, en
Savoie et en Angleterre, au temps de
leur mariage avec les souverains de ces
différents pays. Revenu de ses voyages,
il ne reprit point ses leçons, il se livra entièrement à la pratique qu'il fit à
Paris avec une réputation étonnante.
On dit qu'il était à cheval dans les rues
de cette ville, lorsqu'il fut attaqué de
l'apoplexie qui le mit au tombeau le
29 octobre 1654, à l'âge de 82 ans. Il
fut enterré à Saint-Germain-l'Auxerrois.

Chartier s'était appliqué de bonne
heure à l'étude d'Hippocrate et de Galien, et il assure qu'il n'avait jamais
rien fait de satisfaisant en médecine
que d'après leurs préceptes. Le goût
particulier et l'espèce de passion qu'il
avait pour ces deux auteurs, lui firent
bientôt connaître le dommage que l'injure des temps, les copistes et les traducteurs leur avaient causé. Entraîné
par l'envie de le réparer, il eut le courage d'entreprendre une édition complète des ouvrages d'Hippocrate et de
Galien ; mais il s'y ruina au point qu'il
ne put l'achever, après y avoir dépensé
cinquante mille écus. Voici le titre de

cette édition : — *Magni Hippocratis Coi et Claudii Galeni Pergameni universa quæ extant opera. Renatus Charterius Vindocinensis, doctor medicus Paris., Regis christianissimi cons., medicus, ac professor ord., plurima interpretatus, universa emendavit, instauravit, notavit, auxit, secundum distinctas medicinæ partes in tredecim tomos digessit, et conjunctim græce et latine primus edidit; astruxit et medicam synopsim, rerum his in operibus contentarum indicem. Lutetiæ Parisiorum*, 1639, in-folio. Comme Chartier avait son ouvrage prêt, il n'a pas gardé l'ordre des tomes en les faisant imprimer. Des dix volumes qui ont été publiés de son vivant, les six premiers, le huitième et le treizième ont paru en 1639, le septième et le onzième en 1649. Quant aux trois autres, savoir, les neuvième, dixième et douzième, ils n'ont paru qu'en 1679 chez André Pralard; mais tout le reste était sorti de l'Imprimerie royale. Charles du Gard, avocat de Paris et procureur-général au grand-conseil, gendre de Chartier, se chargea de faire paraître les trois tomes qui manquaient pour compléter l'ouvrage. MM. Blondel et Le Moine, docteurs de la faculté de Paris, se prêtèrent généreusement et contribuèrent de leurs soins et de leurs lumières à l'exactitude de l'édition. L'ouvrage total est donc composé de treize tomes, qu'on fait ordinairement relier en neuf volumes. — Cette édition des œuvres d'Hippocrate et de Galien doit être préférée à toutes les précédentes qui ont paru en grec et en latin, soit à Venise, soit à Bâle, etc. Chartier a conféré le texte grec sur les anciennes éditions et sur les manuscrits de la bibliothèque du Roi de France et du président de Mesmes. La traduction latine qui est à côté du grec, a été corrigée presque mot à mot ; et l'éditeur a si bien rangé les ouvrages de ces deux chefs de la médecine, que, dans chaque volume, on trouve les traités qu'ils ont composés sur la même matière. Quoique cette édition soit augmentée de plusieurs ouvrages qui n'avaient pas encore paru, l'ordre nouveau que Chartier y a mis ne fait qu'un seul corps des œuvres d'Hippocrate et de Galien. Il est a remarquer qu'on trouve dans le douzième tome plusieurs planches et figures qui nous font connaître la chirurgie des anciens, et qui nous apprêtent à juger de l'étendue des découvertes immenses

qu'on a faites dans cet art depuis Hippocrate et Galien, son commentateur. — On doit encore à Chartier les éditions suivantes : — *Ludovici Dureti scholia ad Jacobi Holleri librum de morbis internis. Parisiis*, 1611, in-4°. — *Bartholomæi perdulcis universa medicina. Ibidem*, 1630, in-4°.

Ap. J.-C. 1612 env. —CRUCIUS ou A CRUCE (Vincent), savant philosophe et médecin, natif de l'état de Gênes, fut attaché au service du pape Grégoire XV. Il avait d'abord pratiqué la médecine à Bologne et à Ravenne, mais étant passé à Rome, il obtint une chaire au collège romain environ l'an 1612, et continua d'y enseigner pendant vingt ans et plus. C'était un homme extrêmement charitable ; comme il ne refusait personne, il allait voir indistinctement les malades, pauvres ou riches. Il répétait sans cesse que les médecins ne devaient jamais oublier le serment qu'ils avaient fait, à leur admission à la licence et au doctorat, de visiter gratuitement les pauvres. Convaincu que telles étaient ses obligations à cet égard, il se fit non-seulement un devoir de les soulager par ses conseils, mais encore par d'abondantes aumônes, afin qu'ils se procurassent tout ce qui était nécessaire à leurs maladies. Ce pieux médecin ne fut pas moins laborieux que bienfaisant, car il a laissé beaucoup d'ouvrages tant imprimés que manuscrits. Voici les titres des principaux d'entre les premiers :

De epilepsia, lectionum Bononiensium libri tres. Venetiis, 1603, in-4°. Ce recueil ne présente qu'une théorie ancienne et surannée ; mais il avoue lui-même dans d'autres traités, que c'est une production de sa jeunesse. — *De verme admirando per nares egresso. Ravennæ*, 1610, in-4°. — *De morbis capitis frequentioribus libri septem. Romæ*, 1617, in-4°. *Venetiis*, 1619, in-4°. Il n'y parle que du catarrhe, de la phrénésie, de la léthargie et de l'épilepsie. — *De quæsitis in arte medica per epistolas, centuriæ quatuor. Venetiis*, 1622, in-4°. — *Disquisitio generalis de fœtu nonimestri parvæ adeo molis, ut vix quadrimestris appareret, in adolescentula primipara. Romæ*, 1627, in-4°. — *Consultatio medica pro adolescente oblivione et surditate laborante. Ibidem*, 1629, in-4°. — *Providenza metodica pro preservarsi del imminenti peste. Rome*, 1630, in-4°. Cet ouvrage a encore paru en latin sous le titre de *Consilium prophylacticum a lue pestifera grassante. Romæ*, 1631, in-4°. — *Vesuvius ardens, sive, exercitatio medico-physica de motu et incendio. Vesuvii montis in Campania,* 16 *mensis decembris anni* 1631. *Romæ*, 1632, in-4°. — *De hæmophthi*si *seu sanguinis sputo. Romæ*, 1633, in-4°. — *Éphemeridum, id est, diuturnarum observationum libri duo priores et posteriores. Bononiæ*, 1641, in-4°.

Apr. J.-C. 1612. — DEUSINGIUS (Antoine) était de Meurs, petite ville enclavée dans le duché de Juliers, où il naquit le 15 octobre 1612, de Jean Othon du bourg de Saint-Goar, enseigne dans les troupes de Hollande ; et d'Agnès Vermeiren, de Delft. Le peu de secours qu'il eut dans sa patrie pour y faire ses études, ralentit ses premiers progrès ; il s'avança davantage à Harderwyk, où son père l'envoya en 1628. Mais la guerre l'ayant chassé de cette ville l'année suivante, il se rendit à Wésel, où il n'eut pas plutôt achevé son cours d'humanités, qu'il alla faire celui de philosophie à Leyde sous Francon Van Burgersdyck. Il se mit ensuite en pension chez Jacques Golius, qui lui apprit les éléments des mathématiques et des langues arabe, turque et persane ; mais comme il étudiait en même temps la médecine, il ne tarda pas à mériter les honneurs du doctorat, qu'on lui accorda dans les écoles de Leyde le 25 septembre 1634. Trois ans après, il fut nommé professeur des mathématiques à Meurs ; en 1639, il succéda au célèbre Jean-Isaac Pontanus dans la chaire de physique et de mathématiques qu'il avait occupée à Harderwyk. Quelques mois s'étaient à peine écoulés depuis cette promotion, qu'il remplaça Bachovius dans l'emploi de médecin ordinaire de la même ville, auquel on joignit une chaire de médecine en 1642. Ces avantages paraissaient suffisants pour l'attacher à cette accadémie ; le dépit l'en fit sortir en 1647. Quelques envieux de son mérite s'étaient vantés d'avoir assez de crédit pour l'empêcher de parvenir à d'autres emplois que ceux qu'il occupait ; et pour leur donner le démenti, il sollicita la place de professeur primaire à Groningue, qu'il obtint. Les magistrats et les principaux habitants d'Harderwyk ne le virent partir qu'avec peine ; ils firent tous leurs efforts pour le retenir chez eux ; ils lui présentèrent même la première chaire de médecine dans leur université. Deusingius, satisfait d'avoir confondu ses ennemis, se rendit aux instances des magistrats d'Harderwyk ; mais ceux de Groningue lui refusèrent sa démission, augmentèrent ses honoraires et le nommèrent encore médecin de la province avec de nouveaux appointements. Ces propositions l'ébranlèrent, et le décidèrent enfin à se fixer à Groningue, où il prit le bonnet de maître ès-arts le 19 octobre 1647. Les honneurs se succédèrent alors. On le choisit recteur de l'université de cette ville le 16 août 1648, et ancien de l'église de la même ville en 1649. Guillaume-Frédéric, comte de Nassau et gouverneur de la Frise, le nomma son premier médecin en 1652 ; l'année suivante, il fut promu une seconde fois au rectorat. Deusingius remplit toutes ses charges avec distinction, et ne s'occupa pas moins du travail du cabinet que du soin des malades. Mais la maladie du prince d'Oost-Frise l'arracha à ses chères études en 1666. Il fut obligé de se rendre à Aurich dans le temps le plus rude du mois de janvier ; de là il fut au secours du comte de Nassau qui avait reçu une blessure dangereuse dont il mourut. Ces fatigues jointes à la rigueur de l'hiver lui attaquèrent la poitrine ; il se fit cependant transporter de Leuvarde à Groningue, où il fut enlevé par la violence du mal, le 30 janvier de la même année 1666, à l'âge de 54 ans.

Ce médecin avait épousé, le 5 août 1640, Sophie van Oosterwyck originaire du duché de Clèves, et s'était remarié, le 6 janvier 1650, avec Magdelaine-Modeste Scheidmans, fille unique de Herman Scheidmans, conseiller de la chambre impériale de Spire. Cette seconde femme, qui lui survécut de quinze ans, lui a donné deux fils et une fille. Le cadet, Herman, semblait avoir du goût pour la médecine ; mais il fut détourné de cette étude par d'anciens amis de son père, qui lui rappelèrent qu'un peu avant sa mort il avait dit qu'en servant les autres il s'était lui-même usé comme un flambeau. En effet, c'était un homme véritablement savant, curieux et laborieux. Il avait embrassé toutes les parties de la médecine ; il avait étudié toutes les sciences qui ont quelque rapport avec elle ; il avait appris les langues qui pouvaient lui en ouvrir l'entrée, et il avait joint beaucoup de lecture à beaucoup d'expérience. On peut cependant lui reprocher d'avoir gâté son érudition par un esprit caustique qui lui attira plusieurs adversaires, dont il fut assez mal mené. Olaus Borrichius et François de Le Boë furent de ce nombre. — Malgré le temps que Deusingius fut obligé de donner, tant aux exercices académiques qu'aux courses de la pratique, il trouva encore celui de composer les nombreux ouvrages qui nous restent de lui. En voici la notice :

Oratio de recta philosophiæ naturalis conquirendæ methodo. Harderovici, 1640, in-4°. Il prononça ce discours en prenant possession de sa première chaire à Harderwik. — *Cosmographia catholica et astronomica, secundum hypothesin Ptolemæi in concinnum, brevem et perspicuum ordinem digesta. Amstelodami*, 1642, in-12. — *Oratio qua medicinæ dignitates perstringuntur. Harderovici*, 1642, in-4°. C'est le discours prononcé lorsqu'il fut fait professeur en médecine à Harderwyk. — *De vero systemate mundi dissertatio mathematica, qua Copernici systema mundi reformatur, sublatis interim infinitis pene orbibus, quibus in systemate Ptolemaico humana mens distrahitur. Amstelodami*, 1643, in-4°. — *Exegesis apologetica, seu locorum quorumdam, quæ in scriptis ipsius, per mutila quædam excerpta, obscuritatem habere visa sunt, collatione facta præcedentium et consequentium, exacta declaratio.* — *Joannes Cloppenburgius heautontimorumenos, seu, retorsio injuriarum de libello falsidico, cui titulus : Res judicata, cumulatarum.* Le démêlé de Deusingius avec Cloppenburch commença en 1643. Il roulait sur la nature de l'âme, sur la Providence, sur les intelligences qui dirigent le cours des astres, etc. — *Apologia contra Joannis Cloppenburgii casuum positiones. Harderovici*, in-4°. M. Paquot, de qui j'ai tiré ces titres, ignore la date précise de cette pièce et des deux précédentes. — *De mundi opificio discursus physicus, duodecim dissertationibus propositus. Amstelodami*, 1644, in-4°. *Groningæ*, 1647, in-4°. — *De ente in genere, ejusque principiis. Harderovici* 1644, in-4°. — *Naturæ theatrum universale, ex monumentis veterum, ad S. Scripturæ normam, ac rationis, et experientiæ libellum extructum. Ibidem*, 1644, in-4°.—*De anima humana dissertationes philosophicæ. Accedunt*

ejusdem disquisitiones epistolares, habitæ cum. D. Joanne Santenõ, de origine formarum naturalium, humanæque animæ substantia. Et spongia adversus cavillationes quasdam, sub selecta disputatione philosophico-theologica in animæ humanæ substantiam egestas. Harderovici, 1645, in-4°. Deusingius se défend encore ici contre Jean Cloppenburch. — *Hexameron recognitum, seu, de creatione meditationes, explicationibus christiano-philosophicis et animadversionibus necessariis illustratæ, adversus D. J. C. (Dom. Joh. Cloppenburgium) S. Th. D. Harderovici*, 1645, in-4°. — *Justa retorsio injuriarum.... Harderovici*, 1646, in-4°. — *Protestatio adversus tribunal qualecumque... Ibidem*, 1646, in-12. Ce sont des pièces chagrines que Deusingius publia un peu avant que de quitter Hardervyk.

Oratio, qua idea medici adumbratur; seu quod optimus medicus, sit idem philosophus. Groningæ, 1647, in-4°. C'est sa harangue d'installation à Groningue. — *Synopsis philosophiæ universalis, naturalis et moralis, seu, compendium metaphysicæ, physicæ, ethicæ. Groningæ*, 1648, in-16. Cette philosophie est tout entière dans le style et dans le goût des scolastiques. — *Oratio de boni medici officio. Ibidem*, 1648, in-4°. Il prononça ce discours à Groningue le 23 août 1648, après qu'il y eut été élu recteur pour la première fois. — *Canticum principis Abi-Alis Ibn Sinæ, vulgo dicti Avicennæ, de medicina, seu, breve, perspicuum et concinne digestum institutionum medicarum compendium; cui adjecti Aphorismi medici Joannis Mesuæi, Damasceni, ex arabico latine redditi. Accedit Deusingii oratio de felicitate sapientum. Groningæ*, 1649, in-16. — *Synopsis medicinæ universalis, seu, Compendium institutionum medicarum, disputationibus exhibitum ac ventilatum. Groningæ*, 1649, in-16. — *Anatome parvorum naturalium, seu, exercitationes anatomicæ et physiologicæ de partibus humani corporis, conservationi specierum inservientibus. Groningæ*, 1651, in-4°. — *Dissertationes duæ, prior de motu cordis et sanguinis, altera de lacte ac nutrimento fœtus in utero. Groningæ*, 1651, in-4°. *Ibidem*, 1655, in-12. Huic secundæ editioni accesserunt : *I. Notæ ad dissertationem de motu cordis et sanguinis*

viri alicujus clarissimi. II. *Commenta-*
rius auctoris in dissertationem eam-
dem, adversus notas prædictas. III.
Objectiones viri clariss. D. Johannis
Andreæ Schmizii adversus disserta-
tionem de lacte, atque responsionem
auctoris, aliaque huc spectantia. IV.
Dissertatio de lacte D. Joan. Antonidæ
Vander Linden. V. *Exercitatio phy-*
siologica de lacte. VI. *Dissertatio de*
venæ sectione in pleuritide ipsius Deu-
singii. VII. *Ejusdem oratio panegy-*
rica de judicii difficultate. La dernière
pièce est le discours qu'il fit à Groningue pour son second rectorat. — *Gene-*
sis microcosmi, seu, de generatione
fœtus in utero dissertatio. Groningæ,
1653, in-16. *Amstelodami,* 1665, in-16;
accesserunt curæ secundæ de genera-
tione et nutritione. Cette dissertation
renferme beaucoup de choses curieuses,
mais prises la plupart de Harvey. L'auteur prétend que le père ne contribue
pas plus à la génération, que le soleil à
la production des plantes. Il assure que
jusqu'au trentième et quarantième jour
après la conception, la nature demeure
oisive et ne travaille qu'à la production
des parties ; que dans les biches, qui
portent neuf mois comme les femmes, il
se passe deux mois entiers, avant qu'on
puisse apercevoir autre chose du fœtus
qu'un petit point qui, sur la fin, commence à se manifester par son batte-
ment : mais à six jours de là, toutes les
parties paraissent entièrement achevées
et exactement distinctes. Notre auteur
croit que le fœtus se nourrit de trois
différentes manières dans le ventre de
la mère : la première est par l'habitude
du corps, d'autant que jusqu'au trente
ou quarantième jour, il n'a aucune
union, ni communication intime avec la
mère, et qu'il est impossible qu'il se
nourrisse d'autre aliment que de celui
qui l'imbibe et qu'il reçoit en forme de
rosée à travers ses membranes. L'enfant
se nourrit ensuite par les vaisseaux, cependant Deusingius ne veut pas qu'il
reçoive le sang immédiatement de sa
mère ; il dit que le chyle est porté des
veines lactées de la mère dans le placenta, et de là dans les vaisseaux ombi-
licaux de l'enfant. La troisième manière
dont l'enfant se nourrit, suivant cet auteur, c'est par la bouche, parce qu'on
trouve presque toujours dans l'estomac
du fœtus un liquide semblable à du chyle,
et du même caractère que l'eau dans laquelle il nage. Il recherche ensuite les

usages du trou ovale, et il avance que
c'est cette ouverture de communication
qui dispense le fœtus de respirer. Les
Curæ secundæ ne sont que quelques
remarques contre les paradoxes de N. de
La Courvée, médecin de la reine de
Pologne, touchant la nourriture du
fœtus.

Idea doctrinæ de febribus, breviter,
perspicue, ac methodice proposita, pu-
blicæque ventilationi submissa. Gro-
ningæ, 1655, in-4°. — *Disquisitio ge-*
mina de peste : prior, an contagiosa
pestis sit? Altera, an vitanda, et quo-
modo, illæsa charitate? Groningæ,
1656, in-16. — *Dissertatio de morbo*
Manschlacht*, ejusque curatione. Ib-*
idem, 1656, in-16. — *Dissertatio me-*
dica de morborum quorumdam super-
stitiosa origine et curatione, specialim
de morbo vulgo dicto Manschlacht*,*
ejusque curatione : item de lycanthro-
pia : necnon de surdis ab ortu mutis-
que, ac illorum cognitione : ubi et de
ratione et de loquela brutorum ani-
mantium. Groningæ, 1658, in-16. —
Tractatus de peste, in quo de pestis na-
tura, causis, signis, præservatione ac
curatione agitur. Ibidem, 1658, in-16.
— *Dissertatio de mandragoræ pomis,*
pro Doudaïm*, Genes. 30, habitis, illius-*
que Mangoniis vulgo dictis Pisse-Dis-
jes*. Groningæ,* 1659, in-18. Il prétend
que les *Doudaïm* de Rachel ne sont pas
des mandragores, mais le *luffahh* des
Arabes, sorte de melon coloré de jaune
et de rouge, et assez ressemblant à la
coloquinte. Deusingius traite aussi dans
cette dissertation de l'agneau végétable
de Tartarie et des oies d'Écosse, et montre que ce sont des êtres fabuleux. —
Dissertationes de unicornu et lapide be-
zoar. Groningæ, 1659, in-18. Il s'attache
à prouver dans la première dissertation
qu'il n'y a point de licorne, et soutient
que l'*unicornis* de la Bible, est le rhinocéros. Quant aux bézoars, il croit
qu'il est malaisé de distinguer les vrais
d'avec les faux, et qu'ils ont fort peu de
vertu pour la guérison des maladies. —
Dissertationes de manna, saccharo et
monocerote. Ibidem, 1659, in-16. —
Idea fabricæ corporis humani, seu,
Institutiones anatomicæ ad circulatio-
nem sanguinis, aliaque recentiorum
inventa, accommodatæ. Groningæ,
1659, in-16. Cet auteur n'a rien de brillant du côté de ses connaissances anatomiques.

Fasciculus dissertationum selecta-

rum, primum per partes editarum, nunc vero ab ipso auctore collectarum ac recognitarum cum auctuario. Groningæ, 1660, in-16. On y trouve trois nouvelles dissertations, *De pelicano, de phœnice, de unicornu africano.* — *OEconomia corporis animalis in quinque partes distributa. Groningæ,* 1660-61, cinq volumes in-12. Deusingius ayant maltraité dans cet ouvrage divers médecins et philosophes célèbres, Olaüs Borrichius, qui se trouvait alors en Hollande, publia contre lui : *Deusingius heautontimorumenos, sive, Epistolæ selectæ eruditorum, quæ immaturis Antonii Deusingii, medici Groningensis, scriptis larvam strictim sed sincere detrahunt, et clarissimi nominis viros Gualterum Charletonem, Thomam Bartholinum, Franciscum Josephum Burrum, Joannem Pecquetum, Gasparum Scottum, a supercilio et censura ejusdem non minus inepta quam improba luculenter vindicant; ex autographis edente Benedicto Blottesandæo. Hamburgi* (en Hollande) 1661, in-4°. Ce nom de *Blottesandæus,* tiré de deux mots danois qui signifient la *vérité nue,* désorienta Deusingius; il se crut attaqué par un médecin, nommé Vincent Schlegelius, comme il paraît par ses réponses.— *Disquisitio physicomathematica gemina, de vacuo, itemque de attractione. Amstelodami,* 1661, in-16. — *OEconomus corporis animalis, ac speciatim de ortu animæ humanæ dissertatio, Groningæ,* 1661, in-16. — *Historia fœtus extra uterum in abdomine geniti, ibidemque per sex prope lustra detenti, ac tandem lapidescentis, consideratione physico-anatomica illustrata. Groningæ,* 1661, in-16.— *Fœtus mussipontani, extra uterum in abdomine geniti, secundinæ detectæ. Ibidem,* 1662, in-16. — *Fœtus historia partus infelicis, quo gemellorum, ex utero in abdominis cavum elapsorum, ossa sensim, multis annis post, per abdomen ipsum in lucem prodierunt; una cum resolutione. Groningæ,* 1662, in-16. — *OEconomus corporis animalis restitutus, in quo genuinus animæ humanæ ortus, itemque possibilis cognitio sui ipsius asseruntur ac muniuntur. Ibidem,* 1662, in-16.

Apologeticæ defensionis pro OEconomia corporis animalis prodromus, quo personato cuidam Benedicto Blottesandæo larva detrahitur. Cui additum specimen ingenii, indolis ac religionis, quibus claret *Blottesandæus :* necnon *vindiciarum hepatis redivivi supplementum. Groningæ,* 1662, in-16. — *Resurrectio hepatis asserta contra socium larvatum Vincentium Schlegelium, sub personati Blottesandæi cohorte furiosa signiferum. Accessit disquisitio ulterior de chyli motu et officio hepatis. Groningæ,* 1662, in-16. — *Sympathetici pulveris examen. Groningæ,* 1662, in-16. Il attaque, dans cet ouvrage, Kenelme Digby, Nicolas Papin et Henri Mohy, qui avaient écrit tous trois en faveur de la poudre de sympathie. — *Considerationes circa experimenta physico-mathematica Roberti Boylei, de vi aeris elastica et ejusdem affectibus. Groningæ,* 1662, in-12. — *In sylvam echo, seu, Sylvius heautontimorumenos, cum appendice de bilis et hepatis usu; itemque exercitatione, utrum medicina sit scientia, an ars, Sylvianæ vitilitigationi opposita. Groningæ,* 1663, in-16. — *Disquisitio anti-Sylviana de calido innato et aucto in corde sanguinis calore; qua celeberrimi viri Francisci Sylvii suspiciones, opiniones, ac conjecturæ, ut ab ipso dicuntur, quin imo veræ ineptiæ ejus et nugæ ad libellam veritatis expenduntur, excutiuntur ac refutantur. Ibidem,* 1663, in-16. — *Disquisitio anti-Sylviana de motu cordis et arteriarum. Ibidem,* 1663, in-16.— *Disquisitio anti-Sylviana de signo febrium pathognomonico, quod fundamenti loco habendum sit pro febrium essentia investiganda. Ibidem,* 1664, in-16.—*Epistolæ dehortatoriæ ad Antonium Deusingium, editio tertia locupletior. Lovanii* (*Groningæ*), 1664, in-16. Si ce petit ouvrage n'est pas de la composition de Deusingius, il est au moins fait en sa faveur. Il contient des traits fort déshonorants pour Sylvius ; tout y est allégorique, et il s'y trouve beaucoup d'obscénités. Le privilège, accordé au nom d'Apollon, est signé L. de B., ce qui semblerait désigner Louis de Bils ; mais de Bils, qui ne savait point le latin, ne peut être l'auteur de cette lettre et de *l'Apollo redivivus* qui y est joint. La lettre est précédée d'un frontispice où l'on voit Mercure atteignant un Satyre, et le saisissant par une corne. On lit au-dessus : *Dabis, improbe, pœnas ;* et au-dessous :

Si promissa facit sapientem barba, quid obstat
Barbatus possit quin caper esse Plato?

L'Apollo redivivus est signé : *Apollo.*

Ad mandatum Albertus Kyperus, collegii medici in Parnasso protonotarius. A quelles misères ne portait point la passion des gens de lettres dans le dix-septième siècle? Ces incartades déshonorantes ont toujours été le fruit des systèmes qui agitaient les esprits; comme on manquait quelquefois de bonnes raisons pour soutenir son parti, on y suppléait par des sottises et des injures. — *Sylva cædua cadens, seu Disquisitiones anti-Sylvianæ de alimenti assumpti elaboratione et distributione, quarum I. de alimentorum fermentatione in ventriculo. II. De chyli a fæcibus alvinis secretione et in vasa meseraica propulsione. III. De chyli mutatione in sanguinem, ac circulari sanguinis motu. Præmissa est præfatio, causas Sylviani in Deusingium furoris nude repræsentans, simulque Sylvium injuriosum aggressorem evidenter demonstrans. Groningæ.* 1664, in-16.— *Vindiciæ fœtus extra uterum geniti, necnon quorumdam scriptorum suorum, fasciculo dissertationum selectarum comprehensorum, etc. Examen. Groningæ,* 1664, in-16. — *Sylva cædua jacens, seu Disquisitiones anti Sylvianæ ulteriores. Groningæ,* 1665, in-16. — *Disputatio anatomico-medica de chyli a fæcibus alvinis secretione, ac succi pancreatici natura et usu. Ibidem,* 1665, in-16. — *Examen anatomes Anatomiæ Bilsianæ. Ibidem,* 1665, in-16.

Apr. J.-C. 1612. — LEICHNER (Eccard), de Saltingen dans la principauté de Henneberg en Franconie, naquit le 15 janvier 1612. Il fit des études différentes dans le même temps. Ses parents voulaient qu'il s'appliquât à la théologie, pendant que son goût le portait vers la médecine. Comme c'était la nature elle-même qui lui avait inspiré ce goût, il crut pouvoir le suivre malgré les ordres contraires qu'on lui donnait; et sous les apparences d'étudier la théologie, il fit enfin son unique affaire de l'art de guérir. Après quelques années de pratique à Sondershausen, à Nordhausen et à Ordorf en Thuringe, il fut reçu docteur à Iéna le 29 octobre 1643. L'année suivante, il fut agrégé à l'université d'Erfurt, où on le nomma à la chaire de professeur ordinaire en 1646. Il passa par différentes charges dans cette académie, depuis ce temps jusqu'en 1690, qu'il mourut le 29 août, âgé de 78 ans.

Ce médecin a mis au jour plusieurs ouvrages, tant en allemand qu'en latin. Amateur de paradoxes, il barbouilla beaucoup de papier, soit pour faire connaître ses opinions, soit pour les défendre; il poussa même la singularité jusqu'à s'opposer aux sentiments les plus généralement reçus, et ne voulut jamais se rendre à l'évidence des faits qui démontrent la circulation du sang. Les ouvrages qu'il a écrits en latin portent les titres suivants :

Atomorum subcælestium syn liacrisis. Erfurti, 1645, in-4°. — *De motu sanguinis exercitatio anti-Harveiana. Arnstadiæ,* 1645, in-12. *Ienæ,* 1653, in-12. *Amstelodami,* 1665, in-12. — *De generatione, seu, de propagativa animalium, plantarum et mineralium multiplicatione. Erfurti,* 1649, in-4°. — *Dissertatio de indivisibili et totalis cujusque animæ in toto suo corpore et singulis ejus partibus existentia. Ibidem,* 1650, in-12. — *De philosophica scholarum emendatione. Ibidem,* 1652, in-12. — *De cordis et sanguinis motu hypomnemata septem. Ienæ,* 1653, in-12. — *Exercitationes de calido innato. Erfurti,* 1654, in-4°. — *De principiis medicis, seu, de apodictica scholarum medicarum emendatione. Erfurti,* 1664, in-12. — *Archæus synopticus, sive, duodecim Tabulæ de legibus medicæ reipublicæ fundamentalibus. Ibidem,* 1674, in-12. Les traits qu'il lâche contre Paul Ammann dans cet ouvrage, firent prendre la plume à ce médecin; mais la dispute se termina assez inutilement de part et d'autre. Leichner, en combattant la circulation, tint toujours pour les anciens; et Ammann, qui rejetait hautement leurs opinions, n'en montra que plus d'attachement aux sentiments des modernes. — *De principiis medicis epistola apologetica ad illustre medicorum in academia Lipsiensi collegium. Erfurti,* 1675, in-12. C'est la réponse qu'il fit à Ammann qui avait fait face, par un écrit, aux traits que notre médecin avait lancés contre lui dans l'ouvrage précédent — *Epicrisis medico analytica super undecim disputationes medicas Francisci de Le Boë Sylvii. Ibidem,* 1676, in-12.

Apr. J.-C. 1613. — HIGHMORE (Nathanaël) naquit le 6 février 1613 à Fordingbridge dans le comté d'Hampton en Angleterre. Il fut reçu docteur en médecine à Oxford le 31 janvier

1643, et pratiqua ensuite avec beaucoup de succès à Shaftsbury. Ce médecin eut tant de vénération pour les personnes attachées au ministère ecclésiastique, qu'il ne voulut jamais accepter aucun honoraire de leur part, quelque grands que fussent les soins qu'il s'était donnés dans le traitement de leurs maladies. Ce dévouement désintéressé lui mérita leur estime, et en toute occasion ils firent pour lui, par reconnaissance, tout ce qu'il pouvait attendre des hommes sensibles aux bienfaits. Aimé, chéri, respecté même par ceux que la religion met à la tête du peuple, il n'en fut que plus considéré par celui-ci ; et à sa mort arrivée à Shaftsbury le 21 mars 1684, il mérita les regrets de tous les habitants de cette ville. La postérité ne le traita pas moins favorablement pour les ouvrages qu'il lui laissa. Il a écrit en anglais une histoire de la génération, à laquelle il a joint une dissertation sur la guérison des plaies par la sympathie. On a encore :

Corporis humani disquisitio anatomica. Hugæ Comitis, 1651, in-folio. C'est son meilleur ouvrage ; mais il en serait plus estimable, si les descriptions étaient plus étendues, les raisonnements plus courts, et les figures, dont la plupart sont copiées de Vésale, plus conformes à leur original. On a fait honneur à cet auteur d'appeler de son nom la grande cavité de la mâchoire supérieure, antrum Highmorianum ; il n'est cependant pas le premier qui en ait donné la description. Casserius en avait parlé sous le nom d'antrum genæ. Comme la circulation du sang n'était pas encore universellement reçue du temps d'Highmore, il s'est attaché à en donner les preuves les plus convaincantes. — *Exercitationes duæ, quarum prior de passione hysterica, altera de affectione hypochondriaca. Oxoniæ*, 1660, in-12. *Amstelodami*, 1660, in-12. *Ienæ*, 1667, in-12 — *De hysterica et hypochondriaca passione, responsio epistolaris ad Willisium, Londini*, 1670, in-4°. — Voici l'épitaphe qu'on mit sur le tombeau de ce médecin :

POSITÆ SUNT HIC RELIQUIÆ

VIRI ADMODUM DOCTI

NATHANAELIS HIGHMORE,

MEDICINÆ DOCTORIS,

IN SPEM RESURRECTIONIS

AD VITAM ÆTERNAM,

QUI OBIIT ANNO DOMINI 1684,

ÆTATIS SUÆ 71.

Apr. J.-C. 1613. — PERRAULT (Claude), né à Paris en 1613, s'appliqua à la médecine, dont il prit le bonnet dans la faculté de sa ville natale en 1641, sous le décanat de Guillaume du Val. Perrault avait de grandes connaissances dans sa profession de médecin, il composa même des ouvrages qui en font preuve ; mais comme il naquit architecte, ce goût naturel lui fit en quelque sorte abandonner l'art de guérir. Ce fut sans aucun maître qu'il devint habile dans les mécaniques et dans tout ce qui a rapport au dessin. Bon physicien, grand architecte, il encouragea les arts sur la protection de Colbert, et il employa sa faveur auprès de ce ministre pour faire récompenser les gens de mérite : comme il ne connaissait ni la haine, ni la jalousie, quiconque excellait dans quelque genre que ce fût, était assuré d'avoir sa recommandation.

Ce fut lui qui se chargea de dessiner les modèles sur lesquels les planches de son *Vitruve* ont été gravées. La belle façade du Louvre du côté de Saint-Germain l'Auxerrois, l'arc de triomphe du faubourg Saint-Antoine, l'Observatoire, la chapelle de Sceaux, tous ces chefs-d'œuvre furent élevés sur ses dessins. Boileau lui a cependant disputé la gloire que lui ont procuré les trois premiers morceaux ; il prétend que dans la façade du Louvre on a suivi le dessin du célèbre de Vau : mais c'est une injustice qui fait peu d'honneur à ce poète. Comme architecte, Perrault doit être mis au rang des premiers hommes de son siècle ; comme médecin, il est encore recommandable : et la faculté de Paris n'a pas dédaigné de placer son portrait dans la salle où elle tient ses assemblées, parmi ceux de Fernel, de Riolan, etc. Voici ce qu'on lit à ce sujet dans les registres de cette faculté : *Die 6 novembris anni 1692, depicta tabella M. Claudii Perrault ad me decanum Henricum Mahieu missa ab illustrissimo fratre et dono data, scholæ nostræ lumen ac sidus merito potest appellari. Varia in lucem ab eo sunt emissa opera physica, quibus nihil esse pictius, aut elegantius, aut verosimilius.... Dum cameli putrescentis viscera curiosius indagat, scrutatque scalpello, tetra quadam aura afflatus, mox e vivis ereptus est. Sicut tanti viri memoria vivet apud doctos quosque, sic apud nos collegas ipsius perpetua debet esse.* — Quoique le goût de Perrault pour les arts l'éloignât de la pratique de la médecine, la douceur de ses mœurs et la bienfaisance de son caractère l'y ramenèrent quelquefois; il l'exerça dans sa famille, pour le soulagement des pauvres, pour celui de ses amis, à qui il conserva souvent la vie et la santé. Le cœur de Perrault était trop bon pour aimer les satires; et comme il se déclara hautement contre celles de Boileau, il ne tarda pas à se brouiller avec lui. Le Juvénal français s'en vengea en le plaçant en tête du quatrième chant de son Art poétique, sous l'emblème de ce docteur de Florence qui,

Laissant de Galien la science suspecte,
De méchant médecin devint bon architecte.

Perrault, indigné contre le poëte, s'en plaignit à Colbert. Ce ministre en parla au satirique, qui se contenta de lui répondre : *Il a tort de se plaindre, je l'ai fait précepte.* En effet, il avait dit à la suite de la métamorphose du médecin :

Son exemple est pour nous un précepte excellent :
Soyez plutôt maçon, si c'est votre talent.

Mais cette réponse ne satisfit point le médecin, que son ennemi avait voulu rendre la fable du public. Perrault eut encore plus de sujet de se plaindre, lorsque Boileau lui adressa cette épigramme :

Oui, j'ai dit dans mes vers qu'un célèbre assassin,
Laissant de Galien la science infertile,
D'ignorant médecin devint maçon habile:
Mais de parler de vous je n'eus jamais dessein,
    Perrault, ma muse est trop correcte.
Vous êtes, je l'avoue, ignorant médecin,
    Mais non pas habile architecte.

L'Académie des sciences, qui ne jugeait point du mérite des hommes par les satires, s'associa Perrault comme un savant capable de lui faire honneur. Il contribua en effet à la réputation de cette compagnie; il avait même bien solidement établi la sienne, lorsqu'il mourut à Paris, le 9 octobre 1688, à l'âge de 75 ans. — On a de lui une excellente traduction française de *Vitruve* entreprise par ordre du roi, enrichie de savantes notes et de belles figures : la seconde édition est de Paris, 1684, in-fol. Un Abrégé de *Vitruve.* Un livre intitulé: *Ordonnance des cinq espèces de colonnes, selon la méthode des anciens;* dans lequel il montre les véritables proportions que doivent avoir les cinq ordres d'architecture. Un *Recueil de plu-*

sieurs machines de son invention. Quatre volumes d'*Essai de physique.* Paris, 1680, in-12. Des *Mémoires* pour servir à l'histoire naturelle des animaux. Ils avaient déjà paru en partie l'an 1667; mais on en a une édition plus complète de Paris, 1671-1676, deux volumes in-folio, avec figures. Ce sont des descriptions et des dissections faites, avec Du Verney, de quadrupèdes et d'oiseaux tirés de la ménagerie du Roi. Cet ouvrage parut en anglais, par Alexandre Pittfield, Londres, 1687, in-folio, et fut réimprimé en français à Amsterdam, 1736, in-4°, avec les mémoires pour servir à l'histoire des plantes par Denis Dodart. Le recueil des *OEuvres physiques* de Claude Perrault et de Pierre, son frère aîné, fut publié à Leyde en 1721, et à Amsterdam en 1727, deux volumes in-4°. C'est à notre médecin qu'appartiennent encore la plupart des opinions que Stahl a soutenues avec tant de chaleur, et dont il a voulu se faire honneur. Dans le *Traité du bruit*, qui parut en 1680, Perrault dit que l'âme préside aux actions vitales, et le professeur de Hall n'en parla qu'en 1685.

Apr. J.-C. 1613. — KIRSTENIUS (George), de Stettin, naquit le 20 janvier 1613, de Nicolas et d'Anne Lofflers. Il n'eut pas plutôt achevé son cours d'humanités, qu'on l'envoya continuer ses études à Iéna; mais il n'y séjourna pas long-temps, car il obtint bientôt la permission de voyager en Allemagne et dans les Pays-Bas. Il s'arrêta pendant quatre ans à Strasbourg, où il s'appliqua à l'étude de la philosophie et de la médecine avec beaucoup de succès. De Strasbourg, il passa à Leyde, qu'il avait promptement abandonnée dans un autre voyage, parce que la peste y régnait avec fureur. Plus heureux lorsqu'il y arriva cette seconde fois, il suivit tranquillement les savants professeurs de l'académie de cette ville, et se dévoua spécialement à l'étude de la botanique. Il n'en sortit qu'après avoir reçu les honneurs du doctorat, et retourna dans sa patrie. L'université de Gripwald lui présenta une chaire dans ses écoles, mais les malheurs qui désolaient la Poméranie le détournèrent de se rendre dans cette ville. Il fut question dans le même temps d'un autre établissement. L'université de Derp en Livonie lui fit les plus vives instances pour qu'il y vînt enseigner la médecine; mais

les *fureurs* de la guerre le détournèrent
encore d'accepter l'emploi qu'on lui proposait. Résolu de se fixer dans sa patrie,
il se borna à la charge de professeur dans
le collége royal de Stettin, où il mourut
le 4 mars 1660.

Kirstenius employa la plus grand partie de sa vie à des études utiles au public ; il fit en particulier tant de progrès
dans les matières qui ont rapport à la
médecine, qu'il passa à juste titre pour
un grand maître dans cette science. On
a de lui de savantes dissertations latines
sur la génération du lait, la lactation,
les blessures de tête, les symptômes de
la vue, de l'ouïe, de l'odorat, du tact, etc.
Il a encore écrit : — *Oratio de medicinæ dignitate et præstantia. Stettini,*
1647, in-4°. — *Adversaria et animadversiones in Joannis Agricolæ commentarium in Poppium et chirurgiam
parvam. Ibidem*, 1648, in-4°. — *Disquisitiones phytologicæ. Ibidem*, 1651,
in-4°.

*Ap.J.-C.*1613.—STROBELBERGER
(Jean-Étienne), de Gratz en Styrie, vint
en France en 1613, et passa à Montpellier, où il reçut le bonnet de docteur en
médecine l'an 1615. De retour en Allemagne, il s'y fit connaître si avantageusement, qu'il obtint la place de médecin impérial aux bains de Carlsbad dans
le cercle d'Ellenbogen en Bohème. Grand
praticien et laborieux écrivain, il partagea son temps entre les malades et
le cabinet, et se fit estimer par ses ouvrages. Voici leurs titres et leurs éditions.: — *Galliæ politica medica descriptio, in qua de qualitatibus ejus,
academiis celebrioribus, urbibus præcipuis, fluviis dignioribus, aquis medi-
calis, fontibus mirabilibus, plantis et
herbis rarioribus, aliisque notatu dignissimis rebus a nemine adhuc publi-
citer emissis, ingenue disseritur. Ienæ,*
1620, in-12, avec le *Clypeus spiritualis*
de Luc Guarini, et l'*Instructio pro iter
agentibus* de Bernard Gordon. Le fond
de cet ouvrage ne répond pas aux promesses fastueuses de son titre. Il n'y a
que trois sections qui aient rapport à
l'histoire naturelle. Dans la première,
on lit une énumération fort succincte des
productions les plus communes aux environs de Paris et dans presque tout le
royaume de France. La troisième renferme une courte indication des fleuves
et rivières, avec le lieu de leur source,
et le nom des principales villes qu'ils

baignent, les fontaines et eaux minérales du royaume, leur distance de la
ville la plus voisine, leurs qualités, et
les maladies contre lesquelles elles sont
ou peuvent être employées. La cinquième est un catalogue fort imparfait
des plantes de la France, indiquées le
plus souvent par le nom générique seul,
quelquefois avec le lieu où elles viennent naturellement. Les descriptions que
Strobelberger donne de ces plantes, ne
peuvent pas le faire regarder comme un
botaniste bien habile. Souvent il compte
au rang des plantes rares, des espèces
fort communes ; et il n'en a pas trouvé
de nouvelles dans des pays où on en a
tant reconnu après lui, et même de son
temps. Il paraît avoir pris dans les ouvrages de Matthias Lobel, ce qu'il dit des
plantes des provinces méridionales de la
France.

*Tractatus novus, in quo de cocco
baphico et quæ inde paratur confectionis alchermes recto usu disseritur.
Ibidem*, 1620, in-4°, avec *Laurentii
Catelani confectionis apparandæ methodus. — Historia Monspeliensis, in
qua tum urbis Monspeliacæ, tum scholæ ejusdem celeberrimæ brevis descriptio ac vitæ illustrium ejusdem professorum, quin et accipiendæ ibidem
docturæ ritus et privilegia recensentur.
Norimbergæ,* 1625, in-12. L'auteur
parle très honorablement de l'université de Montpellier ; il le devait autant
par justice que par reconnaissance. Mais
on a fait de même de lui dans le discours intitulé : *Apollinis Monspeliensis
bibliotheca,* qui fut prononcé le 2 novembre 1765 pour le doctorat de M. Pel-
lissier. — *Prælectionum Monspelien-
sium in Monte-Pelio publice habitarum
brevis recapitulatio. Norimbergæ,* 1625,
in-12. Ces leçons roulent en partie sur
le premier livre de Galien qui traite *de
locis affectis. — Dissertationes succinctæ de peste. Ibidem*, 1625, in-8°.
— *Epistolaris concertatio super variis
tam theoricis quam practicis quæstionibus, febrim malignam seu petechia-
lem concernentibus. Lipsiæ,* 1626,
in-8°. L'auteur et Joachim Burser étaient
d'avis différent sur la nature et la cure
de ces maladies. — *Publica intimatio
de suis tam propriis, quam alienis novis, cum Oberdorfflanis, tum Jenichia-
nis operibus medicis edendis publican-
disque. Norimbergæ,* 1626, in-4°. Si
l'on en croit M. de Haller, les ouvrages
annoncés dans ce programme n'ont point

paru. — *Remediorum singularium pro curandis febribus introductio. Ibidem,* 1626, in-8°. — *Laureationem medicarum apud exteros promeritarum, adversus obtrectatores, brevis vindiciæ, in honorem scholæ medicæ Monspeliensis propositæ. Ibidem,* 1628, in-8°. — *Systematica universæ medicinæ adumbratio. Lipsiæ,* 1628, in-8°. — *Mastichologia, seu, de universa mastiches natura dissertatio medica. Ibidem,* 1628, in-8°. Il s'est plus attaché à l'énumération des formules dans lesquelles on a fait entrer le mastic, qu'à l'analyse de cette gomme-résine et à la description du lentisque d'où elle découle. — *Brevissima manuductio ad curandos pueriles affectus. Lipsiæ,* 1629, in-8°. *De dentium podagra seu potius odontagra, doloreve dentium tractatus absolutissimus. Ibidem,* 1630, 1657, in-8°.

Ap. J.-C. 1614 env. — CHIFFLET (Jean-Jacques), médecin natif de Besançon, était fils de Jean Chifflet, aussi médecin et consul de la même ville, et petit-fils de Laurent, magistrat de Dôle, tous deux hommes de mérite et affectionnés à leur patrie. Celui dont nous parlons, étudia dans sa ville natale ; mais l'envie de se perfectionner dans les sciences, et surtout dans la médecine, le fit sortir de son pays. Il voyagea dans plusieurs royaumes de l'Europe, où il consulta les gens de lettres, vit les principales bibliothèques, et fit d'utiles recherches dans les cabinets des curieux. A son retour en Franche-Comté l'an 1614, il se mit à pratiquer la médecine et s'en acquitta avec beaucoup de réputation. Ses talents en tous genres lui en avaient mérité une si grande à Besançon, que cette ville le chargea d'une commission importante auprès de l'archiduchesse Isabelle-Claire-Eugénie, souveraine des Pays-Bas. Il remplit l'objet de son voyage à la satisfaction de sa patrie ; cette princesse fut même si charmée des qualités de Chifflet, qu'elle le retint à sa cour à titre de médecin ordinaire. Elle l'envoya ensuite en Espagne, où il fut encore médecin du roi Philippe IV, qui l'honora de son estime et de sa bienveillance.

Chifflet s'imagina que les bontés de ce prince l'obligeaient à s'emporter injurieusement envers tous ceux qui avaient les armes à la main contre l'Espagne. Et comme les Français en étaient les plus redoutables ennemis, il écrivit contre eux des ouvrages dans lesquels, à parler sans prévention et sans intérêt de parti, il y a plus de bile, d'emportements, d'injures et de froides railleries, que de bon sens, de solidité et de raisons décisives pour la cause qu'il soutient. Mais ses *Vindiciæ hispanicæ* n'ont pas été sans reparties : Blondel, Le Tanneur et d'autres lui ont prouvé qu'un esprit préoccupé n'est pas capable de juger sainement des choses ; et quoiqu'il ait répliqué avec son style aigre et injurieux, ses ouvrages ne lui ont pas procuré tous les avantages qu'il en espérait. On a cependant recueilli ses écrits politico-historiques, et on les a imprimés à Anvers en 1647, en deux volumes in-folio. — Parmi les ouvrages de Chifflet, il y en a plusieurs qui lui font honneur ; comme une histoire de Besançon, celle des chevaliers de l'ordre de la Toison-d'Or, et les traités suivants qui ont rapport à la médecine : — *Asiliæ in puella Helvetica mirabilis physica Extasis. Vesuntione,* 1610, in-8°. — *Singulares ex curationibus et cadaverum sectionibus observationes. Parisiis,* 1612, in-8°. Il y a quelque avantage à lire ce qu'il a écrit sur les ouvertures des cadavres ; mais on se dégoûte bientôt de ces observations, lorsqu'on voit que l'auteur attribue la mort de la plupart des malades à l'influence des astres. Manget donne cet ouvrage à Jean Chifflet ; il est probable qu'il est de lui.

Acia Cornelii Celsi propriæ significationi restituta. Antverpiæ, 1633, in-4°. Le mot *acia* cité par Celse n'a pas peu embarrassé les savants qui sont partagés sur sa signification ; les uns voulant qu'il signifie une aiguille, et les autres un fil. Mais l'opinion la plus commune est qu'*acia* veut dire un fil quelconque passé par le trou d'une aiguille ; Chifflet le croit ainsi, à la réserve qu'il soutient que ce fil était fait de substance métallique. — *Pulvis febrifugus orbis Americani ventilatus. Parisiis et Lovanii,* 1653, in-4° et in-8°. Il y condamne l'usage du quinquina dans le traitement des fièvres intermittentes. — Chifflet, étant revenu d'Espagne dans les Pays-Bas, eut la douleur de voir mourir l'infante Isabelle-Claire-Eugénie, sa bienfaitrice, le premier décembre 1633. Ferdinand, connu sous le nom de prince cardinal, le retint à son service en qualité de premier médecin, à son arrivée dans les Pays-Bas qu'il venait gouverner au nom de Philippe IV. Chifflet servit encore en la même qualité à la cour de l'archiduc Léopold, et à celle de don Juan d'Autriche qui fut rappelé en 1659. Ce médecin mourut l'année suivante, âgé de 72 ans, laissant trois fils qui se sont distingués dans les sciences et la littérature.

Apr. J.-C. 1614. — DUBOIS DE LE BOË (François) naquit en 1614 à Hanau, ville d'Allemagne, au cercle du Haut-Rhin, dans la Wétéravie, d'Isaac de Le Boë et d'Anne de La Vignette. La famille de son père était originaire de Cambray. On l'envoya à Sedan pour y faire ses premières études ; il y fit aussi son cours de philosophie, et prit la première teinture des principes de la médecine, dont il alla recevoir le bonnet de docteur à Bâle le 16 mars 1637. De Le Boë sentit bien qu'il était éloigné d'être suffisamment instruit de tout ce qu'il lui convenait de savoir dans l'art important de guérir les hommes ; ce fut pour s'y perfectionner qu'il voyagea en Hollande, où il vit Adolphe Vortius et Otton Heurnius, professeurs de Leyde, et qu'il passa ensuite en Allemagne, dont il visita les plus célèbres universités. De retour à Hanau, il y pratiqua la médecine ; mais au bout de deux ans, il quitta cette ville, fit un tour en France, et repassa en Hollande, où il exerça sa profession avec beaucoup de succès, premièrement à Leyde et ensuite à Amsterdam. Les diacres de l'église calviniste wallonne de la dernière ville lui confièrent le soin de leurs malades, et non-seulement il s'acquitta de cette commission avec tout le succès possible, mais comme il avait encore mérité la confiance des autres habitants d'Amsterdam, il y jouit pendant quinze ans d'une telle réputation, qu'au bout de ce terme, les curateurs de l'université de Leyde le nommèrent à la chaire de médecine pratique vacante par la mort d'Albert Kyper. Il en prit possession en 1658. Les succès, avec lesquels il enseigna, correspondirent à ceux de sa pratique, et les uns et les autres lui méritèrent non-seulement l'estime des docteurs et des écoliers de l'université de Leyde, mais encore la confiance de toute la Hollande et des étrangers. En effet, il se rencontrait peu de cas difficiles, pour lesquels il ne fût consulté, et on l'appelait fréquemment dans les provinces pour les malades de tout état et de toute condition.

De Le Boë fut marié deux fois ; d'abord avec Anne de Ligne qui mourut en 1657, et en secondes noces avec Magdeleine-Lucrèce Schelizer qui fut enlevée par la peste en 1669, au bout de deux ans de mariage. Le 8 février de cette dernière année, il fut élu recteur de l'université de Leyde ; et en quittant cette dignité en 1670, il prononça un discours sur les causes de la peste qui venait de désoler la Hollande et lui avait enlevé sa seconde femme. Il ne lui survécut pas long-temps, car il mourut à Leyde, épuisé de travail et de maladies, le 14 novembre 1672, dans la cinquante-huitième année de son âge. Luc Schacht, docteur en médecine, son collègue et son ami, prononça son oraison funèbre le 19 du même mois. De Le Boë fut enterré dans le chœur de Saint-Pierre à Leyde, où, dès l'an 1665, il s'était préparé une tombe, avec cette inscription :

FRANCISCUS DE LE BOE, SYLVIUS,
MEDICINÆ PRACTICÆ PROFESSOR,
TAM HUMANÆ FRAGILITATIS,
QUAM OBREPENTIS PLERISQUE MORTIS MEMOR,
DE COMPARANDO TRANQUILLO INSTANTI
CADAVERI SEPULCHRO,
AC DE CONSTITUENDA COMMODA
RUENTI CORPORI DOMO,
ÆQUE COGITABAT SERIO,
LUGDUNI BATAVORUM.
MDCLXV.

Ce médecin a donné l'idée de conduire les élèves dans les hôpitaux, de leur expliquer auprès du lit des malades la cause des maux qui affligent l'humanité, de leur en faire observer tous les symptômes, et de les instruire encore par l'ouverture des cadavres, sur l'état des organes qui ont été le signe de la maladie. Cette pratique est excellente pour mettre les jeunes gens au fait de l'observation ; mais De Le Boë fut lui-même la cause du peu de progrès que firent ses disciples dans cette partie. La théorie la plus fausse l'égara dans la pratique ; comme il avait établi l'acide pour cause générale des maladies, il ne s'occupa que du dessein de le combattre par les remèdes alcalins, tant fixes que volatils. Il réussit mieux dans l'anatomie, qu'il cultiva avec beaucoup d'ardeur ; il acheva encore de mettre la chimie en réputation, par les leçons qu'il dicta dans les écoles de Leyde à un auditoire toujours nombreux. Ce professeur prit tellement à tâche d'accréditer cette science, qu'il ne cessa toute sa vie d'en vanter l'utilité; et son éloquence, son exemple, son autorité firent toute l'impression qu'il en pouvait attendre. Il poussa cependant trop loin ses idées à cet égard : la nature devint toute chimique entre ses mains; il la força même à l'être jusque dans ses actions les plus simples. Mais il soutint une meilleure cause, en défendant de tout son pouvoir la découverte du célèbre Harvey touchant la circulation du sang. Comme la vérité passe quelquefois pour un paradoxe chez les esprits prévenus, cette découverte, que le médecin anglais avait annoncée en 1628, était encore rejetée comme une imagination chimérique par la plupart des professeurs de l'Europe, lorsque De Le Boë monta en chaire en 1658. Les preuves qu'il recueillit pour en établir l'évidence lui réussirent si bien, qu'il eut la gloire de l'avoir le premier enseignée et démontrée dans l'université de Leyde. Jean Walæus, professeur de cette académie, fut un de ceux qui frondèrent la circulation avec le plus de chaleur.

Quoique De Le Boë ait eu beaucoup de réputation pendant sa vie, ses ouvrages ne l'ont pas maintenue; ils méritent cependant quelques égards. On les a recueillis dans différentes éditions, comme : *Opera medica, tam hactenus inedita, quam variis formis et locis edita, nunc vero certo ordine disposita et in unum volumen redacta. Amstelodami,* 1679, in-4°. *Genevæ,* 1680, in-folio, *accessit collegium nosocomicum hactenus ineditum, cum duplici Indice. Opera medica, editio nova, cui accedunt casus medicinales annorum* 1659, 60 et 61. *Trajecti ad Rhenum et Amstelodami,* 1695, in-4°. *Venetiis,* 1708, 1736, in-fol. C'est à Joachim Merian qu'on doit les additions qui contiennent les cas arrivés dans les années 1659 et suivantes dans l'hôpital de Leyde. Il y a une édition des œuvres de De Le Boë publiée à Paris en 1671, deux volumes in-8°, dans laquelle on trouve deux traités qui ne sont point dans les autres recueils des ouvrages de ce médecin. Le premier est intitulé : *Institutiones medicæ,* le second, *De chymia;* mais De Le Boë ne les a jamais reconnus comme siens et les a toujours désavoués. Ainsi est-il arrivé au grand

Boerhaave, à qui on a attribué différents traités qui ne sont point sortis de la plume de ce savant homme. — Voici maintenant les titres des ouvrages de notre médecin, qui ont été imprimés séparément :

Disputationum medicarum decas, primarias corporis humani functiones naturales ex anatomicis, practicis et chymicis experimentis deductas complectens. Amstelodami, 1663, in-12. *Lugduni Batavorum,* 1670, in-12. *Ienæ,* 1674, in-12. C'est dans la dissertation *De bilis et hepatis usu,* qui avait déjà paru à Leyde en 1660, in-4°, qu'il a établi son système sur la nature alcaline de la bile et la qualité acide du suc pancréatique. Drelincourt et Deusing ont écrit contre cette théorie. — *Opuscula varia. Lugduni Batavorum,* 1664, in-24. *Amstelodami,* 1668, in-12. — *Collegium medico-practicum, dictatum anno* 1660. *Francofurti,* 1664, in-12. — *Epistola apologetica contra Antonium Deusingium. Lugduni Batavorum,* 1664, in-12, 1666, in-8°. *Amstelodami,* 1668, in-12. — *De affectus epidemii* 1669 *Leidensem civitatem depopulantis causis naturalibus, oratio. Leidæ,* 1672, in-12. — *Praxeos medicæ idea nova, liber primus. Ibidem,* 1667, 1671, in-12. *Francofurti,* 1671, in-12. *Liber secundus. Leidæ,* 1672, in-12. *Amstelodami,* 1674, in-12. *Liber tertius et quartus. Ibidem,* 1674, in-12. — *Index materiæ medicæ. Lugduni Batavorum,* 1671, in-12. — *Novissima idea de febribus curandis. Dublini,* 1687, in-12.

Apr. J.-C. 1615. — POLITIUS (Antoine), citoyen de Palerme, était de Calata-Girone en Sicile. Docteur en philosophie, en droit et en médecine, il se distingua si bien dans la dernière science qu'il exerça à Palerme, qu'il fut nommé médecin de l'inquisition. Il vivait encore en 1625, mais on ne sait jusqu'à quelle année il poussa sa carrière; tout ce que les historiens ajoutent, c'est qu'il mourut à Palerme et qu'il laissa les ouvrages suivants : — *De quinta essentia solutiva, atque brevi epilogo componendorum medicamentorum, cum aliquibus philosophiæ et medicinæ problematibus. Panormi,* 1613, in-4°. — *De febribus pestilentialibus grassantibus Panormi, consultatio. Ibidem,* 1625, in-4°. — *Apologia de aneurysmate prætenso pro Marchione de Teraci. Panormi,* 1620, in-4°.

Après J.-C. 1615. — FOLLIUS (Cæcilius) naquit en 1615 à Modène, après la mort de son père. Il fut élevé à Venise chez son oncle paternel, qui tenait un rang considérable parmi les médecins du conseil de santé. Après avoir fini ses cours d'humanités et de philosophie on l'envoya étudier la médecine à Padoue, où il prit le bonnet de docteur. Il revint à Venise après sa promotion, et, comme il ne tarda pas à s'y distinguer dans la pratique, le sénat honora son mérite par la dignité de chevalier, et mit ses talents au grand jour, en le nommant à la chaire d'anatomie. Follius la remplit assez long-temps ; Manget dit qu'il l'occupait encore en 1640, mais qu'il ne sait point s'il vécut au delà de cette année. Ce bibliographe n'en aurait point douté, s'il avait connu la lettre que notre médecin a écrite à Alcidius, en date du 19 décembre 1653. Les ouvrages de Follius sont : — *Sanguinis a dextro in sinistrum cordis ventriculum defluentis facilis reperta via. Venetiis,* 1639, in-4°. Il est tombé dans l'erreur en avançant que cette communication subsiste pendant toute la vie par de petits trous collatéraux qui suppléent aux fonctions du trou ovale dès qu'il est fermé après sa naissance. — *Della generatione e uso della pinguedine.* Venise, 1644, in-4°. — *Nova auris internæ delineatio. Venetiis,* 1645, 1647, in-4°. Ce petit ouvrage, qui n'est qu'un livret de six pages, est fort estimé pour la justesse des figures. Il y décrit l'apophyse grêle du marteau, inconnue aux anatomistes qui ont vécu avant lui. *Francofurti,* 1641, in-12, avec le premier traité. Les figures de cette édition ne valent pas celles de Venise.

Apr. J.-C. 1615 env. — SEBIZIUS (Melchior), de Strasbourg, florissait en 1615. Dès qu'il eut fini son cours de philosophie, il commença celui de médecine sous son père et Israël Spachius. Il étudia, dit-on, dans vingt-sept universités, particulièrement dans celle de Bâle, où il reçut le bonnet de docteur le 26 juin 1610. Son mérite lui procura beaucoup de réputation, et lui ouvrit le chemin des honneurs qui en sont les récompenses. George-Mathias rapporte qu'il obtint, le 27 mars 1612, la chaire de médecine, que son père avait abdiquée lors-

qu'il s'était retiré des écoles de Strasbourg. Mais Sebizius, dans sa lettre à Charles Spon datée de la même ville, le 10 janvier 1665, dit simplement qu'il fut d'abord collègue de son père, et nommé, après sa mort, premier professeur de médecine et archiatre ordinaire de Strasbourg. Ainsi sa promotion, en 1612, ne doit s'entendre que d'une chaire inférieure à la première. Il devint cependant chanoine de Saint-Thomas en 1613. Sa réputation, qui allait toujours en augmentant, lui mérita la bienveillance de l'empereur Ferdinand II ; ce prince le créa comte palatin le 7 octobre 1630. En cette qualité, Sebizius créa lui-même quarante-sept notaires impériaux, un docteur en médecine et un docteur en chirurgie. En 1657 il fut encore nommé doyen de son chapitre, et prévôt en 1668. Mais aucune de ces dignités ne fut capable de le distraire de la pratique de la médecine, non plus que de son assiduité à monter en chaire ; et pendant soixante-deux ans qu'il enseigna et fut assesseur de la Faculté de Strasbourg, il intervint à l'examen de cent soixante-trois candidats, et donna de sa main le bonnet à cinquante-cinq docteurs. — Il mourut le 25 janvier 1674, à l'âge de 95 ans. Sa santé toujours constante ne souffrit aucune atteinte jusqu'à sa dernière maladie ; il ne se servit même jamais de lunettes, et n'eut d'autre incommodité qu'une surdité assez légère. Le cours d'une vie si longue ne fut point inutile au public ; Sebizius en profita pour la composition de différents traités, et surtout d'un grand nombre de dissertations académiques qui ont rapport en partie aux ouvrages de Galien. On trouve plus d'érudition que de découvertes dans ses écrits ; c'est pourquoi Haller a dit de lui : *Eruditus vir, parum usus propriis experimentis. Method. stud. med.* Telles que soient les pièces qui sont sorties de la plume de Sebizius, je ne puis me dispenser d'en donner le catalogue.

Discursus medico-philosophicus de casu adolescentis cujusdam Argentoratensis anno 1617 *mortui, adjacente ipsi serpente. Argentorati,* 1618, 1624, 1660, in-4°, avec un *Appendix de quibusdam serpentum generibus.* — *Disputationes de recta purgandi ratione. Ibidem,* 1621, in-4°. — *Exercitationes medicæ quinquaginta-sex ab anno* 1622 *ad* 1636 *propositæ. Ibidem,* 1624, 1631, 1636, in-4°. *Ibidem,* 1672, in-4°, avec les *Exercitationes de discrimine*

*sexuum : de notis virginitatis , etc. —
Dissertationum de acidulis sectiones
duæ , in quarum priore agitur de acidulis in genere ; in posteriore vero de
Alsatiæ acidulis in specie. Argentorati,*
1627, in-4º. — *Historia mirabilis de
fœmina quadam Argentoratensi , quæ
ventrem supra modum tumidum ultra
decennium gestavit, et tum hydrope
uterino, tum molis carnosis 76 fuit con·
flictata. Argentorati , 1627, in-4º. —
Hieronymi tragi herbarium Germanicum, auctum et locupletatum. Ibidem,*
1630, in-folio.—*Miscellanearum quæ·
stionum medicarum fasciculi quinqua-
ginta tres. Ibidem, 1630, 1638, in 8º.
—Galeni liber de symptomatum causis.
Ibidem , 1631, in-4º. — Problemata
phlebotomica. Ibidem , 1631, in-4º. —
Prodromi examinis vulnerum pars prima et secunda. Ibidem, 1632, in-4º. —
Galeni ars parva in XXX Disputationes resoluta. Argentorati , 1633, 1638,
in-8º. — Collegium therapeuticum ex
Galeni methodo medendi depromptum.
Ibidem, 1634, 1638, in-4º. — Libri sex
Galeni de morborum differentiis et
causis. Ibidem , 1635, 1638, in-4º. —
Examen vulnerum partium simila-
rium. Ibidem, 1635, in-4º.—Examinis
vulnerum partium dissimularium pars
prima. Argentorati, 1636, in-4º. Pars
secunda, 1637. Pars tertia, 1637. Pars
quarta , 1637, in-4º.* Ce sont autant de
dissertations académiques soutenues sous
sa présidence.—*Examen vulnerum singularium humani corporis partium ,
quatenus vel lethalia sunt vel incura-
bilia , vel ratione eventus salutaria et
sanabilia. Ibidem, 1638 , 1639, in-4º.*
L'auteur a joint à la seconde édition une
pièce intitulée : *De synovia seu melice-
rya C. Celsi. — De balsamatione cadaverum. Argentorati, 1649, in-4º. — De
alimentorum facultatibus libri quinque, ex optimorum auctorum monumentis conscripti. Ibidem, 1650, in-4º.
— Galeni quinque priores libri de simplicium medicamentorum facultatibus
in XVI disputationes resoluti. Ibidem,*
1651, in-8º. — *Commentarius in Galeni libellos de curandi ratione per sanguinis missionem ; de hirudinibus , re-
vulsione, cucurbitulis, scarificatione.
Ibidem, 1652, in-4º. — Manuale, seu,
speculum medicinæ practicum. Ibidem,*
1659, in-8º, 1661, deux volumes, même
format. — *Problemata medica, de variolis, de ophthalmia, etc. Argentorati,*
1662, in-4º. Je m'arrête ici, car, si je
voulais donner les titres de toutes les pièces
qui sont de la composition de Sebizius , j'augmenterais considérablement
cette notice.

Après J. - C. 1615. — SEBIZIUS
(Jean-Albert), fils du précédent, naquit
à Strasbourg le 22 octobre 1615. Il avait
déjà fait de grands progrès dans l'étude
de la médecine sous les yeux de son père
lorsqu'il sortit de sa patrie pour aller se
perfectionner dans les universités de
Bâle , de Montpellier et de Paris. Il revint à Strasbourg en 1639 , et, l'année
suivante, il y reçut le bonnet de docteur.
Le mérite de ce médecin lui procura assez de considération dans le public, mais,
soit par défaut de place vacante, soit par
telle autre raison que je ne connais point,
il ne lui ouvrit l'entrée de la Faculté
qu'en 1652. Il obtint alors la chaire d'a-
natomie. En 1656, il fut nommé chanoine de Saint-Thomas et il succéda à
son père, en 1675, dans la charge de médecin ordinaire de sa ville natale. Ses
collègues l'estimèrent au point de l'élire
jusqu'à vingt et une fois leur doyen ; aussi
emporta-t-il tous leurs regrets à sa mort
arrivée le 8 février 1685, dans la soixante-dixième année de son âge. On a de lui :
— *Anatomicæ theses miscellaneæ. Argentorati*, 1653, in-4º. — *De Æscula-
pio inventore medicinæ. Argentorati,*
1659, in-4º. Ce n'est qu'une dissertation
académique. — *Problemata anatomica
quædam. Ibidem,* 1662, in-4º. Ce n'est
encore qu'une thèse ; mais ce médecin
en a composé plusieurs autres, dont on
trouve les titres dans *Lipenius.* — *Exercitationum pathologicarum tomus prior,
capitis et thoracis affectus complectens. Ibidem ,* 1674, in-4º.

Apr. J.-C. 1616 *env.* — BANISTER
(Richard), parent de Jean Banister le
chirurgien, embrassa comme lui la carrière médicale ; mais, effrayé de l'immense étendue de la médecine, il résolut
de n'en cultiver qu'une seule branche,
et les maladies des yeux furent celles
auxquelles il s'attacha de préférence.
Après avoir pendant long-temps suivi
les oculistes les plus habiles du temps ,
tels que Henri Blackhorne, Robert Hall,
Valdert, Surflet et Barnabie, il alla s'é-
tablir à Stramford dans le comté de Lincoln. Sa pratique devait être très-étendue , si l'on en juge seulement par le
grand nombre d'opérations de la cataracte qu'il fit et qu'il a décrites dans son

ouvrage. Ces renseignements sont les seuls qu'on ait pu se procurer sur son compte : on ignore même quand il mourut. Quelques passages de ses écrits portent à croire néanmoins qu'il termina sa carrière de 1625 à 1630. Il a publié l'ouvrage suivant : *A Treatise of* 113 *diseases of the eyes and eyelids*, Londres, 1622, in-8°. Cet ouvrage n'est pas de lui, c'est la traduction du Traité de Guillemeau, dont la première édition lui avait été dédiée, et dont, après que celle-ci fut épuisée, il fit réimprimer une seconde en tête de laquelle il plaça un opuscule de sa façon, intitulé : *Banister's breviary*. On trouve dans ce bréviaire des considérations sur la vision, la structure de l'œil et les maladies de cet organe, qui sont à la fois très-imparfaites et entachées de la fausse philosophie du temps : mais la partie chirurgicale est généralement très bonne. Elle annonce un chirurgien habile et un excellent observateur. On distingue surtout les remarques de Banister sur les différentes espèces de cataracte, sur l'abus des applications âcres dans les maladies aiguës, et sur la cataracte noire, qu'il savait très-bien être la goutte sereine. Ce recueil pourrait fournir quelques matériaux utiles à l'auteur d'un traité complet d'ophthalmologie.　　　(*Biogr. médicale.*)

Apr. J.-C. 1616 *env.*—BARTHOLIN (Thomas), un des fils de Gaspar, naquit à Copenhague en 1616. A l'exemple de son père, il alla multiplier ses connaissances dans les pays étrangers, et n'employa pas moins de huit ans à parcourir les différentes parties de l'Europe. Il se rendit à Leyde en 1637; et pendant qu'il s'y appliquait à l'étude de la médecine, il apprit l'arabe du savant Golius. Il passa ensuite en France, et fit un assez long séjour tant à Paris qu'à Montpellier ; il était en 1641 dans cette dernière ville, d'où il se mit en chemin pour l'Italie. Il demeura trois ans à Padoue, et s'y distingua tellement que la nation allemande le proclama professeur, et que Jean-François Loredano, sénateur de Venise, le fit recevoir dans l'académie *de gl'Incogniti*, dont il avait jeté les premiers fondements. Il parcourut ensuite toute l'Italie et alla même jusqu'à Malte ; mais il songea alors à se rapprocher de sa patrie. Une des dernières villes où il s'arrêta, fut Bâle ; il y reçut le bonnet de docteur en médecine en 1645, et ne tarda pas à se rendre à Copenhague. Le roi de Danemark, qui honorait dans le mérite du fils la mémoire d'un père savant, lui donna en 1647 la chaire des mathématiques dans l'Université de sa capitale, et, l'année suivante, la chaire d'anatomie. En 1654, Bartholin fut nommé doyen perpétuel du collége des médecins ; et comme il remplit les devoirs de toutes ces charges avec la plus grande distinction, il obtint en 1661 le titre de professeur extraordinaire, en qualité de vétéran. Il se retira alors à la campagne où il fit transporter sa nombreuse bibliothèque qu'il perdit, en 1670, dans l'incendie qui consuma sa maison. Cette perte le fit revenir à Copenhague, où le roi lui accorda le titre et les émoluments de médecin de sa personne, et l'Université le nomma inspecteur de sa bibliothèque. En 1675 le roi le déclara encore assesseur du haut conseil de Danemark.— Thomas Bartholin mourut à Copenhague en 1680, âgé de 64 ans. C'est le sentiment de Scheuchzer ; il s'accorde avec les circonstances que nous venons de rapporter, pendant que celui de Manget, qui met la mort de notre médecin en 1665, à l'âge de 49 ans, ne peut cadrer avec les dernières époques. Les ouvrages de Bartholin sont en grand nombre; mais comme il adoptait aisément tout ce qu'on lui rapportait, on y remarque beaucoup de traits qui font preuve de sa crédulité. Il ne parle guère de pratique dans ses écrits, parce qu'il s'y appliqua très peu. Sa jeunesse se passa dans les dissections ; dans l'âge mûr, il employa tout son temps à lire et à écrire sur des sujets qui n'ont point de rapport à la cure des maladies. Voici la notice de ses ouvrages :

Anatomia ex Gasparis Bartholini parentis institutionibus, omniumque recentiorum et propriis observationibus locupletata. Lugduni Batavorum, 1641, in-8°. Cette édition est tout à fait conforme à celles qui ont paru sous le nom de son père, à l'exception de quelques aditions renfermées entre des parenthèses, et des planches tirées de Pineau, d'Asellius, de François Sylvius, et principalement de Vésale. — *Eædem Institutiones anatomicæ secundum locupletatæ. Lugduni Batavorum,* 1645, in-8°. — *Anatome tertium ad sanguinis circulationem reformata. Lugduni Batavorum,* 1651, 1669, in-8°. *Hagæ Comitis,* 1655, 1660, 1663, 1666, in-8°. On ne trouve plus le nom de Bartholin le père à la tête de ces éditions. — *Anatome ex omnium observationibus, maxime pa-*

tris, ad circulationem sanguinis et vasa lymphatica quartum renovata. Leide, 1673, in-8°. *Lugduni Gallorum,* 1667, in-4°. Il a enrichi cette édition de tout ce qui avait paru de nouveau en anatomie depuis la précédente, et surtout des découvertes de Stenon, de Swammerdam, de Reinier, de Graaf et de Ruysch. Quant à lui, il y a mis peu de chose de son propre fonds : tout ce qu'il a dit de mieux concerne les viscères ; mais il n'a traité que fort imparfaitement ce qui a rapport aux muscles, aux os et aux nerfs. — *Anatome quintum renovata. Leidæ,* 1686, in-8°. Cette édition ne lui appartient pas. Il y en a d'autres en différentes langues qui ont été faites sur l'une ou l'autre des premières. En français, Paris, 1646, in-4° ; en allemand, par Simon Pauli, Copenhague, 1648, in-8°, et à Nuremberg, par Wollner, 1677, in-4° ; en italien, par un membre de l'Académie des arcades, nommé Hostilius Jontalgenus, Florence, 1651, in-12. Cette édition est en vers. En hollandais, Leyde, 1653, 1669, in-8° ; La Haye, 1658, in-8°. On cessera de s'étonner de l'accueil qu'on a fait à l'Anatomie de Bartholin, quand on se rappellera qu'elle a été le seul livre classique qu'on ait suivi sur la structure du corps humain, jusqu'à la publication des écrits de Verheyen. — *Anatomica aneurismatis dissecti Historia. Panormi,* 1644, in-8°. L'anévrisme, qu'il avait observé à Naples, lui a donné matière aux réflexions qu'on trouve dans cet ouvrage. — *Synopsis antiquitatum veteris puerperii. Hafniæ,* 1646, in-8°. *Amstelodami,* 1676, in-12. *De angina puerorum campaniæ, Siciliæque epidemica, sive, Commentarius in Marci Aurelii Severini Prædanchonen. Parisiis,* 1646, in-8°. *Neapoli,* 1653, in-8°. — *De luce hominum et brutorum, Leidæ,* 1647, in-8° ; *Hafniæ,* 1663, 1669, in-8°. On a ajouté à la dernière édition le Traité de Gesner, qui est intitulé : *De raris et admirandis herbis quæ noctu lucent.* Une lumière qu'on remarqua sur la chair des animaux qui étaient exposés en vente à la boucherie, fut l'occasion de cet écrit de Bartholin. Il y rapporte plusieurs autres faits de même nature. — *Anatomicæ vindiciæ Gaspari Hoffmanno, Riolano, aliisque oppositæ. Hafniæ,* 1648, in-4°. — *Collegium anatomicum Disputationibus XVIII adornatum. Ibidem,* 1651, in-4°. — *De Lacteis thoracicis in homine et brutis nuper observatis, Historia ana-*

tomica. Hafniæ, 1652, in-4°. *Londini,* 1652, in-8°. *Parisiis,* 1653, in-8°. *Genevæ,* 1654, in-8°. *Lugduni Batavorum et Ultrajecti,* 1654, in-12. *Heidelbergæ,* 1659, in-8°. *Amstelodami,* 1661, in-8°. Les expériences de Van Hoorne l'engagèrent à faire lui-même quelques recherches sur ces vaisseaux. Il vit dans l'homme le canal thoracique et en donna la figure, mais il en décrivit fort mal l'insertion, et prit les glandes lombaires pour le réservoir du chyle. — *Varia dubia anatomica de lacteis thoracicis, et an hepatis funus immutet methodum medendi. Hafniæ,* 1653, in-4°. *Parisiis,* 1653, in-8°. — *Vasa lymphatica nuper in animantibus Hafniæ inventa, et hepatis exequiæ. Hafniæ,* 1653, in-4°. *Parisiis,* 1653, in-8°. Sa découverte date du mois de décembre 1651 ; il la fit dans les bêtes lorsqu'il cherchait la route des veines lactées vers le foie.

Vasa lymphatica in homine nuper inventa. Hafniæ, 1654. Il fit cette découverte au mois de janvier de cette année, et l'annonça dans une thèse où il établit l'obstruction de ces vaisseaux dans le foie pour une des causes de l'hydropisie. Ce fut sur les indices qui avaient fait soupçonner à Veslingius l'existence des vaisseaux lymphatiques, que Bartholin s'engagea dans les recherches qu'il fit lui-même, et dont il chargea encore Michel Lyser qui disséquait sous lui. Il découvrit heureusement ces vaisseaux, et l'annonce qu'il en publia le rendit célèbre par toute l'Europe. On a voulu cependant lui enlever la gloire qu'il s'était acquise par ses recherches. Olaus Rudbeck et Joliffe n'ont rien négligé pour revendiquer l'importante découverte dont il est question ; et comme leurs raisons ne sont pas dénuées de fondement, elles rendent les prétentions de Bartholin un peu suspectes. Rudbeck publia ses observations à peu près dans le même temps que lui, et Joliffe, qui n'avait encore rien imprimé, communiqua les siennes à ses amis. Mais comme ces trois anatomistes ont travaillé et fait part de leurs travaux peu de temps l'un après l'autre, il n'y a point d'injustice à partager entre eux un honneur qui leur est commun. Ils aperçurent tous trois un nombre infini de petits vaisseaux répandus dans tout le corps, mais particulièrement dans le bas-ventre, qui portent une liqueur qui n'est point colorée dans le réservoir du chyle, et même dans les

veines où elle se mêle avec le sang. —
*Historiarum anatomicarum centuriæ I,
II. Hafniæ*, 1654, in 8°. En allemand,
Francfort, 1657, in 8°. *Centuriæ III* et
IV. Hafniæ, 1657, in-8°. *Centuriæ V*
et *VI. Ibidem*, 1661, in-8°. Il y rapporte toutes ses découvertes, auxquelles
il ajoute plusieurs dissections, entre autres celle du lion, de la marte zibeline,
et le résultat de l'ouverture de plusieurs
cadavres. On y trouve encore des faits
anatomiques rares et particuliers, mais
en même temps des choses bien inutiles, et
un livre *De pustulis* qu'il attribue faussement à Hippocrate.—*Défensio vasorum
lacteorum et lymphaticorum adversus
Riolanum. Hafniæ*,1655,in-4°.Cette pièce savante est d'autant plus hardie qu'elle
est l'ouvrage d'un jeune homme qui se
défend avec beaucoup de vigueur contre
les attaques d'un vieillard qui jouissait de
la plus grande réputation.—*Spicilegium
I ex vasis lymphaticis, ubi Glissonii et
Pecqueti sententiæ expenduntur. Hafniæ*, 1657, 1658, in-4°. *Rostochii*, 1660,
in-4°.*Amstelodami*,1661,in-12. *Spicilegium II, ubi Backii, Cauterii, Le Noble,
Tardii, Warthoni, Charletoni Bilsii,etc.,
sententiæ expenduntur. Hafniæ*, 1660,
in-4°. *Amstelodami*, 1661, in-12, avec
le précédent. — *De secundinarum re-
tentione. Hafniæ*, 1657, in-4°.—*Responsio de experimentis anatomics Bil-
sianis et difficili hepatis resurrectione.
Hafniæ*, 1661, in-8°. En hollandais,
Amsterdam, 1661, in-8°. — *Dissertatio
anatomica de hepate defuncto, novis
Bilsianorum observationibus opposita.
Hafniæ*, 1661, in-8°. On avait cru, jusqu'à Bartholin, que le foie était le seul
et véritable organe de la sanguification.
— *Dispensatorium Hafniense, Ibidem*,
1658, in-4°.—*De nivis usu medico. Hafniæ*, 1661, in-8°, avec le traité *De figura
nivis*, de la façon de son frère Erasme.
— *Cista medica. Hafniæ*, 1662, in-8°.
C'est un recueil de questions anatomiques, dans lequel il a inséré l'histoire de
quelques ouvertures de cadavres, la vie
de plusieurs médecins de Copenhague,
et différentes choses concernant la botanique et la chimie.— *Domus anatomica
Hafniensis. Ibidem*, 1662, in-8°, avec
l'ouvrage précédent. Celui-ci contient le
catalogue des préparations anatomiques
et des différentes machines qu'il conservait dans son cabinet.— *De pulmonum
substantia et motu. Ibidem*, 1663, in-8°.
Lugduni Batavorum,1762, in-12.Il croit
que l'air pénètre dans le sang ; il assure

que dans l'expiration toute la colonne d'air
contenue dans les bronches n'en est point
chassée, et qu'il y a naturellement un
vide parfait entre le poumon et la plèvre.
— *Epistolarum medicarum centuriæ I
et II. Hafniæ*, 1663, in-8°. *Centuriæ III
et IV. Ibidem*, 1667, in-8°. L'ouvrage
entier a paru à La Haye en 1740, 5 volumes in-8°. C'est un beau recueil où
l'on trouve des lettres de presque tous
les hommes célèbres de son temps, et un
détail de tout ce qui a été fait en anatomie depuis 1634 jusqu'en 1664. On y
trouve encore quelques observations intéressantes, et des réflexions curieuses
sur les médecins que l'auteur ou ses disciples avaient eu occasion de voir dans
leurs voyages. — *De insolitis partus humani viis. Hafniæ*, 1664, in-8°. —*Historia monstrorum nuper in Dania na-
torum. Ibidem*, 1665, in 8°. — *De medicina danorum Domestica, cum ejusdem vindiciis, Hafniæ*, 1666, in-8°. En
soutenant une mauvaise cause, il a fait
passer dans ce livre plusieurs remarques
utiles sur les remèdes familiers dont se
servent les Danois. Il fait encore mention d'une manière de communiquer la
petite vérole, qu'il appelle *Emtio variolarum*, et que le célèbre Haller regarde
comme une méthode qui a préludé à l'i-
noculation. — *Hepatis exauctorati de-
sesperata causa. Hafniæ*, 1666, in-8°.
— *Orationes varii argumenti. Hafniæ*,
1668, in-8°. Elles roulent sur toutes
sortes de sujets, mais principalement sur
la poésie, la médecine, et plus encore
sur l'anatomie. — *De medicis poetis.
Hafniæ*, 1669, in-8°. Il parle des poètes
qui ont écrit de la médecine, ainsi que
des médecins qui ont donné des ouvrages
en vers sur cette science. — *Opuscula
nova anatomica de lacteis thoracicis et
lymphaticis vasis. Ibidem*, 1670, in-8°.
C'est le recueil de tout ce qu'il a écrit
sur les vaisseaux chylifères et lymphatiques.— *De bibliothecæ incendio. Hafniæ*, 1670, in-8°. *Ienæ*, 1709, in-8°. La
perte qu'il avait faite par cet incendie le
toucha vivement. Il la déplore publiquement dans cet ouvrage, et donne le catalogue des manuscrits de sa composition
qui ont été les victimes du feu. Les principaux sont : les ouvrages de Celse que
Rhodius avait arrangés et que lui-même
avait ornés de notes savantes; une Anatomie pratique dans le goût du *Sepulchretum* de Bonnet; trois centuries de
lettres ; un traité des maladies lymphatiques ; les antiquités dont la connais-

sance est nécessaire à un médecin ; des notes sur les Aphorismes d'Hippocrate et sur Cœlius Aurelius : une nouvelle édition de Strabus Gallus, et quelques autres pièces également intéressantes. — *Quæstiones nuptiales et medicus perfectus. Hafniæ*, 1670, in-4°. — *De morbis Biblicis. Hafniæ et Francorfurti*, 1672, in-8°.—*Acta Hafniensia. Tomi quinque, Hafniæ*, in-4°; *tomus I*, 1673, *II*, 1675, *III, et IV*, 1677, *V*, 1680. On y trouve plusieurs dissections d'animaux, et quantité d'observations anatomiques. — *De sanguine vetito. Francofurti*, 1673, in-8°.— *Consilium de anatome practica ex cadaveribus morbosis adornanda, cum operum auctoris hactenus editorum catalogo. Hafniæ*, 1674, in-4°. La perte de l'ouvrage en ce genre, qu'il avait faite lorsque sa maison fut consumée par le feu, l'a engagé à conseiller à d'autres d'entreprendre le même travail. Il retrace encore une fois tous les malheurs que cet incendie lui a causés, et il regrette surtout son Recueil d'observations faites sur les cadavres qu'il avait disséqués pendant trente ans, dans le but de reconnaître les causes de la mort. Comme il savait qu'on n'a nulle part plus d'occasions favorables de faire ces ouvertures que dans les hôpitaux, et qu'il avait remarqué d'ailleurs l'utilité de cette sorte d'établissement pendant le cours de ses voyages, il saisit cette occasion pour louer les nations qui ont contribué à procurer un asile aux malades indigents, et se plaint amèrement de la négligence des Danois à cet égard. — *De peregrinatione medica. Hafniæ*, 1674, in-fol. C'est l'histoire de ses voyages, avec des avis à ses deux fils pour voyager avec fruit.

Apr. J.-C. 1616. — VOLCKAMER (Jean-George) était de Nuremberg, où il naquit, le 9 juin 1616, de Jean, riche commerçant qui s'appliqua par goût à la chimie et à la botanique, qui cultiva même cette dernière science avec tant d'ardeur, que c'est à lui qu'on doit l'établissement du jardin des plantes qui porte encore son nom. Jean Volckamer mourut en 1661, à l'âge de 85 ans. — Jean-George prit le parti de la médecine. Élevé sous les yeux d'un père qui trouvait un plaisir à s'occuper de deux parties essentielles de cette science, cet exemple ne put manquer de lui donner un goût plus étendu. Ce fut pour le satisfaire, qu'après avoir étudié à Iéna et

à Altorf, il se rendit en 1638 à Padoue, où la nation allemande le nomma son conseiller et bibliothécaire. En 1639, il revint à Altorf pour s'y disposer à la réception des degrés académiques; et dès qu'il eut soutenu ses thèses de licence, il repassa en Italie au mois de septembre de la même année, et reprit le cours de ses études sous les professeurs de la faculté de Padoue. Trop instruit pour ne pas savoir que l'art de guérir se perfectionne tous les jours par l'observation et les découvertes, il voulut encore s'enrichir des connaissances des plus grands maîtres des universités de France; à cet effet, en quittant Padoue, il dirigea sa route par ce royaume, et de là il la continua vers l'Allemagne. Peu de temps après son arrivée à Nuremberg, il retourna à Altorf pour son doctorat. On lui en accorda les honneurs le 30 avril 1643, et, le 7 de juin suivant, il fut agrégé au collége des médecins de sa ville natale, dont il devint doyen pour la première fois en 1664. L'académie des curieux de la nature le reçut dans son corps, en 1676, sous le nom d'Helianthus I*er*; mais il ne tarda pas à en être directeur, il en fut même président en 1686. Il est le troisième qui ait occupé cette place honorable.

Volckamer mourut le 17 mai 1693, à l'âge de 77 ans. Outre le grand nombre d'observations qu'il communiqua à l'académie d'Allemagne, il laissa les ouvrages qui ont paru sous ces titres : — *Opobalsami orientalis in theriaces confectionem Romæ revocati examen. Norimbergæ*, 1644, in-12, avec le livre d'Antoine Colmenero, qui est intitulé : *De chocolatæ Indiæ qualitatibus et natura*, et plusieurs autres pièces. — *Collegium anatomicum continuatum a clarissimis triumviris Sassolino, Severino et Cabrolio. Hanoviæ*, 1654, in-4°. *Francofurti*, 1668, in-4°.— *Oratio in laudem Gasparis Hoffmanni. Francofurti*, 1668, 1680, in-4°.— *Epistola de calculo frangendo. Ibidem*, 1669, in-4°, en latin et en allemand. — *Epistola de stomacho. Altorfii*, 1682, in-4°.

Apr. J.-C. 1617 *envir.* —FONSECA (Rodericus DE) était de Lisbonne. La réputation avec laquelle il fit la médecine, engagea l'université de Pise à le demander pour y enseigner cette science. Il se rendit dans cette ville, où il se distingua pendant plusieurs années; mais enfin il la quitta en 1615, pour aller remplir la première chaire de la faculté de Padoue, qu'il honora par ses talents jusqu'à sa mort arrivée en 1622. Voici les titres des ouvrages qu'on met sous son nom :

In Hippocratis legem commentarius. Romæ, 1586, in-4°. — *De remediis calculorum qui in renibus et vesica gignuntur. Romæ*, 1586, in-4°. — *De venenis eorumque curatione. Ibidem*, 1587, in-4°. — *In Hippocratis aphorismorum libros commentaria. Florentiæ*, 1591, in-4°. *Venetiis*, 1596, in-4°, 1608, in-8°. *Patavii*, 1078, in-4°. — *Opusculum quo adolescentes ad medicinam facile capessendam instruuntur. Florentiæ*, 1596, in-4°. — *In Hippocratis prognostica commentaria. Patavii*, 1597, in-4°. — *De tuenda valetudine et producenda vita, liber singularis. Florentiæ*, 1602, in-4°. *Francofurti*, 1603, in-8°. En italien par Palitien Mancini, Florence, 1603, in-4°. — *De hominis excrementis libellus. Pisis*, 1613, in-4°. — *Consultationes medicæ, quibus accessit de consultandi ratione. Venetiis*, 1618, 1620, in-folio, avec le traité *De virginum morbis qui intra clausuram curari nequeunt. Francofurti*, 1625, deux volumes in-8°. — *Tractatus de febrium acutarum et pestilentium remediis diæteticis, chirurgicis et pharmaceuticis. Venetiis*, 1621, in-4°.

Après J.-C. 1617 *env.* — GARDIN (Louis DU), médecin du dix-septième siècle, connu sous le nom d'Hortensius, était de Valenciennes. Il enseigna pendant vingt-huit ans dans les écoles de la faculté de Douay, dont il était docteur, et il composa plusieurs ouvrages qui ont leur mérite. On remarque parmi eux, ceux qu'il écrivit contre Thomas Ficnus sur le temps de l'animation du fœtus; question inutile, si souvent traitée par les médecins du dernier siècle et jamais résolue, parce que l'impénétrabilité du voile dont la nature couvre ses opérations sera un obstacle éternel à la curiosité des physiciens. Voici les titres que portent les ouvrages de Du Gardin : — *Alexiloemos, sive, de pestis natura, causis, signis, prognosticis et curatione Epitome. Duaci*, 1617, in-8°, 1631, in-12. — *De animatione fœtus quæstio, in qua ostenditur quod anima rationalis ante organisationem non infundatur. Ibidem*, 1623, in-8°. — *Ma-*

nuductio ad omnes medicinæ partes, seu, institutiones medicinæ. Duaci, 1626, in-8°. — *Manuductio ad pathologiam, sive, institutionum medicinæ pars altera. Ibidem*, 1626, in-8°. — *Anima rationalis restituta in integrum. Duaci*, 1629, in-8°. — *Medicamenta purgantia simplicia et composita, selecta, usitata et sufficientia. Remedium erroris in ponderibus medicis. Ibidem*, 1631, in-12. — *Circumstantiæ et tempora de variis venis pleuritidis ratione secandis, inter varios medicinæ proceres litem dirimentia. Duaci* 1632, in-4°. — *Institutionum medicinæ liber tertius, sive, subsidiaria medicina. Ibidem*, 1633, in-4°. C'est aux soins de Jacques Briffault, médecin de Douay, qu'on doit cet ouvrage; il le fit imprimer après la mort de l'auteur.

Après J.-C. 1617 *env.* — PREVOST (Jean), de Disperg dans le diocèse de Bâle, fit son cours d'humanités à Dôle et celui de philosophie en partie à Molshem, en partie à Diligen. S'étant ensuite décidé à étudier la théologie, Léopod archiduc d'Autriche et évêque de Strasbourg, qui le soutenait dans ses études, voulut qu'il en allât prendre les leçons en Espagne, et pourvut libéralement à toutes les dépenses de cette entreprise. Prévost, qui aimait à voyager, demanda la permission de voir l'Italie avant que de se rendre à sa destination. On le lui permit; mais s'étant arrêté à Padoue comme par hasard, il y perdit bientôt le goût qu'il avait eu pour la théologie. Ce fut d'abord par curiosité qu'il entra dans les écoles de la faculté de médecine de cette ville; Hercule Saxonia y donnait sa leçon dont il fut tellement enchanté, qu'il ne put résister au penchant qui l'entraîna dès lors vers la science qui s'occupe de la guérison de nos maux. Il se livra donc tout entier à l'étude de cette science : mais comme le cours de théologie qu'il devait faire en Espagne était l'unique raison qui lui avait mérité les bontés de l'archiduc, ce prince n'eut pas plutôt appris qu'il voulait être médecin, qu'il lui fit retirer sa pension. — Prévost se vit alors fort gêné dans ses affaires. Privé d'un secours si nécessaire à la continuation de ses études, il n'aurait pas tardé à éprouver toutes les rigueurs de l'indigence, si, pour se soustraire à la misère, il ne se fût mis à enseigner la rhétorique et la philosophie à des jeunes gens qui demeuraient à Padoue. Il vécut du peu d'argent que lui valurent ces leçons particulières jusqu'à ce qu'Alexandre Vigontia, riche gentilhomme qui cultivait les belles-lettres, l'eût tiré de cet état de pauvreté, en le prenant chez lui. Prévost ne s'occupa plus alors que de l'étude de la médecine. Il suivit, avec la plus grande assiduité, les célèbres professeurs de Padoue, Saxonia, Rudius, Minadoüs, et fit sous eux de si grands progrès, qu'on lui donna le bonnet de docteur en 1607. Sa promotion l'engagea plus que jamais à se pousser dans la carrière où il était entré; il sentit tout le besoin qu'il avait d'y réussir pour se suffire à lui-même. Aussi se répandit-il si avantageusement dans le public au bout de quelques années, qu'il fut nommé, en 1613, à la charge d'interprète public d'Avicenne dans les écoles de Padoue, à laquelle on joignit, en 1617, la chaire de botanique et la direction du jardin, que la mort d'Alpini laissait vacantes. Dès le 12 janvier de la même année, il avait été nommé second professeur extraordinaire de pratique; mais, le 6 mai 1620, il obtint la première place, et il conserva sa chaire de botanique pendant l'une et l'autre de ces deux régences. — Ce médecin mourut de la peste le 13 août 1631, après avoir perdu ses enfants de la même maladie. La douceur de ses mœurs, la profondeur de sa modestie, son attachement à l'université de Padoue, son désintéressement qu'il avait poussé jusqu'à refuser une chaire à Bologne qui valait le double de la sienne, lui méritèrent les regrets de ses collègues et ceux de la nation allemande à Padoue. Celle-ci fit mettre cette inscription dans les écoles de médecine de cette ville, pour perpétuer la mémoire de ce savant professeur :

JOANNI PREVOTIO BAURACO
PHILOSOPHO AC MEDICO INSIGNI,
PRACTICÆ EXTRAORDINARIÆ
PROFESSORI PRIMARIO,
CIVI ET DOCTORI DESIDERATISSIMO,
NATIO GERMANA ARTISTARUM
POSUIT, ANNO 1634.

Prévost est auteur des ouvrages suivants : — *De remediorum cum simplicium, tum compositorum materia. Veneliis*, 1611, in-12. — *De lithotomia, seu calculi vesicæ sectione consultatio. Ulmæ*, 1628, in-4°, avec les observations de Grégoire Horstius. *Leidæ*, 1638, in-4°, avec le livre *De calculo* par Beverovicius. — *Medicina pauperum, cum libello de venenis et eorum alexipharmacis. Francofurti*, 1641, in-12. *Lugduni*, 1643, in-12. *Parisiis*, 1654, in-24. *Patavii*, 1660, in-12, 1718, in-8°. — *De compositione medicamentorum libellus. Rinthelii*, 1649, in-12. *Francofurti*, 1656, in-12. *Amstelodami*, 1665, in-12. *Patavii*, 1666, in-12. — *Opera medica posthuma. Francofurti*, 1651, in-12. *Ibidem*, 1656, in-12. *Hanoviæ*, 1666, in-12. C'est un recueil de la plupart des traités précédents, auxquels on a joint celui qui suit; mais les autres ont paru séparément.—*Semeïotice, sive, de signis medicis Enchiridion. Veneliis*, 1654, in-24. — *Selectiora remedia multiplici usu comprobata. Francofurti*, 1659, in-12. Le même sous le titre d'*Hortulus medicus selectioribus remediis refertus. Patavii*, 1666, 1681, in-12. Cet ouvrage paraît être le même que celui qui traite *De compositione medicamentorum*. — *Tractatus de Urinis. Ibidem*, 1667, in-8°. — *De morbosis uteri passionibus tractatio. Ibidem*, 1669, in-8°.

Ap. J.-C. 1617 *env.* — BARONIO (Vincent), natif de Meldola dans la Romandiole, a été l'un des plus célèbres médecins italiens du dix-septième siècle. L'ouvrage qu'il a écrit a beaucoup contribué à sa réputation, et doit être mis au rang des meilleurs livres de son temps : il les surpasse même par les observations qui en relèvent le mérite. L'auteur entre dans les plus grands détails sur tout ce qui a rapport au siége, aux causes et à la cure de l'inflammation de poitrine. Il établit la nécessité de la saignée dans tous les âges, l'obligation de la réitérer, et il se décide pour celle qui se fait du côté affecté. Voici le titre de ce bel ouvrage. *De pleuripneumonia, anno* 1623, *et aliis temporibus Flaminiam aliasque regiones populariter infestante, ac a nemine hactenus observata, libri duo. Forolevii*, 1636, 1638, in-4°.

Apr. J.-C. 1617. — PETIT (Pierre), docteur de la faculté de médecine de Montpellier, bachelier de celle de Paris, membre de l'académie de Padoue, était de Paris, où il naquit en 1617. Quoiqu'il eût acquis beaucoup de connaissances dans l'art de guérir par ses études, un secret penchant l'arracha à la pratique de cette profession ; la philosophie, l'histoire, la poésie latine eurent pour lui plus d'attrait, et il en fit sa principale occupation. Ce fut par la beauté de ses vers qu'il entra dans l'académie de Padoue, où il tenait sa place dans la pléiade de Paris : les savants appelaient ainsi l'assemblage des sept plus habiles poètes latins de cette capitale, par allusion aux Pléiades, constellation composée de sept étoiles. Nous avons un recueil de ses poésies qu'il fit imprimer en 1683, et qu'il dédia à M. Nicolaï, président de la chambre des comptes ; il y mit à la tête un traité de la fureur poétique, qui est curieux. On trouve dans ce recueil son poème intitulé *Codrus*, qui est remarquable par l'élévation et la magnificence des idées, le choix et l'élégance de l'expression, la force et l'harmonie des vers. On peut faire le même éloge de son poème de la *Cynomagie*, ou du mariage du philosophe Cratès avec Hipparchie. On a aussi un poème sur la boussole ; sur les regrets de la ville de Paris privée de la présence de son roi ; sur la chicane, qu'il composa contre un de ses alliés qui lui avait suscité un procès ; sur le thé. Ce dernier fut imprimé à Leipsic en 1685, in-4°, sous le titre de *Thee, sive de sinensi herba thee*, avec l'épigraphe de Nicolas Pichlin sur cette plante, et plusieurs autres descriptions. On a encore quelques vers français de la façon de Petit, entre autres des sonnets, qui sont bien faibles. Cet auteur mourut le 13 décembre 1687, dans la soixante et onzième année de son âge. De La Monnoye a honoré sa mémoire de cette épitaphe :

Par tribus unus erat, medicus, vatesque, sophusque,
  Unus et ætatem dignus obire trium.
Par tribus at quamvis fuerim, mihi vis tamen, eheu!
  Unius ætatem fata dedero viri.

Un des amis de Pierre Petit a composé cette autre épitaphe que l'on devait graver sur son tombeau dans l'église de Saint-Étienne-du-Mont à Paris ; mais ce projet ne fut pas exécuté.

D. O. M.

ADSTA, VIATOR, ET PERLEGE.
IN HOC VERTICE PARNASSI PARISIENSIS
EXIMIUS POETA,
PLEIADIS CLARISSIMUM SIDUS,
ASYLI PATAVINI ORNAMENTUM,
PETRUS PETITUS
POSITUS EST
EX ADVERSO RENATI CARTESII,

INSIGNIS PERIPATETICUS,
MEDICUS, PHILOLOGUS,
SIBYLLÆ, AMAZONUM, NYMPHARUM
VATUMQUE PRÆCO MAGNIFICUS ;
SCALIGERIS, SALMASIIS, CASAUBONIS,
ÆQUIPARANDUS.
ADESTE, MUSÆ, OMNES
ET ALUMNO CARISSIMO
PARENTATE MECUM ET FLORES SPARGITE ;
ADESTE, PII, ET PRECES FUNDITE.
OBIIT SEPTUAGENARIO MAJOR IBID.
DECEMB. 1687.
CLAUDIUS NICASIUS
DIVIONENSIS
EX DEBITO AMICITIÆ.

Les ouvrages de ce médecin ne se bornent point aux poésies dont je viens de parler ; il a composé beaucoup de traités, également curieux et intéressants, dont voici les titres : — *De motu animalium spontaneo liber unus. Parisiis*, 1660, in-8°. Il y soutient la cause d'Aristote contre Descartes. — *De lacrymis libri tres. Ibidem*, 1661, in-12. — *Exercitationum de ignis et lucis natura defensio. Ibidem*, 1664, in-4°. — *Dissertatio de nova Renati Cartesii philosophia. Ibidem*, 1670, in-8°. — *Miscellanearum observationum libri quatuor. Trajecti ad Rhenum*, 1682, in-8°. — *De Amazonibus dissertatio. Parisiis*, 1685, in-12. *Amstelodami*, 1687, in-8°. La seconde édition, qui fut augmentée par l'auteur, est enrichie de notes critiques de la façon de Bernard de La Monnaye. — *De Sybilla libri tres. Lipsiæ*, 1686, in-8°. — *De natura et moribus anthropophagorum. Trajecti ad Rhenum*, 1688, in-8°. — *Homeri nepenthes, sive, de Helenæ medicamento luctum abolente dissertatio. Ibidem*, 1689, in-8°. Il prétend que le népenthès doit se rapporter à une plante, mais il n'en désigne pas l'espèce. Plusieurs croient que ce médicament n'est point autre chose que l'opium. — *Commentarii in tres priores Aretæi Cappadocis libros. Londini*, 1726, in-4°. On trouve ces Commentaires, avec les notes de Jean Wiggan, dans l'édition des OEuvres d'*Arétée* qu'Herman Boerhaave a fait paraître à Leyde en 1735, in-folio. — *Traité de la nourriture qui peut se tirer de l'eau*.

Après J.-C. 1618 *env.* — SENNERT (Daniel), célèbre médecin du dix-septième siècle, était fils d'un cordonnier de Breslau. Il fit son cours d'humanités dans sa patrie et celui de philosophie à Wittemberg ; mais comme on lui remarqua beaucoup de pénétration dans l'esprit et de solidité dans le jugement, on s'empressa de lui faire tirer parti de ces heureuses dispositions. On le fit passer dans les plus célèbres universités d'Allemagne pour y étudier la médecine, et après qu'il eut donné des preuves éclatantes des progrès qu'il avait faits, on le renvoya à Wittemberg, où il reçut le bonnet de docteur, avec Knobloch, en septembre 1601. Le 15 du même mois de l'année suivante, il remplaça Jean Jessenius, professeur de la faculté de cette ville; et comme il se fit bientôt une réputation qui alla toujours en augmentant, George Ier, électeur de Saxe, le mit au nombre de ses médecins en 1628, pour reconnaître les services qu'il lui avait rendus pendant la maladie dangereuse, dont il se tira heureusement par ses conseils. Ce prince lui laissa cependant la liberté de demeurer à Wittemberg, afin de ne pas priver le public des lumières qu'il y répandait par ses leçons. Sennert était en état de figurer dans les premières places; mais il brilla surtout dans la chaire, et sa belle méthode d'enseigner lui attira toujours un grand nombre d'auditeurs. Non content des instructions qu'il leur donnait de vive voix, il travailla encore à leur tracer une route aisée à la pratique dans les ouvrages dont il a enrichi ses contemporains. Le respect qu'on eut pour lui fut si grand, même chez les étrangers, qu'on n'entendait jamais prononcer son nom sans se découvrir la tête.

La postérité a jugé moins favorablement ce médecin. Il a été, à ses yeux, un compilateur judicieux et érudit, plutôt qu'un auteur original. Il est vrai que tout ce qu'il a écrit ne respire que la théorie galénique, et qu'il ne faut pas y chercher les traces de ces lumières qu'on a acquises depuis lui. On doit cependant convenir que les principes fondamentaux de la médecine sont solidement établis dans ses ouvrages, et les indications pratiques très-bien déduites ; mais cet auteur a mis trop de subtilité dans la distinction des maladies, et, en parlant de leurs différentes espèces, il n'a point assez remarqué où la différence cesse. La faute n'est pas moindre d'établir une différence entre les maladies où il n'y en a point, que d'en identifier d'autres qui n'ont aucun rapport entre elles. —

M. de Haller regarde les ouvrages de Sennert comme un abrégé de ceux des anciens sur la cure des maladies; et, sous ce point de vue, ils doivent être considérés comme une bibliothèque complète, dont un médecin ne saurait se passer. En effet, ils contiennent souvent plus de vraie médecine que beaucoup de livres modernes fort vantés : plusieurs auteurs de nos jours n'ont pas même trouvé les maximes de Sennert déplacées dans les traités qu'ils ont fait imprimer. On n'a cependant point manqué de décrier les ouvrages de cet écrivain, parce qu'on n'y a vu que des extraits. Le goût de notre siècle se porte au neuf ou à tout ce qui en a l'air ; et de là on a jeté une sorte de ridicule sur tout ce qui ne paraît point original. Mais le travail d'un compilateur ne mérite-t-il aucun égard ? S'il est vrai qu'il se soit chargé de nous mettre sous les yeux ce qui est répandu dans une immensité de volumes, combien de temps, de peines et de lectures ne nous épargne-t-il pas! On me reprochera, sans doute, de plaider ma cause dans ces réflexions. Je conviens du fait. J'avoue encore que ce dictionnaire est un assemblage de pièces de rapport : mon but a été de les rendre utiles ; puissé-je y avoir atteint !

Sennert est le premier qui ait introduit à Wittemberg le goût des cours de chimie. C'est en partie l'attachement que ce médecin a montré pour cette science, mais plus encore la singularité de quelques-unes de ses opinions, et la liberté avec laquelle il a souvent réfuté les anciens, qui lui ont suscité ce grand nombre d'ennemis qu'il a combattus ou méprisés. Vainqueur de leurs efforts, il jouissait de la plus haute estime, lorsqu'il se dévoua pour la dernière fois au service des habitants de Wittemberg. Cette ville fut affligée de plus de sept épidémies pestilentielles pendant les 35 ans que Sennert y enseigna ; il n'avait cependant jamais pensé à en sortir. Il s'était livré dans ces occasions au secours des malades, avec le même zèle et le même désintéressement qu'il montrait en d'autres temps envers tout le monde. Mais il succomba durant le règne de la peste de 1637; il mourut de cette maladie à Wittemberg le 21 juillet, à l'âge de 65 ans. Ses enfants ont fait graver cette épitaphe sur son tombeau :

D. O. M. S.

CALCARE SI QUIS HOC SOLUM

QUONDAM POTES,
RESISTE DUM QUID TE VELIT SAXUM LEGAS.
HIC SITUS EST
DANIEL SENNERTUS
VRATISLAVIENSIS SILESIUS,
QUI, EXERCENDO
DOCENDOQUE MEDICINAM XXXV ANNIS PUBLICE,
QUODDAM QUASI SALUTIS AUGURIUM EGIT.
EAQUE DE RE INTER ELECTORALES
ARCHIATROS ADSCRIPTUS,
IN LOCUM PRINCIPEM
SUA VIRTUTE ASPIRAVIT.
NATUS EST DIE XXV
NOVEMB. A. CIƆ. IƆ. LXXII.
OBIIT DIE XXI JULII A. CIƆ. IƆ. C. XXXVII.
GLORIA ET NOMINE,
QUOD ILLUSTRIBUS ANIMI, INGENIIQUE
AC INDEFESSÆ INDUSTRIÆ EDITIS
MONUMENTIS PER UNIVERSAM EUROPAM,
ET SIBI PARAVIT VIVUS,
ET HUIC CIRCUMFUDIT ACADEMIÆ
SUPERSTES PERPETUO ET IMMORTALIS.
PATRI INCOMPARABILI ET DE SE ETIAM
OPTIME MERITO
SUPERSTITES LIBERI
MOERENTES LUGENTESQUE
PP.

Je passe maintenant à la notice des principaux ouvrages de ce médecin et de leurs différentes éditions : — *Quæstionum medicarum controversarum liber. Wittebergæ*, 1609, 1610, in-8°. — *Institutiones medicæ et de origine animarum in brutis. Ibidem*, 1611, 1620, in-4°, 1624, in-8°, 1633, 1644, 1667, in-4°. *Parisiis*, 1631, in-4°. — *Epitome scientiæ naturalis. Wittebergæ*, 1618, 1624, 1633, in-8°. *Francofurti*, 1650, in-8°. *Amstelodami*, 1651, in-12. — *De febribus libri quatuor. Wittebergæ*, 1619, in-8°, 1628, 1653, in-4°. *Lugduni*, 1627, in-8°. *Parisiis*, 1633, in-4°. C'est son meilleur ouvrage. — *De consensu et dissensu galenicorum et peripateticorum cum chymicis. Wittebergæ*, 1619, in-8°, 1629, in-4°. *Parisiis*, 1633, in-4°. *Francofurti et Wittebergæ*, 1655, in-4°. Ce traité a, pour ainsi dire, fait éclore une nouvelle secte en Allemagne, par la réunion de la théorie chimique avec la galénique qui avaient été si long-temps opposées l'une à l'autre. Le tempérament que prit cette secte, fut de se tenir à la théorie de Galien sur la nature et les causes des maladies ; mais elle y adapta les médicaments chimiques pour la cure. Sennert, en travaillant à concilier les deux partis opposés des galénistes et des chimistes,

n'a guère suivi ces derniers dans sa pratique.

De scorbuto tractatus. Wittebergæ, 1624, in-8°, 1654, in-4°. *Jenæ*, 1661, in-4°, avec d'autres ouvrages sur la même matière, par Baudouin Ronss, Jean Echtius, Jean Wier, Jean Langius, Salomon Alberti et Matthieu Martini. — *Practicæ medicinæ liber primus. Wittebergæ*, 1628, 1636, in-4°. *Lugduni*, 1629, in-8°. *Liber II. Wittebergæ*, 1629, 1640, in-4°. *Liber III. Ibidem*, 1631, 1648, in-4°. *Liber IV. Ibidem*, 1632, 1649, in-4°. *Liber V. Ibidem*, 1634, in-4°. *Liber VI. Ibidem*, 1635, in-4°. Les quatre premiers livres ont été imprimés à Paris en 1632 et 1633, in-4°. L'auteur a rempli cet ouvrage de formules plus souvent dictées par la théorie que par l'expérience. Il y montre encore toute son aversion pour la saignée ; il s'éloigne même quelquefois de cette pratique mâle qui a fait tant d'honneur aux anciens, quoiqu'en général il se soit souvent modelé sur eux. — *Tractatus de arthritide. Wittebergæ*, 1631, 1653, in-4°. — *Epitome institutionum medicarum disputationibus XVIII comprehensa. Ibidem*, 1631, in-12, 1647, in-8°, 1664, in-12. *Parisiis*, 1634, in-12. *Lugduni*, 1645, in-12. En anglais, Londres, 1656, in-8°. — *Epitome institutionum medicinæ et librorum de febribus. Wittebergæ*, 1634, in-12, 1647, in-8°, 1654, 1664, in-12. *Amstelodami*, 1644, in-12. — *Tabulæ institutionum. Wittebergæ*, 1635, in-folio, par les soins de Winkelmann. — *Auctuarium epitomes physicæ. Wittebergæ*, 1635, in-8°. — *Hypomnemata physica. Francofurti*, 1635, 1636, in-8°. — *Paralipomena cum præmissa methodo discendi medicinam. Wittebergæ*, 1642, in-4°. *Lugduni*, 1633, in-4°. — Tous les ouvrages de Sennert ont été recueillis et publiés sous le titre d'*Opera omnia. Veneliis*, 1645, 1651, in-folio. *Parisiis*, 1645, in-folio. *Lugduni*, 1650, in-folio, trois volumes. Il y a encore deux éditions de la dernière ville ; 1660, cinq tomes en trois volumes, in-folio, et 1676, six tomes en trois volumes, même format. — Ce médecin eut plusieurs fils ; André mourut à Wittemberg le 22 décembre 1689, à l'âge de 84 ans, après y avoir enseigné les langues orientales pendant plus d'un demi-siècle. Il a écrit un grand nombre d'ouvrages. Daniel étudiait la médecine à Padoue, lorsqu'il y mourut en 1631, dans sa vingt-huitième année.

Michel prit le bonnet de docteur à Wittemberg le 12 novembre 1650. Il enseigna la médecine dans l'université de cette ville, dont il fut plusieurs fois recteur; il l'était encore en 1675. On a de lui quelques dissertations académiques sur l'anatomie.

Apr. J.-C. 1618 *env.* — CHARAS (Moïse), savant médecin, natif d'Uzès dans le Haut-Languedoc, se distingua à Paris et ailleurs par son habileté dans la pharmacie. Il exerça d'abord cette profession à Orange, d'où il alla à Paris afin d'y trouver un établissement plus avantageux. Son traité de la thériaque le fit beaucoup considérer dans cette ville; il s'y distingua même par la composition de cet antidote qu'il exécuta publiquement en présence des magistrats, des médecins de la cour, et de plusieurs membres de la faculté. Il composa aussi un *Traité de la vipère*, qui a été augmenté d'un poème latin sur la description anatomique de cet animal. Tout cela l'annonça si avantageusement dans le monde, qu'il fut choisi pour faire le cours de chimie au jardin royal de Paris. Il s'acquitta de cet emploi avec honneur pendant neuf ans; et l'aurait fait plus long-temps, si son attachement à la religion prétendue réformée ne l'eût obligé à abandonner cette chaire. Il prévint l'orage qui s'apprêtait à gronder par l'édit du 22 octobre 1685 qui révoqua celui de Nantes; il quitta la France et se retira en Angleterre, où Charles II le reçut avec bonté. Il demeura pendant cinq ans dans ce royaume, et profita de ce temps pour étudier la médecine et prendre le bonnet de docteur en cette science. Au sortir de l'Angleterre, il passa en Hollande et pratiqua la médecine avec tant de réputation à Amsterdam, que l'envoyé d'Espagne, auprès des états généraux, le sollicita vivement de se rendre à Madrid. La santé chancelante de Charles II était le sujet de ce voyage; mais Charas témoigna toute sa répugnance à l'entreprendre, par la crainte qu'il avait d'être poursuivi par l'inquisition. Indécis sur le parti qu'il devait préférer, cette crainte contrebalançait encore la bonne envie qu'il avait de passer en Espagne, lorsqu'il se rendit enfin aux sollicitations de l'envoyé qui le défraya de son voyage lui et toute sa famille jusqu'à Madrid.

Un préjugé, dont il guérit les Espagnols, c'est qu'en travaillant sur les vi-

pères, il leur démontra que c'était sans fondement qu'ils croyaient que dans une étendue de douze lieues de pays autour de Tolède, ces animaux ne pouvaient plus nuire dès qu'ils avaient une fois mordu. Le peuple avait tant de confiance en ce que disait un archevêque de cette ville, qui avait assuré que ceux de ces reptiles qui auraient une fois jeté leur venin, en seraient privés pour toujours, que ces bonnes gens, victimes de leur crédulité, s'exposaient volontairement au danger d'être mordus. Charas leur prouva que la prédiction de cet archevêque, qui entretenait leur sécurité, était un conte fait à plaisir. La noblesse espagnole goûta les raisons de ce médecin, et l'en estima d'autant plus, qu'elle était déjà prévenue en sa faveur du côté de ses connaissances chimiques. Mais comme la science fait des jaloux, celle de Charas lui suscita l'envie des médecins de la cour, qui faillirent causer sa perte, en le dénonçant à l'inquisition, où ils l'accusèrent de professer la religion prétendue réformée. Il fut emprisonné, par ordre de ce tribunal, à l'âge de 72 ans, et il fut poursuivi par ses juges avec tant d'acharnement, que son attachement aux erreurs qu'il soutenait, l'aurait mené loin, si au bout de quatre mois il ne les eût abjurées pour embrasser la croyance de l'église romaine. Il fit cet heureux pas, plutôt par conviction que par crainte, il persista même toute sa vie dans la religion catholique; et dès qu'il fut libre, il s'empressa de retourner en France, où sa conversion le fit recevoir avec joie. Louis XIV daigna lui en témoigner sa satisfaction par une place qu'il lui fit donner dans l'académie des sciences. Charas ne survécut que peu d'années à son retour en France; il mourut à Paris le 17 janvier 1698, à l'âge de 80 ans. On a de lui :

Pharmacopée royale galénique et chimique. Paris, 1672, 1682, deux volumes in-8°. *Ibidem*, 1676, 1691, in-4°. Cette dernière édition a été revue par l'auteur. Lyon, 1693, in-4°, 1752, deux volumes in-4°, avec plusieurs additions. Paris, 1752, in-4°. En anglais, 1678, in-folio. En latin, Genève, 1684, in-4°. — *Thériaque d'andromaque.* Paris, 1668, 1685, in-12. — *Expériences sur la vipère.* Paris, 1669, in-8°. Il y donne une assez bonne anatomie de cet animal, et décrit les follicules placées à la racine de ses dents; mais il n'admet point que c'est de là que vient le poison qui rend ses morsures si dangereuses. C'est sans raison qu'il prétend que la vipère ne nuit que quand elle est irritée, et qu'il contredit la plupart des expériences que Rédi a faites sur ce reptile. — *Nouvelles expériences sur la vipère.* Paris, 1672, 1678, in-8°. Ces deux derniers ouvrages ensemble, Paris, 1694, in-8°. Le recueil de tous les écrits de Charas a paru en latin à Genève en 1684, trois tomes en un volume in-4°.

Apr. J.-C. 1618. — HELMONT (François-Mercure VAN), fils de Jean-Baptiste, naquit en 1618. Après avoir couru le monde avec une troupe de brigands, communément appelés bohémiens, il se mit à étudier la médecine et la chimie. Il y fit des progrès, il s'appliqua même avec tant de succès à la plupart des arts et métiers, qu'il faisait presque tout ce dont il avait besoin, et qu'il aurait pu passer pour un homme universel. La variété des connaissances humaines auxquelles il parvint, lui donna un air singulier dans le monde; mais aucune ne lui procura de la célébrité. On le soupçonna seulement d'avoir trouvé la pierre philosophale; parce qu'ayant peu de revenus, il faisait de grandes dépenses. C'est à cette opinion qu'il dut l'estime et la considération dont il a joui à Amsterdam. Il passa plusieurs années de sa vie chez le prince de Sultzbach, grand protecteur des gens de lettres; il alla ensuite à Berlin à la sollicitation de l'électeur de Brandebourg, et il mourut peu de temps après à Coln, qui fait partie de cette ville, en 1699, à l'âge de 81 ans. On a de lui : — *Alphabeti vere naturalis Hebraïci delineatio. — Cogitationes super quatuor priora capita Geneseos. — Observationes circa hominem ejusque morbos.* — On remarque un esprit singulier dans tout ce qu'il a écrit; il croyait à la métempsycose et soutenait bien d'autres paradoxes. Le célèbre Leibnitz lui fit cette épitaphe :

> Nil patre inferior jacet hic Helmontius alter,
>   Qui junxit varias mentis et artis opes:
> Per quem Pythagoras et cabbala sacra revixit,
>   Elmusque, parat qui sua cuncta sibi.

Apr. J.-C. 1618. — VELSCHIUS ou WELSCH (Godefroid) était de Leipsig, où il naquit le 12 novembre 1618. Ce fut dans l'université de cette ville qu'il commença ses études de médecine;

et après en avoir suivi les professeurs pendant quelques années, il alla se perfectionner en Italie, en France, en Angleterre et en Hollande. L'occasion qui se présenta de s'exercer à la pratique, lui fit accepter la place de médecin dans l'armée de Torstenson, général de Christine, reine de Suède ; mais comme il n'avait pas perdu de vue l'établissement plus solide qu'il ambitionnait d'obtenir à Leipsic, il y retourna et demanda le bonnet de docteur, qu'il reçut le 4 avril 1644. Peu de temps après sa promotion, on le nomma à la chaire d'anatomie dans les écoles de la même ville, d'où il passa à celle de thérapeutique, dans laquelle il continua de se distinguer jusqu'à sa mort arrivée le 6 de septembre 1690. Il était alors l'ancien de la faculté. Ce médecin a mis au jour des ouvrages qui lui ont fait honneur ; on remarque les suivants :

Historia medica novum puerperarum morbum continens, qui ipsis der Friesel dicitur. Lipsiæ, 1655, in-4°. Il est le premier médecin allemand qui ait écrit sur cette maladie. C'est une fièvre miliaire, plus commune en Allemagne que partout ailleurs, parce que les accouchées y sont ordinairement mal soignées. Il y a long-temps qu'on a reconnu que cette fièvre est produite par la chaleur étouffante dans laquelle on tient les femmes durant leurs couches. On les surcharge de couvertures dans leur lit, on les tient dans des chambres chaudes, dont l'air n'est que peu ou point renouvelé. Plusieurs médecins se sont récriés contre cette pernicieuse méthode ; mais comme elle est établie sur d'anciens préjugés, ils ne sont point encore parvenus à convaincre le public du danger dans lequel l'excès de chaleur et le défaut du renouvellement de l'air précipitent tant de femmes accouchées, et généralement tous les malades. — *Rationale vulnerum lethalium judicium. Lipsiæ,* 1660, 1674, 1684, in-8°. En allemand, Nuremberg, 1719, in-8°. L'auteur examine la nature des plaies les plus graves, suivant l'ordre méthodique qu'il prend pour la division du corps humain, et il en détermine le danger, tant sur les décisions de la faculté de Leipsic, que sur le sentiment des écrivains qui se sont attachés à cette partie de la jurisprudence médicale. Il pousse cependant trop loin la sévérité de ses jugements ; car il déclare mortelles bien des plaies qui ne deviennent telles que par accident. — *De me-*

dicis et medicamentis Germanorum. Lipsiæ, 1688, in-4°.

Ap. J.-C. 1619 *env.*—KIRSTENIUS (Pierre) naquit à Breslau, de Pierre, fameux commerçant de cette ville, et de Marthe Meusling, qui ne négligèrent rien pour son éducation. Il étudia à Leipsic, à Wittemberg et à Iéna, où il apprit le latin, le grec, l'hébreu, le syriaque et l'arabe. Il s'appliqua aussi à l'histoire naturelle, à l'anatomie, à la botanique, et généralement à toutes les sciences qui ont quelque rapport avec la médecine. Les progrès qu'il avait faits en Allemagne auraient suffi pour lui donner le pas sur ses condisciples; mais, infatigable dans la carrière des connaissances humaines, il aspira à une supériorité plus marquée, et il crut ne pouvoir se la procurer que par les voyages. Il parcourut la France et les Pays-Bas, se rendit en Suisse, et, après avoir pris à Bâle le bonnet de docteur en médecine à l'âge de 24 ans, il continua ses courses en Italie, en Angleterre, en Espagne, et pénétra même jusque dans la Grèce et l'Asie. Au bout de sept ans il revint à Breslau, où il se chargea de la direction du collége et des écoles; mais cet emploi lui paraissait trop pénible, il le quitta pour se livrer à la pratique de la médecine, et s'occuper de l'exécution du dessein qu'il avait formé d'établir une imprimerie arabe. Plein de son objet, il fit une étude suivie des ouvrages d'Avicenne et de ceux des médecins les plus célèbres de la même nation; et comme du temps de Kirstenius on ne croyait pas qu'il fût possible d'être bon praticien, sans être avicenniste, il voulut se mettre pleinement au fait de la langue arabe pour confronter les originaux avec les traductions. Scaliger et Casaubon ne furent pas plutôt informés de son dessein, qu'ils l'encouragèrent à le poursuivre, et lui firent entrevoir tout le bien qui pourrait en résulter pour la république des lettres.

Notre médecin n'avait en vue que les progrès des sciences et l'avantage des savants; aussi s'occupa-t-il si vivement de ces deux objets, que, pour les remplir d'autant mieux et s'exposer à moins de distractions, il refusa les conditions les plus honorables qu'on lui présenta dans les cours et les universités. Il se retira en Prusse avec sa famille, toujours dans le dessein de suivre le plan de ses études chéries; mais le chancelier Oxenstiern vint à bout d'y faire diversion. A peine Kirstenius fut-il connu de ce seigneur, qu'il en mérita toute l'estime et la confiance; pressé d'y correspondre, il ne put lui refuser de le suivre dans un voyage d'Allemagne. En passant à Erfurt, on lui présenta une chaire et il se chargea de la remplir: son protecteur le tira cependant de l'université de cette ville et l'emmena avec lui en Suède, où il le fit nommer professeur de médecine à Upsal en 1636; et bientôt après, médecin de la reine. Il ne survécut pas long-temps à sa promotion, car il mourut le 8 avril 1640, dans la soixante-troisième année de son âge. Il était né en 1577. L'inscription funèbre que G. Schroer a consacrée à la mémoire de Kirstenius, fait sonner fort haut l'intelligence que ce médecin avait dans les langues; il y est dit qu'il en savait vingt-six. Il est vrai qu'il fut extrêmement considéré à cause de cela; mais le grand nombre d'ouvrages qu'il a mis au jour, a également contribué à sa réputation. Voici les titres de ceux qui ont rapport à la médecine.

Liber secundus de canone canonis a filio Sina, studio, sumptibus ac typis arabicis, qua potuit fieri fide, ex asiatico et africano exemplari MSS. Cæsareo arabice per partes editus, et ad verbum in latinum translatus; notisque textum concernentibus illustratus. Francofurti, 1610, in-folio. — *Liber de vero usu et abusu medicinæ. Ibidem*, 1610, in-8°. *Vratislaviæ*, 1618, in-8°. En allemand, *Francfort*, 1611, in-8°. *Upsal*, 1636, in-8°. — *Hypotyposis, sive, informatio medicæ artis studio perutilis, aliquandiu in pharmacopolio versaturo. Upsaliæ*, 1638, in-4°.

Ap. J.-C. 1619 *env.* — LEMAITRE (Rodolphe), de Tonnerre en Champagne, mourut vers l'an 1632. Il fut médecin de Gaston d'Orléans, frère unique de Louis XIII, et en cette qualité il accompagna ce prince dans son voyage de Lorraine. La peste y régnait alors, elle y faisait même des ravages qui demandaient de prompts secours. Ces circonstances engagèrent Lemaître à faire imprimer en 1631, à Pont-à-Mousson, un ouvrage de sa façon, qui avait déjà paru en 1619 à Paris, sous le titre de *Préservatif des fièvres malignes de ce temps*. Il y a fort peu de changements dans la seconde édition; mais comme l'auteur ne tarda pas à s'apercevoir que la peste de Lorraine avait un caractère différent de celle contre laquelle il avait écrit son *Préservatif*, il donna un second ouvrage sur cette matière et l'intitula : *Conseils préservatifs et curatifs contre la peste, plus contre les piqûres venimeuses et les poisons*, Epinal, in-16. Avant l'époque de cette maladie contagieuse, Lemaître avait publié : *De temporibus humani partûs. Apologiæ medicinæ. Nemansi*, 1591, in-8°. *Doctrina Hippocratis. Aphorismi nova interpretatione ac methodo exornati, leges medicinæ. Arcana judicia. Patrocinium doctrinæ Hippocratis. Parisiis*, 1613, in-12.

Apr. J.-C. 1619 *env.* — PLAZZONI (François), de Padoue, enseigna l'anatomie et la chirurgie dans l'université de cette ville depuis 1619 jusqu'en 1622, année où il mourut à la fleur de l'âge. Nous avons de lui : *De vulneribus sclopetorum, tractatus.* Padoue, 1605, in-4°. Venise, 1618, in-4°. Padoue, 1643, in-4°. *Ibidem*, 1658, in-4°. *Ibidem*, 1669, in-4°. Cet ouvrage est écrit avec ordre et méthode; mais rempli d'idées fausses. Plazzoni attribue encore à la brûlure les principaux accidents des plaies d'armes à feu. — *De partibus generationis inservientibus libri duo : quibus omnium et singulorum utriusque sexus, ad generationem concurrentium structura, actiones et usus perspicua brevitate explicantur, et multa circa eadem problemata enodantur.* Padoue, 1621, in-4°. Leyde, 1644, in-4°. *Ibidem*, 1664, in-12. Cette description faite en partie d'après les livres, en partie aussi d'après nature, renferme quelques erreurs, quoique en général assez exacte (*Biogr. médicale*).

Ap. J.-C. 1619 *env.* — UFFENBACH (Pierre) était passé de la place de physicien ordinaire de Francfort-sur-le-Mein, à celle de premier médecin, lorsqu'il mourut dans cette ville en 1635. Il employa une partie de sa vie à publier ou à traduire les ouvrages des autres. On lui doit en particulier, une édition de ceux de Barthelemi Montagnana, qu'il a enrichie de ses réflexions, et une autre du *Pantheum medicinæ selectum* d'Hercule Saxonia. Il a encore mis au jour : *Anatomia et medicina equorum Caroli Ruini. Francofurti*, 1603. C'est une traduction de l'italien de cet auteur. Il a aussi traduit de cette langue en allemand l'*Herbario nuovo* de Castor Durantes, et il en a donné deux éditions à Francfort, 1609, in-4° et 1623, in-8°. — *Thesaurus chirurgicus. Francofurti*, 1610, in-folio. C'est une collection des principaux traités d'Ambroise Paré, de Jean Tagault, de Jacques Houllier, de Marianus Sanctus, d'Ange Bolognini, de Michel-Ange Blondus, d'Alphonse Ferrius, de Jacques Dondus et de Fabrice de Hilden. Il y a joint une description anatomique du corps humain, qui est bien incomplète. — *Dispensatorium galeno-chymicum, continens Joannis Renodæi institutionum pharmaceuticarum libros V, de Materia medica libros III, et Antidotarium varium et absolutissimum; item Josephi Quercetani pharmacopœam dogmaticorum restitutam. Francofurti*, 1631, in-4°.

Apr. J.-C. 1619 *env.* — ARNISÆUS (Henningus) était des environs d'Halberstadt, ville d'Allemagne dans le cercle de la Basse-Saxe. Il n'eut pas plutôt achevé son cours de médecine, qu'il voyagea en France et en Angleterre pour se perfectionner dans cette science. Il l'enseigna ensuite avec beaucoup de réputation à Francfort-sur-l'Oder et à Helmstadt au duché de Brunswick. Cette dernière université n'avait point, au commencement du dix-septième siècle, d'endroit propre à l'enseignement de ces parties de la médecine, qui demandent le secours de démonstrations. Arnisæus en sentit tout le besoin; et après avoir fait construire à ses frais un laboratoire de chimie, il se procura encore un jardin botanique. L'anatomie avait aussi besoin de démonstrations; et ce fut pour suppléer à la rareté des dissections publiques, que Henri-Jules, duc de Brunswick, ordonna à ce médecin de travailler à des planches qui pussent en quelque façon les remplacer quand on manquerait de cadavres. On conserve ces planches à Helmstadt; elles sont au nombre de vingt-cinq, et représentent les muscles du corps humain peints de grandeur et de couleur naturelle, mais avec assez peu de netteté. Il en avait fait d'autres sur les parties secrètes de la femme, qui ne se sont pas aussi bien conservées que les premières; elles se sont gâtées dans l'endroit où on les cachait pour les soustraire aux yeux du public. Conringius, qui les a vues, en parle dans le quatrième chapitre de son introduction *in universam artem medicam.* Haller en fait aussi mention dans ses notes sur la méthode d'étudier la médecine par Boerhaave, et il ajoute que le nombre en était diminué lorsqu'il les vit. — Arnisæus quitta Helmstadt, en 1630, pour aller occuper la place de premier médecin de Christiern IV, roi de Danemark. Il ne jouit pas long-temps de cet emploi, car il mourut au mois de novembre 1630. Nous avons quelques ouvrages de sa façon :

Observationes anatomicæ ex quibus controversiæ multæ physicæ et medicæ breviter deciduntur. Francofurti, 1610, in-4°. *Helmstadii*, 1618, in-4°, avec ses *Disquisitiones de partus terminis. — Disputatio de lue venerea cognoscenda et curanda. Oppenheimi*, 1610, in-4°. *— De observationibus quibusdam anatomicis epistola.* Elle se trouve parmi les Observations médicales de Grégoire Horstius, qui ont paru à Ulm en 1628, in-4°. — *Disquisitiones de partus humani legitimis terminis. Francofurti*, 1642, in-12. Il prétend que le dixième mois est le terme le plus naturel de l'accouchement.

Apr. J.-C. 1619. — CHARLETON (Gautier) naquit, le 2 février 1619, à Sheptonmalet, dans le comté de Sommerset en Angleterre. Il fut reçu au collège de la Magdeleine à Oxford en 1635, et, après y avoir achevé son cours de philosophie, il se tourna du côté de la médecine, dont il reçut le bonnet de docteur au mois de février 1642. Peu de temps après, le roi Charles Ier, qui connaissait son mérite, le mit au nombre de ses médecins ordinaires; mais, lorsque le parti de ce prince commença à avoir du dessous dans la guerre civile suscitée par les Écossais et les parlementaires d'Angleterre, Charleton se retira à Londres, où il se fit agréger au Collège royal et pratiqua la médecine. Après le rétablissement du roi Charles II, il entra dans la Société royale de Londres et, le 30 septembre 1689, il fut élu président du Collège des médecins de cette capitale. La dignité avec laquelle il remplit les devoirs de cette charge, le fit beaucoup considérer; mais il quitta Londres en 1691, pour se retirer dans l'île de Jersey, où il vivait encore en 1695. Il y a apparence qu'il mourut peu de temps après. Nous avons plusieurs ouvrages de la façon de ce médecin, qui font assez voir son goût pour les systèmes; il y a adopté la théorie de François

Glisson, de George Ent, de Thomas Willis, et de la plupart des autres médecins anglais de son siècle. Voici la notice de ces ouvrages : — *Spiritus Gorgonicus vi sua saxipara exutus, sive, de causis, signis et sanatione lithiaseos diatriba. Lugduni Batavorum*, 1650, in 8°. Selon lui, c'est à la combinaison des particules terrestres et salines qu'on doit rapporter la production des pierres des reins et de la vessie. Quant aux remèdes, il les cherche dans la chimie, et surtout dans les écrits de Van Helmont, d'où il a tiré les graines de ca rotte sauvage et le suc de bouleau, qu'il vante comme spécifique dans cette cruelle maladie. Cet ouvrage est encore rempli de quantité de formules, toutes aussi peu efficaces que les remèdes de Van Helmont.

Exercitationes physico medicæ, sive, œconomia animalis novis in medicina hypothesibus superstructa et mecanice explicata. Londini, 1658, in-12. *Amstelodami*, 1659, in-12. *Lugduni Batavorum*, 1678, in-12. *Hagæ Comitis*, 1681, in-12. On a ajouté à la dernière édition un traité de Guillaume Cole, intitulé : *De secretione animi cogitata.* Cet ouvrage de Charleton a paru en anglais à Londres en 1659, in-4°, sous le titre de *Natural history of nutrition, life and voluntary motion.* A travers les bonnes choses qu'on y trouve, on remarque que l'auteur avait des sentiments bien particuliers sur différents points de l'économie animale. Il ne croit pas que les artères communiquent immédiatement avec les veines; il admet des espaces intermédiaires. Il a adopté le système de l'explosion du sang pour expliquer le mouvement du cœur. Il prétend que la principale cause des sécrétions réside dans la différente configuration et dans la différente grandeur des pores et des trous par lesquels le sang passe. Il dit que dans l'inspiration il se fait un vide dans la poitrine, qui détermine les poumons à se dilater. Il avance que l'enfant respire dans le ventre de sa mère : mais il n'a plus aujourd'hui aucun partisan de ses opinions. — *Exercitationes pathologicæ, in quibus morborum pene omnium natura, generatio, causæ, ex novis anatomicorum inventis sedulo inquiruntur. Londini*, 1661, in-4°. — *Dissertationes duæ, de anatome cerebri pueri de cœlo tacti, et altera de proprietatibus cerebri humani. I idem*, 1665, in-4°. Ce médecin y fait plusieurs remarques sur la description que les anatomistes ont donnée du cerveau, il la censure même en plusieurs endroits; cependant il avoue qu'il a disséqué peu de cadavres humains. — *Onomasticon Qoinon plerorumque animalium differentias et nomina propria pluribus linguis exponens. Cui accedunt mantissa anatomica et quædam de variis fossilium generibus. Londini*, 1668, 1671, in-4°. *Oxonii*, 1673, in-folio. *Minori. Ibidem*, 1677, in-folio, sous le titre d'*Exercitationes de differentiis et nominibus animalium*. Il y divise les animaux en classes, en genres et en espèces, mais sans caractère distinctif. On y trouve des planches qui représentent les oiseaux, quelques dissections de poissons, et un catalogue des fossiles qui mériterait une place dans l'histoire des minéraux, si nous n'avions rien de mieux sur cette matière.

De scorbuto liber singularis, cui sub finem accedit epiphonema in medicastros. Londini, 1672, in-8°. *Leidæ*, 1072, in-12. Il appuie beaucoup sur la division du scorbut en différentes espèces, auxquelles il adapte une méthode curative particulière. — *Inquisitiones medico-physicæ de causis catameniorum sive fluxus menstrui, necnon uteri rheumatismo sive fluore albo; in quibus etiam nervose probatur sanguinem in animali fermentescere nunquam. Londini*, 1685, in-8°. — *Lugduni Batavorum*, 1686, in-12. Il explique assez mal les causes du flux menstruel, qu'il rapporte au suc alimentaire dégénéré, lequel, croupissant dans la matrice, irrite ce viscère à des temps réglés. — Charleton a aussi donné quelques ouvrages en anglais. *Three anatomic lectures*, etc. Londres, 1684, in-4°. La première de ces trois leçons anatomiques concerne le mouvement progressif du sang par les artères et les veines; la seconde, la structure organique du cœur; la troisième, les causes efficientes des battements du cœur. *Inquiries into human nature in VI prelections*. Londres, 1080, in-4°. On y trouve trois dissertations sur la nutrition, et trois autres sur la vie, la fièvre et le mouvement musculaire. Ce médecin a publié différents ouvrages et plusieurs traductions en anglais, qui n'ont aucun rapport avec la médecine.

Apr. J.-C. 1619. — LANGE (Chré-

tien) naquit, le 9 mai 1619, à Luccau dans la Basse-Lusace, d'un père qui se distingua dans la chaire de théologie qu'il remplissait à Leipsic. Après de bonnes études, Chrétien voyagea en Italie, en France, en Hollande et en Angleterre, et revint dans la même ville de Leipsic, où il reçut le bonnet de docteur en médecine le 4 avril 1644. On y connaissait déjà son mérite, mais les preuves qu'il en donna, après sa promotion, firent tant d'impression sur l'esprit des membres de la faculté, qu'on chercha à le fixer dans les écoles de cette académie. Il obtint d'abord la chaire de physiologie, et de là il passa successivement à celles d'anatomie, de chirurgie et de pathologie. La rapidité avec laquelle il parvint à toutes ces places est surprenante, mais il est plus surprenant encore qu'à sa mort arrivée le 14 mars 1662, c'est-à-dire, avant la fin de sa quarante-troisième année, il fût déjà l'ancien de la faculté. On a de lui : — *De genuino acidulas egranas salubriter usurpandi modo. Lipsiæ*, 1651, in-4°. — *De thermis Carolinis. Ibidem* 1635, in-4°. — *Athanasii Kircheri Scrutinium physico-medicum contagiosæ luis, quæ dicitur pestis. Lipsiæ*, 1659, in-12, 1671, in-4°, avec une préface de la façon de notre médecin. — *Miscellanea medica curiosa, annexa disputatione de morbillis, quam prodromum esse voluit novæ pathologiæ animatæ, itemque de elixire proprietatis, post auctoris obitum conjunctim edita a Joanne Centurione Macasio. Lipsiæ*, 1666, 1669, in-4°. — Tous ces ouvrages ont paru à Francfort en 1688, in-4°, par les soins de George Francus.

Apr. J.-C. 1620 environ. — VIGIER (Jean), médecin de la faculté de Montpellier, résidait à Castres en Albigeois; c'est au moins le sentiment de Portal. Il s'appliqua à la chirurgie, et il l'étudia avec assez de succès dans les auteurs grecs, arabes et latins; peut-être se mêla-t-il aussi de la pratiquer. Ce médecin vécut au commencement du dix-septième siècle et se mit à écrire dès l'an 1620, ainsi qu'il paraît d'après la notice que les bibliographes donnent de ses ouvrages. Tels sont : — *Les aphorismes d'Hippocrate traduits en francais, enrichis de très belles et riches notes et commentaires sur chaque sentence. Rangés et disposés par lieux communs,* et selon la disposition des parties du corps humain. Lyon, 1620, in-12. — *Tractatus de catarrho, rheumatismo*, etc. *Genevæ*, 1624, in-8°. — *La grande chirurgie des ulcères.* Lyon, 1658, in-8°. C'est la seconde édition. — *La grande chirurgie des tumeurs.* Lyon, 1657, in-8°. — *OEuvres chirurgicales,* troisième partie, contenant un manuel anatomique où se trouve une exacte description de toute la structure du corps humain et l'histoire du fœtus. Lyon, 1658, in-8°. — Les traités chirurgicaux de cet auteur ont paru en latin, sous ce titre : — *Opera medico-chirurgica, in quibus nihil desiderari potest, quod ad perfectam atque integram de dignoscendis, prænoscendis et curandis externis humani corporis morbis methodum pertineat. Hagæ Comitis,* 1659, in-4°.

Apr. J.-C. 1620 environ. — COLLE (Jean) était de Belluno, ville de l'état de Venise sur la Piave. Il étudia à Padoue sous Jérôme Capivaccio, Albert Bottoni et Æmilius Campolongo, dont il se fit estimer par la rapidité des progrès qui lui méritèrent les honneurs du doctorat en 1584. Muni du titre à la faveur duquel il pouvait exercer la médecine, il se rendit à Venise où il fit voir qu'il en était digne. Il y pratiqua pendant quinze ans avec la plus grande réputation et, au bout de ce terme, François-Marie II, duc d'Urbin, le choisit pour son premier médecin. Il fit honneur à cet emploi, et ne l'abandonna, après vingt-trois ans d'exercice, que pour aller remplir la première chaire de médecine dans les écoles de Padoue, où il succéda à Roderic Fonseca. Ce fut dans cette ville que Colle mourut en 1631, à l'âge de 72 ans. Il était né en 1558. Nous avons de lui :

Medicina practica, sive, Methodus cognoscendorum et curandorum omnium affectuum malignorum et pestilentium. Pisauri, 1617, in-folio. — *De idea et theatro imitatricium et imitabilium ad omnes intellectus facultates, scientias et artes, libri aulici. Ibidem,* 1617, in-folio. C'est une espèce d'encyclopédie à l'usage des gens de cour, où il traite succinctement de la plupart des sciences, arts et métiers. — *De morbis malignis. Patavii,* 1620, in-folio. — *Elucidarium anatomicum et chirurgicum, ex Græcis, Arabibus et Latinis selectum : una cum commentariis in* quarti libri *Avicennæ sententiam. Inserti sunt tractatus de vulneribus, ulceribus, tumoribus, fracturis, lue gallicâ, luxationibus. Venetiis,* 1621, in-folio. C'est de Du Laurens qu'il a principalement tiré ce qui a rapport à l'anatomie. — *Cosmitor medicæus triplex, in quo exercitatio totius artis medicæ, loca dilucidata et quæsita varia decisa, ac consultationes medicinales et quæstiones practicæ enucleatæ proponuntur. Venetiis,* 1621, in-folio. Comme il s'était proposé de dédier cet ouvrage à Cosme II de Médicis, grand-duc de Toscane, il en tourna le titre de façon à faire allusion au nom de ce prince. — *De cognitu difficilibus in praxi, ex libello Hippocratis de insomnis et ex libris Avenzoaris, per commentaria et sententias dilucidata. Venetiis,* 1628, in-4°. — *Methodus facile parandi jucunda, tuta et nova medicamenta, et ejus applicatio adversus chymicos. De vita et senectute longius protrahendâ, alexipharmacis chymicis adversus omnia venena. Necnon de antiqua morbi gallici natura, ejusque symptomatibus, notitia et medela singulari. De plica, cirris, capillorum agglomeratione et ejus antiqua origine. De fascino dignoscendo et curando. Venetiis,* 1628, in-4°.

Apr. J.-C. 1620 env. — MINDERER (Raimond), médecin de la ville d'Ausbourg, sa patrie, se fit un nom vers le commencement du dix-septième siècle par son attachement à la secte chimique. Il s'en fit un plus grand dans les armées, où il servit en qualité de médecin. Les succès de sa pratique lui méritèrent l'estime et la confiance de l'officier et du soldat; ils se répandirent même si avantageusement dans les cours de Vienne et de Munich, qu'il y fut souvent appelé pour les personnes de la première distinction. Les observations que ce médecin avait faites sur les maladies régnantes dans les armées, lui ont fourni la matière d'un ouvrage écrit en allemand. Il fut traduit en latin sous ce titre : — *Medicina militaris, seu, Liber castrensis, euporista et facile parabilia medicamenta continens. Augustæ Vindelicorum,* 1620, in-8°. *Norimbergæ,* 1668, in-8°, 1679, in-12, avec les notes de Cardelicius. En anglais, Londres, 1674, in-8°. — Nous avons quelques autres ouvrages de la façon de Minderer : — *De pestilentia liber unus.*

Augustæ Vindelicorum, 1608, 1619, in-8°. — *Aloëdarium marocostinum. Ibidem*, 1616, in-8°. *Item*, 1622, 1626, in-12, avec des augmentations. — *De calcantho seu vitriolo, ejusque qualitate, virtute et viribus. Ibidem*, 1617, in-4°.— *Threnodia medica, seu, Planctus medicinæ lugentis. Ibidem*, 1619, in-8°.

Ap. J.-C. 1620 *environ.* — CASTRO (Étienne-Roderiquez DE), docteur en médecine, natif de Lisbonne, remplit avec distinction la chaire de premier professeur en l'université de Pise, où il passa pour un des plus habiles praticiens de son siècle. Il mourut en 1637, âgé de 78 ans. Comme il avait secoué le joug de la servitude dans laquelle Galien tenait alors la plupart des médecins, il se mit à observer; il raisonna par lui-même, et il écrivit ses remarques avec beaucoup de franchise. Voici la liste de ses ouvrages : — *De meteoris microcosmi libri quinque. Venetiis*, 1621, 1624, in-fol. — *De complexu morborum tractatus. Florentiæ*, 1624, in-8°. *Noribergæ*, 1640, in-12. — *Quæ ex quibus, opusculum; sive, de mutatione aliorum morborum in alios. Florentiæ*, 1627, in-12. *Lugduni*, 1645, in-12. *Francofurti*, 1646, 1667, in-12. — *Philomelia. Florentiæ*, 1628, in-8°. — *Tractatus de asitia. Florentiæ*, 1630, in-8°. *Taurini*, 1647, in-8°. — *De sero lactis tractatus. Florentiæ*, 1631, in-8°. *Norimbergæ*, 1646, in-12, avec le traité *De complexu morborum*. — *Commentarius in Hippocratis Coi libellum de alimento. Florentiæ*, 1635, in-folio. — *Posthuma varietas. Ibidem*, 1639, in-4°. C'est aux soins de François, fils de l'auteur, et de quelques autres amateurs des sciences, qu'on doit cet ouvrage et les suivants. — *Castigationes exegeticæ quibus variorum dogmatum veritas elucidatur. Florentiæ*, 1640, in-4°.—*Disceptationes medicæ. Ibidem*, 1642, in-4°. *Venetiis*, 1656, in-8°. Il y examine la pathologie des anciens, et compare leurs opinions les unes avec les autres. — *Ratio consultationis, an post variolas purgatione corpus egeat? Florentiæ*, 1642, in-4°. — *Medicæ consultationes. Ibidem*, 1644, in-4°. — *Syntaxis prædictionum medicarum, cui accessit triplex elucubratio; I, de chirurgicis administrationibus; II, de potu refrigerato; III, de animalibus microcosmi. Lugduni*, 1661, in-4°.

Apr. J.-C. 1620 *envir.* — CASTRO (Roderiquez DE), Portugais qui, après avoir étudié la médecine à Salamanque, passa vers 1596 à Hambourg, où il pratiqua avec beaucoup de célébrité jusqu'à sa mort arrivée en 1637, à l'âge de plus de 80 ans. On croit communément qu'il était Juif; il est au moins différent du médecin dont je viens de parler, et que de certains auteurs confondent avec lui, à raison de la ressemblance de nom, et même du temps où ils ont vécu l'un et l'autre. Celui qui fait le sujet de cet article, n'a point enseigné en Italie. George-Louis Froben, célèbre imprimeur de Hambourg, qui a publié son Traité des maladies des femmes, donne en quatre lignes l'abrégé de sa vie dans l'épitre dédicatoire adressée au duc de Brunswich : *Excellentissimus et medicarum rerum usu experientissimus vir, Dn. Rodericus a Castro, philosophiæ ac medic. Doctor, cui natales dedit Lusitania, eruditionem Salmenticensis academia, domicilium autem, jam ultra viginti annos, nobile Germaniæ emporium, Hamburgum nostrum.* Or Froben écrivait cela en 1616, c'est-à-dire, du vivant de Roderiquez de Castro, qu'il n'aurait pas manqué de nommer ancien professeur de l'université de Pise, s'il y eût réellement enseigné. Mais je passe sur cette discussion, pour venir à la notice des ouvrages de ce médecin qui sont cités avec éloge par Zacutus, son compatriote, et par quelques autres : — *Tractatus brevis de natura et causa pestis quæ anno* 1596 *Hamburgensem civitatem afflixit. Hamburgi*, 1597, in-4°.

De universa muliebrium morborum medicina. Ibidem, 1603, in-folio; 1616, 1628, 1662, in-4°. On a joint quelques augmentations à l'édition de 1662. *Francofurti*, 1668, in-4°. La première partie de l'ouvrage est toute physiologique; le reste concerne la pratique, et l'auteur suit presque toujours la doctrine des anciens. Il adopte même jusqu'à leurs sentiments superstitieux, et croit en particulier que, pour faciliter l'accouchement, il est utile d'ouvrir les fenêtres de la chambre où se trouve la femme en travail. La plupart des autres conseils qu'il donne sur cette matière, ne valent pas mieux puisque, dans l'accouchement qui oblige de changer la position de l'enfant, il préfère de le ramener à celle qui lui fait présenter la tête, plutôt que de chercher à le tirer du sein de sa mère par les pieds. — *Medicus politicus, seu de officiis medico-politicis. Hamburgi*, 1614, 1662, in-4°. *Coloniæ*, 1614, in-4°.

Apr. J.-C. 1620 env. — HARTMANN (Jean) était d'Amberg, ville capitale du Haut-Palatinat de Bavière. Dès l'an 1591, il enseigna la philosophie et les mathématiques à Marpurg ; il y prit le bonnet de docteur en médecine l'an 1606. Bientôt après, il devint membre de la faculté ; car il fut nommé à la chaire de chimie en 1609. Cette partie de la médecine était fort au goût d'Hartmann, il y fut attaché toute sa vie ; et il préféra toujours dans sa pratique les remèdes qu'elle fournit, à ceux que la pharmacie prépare. La chimie était cependant encore offusquée par les ténèbres de l'ignorance et de l'empirisme. Cet art gémissait sous l'empire des préjugés, et n'offrait aux amateurs que des procédés pour la plupart faux ou mauvais. Si de temps en temps les chimistes paraissaient faire quelque effort pour enrichir leur art, ce n'était que par des recherches sur les prétendus remèdes universels ou sur la transmutation des métaux. Misérables ressources des souffleurs pour s'indemniser des pertes qu'ils ont faites en brûlant inutilement leur charbon. Hartmann sentit tout le vide d'un tel travail. Il conçut le dessein de dissiper les nuages qui obscurcissaient un art, dont on pouvait tirer meilleur parti ; il monta en chaire pour indiquer une route plus sûre que celle qu'on avait tenue, et il fut le premier qui enseigna publiquement la chimie dans les écoles de Marpurg. Les soins qu'il se donna pour faire réussir son entreprise eurent de tels succès, qu'on vit bientôt l'ardeur de s'instruire succéder à l'entêtement qui jusqu'alors avait éloigné les esprits de la recherche des vérités utiles. Sa manière d'enseigner lui mérita beaucoup de réputation ; elle le rendit même si célèbre dans toute la Hesse, que le Landgrave le fit venir à Cassel pour remplir la charge de premier médecin de sa personne. Hartmann ne quitta sa chaire qu'avec peine ; les heureux succès de sa méthode d'enseigner l'invitaient à finir sa vie dans une carrière aussi glorieuse pour lui, que profitable à ses écoliers : mais il fallut obéir aux ordres respectables de son maître. Il se rendit à Cassel en 1616, et il y demeura jusqu'à sa mort arrivée le 7 décembre 1631. Voici les titres des ouvrages qu'il a laissés :

Philosophus, sive, Naturæ-consultus medicus, oratio. Accessit programma ad philosophiæ et veræ medicinæ studiosos, futuræ professionis chymiatricæ consilia et rationes indigitans. Marpurgi, 1609, in-8°. — *Disputationes chymico-medicæ, sub ejus præsidio censuræ expositæ. Ibidem*, 1611, in-4°, et 1614, in-4°. La deuxième édition est augmentée de quelques thèses. — *Praxis chymiatrica. Lipsiæ*, 1633, in-4°, par les soins de Jean-Michel et de George-Everard Hartmann, fils de l'auteur. *Francofurti*, 1634, in-8°, 1671, in-4°. *Genevæ*, 1647, 1649, 1659, 1682, in-8°. *Lugduni Batavorum*, 1663, in-12. *Noribergæ*, 1677, in-4°. — *Diatribe de usu medico microcosmi, id est, Disquisitio quomodo et qualia e corpore humano vivente, ejusque manente integritate, medicamenta in usum medicum transferri queant. Erfurti*, 1635, in fol., par Zacharie Brendel. — *Tractatus physico-medicus de opio. Wittebergæ*, 1635 et 1658, in-8°, par les soins de Jean-George Pelshofer. — *Opera omnia medico-chymica. Francofurti*, 1664 et 1690, in-folio. C'est Conrad Johren qui en est l'éditeur. — *Anthropologia physico-medico-anatomica. Venetiis*, 1696, in-4°. Cet ouvrage n'est véritablement qu'un précis d'anatomie et un recueil d'hypothèses physiologiques.

Après J.-C. 1620. — STALPART VANDER WIEL (Corneille), célèbre accoucheur, chirurgien et médecin de La Haye, sa patrie, naquit en 1620, et mourut vers l'an 1667. Comme il fut bon anatomiste, il trouva le secret de dessécher et de conserver les cadavres qu'il disséquait pour en examiner la structure. Jean, son frère, se fit aussi beaucoup de réputation à La Haye, où il enseigna l'anatomie et la chirurgie. — Corneille a laissé un recueil d'observations, tant de celles qu'il avait faites lui-même, que d'autres qu'on lui avait communiquées. Cet ouvrage, qui parut en hollandais en 1686, fut traduit en latin sous ce titre : — *Observationes rariores medicæ, anatomicæ et chirurgicæ. Accedit de unicornu dissertatio. Lugduni Batavorum*, 1687, in-8°, deux volumes avec figures. *Ibidem*, 1727, même format. Planque, docteur en médecine, a mis ce recueil en français. Paris, 1758, deux volumes in-12.

Apr. J.-C. 1820 *environ.* — BOREL (Pierre), savant médecin, était de Castres, ville de France dans le Haut-Languedoc, où il naquit vers 1620. Jacques Borel, son père, dont on a quelques pièces de poésie, lui inspira l'amour des belles-lettres. Il se livra à cette étude, mais il ne s'y appliqua point uniquement; car il se partagea entre les belles-lettres et la médecine, dont il se fit recevoir docteur à Montpellier. Il pratiquait déjà cette science avec réputation dans la ville de Castres en 1641; mais la célébrité de son nom s'étant ensuite répandue au dehors, il se rendit à Paris, vers la fin de l'an 1653, et ne tarda point à être pourvu d'une place de médecin ordinaire du roi. En 1674, il entra dans l'Académie des sciences en qualité de chimiste. Son mérite reconnu le fit recevoir avec joie dans cette compagnie; elle n'en profita cependant point longtemps, car il mourut en 1678. On a de lui plusieurs ouvrages dont quelques-uns sont estimés des connaisseurs. — *Les antiquités, raretés, plantes, minéraux et autres choses considérables de la ville et comté de Castres en Albigeois, et des lieux qui sont aux environs, avec l'histoire de ses comtes, évêques, etc., et un recueil des inscriptions romaines et autres antiquités du Languedoc et de Provence, avec la liste des principaux cabinets et autres raretés de l'Europe.* Castres, 1649, in-8º. On y trouve en particulier le catalogue des choses rares que l'auteur avait amassées dans son cabinet. L'ouvrage des antiquités est partagé en deux livres. Les chapitres XIV, XV, XVI, XVII, XVIII du second, sont les seuls où Borel se soit occupé de l'histoire naturelle. Ils présentent quelques détails sur les rivières et fontaines, les pierres et autres minéraux, le roc qui tremble, les végétaux, les animaux, les monstres, et autres singularités des environs de Castres. *Historiarum et observationum medico-physicarum centuriæ IV. Castris,* 1653, in-12, avec la Vie de Descartes et les observations recueillies par Isaac Cattier. *Parisiis,* 1656, in-8º. *Francofurti et Lipsiæ,* 1670 et 1676, in-8º. Outre la Vie de Descartes et les observations de Cattier qu'on a jointes à la dernière édition, ainsi qu'aux précédentes, on a encore ajouté à celle-là, les observations de Rhodius, le traité *De affectibus omissis* d'Arnould Boot, et

les consultations de Bossius. Cet ouvrage de Borel est rempli de tant de contes puérils, qu'on ne peut s'empêcher de se récrier contre la crédulité de l'auteur. On y trouve cependant une réflexion judicieuse sur la cataracte, et sur l'opacité du cristallin qui en est la cause. — *Bibliotheca chymica, seu, Catalogus librorum philosophicorum hermeticorum. Parisiis,* 1654, in-12. *Heidelbergæ,* 1656, in-12. — *De vero telescopii inventore, cum brevi omnium conspicillorum historia. Hagæ Comitis,* 1655, in-4º. — *Trésor des recherches et antiquités gauloises.* Paris, 1655, in-4º. C'est une espèce de dictionnaire de vieux mots et de vieilles phrases qui étaient autrefois en usage dans la langue française. — *Discours prouvant la pluralité des mondes.* Genève, 1657, in-8º. — *Hortus, seu, Armamentarium simplicium, plantarum et animalium ad artem medicam spectantium. Castris,* 1666, in-8º. *Parisiis,* 1669, in-8º. Ce catalogue des remèdes officinaux est accompagné d'une courte exposition de leurs vertus.

Apr. J.-C. 1620. — BONET (Théophile) naquit à Genève le 5 mars 1620. Son père lui manqua dans sa minorité, il se trouva pour ainsi dire livré à lui-même; mais la célébrité que ceux de sa famille avaient acquise dans la médecine, lui fit prendre goût à cette profession et le détermina à l'embrasser. Il en fit le cours d'étude avec la plus grande distinction; il ne voulut cependant point se faire recevoir au doctorat, qu'après avoir fréquenté les écoles des plus célèbres académies. Il prit le bonnet en 1643, et ne tarda point à se dévouer aux travaux de la pratique. Ses succès le mirent en état de songer à un établissement; il jeta les yeux sur la sœur des illustres Frédéric et Ezéchiel Spenheim, et il l'épousa peu d'années après sa promotion au doctorat. Le duc de Longueville, souverain du comté de Neuf-Châtel, l'avait déjà choisi pour son médecin. Il en méritait toute la confiance; car son attention à étudier le cours des maladies et leurs causes le rendit si habile dans ses pronostics et si heureux dans ses cures, que jamais réputation ne fut plus solidement établie que la sienne. Comme il fut d'ailleurs très-soigneux de recueillir ses observations, et de digérer ce qui avait été écrit par d'autres sur la pratique de la médecine, il amassa beaucoup de matériaux utiles au dessein qu'il avait de publier un jour les ouvrages qui l'ont rendu si célèbre. Il ne se mit à écrire que sur la fin de ses jours, pour laisser à l'expérience tout le temps de mûrir ses projets. Lorsque la surdité l'eut obligé à ne plus voir de malades il se renferma dans son cabinet, où il passa les dix ou douze dernières années de sa vie à recueillir tout ce qu'il avait examiné et éprouvé pendant plus de quarante ans de pratique. Le public, qui a fait un accueil si favorable à ses ouvrages, y a trouvé une étude consommée, du discernement, de la pénétration et de l'exactitude. Dans le premier qu'il fit imprimer, il prit Baillou pour modèle et le suivit dans la description de toutes les maladies du corps humain. Il est intitulé : — *Pharos medicorum, id est, cautelæ, animadversiones et observationes practicæ. Genevæ*, 1668, deux volumes in-12. Ce qui le porta à écrire ce livre fut la peine qu'il ressentait des fautes fréquentes dans lesquelles il voyait tomber le commun des médecins, et la réflexion qu'il avait faite sur les bévues que les auteurs commettaient dans leurs ouvrages. Il en donna une seconde édition plus ample que la première, sous ce titre : *Labyrinthus medicus extricatus. Genevæ*, 1679, in-4°. Le même ouvrage parut ensuite en 1687, sous le même format et le nouveau titre de *Methodus vitandorum errorum qui in praxi occurrunt.* — Ce médecin a aussi pris beaucoup de peine à rassembler un nombre prodigieux de dissections de corps, d'où il a merveilleusement déduit les causes immédiates des maladies et de la mort dont elles ont été suivies. Cet ouvrage est peut-être la meilleure production des écrivains en médecine du dix-septième siècle, et la plus propre à instruire ceux qui se consacrent à l'art de guérir les indispositions auxquelles le corps humain est sujet. Haller, ce bon connaisseur des livres utiles, a dit hautement qu'il n'en est point qui mérite plus d'être perfectionné et continué que celui-là. La lumière, ajoute-t-il, qu'il répand sur le siège et les causes des maladies, est bien plus frappante que celle qu'on peut tirer de tout ce qu'on a imaginé de théorie jusqu'à présent. Deux grands hommes ont pensé de même et ont jeté beaucoup de jour sur cette matière. Le célèbre Morgagni a infiniment éclairci l'ouvrage de Bonet, qu'il a en

quelque sorte refondu dans le sien, et qu'il a augmenté par les remarques intéressantes qui lui sont propres. Le savant Liétaud a donné au public un recueil également précieux, quoique moins raisonné, dans lequel on trouve l'histoire de l'ouverture d'une infinité de cadavres. Voici le titre que notre auteur a mis à son ouvrage :

Sepulchretum, seu, anatomia practica. Genevæ, 1679, deux volumes in-fol. Manget en a publié une autre édition, avec des additions considérables; Genève, 1700, trois volumes in-folio. — Nous avons encore de la façon de Bonet : — *Mercurius compilatitius, seu, Index medico-practicus. Genevæ*, 1683, in-fol. Il y donne les signes et la description de toutes les maladies. — *Medicina septentrionalis collatitia. Genevæ*, 1685, deux volumes in-folio. C'est un recueil d'observations anatomiques, toutes relatives à la pratique, qu'il a tirées des mémoires de différentes académies. — *Polyalthes, sive, Thesaurus medico-practicus ex quibuslibet rei medicæ scriptoribus collectus. Ibidem*, 1690, 1691, 1693, trois volumes in-folio. — *Theodori Turqueti de Mayerne tractatus de arthritide, una cum ejusdem aliquot consiliis. Genevæ*, 1671, 1674, in-12. *Londini*, 1674, in-8°. Il n'a d'autre part à cet ouvrage, ainsi qu'au suivant, que d'avoir traduit l'un et l'autre du français en latin. — *Jacobi Rohaultii tractatus physicus. Genevæ*, 1674, in-8°. — Tant de travaux épuisèrent insensiblement le médecin dont nous parlons, il tomba dans l'hydropisie ; et il en mourut le 29 mars 1689, âgé de 69 ans et 24 jours. Il avait une grande connaissance des belles-lettres, un jugement solide, une mémoire heureuse, et il relevait toutes ces bonnes qualités par beaucoup d'affabilité et de modestie.

Apr. J.-C. 1620. — MORISON (Robert), habile médecin et célèbre botaniste, était d'Aberdeen en Écosse, où il naquit, en 1620, de Jean Morison et d'Anne Cray. Après de bonnes études d'humanités, il fit son cours de philosophie dans l'université de sa ville natale; et après y avoir reçu le bonnet de docteur-ès-arts en 1638, on lui reconnut assez de capacité pour enseigner lui-même dans les écoles qu'il venait de quitter. Morison s'appliqua alors aux mathématiques et dans la suite à la théologie et à la langue hébraïque. C'était le goût de ses parents ; mais comme le sien le portait vers la médecine et surtout vers la botanique, il se borna enfin à l'étude de ces sciences, et fit de grands progrès dans la dernière, pour laquelle il avait beaucoup de goût. — Les guerres civiles suspendirent pour un temps cette passion. Plein de zèle pour les intérêts du roi Charles Ier, il devint soldat et signala son courage dans le combat donné sur le pont d'Aberdeen entre les habitants de cette ville et les troupes presbytériennes. Il y fut dangereusement blessé à la tête ; mais, obligé de fuir hors de sa patrie, il alla achever sa guérison en France, où il reprit son ancien goût pour la botanique qu'il étudia sous Robin. Il ne négligea cependant point la médecine ; car il fut reçu docteur de la faculté d'Angers en 1648. Muni de ce titre il revint à Paris et continua de suivre Robin, à la recommandation duquel Gaston de France, duc d'Orléans, lui confia la direction du jardin royal de Blois en 1650. Morison dressa une nouvelle méthode d'expliquer la botanique qui plut au duc ; mais ce prince étant mort, il prit le parti de retourner, en 1660, en Angleterre avec le roi Charles II, à qui Gaston l'avait présenté à Blois. Charles ne fut pas plutôt arrivé à Londres, qu'il nomma Morison médecin de sa personne et professeur royal de botanique avec une pension annuelle de deux cents livres sterling.

Pour faire honneur aux charges qu'il occupait et pour montrer qu'il en était digne, il publia son premier ouvrage sous ce titre : — *Hortus regius Blesensis auctus, cum notulis durationis et characterismis plantarum tam additarum quam non scriptarum. Item plantarum in eodem horto regio Blesensi contentarum, nemini hucusque scriptarum, brevis et succincta delineatio, quibus accessere observationes generaliores rei herbariæ studiosis valde necessariæ. Præludiorum botanicorum pars prior. Accessere hallucinationes Gasparis Bauhini in pinace, tam in digerendis quam denominandis plantis. Animadversiones in tres tomos historiæ plantarum Joannis Bauhini. Dialogus inter socium Collegii Regii Londinensis Gresham dicti, et Botanographum Regium. Præludiorum botanicorum pars altera. In calce. Epistola ad Abel Brunyer et Nicolaum Marchant. Londini*, 1669, in-12. On avait

déjà des éditions de l'*Hortus regius Blesensis* de la façon de Brunyer, l'une de Paris, 1635, in-folio, suivant Séguier, l'autre de la même ville, 1655, in-folio, selon le catalogue de Falconet, n° 4363 ; mais comme Morison a considérablement augmenté cet ouvrage, qu'il y a promis 260 plantes nouvelles, qu'il l'a même enrichi par la distribution des genres qu'il établit sur la fleur, et qu'il en déduit de là les caractères, on n'a pas moins senti toute l'obligation que la botanique lui devait. — La réputation de ce médecin s'accrut tellement après la publication de cet ouvrage, que la faculté d'Oxford lui offrit l'incorporation en la même année 1669, avec une chaire dans ses écoles. Morison l'accepta du consentement du roi. Il monta dans cette chaire en 1670, il la remplit honorablement, et il forma de savants disciples dans la science des plantes qui était l'objet de ses leçons. Une aventure malheureuse enleva ce botaniste à la république des lettres. Le timon d'un chariot lui heurta violemment la poitrine ; il mourut le lendemain du coup qu'il avait reçu, à Londres, le 10 novembre 1683, à l'âge de 63 ans. Voici la notice des autres ouvrages que nous avons de lui :

Plantarum umbelliferarum distributio nova per tabulas cognationis et affinitatis ex libro naturæ observata et detecta. Oxonii, 1672, in-folio. C'est sur les semences qu'il établit les genres de ces plantes. — *Plantarum historiæ universalis Oxoniensis pars secunda, seu, herbarum distributio nova per tabulas cognationis et affinitatis. Oxonii*, 1680, in-folio. Le titre annonce assez que cet ouvrage est la seconde partie du précédent. La troisième a paru après la mort de l'auteur, par les soins de Jacques Bobart, directeur du jardin d'Oxford. L'édition est de cette ville, 1699, in-fol. Les trois parties ont été publiées ensemble, Oxford, 1715, deux volumes in-folio, avec beaucoup de figures. Séguier cite encore un traité à l'article de Morison : — *Almagestum botanicum, sive, Phytographæ Plucknetianæ onomasticon methodo synthetica digestum. Oxonii*, 1696, in folio. — La nouvelle méthode que ce botaniste donne dans son Histoire des plantes, est estimée des connaisseurs. Ils regrettent que l'auteur ne l'ait pas complétée, en traitant des arbres et des plantes ligneuses ; mais apparemment qu'il a jugé que cette partie était peu nécessaire, ou peut-être que, la regardant moins difficile dans le nouvel arrangement qu'il se proposait d'y établir, il l'a renvoyée à un autre temps, dont sa mort inopinée ne lui a pas permis de jouir. La méthode de Morison consiste à établir les genres des plantes sur les parties de la fructification, c'est-à-dire, les fleurs, les semences et les fruits. On ne saurait assez louer le dessein de cet auteur; on lui reproche cependant de s'être trop loué lui-même. Bien loin de se contenter de la gloire que ne pouvait manquer de lui procurer le plus beau projet qu'on ait jamais fait en botanique, il osa comparer ses découvertes à celles de Christophe Colomb; et sans parler de Gesner, de Césalpin et de Colomna, il assure en plusieurs endroits de ses ouvrages qu'il n'a rien appris que de la nature même. On l'aurait peut-être cru sur sa parole, s'il n'avait point transcrit des pages entières de ces deux derniers auteurs; ce qui fait voir que leurs traités lui étaient assez familiers.

Apr. J.-C. 1620. — WEPFER (Jean-Jacques), célèbre médecin, membre de l'académie impériale d'Allemagne, sous le nom de Machaon III, était de Schaffhouse, où il naquit le 23 décembre 1620. Il étudia à Strasbourg et à Bâle pendant huit ans; et après en avoir employé deux autres à suivre les plus savants professeurs des universités d'Italie, il revint à Bâle où il prit le bonnet de docteur le 21 juillet 1647. Ses talents le mirent bientôt en réputation; il fut très-recherché, non-seulement dans sa ville natale et par toute la Suisse, mais encore dans les cours des princes d'Allemagne. Le duc de Wittemberg le nomma son médecin en 1675, et peu de temps après il obtint le même titre du marquis de Dourlach et de l'électeur palatin. Les soins qu'il se donna, en 1691, pour la guérison du duc de Wittemberg, ainsi que pour celle des soldats de l'armée impériale que ce prince commandait, altérèrent considérablement sa santé. Bien qu'il fût alors âgé de 70 ans, il s'épargna si peu, qu'on peut dire qu'il exposa constamment sa vie aux plus grands dangers pour le service de l'armée de l'empereur Léopold, que les ravages d'une fièvre épidémique diminuaient de jour en jour. Il fut la victime de son zèle. Il contracta un asthme qui fut suivi d'hydropisie, dont il mourut le 28 janvier 1695.

Ce médecin a soupçonné que tout le chyle ne passait pas par le canal thoracique, et il est le premier qui ait avancé que la substance du foie est glanduleuse. Du reste, il n'était point du nombre de ces anatomistes qui n'ont que des yeux; il savait approfondir les causes et tirer la vérité de l'observation des phénomènes. On lui doit plusieurs traités dont on a multiplié les éditions, tant on les a trouvés curieux, intéressants, et propres à jeter de nouvelles lumières sur la pratique de la médecine. Voici leurs titres : — *Oratio de thermarum potu in Barbeyterio. Basileæ,* 1646, in-8°. — *Observationes anatomicæ ex cadaveribus eorum quos sustulit apoplexia, cum exercitatione de ejus loco affecto. Schaffhusii,* 1658, 1675, in-8°. *Amstelodami,* 1681, in-8°. Sous cet autre titre : *Historia apoplecticorum, cum observationibus celebrium medicorum. Amstelodami,* 1710, 1724, in-8°. — *De dubiis anatomicis Epistola quæ continet objectiones nonnullas contra Bilsii doctrinam. Norimbergæ,* 1664, in-4°. *Argentorati,* 1665, in-8°, avec l'ouvrage de Jacques Henri Pauli qui est intitulé : *Anatomiæ Bilsianæ anatome.* — *Historia anatomica de puella sine cerebro nata. Schaffhusii,* 1665, in-8°. — *Cicutæ aquaticæ historia et noxæ. Basileæ,* 1679, in-4°. *Ibidem,* 1716, in-4°, avec deux dissertations d'un auteur anonyme, l'une *De herba thee,* l'autre *De herba cymbalaria. Lugduni Batavorum,* 1733, in-8°, par les soins de Swinger. *Venetiis,* 1759, in-8°. Bon ouvrage qui dit plus que le titre ne promet. — *Observationes medico-practicæ de affectibus capitis internis et externis. Schaffhusii,* 1727, in-4°, par les soins de Bernardin et de George Michel Wepfer, petit-fils de l'auteur. *Tiguri,* 1745, in-4°. Ses héritiers conservent encore plusieurs autres écrits qui n'ont pas vu le jour : Haller, qui les a lus, en parle avec éloge.

Apr. J.-C. 1621 *environ.* — BARBA (Pierre), professeur de la faculté de médecine en l'université de Valladolid, fut premier médecin de Philippe IV, qui monta sur le trône d'Espagne en 1621. Il a donné quelques ouvrages au public : — *Vera praxis de curatione tertianæ stabilitur, falsa impugnatur, liberantur Hispani medici a calumniis,* etc. *His-*

pali, 1642, in-4°. Ce traité a principalement pour objet de prouver les vertus du quinquina pour la guérison de la fièvre tierce. — *Resunta de la materia de peste.* Madrid, 1648.

Apr. J.-C. 1621 env. — GLANDORP (Mathias-Louis), fils d'un habile chirurgien, était de Cologne. Il étudia à Brême, ville d'Allemagne dans le cercle de la Basse-Saxe, d'où sa famille tirait son origine ; de là il revint à Cologne, et il commença son cours de médecine. Mais par les conseils de quelques amis de son père, il se rendit bientôt à Padoue pour y profiter des leçons des grands maîtres qui faisaient alors tant d'honneur à l'Italie. Il s'attacha particulièrement à Fabricio et à Spigelius ; il fit même sous ce dernier tant de progrès dans l'anatomie, qu'il fut jugé capable de la démontrer publiquement. Empressé de revenir en Allemagne, il demanda le bonnet de docteur et l'obtint en 1618. Après quoi, il prit la route de Brême dans le dessein de s'y fixer. Tout lui réussit dans cette ville ; ses succès le mirent en si grande considération, qu'on l'éleva aux emplois les plus honorables. Il était médecin de l'archevêque et physicien de la république, lorsqu'il mourut en 1640. Nous avons de lui plusieurs ouvrages qui sont ornés de figures et qui contiennent beaucoup d'observations anatomiques : — *Speculum chirurgorum, in quo quid in unoquoque vulnere faciendum, quidve omittendum, præmissa partis affectæ anatomica explicatione, observationibus ad unumquodque vulnus pertinentibus adjectis, conspicitur ac pertractatur. Bremæ*, 1619, in-8°. *Ibidem*, 1628, in-4°, avec ces deux traités : *Methodus medendi paronychiæ, cui accessit decas observationum : Tractatus de polypo, narium affectu gravissimo.* Dans la préface de son *Speculum chirurgorum*, ce médecin attaque avec beaucoup de vivacité les chirurgiens de son pays ; il les accuse d'impéritie et d'ignorance : il dit même qu'ils n'ont aucune teinture d'anatomie, que tout ce qu'ils en savent se borne à avoir vu ouvrir un cochon ou quelque autre animal de cette espèce ; et que ne sachant point lire pour la plupart, ils ne peuvent point s'instruire par ce que les auteurs ont publié sur la structure du corps humain. J'ai remarqué ailleurs que les progrès de la chirurgie avaient été fort lents en Allemagne parmi les maîtres de cet art ;

et je crois pouvoir ajouter ici que c'est pour cette raison que tant de médecins allemands se sont appliqués si sérieusement à cette partie, qu'ils ont exercée pour le bien de l'humanité. Glandorp a été de ce nombre. — *Gazophylacium polyplusium fonticulorum et setonum reseratum. Bremæ*, 1633, in-4°. *Lugduni*, 1633, in-4°. La délicatesse de notre siècle ne s'accommoderait point de la pratique de cet auteur ; il faisait un usage fréquent du cautère actuel dans le traitement des maladies les plus communes. — Tous les ouvrages de Glandorp ont été recueillis et imprimés à Londres en 1729, in-4°, sous le titre d'*Opera omnia, nunc simul collecta et plurimum emendata.* Son éloge est à la tête de ce recueil, qui renferme encore plusieurs traités curieux d'antiquités romaines.

Apr. J.-C. 1621. — HOORNE (Jean VAN), célèbre médecin et anatomiste, naquit à Amsterdam en 1621. Après de bonnes études, il se mit sur les bancs de la faculté de médecine en l'université d'Utrecht, et il y fit son cours avec distinction. L'envie de se perfectionner lui inspira le dessein de voyager en Italie ; mais il n'y fut pas plutôt arrivé, qu'oubliant la raison qui l'avait fait sortir de sa patrie, il se mit dans les troupes de Venise et servit pendant quelque temps dans l'armée de cette république. Le goût de l'étude reprit cependant le dessus ; Van Hoorne suivit les meilleurs professeurs de l'Italie, et se rendit ensuite à Bâle, à Montpellier et à Orléans. L'université de la première ville le reçut au nombre de ses docteurs et lui donna des patentes très-honorables en considération de ses talents, qui lui méritèrent la chaire d'anatomie et de chirurgie de l'école d'Amsterdam peu de temps après son retour dans cette ville : mais les curateurs de l'académie de Leyde l'en tirèrent en 1653, pour lui donner le même emploi dans l'université commise à leurs soins. Van Hoorne l'accepta avec joie, et le remplit avec distinction jusqu'à sa mort arrivée le 5 janvier 1670. Charles Drelincourt prononça son oraison funèbre. — Ce médecin savait sept langues sans compter sa langue maternelle. Mais, quelque rare que fût ce talent, on le considéra davantage du côté de ses connaissances anatomiques, qu'il prit soin de relever lui-même pour établir plus solidement sa réputation.

Il s'attribua, vers l'an 1652, la découverte du canal thoracique que Pecquet avait déjà observé chez les animaux, et qu'Eustachi avait vu chez le cheval long-temps avant ce dernier. Il connut et démontra le premier la vraie structure des testicules ; il donna le nom d'*ovaires* à ce qu'on appelait auparavant les *testicules* dans les femmes : on dit même que De Graaf lui doit une partie des choses nouvelles qu'il a écrites sur les organes de la génération. Ce fut dans les leçons de Swammerdam que Van Hoorne prit le goût dominant qu'il conserva le reste de ses jours pour l'anatomie. Il le poussa si loin, qu'il dessina un grand nombre de planches dont les figures sont de toute beauté ; mais il n'en publia aucune. Boerhaave en fit l'acquisition après sa mort, et, au rapport du célèbre de Haller, elles se trouvaient, de son temps, dans la bibliothèque de ce savant professeur de Leyde, en quatre volumes in-folio et deux in-4°. Les travaux de Van Hoorne ne se bornent point à ces planches; il a publié différents ouvrages, les uns de sa composition, les autres de la façon de Galien, de Botal, etc. Voici leurs titres :

Exercitationes anatomicœ I et II ad observationes Fallopii anatomicas et carumdem examen per Vesalium, addita ubique Epicrisi. Leidœ, 1649, in 4°. — *Novus ductus chyliferus, nunc primum delineatus, descriptus et cruditorum examini propositus. Ibidem*, 1652, in-4°. On ne peut lui refuser la gloire d'avoir été un des premiers qui aient décrit le canal thoracique dans l'homme. — *Microcosmus, seu, brevis manuductio ad historiam corporis humani in gratiam discipulorum edita. Ibidem*, 1660, 1662, 1665, in-12. *Lipsiœ*, 1675, in-12. *Huic editioni accessit episto'a ad Guernerum Rolfinkium, observationum, in sexus utriusque partibus genitalibus, specimen exhibens.* En allemand, Halberstadt, 1679, in-12. Cet abrégé d'anatomie est fort exact pour le temps auquel il a été composé. Il est extrêmement court, mais l'auteur donne dans sa brièveté une idée succincte des parties qui composent le corps de l'homme.

Leonardi Botalli opera omnia medica et chirurgica. A mendis repurgavit, methodice disposuit, paragraphis distinxit, notis marginalibus et auctorum testimoniis auxit, et hinc inde annotationibus illustravit. Lugduni Ba- tavorum, 1660, in-8°. — *Microtechne, id est, brevissima chirurgiœ methodus. Ibidem*, 1663, 1668, in-12. *Lipsiœ*, 1675, in-12. Cet ouvrage fait encore preuve des talents de Van Hoorne pour la composition des livres élémentaires. Celui-ci forme un tableau concis, mais exact, des notions qu'un chirurgien doit avoir. — *Galeni de ossibus liber, grœce et latine, cum Vesalii, Sylvii, Heneri, Eustachii exercitationibus ad eamdem Galeni doctrinam. Lugduni Batavorum*, 1665, in-12. — *Prodromus observationum suarum circa partes genitales in utroque sexu. Ibidem*, 1668, in-12. Swammerdam, qui ne se vit pas même nommé dans cet ouvrage, se piqua de ce silence, lui qui avait fait la plupart des expériences qui y sont rapportées. Il est vrai que Van Hoorne en était pour la dépense ; mais Swammerdam ne pensa pas que ce titre fût suffisant pour s'attribuer l'honneur des découvertes, et pour cette raison il publia le même ouvrage sous son nom et sous le titre de *Miraculum naturœ. Leidœ*, 1672, in-4°. On a encore des éditions de 1679, et de 1717, in-4°. — *Observationes anatomico medicœ, annotationibus recentiorum in anatomicis pariter ac chirurgicis industriam patefacientibus adductœ. Amstelodami*, 1674, in-12. — *Opuscula anatomico-chirurgica. Lipsiœ*, 1707, in 8°. On doit ce recueil, et les notes qui l'enrichissent, à Jean-Guillaume Pauli, professeur d'anatomie et de chirurgie.

Apr. J.-C. 1621. — NIGRISOLI (Jérôme) naquit à Ferrare en 1621. Il fit ses études de médecine avec tant de distinction, et il remporta les degrés avec tant de gloire que, malgré sa jeunesse, Ferdinand Gonzaga, duc de Guastalle, le choisit pour son médecin. Nigrisoli ne démentit pas l'opinion avantageuse que ce prince avait conçue de ses talents. Il jouissait de la plus grande considération à la cour de Guastalle, lorsque la ville de Ferrare le rappela dans ses murs et le chargea d'enseigner publiquement la philosophie. Ce fut dans cet emploi, ainsi que dans l'exercice de la médecine, qu'il passa le reste de ses jours. Il mourut en 1689, âgé de 68 ans. On a de lui :

Progymnasmata in quibus novum prœsidium medicum, appositio scilicet hirudinum internœ partis uteri in puerperis ac mensium suppressione expo-

*nitur : de vena in malignis febribus se-
cundo disseritur, et alia medicis non
solum, sed omnibus bonarum artium
cultoribus utilia simul, atque jucunda
expenduntur.* Guastallæ, 1665, in-4°.

Apr. J.-C. 1622 environ. — SALA
(Ange), de Vicenze dans l'état de Venise, fut un des premiers qui se soient
sérieusement appliqués à la chimie. Vers
l'an 1609, il se mêla de faire la médecine à Wittemberg en Suisse; depuis
1613 jusqu'en 1617, il se fit connaître à
La Haye par ses travaux et ses écrits;
entre 1620 et 1625 il était à Hambourg;
environ l'an 1632 il fut nommé médecin du duc de Meckelbourg à Gustrow,
où il vivait encore en 1639. Au sentiment de Conringius, il est le premier
chimiste qui ait banni de ses ouvrages
les inepties qui déparent ceux des auteurs qui ont couru la même carrière
avant lui. Boerhaave en parle comme
d'un écrivain très-exact dans le choix,
la préparation et la description des médicaments; il le loue beaucoup pour
avoir enseigné, avec toute la clarté possible, à traiter les végétaux, les animaux
et les minéraux, dans la vue d'en tirer
des remèdes utiles à la guérison des maladies. On sait que cet objet a été long-
temps le seul qui ait occupé la chimie,
et que de là est venue cette foule de
médicaments dont la plupart sont aujourd'hui tombés dans l'oubli qu'ils méritent.

Les ouvrages d'Ange Sala ont été recueillis et publiés sous le titre d'*Opera
medico-chymica quæ extant omnia.*
Francofurti, 1647, 1680, 1712, in-4°.
Rothomagi, 1650, in-4°. Les éditions
particulières ont paru sous ces titres : —
*Tractatus duo de variis, tum chymi-
corum, tum Galenistatum erroribus in
præparatione medicinali commissis.*
Francofurti, 1602, 1649, in-4°. L'auteur a écrit cet ouvrage en italien, et
c'est à sa prière qu'il fut traduit en latin.
— *Anatomia vitrioli in duos tractatus
divisa, in quibus vera ratio vitrioli in
diversas substantias resolvendi accuratissime traditur. Aureliæ Allobrogum,*
1609, 1613, in-12. *Lugduni Batavorum,*
1617, in-8°. C'est une traduction de
l'original italien. — *Septem planetarum
terrestrium spagirica recensio. Amstelodami,* 1614, in-12. — *Anatomia antimonii, id est, dissectio tam dogmatica,
quam hermetica, antimonii usum, pro-
prietatem et vires ejus declarans. Lug-*

duni Batavorum, 1617, in-8°. — *Descriptio brevis antidoti pretiosæ. Marpurgi,* 1620, in-8°. *Francofurti,* 1649,
in-8°. — *Aphorismorum chymiatrico-
rum synopsis, universa chymiatriæ in-
tima fundamenta, fines ac scopos breviter duabus sectionibus continens.
Bremæ,* 1620, in-8°. — *Chrysologia,
seu, examen auri chymicum. Hamburgi,* 1622, in-8°. — *Ternarius bezoardicorum, et emetologia, seu, Trium-
phus vomitoriorum. Erfurti,* 1624,
in-8°. L'émétologie avait déjà paru à
Delphes en 1613, in-8°. — *Ternarius
ternariorum hermeticorum, bezoardicorum, laudanorum. Erfurti,* 1630,
in-8°. Ce fut André Teulzel qui mit cet
ouvrage en latin; il avait déjà paru en
français à Leyde en 1616, in-4°. Celui
qui traite de l'opium fut imprimé en
français à La Haye en 1614, in-8°, et en
anglais, en 1618, même format. —
*Processus de auro potabili novo, pau-
cisque adhuc cognito. Argentorati,*
1630, in-8°. — *Tartarologia.* En allemand, Rostock, 1632, 1636, in-8°; en
latin, dans le recueil des ouvrages de
l'auteur. — *Saccharologia.* En allemand
et en latin, Rostock, 1637, in-8°. — *De
peste tractatus. Marpurgi,* 1641, in-4°,
de la traduction de Grégoire Horstius. Il
y a une édition française de Leyde, 1617,
in-8°.

Ap. J. C. 1622 env. — SALA (Jean-
Dominique), médecin du dix-septième
siècle, était de Padoue, où il enseigna la médecine avec beaucoup de réputation depuis l'an 1607 jusqu'à sa mort,
qui arriva le 1er de mars 1644, dans la
soixante-cinquième année de son âge. Il
fut enterré auprès de ses ancêtres dans
l'église de Saint-Antoine, où l'on voit
sa statue en marbre avec cette inscription :

JOANNI DOMINICO SALA,
MEDICORUM PRINCIPI,
QUI, ANTIQUA ARTIS MIRACULA RENOVANS,
FUGIENTES ANIMAS NON SEMEL REPRESSIT,
MEMBRISQUE SUIS HÆRERE COMPULIT;
PER SEX ET TRIGINTA ANNOS SALUTIS
ARCANA FLORENTISSIMO
GYMNASIO EVULGAVIT,
ET ID PLURES DOCUIT,
QUOD PENE SOLUS POTERAT.
JACOBUS ET FRANCISCUS FILII
PARENTI OPTIMO P. P.
VIXIT ANN. LXV.
DECESSIT ANN. M. D. C. XLIV.

Ce médecin a publié les ouvrages dont voici les titres : — *Ars medica, in qua methodus et præcepta omnia medicinæ curatricis et conservatricis explicantur. Patavii*, 1614, 1641, 1659, in-4°. *Venetiis*, 1620, in-4°. Les trois dernières éditions ont été successivement augmentées. — *De natura medicinæ libellus. Patavii*, 1628, in-4°. — *De alimentis et corum recta administratione liber. Ibidem*, 1628, in-4°. Le style de ce livre est assez mauvais : c'est dommage que l'auteur ait écrit aussi négligemment, en disant de bonnes choses. — George-Mathias parle d'un autre professeur de Padoue, nommé Jules Sala, qui fut contemporain du précédent. Il obtint la chaire extraordinaire de médecine pratique en 1620, la seconde extraordinaire de théorie en 1624, et la première en 1634. A cet emploi l'on ajouta, en 1637, une leçon qui se donnait au pied du lit des malades dans l'hôpital, sur les signes qu'on peut tirer du pouls et des urines. C'est tout ce qu'on sait de ce médecin, sinon qu'il mourut en 1643.

Apr. J.-C. 1622. — HOFFMANN (Maurice) naquit le 20 septembre 1622 à Furstemwald, petite ville de la moyenne marche de Brandebourg. La peste et la guerre qui désolèrent son pays pendant sa jeunesse ne lui permirent point de s'arrêter long-temps dans un même endroit ; et cette raison fut en partie la cause que ses parents, qui voyageaient toujours avec lui, se contentèrent de lui faire apprendre à écrire sans songer à le pousser dans les études. Mais la mort de ses père et mère lui fournit une occasion favorable pour sortir de cet état d'ignorance. Il passa au mois de mai 1638 à Altorf chez George Noësiler, son oncle maternel, qui professait la médecine dans cette ville. Il y fit ses humanités et sa philosophie assez rapidement, et passa ensuite dans les écoles de médecine. Lorsqu'il y eut fait quelques progrès il quitta Altdorf et se rendit, en 1641, à Padoue, dont l'université était alors remplie de savants en toutes sortes de sciences. L'anatomie et la botanique furent celles auxquelles il s'attacha davantage, et il s'y rendit très-habile. Il mérite une place honorable dans l'histoire de la première, si l'on en croit Thomas Bartholin qui lui attribue la découverte du canal pancréatique. Ce médecin rapporte que Maurice Hoff-

mann s'amusait à disséquer un coq d'Inde, lorsqu'il y trouva le conduit du pancréas qu'on ne connaissait point encore ; il le montra à Jean-George Wirsungus, célèbre anatomiste de Padoue chez qui il logeait. Celui-ci saisit cette occasion pour chercher ce conduit dans l'homme, et, l'ayant découvert, il en fit la démonstration en public. C'est de là que cette partie a reçu le nom de *canal de Wirsungus*.

Après trois ans de séjour à Padoue, Hoffmann revint à Altorf où il prit le bonnet de docteur le 15 avril 1645. Il ne tarda pas à être reçu au nombre des professeurs de cette académie ; car dès l'an 1648 il obtint la chaire extraordinaire d'anatomie et de chirurgie, et, l'année suivante, il succéda à Gaspar Hoffmann dans la chaire ordinaire de ces deux parties de la médecine, d'où il passa, en 1653, à la place devenue vacante par la mort de Louis Jungerman. Comme cet emploi lui donnait le département de la botanique, il fit de vives représentations sur la nécessité d'un jardin pour la culture et la démonstration des plantes. Il n'en fit pas de moins fortes sur l'établissement d'un laboratoire chimique et d'un amphithéâtre anatomique, et c'est à ses soins que l'université d'Altorf doit l'un et l'autre de ces établissements si nécessaires à l'enseignement dans les facultés de médecine. Hoffmann fit, en 1655, les premières démonstrations d'anatomie en public : mais tout occupé qu'il fût de ses emplois académiques, il ne s'attacha pas avec moins d'ardeur à la pratique de la médecine ; il parvint même à un tel degré de réputation dans cette partie de l'art, que plusieurs princes d'Allemagne l'honorèrent du titre de leur médecin. Il méritait ces marques de considération par plus d'un motif. Laborieux dans le cabinet, actif et prudent auprès des malades ; éloquent dans la chaire, sociable, communicatif, poli envers tout le monde, il jouissait depuis long-temps de la plus haute estime, lorsqu'il mourut d'apoplexie le 20 avril 1698, dans la soixante-seizième année de son âge. Ses ouvrages sont intitulés : — *De transitu sanguinis per medium cordis septum impossibili, contra Galenum et Riolanum. Altdorffii*, 1659, in-4°. — *De transitu sanguinis per medium pulmonem facili. Ibidem*, 1659. — *Floræ Altdorffinæ deliciæ hortenses, sive, Catalogus plantarum Horti medici. Ibi-*

dem, 1660, in-4°, et 1676, in-4°, avec le catalogue des nouvelles plantes du jardin d'Altdorf depuis 1660. — *Floræ Altdorffinæ deliciæ silvestres, sive, Catalogus plantarum in agro Altdorffino, locisque vicinis sponte nascentium. Norimbergæ.* 1660, in-4°. *Altdorffii*, 1662, in-4°. Les deux catalogues ensemble. *Ibidem*, 1667, in-4°, — *Synopsis institutionum anatomicorum. Altdorffii*, 1661, 1681, in-8°. — *Botanotheca Laurembergiana, hoc est, methodus conficiendi herbarium vivum. Altdorffii*, 1662, 1693, in-4°. — *Synopsis institutionum medicinæ. Ibidem*, 1663, in-8°. *Patavii*, 1664, in-8°. — *Sciagraphia morborum contagiosorum. Altdorffii*, 1672, 1691, in-8°. — *Prudentiæ medicæ fundamenta. Ibidem*, 1672, 1690, in-8°. — *Florilegium Altdorffinum, sive, Tabulæ loca et menses exhibentes quibus plantæ exoticæ et indigenæ sub cœlo Norico vigere et florere solent. Ibidem*, 1672, in-8°. — *Appendix rariorum plantarum quæ ab anno* 1677 *usque ad annum* 1688 *horto Altdorffino accessere. Ibidem*, 1688, in-4°. — *Appendix altera unius plagulæ plantarum rariorum quæ horto medico Altdorffino post Catalogi editionem per intervalla accesserunt. Ibidem*, 1691, in-4°. — *Descriptio Montis Mauritii in agro Leimburgensium, media inter Norimbergam et Hirsbruccum, itemque inter Altdorffium et Lauffam loco eminentis, sive, Catalogus plantarum quæ in iis et vicinis locis occurrunt. Altdorffii*, 1694, in-4°.

Ap. J.-C. 1622. — WILLIS (Thomas), célèbre médecin anglais, était de Great-Bedwin dans le comté de Wilt, où il naquit le 6 février 1622. Il étudiait dans la maison de Christ à Oxford, lorsqu'il perdit son père à l'âge de vingt ans; c'est ce qui l'obligea à retourner chez lui pour mettre ordre à ses affaires. Dès qu'il eut pris les arrangements qui convenaient à ses vues, il s'empressa de retourner à Oxford pour y continuer ses études; mais il les interrompit encore pour prendre les armes, avec plusieurs autres écoliers, en faveur de son roi. Ce moment d'humeur guerrière ne ralentit point son ardeur pour les sciences; il revint ensuite à Oxford et se mit sur les bancs de la faculté de médecine. En 1660, année du rétablissement de Charles II sur le trône, Willis fut nommé à la chaire de philosophie naturelle que Guillaume Sedley avait fondée, et, le 30 octobre de la même année, il reçut le bonnet de docteur. Les membres épars de la Société royale venaient d'être réunis à Londres en un seul corps par Charles II, lorsque notre médecin apprit que ce prince l'avait agrégé à cette compagnie de savants. Cette raison et plusieurs autres l'engagèrent à quitter Oxford en 1666 pour se rendre dans la capitale, où il exerça sa profession avec plus de célébrité qu'il n'en méritait par sa théorie, qui n'est pas toujours bien sensée. En effet, ce médecin peu philosophe regardait les esprits animaux comme une matière qui était dans une agitation continuelle, qui refluait avec violence vers le cerveau, qui produisait des effets semblables à ceux de la poudre à canon. C'est sur ces belles imaginations qu'il a fondé la théorie de la médecine, et c'est de cette théorie qu'il a déduit les règles de sa pratique. On peut juger par là de ses succès. Le célèbre auteur de l'anatomie d'Heister avec des essais de physique (feu M. Senac) assure que le roi Charles II disait souvent, en riant, que « Willis lui enlevait plus de sujets que n'aurait fait une armée ennemie. »

Meilleur anatomiste que médecin, Willis connaissait la structure du cerveau, des nerfs, de l'estomac et des intestins; il a très-bien écrit sur toutes ces parties. C'est dommage qu'il ait eu tant de goût pour les systèmes; mais c'était la fureur de son siècle. Tout le monde s'empressait alors de mettre au jour les fruits de son imagination; il aurait même été honteux à un auteur de publier un ouvrage qui ne contînt rien de nouveau à cet égard. La façon de penser est différente aujourd'hui : on veut plus de faits que de systèmes; et lorsque ceux-ci ne sont point appuyés sur ceux-là, on les regarde, avec raison, comme les productions d'un esprit plus vif que solide. — La réputation que Willis s'était attirée par ses écrits, et le mérite qu'il avait d'ailleurs, lui suscitèrent des envieux qui le traitèrent en ennemi. Ils lui firent mille tracasseries auxquelles il fut si sensible qu'il en prit du chagrin, dont l'amertume ne contribua pas peu à abréger ses jours. Il n'était que dans la cinquante-quatrième année de son âge, quand il mourut à Londres le 11 de novembre 1675. On a de lui un traité en anglais, imprimé pour la dernière fois en 1690, qui traite principalement d'un moyen assuré et facile pour se préserver et pour guérir de la peste et de toute maladie contagieuse. Ses ouvrages latins sont :

De fermentatione. De febribus. De urinis. Hagæ Comitis, 1659, in-8°, 1662, in-12. *Londini,* 1660, 1662, 1677, in-8°. *Amstelodami,* 1663, 1665, 1669, in-12. *Lugduni Batavorum,* 1680, in-8°. Edmond de Meara, médecin irlandais, a écrit contre le traité des fièvres ; mais Richard Lower s'est fait un devoir de soutenir les sentiments de Willis. — *Cerebri anatome, et nervorum descriptio et usus Londini,* 1664, 1670, in-12. *Amstelodami,* 1664, 1667, 1674, 1676, in-12, 1682, in-4°, avec ses autres ouvrages. On met celui-ci au rang des meilleures productions de l'auteur, et l'on fait cas de ses descriptions du cerveau et des nerfs. — *Pathologiæ cerebri et nervosi generis specimen, in quo agitur de morbis convulsivis et scorbuto. Oxonii,* 1667, in-12. *Amstelodami,* 1668, 1670, in-12. *Londini,* 1678, in-12. — *De accensione sanguinis et motu musculari. Londini,* 1670. *Leidæ,* 1671, in-12. — *Affectionum quæ dicuntur hystericæ et hypochondriacæ Pathologia. Londini,* 1670, in-8°, 1676, in-4°. *Lugduni Batavorum,* 1671, in-12. — *De anima brutorum. Londini,* 1672, in-8°. *Amstelodami,* 1674, in-8°. — *Pharmaceutice rationalis. Oxonii,* 1674, in-4°, 1678, in-8°. *Hagæ Comitis,* 1676, in-12. Tous ces ouvrages ont été recueillis et imprimés à Genève en 1676 et en 1680, in-4°; à Lyon, 1681, in-4°; à Amsterdam, 1682, deux volumes in-4°, avec figures, par les soins de Gérard Blasius; à Venise, 1720, même format.

Après J.-C. 1622. — VOGLER (Valentin-Henri) naquit à Helstadt le 17 septembre 1622. Jaloux de participer à la gloire que son père s'était acquise, il se rendit habile dans les belles-lettres, la philosophie, la médecine et l'histoire. Ce fut dans les écoles de sa ville natale et celles d'Altorf qu'il étudia la médecine ; et après avoir obtenu le degré de licence dans les premières, il alla pratiquer à Francfort-sur-le-Mein et à Oppenheim. Mais ayant été nommé en 1652 à une chaire de médecine à Helmstadt, il y prit le bonnet de docteur l'année suivante, et fit dans la suite tant d'honneur à cette université, dont son père avait été recteur, qu'il fut généralement

regretté à sa mort arrivée le 13 mai 1677. Ses ouvrages ont soutenu la réputation qu'il s'était acquise dans la chaire. Le plus connu et le plus estimé, en fait de littérature, est intitulé : *Universalis introductio in notitiam cujusque generis bonorum scriptorum;* mais la meilleure édition est celle que Henri Meibomius a donnée à Helmstadt en 1691, in-4°. *Collegium anatomicum concinnatum ex clarissimis Triumviris Jassolino, Severino et Cabrolio. Hanoviæ,* 1654, in-4°. *Francofurti,* 1668, in-4°. — *Oratio in laudem Gasparis Hoffmanni. Francofurti,* 1668, 1680, in-4°. — *Epistola de calculo frangendo. Ibidem,* 1669, in-4°, en latin et en allemand. — *Epistola de stomacho. Altorfii,* 1682, in-4°.

Apr. J.-C. 1622. — BAYLE (François), savant médecin et professeur royal de la faculté des arts en l'université de Toulouse, naquit à Saint-Bertrand, ville de France en Gascogne, en 1622. C'était un homme droit, qui regardait le mérite des autres savants sans envie, et qui fermait les yeux sur le sien. Grand et rigide observateur de la discipline, il voulait que tout le monde se rangeât à son devoir ; égal à lui-même dans la prospérité, inaltérable dans l'adversité, il fit paraître dans les plus fâcheux accidents la fermeté d'un philosophe chrétien. On voit par les différents écrits qu'il a publiés, qu'il était aussi grand physicien qu'habile médecin ; on y voit même qu'il a remarqué bien des choses, qu'on a ensuite données au public comme de nouvelles découvertes. Ce savant mourut le 24 septembre 1709, après avoir rempli les fonctions de professeur jusqu'à la fin de ses jours. Ses ouvrages sont :

Systema generale philosophiæ. 1669, in-8°. — *Dissertationes medicæ tres. I, De causis fluxus menstrui mulierum. II, De sympathia variarum corporis partium cum utero. III, De usu lactis ad tabidos reficiendos et de venæ sectione in pleuritide. Tolosæ,* 1670, in-4°; 1681, deux volumes in-12. *Brugis,* 1678, in-8°. — *Tractatus de apoplexia. Tolosæ,* 1676, in-12. *Hagæ Comitis,* 1678, in-12. — *Problemata physico-medica. Tolosæ,* 1677, 1681, in-12. Ils concernent en bonne partie la pratique de la médecine, et traitent spécialement de l'utilité de la saignée, sur les effets de laquelle il a pensé à peu près comme Bellini. — *Dissertationes physicæ, ubi principia proprietatum in œconomia corporis animalis, in plantis et animalibus demonstrantur.* Tolosæ, 1677, in-12. *Hagæ Comitis*, 1678, in-12. — *Histoire anatomique d'une grossesse de 25 ans.* Toulouse, 1678, in-12. Paris, 1679, in-12. — *Dissertatio de experientia et ratione conjungenda in physica, medicina et chirurgia. Hagæ Comitis*, 1678, in-12. C'est le titre de la traduction d'un écrit qu'il avait publié en français à Paris, en 1675, in-12. Il est dédié à M. Bourdelot qui invita plusieurs fois l'auteur à se rendre à Paris, où il lui promettait un établissement honorable. — *Relation de l'état de quelques personnes prétendues possédées, faite d'autorité du parlement de Toulouse.* Toulouse, 1682, in-12. — *Dissertations sur quelques questions de physique et de médecine.* Toulouse, 1688, in-12. — *Institutiones physicæ. Tolosæ*, 1700, in-4°. *Parisiis*, 1701, in-4°. Cet ouvrage vaut mieux que la plupart des autres traités de physique qui ont paru au commencement de ce siècle. — *Opera omnia. Tolosæ*, 1701, quatre volumes in-4°.

Apr. J.-C. 1623 *environ.* — BROSSE (Gui DE LA), grand-oncle du célèbre Fagon, était de Rouen. Ses talents lui méritèrent la place de médecin ordinaire de Louis XIII, dont il s'acquitta avec honneur. Il était au service de ce prince, lorsqu'il se signala par une action généreuse, qui ne peut partir que d'une âme bienfaisante et dévouée au bien public. Comme il aimait la botanique et qu'il avait en vue de faciliter les progrès de cette belle science, il donna au roi le fonds où est aujourd'hui le superbe jardin des plantes de Paris. Mais comme cela ne suffisait pas, et qu'il fallait encore y nommer des professeurs et fournir aux autres frais que demandait cet établissement, il sollicita le cardinal de Richelieu avec tant d'instance, il le pressa même si vivement de pourvoir aux dépenses nécessaires, qu'on peut dire qu'il en arracha, pour ainsi parler, les moyens de faire subsister ce jardin, dont la fondation fait tant d'honneur à son ministère. Ce bel établissement commença en 1626, et De La Brosse en fut nommé le premier intendant. En 1633, le nombre des plantes était déjà assez considérable pour mériter que ce médecin en donnât la description ; et comme il travailla toute sa vie à enrichir ce jardin, le nombre des plantes était plus considérable encore lorsqu'il mourut en 1641. Les ouvrages qu'il a laissés ont presque tous rapport à cet établissement.

Traité de la peste. Paris, 1623, in-8°. — *Dessein du Jardin royal, pour la culture des plantes médicinales, à Paris, avec l'édit du roi touchant l'établissement de ce jardin en* 1626. Paris, 1628, in-8°. — *De la nature, vertu et utilité des plantes, et dessin du Jardin royal de médecine.* Paris, 1628, in-8° ; 1640, in-folio, avec cinquante figures en cuivre. — *Avis pour le Jardin royal des plantes que le roi Louis XIII veut établir.* Paris, 1631, in-4°. Le même sous cet autre titre : — *Avis défensif du Jardin royal des plantes médicinales.* Paris, 1636, in-4°. On trouve différentes pièces dans cet ouvrage : 1° Mémoire des plantes usagères et de leurs parties, que l'on doit trouver à toutes les occurrences, soit récentes ou sèches, selon la saison, au Jardin royal des plantes, ensemble les sucs, eaux simples et distillées, les sels et les essences ; 2° Édit du roi Louis XIII pour l'établissement du jardin des plantes médicinales, du mois de janvier 1626 ; 3° Cinq lettres de l'auteur, écrites à M. Bouvart, au roi Lous XIII, au cardinal de Richelieu, au garde des sceaux et au surintendant des finances, au sujet de l'établissement de ce jardin ; 4° Description du Jardin royal des plantes médicinales, avec le catalogue des plantes qui y sont. — *Description du Jardin royal des plantes médicinales, établi par le roi Louis-le-Juste à Paris; contenant le catalogue des plantes qui y sont de présent cultivées, ensemble le plan du jardin.* Paris, 1636, 1641 et 1665, in-4°. — *Éclaircissement contre le livre de* Beaugrand, *intitulé Géostatique.* Paris, 1637, in-folio. — *L'ouverture du Jardin royal des plantes médicinales de Paris.* Paris, 1640, in-4°. — *Recueil des plantes du Jardin du roi :* grand in-folio gravé. Cette collection ne renferme que quarante-cinq planches. Elle fut entreprise sous la direction de Gui De La Brosse : mais elle aurait contenu une quantité de gravures bien plus considérable, si un accident inconnu n'eût gâté les planches et détruit la plus grande partie de ces dessins précieux. MM. Vaillant et Antoine de Jussieu sauvèrent ce qui existe, et en firent tirer seulement une soixantaine d'exemplaires qu'ils distribuèrent à leurs amis. On en voit un dans le cabinet des estampes de la bibliothèque du roi de France. M. De Haller parle d'un exemplaire qu'il a dans la sienne, et qui contient les planches des simples étrangères assez bien gravées; il remarque cependant que toutes les figures ne sont pas également parfaites.

Apr. J.-C. 1623 *environ.* — RISICA (Vincent), docteur en philosophie et en médecine, était de Messine en Sicile. Son goût pour les belles-lettres le fit briller parmi les académiciens de cette ville; mais comme il avait l'esprit propre à toutes les sciences, l'universalité de ses talents le fit admirer de ses autres concitoyens qui le regrettèrent beaucoup lorsqu'ils le perdirent en 1647. On a de lui :

Discorso spirituale della grandezza e providenza di Iddio signore nostro, e della sua gran pieta nella creation dell' huomo, e delle miserie di questo, con alcuni auvertimenti politici e morali. Messine, 1630, in-4°. — *Brevis historia de maligna febre D. Joannis Spatafortæ. Messenœ,* 1639, in-4°. — *Brieves raguaglio delli piu illustri paesi delle quatro parti del mondo, cosi per mare, come per terra.* Messine, 1640, in-4°. C'est une courte description en vers des principaux pays du monde. — *De febre pestilente Panormitanam urbem obsidente oratio. Messinœ,* 1647, in-4°.

Ap. J.-C. 1623 *env.* — SCULTETUS ou SCHULTES (Jean), fils d'un batelier d'Ulm, étudia à Padoue sous Spigelius et prit le degré de docteur en philosophie, en chirurgie et en médecine. Sa promotion est de l'an 1621. De retour dans sa patrie, il s'y fit recevoir dans le collége des médecins le 23 mars 1625, et pratiqua ensuite pendant vingt ans avec beaucoup de célébrité. — La qualité de docteur en chirurgie, dont Schultes se parait, n'était point un titre vain et stérile; il a écrit de façon à faire croire qu'il exécutait lui-même les opérations dépendantes de cet art. Il était hardi et entreprenant, car il aurait voulu qu'on opérât à la moindre indication qui se présentait. Sa hardiesse est blâmable à bien des égards, mais elle fut utile dans les cas qui exigent de procéder à l'opération

de l'empyème, de la bronchotomie et du trépan; il raisonne avec beaucoup de justesse, quand il assure que le succès n'est ordinairement douteux dans ces circonstances, que parce qu'on tarde trop à employer les moyens curatifs qui dépendent d'une main habile et intelligente. Une chose encore contre laquelle il se récriait, c'est la douceur trompeuse des chirurgiens qui se font un métier de ménager les incisions dans les cas même où les petites sont préjudiciables. — Ce médecin était à Stuttgardt pour la maladie d'un gentilhomme, lorsqu'il fut attaqué de l'apoplexie qui le mit au tombeau le premier jour de décembre 1645. Son principal ouvrage est intitulé : — *Armamentarium chirurgicum* 43 *tabulis œri incisis ornatum. Ulmœ,* 1653, 1655, in-folio. *Hagœ Comitis,* 1650, in-4°. *Amstelodami,* 1662, 1669, 1672, in-8°. La dernière édition contient une centurie d'observations médico-chirurgicales. *Venetiis,* 1665, in-8°. *Francofurti,* 1666, in-4°, avec 56 planches. *Lugduni Batavorum,* 1693, in-8°, par les soins de Jean Tiling. En hollandais, Dordrecht, 1657, 1670, in-8°. Leyde, 1748, in-8°. En français par Deboze, sous le titre d'*Arsenal de chirurgie.* Lyon, 1672, in-8°. Lyon, 1712, in-4°, avec des augmentations et 50 planches. En allemand, Francfort, 1679, in-4°.

Apr. J.-C. 1625. — BARBETTE (Paul), praticien d'Amsterdam dans le dix-septième siècle, se mêlait également de la médecine et de la chirurgie. Il était partisan du système de De Le Boë, et à ce titre, il aimait autant l'usage des remèdes sudorifiques, qu'il haïssait la saignée. Nous avons de lui plusieurs ouvrages, qui n'ont presque rien d'original, soit dans la médecine, soit dans l'anatomie et la chirurgie. Voici leurs titres et leurs éditions. — *Chirurgie tweede stuk.* Amsterdam, 1658, 1663, in 8°. En latin, Leyde, 1672, in-12, et à Amsterdam, 1693, in-12, sous ce titre : *Chirurgia notis ac observationibus rarioribus illustrata secundum recentiorum inventa, opera Joannis Muys;* sous celui de *Pratique de chirurgie enrichie et augmentée de plusieurs remarques, histoires, guérisons et explications,* par J.-J. Manget: Genève, 1674, in-12; Lyon, 1693, trois volumes in-12. Il y a aussi des éditions en allemand: Francfort, 1633, in-8°, par Jean-Jacques Waldschmid; Leipsic, 1718, in-8°, avec les autres ouvrages de l'auteur. — *Anatomia practica.* Amstelodami, 1659, in-8°. Ce traité n'est pas de grande importance. — *Methodus sanandi peste affectos.* Leidæ, 1667, in 12, avec les notes de Frédéric Dickers. *Ibidem*, 1672, in-12, avec les *Opera chirurgico-anatomica.* Leodii, 1669, in-8°. *Amstelodami*, 1693, in-8°. — *Praxis medica cum notis et observationibus Frederici Deckers.* Leidæ, 1669, 1678, in 12. Cet ouvrage avait déjà paru en 1665. Francfort, 1683, en allemand. Lyon, 1694, en français. — *Opera chirurgico-anatomica, ad circularem sanguinis motum, aliaque recentiorum inventa accommodata. Lugduni Batavorum,* 1672, in-12. *Bononiæ*, 1692, in-8°. — *Opera omnia medica et chirurgica. Romæ,* 1682, in-8°. Genevæ, 1682, 1688, 1704, in-4°, par les soins de Jean-Jacques Mangel. En flamand, Amsterdam, 1688, in-8°. En italien, Bologne, 1692, in 8°. En allemand, Leipsic, 1718, in-8°.

Apr. J.-C. 1623. — PETTY (Guillaume), savant et laborieux écrivain anglais, était de Rumsey dans le comté de Southampton, où il naquit la 26 mai 1623. Il commença par être ouvrier; mais la nature qui ne l'avait point fait pour cet état, lui inspira le goût de l'étude, en conséquence duquel il s'appliqua aux langues latine et grecque avec assez de succès. Après ce premier pas, il changea d'idée, se mit dans le commerce qu'il alla exercer à Caen en Normandie, où il demeurait en 1641, lorsque son inclination pour l'étude l'emporta sur toutes les vues qu'on avait sur lui. Entraîné vers les sciences, pour lesquelles il se sentait un goût inspiré par le génie, il s'appliqua d'abord aux mathématiques et à la philosophie, et passa ensuite à Paris, où il fit de l'anatomie son étude principale. Il n'en fut pas plutôt instruit qu'il retourna en Angleterre par les Pays-Bas, se rendit à Oxford vers l'an 1647, et se mit sur les bancs de la faculté de médecine en l'université de cette ville. Disciple en public, il y devint bientôt maître en particulier, et fit du bruit par les leçons d'anatomie et de chimie qu'il donna aux jeunes étudiants. Ses connaissances sur la structure du corps humain et son adresse dans les dissections lui méritèrent l'estime de Thomas Clayton qui le demanda pour adjoint dans son amphithéâtre. Ce professeur avait un faible bien contraire à son état, il lui était impossible de supporter la vue d'un cadavre mutilé; et pour cette raison, il obtint que Petty s'acquittât des fonctions qu'il ne pouvait remplir lui-même. Celui-ci ne négligea rien pour rendre ses démonstrations publiques autant et plus brillantes que celles qu'il avait faites dans ses cours privés; et comme il avait tout lieu d'espérer qu'il parviendrait un jour à l'emploi de professeur d'anatomie, il prit le parti de demander le bonnet de docteur en Médecine, qu'il reçut le 7 mars 1649. Il réussit dans ses vues; car Clayton ayant abdiqué sa chaire d'anatomie en 1650, il fut nommé pour le remplacer au commencement de janvier de l'année suivante. Peu de temps après, il se fit agréger au collége des médecins de Londres; il passa même dans cette ville pour y enseigner la musique dans le collége de Gresham : mais il quitta cette chaire qui convenait si peu à son état, pour se rendre en Irlande, où il exerça la médecine à Dublin et fut pourvu de divers emplois civils. La réputation dont il y jouissait, lui mérita d'être un des premiers membres de la Société royale d'Angleterre; il parvint encore à l'emploi de médecin du roi Charles II qui le créa chevalier en 1661. Cette charge le rappela à Londres, où il mourut, le 16 décembre 1687, au milieu des grands biens qu'il avait amassés, et ce qui est plus flatteur encore, au comble de la réputation la plus étendue et la mieux méritée. Il la devait à ses ouvrages, la plupart en anglais, sur les mathématiques, les mécaniques, la physique, l'histoire naturelle et la politique. Il excellait dans tous ces genres.

Après J.-C. 1624. — COUSINOT (Jacques) était de Paris. Il reçut le bonnet de docteur dans la faculté de médecine de sa ville natale en 1618, fut élu doyen de sa compagnie en novembre 1624, continué en 1625, et mourut le 25 juin 1646, après avoir occupé la place de premier médecin de Louis XIV qui parvint à la couronne le 14 mai 1643. Cousinot a écrit :

Discours sur les eaux de Forges. Paris, 1631, in-4°. — *Lettre où il répond à quelques objections faites contre l'ouvrage précédent.* La Bibliothèque physique de la France met l'édition de cette lettre en 1647, in-8°; mais il doit y avoir eu une édition antérieure, puisque l'auteur est mort en 1646. — *Observationes de recto usu aquarum mineralium subacidarum.* Je ne sais si ce dernier ouvrage a été imprimé, car il est cité comme un manuscrit de la bibliothèque de Charles Spon, dans le catalogue de celle de feu M. Camille Falconet, sous le n° 3726.

Apr. J.-C. 1624 *env.* — VAUTIER (François), natif d'Arles en Provence, alla étudier la médecine à Montpellier, où il prit ses degrés en 1612. Il fut de là à Paris, et réussit tellement à s'introduire à la cour, qu'il parvint, en 1624, à la charge de premier médecin de la reine Marie de Médicis, mère de Louis XIII. L'ascendant qu'il prit sur l'esprit de cette princesse, fut si grand, qu'on crut qu'il la gouvernait; ce qui engagea le roi à profiter du mécontentement que les démarches de la reine lui donnaient, pour lui ôter ce médecin. — La cabale formée contre le cardinal de Richelieu s'était extrêmement fortifiée, beaucoup de gens de la cour y étaient entrés, et l'on crut ce ministre perdu; mais ayant eu le bonheur d'entretenir le roi et de lui faire voir les intentions de ceux qui le servaient si mal auprès de sa personne, il renversa le projet de tous ses ennemis et excita contre eux la colère du roi qui les punit sévèrement : c'est à cette occasion que Vautier fut arrêté et mis, en 1631, dans les prisons de Senlis.

Le roi souhaitait que la reine, sa mère, qu'il avait laissée à Compiègne, se rendît à Moulins pour y rester; et dans ce cas, il était résolu de lui renvoyer Vautier qu'elle demandait avec empressement. Mais quand il s'aperçut qu'elle s'obstinait à demeurer à Compiègne et qu'elle semblait même décidée à y prolonger son séjour, il donna ordre de transférer Vautier à la Bastille, pour couper plus sûrement tout ce qu'on supposait de communication entre ce médecin et la reine. Celle-ci sortit ensuite du royaume et se rendit en Flandre, où elle demanda souvent qu'on lui renvoyât Vautier, mais avec plus d'instance en 1633, pendant le cours d'une fièvre continue qui dura quarante jours et qui la mit en danger. Le roi, qui en fut informé, dit le père Griffet dans son Histoire de Louis XIII, « fit partir les sieurs » Piètre et Riolan, fameux médecins de » Paris, pour l'assister dans cette mala- » die; mais elle fit mander qu'elle avait

» besoin des conseils de Vautier, qui » était toujours à la Bastille. On lui per- » mit de le consulter par écrit, et on re- » fusa de le lui envoyer. — Vautier fut » ainsi consulté; mais il ne voulut pas » donner son avis, disant qu'il fallait ab- » solument qu'il vît la reine-mère pour » pouvoir juger de son mal et des remè- » des capables de la soulager. Peut-être » espérait-il qu'on serait obligé à la fin » de le tirer de la Bastille; mais on aima » mieux que la reine se passât de ses » avis, par rapport à sa santé, que de la » mettre à portée de suivre aveuglément » les conseils pernicieux qu'il aurait pu » lui donner pour sa conduite. » — Le procédé de la cour fait voir ce qu'on y pensait sur le compte de Vautier, et combien on se méfiait de son caractère intrigant; car, bien que la reine eût réitéré plusieurs fois les mêmes demandes, elles ne furent pas mieux écoutées, et son médecin resta à la Bastille près de douze ans, c'est-à-dire, jusqu'à la mort du cardinal de Richelieu en 1642. Il reparut alors à la cour, et il y reparut avec une considération qui lui procura, au bout de peu d'années, la place de premier médecin de Louis XIV. — Après la mort d'Héroard arrivée en 1627, Charles Bouvard, docteur de la faculté de Paris, fut nommé premier médecin de Louis XIII; il remplit cette charge jusqu'à la mort de ce prince. A l'avénement de Louis XIV à la couronne, Bouvard eut le crédit de faire choisir pour premier médecin Jacques Cousinot, le fils, docteur de la faculté de Paris et son gendre. Celui-ci étant mort en 1646, Vautier fut nommé à cette charge importante, dans laquelle il se soutint avec honneur jusqu'à la fin de ses jours qu'il termina en 1652, à l'âge de 63 ans.

On voit par ce que nous venons de rapporter d'après le célèbre Astruc, qu'il y eut bien du haut et du bas dans la vie de Vautier. Il était homme d'esprit, habile dans sa profession, plein de sentiments. Si Gui Patin en a dit du mal, c'est qu'il employait dans sa pratique les émétiques antimoniaux, le laudanum et le quinquina; remèdes abhorrés par ce médecin satirique, qui, dans la lettre LXX du premier tome, écrit à Spon que *ce premier médecin du roi était le dernier du royaume.* Mais la cour pensait mieux sur son compte, comme il paraît de la Gazette de France du 24 avril 1649, où il est dit : « Leurs Majestés re-

» connaissant les soins continuels du
» sieur Vautier, premier médecin du roi,
» et pour marque particulière de leur
» souvenir de la cure par lui faite en la
» personne de Monsieur, frère unique
» de Sa Majesté, l'ont gratifié de l'abbaye
» de Saint-Taurin d'Evreux, vacante
» par le décès du sieur Du Perron, évê-
» que de ladite ville. » Ceci prouve que
Vautier n'était pas marié.

Apr. J.-C. 1624. — HAMEL (Jean-
Baptiste DU) naquit en 1624 à Vire en
Basse-Normandie, de Nicolas du Hamel,
avocat de cette ville. Dès qu'il eut
achevé sa philosophie à Paris, il entra
chez les pères de l'Oratoire; mais il en
sortit au bout de huit ans, pour être
curé de Neuilly-sur-Marne. La physique
était alors dépouillée de tout ce qui
peut la rendre intéressante, et ne présentait que des questions stériles et épineuses. M. Du Hamel entreprit de la remettre sur un meilleur pied. Il publia,
pour l'exécution de ce dessein, son *Astronome physique*, et son traité *Des
météores et des fossiles*. Ce sont des
dialogues ingénieux, écrits très-pure-
ment en latin et imprimés en 1660. Trois
ans après, il quitta la cure de Neuilly,
et fit imprimer le fameux livre *De consensu veteris et novæ philosophiæ*.
M. Colbert étant parvenu, en 1666, à
faire approuver par Louis XIV l'établissement de l'Académie des sciences, Du
Hamel fut choisi pour en être le secre-
taire. Quelque temps après, il accompagna M. de Croissy à Aix-la-Chapelle, et
ensuite en Angleterre, où il s'acquit
l'estime de tous les savants, et en particulier du célèbre Boyle qui lui ouvrit
tous ses trésors de physique expérimentale. De retour à Paris, il publia plusieurs traités qui lui acquirent une
grande réputation; on remarque parmi
eux celui *De corporum affectionibus*,
celui *De corpore animato*, celui *De
mente humana*, où règne la physique
expérimentale et surtout l'anatomie. Il a
aussi fourni à l'académie quelques mémoires qui ont beaucoup de rapport à la
botanique. — Du Hamel était professeur
de philosophie au collége royal, lorsqu'il
demanda, en 1697, un successeur dans
la place de secrétaire de l'académie, à
cause de ses infirmités. Ce fut M. de
Fontenelle qui lui succéda. Cependant
Du Hamel vécut encore l'espace de
neuf ans. Il mourut à Paris d'une mort
douce et paisible le 6 août 1706, dans

la quatre-vingt-troisième année de son
âge.

Apr. J.-C. 1624. — LEBENWALD
(Adam DE), docteur en philosophie et
en médecine, comte palatin, membre de
l'académie impériale d'Allemagne, sous
le nom d'Esculape II, etc., était de
Sairleinspach en Autriche, où il naquit
le 25 novembre 1624. Après avoir fait
de bonnes humanités à Lintz et son
cours de philosophie à Gratz en Basse-
Stirie, il alla étudier la médecine à Padoue, où il reçut les honneurs du doctorat. Les agréments qu'il avait trouvés
pendant son séjour à Gratz, l'engagèrent
à retourner dans cette ville pour y mettre ses talents au jour. Il y exerça sa
profession pendant seize ans avec tant
de réputation, qu'on l'attira en 1671 à
Rotenmann dans la Haute-Stirie, et
qu'on lui donna la charge de médecin
de cette province. — Lebenwald ne
voulut ni se marier, ni se rendre à la
cour des princes qui le demandèrent
pour médecin. Uniquement occupé de
l'étude de son art et des belles-lettres,
en particulier de la poésie dans laquelle
il excellait, il craignit d'en être distrait par les soins que demandent les
enfants. Quant aux honneurs, dont il aurait pu jouir dans les cours, il leur préféra l'état obscur, mais tranquille, qu'il
s'était fait. Il avait coutume de dire avec
Sénèque :

> Stet quicumque volet
> Aulæ culmine lubrica ;
> Me dulcis saturet quies;
> Obscuro positus loco,
> Leni perfruar otio ;
> Nullis nota quiritibus
> Ætas per tacitum fluat.

Ce médecin jouit long-temps d'une
santé parfaite; mais sensible au chagrin
qui le rendit valétudinaire vers la fin de
sa vie, il tomba dans une hydropisie, et
il en mourut le 20 juin 1696, dans la
soixante-douzième année de son âge.
Outre plusieurs observations insérées
dans les Mémoires de l'académie Léo-
poldine des curieux de la nature, il a
écrit en allemand sur la baguette divi-
natoire, sur la poudre de sympathie, sur
la transplantation des maladies, sur la
magie, sur la peste et les autres maladies
contagieuses.

Apr. J.-C. 1624. — SYDENHAM
(Thomas) naquit vers l'an 1624 à Win-
ford-Eagle dans le comté de Dorset en

Angleterre. Sydenham était né médecin. Il avait déjà passé quelque temps dans l'université d'Oxford, lorsqu'il se retira ailleurs pour éviter les troubles des guerres civiles. Ce fut alors qu'il rencontra un célèbre médecin chez son frère qui était malade. Ce médecin l'engagea à se livrer à la médecine; il le fit, et il devint l'émule d'Hippocrate. — Sydenham prit le degré de bachelier à Oxford le 14 avril 1648, mais ce fut à Cambridge qu'il reçut les honneurs du doctorat. Il se rendit ensuite à Wesminster, où il fit sa profession avec tant de succès que, dès l'an 1660, il jouissait déjà de la plus grande réputation et passait pour un des premiers praticiens de l'Angleterre. Son mérite avait été remarqué à Londres avant qu'il allât s'y fixer; ce ne fut que vers la fin de sa vie qu'il y vint à titre de licencié du collège royal, et il y mourut le 29 décembre 1689, après avoir été long-temps tourmenté de la goutte, dont il a écrit un traité, auquel il ne travaillait que pendant les attaques de cette pénible maladie. Ses ouvrages sont intitulés :

Methodus curandi febres propriis observationibus superstructa. Londini, 1666, in-8°. *Amstelodami,* 1666, in-8°. Le même sous le titre d'*Observationes circa morborum acutorum historiam et curationem. Londini,* 1668, 1677, in-8°. *Genevæ,* 1683, in-12, avec les *Epistolæ responsoriæ.* C'est à ses succès que Sydenham a dû le nom de guérisseur des fièvres. Il s'était d'abord montré partisan des remèdes chauds, en particulier des sudorifiques; mais conduit par la nature des fièvres, il abandonna ces remèdes, contre lesquels Langius s'était tant récrié dans le seizième siècle, et il adopta la sage méthode de ce médecin dans l'usage qu'il fit des rafraîchissants.— *Epistola responsoria prima ad R. Brady. Epistola secunda responsoria ad H. Panam de morbis epidemicis et lue v°nerea. Londini,* 1680, in-8°. — *Dissertatio epistolaris ad G. Cole de variolis, malo hysterico et hypochondriaco. Ibidem,* 1682, in-8°. — *De febre putrida in variolis confluentibus, de mictu cruento in calculo, de affectione hysterica. Ibidem,* 1682, in-8°. — *Tractatus de podagra et hydrope. Londini,* 1683, in-8°. *Amstelodami,* 1685, in-4°. — *Schedula monitoria de novæ febris ingressu. Londini,* 1686, in-8°. — *Processus integri in variis morbis. Opus posthumum. Londini,* 1693, in-12,

1712, in-8°, 1742, in-12. *Amstelodami,* 1694, in-8°. — Le recueil de ces différents traités a paru sous le titre d'*Opera omnia. Amstelodami,* 1683, 1734, in-8°. *Londini,* 1685, 1705, 1734, in-8°. On sent assez que la première édition d'Amsterdam et de Londres n'est pas complète. *Lipsiæ,* 1695, 1711, in-8°. *Genevæ,* 1696, in-8°, 1716, 1723, 1736, 1749, 1757, in-4°, avec plusieurs ouvrages qui ne sont pas de notre auteur. *Lugduni Batavorum,* 1726, 1741, 1754, in-8°. En anglais, Londres, 1729, 1742, in-8°. En français, par M. Jault, Paris, deux volumes in-8°.

Sydenham s'était convaincu que la connaissance des voies de la nature conduisait seule à l'art de guérir, et que c'est uniquement par là qu'on peut éviter l'erreur. Aussi fut-il l'homme le plus expérimenté de son temps, et comme il fut encore le plus diligent observateur des démarches de la nature, il peut, à juste titre, en être appelé l'historien. Il en a, pour ainsi dire, suivi toutes les allures pas à pas, et il nous les a tracées avec la dernière précision. C'est lui, c'est cet homme sage, ce législateur moderne, qui, à force d'observer, nous a laissé les règles les plus sûres pour guérir heureusement les maladies. Peu flatté de mettre au jour une théorie brillante, il ne voulut que des faits qui indiquassent les marches de la nature : en architecte judicieux, il a bâti, sur les plus solides fondements, un édifice plus durable que le bronze et l'airain, où la critique et l'envie sont plus d'une fois venues se briser. Cet édifice fera toujours l'admiration des plus grands connaisseurs, servira de guide aux jeunes praticiens, d'asile assuré aux malades et de modèle aux meilleurs maîtres. Le témoignage de Boerhaave suffit pour confirmer la vérité de ce qu'on vient de dire. Ce médecin hollandais ne louait qu'avec discrétion; mais dans son discours *De commendando studio hippocratico,* qu'il prononça en 1701, lorsqu'il prit possession de la chaire des Institutes, il ne crut pas en pouvoir dire assez pour louer Sydenham selon ses mérites. Voici comme s'exprime le célèbre Boerhaave : *Unum eximium habeo Thomam Syndenham, Angliæ lumen, artis Phœbum ; cujus ego nomen sine honorifica præfatione memorare erubescerem : quem quoties contemplatur, occurrit animo vera Hippocratici viri species, de cujus erga rempublicam medicam meritis nunquam ita magnifice dicam, quin ejus id sit superatura dignitas.* Peut-on louer quelqu'un plus honorablement? Mais ce qui relève le mérite de cet éloge, c'est qu'il part du cœur : on remarque dans plusieurs endroits des ouvrages du grand Boerhaave, qu'il ne prononce jamais le nom de Sydenham qu'avec une sorte de vénération.

Apr. J.-C. 1625 env. — NYMANN (Grégoire) étudia avec tant de succès, à Wittemberg sa ville natale, qu'après y avoir été reçu maître ès-arts en 1614, il obtint le bonnet de docteur en médeciue le 29 juin 1618. Les savantes leçons qu'il donna sur l'anatomie et sur la botanique dans l'université de sa ville natale, lui procurèrent beaucoup de réputation, mais il mourut trop tôt pour mettre le comble au projet qu'il avoit conçu de rendre les écoles de Wittemberg les plus florissantes de l'Allemagne. Ce fut le 28 octobre 1638 qu'il finit ses jours, dans la quarante-cinquième année de son âge. — On a de Grégoire. — *De apoplexia tractatus. Witteberga*, 1620, 1670, in-4°. — *Dissertatio de vita fœtus in utero, qua luculenter demonstratur infantem in utero non anima matris, sed sua ipsius vita vivere, propriasque suas vitales actiones etiam in alvo materna exercere et, matre extincta, sæpe vivum et incolumem ex ejus ventre eximi posse, adeoque a magistratu in bene constitutis rebuspublicis non concedendum ut vel ulla gravida rebus humanis exempta sepeliatur, priusquam ex ejus utero fœtus excisus, vel ad minimum sectione, an infans adhuc vivens, an vero mortuus sit, exploratum] fuerit. Witteberga*, 1628, in-4°. *Lugduni Batavorum*, 1644, in-12. *Ibidem*, 1664, in-12, avec l'ouvrage de Plazzoni, qui est intitulé : *De partibus generationis.* — Le sujet du dernier traité est de la plus grande importance. Cette matière a échauffé le zèle de M. Cangiamila, docteur en théologie, chanoine théologal de l'église de Palerme et inquisiteur provincial de tout le royaume de Sicile. Ce savant ecclésiastique a composé un ouvrage qui a paru plusieurs fois en langue italienne, et dont la dernière édition latine a été beaucoup augmentée par l'auteur. L'abbé Dinouart en a fait un extrait qu'il a mis au jour sous ce titre : *Abrégé de l'embryologie sacrée, ou traité des devoirs* des prêtres, des médecins et autres, sur le salut éternel des enfants qui sont dans le ventre de leur mère. Paris, 1762, in-12. Il a été réimprimé en deux volumes même format avec des augmentations.

Apr. J.-C. 1625. — HELVETIUS (Jean-Frédéric), en allemand Schweitzer, naquit dans une famille noble de la principauté d'Anhalt vers l'an 1625. L'application qu'il donna à l'étude de la médecine et de la chimie, le mit bientôt en réputation. Étant passé en Hollande vers l'an 1649, il exerça sa profession à La Haye avec tant de succès, qu'il parvint aux places honorables de premier médecin des états généraux et du prince d'Orange. Il y avait environ 60 ans qu'il exerçait la médecine dans ce pays, lorsqu'il mourut le 29 août 1709, ainsi que semble l'indiquer un monument que la reconnaissance publique, ou peut-être la vanité de quelqu'un de ses descendants, dit M. Paquot, fit frapper en son honneur. C'est une médaille, dont le type est un Apollon entouré de signes chimiques des métaux. On lit dans l'exergue : *Cito, tute et jucunde.* Au revers, il y a une inscription flamande qui signifie : *A la mémoire heureuse de M. Jean-Frédéric Helvetius, médecin de ce pays, décédé le 29 août 1709.* Ses ouvrages prouvent qu'il donna tête baissée dans toutes les folies des alchimistes, des physionomistes et de pareils visionnaires ; voici les titres sous lesquels ils ont paru : — *De alchymia opuscula complura veterum philosophorum. Francofurti*, 1650. En allemand, sous le nom de Londres, 1652, in-4°. — *Mors morborum. Heidelbergæ*, 1661, in-8°. — *Microscopium physiognomiæ medicum, id est, tractatus de physiognomia, cujus ope non solum animi motus, simul ac corporis defectus interni, sed et congrua iis remedia noscuntur per externorum lineamentorum, formarum, colorum, odorum, saporum, domiciliorum, ac signaturarum intuitum, qui harmonicam hominis constitutionem et medicandi notitiam ex simplicibus indicat. Hagæ Comitis*, 1664, in-12. *Amstelodami*, 1676, in-12. En allemand, Heidelberg, 1660, in-8°. *Vitulus aureus, quem mundus adorat et orat, in quo tractatur de rarissimo naturæ miraculo transmutandi metalla, nempe quomodo tota plumbi substantia vel intra momentum ex quavis minima lapidis veri philosophici particula in aurum obryzum commutata fuerit. Hagæ Comitis. Amstelodami,* 1667, in-12. *Francofurti,* 1677, in-4°, dans le *Musæum Hermeticum reformatum et amplificatum. Coloniæ Allobrogum,* 1702, in-folio, tome premier de la bibliothèque chimique de Jean-Jacques Manget. *Hagæ Comitis,* 1702, in-8°. On trouve, dans cet ouvrage, une histoire qu'il raconte avec pleine persuasion de la vérité, mais qui n'aboutit qu'à faire preuve de son peu de jugement. Lenglet du Fresnoy la rapporte dans son Histoire de la philosophie hermétique, en ces termes : « Le » 27 décembre 1666, un inconnu vint » trouver Helvetius à La Haye. C'était, » à ce qu'il paraissait, un honnête bourgeois de Nort-Hollande, vêtu proprement, mais modestement. Il témoigna » donc à M. Helvetius que, sur sa réputation et sur quelques écrits qu'il avait » faits contre la poudre de sympathie du » chevalier Digby, il avait cherché à le » voir et à l'entretenir, surtout pour lever les doutes qu'il propose dans cet » ouvrage contre la transmutation des » métaux. Cet étranger, qui savait que » M. Helvetius avait lu beaucoup de » philosophes hermétiques, lui demande » si à la vue il connaîtrait la pierre philosophale. Ce médecin lui avoue que, » malgré ses lectures, il ne pourrait pas » en être certain. Sur-le-champ le philosophe tire de sa poche une boîte » d'ivoire, dans laquelle il y avait trois » morceaux d'une métalline couleur de » soufre extrêmement pesants ; et il assura le médecin qu'il y avait dans ces » trois morceaux de quoi faire vingt tonnes d'or. M. Helvetius les examine attentivement et, comme la matière était » un peu fragile, il fait si bien, qu'avec » l'ongle il en détache secrètement une » portion presque imperceptible, et enfin les rend au philosophe, le priant » néanmoins, avec les expressions les » plus tendres, de faire devant lui la » transmutation des métaux. Mais il eut » le chagrin de se voir refuser, quoiqu'avec beaucoup de politesse, le philosophe témoignant à M. Helvetius, » que cela ne lui était pas permis. Il eut » cependant assez de confiance en l'habile médecin, pour lui montrer cinq » pièces d'or philosophique du diamètre » de dix-huit lignes chacune, qu'il portait » toujours sur son estomac, et sur lesquelles il y avait les inscriptions allégoriques suivantes :

I. *AMEN, Heylig, Heylig, Heylig, is de Heer onsen God, Want alle dingen syn synen eeren vol.* C'est-à-dire, Amen, Saint, Saint, Saint est le Seigneur notre Dieu, car tout l'Univers est rempli de sa gloire.

II. *JEHOVÆ mirabilis sapientia mirifica, in naturæ libro catholico. Ick ben gemaeckt den 26 Augusti anno 1666.* Ces derniers mots signifient : J'ai été faite le 26 août de l'année 1666.

III. *Deus mirabilis, natura, arsque spagirica nihilum frustra faciunt.*

IV. *Sancte, sancte Spiritus, Halleluiha, Halleluiha. Phy Diabolo! Ne loquaris de Deo absque lumine. Amen.*

V. *Æterno, invisibili, unitriuno, soli sapienti, omnium optimo, et omnipotenti Deorum Deo, Sancto, Sancto, Sancto, gubernatori conservatori merito laudando.*

» Après quelques entretiens, le philosophe sortit de chez M. Helvetius, » qui à l'instant fit acheter un creuset » pour éprouver la petite portion qu'il » avait pu détacher de la poudre. Mais » quel fut son étonnement de voir évaporer sur-le-champ et le plomb et le » peu de poudre qu'il y avait jetée, et » de ne trouver qu'une espèce de vitrification. Au bout de quelque temps, le » philosophe retourna chez M. Helvetius, qui se hasarda enfin de lui demander seulement la valeur d'un grain » de millet de sa poudre. Après quelques difficultés, le philosophe se laissa » toucher, et accorda au médecin sa demande. Mais il lui recommanda d'envelopper ce grain dans de la cire, pour » le projeter sur du plomb en fusion, » sans quoi la volatilité de la matière » ferait évaporer le tout. M. Helvetius » exécuta ce que l'artiste lui avait prescrit, et lui-même fit la transmutation » sur six dragmes de plomb, qui furent » converties en or extrêmement pur. » Cet événement singulier fit beaucoup » de bruit à La Haye, et tout ce qu'il y » avait de plus distingué, voulut voir ce » nouveau prodige. Il s'en fit plusieurs » essais, qui tous réussirent : et ce nouvel or, loin de diminuer, augmenta » même en convertissant quelque portion de l'argent, avec lequel on l'avai

» fondu pour le mettre à l'inquart. Ce
» fait détrompa M. Helvétius ; ses pré-
» ventions cessèrent, et l'année suivante
» il publia son *Veau d'or*, dans lequel il
» conte en grand détail, ce que je rap-
» porte ici en substance. » On voit en
passant que Lenglet du Fresnoy donnait
dans les mêmes chimères qu'Helvétius,
ce qui est surprenant dans un homme
qui écrivait en 1742. L'entêtement de ce
médecin paraît moins extraordinaire :
c'était la maladie de son siècle et du
pays où il avait été élevé. — *Diribito-*
rium medicum de omnium morborum,
accidentiumque in-et-externorum de-
finitionibus ac curationibus, ex sapo-
ribus, odoribus, fœtoribusque, prove-
nientibus a fermentorum, effervescen-
tiarum, aut putrefactionum salibus,
sulfuribus, vel mercuriis : quæ male
invenientur in succis alibilibus bene
constitutis omnium ventriculorum,
glandularum, vasorumque lymphatico-
rum totius corporis. Amstelodami, 1670,
in-12.

Apr. J.-C. 1625. — LUDWIG ou
LUDOVICI (Daniel), médecin Allemand, s'est acquis beaucoup de réputation dans le dix-septième siècle. Il était
de Weimar dans la Thuringe, où il naquit le 5 octobre 1625. Après avoir pris
le bonnet de docteur à Iéna en 1647, il
se rendit vers l'an 1650 à Konigsberg,
petite ville au cercle de Franconie ; mais
comme il ne tarda pas à s'y faire un
nom par les succès de sa pratique, la
ville de Saltzungen, dans la principauté
de Henneberg, lui offrit l'emploi de son
physicien qu'il alla remplir en 1658. Sa
réputation qui augmentait de jour en
jour, lui procura des charges et plus
avantageuses et plus honorables encore;
en 1662, il devint médecin provincial
du duché de Gotha; en 1666, premier
médecin du duc et président du collége
de médecine établi dans sa résidence.
Comme il s'acquitta des devoirs de ces
deux places avec distinction, il fut extrêmement regretté à sa mort arrivée le 11
septembre 1680. — Ce médecin a publié
un grand nombre d'observations sur les
minéraux, les métaux, les végétaux, les
cas les plus rares de sa pratique, et sur
d'autres sujets intéressants, dont on
peut voir l'énumération.dans la Bibliothèque des écrivains en médecine de
Manget, qui en a extrait les titres des
Mémoires de l'académie des curieux de
la nature. On a des ouvrages plus consi-

dérables de la façon de Ludwig. Tels sont:
— *De volatilitate salis tartari disserta-*
tio. Gothæ, 1667, 1674, in-12. — *De*
pharmacia moderno sæculo applicanda,
dissertationes tres. Gothæ, 1671, in-12,
1685, in-8°. *Amstelodami,* 1688, in-12.
Hamburgi, 1688, in-8°. En français,
Lyon, 1685, in-8°. En allemand, 1714,
in-8°. George-Philippe Nenter a enrichi
cet ouvrage de ses commentaires qui
ont paru à Strasbourg en 1708, in-4°.
La pharmacie de Ludwig est recommandable par les soins qu'il a pris de la dépouiller de quantité de remèdes inutiles; mais elle rebute par le style obscur
et entortillé, dont il s'est servi. — *De*
morbis castrensibus et dysenteria trac-
tatus duo. — *Observationes physico-*
chymico-medicæ curiosæ XLVIII. Il
a paru à Francfort en 1712, in-4°, un recueil de toutes ces pièces par les soins
de Jean-Conrad Michaëlis. — Christian-
Gottlieb Ludwig, professeur de la faculté de médecine en l'université de
Leipsic, et membre de la Société royale
de Berlin, est auteur de plusieurs excellentes dissertations physiologiques, en
forme de thèses, dont le premier recueil a été publié à Leipsic en 1740, et
le second en 1743, sous le titre de *Decas*
quæstionum. On a séparément : —
Definitiones plantarum juxta metho-
dum Rivinianam. Lipsiæ, 1737, in 8°.
— *Aphorismi botanici. Ibidem,* 1738,
in 8°. — *De minuendis speciebus plan-*
tarum. Ibidem, 1740, in-4°. — *Insti-*
tutiones historico-physicæ regni vege-
tabilis, prælectionibus academicis ac-
commodatæ. Ibidem, 1742, 1757, in-8°.
Haller fait beaucoup de cas de cet ouvrage. — *Institutiones physiologiæ.*
Ibidem, 1752, in-8°. — *Institutiones*
chirurgicæ. Ibidem, 1764, in-8°.

Apres J.-C. 1626. — MUNTING
(Abraham) naquit à Groningue le 19
juin 1626. Après son cours de philosophie sous Martin Schoockius, il profita
pendant quelque temps des instructions
de son père sur la connaissance des
plantes; et puis ayant suivi les professeurs les plus célèbres des universités
de Francker, d'Utrecht et de Leyde, il
passa en France en 1649, toujours dans
le dessein de se perfectionner dans la
médecine et surtout dans la botanique.
Au bout de deux ans de séjour dans ce
pays, il prit le bonnet de docteur à Angers, et revint ensuite dans sa patrie
rendre compte à son père du succès de

son voyage. Celui-ci, charmé des progrès qu'il avait faits dans la botanique, ne manqua pas de lui fournir l'occasion de montrer son habileté, en le chargeant de monter en chaire en sa place. Le public regarda dès lors Abraham comme un homme capable de succéder à son père ; aussi ne balança-t-on pas de le nommer à la charge de professeur que celui-ci laissa vacante par sa mort arrivée en 1658. Il fit honneur à son nouvel emploi qu'il exerça avec beaucoup de succès jusqu'au dernier jour de janvier 1683 ; il mourut ce même jour d'un catharre suffocant, âgé seulement de 60 ans, après avoir été recteur de l'université de Groningue. L'année de la mort de son père, il avait épousé Elisabeth Gabbema, sœur de l'historiographe de ce nom, dont il eut plusieurs enfants. Il laissa une fille et deux fils ; l'un, Albert Munting, docteur en médecine qui obtint sa chaire, vivait encore en 1695. — Les bibliographes ont fait les remarques suivantes sur les ouvrages du médecin dont nous parlons :

La véritable culture des plantes, en flamand. Leuwarde, 1671, in-4°. Amsterdam, in-4°. Ce traité, qui est divisé en trois livres, est orné de quarante planches en taille-douce ; mais le baron de Haller reprocha à l'auteur d'avoir mal rendu les noms des plantes et d'avoir donné plusieurs figures très-suspectes. Il a paru un extrait de cet ouvrage sous le titre d'*Almanach du jardinage*. Groningue, 1687, in-12. — *Aloedarium, sive, aloès mucronato folio Americanæ majoris, aliarumque ejusdem speciei, historia. Amstelodami*, 1680, in-4°, avec figures. — *De vera antiquorum herba britanica et ejusdem efficacia contra stomacacen seu sceletyrben, Frisiis et Batavis* de Scheurbuyk, *Dissertatio historico-medica. Amstelodami*, 1681, 1698, in-4°. M. de Haller censure encore la plupart des figures de cet ouvrage. L'herbe britannique servait autrefois de remède aux Frisons et aux peuples voisins contre le scorbut ; les Romains s'en servirent aussi avec succès pendant qu'ils furent maîtres de la Frise : mais les irruptions que les Normands et les Goths firent dans ce pays là vers l'an 758, ne laissèrent presque aucun exemple de son utilité. Cette plante fut depuis confondue avec plusieurs autres. Notre auteur prouve par les passages des anciens écrivains, et par sa propre expérience, que c'est l'hydro-

lapathum, la patience aquatique, ou la parelle de marais, qui est la véritable britannique. Dans le langage frison, *brit*, signifie consolider, *tan*, dent, et *ica* ou *hica*, la sortie ; et comme le peuple reconnut, dans cette plante, la propriété de consolider les chairs et d'affermir les dents qu'elle empêchait de tomber, il la nomma *britannica*, mot formé par la réunion de ceux dont on vient de parler.

Description curieuse des plantes. Leyde et Utrecht, 1696, in-folio, en flamand. Les planches sont magnifiquement gravées ; elles représentent cependant quelques plantes fabuleuses que l'auteur a adoptées comme vraies. On trouva ce grand ouvrage dans son cabinet ; il est orné de 245 planches, qui ont été publiées seules et sans aucun discours en 1727. Il y a une édition latine, augmentée des noms synonymes des plantes, par François Kiggelaer, sous le titre de *Phytographia curiosa. exhibens arborum, fructicum, herbarum et florum icones. Amstelodami*, 1702, 1711, 1713, in-folio, avec les noms latins, français, italiens, allemands, flamands et autres. A la page 909 de ce traité, Munting parle d'une ordonnance des états de Hollande publiée en 1637, pour arrêter le commerce des tulipes qui était porté à tel excès, que trois oignons de l'espèce nommée *semper augustus* avaient été vendus 30000 florins.

Apr. J.-C. 1626. — BOYLE (Robert), fils de Richard, comte de Cork, était de Lismore en Irlande, où il vint au monde le 25 janvier 1626. Il voyagea en Hollande, en France et en Italie, et partout il se fit estimer par sa probité et par sa science. Il ne fut pas moins considéré en Angleterre, où il jeta les premiers fondements de la Société royale. Charles II, le roi Jacques et Guillaume III, lui firent souvent l'honneur de s'entretenir avec lui sur les progrès qu'il avait faits dans les sciences expérimentales, qu'il a tant enrichies par les lumières qu'il y a répandues. Non content de s'être consacré tout entier à l'avancement de ces sciences, il avait encore à ses gages plusieurs chimistes et mécaniciens dont il dirigeait les travaux ; c'est à ce titre que le célèbre Denis Papin lui fut attaché. — La physique et la chimie ont les plus grandes obligations à Boyle ; l'application qu'il a donnée à la dernière, a même été couronnée de tant de succès, qu'ils suffisent pour mettre cet homme laborieux au-dessus de tous ceux qui se sont occupés de cet art utile avant lui. Il réunissait dans sa personne toutes les qualités qu'on peut souhaiter pour en tirer parti; il avait un esprit solide, cultivé par toutes sortes de sciences, appliqué et toujours conduit par l'expérience. C'est de ce fonds admirable que sont venues les heureuses productions dont il a enrichi le public, et qu'on aurait presque osé attendre de plusieurs hommes ensemble. Il employa la plus grande partie de sa vie à interroger la nature, et par une générosité qu'on ne peut assez admirer, il communiqua au monde savant, sans aucune vue d'intérêt, les découvertes qu'il n'avait faites qu'avec beaucoup de peine, de danger et de dépense. La médecine, en particulier, lui a de grandes obligations. Comme il a réussi à perfectionner différents points de cette science, il a mérité une place distinguée dans cette Biographie, dont le but est de rendre hommage aux bienfaiteurs de l'humanité.

Boyle mourut le 30 décembre 1691, âgé de 65 ans. On a imprimé quelques-uns de ses ouvrages à Genève en 1677, 1682, 1693, 1694, in-4°, sous le titre d'*Opera varia*. Il y a encore une édition de la même ville, 1714, in-4°. Bulton a publié ces ouvrages en meilleur ordre en 1699; mais comme la collection n'en était pas complète, Shaw en a donné une plus ample, en 1725, qui est en deux volumes in-4°; il en a même fait paraître un abrégé en anglais. On a maintenant une magnifique édition de tous les ouvrages de Boyle, Londres, 1744, cinq volumes in-folio. Voici les titres de ceux qui ont quelque rapport avec la médecine : — *Experimenta nova physico-mecanica de gravitate et clatere aëris. Oxonii*, 1661, in-8°, 1682, in-4°. Cet ouvrage, que l'auteur a écrit en anglais, fut publié en cette langue à Oxford en 1660, in-8°, et en 1668, in-4°. Comme il est le premier qui soit sorti de la plume de Boyle, il a jeté les fondements de la célébrité dont ce grand homme a joui dans le monde savant. Le poids de l'air y est solidement démontré et déterminé, ainsi que la nature compressible et expansive de cet élément. Mais rien ne lui a fait plus d'honneur que les preuves qu'il a données sur l'élasticité de l'air : car avant lui, on n'avait formé que des conjectures assez

vagues sur cette merveilleuse propriété du fluide qui nous environne. — *Tantamina physiologica, cum fluiditatis et firmitatis historia. Londini*, 1661, 1663, 1669, in-4°. Ce traité comprend cinq discours, par lesquels l'auteur fait voir l'incertitude de certaines expériences, et la réserve avec laquelle on doit raisonner d'après celles qui sont les effets des causes inconnues, ou qui surpassent la portée de l'esprit humain.

Sceptical Chymist. Oxford, 1661, 1679, in-8°. Londres, 1662, in-8°. Cet ouvrage a été traduit de l'anglais en latin, sous le titre de *Chymista scepticus, vel, dubia et paradoxa chymicophysica. Rotterodami*, 1662, 1668, in-12. *Londini*, 1671, in-4°. C'est un dialogue, dont le but est de démontrer que les principes des corps établis par Aristote, ou par les chimistes qui vivaient du temps de notre auteur, ne sont point assez évidents, ne se trouvent point dans toutes les substances ou ne peuvent en être tirés, ne correspondent même pas à ceux qu'on peut extraire de certaines matières. Boyle établit pour maxime générale que l'analyse des principes, par le moyen du feu, en détruit plusieurs, et que cette méthode de les chercher est d'ailleurs infidèle, parce qu'ils sont quelquefois le produit du feu, et qu'ils n'existaient pas dans les corps avant de les avoir soumis à la torture de cet agent. Selon cet auteur, la matière et le mouvement sont les vrais principes; et comme par le mélange et l'action des corps, il résulte de nouvelles formes, où celles qui existent se détruisent, il n'admet aucun élément proprement dit, sinon l'eau qu'il regarde comme le principe universel des êtres créés. — *Certain physiological essays of the usefulness of natural philosophy.* La première partie de cet ouvrage fut publiée à Oxford en 1663, in-4°, et la seconde dans la même ville en 1671, aussi in-4°. Il y a une traduction latine, mais elle est assez mauvaise. Boyle n'a point composé d'écrit, dont l'objet fût d'une étendue plus vaste. Il y prouve l'utilité de la philosophie naturelle, et fait voir combien la connaissance de cette science est nécessaire à toutes les conditions de la vie, à tous les arts, et en particulier à la médecine. Il est vrai que la manière, dont il s'exprime, fait assez comprendre qu'il avance beaucoup de choses sur le rapport d'autrui, qu'il en est même d'autres, dont il a lui-même sujet de douter;

mais il marche d'un pas plus assuré quand il traite de la chimie, sur laquelle on trouve d'excellentes remarques dans ces essais.

Apparatus ad historiam naturalem sanguinis humani. Londini, 1684, in-8°. *Genevæ*, 1685, in-4°. La première partie de cet ouvrage est la seule qui ait paru en anglais; les éditions latines sont complètes; mais les unes et les autres sont aujourd'hui fort rares. Boyle est presque le premier auteur qui ait débarrassé l'examen des liqueurs animales de tous ces grands mots vides de choses, que la théorie galénique y avait fait entrer. Son travail eut un but d'autant plus utile, qu'il ne s'y laissa conduire que par l'expérience. Il détermina le poids spécifique du sang et de sa sérosité, et il ouvrit par là le chemin aux recherches qu'on a faites pour perfectionner les siennes. Il rapporte les phénomènes qui résultent du mélange du sang avec les liqueurs chimiques; il entre d'ailleurs dans tous les détails de l'analyse, et donne les propriétés des principes que le sang lui a fournis par la distillation. Il a cependant la modestie de convenir qu'il n'a pu parvenir à déterminer la juste proportion de ces principes. Son travail fut long et dispendieux; mais il paraît que la recherche de l'esprit alcalin du sang en fut le premier objet, parce qu'il le croyait un grand remède dans la pratique de la médecine. — *Short memoirs for the natural experimental history of mineral Waters*. Londres, 1685, in-8°. On y trouve plusieurs remarques utiles sur l'analyse et les vertus des eaux minérales.

De remediorum specificorum concordia cum philosophia corpusculari. Londini, 1686, in-12, avec la dissertation *De varia simplicium medicamentorum utilitate, usuque*. Après avoir démontré par l'exemple des cantharides qu'il y a des remèdes spécifiques, il s'attache à faire voir qu'on peut en expliquer l'action de plusieurs manières différentes. Dans la dissertation qui est jointe à cet ouvrage, il relève l'usage et l'excellence des médicaments simples, et se plaint du discrédit où ils étaient de son temps. Il loue beaucoup la térébenthine, le lierre terrestre, la véronique, etc., et il prétend que c'est par l'expérience qu'il faut chercher à s'assurer de la propriété de ces remèdes, plutôt que par le raisonnement qui n'est

pas toujours un guide fidèle. — *De ipsa natura disquisitio. Londini*, 1687, in-12. C'est contre Stahl qu'il a écrit cet ouvrage; il y réfute le système de ce médecin sur l'âme directrice des fonctions du corps humain et guérisseuse de toutes les maladies. — *Medicina hydrostatica : or hydrostaticks applyed to the materia medica*. Londres, 1690, in-8°. L'auteur s'attache à prouver l'importance des expériences hydrostatiques pour s'assurer de la vertu des médicaments simples; il s'étend même fort au long sur tout ce qui a rapport à cette matière. — *Experiments and observations on several subjects relating to natural philosophy*. Londres, 1691, in-8°. On y trouve l'histoire de l'aimant et plusieurs expériences chimiques. On y trouve encore quelques observations sur les maladies qui ont été guéries par le moyen des médicaments que produit la chimie; et l'auteur, qui ne négligeait rien de tout ce qui porte l'empreinte de l'utilité, a joint à tout cela plusieurs secrets physiques qu'on lui avait communiqués.

The general history of the air designed and begun. Londres, 1692, in-4°. Boyle est entré dans un assez grand détail sur tout ce qui a rapport à l'air; il est cependant fort éloigné d'avoir épuisé cette matière, que nos philosophes modernes ont si bien traitée. — *Medicinal experiments or a collection of choice and sofe remedies*, ou recueil de remèdes choisis, pour la plupart simples et faciles à préparer. Londres, 1692, 1693, 1694, trois volumes in-12. Une partie de cet ouvrage avait déjà paru en 1687, mais ce ne fut qu'après la mort de l'auteur qu'on en donna une édition complète. Il y parle trop avantageusement de plusieurs remèdes, dont il exagère les vertus, parce que les malades à qui il les avait conseillés, ou les médecins qui s'étaient chargés d'en observer les effets, lui avaient fait un rapport peu fidèle de leur opération. Boyle s'est laissé prendre à cette amorce; il ajouta foi aux récits que les uns et les autres lui faisaient par flatterie. Il aurait cependant dû examiner les choses par lui-même, pour ne point en imposer par son autorité; il le pouvait, puisqu'il n'était rien moins que neuf dans la médecine, et qu'il avait étudié la pratique de cette science sous le célèbre Sydenham.

Apr. J.-C. 1626. — REDI (François), d'une famille doble d'Arezzo en Toscane, naquit dans cette ville le 18 février 1626. Il fit ses premières études à Forence, et se rendit ensuite à Pise pour ses cours de philosophie et de médecine, qu'il finit l'un et l'autre par la réception du bonnet de docteur. Son habileté le mit bientôt en réputation à Florence, où il était venu s'établir; ses succès dans la cure des maladies les plus graves le firent même connaître à la cour avec tant d'avantage, que le grand-duc Ferdinand II le nomma son premier médecin, et que Cosme III eut depuis la même confiance en lui. Les soins que Redi donna à la santé de ces princes, ses assiduités à la cour, les malades qu'il avait en ville, rien de tout cela ne l'empêcha de cultiver les belles-lettres, mais sans négliger ce qu'il devait à sa profession. Passionné pour les progrès de l'art qu'il exerçait avec tant d'honneur, il encouragea ses contemporains à bannir de la pratique ces vieilles erreurs qui retardent la guérison des maladies. Simple et uni dans sa méthode, peu de remèdes lui suffisaient pour parvenir aux fins qu'il se proposait; il ne haïssait rien tant que cette multitude de médicaments dont on accablait les malades. Il rappela encore aux praticiens le souvenir de différentes maximes; entre autres il leur fit sentir la nécessité des boissons aqueuses, qu'on ménageait alors dans l'ardeur des maux même les plus aigus. Mais tout savant que Redi ait été dans sa profession, on ne peut s'empêcher de convenir que la partie la plus brillante de ses travaux a été du côté des belles-lettres, qui sans doute sont la cause que la médecine lui est moins redevable. Plusieurs academies d'Italie ont rendu justice à ses talents; celles del Cimento et de la Crusca de Florence, celle des Gelati de Bologne, celle des Arcades de Rome, se sont fait un honneur de le recevoir dans leur corps. L'étude de la langue italienne absorba une grande partie de ses moments de loisirs, et il contribua autant que personne à la perfection du Dictionnaire de l'académie de la Crusca. — On ne doit cependant point croire que l'amour des belles-lettres ait jamais détourné Redi de suivre un plan plus général d'application. Savant dans plusieurs genres, il aimait ceux qui l'étaient comme lui, et donnait avec plaisir tous ses soins à ceux qui voulaient le devenir. Éloigné de toute présomption, de toute

injustice, incapable d'abuser des avantages que lui procurait la supériorité de ses talents, il mit tant de modestie dans sa conduite, qu'il fut loué de tout le monde et ne fit ombrage à personne. Comme il connaissait tout le prix de l'observation, il s'y livra par goût et il prit toutes les mesures propres à y réussir. Ce qui le caractérise de ce côté-là, dit un illustre écrivain, c'est une sage incrédulité à l'égard du merveilleux, une grande attention à détruire les erreurs établies, une sagacité singulière à observer la marche de la nature dans la formation de ses plus petits ouvrages, et une bonne foi scrupuleuse à faire l'histoire de ce qu'il avait observé. — Mais cet homme si appliqué, fut enfin obligé de modérer l'ardeur qu'il avait pour l'étude; sa vie fut misérablement traversée par de fréquents accès d'épilepsie, et ce fut probablement ce mal qui l'enleva de ce monde. On le trouva mort dans son lit le premier de mars 1697, dans la soixante-onzième année de son âge, qu'il avait commencée depuis dix jours. Ses héritiers firent transporter son corps de Florence à Arezzo, où il fut inhumé dans l'église de Saint-François; on y mit cette inscription bien simple sur son tombeau:

FRANCISCO REDI PATRITIO ARETINO
GREGORIUS FRATRIS FILIUS.

Redi a donné des poésies italiennes fort estimées, et d'excellents ouvrages de philosophie et d'histoire naturelle. Le recueil de la plupart de ces ouvrages a paru à Venise en 1712. trois volumes in-8°; mais comme on n'a rien négligé pour le compléter, il a été poussé jusqu'au sixième volume, imprimé dans la même ville en 1726. Il y a une édition de Naples de 1741, in-4°, et une autre de Venise de 1742, aussi in-4°, ou de sept volumes in-8°. Les traités physiques de cet auteur ont été publiés séparément sous ces titres, à mesure qu'ils sortaient de sa plume :

Esperienze intorno alla generazione degli insetti. Florence, 1668, in-4°. Le même en latin : *Experimenta circa generationem insectorum, cum figuris æneis. Amstelodami*, 1670 et 1688, trois volumes in-12. Il y combat le système de la génération des insectes par la pourriture. — *Osservazioni del medesimo intorno alle vipere.* Florence, 1664, in-4°. En latin, Amsterdam, 1678, in-12, sous le titre d'*Observationes de viperis.* Il soutient que le suc salivaire de la vipère morte est capable de produire des effets mortels, lorsqu'il est immédiatement mêlé avec le sang. Charas, qui ne pensait pas de même, a combattu le sentiment de Redi dans un ouvrage publié en 1669; c'est ce qui engagea celui-ci à appuyer ses assertions par un écrit intitulé : *Lettera sopra alcune opposizione fatte alle sue osservazione.* Florence, 1670, in-4°. — *Esperienze intorno alle diverse cose naturali dell' Indie.* Florence, 1671, in-4°. En latin, Amsterdam, 1675 et 1685, in 12, sous ce titre : *Experimenta circa diversas res naturales, speciatim illas quæ ex Indiis afferuntur.* Il y démontre l'inutilité de plusieurs médicaments étrangers, et fait voir toute son aversion pour la polypharmacie. — *Esperienze intorno a quel acqua che si dice de stragna subito tutti flussi di sangue.* Florence, 1673. Il condamne les eaux styptiques, dont on se servait de son temps pour la guérison des plaies, et prétend que celles qu'on n'aurait lavées qu'avec l'eau pure, guériraient aussi promptement que d'autres pour lesquelles on aurait employé ces liqueurs. — *Lettera sopra l'invenzione de gli occhiali.* Florence, 1678, in-4°. Il entre dans beaucoup de détails sur l'invention et l'usage des lunettes. — *Osservazioni intorno a gli animali viventi, che si trovano negli animali viventi.* Florence, 1684, in-4°. Ce sont les vers qu'il a en vue ; il en décrit les différentes espèces, les maux qu'ils causent, et propose le mercure comme le meilleur vermifuge. Cet ouvrage a paru en latin à Amsterdam en 1708, in-12, avec figures, de la traduction de Pierre Coste. Les remèdes contre les vers se sont beaucoup multipliés depuis Redi, mais ils ne sont pas tous également efficaces. Il en manquait un qui fût sûr contre le ténia ou ver solitaire, et Louis XVI, roi de France, a fait présent à l'humanité de celui qu'il a acheté de madame Nouffer, qui l'employait avec succès à Morat en Suisse. On l'a communiqué au public par un mémoire in-4°, sorti de l'imprimerie royale de Paris en 1775, avec figures. Ce spécifique consiste dans la poudre de la racine de fougère mêle, dont l'usage doit être suivi de la prise d'un purgatif animé.

Apr. J.-C. 1626. — MARCHETTIS (Dominique de) vint au monde à Padoue en 1626. Il fit tant de progrès dans l'anatomie, que le célèbre Veslingius, qui commençait à devenir vieux, le choisit pour coadjuteur en 1644. Éclairé par cet habile maître, ses progrès n'en devinrent que plus rapides ; et dans la suite, il se perfectionna encore à l'école de son père. La chaire de chirurgie qu'il obtint et qu'il remplit longtemps, lui procura un nouveau moyen de faire briller ses talents. Le 29 septembre 1680, il quitta cette place pour passer à celle de professeur extraordinaire de pratique. Il fut encore chargé de travailler aux dissections; mais il ne demeura que peu d'années dans cet état subalterne, car il devint premier professeur d'anatomie le 9 octobre 1683. Il ne jouit guère de cette chaire. La mort l'enleva à l'université de Padoue en 1688, à l'âge de 62 ans. Ce médecin se fit une affaire de soutenir les sentiments de Veslingius contre les attaques de Riolan. Ce fut pour remplir cet objet, qu'il publia l'anatomie de son père, avec des notes de sa façon, sous ce titre : — *Anatomia, cui responsiones ad Riolanum, anatomicum Parisiensem, in ipsius Animadversionibus contra Veslingium, additæ sunt.* Patavii, 1652, 1654, in-4°. *Hardervici*, 1656, in-12. *Lugduni Batavorum*, 1688, in-12. C'est un bon abrégé d'anatomie qui, selon le sentiment du célèbre Haller, est trop peu connu. L'auteur est vraiment original, car il a rempli cet ouvrage de quantité d'observations nouvelles et qui lui sont propres.

Apr. J.-C. 1626. — BORRICHIUS (Olaüs) naquit le 7 avril 1626 à Borchen en Danemark. On l'envoya à Copenhague en 1644, et il y étudia pendant six ans plusieurs sortes de sciences, mais surtout la médecine, dont il voulait faire sa principale occupation. Ce fut même pour avoir mieux le loisir de s'y appliquer, et de satisfaire l'envie qu'il avait de voyager, qu'il refusa les emplois dont on le jugea digne malgré son âge peu avancé. Toute ferme que parut la résolution qu'il avait prise à ce sujet, il ne put résister aux fortes instances d'un seigneur danois qui le retint chez lui pendant cinq ans, en qualité de précepteur de ses enfants. Ce terme écoulé, il fut nommé à la chaire de chimie et de botanique dans l'université de Copenhague ; mais pour se mettre en état d'en remplir plus dignement les fonctions, il ne s'occupa que de l'exécution du dessein qu'il méditait depuis long-temps. Il quitta le Danemark au mois de novembre 1660, pour se rendre à Hambourg; et après avoir vu ce qu'il y avait de célèbres médecins dans cette ville, il passa en Hollande, où il fut rejoint par les jeunes seigneurs, ses élèves, avec qui il parcourut les Pays-Bas, l'Angleterre et la France. Ceux-ci se séparèrent de lui à Paris; mais devenu libre par leur départ, il poursuivit le voyage qu'il avait prémédité de pousser plus loin. Il se rendit à Angers pour y prendre le bonnet de docteur en médecine, et, de là gagnant les Alpes, il traversa l'Italie et arriva à Rome au mois d'octobre 1665. Les savants de cette capitale du monde chrétien lui firent le plus grand accueil; le cardinal Pallavicini s'entretint souvent avec lui, et Christine, reine de Suède, le choisit pour son professeur de chimie. Mais l'impatience dans laquelle on était, à Copenhague, de ce qu'il tardait si long-temps à venir reprendre les exercices de la chaire qu'on lui avait confiée lui fit quitter Rome; et après avoir visité les plus célèbres académies d'Allemagne, il arriva en Danemark au mois d'octobre 1666. Il se mit enfin à remplir les devoirs de sa chaire de chimie et de botanique, et il le fit avec d'autant plus de succès, que ses auditeurs s'empressaient à venir recueillir de sa bouche les rares connaissances qu'il avait lui-même été puiser dans les pays étrangers. Comme il était infatigable sur l'article de la science, il passa toute sa vie dans l'étude, à laquelle il se livra avec tant de goût et de constance, qu'il ne voulut jamais se marier, de crainte d'être distrait par les embarras d'une famille.

Les talents de Borrichius ne se bornèrent point à la médecine; il en avait d'autres qui lui procurèrent la place de membre du conseil suprême de Copenhague en 1686, et celle d'adjoint du chancelier du royaume en 1689. Ce fut vers cette époque qu'il commença à sentir les douleurs de la pierre. L'intensité de son mal, qui augmentait de jour en jour sans pouvoir y apporter aucun soulagement, le détermina à se faire tailler le 13 septembre 1690; mais l'opération réussit mal, et il en mourut le 3 octobre suivant. Son testament prouve combien grand était l'amour qu'il avait pour les sciences. Il voulut que sa maison servît à loger seize étudiants en médecine, sous le nom de *Collegium medicum*, et que ses livres et ses manuscrits y demeurassent pour leur usage. Il divisa le reste de sa succession entre eux et ses parents; et comme il mourut fort riche, on fait monter la somme échue à ceux-ci à 50000 couronnes, et la part de ceux-là à 26300. — Borrichius a fait sa principale occupation de la chimie. C'était un homme excellent dans son école, et un écrivain infatigable dans le cabinet. Il a fait beaucoup de bruit dans le monde par la dispute qu'il a eue avec Conringius sur les connaissances des Égyptiens en fait de chimie, ainsi que sur l'antiquité, les inventeurs et les auteurs de cette science. Il a fortement soutenu que c'est en Égypte qu'on trouve les traces les plus anciennes de la chimie, que les habitants de ce pays en ont été profondément instruits, et qu'ils n'ont pas moins excellé dans cet art que dans tous les autres qu'on fait remonter jusqu'à eux. Il défend sa thèse avec beaucoup d'érudition, mais il y manque tant de solidité dans les moyens dont il l'étaie, qu'il n'a pu réussir à porter la conviction dans les esprits. En voulant trop prouver, il a gâté la cause qu'il soutenait; car on aura toujours peine à croire que les Égyptiens eussent été de grands médecins, d'habiles anatomistes, et qu'ils eussent possédé l'art de la transmutation des métaux. C'est cependant ainsi que le trop crédule Borrichius a pensé, lui qui n'est point d'ailleurs éloigné de croire la possibilité de la pierre philosophale. Comme il avait beaucoup lu, il a tiré tout ce qu'il a pu de preuves de ses lectures, pour exagérer le mérite des Égyptiens dans les sciences, soutenir les opinions de Paracelse et de ses sectateurs, rabaisser la supériorité des Grecs: mais on s'aperçoit aisément qu'il n'a pas toujours puisé dans les sources les plus pures, pour appuyer les opinions qu'il avance; il paraît même qu'il a employé la fable et l'allégorie, et qu'il n'a point balancé de fonder sur elles ce qu'il donne comme des démonstrations. Tous ses ouvrages ne sont cependant point frappés au même coin, il y en a qui sont écrits avec beaucoup de solidité. Voici la liste des uns et des autres :

Docimastice metallica. Hafniæ, 1660, in-8°. *Ienæ*, 1677, 1680, in-4°. Et dans le premier volume du Théâtre pharmaceutique de Manget. — *De ortu et pro-*

gressu chymiæ dissertatio. Hafniæ, 1668, in-4°. Il y défend la supériorité des talents des anciens Égyptiens, contre les attaques de Conringius. — *Lingua pharmacopœorum, sive, de accurata vocabulorum in Pharmacopoliis usitatorum pronuntiatione. Ibidem*, 1670, in-4°. — *Hermetis, Ægyptiorum et chymicorum sapientia ab Hermanni Conringii animadversionibus vindicata. Ibidem*, 1674, in-4°. Il apporte de nouvelles preuves pour infirmer celles de Conringius, et se conduit si bien dans ses défenses, qu'on est obligé d'avouer que personne n'a mieux soutenu une mauvaise cause. — *Cogitationes de variis linguæ latinæ ætatibus.* Hafniæ, 1675, in-8°. — *De somno et somniferis maxime papavereis.* Hafniæ et Francofurti, 1680, 1681, 1682, 1683, in-4°. — *Analecta ad cogitationes de lingua latina, cum appendice de lexicis latinis et græcis.* Hafniæ, 1682, in-4°. — *Dissertationes de poetis.* Francofurti, 1683, in-4°. — *De usu plantarum indigenarum.* Hafniæ, 1688, in-4°. C'est un des moindres ouvrages qui soient sortis de la plume de Borrichius. — *Conspectus chymicorum scriptorum illustriorum, libellus posthumus.* Hafniæ, 1697, in-4°. Il est dans la bibliothèque de Manget, avec la dissertation *De ortu chymiæ.* — *De causis diversitatis linguarum. Ienæ*, 1704, in-8°, par les soins de Jean-George Joch. — *Orationes academicæ in duos tomos distributæ. Hafniæ*, 1714, deux volumes in-8°, par les soins de Séverin Lintrup. — On trouve quantité de mémoires de la façon de Borrichius dans les actes de Copenhague. Celui intitulé : *Quid ad historiam naturalem spectans observatum sit in itinere Galliæ interioris, anni* 1677, 1678, 1679, mérite d'être lu, quoiqu'il n'y ait que des indications, et que ce soit une relation fort courte du voyage que l'auteur avait fait en France, avant son retour dans sa patrie en 1666. Ce mémoire roule sur quelques singularités animales, végétales, minérales de la Provence, du Dauphiné, du Lyonnais et du Languedoc. On l'a traduit en français, et on lui a donné place dans le quatrième tome de la Collection académique de Dijon, page 350.

Apr. J.-C. 1627 *environ.* — TENTZEL (André), médecin allemand du dix-septième siècle, est auteur d'un traité curieux, dans lequel il décrit fort au long les momies, leurs vertus et leurs propriétés, ainsi que la manière de les composer et de s'en servir dans les maladies. Plusieurs écrivains ont parlé des cadavres embaumés par les Égyptiens, que nous connaissons sous le nom de momie ou mumie; et M. Rouelle, entre autres, a donné là dessus un mémoire intéressant qui se trouve parmi ceux publiés par l'Académie des sciences de Paris. Il ne faut pas croire que les momies du commerce soient véritablement tirées des tableaux des anciens égyptiens; celles-ci sont trop rares, on ne les garde guère que par curiosité. Celles que les droguistes tirent du Levant, viennent des cadavres de diverses personnes que les Juifs ou les chrétiens embaument, après les avoir vidés, avec des aromates résineux et le bitume de Judée; ils mettent sécher au four ces corps ainsi embaumés, jusqu'à ce qu'ils soient privés de toute humidité. On employait autrefois ces momies, qui ne sont point d'une odeur désagréable, pour déterger, résoudre, résister à la gangrène; mais on ne s'en sert plus aujourd'hui dans la pratique de la médecine. Leur principal usage se réduit à prendre du poisson que la momie attire comme appât. — Lipenius attribue à Tentzel un traité de la peste en allemand, imprimé à Erfurt en 1627, in-4°; Vander Linden et Manget le disent auteur des pièces suivantes : — *Exegesis chymiatrica. Erfurti*, 1628, 1630, in-8°, avec le *Ternarium bezoardicorum* d'Ange Sala. — *Medicina diastatica in tractatum tertium de tempore, seu, philosophia D. Theophrasti Paracelsi. Ienæ*, 1629, in-12. *Erfurti*, 1666, in-12.

Ap. J.-C. 1628. — MALPIGHI (Marcel), célèbre médecin et anatomiste, était de Crevalcuore près de Bologne, où il naquit le 10 mars 1628. L'étude des belles-lettres occupa les premières années de sa jeunesse; ce ne fut qu'après avoir atteint sa dix-septième année, qu'il commença son cours de philosophie sous François Natalis, qui lui inspira pour le péripatétisme le goût qu'il avait lui-même. En 1649, Malpighi perdit son père et sa mère dans l'espace de peu de jours. Abandonné à lui-même, il ne savait trop quel parti prendre, lorsque Natalis, son professeur de philosophie, lui conseilla d'étudier la médecine. Il en entreprit le cours à Bologne sous Barthélemi Massaria et André Mariano

qui furent les témoins de ses succès.
Comme ils lui remarquèrent beaucoup
de dispositions pour l'anatomie, ils s'attachèrent
à les cultiver; Massaria, en
particulier, fixa son goût pour la dissection,
en faisant devant lui diverses expériences
sur les animaux vivants, pour
trouver des preuves contre la circulation
qu'il ne voulait point admettre.
Jean-Baptiste Caponi, Christophe Guelferi
et Charles Fracassati, qui suivaient
les cours particuliers de ce professeur,
disséquèrent encore plusieurs cadavres
humains, et Malpighi ne manqua pas de
profiter de leurs recherches. Il finit à
Bologne son cours de médecine par la
réception du bonnet de docteur en 1653.
Les Arabes étaient alors dans la plus
grande vénération dans cette université;
mais comme notre candidat était partisan
de la doctrine d'Hippocrate, il afficha
son goût dans ses thèses publiques,
et s'attira par-là mille brocards de la
part des maîtres et de ses condisciples.
Satisfait d'avoir soutenu une bonne
cause, il lui importa peu de passer pour
un novateur téméraire; il savait que
l'esprit ne peut prendre la position d'où
l'on voit la vérité, s'il n'est affranchi de
tout préjugé et de toute passion, qui sont
les sources principales des faux jugements
des hommes et des erreurs qui les
déshonorent.

Malpighi s'était déjà fait une réputation
brillante, lorsque la ville de Bologne
l'engagea à accepter une place de
professeur en médecine. Il monta en
chaire en 1656; mais Ferdinand II,
grand-duc de Toscane, l'enleva bientôt
à cette académie, en l'attirant dans celle
de Pise, où il se rendit, pendant le cours
de la même année, pour y enseigner la
médecine théorique. Ce fut là que Malpighi
contracta une étroite amitié avec
le savant Borelli, à qui il avoue d'être
redevable de l'aisance qu'il eut pour la
plupart des découvertes qu'il fit dans la
suite. Dès qu'il eut entendu ce grand
philosophe, il fut non-seulement choqué
des termes barbares de la philosophie
scolastique, mais il en sentit tellement
le vide, qu'il ne s'attacha plus
qu'aux expériences, et comprit que c'était
sur elles que devaient être bâtis les
systèmes philosophiques. — La santé de
Malpighi ne s'accommoda pas de l'air de
Pise; comme il y était souvent malade,
il prit le parti de retourner, en 1659,
à Bologne, où il s'arrêta jusqu'en 1662
qu'il passa à Messine pour y remplir la
chaire de premier professeur en médecine,
à laquelle il avait été nommé par
le magistrat de cette ville. La lettre par
laquelle il fut invité de se rendre à
Messine, est du 2 avril 1662. Ce médecin
s'était engagé à y enseigner pendant
quatre ans; et ce premier terme fini, on
le sollicita d'en recommencer un nouveau.
Il parut accepter la proposition;
mais étant allé au mois d'avril 1666
dans sa patrie, sous le prétexte d'y voir
ses amis, il s'y arrêta. Quelque vives
qu'eussent été les sollicitations des magistrats
de Messine pour le déterminer à retourner
dans leur ville, il y répondit par
de si bonnes raisons, qu'ils consentirent
à le perdre.

Le sujet qui avait rappelé ce médecin
à Bologne, n'était autre que le désir d'y
reprendre ses exercices dans les écoles
de cette université. Il se mit à y enseigner,
en même temps qu'il faisait de
l'anatomie une de ses principales occupations.
Son nom se répandit alors si
avantageusement dans les pays étrangers,
qu'il fut reçu dans la Société royale
de Londres le 4 mars 1669. Il continua
de faire honneur à sa faculté jusqu'en
1691, que le cardinal Antoine Pignatelli,
qui l'avait connu à Bologne pendant
sa légation, étant devenu pape sous
le nom d'Innocent XII, l'appela à Rome
et le nomma premier médecin de sa personne.
Malpighi se rendit dans la capitale
du monde chrétien. Il était déjà
d'un certain âge, sujet à la goutte, aux
palpitations de cœur et à des douleurs
néphrétiques; tout cela détruisit insensiblement
ses forces qu'il usait encore par
l'étude. Environ trois ans après son arrivée
à Rome, il fut attaqué d'apoplexie
au palais Quirinal, et il y succomba le
29 novembre 1694, à l'âge de 67 ans.
Il avait été reçu, la même année, de
l'académie des Arcades. Son corps fut
embaumé, transporté à Bologne, et inhumé
dans l'église de Saint-Grégoire. On
grava l'épitaphe suivante sur son tombeau :

D. O. M.
MARCELLUS MALPIGHIUS
PHILOSOPHUS ET MEDICUS
BONONIENSIS COLLEGIATUS :
IN PISANA ET PATRIA
UNIVERSITATE ORDINARIUS,
IN MESSANA VERO PRIMARIUS
MEDICINÆ PROFESSOR,
OPERIBUS EDITIS CLARIORUM
EUROPÆ ACADEMIARUM
ÆSTIMATIONEM PROMERITUS,

AB INNOCENTIO XII P. M.
IN ARCHIATRUM ELECTUS,
AC INTER ROMANOS NOBILES
ET CUBICULARIOS INTIMOS PARTICIPANTES
ADSCRIPTUS :
IN PROXIMO COENOTAPHIO,
QUOD SIBI ET POSTERIS EXTRUI MANDAVERAT,
REQUIESCIT.
ANNO SALUTIS M. D. C. XCIV,
ÆTATIS SUÆ LXVII.

L'université de Bologne apprécia si haut les services que ce grand médecin lui avait rendus, que, pour en témoigner sa reconnaissance et en faire passer le souvenir à la postérité, elle fit graver, en 1683, cet éloge sur une table de marbre que l'on posa dans l'une des écoles publiques :

D. O. M.
VIRTUTI AC FAMÆ ÆTERNUM MANSURÆ
INCLYTI VIRI MARCELLI MALPIGHI,
MEDICINÆ PROFESSORIS CELEBERRIMI,
UTRAQUE ARTISTARUM UNIVERSITAS
POSUIT ANNO SALUTIS 1683
MIRARIS BREVE LEMMA? NOMEN INGENS
ORNARI NEGAT : EST SATIS REFERRI.
JUSSUM CÆTERA CUR TACERE MARMOR?
OMNIS MALPIGHIUM LOQUETUR ÆTAS.

La sagacité de ce médecin dans les recherches anatomiques, lui mérita la réputation dont il jouit encore aujourd'hui. Il s'appliqua à la découverte des parties les plus délicates du corps humain et les moins sensibles à la vue, dans un temps où personne n'en avait pas même eu la moindre idée. Il macérait les parties qu'il voulait examiner, il se servait de microscopes, il employait des injections faites avec l'encre et d'autres liqueurs colorées, il réunissait à tout cela l'anatomie comparée des animaux : c'est à cette méthode de procéder que l'on doit les belles choses que Malpighi nous a tracées. Mais son industrie ne borna point ses recherches aux animaux les plus parfaits; elle les étendit jusqu'aux insectes et les végétaux, qu'il disséqua avec la même adresse que les parties du corps humain. Il découvrit, entre autres choses, que la substance corticale du cerveau est composée d'une multitude innombrable de petites glandes; il fixa les différentes conjectures qu'on avait faites jusqu'alors sur le tissu de la langue; il démontra au vrai la substance des poumons et celle du foie, et donna plusieurs observations nouvelles sur la rate, sur le mécanisme des reins, sur les vaisseaux lymphatiques, sur les glandes. Il est vrai qu'il a poussé trop loin ce qu'il a dit sur la texture de ces dernières parties, dont il a inutilement multiplié le nombre ; il est vrai encore que sa diction est assez mauvaise et difficile à comprendre, que sa théorie ne vaut pas mieux : mais ce dernier défaut, qui était celui de son siècle, ne doit rien diminuer de notre reconnaissance pour les découvertes et les observations dont il a enrichi l'histoire naturelle et l'anatomie. Malpighi eut cependant bien des contradictions à essuyer, et il fut cruellement déchiré par ses adversaires, souvent même par les médecins, ses confrères. Ceux-ci tournèrent ses travaux en dérision, les traitèrent de frivoles et regardèrent ses découvertes comme de vaines spéculations, plus propres à entretenir l'humeur curieuse des gens oisifs, qu'à apporter quelque utilité dans la pratique de la médecine. Parmi les antagonistes de Malpighi, aucun ne porta plus loin son animosité que Jérôme Sbaragli, son ancien collègue. On trouve encore parmi eux, Michel Lipari, Paul Mini, Montanari, Triumphetti, Bonanni et plusieurs autres, qui s'attachèrent tous à critiquer les ouvrages de notre médecin. Mais leur critique ne séduisit pas les grands anatomistes du dix-septième siècle ; ils firent l'accueil le plus distingué aux différents écrits que Malpighi mit au jour sous ces titres :

Observationes anatomicæ de pulmonibus. Bononiæ, 1661, in-folio. Hafniæ, 1663, in-8°, avec le traité de Thomas Bartholin, qui est intitulé : *De pulmonum substantia et motu.* Ces observations ont encore paru à Leyde en 1672, in-12, et à Francfort en 1678, in-12. — *Epistolæ anatomicæ de lingua, de cerebro, de externo tactus organo, de omento, de pinguedine et adiposis ductibus. Bononiæ, 1661, 1665, in-12. Amstelodami, 1669, in-12. — De viscerum, nominatim pulmonum, hepatis, cerebri corticis, renum, lienis structura, exercitationes anatomicæ. Accedit dissertatio de polypo. Bononiæ, 1666, in-4°. Amstelodami, 1669, in-12. Londini, 1669, in-12. Ienæ, 1677, 1683, in-12. Francofurti, 1678, in-12.* En français, Paris, 1683, in-12, par Sauvalle. *Monspelii, 1683,* in-12. C'est dans la dissertation sur le polype que cet auteur traite de la nature du sang; il est le premier qui en ait parlé avec connaissance de cause, et d'une manière qui présente bien son sujet. — *Dissertatio epistolica de formatione pulli in ovo. Londini*, 1666, 1673, in-4°. En français, Paris, 1686, in-12. — *Dissertatio epistolica de bombyce. Londini*, 1669, in-4°, avec 54 figures en douze planches. En français, Paris, 1686, in-12. — *Anatome plantarum, cum appendice de ovo incubato. Londini*, 1675, in-folio, avec figures. Il a exposé fort au long la structure des plantes qu'il était parvenu à développer à l'aide de ses microscopes; il est même un des premiers qui aient établi la différence sexuelle entre elles. — *Anatomes plantarum pars altera. Londini*, 1679, in-folio. La première et la seconde partie ensemble, *Londini*, 1686, in-folio. — *Epistola de glandulis conglobatis. Londini*, 1689, in-4°. *Leidæ*, 1690, in-4°.

Consultationum medicinalium centuria prima. Patavii, 1713, in-4°, par les soins de Jérôme Gaspari, médecin de Vérone. *Venetiis*, 1748, avec les consultations de Lancisi. Notre auteur y donne une histoire fort succincte des maladies et de leur cure, mais il ne dit rien du bon ni du mauvais succès des remèdes. — La plupart de ces ouvrages sont dans la bibliothèque anatomique, publiée à Genève en 1685, in-folio, par Le Clerc et Mangel; on trouve encore dans cette bibliothèque : *De cornuum vegetatione. De utero et viviparorum ovis. Epistolæ quædam circa illam de ovo dissertationem.* On a d'ailleurs le recueil des œuvres de Malpighi, sous le titre d'*Opera omnia. Londini*, 1686, deux tomes in-folio. *Lugduni Batavorum*, 1687, deux tomes in-4°. Ses *Opera posthuma* ont paru : *Londini*, 1697, in-folio. *Amstelodami*, 1698, 1700, deux volumes in-4°, avec figures. *Venetiis*, 1698, in-folio. Tous les ouvrages de ce médecin ont été imprimés à Venise en 1733, in-folio, avec les préfaces et les annotations de Faustin Gavinelli, lecteur public d'anatomie.

Apr. J.-C. 1628. — RAY (Jean), célèbre botaniste et physicien anglais, naquit en 1628 à Black-Notley, village obscur du comté d'Essex. Quoique son père ne fût qu'un forgeron, il ne négligea point l'éducation de son fils qui paraissait avoir de grandes dispositions pour l'étude; il l'envoya à Cambridge, et Ray ne négligea rien lui-même pour s'avancer dans les sciences. Après avoir pris les degrés académiques, il s'appliqua à la théologie et se fit ordonner prêtre par l'évêque de Lincoln; mais n'ayant point voulu se conformer entièrement aux sentiments des épiscopaux, il ne put obtenir aucun bénéfice, et pour cette raison, il se détermina à étudier l'histoire naturelle pour laquelle il se sentait de l'inclination. L'envie de connaître les plantes des environs de Cambridge, lui en fit parcourir les campagnes; il chercha toutes celles qui y croissent, et son ardeur qui allait de pair avec son goût, l'emporta bientôt jusqu'aux extrémités de cette contrée, où rien n'échappa à sa curiosité. Comme sa collection de plantes ne tarda point à prendre une forme capable de soutenir la vue du public, il la fit imprimer, et les connaisseurs en tirèrent un augure favorable pour les grands progrès qu'il ferait un jour dans la botanique. Cette collection est intitulée :

Catalogus plantarum circa Cantabrigiam nascentium, in quo exhibentur quotquot hactenus inventæ sunt, vel quæ sponte proveniunt, vel in agris seruntur, una cum synonymis selectioribus, locis natalibus, et observationibus quibusdam oppido raris. Adjiciuntur : Index anglico-latinus, index locorum, etymologia nominum, et explanatio quorumdam terminorum. Cantabrigiæ, 1660, in-8°. *Appendix ad hunc catalogum, continens addenda et emendanda. Ibidem*, 1663, in-12. *Appendix altera. Ibidem*, 1685, in-12. — Depuis 1658, Ray ne s'occupait d'autre chose que de voyager dans les différentes parties de l'Angleterre, de l'Écosse et de l'Irlande, et le but de tous ces voyages était de s'instruire dans l'histoire naturelle de son pays. Sa capacité, qui croissait à mesure qu'il étendait ses recherches, lui mérita une place dans la Société royale de Londres; il y fut reçu le 7 novembre 1667. Mais comme le théâtre de l'Angleterre lui paraissait trop borné pour l'immensité de ses vues, il voulut embrasser plus d'espace; et s'étant lié avec Willoughbi, homme de naissance, animé du même goût et livré aux mêmes recherches que lui, il en fut le compagnon de voyage depuis 1668 jusqu'en 1672, et parcourut avec lui l'Allemagne, la Hollande, l'Italie et la France. — En 1673, il épousa une fille de M. Oakley qui demeurait à Launton dans la province d'Oxford. Sa fortune ne paraît pas avoir été bien augmentée par ce mariage, car, après avoir passé quatre ans dans le comté de Warwich, il se retira dans l'endroit de sa naissance, où, content de peu (une modique pension viagère que lui avait laissée Willoughbi, faisait la plus grande partie de ses revenus), il s'appliqua à enrichir la botanique de ses observations. En les comparant toujours avec celles de Jean Baubin et de Clusius, il se fit une méthode qu'il suivit dans une histoire générale des plantes, écrite d'un style aussi élégant que modeste. Sa *Méthode* fut son premier ouvrage, l'*Histoire générale des plantes* fut le second. Dans celui-ci, il divise les plantes en vingt-huit genres, dont les divisions et sous-divisions portent sur les différents attributs qui caractérisent les genres subalternes; dans celui-là, il met un ordre plus naturel que celui qu'on avait suivi jusqu'alors dans la matière qui en fait le sujet. Il se préparait aussi à donner une *Méthode* pour la connaissance des insectes; mais la caducité de l'âge et les ulcères qui lui rongeaient les jambes, suspendirent ses travaux et l'emportèrent enfin en l'an 1705. C'était un homme modeste, affable, communicatif, frugal et très-studieux. Il a été appelé le Tournefort anglais; aussi s'est-il attiré les éloges les plus flatteurs de la part des savants, qui ont rendu justice à la sagacité avec laquelle il a su faire un choix judicieux de tout ce qu'il a trouvé de bon dans les écrits des maîtres qui l'ont précédé. Voici les titres des autres ouvrages qui ont paru sous son nom :

— *Catalogus plantarum Angliæ et insularum adjacentium. Londini*, 1670, in-8°. *Editio altera plantis circiter XLVI et observationibus aliquammultis auctior. Ibidem*, 1677, in-8°. — *Ornithologiæ libri tres, sive, descriptio omnium avium. Londini*, 1676, in-fol. Quoiqu'il ait mis ce traité sous le nom de Willoughbi et qu'il ne se soit annoncé que comme éditeur, on ne peut disconvenir qu'il n'ait beaucoup contribué à la compilation de l'ornithologie.

Methodus plantarum nova, brevitatis et perspicuitatis causa in tabulis exhibita, cum notis generum tum summorum, tum subalternorum, charactericisque observationibus nonnullis de seminibus plantarum, et indice copioso. Londini, 1682, in-8°. *Eadem emendata et aucta. Accessit methodus jun-*

corum, graminum et cyperorum specialis. Londini, 1703, in-8°. *Amstelodami*, 1710, in-8°. *Tubingæ*, sous le nom de Londres, 1733, in-8°. — *Historia plantarum, species hactenus editas, aliasque insuper multas noviter inventas et descriptas complectens. Tomus I. Londini*, 1686, in-folio. *Tomus II. Ibidem*, 1688, in-folio. *Tomus III. Ibidem*, 1704, in folio. Les trois tomes ensemble, *Londini*, 1710, in-folio. Comme cet ouvrage manquait de figures, Jacques Petiver publia à Londres en 1713, in-folio, un catalogue anglais et latin, orné de 50 planches qui représentent l'herbier britannique de Ray; il donna même depuis plusieurs autres planches qui peuvent servir à l'Histoire des plantes de notre auteur. — *Fasciculus stirpium britannicarum post editum catalogum plantarum Angliæ observatarum. Londini*, 1688, in-8°. — *Synopsis methodica stirpium britannicarum, in qua tum notæ generum characteristicæ traduntur, tum species singulæ breviter describuntur. CCL plus novæ species partim suis locis inseruntur, partim in appendice seorsim exhibentur, cum indice et virium epitome. Londini*, 1690. in-8°. *Ibidem*, 1696, in-8°., avec une lettre de Rivinus à Ray sur la méthode des plantes, et la réponse de celui-ci. *Ibidem*, 1724, in-8°. On a omis, dans cette édition, la lettre de Rivinus et la réponse de Ray, mais on l'a enrichie de 450 plantes nouvellement découvertes, et de 24 planches, avec d'autres additions.

Synopsis methodica animalium quadrupedum et serpentini generis. Londini, 1603, in-8°. *Ibidem*, 1729, in-8°, avec des augmentations, par les soins de Samuel Jebb. — *Stirpium Europæarum extra Britanniam nascentium sylloge. Londini*, 1694, in-8°. On y trouve : I. *Catalogus generalis stirpium a Jo. Raio in exteris regionibus observatarum, adjectione aliarum plantarum duplo auctior.* II. *Plantæ ab eodem collectæ in variis suis itineribus, præsertim in Italia, Sicilia, Melita, Helvetia, Gallo-Provincia, etc.* III. *Plantæ ab aliis in diversis locis collectæ.* IV. *Catalogus plantarum Sicularum P. Bocconi.* V. *Helveticarum Joann. Jacobi Vagneri.* VI. *Agri Romani Jacobi Rogeri.* VII. *Venetiarum Ant. Donati.* VIII. *Parisiensium Jac. Cornuti.* IX. *Montis Baldi Joann. Ponæ.* X. *Hispanicarum Clusii, aliorumque.* XI. *Pyre,*

naicarum et *Alpinarum Tournefortii.*
XII. *Lusitanicarum Griflæi.* XIII.
Supplementum ad catalogum secun-
dum plantarum D. Sherardi in pere-
grinationibus suis in Galliam et Ita-
liam observatarum. XIV. *Græcarum et*
Orientalium catalogi ex variis aucto-
ribus. XV. *Creticarum Bellonii, Ho-*
norati Belli, Alpinique. — *De variis*
plantarum methodis dissertatio brevis,
in qua agitur : 1º *de methodi origine*
et progressu; 2º *de notis generum cha-*
racteristicis; 3º *de Raii methodo in*
specie; 4º *de notis quas reprobat et*
rejiciendas confert Tournefortius; 5º
de methodo Tournefortiana. Londini,
1696, *in-8º.* — *Historia insectorum,*
cum appendice Martini Listeri de sca-
rabæis britannicis. Londini, 1710,
in-4º. — *Synopsis methodica avium,*
piscium. Ibidem, 1713, in-8º. Ces deux
derniers ouvrages sont posthumes. —
Ray a écrit quelques traités en sa longue maternelle, parmi lesquels on remarque :

Observations topographical, moral
et physiological, made in a journey
trough part of the low-countries Ger-
many, Italy, and France, etc. Londres,
1673, in 8º, et encore en 1746, in-8º.
Il y rend, avec beaucoup de simplicité
et de vérité, l'histoire naturelle de la
Suisse, de l'Allemagne, de l'Italie, de la
France méridionale, et il y joint ses réflexions sur les mœurs des habitants de
ces différents pays. — *The wisdom of*
god manifested in the works of the
creation. Londres, 1691, in-8º. L'édition
de 1722 est la huitième. En français,
sous ce titre : *L'existence et la sagesse*
de Dieu manifestées dans les œuvres
de la création. Utrecht, 1714, in-12.
On y trouve beaucoup de solidité, de
jugement et d'érudition. — *Three phy-*
sico-theological discourses. Londres,
1692, in-8º, et 1713, avec des augmentations. Il y traite de la création du
monde, du déluge, des montagnes, des
tremblements de terre, etc. — *A collec-*
tion of travels and voyages in two to-
mes. Londres, 1693 et 1738, deux volumes in-8º. C'est un recueil des traités
de voyages publiés par Rouwolf, Belon,
Vernon, Spon, Smith, Huntingdon,
Greaves, Veslingius, Thevenot. On y
trouve différents catalogues de plantes
orientales. — Derham a fait imprimer
tout ce qu'il a pu recueillir de lettres
philosophiques de Ray; elles sont en anglais, sous ce titre : — *Philosophical*

letters between the M. Ray and several
of his ingenious correspondents natives
and foreigners, to which are added
those of Francis Willughby. Londres,
1718, in-8º.

Après J.-C. 1629 *env.* — THOGNET
(Nicolas), de Paris, fut reçu maître de
la communauté de Saint-Côme et se
distingua parmi les chirurgiens de son
temps. Devaux, qui met la mort de Thognet au 29 décembre 1642, ajoute qu'il
fut enterré dans l'église de Saint-
Etienne-du-Mont, et ne croit pas pouvoir
en faire un plus grand éloge, que de
rapporter les vers qu'on a gravés sur son
tombeau :

> Passant, qui que tu sois, arrête, et considère
>   Qui gît sous ce tombeau :
> Tu sauras que Thognet, par un secret mystère,
> Ce monde abandonna pour en prendre un plus beau.
> Son art et son savoir garantissaient les hommes
>   Bien souvent de mourir :
> Mortels, pensez à vous, dans le siècle où nous sommes;
> Puisque Thognet n'est plus, qui pourra nous guérir?;

Apr. J.-C. 1629. — RIVIÈRE (Lazare), médecin du dix-septième siècle,
était de Montpellier, où il naquit suivant Astruc que je suivrai dans cet ouvrage. Il étudia dans l'université de cette
ville, mais ses progrès furent si lents,
qu'ayant été admis au point rigoureux
le 6 décembre 1610, et n'ayant pas été
trouvé assez instruit, il fut renvoyé jusqu'à Pâques de l'année suivante, c'est-
à-dire, que les actes qui conduisent au
doctorat furent renvoyés après Pâques
1611. Humilié de cette disgrâce, Rivière
redoubla ses efforts pour s'avancer dans
la médecine, et donna enfin de si bonnes
preuves de capacité dans les examens
ultérieurs, qu'il fut reçu docteur sous
Varandé le 9 mai 1611. Sa promotion
ne diminua rien de son attachement à
l'étude; il s'y appliqua même avec tant
de succès, qu'il obtint la chaire de Laurent Coudin en 1622, et qu'il la remplit
avec honneur jusqu'à l'année 1655, qui
est celle de sa mort. Lazare Rivière était
né en 1589. — Ce professeur a composé
en latin des Institutes de médecine en
cinq livres, dont il y a différentes éditions, entre autres, de Leipsic, 1655,
in-8º, de Paris, 1656, in-4º, de La Haye,
1662, in-8º, de Lyon, 1672, in-4º. C'était
un fort bon traité en son temps. Mais son
principal ouvrage et celui qui lui a fait
le plus d'honneur, est un cours de médecine intitulé : *Praxis medica.* Ce
n'était d'abord qu'une simple pratique,

dénuée de toute théorie, qu'il avait dictée dans les écoles et dont on fit plusieurs éditions en France et en Hollande.
Voyant le succès de cet ouvrage, il y
joignit une théorie suivant les principes
qui avaient cours alors dans la faculté
de Montpellier, et cet ensemble fut imprimé à Paris, 1640, 1647, in-8°, à
Goude, 1649, in-8°, à Lyon, 1652, 1654,
1660, même format, à Lyon, 1657,
in-folio, à La Haye, 1651, 1658, 1664,
1670, in-8°, en français, à Lyon, 1623,
in-12, en anglais, à Londres, 1672, in-fol.,
et 1706, in-8°. Toutes les maladies du
corps humain sont traitées dans cet ouvrage en XVII livres. Le style en est
clair, les maladies y sont bien décrites,
et le traitement qu'on y propose pour
chacune, est sensé et judicieux. Il ne
faut pourtant pas dissimuler que Rivière
suit ordinairement Sennert pas à pas sur
l'article de la théorie, et que souvent il
en transcrit des pages entières sans le
citer ou sans en prévenir, ce qui ressemble assez au plagiat.

On a encore de ce médecin, des observations qui ont paru sous le titre
d'*Observationes medicæ et curationes
insignes Parisiis*, 1646, in-4°. *Londini*, 1646, in-8°. *Delphis*, 1651, in-8°.
Hagæ Comitis, 1656, in-8°. *Lugduni*,
1659, in-4°. Ce recueil lui fit d'autant
plus d'honneur, qu'il annonce combien
il était sage, exact et prudent. Il laissa
d'autres observations qui furent publiées
après sa mort à La Haye, 1659, in-8°, à
Genève en quatre centuries, 1679, in-
folio, en français, à Lyon, 1724, in-12.
Le *Riverius reformatus*, ou *Praxis medica reformata* parut à Genève, 1696,
in-8°, à Lyon, 1690 et 1704, deux volumes in-8°, à Venise, 1733, in-4°.
C'est François de La Calmette qui a réduit la pratique de Rivière à cet abrégé.
—Un certain Bernardin Christin, de
l'île de Corse, qui avait étudié à Montpellier sous notre auteur et qui se mêlait
de la médecine, quoiqu'il fût cordelier,
s'avisa de compiler quelques secrets de
chimie et les publia sous le nom de Rivière, pour donner plus de poids et d'autorité à son recueil. Il est bien décidé
que ce médecin n'en fut jamais l'auteur;
il peut y avoir eu quelque part, car on
sait qu'il aimait beaucoup à multiplier
les médicaments, mais ce qui lui appartient se réduit à peu de chose. On imprima cependant la compilation de Christin sous le titre d'*Arcana Riverii*, à
Venise, 1676, in-4°, à Utrecht, 1680,

in-12. Elle a même toujours été publiée
à la suite des œuvres de ce professeur
qui ont été réunies sous le titre d'*Opera
omnia medica. Lugduni*, 1663, 1679,
1698, in-folio. *Venetiis*, 1661, 1680,
1700, 1713, in-folio. *Francofurti*,
1669, 1674, in-folio. *Genevæ*, 1728,
1737, in-folio. *Lugduni*, 1738, in-folio.

Ap. J.-C. 1629 *env.* —BEVEROVI-
CIUS (Jean), communément appelé BE-
VERWYCK, naquit à Dordrecht, dans
une famille noble, de Barthélemi van
Heverwyck et de Marie Boot van Wezel,
parente du célèbre André Vésale. Il fut
élevé sous la conduite de Gerard-Jean
Vossius, qui lui apprit les langues latine
et grecque. A l'âge de seize ans, on l'envoya à Leyde où il se perfectionna dans
les belles-lettres sous Baudius et Heinsius, pendant qu'il assistait aux leçons
de Paaw, de Vorstius et de Heurnius,
professeurs de la faculté de médecine en
l'université de la même ville. Au bout
de quatre ans d'étude sous ces habiles
maîtres, il passa en France et s'arrêta
à Caen et à Paris, mais plus long-temps
à Montpellier, où il se lia d'amitié avec
Jean Varandé et François Ranchin. En
1616, il alla en Italie, et s'attacha particulièrement à Roderic Fonseca, à
Sanctorius, à Jean-Baptiste Sylvaticus,
célèbres professeurs de Padoue, sous
qui il continua ses études et prit le bonnet de docteur. Mais comme il ne se
contenta pas de la science de l'école, et
qu'il voulut y ajouter celle qui ne s'apprend nulle part mieux qu'au lit des malades, il se rendit à Bologne, où il suivit
Fabrice Bartholet dans ses visites. Ce
ne fut qu'après avoir ainsi multiplié ses
connaissances, qu'il songea à retourner
dans sa patrie; en chemin faisant, il
visita Félix Plater et Gaspar Bauhin à
Bâle, Thomas Fienus à Louvain, et reparut enfin à Dordrecht, où il fit son
unique affaire de la pratique. Les heureux succès, dont elle fut d'abord suivie,
lui méritèrent l'emploi de médecin de
cette ville en 1625, et bientôt après, la
charge de lecteur en chirurgie. Mais
comme il avait des talents au delà de
l'art qu'il professait, qu'il en avait même
beaucoup pour l'administration des affaires publiques, on l'enleva, pour ainsi
dire, à la médecine, et on le chargea de
différents emplois qui le détournèrent
insensiblement de l'exercice de cette
science. En 1627, il entra dans la régence de Dordrecht en qualité de con-

seiller, et fut continué dans cette place en 1628. Il fut élu échevin en 1631 et 1632; l'un des quarante en 1631 ; administrateur de la chambre des Orphelins en 1637, 1638, 1642 et 1643; enfin il fut plus d'une fois député à l'assemblée des états-généraux. Le bien public fut son unique objet dans tous ces emplois; et comme il les remplit à l'avantage de sa patrie, il y était dans la plus grande considération, lorsqu'il mourut le 19 janvier 1647. Daniel Heinsius fit graver cette inscription sur son tombeau qui se voit dans le temple principal de Dordrecht :

Lex hic medendi, sanitatis regula,
Salus salutis civium, vitæ artifex,
Mortis fugator sedulus, victor suæ,
Scriptis superstes ipse post mortem sibi,
Dordrechti Apollo et Æsculapius jacet.
Defuncto lubens mœrensque posuit
DANIEL HEINSIUS.

Ce médecin n'était pas seulement un habile homme dans son art; il avait encore une connaissance profonde des belles-lettres, beaucoup de goût pour le travail, et la plus grande facilité à écrire. C'est à ces talents que nous devons les ouvrages, dont voici la notice : — *Epistolica quæstio de vitæ termino fatali, an mobili. Cum doctorum responsis. Dordraci*, 1634, in-8°. *Lugduni Batavorum*, 1636, 1639, 1651, in-4°, avec des augmentations. Ce n'est pas le plus utile des livres de Baverwyck, mais c'est l'un des plus curieux et celui qui a fait le plus de bruit. Il y recherche si l'on peut par l'art avancer ou retarder le terme de la mort. — *De excellentia fœminei sexus. Dordraci*, 1636, 1639, in-12. En flamand, Dordrecht, 1643, in-12. Il publia cet opuscule pour faire honneur à Anne-Marie Schurman, cette fille savante qui a adressé plusieurs lettres à l'auteur. — *Idea medicinæ veterum. Lugduni Batavorum*, 1637, in-8°. C'est un abrégé de médecine, qui s'étend principalement sur la pratique. — *De calculo renum et vesicæ liber singularis, cum epistolis et consultationibus magnorum virorum. Lugduni Batavorum*, 1638, in-16. En flamand, Amsterdam, 1656, in-fol., et 1664, in-4°, dans le recueil des œuvres de Beverwyck sur la médecine, qui a paru en cette langue. Cet ouvrage, qui est écrit avec beaucoup d'ordre et de clarté, contient non-seulement l'histoire des calculs des reins et de la vessie, mais encore celle des concrétions qui se forment dans les autres parties du corps

humain. Quoique ce ne soit qu'une compilation, elle fait honneur au discernement de ce médecin; il a recueilli ce que les auteurs ont écrit de mieux sur son sujet, et il a relevé le prix de cette collection par quelques observations tirées de sa pratique. — *Montanus elenchomenos, sive, Refutatio argumentorum quibus Michael de Montaigne impugnat necessitatem medicinæ. Dordraci*, 1639, in-12. En flamand, dans les recueils des ouvrages de l'auteur imprimés en 1656 et en 1664. En allemand, Francfort, 1673, in-8°. M. Paquot fait les réflexions suivantes, en parlant de cet écrit de Beverwyck, page 121 du dixième tome de ses mémoires pour servir à l'histoire littéraire des Pays-Bas. « Beverwyck voulut venger la médecine des railleries que Montaigne en avait faites en plusieurs endroits de ses *Essais* ; ce n'était pas ce que cet ouvrage trop fameux renfermait de plus pernicieux et de plus paradoxe. Molière a joué les médecins avec plus de finesse dans son *Amour médecin*, dans le *Médecin malgré lui*, et dans le *Malade imaginaire* ; mais il n'a pas détourné les malades d'appeler les médecins à leur secours. Si l'on veut parler sérieusement sur cette matière, il faut reconnaître que la science, dont il s'agit, prise dans toute son étendue, a des principes certains par rapport à l'anatomie, à l'histoire naturelle, à la chimie, à la chirurgie, etc. ; que la médecine proprement dite (c. à d. la pathologie, la thérapeutique, etc.,) n'est guère qu'une science fondée en conjectures; que ces conjectures multipliées d'après les principes de l'anatomie et de la physiologie, et d'après les observations des meilleurs médecins, fournissent pourtant sur une infinité de maladies des lumières qui vont à un haut degré de probabilité; que les médecins qui ne se flattent pas d'atteindre plus loin, ne peuvent sans injustice être traités de charlatans : mais que quelques-uns, même d'entre les habiles, ont mérité ce nom par leur hardiesse à parler d'un ton décisif sur des choses qu'ils ne connaissaient, ni ne pouvaient connaître avec certitude. » L'auteur de ces réflexions n'a point assez distingué ce qui est de fait dans la médecine d'avec ce qui est d'opinion. Dans cette science, ainsi que dans toutes les sciences humaines, on trouve un nombre infini de faits que l'observateur attentif est en état de démontrer, sans qu'il soit obligé de recourir à la conjecture. La séméiotique, cette partie essentielle de la médecine proprement dite, est un tissu de vérités fondamentales qui éclairent le praticien. Le rôle des maladies est le même aujourd'hui qu'il était du temps d'Hippocrate : le climat, les saisons, la disposition particulière du sujet, la cure même, compliquent quelquefois ce rôle avec des incidents qui tiennent à ces causes étrangères ; mais l'empreinte primitive de la maladie paraît toujours à travers ces nuances, et l'on y reconnaît constamment la nature, quand on veut en suivre les pas. Les signes qui caractérisent nos maux et les distinguent les uns d'avec les autres, sont invariables : le tableau que Josse Lommius en a donné sera toujours vrai, parce que cet auteur s'est attaché à peindre la nature, et n'a rien fait que d'en observer la marche. Mais l'opinion s'égare en conjectures, les hommes raisonnent suivant la manière dont ils sont affectés ; et à considérer la médecine sous ce point de vue, rien n'est plus incertain que la plupart des raisonnements physiologiques, d'hypothèses chimiques et de systèmes de pathologie. Chaque siècle a produit quelque chose de nouveau à cet égard, que le siècle suivant a désavoué ; dans le nôtre, les théories ont succédé les unes aux autres ; celle qui est dominante aujourd'hui, rencontrera peut-être demain une tête à systèmes qui la fera tomber à son tour. Je suis très-éloigné de vouloir exclure le raisonnement de la médecine ; il en est de cette science, comme de toutes les autres, le raisonnement les éclaire, lorsqu'il est contenu dans de justes bornes. Le médecin qui ne raisonnera que d'après les faits, ne courra point les risques de s'égarer, quand il se tiendra en garde contre la pétulance de son imagination. Plus attaché à l'observation qu'à la théorie, il s'arrêtera à propos et ne craindra point d'avouer son ignorance, lorsqu'il ne pourra percer à travers le voile épais, dont la mystérieuse nature couvre quelquefois ses opérations. Celui qui veut rendre raison de tout, est un philosophe ambitieux qui s'épuise en conjectures, en rêveries, en systèmes, et retarde les progrès de la science qu'il prétend éclairer par les efforts de son imagination.

Exercitatio in Hippocratis aphoris-

mum de calculo, ad Claudium Salmasium. Accedunt ejusdem argumenti doctorum epistolæ. Lugduni Batavorum, 1041, in-12. — *Le trésor de la santé*, orné de vers de la composition du sieur Jacques Cats, chevalier, etc. Première partie en flamand, in-12, sans date et sans nom de ville, ni d'imprimeur, avec quelques planches. Cet ouvrage, qui se trouve dans les recueils flamands de 1050 et de 1004, traite des moyens de conserver la santé. Seconde partie du *Trésor de la santé*, ou *Traité de la guérison des maladies*. Dordrecht, 1042, in-12, et dans les recueils qu'on vient de citer. *Chirurgie, ou troisième partie du Trésor de la santé, concernant la guérison des maux externes*. Dans les mêmes recueils flamands, l'auteur s'est étendu fort au long sur les médicaments externes. Les principaux traités de la troisième partie roulent sur les tumeurs, les plaies, les luxations, les fractures et les taches que les enfants apportent en naissant. — *Le trésor de la santé, ou la guérison des maladies.* Ouvrage orné d'histoires, de tailles-douces et de vers composés par le sieur Jacques Cats, chevalier, conseiller-pensionnaire de Hollande, etc. En flamand, dans les recueils de 1050 et de 1004. En allemand, Francfort, 1074, in-folio. — *Traité du scorbut*. En flamand, Dordrecht, 1042, in-12. — *Introductio ad medicinam indigenam. Lugduni Batavorum*, 1044, in-12. *Ibidem*, 1003, in-12. En flamand, dans les recueils des œuvres de l'auteur. Vouloir réduire chaque pays au seul usage des médicaments qu'on y trouve, c'est le priver de puissants secours dans les maladies les plus graves ; c'est même détruire l'ordre établi par la Providence, qui a rendu les hommes dépendants les uns des autres, en éparpillant par toute la terre mille moyens d'entretenir la société dans la grande famille du genre humain.

Epistolicæ quæstiones cum doctorum responsis. Accedit Beverovicii, Erasmi, Cardani, et Melanchthonis, medicinæ encomium. Rotterodami, 1044, 1005, in-8°. — *Discours sur l'anatomie.* En flamand, dans le recueil de 1004, comme les deux écrits suivants : — *Instruction sur la peste.* En flamand. — *Éloge de la chirurgie.* En flamand. — On a imprimé deux différents recueils des œuvres de Beverwyck sur la médecine ; l'un intitulé : *Œuvres du sieur Jean*

Van Beverwyck, ancien échevin de Dordrecht, qui regardent la médecine et la chirurgie. En flamand, Amsterdam, 1656, in-folio. L'autre recueil imprimé dans la même ville et dans la même langue en 1664, in-4°, est intitulé : *Le trésor des maladies et l'art de la chirurgie.* Ce médecin a aussi donné quelques traités historiques.

Apr. J.-C. 1629. — BARBEYRAC (Charles), de Saint-Martin en Provence où il naquit en 1629, se fit beaucoup de réputation à Montpellier. Son père, qui était gentilhomme, laissa quatre fils qui prirent tous le parti des lettres ou des armes. Charles, qui était le troisième, fit ses cours d'humanités et de philosophie dans l'académie de Die en Dauphiné, et passa ensuite à Aix, capitale de la Provence, où il commença celui de médecine ; mais comme il connaissait les grandes ressources qu'il trouverait à Montpellier pour faciliter les progrès de ses études, il ne tarda pas à s'y rendre. L'application la plus suivie le distingua toujours de ses condisciples pendant qu'il était sur les bancs, et le fit tellement briller dans ses exercices, que les professeurs de cette école lui accordèrent les honneurs du doctorat le dernier jour d'avril 1649.

Le premier dessein de Barbeyrac fut d'aller s'établir à Paris ; mais la réputation qu'il avait acquise en fort peu de temps à Montpellier, et un mariage avantageux qu'on lui proposa, le déterminèrent à s'y arrêter. En 1658, il y eut des disputes publiques au sujet des deux chaires vacantes par la mort des professeurs Jacques Duranc et Lazare Rivière ; notre médecin se mit sur les rangs, quoique la religion protestante, à laquelle il était attaché, ne lui permît pas de rien espérer. Il n'eut en cela d'autre vue que de se faire connaître ; et comme ces disputes lui procurèrent beaucoup d'honneur, sa réputation en prit un tel degré d'accroissement, qu'il fut en peu de temps le praticien de Montpellier le plus suivi. On le consultait de toutes parts pour les cas les plus difficiles, et on l'appelait souvent dans les villes les plus considérables du royaume. Mademoiselle d'Orléans voulut l'avoir auprès d'elle ; il s'excusa d'accepter cet emploi, parce qu'il préférait sa liberté aux avantages qu'il aurait trouvés à la cour. Il fut moins difficile à se prêter à la demande du cardinal de Bouillon, qui le

nomma son médecin ordinaire par brevet, avec une pension de mille livres, mais sans l'obliger d'être auprès de sa personne. Ce fut la reconnaissance qui porta cette éminence à en agir ainsi ; Barbeyrac lui avait rendu de grands services pendant son séjour en Languedoc. — La plupart des étudiants, dont il y a toujours un grand nombre à Montpellier, tâchaient, autant qu'il leur était possible, de profiter de la conversation de ce médecin ; il y en avait même dix ou douze qui l'accompagnaient tous les jours chez ses malades. C'était une bonne école pour eux ; elle était même d'autant meilleure, que le maître qu'ils suivaient, ne pensait pas comme la plupart des praticiens de son temps, et tranchait plus que personne sur les maximes d'usage qui ne correspondaient point à ses vues. Il avait sur beaucoup de maladies des idées toutes neuves, mais claires et solides. Sa pratique était fort simple et fort aisée ; il l'avait débarrassée de quantité de remèdes inutiles qui ne servaient qu'à fatiguer ceux à qui on les ordonnait. Il n'en employait qu'un petit nombre des choisis et des plus efficaces ; mais c'était si à propos, que jamais médecin n'a eu des succès plus heureux et plus surprenants. Il était extrêmement désintéressé et charitable, et visitait également les pauvres et les riches. Le célèbre Locke, qui avait connu particulièrement Barbeyrac à Montpellier et qui était bon ami de Sydenham, disait qu'il n'avait jamais vu deux hommes plus ressemblants du côté de la doctrine et des manières. Le temps ne diminua rien de sa réputation, il s'y soutint près de cinquante ans, et mourut d'une fièvre continue qui dura dix-huit jours, le 6 novembre 1699, dans la soixante-dixième année de son âge. Il n'a laissé aucun écrit, ni même des observations : nous avons cependant sous son nom un ouvrage qui a paru sous ces différents titres :

Traités nouveaux de médecine contenant les maladies de la poitrine, les maladies des femmes et quelques autres maladies particulières, selon les nouvelles opinions. Lyon, 1684, in-12. — *Dissertations nouvelles sur les maladies de la poitrine, du cœur, de l'estomac, des femmes, vénériennes et quelques autres maladies particulières.* Amsterdam, 1731, in-12. L'éditeur n'a pas pensé à faire disparaître de ce recueil les pratiques dangereuses qui étaient bien en usage du temps de Barbeyrac, mais qui étaient abrogées en 1731. Telle est celle d'employer cinq ou six onces d'onguent mercuriel à chaque friction dans la cure des maux vénériens, et de faire plusieurs jours de suite une pareille friction. Astruc prétend que c'est faire tort à ce médecin de lui attribuer un ouvrage qui n'a jamais eu aucune réputation, et qui est oublié depuis long-temps. C'est la production de quelques jeunes étudiants qui avaient suivi Barbeyrac, et qui avaient recueilli tout ce qu'il disait. — Ce médecin a laissé un fils qui a pris le bonnet de docteur en médecine et a rempli une charge de trésorier de France. On a de lui : — *Medicamentorum constitutio seu formulæ. Lugduni*, 1751, in–12. *Ibidem*, 1760, deux volumes in-12.

Apr. J.-C. 1629. — GLASER (Jean-Henri) naquit à Bâle le 6 octobre 1629. Après avoir pris le degré de maître ès-arts, en 1648, dans sa ville natale, il se décida pour la médecine, qu'il étudia à Heidelberg, à Paris, à Sedan et à Lyon. De retour à Bâle, il s'y fit recevoir docteur en 1661, dans l'espérance qu'il pourrait obtenir quelque emploi dans les écoles de cette ville. On ne manqua pas de saisir l'occasion de satisfaire ses désirs ; on lui connaissait trop de talents pour ne pas s'empresser de lui donner le moyen de les produire au grand jour. En 1663, il fut chargé d'enseigner le grec ; en 1667, on le nomma à la chaire d'anatomie et de botanique ; en 1672, il fut choisi recteur de l'université, et peu de temps après, on l'envoya en députation pour traiter d'affaires avec Jean-Conrad, évêque de Bâle. Glaser mourut le 5 de février 1675. Il laissa divers ouvrages prêts à être mis sous presse, mais on n'a publié que son traité *De cerebro* et quelques-unes de ses dissertations académiques. Tout cela est renfermé dans un volume in-4º, qui fut imprimé à Bâle et à Francfort en 1680. Sa description du cerveau est presque entièrement extraite de Willis, mais il a suivi Vésale dans la distribution des vaisseaux qui entrent dans la structure de ce viscère et des parties voisines. Il a fait l'exposition des os du crâne avec assez d'exactitude ; il y parle de la scissure qu'on observe dans le trou auditif et dans le contour de la membrane du tympan.

Apr. J.-C. 1630 env. — MANELPHI (Jean), de Monte–Rotonde dans le pays des Sabins, enseigna la médecine à Rome, où son savoir et ses ouvrages le firent estimer sous le pontificat d'Urbain VIII, vers l'an 1630. Différents auteurs parlent de lui avec éloge. A juger de ce médecin par ses écrits, il paraît que non-seulement il aima le travail, mais qu'il s'y appliqua utilement. Voici les titres sous lesquels ses ouvrages ont paru :

Tractatus de fletu et lacrymis. Romæ, 1618, in-8º. — *Responsio brevis ad annotationes Prosperi Martiani in commentationem Marsilii Cognati super aphorismo* Concocta, XXII *libri primi Hippocratis. Ibidem*, 1621, in-8º. — *Disceptatio de helleboro. Ibidem*, 1622, in-8º. — *Prognostica in febribus in communi et ad mentem Hippocratis edita. Romæ*, 1623, in-8º. — *Annotationes quædam et circa textum præcipue, una cum versione Aphorismorum Hippocratis, Nicolao Leoniceno interprete. Ibidem*, 1623, in-16. — *Theoria de febribus. Ibidem*, 1625, in-4º. — *Urbanæ disputationes in primam Problematum Aristotelis sectionem. Ibidem*, 1630, in-8º. — *De parte affecta pleuritidis, dissertatio. Ibidem*, 1642, in-8º. — *Mensa Romana, sive, urbana victu ratio. Ibidem*, 1650, in-4º.

Ap. J.-C. 1629 env. — PRIMEROSE (Jacques), fils de Gilbert, ministre écossais, naquit à Saint-Jean-d'Angely en Saintonge. Il fut reçu maître ès-arts à Bordeaux, passa ensuite à Paris où les libéralités de Jacques Ier, roi d'Angleterre, le mirent à l'aise pendant ses études de médecine, et vint ensuite à Montpellier pour y demander le bonnet de docteur, qu'il obtint, suivant Mathias, en 1617. Au mois de mars 1629, il se fit agréger à l'université d'Oxford, et ne tarda pas à se rendre à Hull dans le duché d'York, où il se fit beaucoup de réputation par la pratique de son art. Il s'en serait fait également par ses écrits, s'il ne se fût point refusé à la découverte de la circulation. Guillaume Harvey venait d'en faire la démonstration, lorsque Primerose se mit au nombre des adversaires de ce médecin, en écrivant contre lui et ses partisans, des ouvrages pleins de raisonnements captieux, qu'il opposa aux observations les plus certaines. Voici les titres de ces ouvrages parmi ceux des autres écrits que nous lui devons :

Exercitationes et animadversiones in librum de motu cordis et circulationis sanguinis, adversus Guillelmum Harveum. Londini, 1639, in-4°. *Leidæ*, 1639, in-4°. — *Animadversiones in Joannis Walæi disputationem quam pro circulatione sanguinis proposuit. Addita est de usu lienis sententia. Amstelodami*, 1639, 1641, in-4°. *Lugduni Batavorum*, 1656, in-4°. — *De vulgi erroribus in medicina. Amstelodami*, 1639, in-16, 1644, in-12. *Roterodami*, 1658, 1688, in-12. *Lugduni*, 1664, in-8°. En français, par de Rostagny. Lyon, 1689, in-8°. En anglais, par Robert Wittie. — *Animadversiones in theses quas pro circulatione sanguinis in academia Ultrajectensi Henricus le Roy proposuit. Lugduni Batavorum*, 1640, 1644, 1656, in-4°. — *Enchiridion medicum practicum. Amstelodami*, 1650, 1654, in-12. — *Ars pharmaceutica. Ibidem*, 1651, in-12. — *De morbis mulierum et symptomatis libri V. Roterodami*, 1655, in-4°. — *Destructio fundamentorum medicinæ Vopisci Fortunati Plempii. Ibidem*, 1657, in-4°, avec figures. — *De febribus libri IV. Ibidem*, 1658, in-4°. — *De morbis puerorum partes duæ. Roterodami*, 1659, in-12.

Ap. J.-C. 1630 env. — AMBROSINI (Barthélemi), de Bologne, prit le bonnet de docteur en médecine dans l'université de cette ville. L'étude particulière qu'il avait faite dans la botanique, lui en mérita la chaire et la direction du jardin, dont il s'acquitta avec beaucoup d'honneur. Mais comme il n'avait pas moins de talents pour la pratique, il fut recherché par les malades de toute condition, et montra toujours le plus grand empressement à leur être utile. Il en fit la preuve, lorsque la peste désola sa patrie en 1630. Les ravages qu'elle causa à Bologne, fournirent à ce médecin une occasion bien triste de montrer à ses concitoyens combien il avait leur salut à cœur. Il se dévoua entièrement à leur service et, non content d'en avoir ravi un nombre considérable aux traits meurtriers de cette cruelle maladie, il composa un ouvrage qui traite de la méthode de s'en préserver, et le publia en 1631, sous ce titre : *Modo e facile præserva e cura di peste a beneficio del popolo di Bologna.* Nous avons encore de la façon d'Ambrosini : — *De capsicorum varietate, cum suis iconibus. Accessit panacea ex herbis quæ a sanctis denominantur. Bononiæ*, 1630, in-12. — *Theorica medica in tabulas veluti digesta, cum aliquot consultationibus. Ibidem*, 1632, in-4°. — *De pulsibus. Ibidem*, 1645, in-4°. — *De externis malis opusculum. Ibidem*, 1656. — On met la mort de ce médecin en 1657; et parmi les éloges en vers qu'on a consacrés à sa mémoire, il y en a un qui finit ainsi :

Ingenio, eloquio, medicâ est mirabilis arte :
Hæc ego, tu quod deest laudibus adde. Vale.

Après J.-C. 1630. — RUDBECK (Olaus), savant médecin et littérateur suédois, était d'Arosen dans la Wesmanie, où il naquit le 20 juin 1630 dans une famille noble et ancienne. Il étudia la médecine dans sa patrie et il y fit tant de progrès, surtout dans l'anatomie, que la reine Christine le gratifia d'une pension, pour lui donner plus d'aisance à faire face aux dépenses qu'entraînent les voyages en pays étrangers. Le jeune Rudbeck se rendit dans les villes du Nord les plus célèbres par leurs universités, et passa ensuite à Leyde, où il fit de nouveaux progrès dans l'anatomie et même dans la botanique. De retour en Suède, il se fixa à Upsal, et il y ouvrit, en 1657, un jardin et une école botanique à ses frais, pour servir à l'instruction des jeunes médecins à qui il faisait des cours particuliers. Tout jeune qu'il était lui-même, il se distingua tellement dans ces exercices, que bientôt après il fut nommé professeur d'anatomie et de botanique à la place de Jean Francken mort en 1661. — Rudbeck eut une querelle fort vive avec Thomas Bartholin, au sujet de la découverte des vaisseaux lymphatiques à laquelle ils prétendaient tous deux. Celle de Rudbeck date de 1650 à Leyde; il fit même la démonstration de ces vaisseaux au mois d'avril 1652 en présence de la reine Christine; et en mai de cette année Bartholin n'en dit encore rien dans son traité *De lacteis thoracicis* qu'il publia alors. Ce ne fut qu'en 1654 qu'il en parla dans un ouvrage fait exprès pour donner la description de ces vaisseaux; il les avait cependant découverts en décembre 1651, et par conséquent postérieurement à Rudbeck. Mais Bartholin n'en alla pas moins son train; il persista à revendiquer cette découverte que les personnes impartiales n'ont point balancé de lui refuser. A peu près dans le même temps, ou même un peu plus tôt, le docteur Joliffe aperçut les vaisseaux lymphatiques en Angleterre. Voilà donc un troisième anatomiste qui pourrait s'attribuer l'honneur que les deux premiers se disputaient ; mais comme il est vraisemblable qu'aucun de ces prétendants n'a aidé les autres, rien n'empêche de leur partager la gloire d'avoir tous trois contribué à cette importante découverte, qu'ils ont si bien constatée par des recherches ultérieures.

Rudbeck était curateur perpétuel de l'université d'Upsal, lorsqu'il mourut dans cette ville le 14 septembre 1702, âgé de 72 ans et près de trois mois. Il a joui d'une réputation constante jusqu'à la fin de ses jours, et comme il l'avait méritée par l'étendue de ses connaissances dans la médecine, l'anatomie, la musique, la peinture, les mathématiques et les belles-lettres, elle s'est soutenue encore après sa mort chez les nations savantes de l'Europe. Ses ouvrages ont beaucoup contribué à y répandre son nom; ils sont en assez grand nombre, et la plupart ont pour objet des matières intéressantes. Voici leurs titres : — *Nova exercitatio anatomica exhibens ductus hepaticos aquosos et vasa glandularum. serosa. Arosiæ*, 1653, in-4°. *Lugduni Batavorum*, 1654, in-12, avec quelques autres observations du même auteur. — *Insuliæ structæ Olai Rudbeckii, Sueci, ductibus hepaticis aquosis et vasis glandularum serosis, Arosiæ editis. Lugduni Batavorum*, 1654, in-8° et in-12. Cet écrit fut publié en réponse à celui qui parut de la part de Bartholin ou de Martin Bogdan, son sectateur. — *Pro ductibus hepaticis contra Thomam Bartholinum. Ibidem*, 1654, in-8° — *Epistola ad Thomam Bartholinum de vasis serosis. Upsaliæ*, 1657, in-12. — *Catalogus plantarum Horti Upsaliensis. Ibidem*, 1658, in-12. — *Deliciæ vallis Jacobeæ. Ibidem*, 1664, in-12. — *Horti Upsaliensis auctuarium. Ibidem*, 1666, in-12. La troisième édition a paru à Upsal en 1685, in-12, sous le titre d'*Hortus botanicus variis exoticis, indigenisque plantis instructus.* — *Campi Elysii liber secundus, nomina, figuras bulbosarum plantarum continens. Upsaliæ*, 1701, in-folio. L'auteur avait une imprimerie chez lui, qu'il perdit par l'incendie de sa maison en 1702. Ce qui lui restait d'exemplaires du premier livre, dont je vais donner le titre, fut consumé par les flammes; il n'en put échapper que deux, et c'est pour cette raison que ce volume est fort rare.

Campi Elysii liber primus, graminum, juncorum, cyperorum, frumentorum, etc., figuras continens. Upsaliæ, 1702, in-folio. La perte qu'il fit à l'incendie de sa maison, le mit hors d'état de continuer cet ouvrage qu'il avait dessein de pousser jusqu'à douze volumes, et qui devait contenir onze mille figures. — *Laponia illustrata et Iter per Uplandiam, Gestriciam, Helsingiam, etc. Upsalis*, 1701, in-4°, avec un *Glossarium Laponicum*. Il n'a pas rempli son titre dans ce volume qui devait apparemment être suivi de quelques autres; car il n'y donne que la description de la Uplande. Il s'est même réservé les figures des plantes, des animaux, des insectes et des quadrupèdes, qui servaient à l'ornement de cet ouvrage, et il s'est borné à celles de quelques oiseaux. — *Ichtyologiæ Biblicæ pars prima, de arc Salav. Upsalis*, 1705, in-4°. — On a encore de la façon de ce médecin : *Athlantica, sive, Manheim vera Japheti posterorum sedes et patria.* Upsal, 1675, 1689, 1698, 1699, quatre volumes in-folio, et in-4° pour les figures. Cet ouvrage, qui est en latin et en suédois, est rempli d'érudition, mais d'une érudition accablante; il suppose une lecture prodigieuse dans son auteur qui avance et soutient les paradoxes les plus étonnants. Il prétend que la Suède, sa patrie, a été la demeure des anciennes divinités du paganisme et de nos premiers pères; qu'elle est la véritable Atlantide de Platon, et que c'est de la Suède que les Allemands, les Français, les Anglais, les Danois, les Grecs, les Romains et tous les autres peuples sont sortis.

Apr. J.-C. 1630. — KUNKEL DE LOEWENSTERN (Jean), membre de l'académie impériale des curieux de la nature, sous le nom d'Hermes III, était d'Usum dans le duché de Sleswick, où il naquit en 1630. Il fut d'abord destiné à la pharmacie ; mais s'étant également appliqué à la chimie et à la métallurgie, il se fit tant de réputation par son savoir dans ces différentes parties, que Jean-George II, électeur de Saxe, le nomma son chimiste. Il passa ensuite en la même qualité à la cour de Frédéric-Guillaume, électeur de Brandebourg, et successivement à celle de Charles IX, roi de Suède, qui lui donna le titre de conseiller métallique et des lettres de noblesse en 1693. — Kunkel travailla pendant plus de 50 ans à la chimie et parvint à un point d'expérience dans cet art, auquel on n'atteint point communément. Ses protecteurs faisaient les frais de toutes les opérations qu'il voulait exécuter. D'ailleurs, étant directeur des verreries, il eut l'occasion de connaître une infinité de choses, dont les autres ne sont jamais instruits ou ne s'instruisent qu'avec beaucoup de peines. Il ne fut même point obligé de s'appliquer particulièrement pour parvenir à ces connaissances; elles lui tombaient sous la main, et ne lui coûtaient presque que la peine de les recueillir. Mais comme il était industrieux dans le travail, opiniâtre dans ses recherches, adroit à se saisir des phénomènes qui se succèdent dans le cours des procédés, rien n'échappa à ses yeux observateurs. Quant à la théorie, il faut avouer que cette partie lui manquait entièrement; il n'avait même pas la plus petite notion de philosophie. — Ce chimiste mourut en Suède le 20 mars 1703. On lui doit la découverte du phosphore de l'urine; mais on lui reproche sa passion pour la pierre philosophale. Il aurait pu se distinguer par des recherches plus utiles et mieux fondées; et, au sentiment du célèbre Boerhaave, il aurait peut-être surpassé Boyle, s'il eût été moins prévenu en faveur de l'alchimie. Ce qu'il a dit des principes, est vague et bien fautif; on ne sait par quelle raison il a exclu le soufre du nombre de ceux qui entrent dans la composition des métaux. Il a écrit plusieurs ouvrages en allemand; le style en est fort vulgaire, et il en a traité la matière avec aussi peu d'ordre que les adeptes qu'il a imités. Quelques-uns de ces ouvrages ont été traduits en latin, sous les titres suivants :

Utiles observationes, sive, Animadversiones de salibus fixis et volatilibus, auro et argento potabili, spiritu mundi et similibus, latinitate donatæ a Carolo Aloysio Ramsaio. Londini et Roterodami, 1678, in-12. Le même intitulé : *Philosophia chemica experimentis confirmata. Amstelodami*, 1694, in-12. L'édition allemande est de 1676. — *Sur le phosphore.* Leipsic, 1678, in-8°, en allemand. — *Art de la verrerie, ou commentaire sur Antoine Néri.* Franc-

fort et Leipsic, 1689, in-4°, dans la même langue. Le baron d'Holbach a mis cet ouvrage en français, Paris, 1752. — *De acido et urinoso, sale calido et frigido. Berolini* 1696, in-8°. — *Collegium physico-chymicum experimentale, sive, Laboratorium chymicum. Hamburgi et Lipsiæ*, 1716, 1722, in-8°.

Apr. J.-C. 1630 *envir.* — MOREAU (René), de Montreuil-Bellay, en Anjou, fut reçu docteur de la faculté de médecine de Paris en 1618. Comme il fit de grands progrès dans les sciences, dans les belles-lettres et les langues, il ne lui fallut point un moindre théâtre que celui de Paris pour mettre ses talents au jour. La cour et la ville s'empressèrent de lui rendre justice, et il y fut autant estimé par son mérite que par son érudition. Il obtint une place au collége royal, où il remplit la chaire de médecine et de chirurgie avec distinction. Il fut élu doyen de sa faculté en 1630 et continué en 1631. Le temps ne donna aucune atteinte à sa réputation; car non-seulement elle se soutint avec la même vigueur jusqu'à sa mort arrivée le 17 octobre 1656, à l'âge de 69 ans, mais elle passa au delà du tombeau, au moyen des ouvrages qu'il a laissés. Voici leurs titres et leurs éditions : — *De missione sanguinis in pleuritide, cum vita Petri Brissoti. Parisiis*, 1622, 1630, in-8°. *Halæ*, 1742, in-8°. On y trouve un catalogue chronologique de presque tous les médecins qui ont vécu avant lui. Il s'était proposé de s'étendre sur l'histoire de ceux de la faculté de Paris; car il en parle comme d'un livre prêt à voir le jour, en traitant de la vie de Brissot : *Uno verbo ejus vitæ totius historiam ex libro nostro de Parisiensibus medicis illustribus, quem tibi (lectori philiatro) jam affectum adornamus, depromptam exhibere nobis visum fuit, ne quid ad hujus libri complementum superesse conquereris.* Ce livre n'a cependant jamais paru. — *Schola Salernitana, hoc est, de valetudine tuenda. Adjectæ sunt animadversiones novæ et copiosæ. Parisiis*, 1625, 1673, in-8°. Il y a encore beaucoup d'autres éditions de cet ouvrages. — *Vita et icon Jacobi Sylvii. Genevæ*, 1635, in-fol., à la tête de l'édition des œuvres de ce médecin.

Epistola exegetica ad CL. V. Baldum Baldum de affecto loco in pleuritide. Parisiis, 1641, in-8°. *Romæ*,

1643, in-8°. — *De chocolate, discours curieux, divisé en quatre parties.* Traduit de l'espagnol d'Antoine Colmenero, avec quelques annotations. Puis est ajouté un dialogue composé par Barthélemi Marrandon des environs de la ville de Morchena, traduit aussi de l'espagnol. Paris, 1643, in-4°. — *Remerciement à Michel le Mesle, au nom de la faculté de médecine, sur le rétablissement des écoles.* 1643, in-4°. — *Epistola de laryngotomia. Parisiis,* 1646, in-8°, avec les *Exercitationes anginæ de* Thomas Bartholin. — *Tabulæ methodi universalis curandorum morborum. Ibidem,* 1647, in-folio et in-4°. — René Moreau eut un fils nommé Jean-Baptiste, docteur de la faculté de médecine de Paris en 1648, et doyen de cette compagnie en 1672 et 1673. Il succéda à son père dans la chaire du collége royal qu'il remplit avec honneur. On trouve Jean-Baptiste-René Moreau dans la liste des médecins de Paris, sa patrie; il y fut reçu docteur en 1676, et se montra digne de son père et de son aïeul, dont il portait les noms.

Apr. J.-C. 1631 *envir.* — AMPSING (Jean Assuérus) naquit dans la province d'Over-Yssel. Il était ministre de la ville de Hariem, lorsqu'il lui prit envie d'étudier la médecine et qu'il se fit recevoir docteur en cette science. Il commença par l'exercer en Suède; mais il quitta ce royaume au bout de quelque temps, pour venir occuper la place de médecin de la ville de Wismar dans le cercle de la Basse-Saxe. De là il se rendit à Rostock, où il obtint une des chaires de la faculté. Il finit par être médecin du duc de Meckelbourg, et il mourut dans cet emploi, le 19 avril 1642, à l'âge de 83 ans. On a quelques ouvrages de sa façon : — *Dissertatio iatro-mathematica, in qua de medicinæ et astronomiæ præstantia, deque utriusque indissolubili conjugio disseritur. Rostochii,* 1602, 1618, in-4°, 1629, in-8°. — *De theriaca oratio. Ibidem,* 1618, in-4°, 1619, in-8°. — *De morborum differentiis liber. Rostochii,* 1619, in-4°, 1623, in-8°, avec le discours *De theriaca.* — *Hectas affectionum capillos et pilos humani corporis infestantium. Wittebergæ,* 1623, in-8°. *Rostochii,* 1623, in-8°.

Apr. J.-C. 1631 *envir.* — RHODIUS (Jean), habile médecin et antiquaire,

était de Copenhague. Les études qu'il fit dans sa patrie lui réussirent, mais l'envie de se perfectionner le porta à se rendre en Italie pour y suivre les plus grands maîtres. Il était à Padoue en 1614 sans autre dessein que de s'y arrêter pendant quelques mois, avant de passer ailleurs; l'agrément qu'il trouva dans cette ville, lui fit cependant changer de résolution; car il prit le parti de s'y fixer. Comme il aimait sa liberté, il ne voulut prendre aucun engagement; ni le mariage avantageux qu'on lui proposa, ni la chaire de botanique et la direction du jardin des plantes qu'on lui présenta en 1631, rien de tout cela ne put le faire changer d'avis. Il pensa de même lorsqu'il retourna à Copenhague en 1640; il refusa la chaire de physique qu'on lui offrit dans cette ville, et ne songea plus qu'à revenir à Padoue, où il mourut le 14 février 1659, à l'âge de 72 ans. — Ce médecin a écrit beaucoup plus d'ouvrages qu'il n'en a paru sous son nom, car on assure qu'il travailla pour bien des gens qui se firent honneur de ses productions. Il laissa même en mourant plusieurs traités qui étaient presque achevés, et dont Bartholin enrichit sa bibliothèque, mais qu'un incendie consuma avec elle. Voici les titres des pièces qui nous restent sous le nom de Rhodius :

Libellus de natura medicinæ. Patavii, 1625, in-4°. — *De acia, dissertatio ad Cornelii Celsi mentem, qua universa fibulæ ratio explicatur. Patavii,* 1639, in-4°. *Hafniæ,* 1672, in-4°, par les soins de Thomas Bartholin. Cette dissertation parut encore à Lunden en Suède sous ce titre : *Antiquitates a Celso et Rhodio de acia, ab interitu vindicatæ.* 1694, in-4°. Jacques Chifflet et Alphonse Nunnez ont voulu prouver que l'*acia* de Celse était un fil métallique; mais Rhodius a démontré que c'était un fil de lin tors, avec lequel les anciens faisaient les sutures, ou comme ils les appelaient *fibulæ.* Pour mieux apprécier le sentiment de Rhodius, il n'est point hors de place de rapporter ici les paroles de Celse : *Utraque (sutura vel fibula) optima est ex acia molli, non nimis torta, quo mitius corpori insideat.* Un fil de métal pouvait-il ne pas blesser les chairs, parce qu'on avait pris la précaution de ne le tordre que légèrement? — *Analecta et notæ in Septalii animadversiones et cautiones medicas. Patavii,* 1652, 1659, in-8°. On y trouve plusieurs remarques sur la chirurgie et les médicaments. — *Notæ et lexicon in Scribonium Largum de compositione medicamentorum. Ibidem*, 1655, in-4°. — *Observationum anatomico medicarum centuriæ tres. Patavii*, 1657, in-8°. *Francofurti*, 1676, in-8°, avec les histoires et observations médico-physiques de Pierre Borelli. Comme Rhodius vécut assez long-temps avec Dominique de Marchettis, Molinetti et plusieurs autres professeurs de Padoue, il profita des choses qu'il en avait apprises, pour grossir le nombre de ses observations. — *Mantissa anatomica. Hafniæ*, 1661, in-8°, avec les v° et vi° centuries d'histoires anatomiques de Thomas Bartholin. Ce qui appartient à Rhodius ne contient que trente-deux pages, et c'est un journal dans lequel il rapporte les faits les plus rares qu'il avait observés dans ses dissections particulières, ou en suivant les leçons de ses maîtres.

Apr. J.-C. 1631 env. — MYNSICHT (Adrien), docteur en médecine, comte palatin, conseiller-médecin du duc de Meckelbourg et de plusieurs autres princes, se distingua par ses connaissances chimiques au commencement du dix-septième siècle. On a de lui un ouvrage qui a eu beaucoup de vogue, ainsi qu'on peut en juger par le nombre des éditions; mais il ne faut pas toujours se fier à ce que dit l'auteur sur les propriétés des médicaments, dont il donne la manipulation. Voici le titre de cet ouvrage : — *Armamentarium medico-chymicum, hoc est, selectissimorum, contra quosvis morbos, pharmacorum conficiendorum secretissima ratio., cui in fine adjunctum est Testamentum Hadrianeum de aureo philosophorum lapide. Hamburgi*, 1631, in-4°. *Lubecæ*, 1638, 1646, 1662, in-4°. *Lugduni*, 1645, 1664, 1670, in-8°. *Rothomagi*, 1651, in-8°. *Francofurti*, 1675, in-8°. C'est à ce médecin qu'on doit le sel *de duobus* ou l'*arcanum*, dont on fait encore aujourd'hui tant d'usage.

Ap. J.-C. 1631 env. — VESLINGIUS (Jean) naquit à Minden en Westphalie. Son père, qui voulait le pousser dans les études, le conduisit à Vienne en Autriche; il y acheva heureusement son cours d'humanités, et fit ensuite de grands progrès dans la philosophie et la médecine. Il y avait déjà plusieurs années qu'il s'appliquait à cette dernière

science, lorsqu'il forma le dessein de voyager dans le levant, pour étudier l'histoire naturelle de ce pays sur les lieux mêmes. L'Égypte l'arrêta plus long-temps que toutes les autres contrées de l'Afrique; il finit ses courses par aller à Jérusalem, où il fut reçu chevalier du Saint-Sépulcre. Il aborda ensuite à Venise, où il donna en 1628 des leçons particulières d'anatomie et de botanique avec tant de réputation, que les écoles de cette ville furent bientôt désertes. La république désirant s'attacher un homme de cette importance, le nomma en 1632 à la première chaire d'anatomie, vacante à Padoue. La connaissance qu'on avait de ses talents prévalut sur celle de ses défauts naturels, qui semblaient le rendre moins propre à enseigner publiquement. Veslingius était un peu sourd, et l'embarras qu'il avait à la langue l'empêchait de parler avec cette aisance qui rend la voix du maître intelligible à ses auditeurs. On passa par-dessus ces défauts; on le chargea même encore de la leçon de chirurgie, et bientôt après, de celle de botanique. Mais il ne tarda pas à sentir le poids de cette surcharge; c'est pourquoi il demanda en 1638 être dispensé d'enseigner la chirurgie, pour se tenir à la chaire d'anatomie et de botanique, avec la direction du jardin. Veslingius fut alors dans son centre. L'étude des plantes était son goût dominant, et pour le satisfaire, il entreprit de rendre le jardin de Padoue un des mieux fournis de l'Europe. A cet effet, il sollicita la permission d'aller faire une ample moisson de nouvelles plantes dans l'île de Candie et quelques autres contrées du Levant, et il obtint en 1648 ce qu'il demandait avec tant d'instance. L'objet de son voyage fut parfaitement rempli; mais il s'était si peu épargné dans ses recherches, qu'il revint à Padoue épuisé de fatigues, et qu'il y succomba le 30 août 1649. Nous avons de lui :

Observationes et notæ ad Prosperi Alpini librum de plantis Ægyptiis, cum additamento aliarum plantarum ejusdem regionis. Patavii, 1638, in-4°. Ray a profité du travail de Veslingius. — *Syntagma anatomicum, publicis dissectionibus in auditorum usum aptatum. Patavii*, 1641, in-8°, sans figures. *Ibidem*, 1647, in-4°, avec figures. Les meilleures sont celles qui représentent les parties qui composent l'organe de l'ouïe et le fœtus; les autres ne valent pas grand'chose. *Francofurti*, 1641, in-12. *Amstelodami*, 1649, in-12. *Patavii*, 1651, in-8°, 1677, in-4°. *Amstelodami*, 1659, 1666, in-4°, avec un supplément et les observations de Gerard Blasius. *Trajecti ad Rhenum*, 1696, in-4°. Cette édition, plus correcte que les deux précédentes, contient aussi les additions de Blasius. En hollandais, Leyde, 1652, in-4°. En anglais, Londres, 1653, infolio, par Culpeper. En allemand, Nuremberg, 1676, 1688, in-8°. — *Catalogus plantarum Horti Patavini. Patavii*, 1642, in-12. *Ibidem*, 1644, in-12, avec des augmentations. — *Opobalsami veteribus cogniti vindiciæ. Accessit parænesis ad rem herbarium. Ibidem*, 1644, in-8°. — *De pullitione Ægyptiorum, et aliæ observationes anatomicæ, et epistolæ medicæ posthumæ. Hafniæ*, 1664, in-8°, avec la dissertation de Thomas Bartholin qui est intitulé : *De insolitis partus humani viis. Hagæ Comitis*, 1740, in-8°. Tout le monde sait que les Egyptiens se sont reservé long-temps le secret de faire éclore des poulets sans le moyen des poules. Ils construisent de longs et spacieux fours d'une forme particulière, dans lesquels ils mettent une grande quantité d'œufs : à l'aide d'un feu doux et bien ménagé, ils leur procurent une chaleur égale à celle que les poules donnent aux œufs qu'elles couvent, et au bout d'un certain nombre de jours, on voit éclore un si grand nombre de poulets, qu'on peut les mesurer et les vendre au boisseau. La chaleur du climat suffit pour amener les poussins à leur perfection. M. de Réaumur a fait tant d'expériences sur cet objet, qu'il est enfin parvenu à enlever aux Egyptiens leur secret.

Ap. J.-C. 1631 *env.*—JUNGERMAN (Louis), de Leipsic, était fils d'un docteur en droit de la faculté de cette ville, et Ursule, sa mère, était fille du célèbre Joachim Camerarius. Il s'attacha de bonne heure à la connaissance des plantes et, s'étant rendu à Altorf au commencement du dix-septième siècle, il forma un ample catalogue de celles qui croissent aux environs de cette ville. Les progrès qu'il fit dans la botanique lui méritèrent tant de considération de la part de Basile Belser, qu'il le retint chez lui pour travailler à la description des plantes du jardin d'Eichstett ou Aichstat dans la Franconie. Les connaissances de Jungerman dans cette partie étendirent même tellement sa réputation, qu'on lui offrit en Angleterre la place du célèbre Mathias L'Obel, mort à Londres en 1616. Mais il aima mieux se fixer en Allemagne, où il avait déjà pris le bonnet de docteur en médecine depuis 1610, et s'était distingué depuis 1614 dans la chaire de botanique en l'université de Giessen. Son goût pour l'étude de cette belle partie de la médecine l'engagea à former dans cette ville un jardin qui contribua beaucoup à l'instruction des écoliers. Il y présida avec tout le succès possible pendant plusieurs années ; mais les troubles de la guerre l'ayant obligé de quitter Giessen, il passa à Altorf en 1625, et il y remplit les chaires d'anatomie et de botanique, ainsi que la charge de directeur du jardin, jusqu'à sa mort arrivée le 7 juin 1653. L'université d'Altorf profita de sa bibliothèque qu'il lui légua par testament, et le public des ouvrages suivants :

Catalogus plantarum quæ circa Altorfium Noricum et vicinis quibusdam in locis nascuntur, recensitus a Gasparc Hoffmanno. Altorfii, 1615, in-4°. *Ibidem*, 1635, in-4°, avec le catalogue des plantes du jardin d'Altorf. *Ibidem*, 1646, in-4°, avec d'autres augmentations. — *Cornu copiæ floræ Giessensis proventu spontanearum stirpium cum flora Altorfiensi amice et amœne conspirantis, uti Lipsiensium, Willebergensium, Jenensium quoque deliciis herbarum abundantis. Giessæ*, 1623, in-8°. — *Aulæum academicum, in quo clarissimorum professorum, quibus academia Giessensis maxime inclaruit, anagrammata tam latinæ quam vernaculæ linguæ notis exhibentur. Ibidem*, 1624, in-4°. — Cet auteur a aussi laissé quelques manuscrits, comme : *Viridarium Lipsiense spontaneum. Flora seu catalogus plantarum circa Francofurtum ad Mœnum spontanearum.* — Joachim Jungerman, frère aîné du précédent, était aussi de Leipsic. Il eut le même goût pour la botanique et se fit beaucoup de réputation par les connaissances qu'il y avait acquises ; mais s'étant mis à voyager dans le dessein de les multiplier, la mort l'arrêta dans la Morée, dont il se proposait de visiter les endroits les plus curieux, spécialement Corinthe.

Après J.-C. 1631. — LOWER (Richard) naquit, vers l'an 1631, à Trémère, dans la province de Cornouailles en Angleterre. Il étudia la médecine à Oxford, où il se lia d'une amitié si étroite avec Thomas Willis, qu'ils firent ensemble plusieurs voyages. Lower prit le bonnet de docteur en 1665. L'année suivante, il passa à Londres avec Willis, son maître et son ami, qui se fit un plaisir de l'éclairer dans les routes difficiles de la pratique; et il profita si bien de ses conseils et de ses lumières, qu'il ne tarda pas à figurer parmi les plus célèbres médecins de la capitale. Il fut reçu dans la Société royale le 17 octobre 1667, et, à la mort de Willis en 1675, il se vit recherché par les malades du premier rang. Il n'était parlé que de lui à la cour; mais comme on apprit qu'il était du parti des Wights, cela suffit pour le faire regarder d'un mauvais œil et le décrier. Lower s'en consola par la fortune qu'il avait faite dans le temps où tout lui souriait. Il en laissa la plus grande partie aux réfugiés français et irlandais, aux pauvres de sa paroisse, et à l'hôpital de Saint-Barthélemi à Londres, où il mourut le 17 janvier 1691. Ce médecin pratiqua la transfusion du sang d'un animal dans un autre, il voulut même faire croire qu'il était l'inventeur de cette opération : tout ce qu'il a fait, c'est de la présenter sous un nouveau jour, car on sait que Libavius est le premier qui en ait donné l'idée. — Lower a écrit une lettre en sa langue maternelle sur l'état de la médecine en Angleterre; mais cet ouvrage n'est rien en comparaison des suivants :

Diatribæ Thomæ Willisii de febribus vindicatio, adversus Edmundum de Meara. Londini, 1665, in-8°. *Amstelodami*, 1666, in-12. — *De corde, item de motu et calore sanguinis, et chyli in eum transitu. Londini*, 1669, in-8°. *Amstelodami*, 1671, in-8°, avec la dissertation du même auteur *De origine catarrhi*, qui avait aussi paru à Londres en 1671. *Londini*, 1680, in-8°. *Lugduni, Batavorum*, 1708, 1722, 1710, in-8°, avec figures. *Lugduni Batavorum*, 1749, in-8°; c'est la meilleure édition. En français, Paris, 1679, in-8°. Ce traité fait honneur à la mémoire du médecin dont je parle; l'observation sert de base au raisonnement le plus réfléchi. On y trouve plusieurs choses nouvelles, et en particulier sur l'arrangement des fibres dont le cœur est composé. Les anciens n'avaient eu qu'une idée très-vague sur ce viscère; Vésale même et Sténon s'é-

taient contentés de prouver que le cœur est un muscle, mais ils n'en avaient pas connu la structure. Lower a poussé fort loin ses recherches sur tout ce qui a rapport à cet organe. Ce qu'il en dit n'est cependant point exempt de fautes; Senac en relève plusieurs dans l'ouvrage qu'il a publié sur le même sujet. Le plan de notre auteur a presque servi de règle au médecin français. L'un et l'autre après avoir décrit la structure du cœur et indiqué ses usages, sont passés à l'examen des maladies qui l'attaquent : mais le traité de Senac l'emporte infiniment sur celui de Lower, à qui on ne peut cependant refuser la gloire d'avoir été le premier qui ait éclairci une matière de cette importance.

Apr. J.-C. 1631. — SCHEFFER (Sébastien), né à Francfort le 2 janvier 1631, reçut sous les yeux de son père une éducation qui développa les dispositions qu'il avait pour les sciences. Plein de goût pour l'étude, il se rendit en 1648 à Strasbourg, où il se distingua pendant son cours de philosophie. Mais comme il se décida bientôt après à embrasser le parti de la médecine, son père ne manqua pas de seconder ses inclinations; il l'envoya à Leipsic, et de là à Helmstadt, pour y cultiver les différentes parties de cette science. Les progrès que fit le jeune *Scheffer* dans l'une et l'autre de ces universités l'avaient mis en état d'aspirer aux honneurs du doctorat, mais il ne voulut point les demander avant d'avoir été se perfectionner dans les Pays-Bas et en France, où il visita les principales académies. A son retour en Allemagne, en 1659, il prit le bonnet de docteur à Heidelberg, et ne tarda pas à rejoindre son père qui, déjà avancé en âge, avait besoin de secours dans les travaux de sa pratique. Il vit sous lui et avec lui les malades pendant cinq ans; après lesquels se suffisant à lui-même, il acquit la confiance du public et devint enfin médecin stipendié de la ville de Francfort. Il était de l'académie des Recuperati, et adjoint de celle des curieux de la nature d'Allemagne, sous le nom de Persée II, lorsqu'il mourut le 10 janvier 1686, à l'âge de 55 ans. On a de lui :

Introductio in universam artem medicam, singulasque ejus partes. Helmæstadii, 1654, in-4°. C'est une thèse soutenue sous la présidence de Conringius. — *Mathiæ Moroni directorium medico-practicum, variis exemplis auctum. Francofurti,* 1663, in-4°.—*Gasparis Hoffmanni praxis medica curiosa, cum adjectis quibusdam orationibus. Ibidem,* 1680, in-4°.—On trouve un éloge funèbre de ce médecin dans les Éphémérides d'Allemagne. Il est d'autant plus remarquable, qu'il est l'ouvrage de l'amitié, à qui les termes les plus relevés et les expressions les plus fortes n'ont rien coûté pour se satisfaire.

D. M. S.

EHEU NOS MISEROS,
QUAM TOTUS HOMUNCIO NIL EST!
NASCIMUR CUM FLETU,
ADOLESCIMUS CUM METU,
SENESCIMUS CUM GEMITU.
VITA NOSTRA QUANTULA EST AUT QUANTA,
VEL NULLA EST, VEL BREVISSIMA!
ÆTERNA TAMEN TUA ERIT
CELEBERRIME SEBASTIANE SCHEFFERE
ΠΟΔΔΩΝ ΑΝΤΑ === ΙΕ ΔΔΔΩΝ
TU NON SOLUM
Π. ΑΙC. ΙΗΤΡΩΝ SOLERTISSIMUS,
SED ET MACHAON FELICISSIMUS,
ET ALTER FRANCOFURTENSIUM
AD MOENUM ÆSCULAPIUS.
UT PIETATE IN DEUM,
MAGISTRATUM ET PARENTES,
TU CHARITATE IN UXOREM ET LIBEROS;
TU FIDE IN PATRONOS,
TU CANDORE IN AMICOS,
TU AMORE IN OMNES PROBOS,
IN TERRIS INCOMPARABILIS,
BEATUS IN COELIS.
TE NATURA COLIT FIDUM
INTERPRETUM ARCANORUM,
TE MEDICINA MYSTAM SUORUM
SACRORUM SACRUM.
TIBI SANI SOSPITATORI CORPORUM,
TIBI ÆGRI LIBERATORI MALORUM,
NON UNUM GALLUM.
DOMESTICI TE COLUERUNT,
EXTERI ADMIRABUNTUR,
POSTERI SUSPICIENT.
ÆTERNUM AVE, ANIMULA TER BEATA.
ANEMONES, ROSAS, AMARANTHOS,
TIBI JOANATHANI OCULISSIMO,
MIHIQUE NUNQUAM RECONCILIATO,
AD TUMBAM SPARGO.
DUM VIVEBAS, CORDI,
DUM MORERIS TUÆ FAMÆ,
FAMILIÆQUE CONJUNCTISSIMUS
DAVID GEORGIUS FRANCUS.

Apr. J.-C. 1632 *environ.* — PONCE DE SANTA CRUZ (Antoine), fils

Biographie médicale. TOM. I.

d'Alphonse qui était médecin, naquit à Valladolid, ville d'Espagne dans la Vieille-Castille. Il étudia la médecine dans sa patrie et il y remporta les honneurs du doctorat. Animé par l'exemple d'un père qui avait joui d'une grande réputation, il se fit un devoir de se distinguer dans la profession qu'il avait embrassée. Il y réussit en effet si constamment, que la célébrité dont il jouit, lui mérita la première chaire de médecine dans les écoles de Valladolid, et bientôt après l'emploi de premier médecin de Philippe IV, roi d'Espagne. Son savoir, son expérience, sa prudence, le firent considérer à la cour. Le roi le combla de beaucoup de bienfaits, et le gratifia d'une riche abbaye dans le territoire de Burgos; il l'honora même de ses regrets, lorsqu'il le perdit environ l'an 1650, à l'âge de plus de 60 ans, suivant Mathias, et de plus de 80, suivant Manget qui s'appuie de l'autorité de Nicolas Antonio, auteur de la bibliothèque espagnole. L'année de l'édition du premier ouvrage attribué à notre médecin me décide en faveur du sentiment de Manget.

Parmi les ouvrages d'Antoine Ponce, on en trouve un de son père, sous le titre de *Dignoratio et cura affectuum melancholicorum.* Les siens se ressentent du goût de sa nation qui était alors toute avicenniste; on y remarque la plus grande vénération pour les Arabes et le plus constant attachement à leur doctrine. Ce n'est pas qu'on ne travaillât aussi sur les écrits d'Hippocrate et de Galien, et que les médecins espagnols ne publiassent quelquefois des commentaires sur leurs ouvrages; mais les Arabes tenaient le haut bout dans les écoles. Voici le catalogue des traités que nous devons à Antoine Ponce: — *De las causas y curacion de las febres con secas pestilenciales.* Valladolid, 1600, in-8°. S'il n'avait eu que 60 ans à sa mort, il aurait été auteur à l'âge de 10. — *Opera in Avicennam Matriti,* 1622, 1637, deux volumes in-folio. — *Opuscula medica at philosophica. Ibidem,* 1624, in-folio. — *De impedimentis magnorum auxiliorum in morborum curatione libri tres. Ibidem,* 1629, in-4°. *Barcinone,* 1648, in-8°. *Patavii,* 1652, in-12. —*Prælectiones Vallisoletanæ in librum Hippocratis Coi de morbo sacro. Matriti,* 1631, in-fol. — *In libros Galeni de morbo et symptomate. Ibidem,* 1637, in-fol.

Apr. J.-C. 1632.—MAPPUS (Marc) était de Strasbourg, où il vint au monde le 28 octobre 1632. Il commença son cours de médecine dans sa ville natale; mais le désir de perfectionner ses connaissances sous de nouveaux maîtres, lui fit prendre la route de Padoue; et après s'être mis en état de recevoir le bonnet de docteur, il revint dans sa patrie où il l'obtint en 1653. Quelques années après sa promotion, il fut nommé à la chaire de botanique et de pathologie dans les écoles de Strasbourg, et il s'y distingua non seulement par l'exactitude avec laquelle il en remplit les devoirs, mais encore par le plus grand attachement à la doctrine d'Hippocrate et de Galien, qu'il soutint de toutes ses forces contre les attaques des médecins systématiques. Mappus était chanoine de Saint-Thomas, lorsqu'il mourut le 9 août 1701. On a de lui quelques ouvrages de botanique, et un plus grand nombre de dissertations intéressantes sur différents sujets :

Thermoposia, seu, dissertationes medicæ tres de potu calido. Argentorati, 1672, 1674, 1675, in-4°. — *De fistula genæ terminata ad dentem cariosum. Argentorati,* 1675, in-4°. — *De oculi humani partibus et usu. Ibidem,* 1677, in-4°.— *De superstitione et remediis superstitiosis. Ibidem,* 1677, in-4°. — *De aquis fœtus. Ibidem,* 1681, in-4°.— *De voce articulata. Ibidem,* 1681, in-4°. — *Dissertatio de aurium cerumine. Ibidem,* 1684, in-4°. — *Historia medica de acephalis. Argentorati,* 1687, in-4°. — *Catalogus plantarum horti medici Argentinensis. Ibidem,* 1691, in-4°. C'est l'énumération des plantes du jardin de l'université de Strasbourg, dont le nombre a été beaucoup augmenté depuis quelques années par les soins de M. Spielmann. — *Historia exaltationis theriacarum in theriacam cœlestem. Ibidem,* 1695, in-12. — *Dissertationes de potu theæ, caffe, chocolatæ. Ibidem,* 1695, in-4°. Les premières dissertations avaient été imprimées séparément en 1691 et 1693. — *De rosa de Jericho vulgo dicta. Ibidem,* 1700, in-4°. — *Historia plantarum Alsaticarum. Ibidem,* 1742, in-4°, par les soins de Jean-Christian Ehrmann. Cet ouvrage posthume est disposé par ordre alphabétique. L'auteur y parle de beaucoup de plantes, même des plus rares, sous les noms que Tournefort leur a donnés; mais on y trouve peu de figures.

Apr. J.-C. 1632. — HOBOKEN (Nicolas) fut reçu docteur en philosophie et en médecine à Utrecht, sa patrie. Il y était né en 1632. En 1803, on le nomma à la chaire de médecine et de mathématiques à Steinfurt en Westphalie, et le comte de ce nom le choisit pour son médecin ordinaire. Il y a apparence qu'il ne demeura pas long-temps dans cette ville, car il n'était âgé que de 37 ans lorsqu'il en sortit pour se fixer à Harderwick dans la province de Gueldres, où il fut reçu professeur ordinaire de médecine et extraordinaire des mathématiques, à la place de François-Joseph Cochius. Les talents qu'il avait pour la chaire le firent connaître bientôt dans toute la province; mais son nom alla plus loin par les ouvrages qu'il donna au public. Il sont intitulés : — *Ductus salivalis Blasianus. Ultrajecti,* 1661, in-12. C'est sa thèse inaugurale, dans laquelle il attribue à Blasius la découverte du canal excréteur de la parotide. — *De politicæ prudentiæ studio, epistola. Ibidem,* 1663, in-12. — *De sede animæ, seu mentis humanæ in corpore humano. Arnhemiæ,* 1668, in-12. — *Oratio de observato hodie circa medicinam abusu et inordinatione. Ultrajecti,* 1668, in-4°. — *Anatomia secundinæ humanæ, quindecim figuris ad vivum propria auctoris manu delineatis illustrata. Accedit spicilegium epistolarum rem potissimum generatoriam referentium. Ultrajecti,* 1669, 1672, in-8°. — *Cognitio physiologica medica accuratissima et clarissima methodo tradita. Ibidem,* 1670, 1685, in-4°. — *De nobilitate medicorum. Ibidem,* 1670, in-4°. — *De professionis medicæ cum mathematica conjunctione. Ibidem,* 1670, in-4°. — *Anatomia secundinæ humanæ repetita, aucta, roborata, et quadraginta quatuor figuris propria auctoris manu delineatis insuper illustrata. Ultrajecti,* 1675, in-8°. Cette édition est plus ample que la précédente, sans être plus intéressante, sinon par les nouvelles figures que l'auteur y a ajoutées, et des raisonnements plus étendus sur les usages des parties. — *Anatomia secundinæ vitulinæ, triginta octo figuris propria auctoris manu delineatis illustrata. Ibidem,* 1675, in-8°.

Ap. J.-C. 1632.—LEUWENHOECK (Antoine), célèbre physicien et naturaliste, naquit à Delft le 24 octobre 1632, de Philippe et de Marguerite Bel, tous deux d'ancienne famille. Il s'acquit une très-grande réputation par ses expériences et par ses découvertes; il excella surtout à tailler des verres pour les microscopes et les lunettes. Ses talents lui ont ouvert l'entrée de la Société royale de Londres, qui le mit au nombre de ses membres le 29 janvier 1680; comme il lui a adressé la plupart de ses observations, elle en a enrichi les Transactions philosophiques. Pierre-le-Grand, czar de Moscovie, honora Leuwenhoeck de son estime. Lorsque ce prince passa devant Delft en 1698, il envoya deux de ses gentilshommes le prier de se rendre auprès de lui dans un des bateaux de charge qui le suivaient, et d'apporter ses admirables microscopes; il lui fit même dire qu'il serait allé le voir en passant par Delft, s'il n'avait été contraint de se dérober à la foule qui l'importunait. Ce savant physicien ne fut pas plutôt arrivé auprès de Sa Majesté czarienne, qu'il satisfit l'empressement de ce prince curieux, et lui fit voir, entre autres singularités, la circulation du sang dans la queue d'une anguille. Personne n'ignore la multitude de ses découvertes en tout genre; le nombre de celles qu'il a faites dans l'anatomie, à l'aide de ses microscopes, est en particulier si grand que si on voulait en faire un détail exact, on se trouverait engagé à copier ses ouvrages d'un bout à l'autre. Cet auteur a rendu évidente l'anastomose des artères avec les veines; toutes ses observations ne sont cependant point marquées au même coin de certitude. Il a cru voir un nombre infini de petits animaux dans le sperme des mâles; et sur ce qu'il en a dit, on a bâti un système concernant la reproduction des êtres vivants, qui n'a eu d'autre vogue que celle qui lui avait été procurée par la nouveauté. Quoique Leuwenhoeck eût passé toute sa vie, qui fut très-longue, à observer et à répéter ses observations, comme il lui manqua de la littérature, il ne perfectionna pas toutes ses expériences; mais parce qu'il lui manquait encore de ce goût sûr qui décide de la solidité d'une observation, il crut quelquefois voir des choses qui n'existent pas et n'en assura pas moins qu'elles existaient. Parmi ses paradoxes, on remarque son opinion sur la tunique des intestins appelée *villosa* par les anatomistes, qu'il a voulu faire passer pour un muscle; la pulsation qu'il a attribuée aux veines et non pas aux artères; les vers spermatiques : mais à travers ces erreurs, on lui doit une infinité de choses de grande importance. — Cet observateur mourut le 26 août 1723. Il a publié différents ouvrages en hollandais, qui ont paru à Delft et à Leyde, et qu'on a traduits en latin sous le titre d'*Arcana naturæ detecta. Delphis*, 1695, 1696, 1697, 1719, quatre volumes in-4°. Ces quatre volumes ont été réimprimés en 1722, à Leyde, et ils sont intitulés : *Opera omnia, seu, Arcana naturæ ope exactissimorum microscopiorum detecta, experimentis variis comprobata.*

Apr. J.-C. 1633 *environ.* — DUVAL (Guillaume), natif de Pontoise, fut successivement professeur à Paris aux colléges de Calvi et de Lisieux, et au collége royal. Il n'avait que vingt-deux ans lorsqu'il commença à enseigner la philosophie au collége de Calvi; peu de temps après il passa à celui de Lisieux, où il professa la même science. Comme il était savant, qu'il parlait avec beaucoup d'ordre et de facilité, il eut un grand nombre d'auditeurs; sa réputation lui mérita même une place au collége royal. Il fut nommé, en 1606, lecteur et professeur ordinaire en philosophie grecque et latine, à la place de Vincent Raffar, mort depuis peu : mais en 1613, Louis XIII réunit en sa faveur la chaire de Marius, décédé depuis deux ans. Duval était parvenu à un âge avancé lorsqu'il résolut de continuer ses études de médecine qu'il avait suspendues depuis long-temps. En 1612, il prit le bonnet de docteur dans les écoles de Paris, et dans la suite la faculté l'honora de son estime, en le nommant son doyen en 1640, et le continuant dans cette charge en 1641. Ce fut lui qui introduisit aux écoles de médecine, pendant son décanat, l'usage de réciter tous les samedis les litanies de la sainte Vierge et celles des saints et saintes qui ont exercé la médecine. Il a aussi composé un livre sur l'histoire du collége royal de France, dans lequel il parle de tous les professeurs de ce collége; mais il n'a pu échapper à son amour-propre, en parlant de lui-même avec autant d'étendue que du célèbre Ramus. Cette histoire a été imprimée en 1644, in-4°; on y trouve quelques traits curieux; mais le style est au-dessous du médiocre. Son plus grand ouvrage, et en même temps le plus ennuyeux, est son Commentaire général sur toute la philosophie d'Aristote. L'auteur en présenta la première édition, qui est celle de 1618, au roi Louis XIII qui le nomma son conseiller-médecin ordinaire. La dernière édition, qui est de 1639, est en quatre volumes in-folio. Ce Commentaire est écrit en latin. — Après avoir dit que Duval mourut en 1646, et qu'il était alors le doyen des professeurs royaux, il nous reste à donner les titres de ses autres ouvrages : — *Orationes pro medicorum Parisiensium panegyri. Parisiis*, 1612, in-4°. — *Præfatio parænetica in phytologiam seu doctrinam de plantis. Ibidem*, 1614, in-8°. — *Historia monogramma, sive, pictura linearis SS. medicorum et medicarum. Ibidem*, 1643, in-4°, avec son *Oratio ad sanctos et sanctas medicinæ professione et christiana charitate in curandis ægris illustres.* On y trouve encore *Præsentatio licentiandorum quatuor facultatis medicinæ Parisiensis, solemni oratione celebrata die 29 julii 1642.* Cette édition est dédiée à Michel Le Masle, abbé de Roches, chantre de Notre-Dame de Paris, qui avait fait présent de trente mille livres à la faculté pour y fonder de nouvelles écoles. *Phytologia seu philosophia plantarum. Parisiis*, 1647, 1658, in-8°. Cet ouvrage posthume est une assez mauvaise compilation.

Apr. J.-C. 1633 *env.* — FONTANUS (Nicolas) était d'Amsterdam, où il exerça la médecine dans le dix-septième siècle. La connaissance des langues savantes, l'étude approfondie de son art, l'expérience d'une longue pratique, le goût du travail, tout cela nous a valu les nombreux ouvrages qu'il a laissés. — *Institutiones pharmaceuticæ ex Bauderonio et du Boys, in pharmacopæorum gratiam potissimum concinnatæ. Amstelodami*, 1633, in-12. — *Aphorismi Hippocratis methodice dispositi, quibus accedit tractatus de extractione fœtus mortui per uncum. Amstelodami*, 1633, in-12. — *Florilegium medicum, in quo flores medicinæ, tam theoricæ quam practicæ, per partes distinctas proponuntur. Ibidem*, 1637, in-12. — *Responsionum et curationum medicinalium liber unus. Ibidem*, 1639, in-12. — *Auctuarium annotationum in praxim artis medicæ Remberti Dodonæi. Ibidem*, 1640, in-8°. — *Observationum rariorum analecta. Amstelodami*, 1641, in-4°. — *Annotationes ad epi-*

tomen anatomiæ Andreæ Vesalii. Ibidem, 1642, in-fol. — *Commentarius in Sebastianum Austrium de puerorum morbis. Amstelodami*, 1642, in-12 et in-8°. — *Fons, sive, origo febrium, earumque remedia. Ibidem*, 1644, in-12. — *Syntagma medicum de morbis mulierum, in quatuor tomos distinctum. Ibidem*, 1645, in-12.

Ap. J.-C. 1633. — BOCCONI (Silvio-Paul) naquit à Palerme, le 24 avril 1633, d'une famille originaire de Savone dans l'état de Gènes. A peine eut-il achevé ses premières études, que l'histoire naturelle l'occupa tout entier. Un secret penchant l'attira vers elle; il l'aima par goût, il s'y appliqua même avec tant d'ardeur, que les progrès qu'il y fit, lui méritèrent bientôt une réputation égale à celle des plus habiles physiciens et botanistes de son siècle. Ces commencements pouvaient le mener loin selon le monde; mais il renonça à tout ce qu'il lui promettait de plus avantageux, et il entra dans l'ordre de Citeaux dans un âge déjà mûr. Ce fut alors qu'il quitta le nom de Paul qu'il avait reçu au baptême, pour porter celui de Silvio qu'on lui donna à sa prise d'habit. Ce changement d'état ne lui fit point abandonner le genre d'étude qu'il avait embrassé; il tenait toujours au penchant qui l'emportait vers l'histoire naturelle. Il sollicita la permission de s'y livrer; et dès qu'il l'eut obtenu de ses supérieurs, il s'adonna plus que jamais à cette belle science. Ce n'est point dans la solitude du cabinet qu'on s'y perfectionne; ce n'est que par les courses et les voyages qu'on peut y acquérir de nouvelles connaissances. A cet effet, Bocconi parcourut non-seulement la Sicile, l'île de Malte et l'Italie, mais il passa encore en France, en Angleterre, dans les Pays-Bas, en Allemagne, en Pologne, et dans plusieurs autres contrées de l'Europe. Partout il se fit des protecteurs parmi les princes, et d'illustres amis parmi les gens de lettres. L'académie des curieux de la nature le mit au nombre de ses membres en 1696, sous le nom de Pline. L'empereur Léopold l'honora de son estime, et Ferdinand II, grand-duc de Toscane, le nomma son botaniste. La faculté de médecine de Padoue lui accorda le titre de docteur et de professeur en botanique. Mais il était temps qu'il mit fin à ses courses laborieuses; elles étaient trop pénibles pour lui : l'amour du repos le rappela dans sa patrie. Il se retira dans une maison de son ordre près de Palerme, et il y mourut le 22 décembre 1704, dans la soixante-onzième année de son âge. On reproche à ce savant homme d'avoir été trop crédule, et de n'avoir point assez examiné les rapports qu'on lui faisait sur les objets de ses études ; il y a cependant une infinité de choses qu'il a bien vues, et il en a avancé plusieurs qui n'étaient pas connues avant lui. Ses ouvrages ont paru, les uns sous le nom de Paul, les autres sous celui de Silvio ; voici les titres des plus intéressants :

Manifestum botanicum de plantis Siculis. Catanæ, 1668, in-folio. — *Elegantissimarum plantarum semina botanicis honesto pretio oblata per Paulum Bocconum. Ibidem*, 1668, in-folio. — *Della pietra belzuar minerale Siciliana, lettera familiare.* Monteleone, 1669, in-4°. — *Recherches et observations naturelles touchant le corail, la pierre étoilée, l'embrasement du mont Etna.* Paris, 1672, in-12. Amsterdam, 1674, in-8°, avec des augmentations. C'est un recueil de lettres sur les observations faites dans ses voyages. — Une *Lettre* sur la botanique, qui se trouve dans le recueil de Nicolas Gervais, imprimé à Naples en 1673, in-4°, sous le titre de *Bizzarie botaniche di alcuni simplicisti di Sicilia.* — *Icones et descriptiones rariorum plantarum Siciliæ, Melitæ, Galliæ et Italiæ, quarum unaquæque proprio caractere signata ab aliis ejusdem classis facile distinguitur. Oxonii*, 1674, in-4°, avec figures. *Londini*, 1674, in-4°. C'est la même édition que la précédente. Mongitore parle d'une autre de Lyon de la même année, mais elle est inconnue aux meilleurs bibliographes. On trouve dans cet ouvrage plusieurs plantes rares ou nouvelles, mais il est dommage qu'elles soient représentées par des figures trop petites et mal gravées. L'auteur a publié cette pièce, comme le prélude d'un traité de plus grande étendue qu'il se proposait de mettre au jour. — *Osservazioni naturali, ove si contengono materie medico-fisiche e di botanica, produzioni naturali, fossofori diversi, fuochi sotterranei d'Italia, e altre coriosita, disposte in trattati famigliari.* Bologne, 1684, in-12. On y voit beaucoup de choses touchant la botanique, mais que l'on trouve également dans ses autres ouvrages. Il y a aussi beaucoup de physique,

dont les phénomènes sont rapportés avec si peu de discernement, que la vérité est souvent obscurcie par des traits faux ou douteux. *Museo di piante rare della Sicilia, Malta, Corsica, Italia, Piemonte e Germania, con figure 133 in rame.* Venise, 1697, in-4°. En cette même année, l'auteur fit le voyage de Venise avec Sherard qui fut frappé de la beauté de son herbier sec, et qui l'engagea à en donner le catalogue au public. C'est l'ouvrage dont on vient de rendre le titre. Bocconi y a décrit plusieurs belles plantes des Alpes et d'Italie ; mais on l'accuse de trop de crédulité aux rapports d'autrui : on lui reproche même d'être un peu superstitieux dans l'énumération des vertus qu'il attribue aux plantes. M. Antoine de Jussieu lui reproche encore de n'avoir point fait honneur à Barrelier des plantes et des figures qu'il a empruntées de lui ; les auteurs du journal de Venise l'ont cependant déchargé de ce plagiat. Quoi qu'il en soit, l'ouvrage de Bocconi a été si bien reçu en Italie, qu'il a été augmenté d'un *Appendix* qu'on a publié à Venise en 1702, in-8°. — *Museo di fisica, e di esperienze, variato e decorato di osservazioni naturali, note medicinali, e ragionamenti secondo i principi de moderni ; con una dissertazione della origine, e della prima impressione delle produzioni marine, ed anche intorno l'origini de funghi.* Venise, 1697, in-4°. On y trouve plusieurs recherches utiles sur les animaux venimeux et les productions de la mer. Cet ouvrage a paru en allemand à Francfort, 1697, in-12.

Apr. J.-C. 1633. — MARCHETTI (Alexandre) vint au monde, le 17 mars 1633, au château de Pontormo, situé entre Pise et Florence. Il s'appliqua à la philosophie d'Aristote et à la jurisprudence, passa ensuite aux mathématiques qu'il étudia sous Borelli, et bientôt après à la médecine, dont il fit le cours dans les écoles de Pise, où il reçut les honneurs du doctorat. Ferdinand, grand-duc de Toscane, honora Marchetti de son estime et ne manqua aucune occasion de lui en donner des preuves. Il le nomma à la chaire de logique dans l'université de Pise ; mais ce médecin passa à celle de philosophie comme professeur extraordinaire et ensuite comme professeur ordinaire ; enfin, il succéda au célèbre Borelli, en 1679, dans la chaire des mathématiques. Parmi les ouvrages qu'il a laissés, il y en a peu qui aient la médecine pour objet; celui qui est intitulé : *De resistentia solidorum*, et qui fut imprimé à Florence en 1669, in-4°, a cependant jeté quelques lumières sur le mécanisme de la circulation. — Marchetti était âgé de 39 ans, lorsqu'il épousa Anne-Lucrèce de Cancellieri, native de Pistoye en Toscane, qui lui donna plusieurs enfants. L'aîné se distingua dans l'université de Pise où il enseigna les mathématiques, avec le titre de mathématicien du grand-duc. Il prit soin des obsèques de son père, qui mourut au château de Pontormo, lieu de sa naissance, le 6 septembre 1714, âgé de 81 ans, et qui fut enterré dans l'église de Saint-Michel, où l'on grava sur son tombeau cette épitaphe composée par l'abbé Lazare-Benoît Migltorucci, son ami intime :

D. O. M.

ALEXANDER MARCHETTI HIC CONDITUR,

GENERIS CLARITATE CONSPICUUS,

VIR INGENIO TAM ADMIRABILI,

UT SIBI PAREM ALIQUEM,

SUPERIOREM CERTE HABUERIT NEMINEM.

OMNI POLITIORI DOCTRINA INSTRUCTISSIMUS,

CUJUS IM MATHEMATICA PROFUNDITAS,

IN ETRUSCA POESI LEPOR,

IN LATINITATE ELEGANTIA,

LIBRIS EDITIS INCLARUIT DOMI FORISQUE :

QUEM ELOQUENTISSIMUM

PER ANNOS LVII ACADEMIA PISANA

PRIMUM PHILOSOPHIAM,

TUM MATHEMATICAM EDOCENTEM

ADMIRATA EST,

IN TAM EXIMIO VIRO GALILEUM

ET BORELLUM

SIBI RESTITUTOS PUTANS.

AMICITIÆ CULTOR, CANDORE,

FIDE, OBSEQUIIS;

ANIMI MODERATIONE

ET PRUDENTIA SINGULARI,

INTEGRITATIS EXEMPLAR SPECTATISSIMUM ;

PIETATIS AC RELIGIONIS SERVANTISSIMUS.

VIXIT ANNOS LXXXI,

AD GLORIAM SATIS,

AD REIPUBLICÆ LITTERARIÆ DECUS

ATQUE UTILITATEM

NON SATIS :

IMO INTEGER SUI

OBIIT,

BONORUM OMNIUM LUCTU;

VI SEPTEMBRIS, ANNI MDCCXIV.

HUNC TUMULUM

PATRI LONGE CHARISSIMO,

ANGELUS, EJUSQUE FRATRES MŒSTISSIMI

POSUERUNT.

Ap. J.-C. 1633. — CLAUDER (Gabriel), médecin des électeurs de Saxe et membre de l'académie impériale d'Allemagne sous le nom de Thésée Ier, était d'Altenbourg, où il naquit le 28 octobre 1633. Il s'appliqua à l'étude des langues et des belles-lettres dans sa patrie, et il y fit tant de progrès, qu'à l'âge de 18 ans on l'envoya à Iena, où il étudia la médecine sous les professeurs Rolfinck, Moebius et Schenck. Au bout de trois ans, il se rendit à Leipsic et continua le même genre d'application jusqu'en 1660, qu'il se mit à voyager. Il dirigea sa course par le cercle de la Basse-Saxe, passa à Hambourg, d'où il alla en Hollande et en Angleterre; puis s'étant embarqué pour les Pays-Bas, il y vit ce qu'il y a de plus curieux, avant que de se mettre en route vers Cologne; de là il traversa l'Allemagne jusqu'au Tyrol, parcourut l'Italie, et revint chez lui par la Suisse et Strasbourg. Tout chargé qu'il fût des connaissances acquises dans ses voyages, il lui manquait le titre qui les annonce. Ce fut pour l'obtenir qu'il se rendit encore à Leipsic, où il reçut le bonnet de docteur en 1662. Il se disposa ensuite à passer à Hambourg pour y exercer sa profession ; il savait qu'il y était beaucoup désiré : mais on le détermina à demeurer dans sa patrie, en lui faisant entrevoir tout les avantages auxquels il pouvait aspirer. En effet, ils ne tardèrent pas à se présenter : Jean-George II, électeur de Saxe, lui donna l'emploi de son médecin ordinaire en 1667, et deux ans après, il y ajouta celui de médecin de ses sérénissimes enfants. Clauder sentit tout l'honneur que lui procurait la confiance de son prince; mais philosophe par goût et par caractère, il sentit encore plus qu'il n'était pas fait pour le tumulte du grand monde. C'est pourquoi il se lassa de la cour au bout de quelques années, et, pour réussir dans le dessein qu'il avait de la quitter, il prétexta le dérangement de sa santé, pour lequel il obtint la permission de retourner à Altenbourg. Il vivait dans cette ville uniquement occupé de ses malades et de l'étude, lorsqu'il s'excusa d'aller se fixer à Berlin en 1673, et qu'il pria l'électeur Jean-George II de le dispenser de retourner à la cour de Dresde en 1680. Il ne put cependant se refuser à Jean-George III, son fils, qu'il visita dans les maladies qui l'attaquèrent en 1682 et 1684; mais après ce temps, il demeura à Altenbourg, toujours partagé entre les malades et le cabinet, et il persista dans ce train de vie jusqu'à sa mort arrivée le 9 janvier 1601. Ce médecin a laissé un grand nombre d'observations dans le recueil des curieux de la nature; mais la plupart sont remplies de préjugés et caractérisent l'homme superstitieux et ignorant. Ses autres ouvrages sont :

Dissertatio de tinctura universali, vulgo lapis philosophorum dicta. Altenburgi, 1678, in-4°. *Norimbergæ*, 1736, in-4°. — *Methodus balsamandi corpora humana, aliaque majora, sine evisceratione et sectione huc usque solita. Altenburgi*, 1679, in-4°. C'est un recueil de tout ce qui a été écrit sur cette matière jusqu'à son temps. La réputation de Louis de Bils l'a engagé a entreprendre ce travail. Il a voulu imiter le secret de cet anatomiste; il a même promis d'exécuter tout ce qu'on admirait alors dans les préparations de celui-ci : mais Tobie André lui a reproché de s'être vanté mal à-propos, puisque bien loin d'avoir trouvé une méthode qui valût celle de De Bils, il n'avait employé que la saumure pour la conservation des corps qu'il soumettait à ses épreuves. Il s'est cependant servi dans la suite de l'esprit de sel ammoniac tartarisé; et par ses recherches, il a découvert que le miel et la cire ne conservaient point les cadavres, ainsi que les anciens l'avaient avancé. — *Dissertatio de cinnabari nativa hungarica, longa circulatione in majorem efficaciam fixata et exaltata. Ienæ*, 1684, in-4°. — *Praxis medicæ generalia monumenta. Chemnitzii*, 1729, in-8°. — Frédéric-Guillaume Clauder, son neveu et son gendre, fut aussi médecin à Altenbourg. Après la mort de son père, Gabriel, son oncle, prit soin de son éducation; et lui voyant des talents pour la médecine, il l'engagea à étudier cette science, dans laquelle il obtint les honneurs du doctorat. Ce fut en 1686 que Gabriel lui donna sa fille en mariage. Il la méritait autant par les qualités du cœur que par celles de l'esprit; il était même digne par son savoir, d'être le gendre d'un homme qui jouissait de la plus grande réputation dans la pratique de la médecine. Il s'y distingua lui-même; et à ce titre, il fut reçu dans l'académie impériale des curieux de la nature sous le nom de Thésée III.

Apr. J.-C. 1633. — **RAMAZZINI** (Bernardin) naquit à Carpi, le 5 novembre 1633, de Barthélemi et de Catherine Federzoni, honnêtes bourgeois de cette ville qui est à dix milles de Modène. Il fit son cours d'humanités chez les jésuites, et se rendit à Parme à l'âge d'environ 19 ans, pour y commencer celui de philosophie qu'il finit au bout de trois ans, par des thèses qu'il soutint publiquement sur toutes les parties de cette science. Incertain alors sur la profession qu'il embrasserait, il balança quelque temps entre l'étude du droit et de la médecine; mais enfin il se décida pour la dernière, dans laquelle il fit tant de progrès, qu'il obtint le bonnet de docteur dans la faculté de Parme le 21 février 1659. De cette ville, il passa à Rome et se mit à suivre Antoine-Marie Rubei, célèbre praticien, fils de Jérôme Rubei, médecin du pape Clément VIII. — Éclairé par les lumières de cet habile maître, qui le jugea en état de marcher seul dans les routes épineuses de la pratique, il alla l'exercer dans le duché de Castro, contrée du patrimoine de saint Pierre; mais le mauvais état de sa santé l'obligea de retourner à Carpi au bout de quelques années, et, s'y étant enfin rétabli, il y épousa Françoise Richi qui lui donna un fils et deux filles. Il fit la médecine avec honneur dans sa patrie jusqu'en 1671, qu'il vint s'établir à Modène. Son mérite y fut bientôt connu, et l'on aurait voulu trouver l'occasion de lui donner des preuves de l'estime qu'on en faisait; mais les circonstances ne furent pas favorables à sa promotion. Ce ne fut qu'en 1682 qu'il fut nommé à la chaire de théorie dans les écoles que François II, duc d'Est, avait rétablies à Modène en 1678. Ramazzini y enseigna jusqu'en 1700, qu'il ambitionna d'avoir part à la réputation dont les professeurs de l'université de Padoue jouissaient. Il sollicita de l'emploi dans cette académie, et il y obtint la chaire de médecine pratique, dans laquelle il monta le 12 du mois de décembre de la même année. Quoiqu'il fût déjà avancé en âge, il n'eut pas moins d'ardeur à remplir les fonctions de sa nouvelle charge, que les professeurs qui n'avaient point vieilli dans cet exercice. Pendant l'hiver de l'an 1703, il fut attaqué d'une fluxion sur les yeux qui lui fit craindre de perdre la vue; il la perdit en effet au bout de quelques années. Privé du plaisir de la lecture, qui était tout ce qu'il regrettait, il y suppléa par le secours de ses petits-fils qui lui servirent de lecteurs et de scribes.

En 1708, le sénat de Venise le nomma président du collége des médecins de cette capitale de la république, et l'année suivante, il le fit monter de la seconde chaire de pratique à la première. Ramazzini se préparait à donner sa leçon, lorsqu'il fut attaqué de l'apoplexie qui l'enleva de ce monde le 5 novembre 1714, à l'âge de 81 ans. Son mérite lui avait procuré l'entrée de quatre académies. Il fut d'abord associé à celle des Dissonanti de Modène, et ensuite à celle des curieux de la nature, qui le reçut sous le nom d'Hippocrate III. En 1706, la Société royale de Berlin le mit au nombre de ses membres, et l'académie des Arcades de Rome en 1709. On a de lui : — *Exercitatio intro-apologetica, seu, Responsum ad scripturam quamdam Annibalis Cervii, doctoris medici. Mutinæ*, 1679, in-folio. Il justifie sa conduite au sujet des conseils qu'il avait donnés à un malade que Cervius traitait. — *Relazioni sopra il parto e la morte della marchese Martelini.* Modène, 1681, in-folio. La mort de la marquise fut suivie d'une dispute très-vive entre Ramazzini et le docteur Jean-André Moniglia. Il s'agissait de savoir s'il aurait fallu procéder à l'extraction de l'arrière-faix, immédiatement après l'accouchement de cette dame. Cette contestation amena plusieurs écrits pendant le terme de trois ans qu'elle dura. — *Oratio in solemni Mutinensis academiæ instauratione. Mutinæ*, 1683, in-4°. — *De constitutione anni 1690, ac de epidemia quæ Mutinensis Agri colonos afflixit. Ibidem*, 1691, in-4°. — *De fontium Mutinensium admiranda scaturigine. Ibidem*, 1691, in-4°. — *De constitutione anni 1691 apud Mutinenses. Ibidem*, 1692, in-4°. — *De morbis artificum diatriba. Mutinæ*, 1700, in-8°. *Ultrajecti*, 1703, in 8°. *Patavii*, 1713, in-8°. *Venetiis*, 1743, in-8°. En allemand, Leipsic, 1718, in-8°. Il est le premier qui se soit avisé de traiter des maladies qui sont propres à chaque profession. — *Orationes iatrici argumenti. Patavii*, 1708, in-4°. C'est le recueil des discours qu'il prononça, tant à l'ouverture des études qu'à d'autres occasions.

Ephemerides barometricæ Mutinæ olim editæ. Ibidem, 1710, in-12. — *De principum valetudine tuenda commentatio. Patavii*, 1710, in-4°. *Lipsiæ*, 1711, in-8°, par les soins de Michel-Erneste Ettmuller qui a joint la Vie de l'auteur à cet ouvrage. — *De contagiosa epidemia quæ in Patavino Agro in boves irrepsit. Patavii*, 1712, in-8°. *Lipsiæ*, 1713, in-4°. En allemand, Lunebourg, 1746, in-8°. — *De abusu chinæ dissertatio epistolaris. Patavii*, 1714, in-8°. — Et plusieurs autres pièces qu'on trouve dans le recueil de ses ouvrages, surtout dans celui imprimé à Padoue en 1718, quatre volumes in-8°. On a encore d'autres éditions du recueil de ses œuvres, comme celle de Genève, 1716, in-4°, de Londres, 1717, in-4°, de Naples, 1739, deux tomes en un volume in-4°, avec figures.

Apr. J.-C. 1633 *environ.* — PATIN (Charles), habile médecin et célèbre antiquaire, était de Paris, où il naquit le 23 février 1633. Il fut élevé avec beaucoup de soins par Gui Patin, son père, et comme il y répondit par son application à l'étude, il fit des progrès si surprenants, qu'à l'âge de 14 ans, il soutint sur toute la philosophie des thèses grecques et latines, auxquelles assistèrent 34 évêques, le nonce du pape et plusieurs autres personnes de distinction. On le destina au barreau ; il fut même reçu à la licence ès-droits à Poitiers, et ensuite avocat au Parlement de Paris ; mais il abandonna bientôt l'étude des lois pour se livrer tout entier à celle de la médecine, qui flattait davantage son inclination. Il pratiqua cette science avec succès, et il l'enseigna avec beaucoup de réputation dans les écoles de la faculté de Paris, dont il était docteur depuis 1650 ; mais la crainte d'être emprisonné lui fit quitter la France, où il ne pouvait plus demeurer sans danger d'être puni de sa mauvaise foi. On attribue sa disgrâce à un prince du sang qui l'accusa d'avoir débité quelques exemplaires d'un ouvrage satirique, dont il s'était chargé de procurer l'anéantissement.

Il se mit alors à voyager, et il parcourut l'Allemagne, la Hollande, l'Angleterre, la Suisse et l'Italie. Sa disgrâce et son éloignement touchèrent au vif son père, dont il était tendrement aimé ; mais il eut la consolation de le voir devenir célèbre dans la connaissance de l'antiquité et de la médecine. Las de voyager, Charles Patin se fixa à Padoue ; il y fut nommé à une chaire extraordinaire le 19 septembre 1676 ; mais il passa à la première de chirurgie le 29 octobre 1081, enfin à celle de pratique le 9 octobre 1683. Comme il remplit ces places avec distinction, la seigneurie de Venise lui accorda le titre de chevalier de Saint-Marc, l'académie impériale des curieux de la nature le reçut dans son corps, sous le nom de Galien Ier, et il fut long-temps chef et directeur de l'académie des Ricovrati. Ce médecin mourut à Padoue le 2 octobre 1693, et laissa un grand nombre d'ouvrages en latin, en français et en italien, dont voici la notice :

In stirpem regiam epigrammata. Parisiis, 1660, in-4°, avec la traduction française à côté. — *Itinerarium comitis Briennæ. Parisiis*, 1662, in-8°. Il n'en est que l'éditeur. — *Familiæ Romanæ ex antiquis numismatibus ab Urbe condita ad tempora D. Augusti. Ibidem*, 1663, in-folio. Cet ouvrage fut tiré de la bibliothèque de Fulvius Ursinus, chanoine de Saint-Jean-de-Latran. — *Traité des tourbes combustibles.* Paris, 1663, in-4°. La tourbe, suivant le sentiment assez général des physiciens, n'est que le débris d'herbes et des plantes pourries, converties par cette putréfaction en une terre noire et combustible. — *Relations historiques de divers voyages en Europe.* Strasbourg, 1670, in-12. Bâle, 1673, in-12. Lyon, 1674. — *Imperatorum Romanorum numismata. Argentorati*, 1671, in-folio. *Amstelodami*, 1697, in-folio. — *Thesaurus numismatum. Amstelodami*, 1672, in-4°. *Veneliis*, 1683, in-4°. — *Practica delle medaglie.* Venise, 1673. — *Suetonius illustratus cum notis et numismatibus. Basileæ*, 1675, in-4°. — *De numismate antiquo Augusti et Platonis. Ibidem*, 1675, in-4°. — *Encomium Moriæ Erasmi, cum figuris Holbenianis. Ibidem*, 1676. — *Oratio inauguralis de optima medicorum Secta. Patavii*, 1676, in-4°. — *Oratio de febribus. Patavii*, 1677, in-4°. — *Oratio de Avicenna. Ibidem*, 1678, in-4°. — *De numismate antiquo Horatii Coclitis. Basileæ*, 1678, in-4°. — *Oratio de scorbuto. Patavii*, 1679. — *Judicium Paridis in numismate Antonii Pii. Basileæ*, 1679, in-4°. — *Epistola et dissertatio in numismata varia. Patavii*, 1679, in-4°. — *Le pompose festi de Vicenza.* Padoue, 1680. — *Natalitia Jovis in numismate Antonini Caracallæ. Patavii*, 1681. — *Quod optimus medicus debeat esse chirurgus, oratio. Ibidem*, 1681, in-4°. — *De nu-*

mismatibus quibusdam Neronis, disquisitio. Bremæ, 1681, in-4°. — *Lycæum Patavinum, sive, icones et vitæ professorum Patavii anno 1682 publice docentium. Patavii*, 1682, in-4°. — *Oratio probans quod medico-chirurgo liceat, absque artis dedecore, bestiis etiam mederi. Venetiis*, 1682, in-4°. — *Oratio qua probatur medicinam practicam non satis æstimari. Ibidem*, 1683, in-4°.

Dissertatio therapeutica de peste. Augustæ Vindelicorum, 1683, in-4°. — *Thesaurus numismatum a Petro Moroceno collectorum. Venetiis*, 1684, in-4°. — *Commentarii in tres inscriptiones græcas Smyrna nuper allatas. Patavii*, 1685, in-4°. — *Circulationem sanguinis veteribus cognitam fuisse. Ibidem*, 1685, in-4°. — *Flores medicinæ. Ibidem*, 1686, in-4°. — *Idea capitis humani. Ibidem*, 1686, in-4°. — *Commentarius in antiquum monumentum Marcellinæ. Patavii*, 1688, in-4°. — *Oratio, in febribus medendis inspiciendum esse lotium. Ibidem*, 1688, in-4°. — *Commentarius in antiquum cenotaphium Marci Artorii, medici Cæsaris Augusti. Ibidem*, 1689, in-4°. — *Vanam esse astrologiam ac medico plane indignam. Patavii*, 1691, in-4°. — *Discours, emblèmes, lettres* contre le Journal des savants. — La femme de Charles Patin était savante, ainsi que ses deux filles ; elles furent toutes trois de l'académie des Ricovrati de Padoue, et elles donnèrent au public des ouvrages de leur composition. Sa femme est auteur d'un recueil de réflexions morales et chrétiennes. Charlotte, sa fille aînée, a fait une harangue latine sur la levée du siége de Vienne, et des *Tabellæ selectæ*, in-folio, qui contiennent l'explication de 41 tableaux des plus fameux peintres. On compte parmi les productions de Gabrielle, sa fille cadette, le panégyrique de Louis XIV et une dissertation imprimée à Venise en 1683, in-4°, sur le phénix d'une médaille de Caracalla.

Ap. J.-C. 1633. — DRELINCOURT (Charles) naquit à Paris, le 1er de février 1633. Après avoir fait une partie de ses études dans sa ville natale, il se rendit à Saumur, où il prit le bonnet de maître ès-arts le 24 septembre 1650. De là il se rendit à Montpellier pour y faire son cours de médecine, qu'il termina le 18 août 1654, par sa promotion au doctorat. Le maréchal de Turenne qui avait beaucoup d'estime pour Drelincourt le père, choisit le fils pour son médecin en 1656; il le fit même nommer médecin des armées de Louis XIV, qu'il commandait en Flandre. Ce jeune homme s'acquitta de cet emploi avec honneur jusqu'à la paix conclue en 1659. Quatre ans après, il devint médecin ordinaire du roi, à la recommandation de Vallot. Vers le même temps, il se maria à Paris, et après avoir passé près de dix ans dans cette ville, occupé de ses études particulières et de la pratique de la médecine, il quitta la France en 1668, et vint s'établir à Leyde, où Conrad Van Beuningen, ambassadeur des états généraux auprès de Louis XIV, lui procura la chaire de médecine, qui vaquait depuis le 4 mars 1664 par la mort de Jean Antonides Van der Linden. Il en remplit les fonctions avec d'autant plus de succès, que sa méthode d'enseigner était claire et exacte; et lorsqu'on le fit passer à la première chaire d'anatomie en 1670, il y fit voir une sagacité et une dextérité que l'on admira. En général, c'était un homme d'un esprit fort orné, très-savant dans les langues grecque et latine, et fort habile dans la médecine.

Il fut médecin de Guillaume, prince d'Orange, et de Marie d'Angleterre, sa femme, qu'il accompagna aux bains d'Aix-la-Chapelle en 1681. Huit ans après, lorsque cette princesse quitta les Provinces-Unies pour se rendre en Angleterre, Drelincourt, alors recteur de l'université de Leyde, porta la parole pour la complimenter sur son départ. Il vécut environ huit ans depuis cette époque; mais les infirmités de la vieillesse ne lui permettant plus de s'acquitter de tous ses devoirs, on le soulagea en lui associant Antoine Nuck, professeur d'anatomie, qui se chargea de faire les démonstrations nécessaires pour l'enseignement de cette science. Drelincourt succomba enfin aux douleurs aiguës qui le tourmentèrent pendant les derniers mois de sa vie; il mourut à Leyde le dernier de mai 1697, dans la soixante-quatrième année de son âge.

Drelincourt a laissé plusieurs ouvrages qui sont estimés et qui méritent de l'être. On les a recueillis en quatre volumes in-12, qui ont paru à Leyde en 1671 et en 1680. Il y a encore une édition de 1693, in-4°, mais la plus complète est de La Haye de 1727, in-4°.

Cette collection doit tenir place dans la bibliothèque d'un médecin. On n'y trouvera cependant rien de nouveau, car Drelincourt n'a rien inventé; mais on y trouvera presque toutes les découvertes de son temps, bien déduites et bien expliquées. C'est dommage que son style ne soit pas assez didactique, et que l'auteur l'ait trop chargé d'antithèses, l'ait rempli de figures déplacées, de phrases puériles, de petites élégances affectées, et qu'il ait trop employé de vieux mots latins, qui n'étaient plus en usage du temps de la belle latinité du siècle d'Auguste. Voici les éditions particulières des ouvrages de notre médecin : — *Clarissimum Monspeliensis Apollinis stadium. Monspelii*, 1654, in-24. Il y a une édition dans laquelle on a compris les trois pièces suivantes. *Lugduni Batavorum*, 1680, in-12. — *Quæstiones quatuor cardinales, pro suprema Apollinari Daphne consequenda. — Oratio doctoralis Monspessula, qua medicos, jugi Dei operum consideratione atque contemplatione permotos, cæteris hominibus religioni astrictiores esse demonstratur : atque adeo impietatis crimen in ipsos jactatum diluitur. — De partu octimestri, vivaci, diatriba. Parisiis*, 1662, in-12. *Lugduni*, 1666, in-12. *Lugduni Batavorum*, 1668, in-16. — *La Légende du Gascon, ou lettre à M. Porée sur la méthode prétendue nouvelle de tailler de la pierre*. Paris, 1665, in-8°. Leyde, 1674, in-12. Notre auteur rapporte plaisamment l'histoire d'un nommé Raoux, de Cauvisson, bourg du Bas-Languedoc, qui taillait l'un et l'autre sexe sans aucune préparation et sans tenir le malade assujetti, ou par des liens, ou par les mains des aides. C'est à l'occasion d'une lettre de Porée, médecin de Rouen, que Drelincourt écrivit cet ouvrage. Porée lui avait mandé qu'on publiait en Normandie la canonisation d'un saint nouveau qui guérissait divinement de la pierre, et l'avait prié de lui en faire la légende. Drelincourt donna effectivement le titre de *Légende* à sa réponse, qui est du 8 décembre 1663, et dans laquelle il met au grand jour la supercherie de cet opérateur, à qui on reprochait d'avoir substitué de faux calculs dans quelques-unes de ses tailles. Notre médecin s'étend d'ailleurs sur la méthode que suivait Raoux, qu'il avait vu plusieurs fois opérer; et de tout ce qu'il en dit, on voit assez que ce lithotomiste pratiquait la taille à la façon de Celse, à qui il avait fait quelques corrections. La légende est suivie de deux lettres sur le même sujet, adressées à Vallot, premier médecin du roi.

Præludium anatomicum. Lugduni Batavorum, 1670, 1672, in-16. C'est le discours qu'il prononça à sa première leçon d'anatomie dans l'amphithéâtre de Leyde, et c'est peut-être le meilleur de ses opuscules. On y trouve des notions anatomiques bien détaillées, notamment sur le cerveau, le larynx, les muscles de la langue, plusieurs parties des yeux et des oreilles, principalement sur leurs glandes. — *Apologia medica, qua depellitur illa calumnia, medicos sexcentis annis Roma exulasse. Lugduni Batavorum*, 1671, 1672, in-16. Il la prononça dans l'auditoire de Leyde, pour servir de réponse à l'écrit du jurisconsulte Boeckelmann, intitulé : *Medicus Romanus, servus, sexaginta solidis æstimatus.* Drelincourt soutient avec assez de raison, que Rome ne fut jamais sans médecins ; mais il s'échauffe mal à-propos contre son adversaire, au sujet de ce qu'il dit sur ceux de l'ancienne Rome, dont la plupart étaient plébéiens ou esclaves, et ne s'occupaient que des fonctions serviles de l'art. On ne peut disconvenir que dès lors les médecins ne fussent divisés en deux classes ; en médecins-architectes et en médecins-manœuvres. Les premiers, qui souvent étaient d'un ordre distingué, auraient cru s'avilir en exerçant toutes les fonctions en usage pour la cure des maladies, ils en chargèrent les seconds, à qui ils cédèrent volontiers tout le détail de la médecine ministrante, pour se tenir aux commandements qu'ils faisaient exécuter sous leurs yeux. — *Libitinæ trophæa, pro concione, cum fasces academicos deponeret, computata die solemni VIII Februarii 1680. Lugduni Batavorum*, 1680, in-16. L'auteur se propose ici de faire voir, par des faits, l'empire de la mort sur les hommes ; mais comme il ne dit là-dessus que des choses triviales et connues de tout le monde, il parut contre lui une lettre en style macaronique, et bientôt après une pièce plus sérieuse, sous le titre d'*Alitophili observationes extemporaneæ ad erecta a Carolo Drelincurtio Libitinæ, necnon famæ suæ Trophæa.* Il fut piqué de l'une et de l'autre, et il publia pour sa défense : *Appendix ad Libitinæ Trophæa. Lugduni Batavorum*, 1680, in-16.

C'est une satire violente contre ses adversaires.

Experimenta anatomica ex vivorum sectionibus petita. Lugduni Batavorum, 1681, 1682 et 1684, in-12. On y trouve le résultat de plusieurs expériences que Drelincourt a faites sur des chiens vivants ; et pour cette raison, les dix-sept chapitres qui divisent cet ouvrage, sont intitulés : *Canicidium primum, Canicidium secundum*, etc. Les sept pièces suivantes terminent ce traité : *De semine virili. De semine muliebri intus et extra suum seminarium, sive fœmineis ovis, vel in ovario, vel extra. Parerga super iisdem ovis. De utero. De tubis uteri. Parerga de tubis uteri. Corollaria de humano fœtu.* — *De fœminarum ovis, tam intra testiculos et uterum, quam extra; ab anno 1666 ad retro sæcula. Lugduni Batavorum*, 1684, in-12. *Ibidem*, 1686, in-12, sous ce titre : *De fœminarum ovis historicæ atque physicæ lucubrationes.* Il décrit les œufs sous les différents états qu'on les remarque dans les ovaires, dans les trompes et dans la matrice ; mais il avoue qu'il a jugé des ovaires des femmes par analogie à ce qu'on observe dans les poules. A ces propres observations, il joint le témoignage de 70 auteurs anciens et modernes, pour montrer que la réalité des œufs est incontestable, et que c'est par eux que les femmes contribuent à la reproduction de l'espèce humaine. Dans la seconde édition, il désigne les auteurs sur l'autorité desquels il appuie son opinion, plus clairement qu'il n'avait fait dans la première, et il y joint quelques nouvelles remarques, ainsi qu'un traité intitulé : *De fœminarum ovis curæ secundæ.* Basnage de Beauval proposa quelques doutes sur le système de l'auteur, dans son *Histoire des ouvrages des savants.* Drelincourt répondit à ses objections par une lettre que ce journaliste inséra dans le Journal de janvier 1688 ; mais cette contradiction ne fut pas la seule que notre médecin eut à essuyer.

De conceptione adversaria. Lugduni Batavorum, 1685, in-16. Il prétend y réfuter tous les systèmes publiés avant le sien sur la formation du fœtus, et donne à chacun de leurs auteurs une épithète qui caractérise leur façon de penser. Il appelle Fernel, *Seminator*, parce que ce médecin a pensé que tous les êtres se perpétuent par la semence ; Plazzoni, *Pistor*, parce qu'il attribue la formation de l'homme à la formation des liqueurs prolifiques ; *Barbatus, liquator atque fusor*, pour avoir dit que l'enfant naissait *e sanguine menstruo coliquante* ; Van Hoorne, *Casearius*, parce que cet auteur croyait que par le mélange de deux liqueurs prolifiques, il en résultait une espèce de *coagulum*, qui était le rudiment du fœtus, etc. Si Drelincourt vivait encore, que ne dirait-il pas du système des particules organiques ! — *De humani fœtus membranis hypomnemata. Lugduni Batavorum*, 1685, in-16. Cet ouvrage accable d'ironies les auteurs les plus respectables qu'il tourne en ridicule, en rejetant les opinions qu'ils ont avancées sur les membranes du fœtus. — *De tunica fœtus allantoïde, melctemata. Lugduni Batavorum*, 1685, in-16. Il soutient que cette membrane ne se trouve que dans les animaux qui ruminent.

De tunica chorio animadversiones. — *De membrana fœtus agnina castigationes.* Ces deux pièces ont été insérées dans le recueil de ses opuscules. — *De fœtuum pileo, sive galea, emendationes.* Avec cette épigraphe tirée d'Æ. lius Lampridius : *Solent pueri pileo insigniri naturali, quod obstetrices rapiunt, et advocatis credulis vendunt, siquidem caussidici hoc juvari dicuntur.* Les enfants naissent quelquefois avec la tête couverte d'une portion de leurs membranes. La superstitieuse crédulité a regardé cet événement comme une marque de bonheur, et de là est venu le proverbe : *Il est né coiffé.* Les paroles de Lampridius, historien latin du quatrième siècle, prouve l'ancienneté de cette façon de penser ; mais les vieilles erreurs, toutes capables qu'elles soient d'en imposer au peuple qui les adopte sur l'autorité de ceux qui en ont été les dupes, paraîtront toujours ce qu'elles sont, dès qu'on les soumettra à l'examen de la raison et du bon sens. — *Super fœtus humani umbilico, meditationes.* Il couvre de ridicule les présages superstitieux qu'on a établis sur les nœuds et les rides du cordon ombilical. — *De conceptu, conceptus, quibus mirabilia Dei super fœtus humani formatione, nutritione, atque partione, sacro velo hactenus tecta, systemate felici reteguntur.* Le mystère impénétrable de la génération est le sujet de ses recherches; mais il s'y perd comme tant d'autres qui ne sont sortis de ce chaos qu'à la faveur des systèmes qu'ils ont imaginés. — *De*

divinis apud Hippocratem dogmatis, sermo. Ces dernières pièces n'ont paru que dans le recueil de ses opuscules. — *De variolis atque morbillis, dissertatio. Lugduni Batavorum*, 1702, in-12, avec une dissertation d'Antoine Sidobre, médecin de Montpellier, sur le même sujet.

Après J.-C. 1633. — ANDRÉ ou ANDREÆ (Tobie), fils de Guillaume Andreæ, apothicaire de Brême, vint au monde dans cette ville le 11 août 1633. Il fit le cours de ses humanités, partie à Brême, partie à Herborn, et vint continuer ses études à Duisbourg, à Leyde et à Groningue. Le premier de septembre 1659, il fut reçu docteur en philosophie et en médecine à Duisbourg. Comme on lui reconnut des talents pour la chaire, on ne tarda pas à le faire passer au rang des professeurs de cette académie. On lui donna une leçon de médecine le 6 juin 1662 ; mais ayant été appelé pour occuper un pareil emploi dans l'école de Bois-le-Duc, il s'y rendit en 1669. Louis de Bils était alors dans cette ville. Il s'y distinguait par ses dissections et passait pour avoir le secret de garantir les cadavres de la putréfaction. Il n'en fallut pas davantage à André, pour le déterminer à se rendre à Bois-le-Duc ; mais à peine y était-il arrivé, que les États de Frise le choisirent pour remplacer Joachim Francelius, professeur en médecine à Frenequer, mort le 27 mars 1669. L'université s'opposa à cette nomination ; et quoiqu'André se soit mis en devoir de se justifier de certains soupçons qu'on avait conçus contre lui, l'ordre des États fut révoqué, et il n'obtint point la chaire à laquelle il avait été appelé. En 1674, il passa à Francfort-sur-l'Oder pour y enseigner la médecine ; mais comme les curateurs de l'académie de Franequer n'avaient point cessé d'avoir l'œil ouvert sur lui depuis sa première nomination, ils le rappelèrent dans cette ville le 11 juillet 1680, et le 11 janvier de l'année suivante, il vint y remplir la chaire de philosophie à laquelle on l'avait nommé. Pendant les quatre années qu'il fut dans cet emploi, il soutint de toutes ses forces la physique de Descartes, comme avait déjà fait Abraham von Galich, son prédécesseur. Il mourut à Franequer le 5 de janvier 1685. Ce médecin fut un des admirateurs de la méthode de Louis de Bils ; il se chargea de la défendre contre les attaques des adversaires que le ton que cet anatomiste avait pris, lui avait suscités. C'est à ce sujet qu'il publia les ouvrages suivants :

Breve extractum actorum in cadaveribus Bilsiana methodo præparatis. Duisburgi, 1659, in-4°. *Marpurgi,* 1678, in-4°. — *Bilanx exacta bilsianæ et clauderianæ balsamationis. Amstelodami,* 1682, in-12. Gabriel Clauder, médecin du duc d'Altenbourg, avait fait imprimer en 1679, un écrit par lequel il prétendait prouver que sa manière d'embaumer ne cédait en rien à celle de Louis de Bils ; et c'est cette prétention qu'André a voulu rabattre. — Portal attribue à ce médecin un ouvrage intitulé : *De concoctione ciborum in ventriculo. Francofurti,* 1675, in-4°. Mais ce n'est qu'une thèse soutenue sous la présidence de l'auteur à Francfort-sur-l'Oder. M. Paquot lui donne encore un ouvrage : *Exercitationes philosophicæ de angelorum malorum potentia in corpora. Amstelodami,* 1691, in-12. Ce fut le *Monde enchanté* de Bekker, qui réveilla cette question.

Apr. J.-C. 1633 env. — WORMIUS (Olaus), célèbre médecin danois, était d'Arhusen dans le Nord-Jutland. Après de bonnes études des langues latine et grecque, il s'appliqua à la philosophie et à l'histoire dans les universités de Giessen et de Marpurg ; mais s'étant décidé pour la médecine en 1607, il alla en commencer le cours à Strasbourg, d'où il passa à Bâle, et sur la fin de l'année 1608 à Padoue. En 1609, il se rendit à Montpellier ; il y prit même ses degrés selon Astruc qui l'assure sans fondement, car Mercklein et Mathias les lui font prendre à Bâle, d'après ce qui est dit dans l'oraison funèbre que Thomas Bartholin prononça à Copenhague à la mort de notre médecin. — En 1610, Wormius était à Paris, et ce fut là qu'il prit la résolution de parcourir la Hollande et l'Angleterre avant que de retourner dans son pays. Comme il savait voyager, il se conduisit partout, non seulement en homme curieux qui passe d'une ville à une autre pour y voir les choses les plus remarquables, mais en amateur des sciences, dont l'objet principal est de recueillir les secrets de la nature et de s'enrichir des découvertes des savants. En 1611, il arriva à Marpurg dans le dessein d'y faire un cours de chimie. La peste lui fit abandonner les écoles de cette université ; il se rendit à Cassel où il travailla dans le laboratoire du prince. Vers la fin de la même année, il retourna à Bâle pour y recevoir les honneurs du doctorat ; peu de temps après, il fit un second voyage en Angleterre, et ne revint dans sa patrie qu'au mois de juillet 1613.

En arrivant à Copenhague, on lui offrit la chaire de la langue grecque et ensuite celle de physique ; mais c'était peu pour un homme qui passait déjà pour un savant du premier ordre. Comme il ne put être placé aussi avantageusement qu'il le méritait, on attendit une occasion plus favorable ; elle se présenta en 1629. La mort de Gaspar Bartholin le fit monter alors à une chaire de médecine, dans laquelle il ne se distingua pas moins que son prédécesseur. Peu de temps après, Wormius devint chanoine de Lunden et médecin du roi Christiern IV. Mais ce ne fut point uniquement à sa patrie qu'il dut les récompenses dont on le gratifia ; le cardinal Mazarin lui fit passer de magnifiques présents au nom du roi son maître qui, pendant un long règne, n'encouragea pas moins les talents de ses sujets par ses faveurs, qu'il n'excita l'émulation des étrangers par ses libéralités. — Notre médecin mourut le 31 août 1654, occupant alors la charge de recteur de l'université de Copenhague. Il laissa un grand nombre d'enfants qui se distinguèrent en Danemark et parvinrent aux premières places. L'histoire de son pays et la médecine sont les sujets des ouvrages qu'il a composés. Voici les titres des plus intéressants :

Selecta controversiarum medicarum centuria. Basileæ, 1611, in-4°. — *Quæstionum miscellanearum decas. Hafniæ,* 1622, in-4°. — *Liber de mundo, commentarius in Aristotelem. Rostochii,* 1625, in-8°. — *Fasti Danici. Ibidem,* 1626, 1651, in-folio. — *Danica litteratura antiquissima, vulgo gothica dicta. Accedit dissertatio de prisca Danorum poësi. Hafniæ,* 1636, in-4°, 1651, in-folio. — *Institutionum medicarum epitome. Ibidem,* 1640, in-4°. — *Monumentorum Danicorum libri ser. Rostochii,* 1643, in-folio. — *Duplex series antiqua regum, Daniæ, et limitum inter Daniam et Sueciam descriptio. Hafniæ,* 1643, in-folio. — *Lexicon runicum et appendix ad monumenta danica. Rostochii,* 1650, in-folio. — *Historia animalis quod in Norvegia quandoque e nubibus decidit et sata et gramina depascitur. Hafniæ*, 1653, in-4°. Linnæus a éclairci cette histoire dans les actes de Stockholm et les Transactions philosophiques. — *Dissertatio de renum officio in re medica et venerea. Ibidem*, 1670, in-8°, avec la dissertation de Thomas Bartholin qui est intitulée : *De usu flagrorum in re medica et venerea. — Epistolæ. Hafniæ*, 1751, deux volumes in-8°. — Wormius laissa un manuscrit fort curieux, qui contient l'histoire des choses naturelles et artificielles, dont il avait rempli son cabinet, un des plus riches du Nord. Guillaume, son fils, le fit imprimer à Leyde chez Elzévir, 1655, in-folio, sous ce titre : — *Musæum Wormianum, seu, Historia rerum rariorum tam naturalium quam artificialium, tam domesticarum quam exoticarum, quæ Hafniæ Danorum in ædibus auctoris servantur, variis et accuratis iconibus illustrata.* Cet ouvrage ne présente point un simple catalogue des raretés que Wormius avait recueillies; il contient une description exacte des pierres, des terres, des plantes exotiques, des animaux du Nord, avec les figures du célèbre graveur De Laet, qui ne sont point un des moindres ornements de ce livre. George Seger avait déjà donné un abrégé de cette précieuse collection. L'édition est de Copenhague, 1653, in-4°.

Après J.-C. 1633. — WORMIUS (Guillaume), fils aîné du précédent, naquit à Copenhague le 11 septembre 1633. Après le cours ordinaire des premières études, il s'appliqua à la médecine sous la direction de son père et de Thomas Bartholin. En 1652, il fit le voyage d'Angleterre à la suite des ambassadeurs de Danemark. De là il passa dans les Pays-Bas qu'il parcourut, ainsi que l'Allemagne, la France et l'Italie, et se lia partout avec les savants qu'il eut occasion de consulter. Il s'attacha plus particulièrement à ceux de l'université de Padoue, et ce fut dans les écoles de la faculté de médecine de cette ville qu'il prit le bonnet de docteur en 1657. Pour s'initier même dans la pratique de son art, il suivit pendant deux ans le célèbre Pierre de Castro ; et lorsque celui-ci fut appelé à Mantoue, en qualité de premier médecin, il l'y suivit, et profita encore de ses lumières durant six mois. Au bout de ce terme, il retourna en France, et dans le temps qu'il méditait de passer en Espagne, le roi de Dane-

mark lui fit connaître le désir qu'il avait de le revoir dans ses états. Wormius y fut accueilli ; et comme il y exerça la médecine avec beaucoup de réputation, ses talents lui méritèrent bientôt plusieurs charges aussi honorables que lucratives. Il devint professeur de physique expérimentale, historiographe et bibliothécaire royal, président du tribunal suprême de justice, et conseiller d'état et de conférences.

On vient de voir que c'est à ce médecin qu'on doit l'édition du cabinet de curiosités de son père; mais on lui doit encore deux lettres *De vasis lymphaticis et receptaculo in homine*, qu'il a écrites de Leyde à Thomas Bartholin en 1653 et 1654, et qu'on trouve dans la seconde centurie des lettres médicinales de cet auteur. — Wormius mourut en 1704, à l'âge de 71 ans. Deux de ses fils se sont beaucoup distingués en Danemark. Olaüs, qui était l'aîné, fut professeur d'éloquence, d'histoire et de médecine dans l'université de la capitale. Il mourut le 28 avril 1708, dans la quarante-unième année de son âge, et laissa deux dissertations, l'une *De glossopetris*, l'autre *De viribus medicamentorum specificis*, et quelques autres ouvrages de physique et de littérature. Christiern, le cadet, fut doyen et professeur en théologie, et parvint à l'évêché de Sélande, d'où il passa à celui de Copenhague.

Apr. J.-C. 1684 *envir.*—SOMEREN (Corneille VAN) naquit, à Dordrecht, de Jean Van Someren et de Liduine de Bevère, fit ses humanités sous le savant Gerard-Jean Vossius, commença son cours de médecine à Leyde sous Ælius-Everard Vorstius, et alla l'achever à Caen sous Jacques Cahagneze. Ce fut dans cette dernière ville qu'il reçut le bonnet de docteur, le 16 octobre 1615, après avoir soutenu des thèses publiques sur les pronostics des maladies aiguës. De retour à Dordrecht en 1617, il en fut nommé médecin ordinaire. En 1627, il entra dans la magistrature et fut en même temps élu conseiller, charge qu'il remplit encore l'année suivante. Comme on lui remarqua beaucoup d'intelligence dans les affaires, on ne manqua pas de lui donner différents autres emplois; il devint l'un des quarante le 17 septembre 1627, curateur des écoles le 5 janvier 1637, échevin le 18 septembre 1638 et en 1639, 1645, 1646, trésorier au grand comptoir en 1647 et 1648, enfin conseiller-commis de la province de Hollande vers l'amirauté de Zélande, le 5 janvier 1649. Il eut encore diverses autres charges qu'il remplit, à la satisfaction de ses concitoyens, jusqu'à sa mort arrivée le 11 décembre 1649, dans la cinquante-septième année de son âge. Corneille Boey lui fit une épitaphi qui commence ainsi :

Qui medicas variis decoravit honoribus artes
  Jus Valachris tandem dicere jussus aquis
Soysars, ipse suo et Beverorum stemmate clarus,
  Hoc ventura redux clauditur umbra loco, etc.

Van Someren était bon poète, connaissait parfaitement sa langue maternelle, et savait encore les langues grecque, latine, française et anglaise. Anne Blocke, sa femme, lui a donné quatre fils et sept filles, entre autres Adrien qui fut après lui médecin ordinaire de Dordrecht, et qui mourut le 19 mai 1663. — Corneille Van Someren a écrit les ouvrages suivants : — *Epistola responsoria de vitæ termino.* On la trouve dans les *Epistolicæ quæstiones de vitæ termino* de Jean Van Beverwyck. Dordrecht, 1634, in-8°. Leyde, 1636, in-4°. — *De unitate liber singularis ad S. P. Q. D. Dordrechti,* 1639. — *Tractatus de variolis et morbillis, cui accessit ejusdem de renum et vesicæ calculo epistola. Dordrechti,* 1641, in-8°. *Lugduni Batavorum,* 1641, in-12, avec les *Exercitationes in Hippocratis aphorismum de calculo* par Jean Van Beverwyck. Le traité *De variolis et morbillis* a été traduit en flamand par Martin Huygens. — *Epistola responsoria de curatione iterati abortus. Extat cum D. D. virorum epistolis, responsis, tum medicis, tum philosophicis. Roterodami,* 1665, in-8°. Voilà à peu près tous les écrits de ce médecin qui ont été imprimés; il en a composé d'autres, comme *Liber singularis consiliorum de morbis mulierum. Consilia et observationes medicinales. Observationes chirurgicæ. Methodus curandarum febrium. Epistolæ cum doctorum virorum responsis.* Mais il est resté en manuscrit dans la bibliothèque de son fils Jean, docteur en droit et avocat à Dordrecht.

Apr. J.-C. 1634 *envir.* — GLISSON (François), né en Angleterre dans une famille noble, prit le bonnet de docteur en médecine à Cambridge, où il remplit pendant quelque temps la chaire de professeur royal en cette science. En 1635, il fut reçu dans le collége des médecins de Londres, qui le nomma lecteur d'anatomie en 1639. Il s'acquitta de cette charge jusqu'aux premières années de la rébellion de Cromwel. Il abandonna alors la capitale pour se retirer à Colchester dans la province d'Essex, où il fit la médecine avec beaucoup de réputation en attendant la fin des troubles causés par l'usurpateur. Dès que Charles II fut monté sur le trône, il revint à Londres : il était président du collége royal, lorsqu'il y mourut en octobre ou novembre 1677. Ce médecin a écrit plusieurs ouvrages qui ont eu de la vogue de son vivant, et l'ont même soutenue après sa mort. Tels sont : — *Tractatus de rachitide seu morbo puerili* Rikets dicto. *Lugduni,* 1650, in-8°, 1660, in-12. *Lugduni Batavorum,* 1672, in-8°. *Hagæ Comitis,* 1682, in-12, avec les observations de George Bate et d'Assuerus Regimorter. Il y a aussi deux éditions en anglais, l'une par Philippe Armin en 1657, et l'autre par Nicolas Culpeper à peu près dans le même temps. Ce traité contient plusieurs réflexions originales et quelques faits intéressants; c'est un des premiers livres qui aient paru sur le rachitis, maladie connue en Angleterre environ quarante ans auparavant. L'auteur en attribue la cause principale à la flaccidité des parties, et dit que l'inégalité de la nutrition dans les os, est la raison qui les porte à se cambrer de la même manière qu'une colonne de plusieurs pierres posées à plomb les unes sur les autres, se contourne en arc, si l'on met des coins d'un côté seulement dans les interstices de ces pierres.

Anatomia hepatis, cui præmittuntur quædam ad rem anatomicam universe spectantia, et ad calcem operis subjiciuntur nonnulla de lymphæ ductibus nuper repertis. Londini, 1654, in-8°. *Amstelodami,* 1659, 1665, in-12. *Hagæ Comitis,* 1681, in-12. La dernière edition est préférable aux autres. Si l'on pardonne à l'auteur les réflexions scolastiques, dont il a rempli quelques chapitres de cet ouvrage, il ne se mêle guère de raisonner; il s'arrête aux faits anatomiques, et se tait lorsqu'ils lui manquent. C'est dommage qu'il ait disséqué si peu de foies humains, et qu'il ait presque toujours parlé d'après ce qu'il avait vu dans les quadrupèdes. En examinant le foie des bœufs, il a remarqué que ces animaux sont fort sujets aux calculs biliaires pendant l'hiver, lorsqu'ils mangent du foin sec, et qu'ils s'en débarrassent dès qu'ils ont brouté l'herbe pendant quelque temps. Il a nié l'existence des valvules dans les canaux cystique, hépatique et cholédoque, mais il leur substitue un anneau fibreux qui tient lieu de sphincter. Il a parlé de la membrane qui recouvre le foie, avec plus de précision et d'exactitude qu'on n'avait fait avant lui, et il a dit que c'est elle qui, en se repliant, produit les ligaments qui fixent ce viscère aux parties voisines. Cette découverte lui ferait beaucoup d'honneur, si elle lui appartenait, ainsi qu'il le prétend; mais Galien et Eustachi l'ont entrevue, et Walæus l'a annoncée quelques années avant lui.

Tractatus de natura substantiæ energetica, seu, de vita naturæ, ejusque tribus primis facultatibus. Londini, 1672, in-4°. — *Tractatus de ventriculo et intestinis, cui præmittitur alius de partibus continentibus in genere, et in specie de iis abdominis. Londini*, 1670, in-4°. *Amstelodami*, 1677, in-12. Sa description du ventricule et des intestins est rendue avec plus d'ordre et de clarté que celle du foie. Après quelques détails généraux, il indique les régions du bas-ventre, fait l'énumération des viscères qui y sont contenus, et décrit leur position générale et respective. En parlant des muscles du bas-ventre, il fait remarquer qu'ils servent autant à mouvoir le bassin et la poitrine, qu'à comprimer la capacité qu'ils recouvrent. Il est un des premiers qui aient dit que les fibres sont irritables; et il a tellement poussé ses recherches sur l'action musculaire, qu'il a prouvé que la masse totale du muscle diminue dans la contraction. — Tous les ouvrages de Glisson ont paru sous le titre d'*Opera omnia medico-anatomica*, Leyde, 1691 et 1711, en trois volumes in-12. L'anatomie du foie et le traité du ventricule se trouvent dans la bibliothèque anatomique de Manget.

Apr. J.-C. 1634. — MAJOR (Jean-Daniel), célèbre médecin et naturaliste, était de Breslau, où il naquit le 16 août 1634. Après avoir étudié à Wittemberg, il voyagea en Allemagne, passa en Italie, prit le bonnet de docteur à Padoue en 1660, et parcourut ensuite le reste de ce beau pays, pour y voir ce qu'il y a de plus remarquable. Déterminé à reprendre la route de sa patrie, il revint en Silésie par l'Autriche; mais il ne fit que se montrer à Breslau, d'où il se rendit promptement à Wittemberg. Il y épousa en 1661 Marguerite Dorothée, fille du célèbre Sennert, qu'il perdit en 1662 au bout de huit jours de couche. N'ayant plus rien qui le retint à Wittemberg, il s'empressa de quitter cette ville pour aller chercher ailleurs quelque distraction à sa douleur. Il passa à Hambourg, où il s'engagea en qualité de médecin préposé à la cure de la peste. Ce fut là qu'il reçut, en 1663, la nouvelle de sa réception dans l'académie des curieux de la nature, sous le nom d'Hesperus. Il dut cet honneur aux succès de sa pratique : mais comme ses talents l'avaient encore mieux fait connaître à Hambourg que dans le reste de l'Allemagne, le résident de Russie dans cette ville anséatique lui proposa de passer à la cour de son maître, en qualité de premier médecin. L'amour de la patrie empêcha Major d'accepter cette offre, tout avantageuses qu'en fussent les conditions; il ne put jamais se résoudre à aller habiter chez un peuple dont la langue et les mœurs étaient si différentes de celles de son pays. Cet attachement fut récompensé en 1665 par sa promotion à la chaire de théorie dans l'université de Kiell qui venait d'être fondée; il y fut ensuite nommé professeur de botanique et en même temps directeur du jardin des plantes. Cet emploi demandait toute l'activité du génie de ce médecin; aussi ne négligeat-il rien de tout ce qui pouvait contribuer à la réputation de la nouvelle académie. Voyages, recherches, dépenses, collections précieuses, il employa les moyens les plus propres à remplir des vues aussi étroitement liées avec son devoir qu'avec son goût. L'ardeur avec laquelle il se soutint dans ce travail utile, le répandit si avantageusement dans le monde, que Charles XI l'appela en 1693 à Stockholm pour la maladie de la reine; mais cet habile médecin succomba lui-même à celle dont il fut attaqué dans cette ville. Il y mourut le 3 août de la même année. L'empressement de Major à enrichir l'histoire naturelle et la médecine, se fait assez voir par le nombre et la matière des ouvrages qu'il a laissés au public. On ne rapportera point les titres de toutes les dissertations académiques qu'il a mises au jour ; on se bornera à ce qu'il y a de plus remarquable parmi ses écrits : — *Lithologia curiosa. sive, de animalibus et plantis in lapidem conversis. Witteberga*, 1662, in-4°. — *Historia anatomica calculorum insolentioris figuræ, magnitudinis et molis in renibus repertorum. Lipsiæ*, 1662, in-4°. — *De cancris et serpentibus petrefactis. Jenæ*, 1664, in-4°. — *Prodromus a se inventæ chirurgiæ infusoriæ, sive, quo pacto agonisantes quidam, pro deploratis habiti, servari aliquandiu possint, infuso in venam sectam liquore particulari. Lipsiæ*, 1664, in-8°. Il prétend que Jean-George Von Wahrendorf fit, en 1642, dans le village de Luche en Alsace, l'essai de cette transfusion sur ses chiens.

De planta monstrosa Gottorpiensi. Schelswigiæ, 1665, in-4°, avec figures. Il y parle fort au long de la circulation du suc dans les plantes. — *Historia anatomiæ kiloniensis primæ. Kiliæ*, 1666, in-folio. — *Chirurgia infusoria placidis Cl. virorum dubiis impugnata, cum modesta ad eandem responsione. Ibidem,* 1667, in-4°. On y trouve de longs raisonnemens et peu d'expériences. — *De fortuna medici. Ibidem*, 1667, in-4°. — *Deliciæ hybernæ, sive, inventa tria nova medica. Ibidem*, 1667, in folio. La transfusion, la transplantation des maladies, l'application du cautère actuel au sommet de la tête pour la guérison de plusieurs maux, sont les trois découvertes qu'il annonce. — *Programma ad rei herbariæ cupidos. Accessere Theophili Kentmanni tabulæ locum et tempus colligendarum stirpium exprimentes, cum indi e alphabetico Jo. Dan. Majoris. Kilonii,* 1667, in-12. — *Consideratio physiologica quorumdam occurrentium in duabus epistolis Burrhi, de cerebro et oculis. Ibidem,* 1669, in-4°. — *Collegium medico curiosum. Ibidem,* 1670, in 4°. — *Summarium medicinæ biblicæ, a se edendæ. Ibidem,* 1672, in folio. Cet auteur a beaucoup écrit ; mais il lui est aussi souvent arrivé de promettre des ouvrages qu'il n'a jamais publiés. — *Memoria sachsiana Lipsiæ,* 1675, in-4°. C'est la vie de Philippe-Jacques Sachs, célèbre médecin natif de Breslau. — *Fabii columnæ opusculum de purpura. Kiliæ,* 1675, in-4°. Major, qui en est l'éditeur, y a ajouté un ouvrage de sa façon, sous le titre de *Doctrinæ de testaceis in ordinem congruum re-*

dactæ specimen, cum brevi dictionario ostracologico de partibus testaceorum. — *De concipienda anatome nova consilium breve. Ibidem,* 1677, in 4°. — *Genius errans, sive, de ingeniorum in scientiis abusu. Kiliæ,* 1677, in-4°. — *Medicinæ practicæ tabulæ sciagraphicæ XXVII. Ibidem,* 1677, in 4°. — *Consideratio ferri radiantis. Sleswigæ,* 1679, in 4°. — *De inventis a se thermis artificialibus succinatis. Kiliæ,* 1680, in-4°. — *Roma in nummis augustalibus germanizans. Pars prior. Ibidem,* 1684, in 4°. — *Aurea catena hominis. Ibidem,* 1685, in-4°. — *Serapis radiatus Deus Ægyptius. Ibidem,* 1685, in-4°. — *De nummis græce inscriptis, epistola. Ibidem,* 1685, in-4°.

Apr. J.-C. 1634. — SACCO (Joseph-Pompée), était fils de Flavius Sacco, médecin très-expert dans la chirurgie et qui enseigna pendant plusieurs années dans les écoles de l'université de Parme. Joseph-Pompée naquit dans cette ville le 14 mai 1634 et fut reçu docteur en philosophie et en médecine le 19 août 1652. Tout jeune qu'il était, il mit si bien à profit le goût pour l'étude qu'il tenait de la nature et de son père, que ses succès ne tardèrent point à le faire connaître dans sa patrie. Le duc de Parme le nomma à la chaire de théorie le 3 novembre 1661. Sacco en remplit les devoirs avec tant de réputation, que la faculté de médecine fit mettre ses armes, avec une inscription honorable, dans la salle où il enseignait. Ce monument de la reconnaissance de ses collègues ne manqua pas de répandre son nom au dehors de l'état de Parme ; la république de Venise l'attira dans l'université de Padoue en 1694, et lui confia successivement les chaires de pratique et de théorie. Mais le duc François, qui sentit la perte qu'il avait faite, le rappela en 1702 dans sa capitale, et l'y retint par l'emploi de premier professeur, que ce médecin occupa jusqu'à sa mort arrivée le 22 février 1718, dans la quatre-vingt-quatrième année de son âge. Sacco avait perdu la vue depuis quelque temps, mais il n'en suivait pas moins les exercices académiques. On a de lui :

Iris febrilis, fœdus inter antiquorum et recentiorum opiniones de febribus promittens. Genevæ, 1684, in 8°. *Venetiis,* 1702, in 8°. — *Nova methodus febres curandi, fundamentis acidi et alcali superstructa. Genevæ*, 1684, in-8°. *Veneliis*, 1695, 1703, in-8°. — *Medicina theorico prac-ica ad saniorem sæculi mentem, centenis et ultra consultationibus digesta. Parmæ* 1687, 1696, 1707, in-fol. Trois éditions faites en si peu d'années annoncent assez que cet ouvrage fut bien reçu du public. — *Novum systema medicum ex unitate doctrinæ antiquorum et recentium. Ibidem*, 1693, in 4°. — *Medicina rationalis practica Hippocratis. Ibidem*, 1707, in-folio. *Opera omnia medica. Veneliis*, 1730, in folio. Ce médecin, ardent défenseur de la doctrine de l'acide et de l'alcali, avait établi les fondements de sa pratique sur ces deux principes qui étaient de mode de son temps. Mais devrait-il y avoir des modes dans la médecine? Pas plus que dans la nature, dont la marche constante, uniforme, invariable, n'est point soumise aux lois que dictent le caprice et l'imagination. C'est à la fureur pour les systèmes que doit être renvoyé le reproche d'inconstance qu'on fait si souvent à la médecine. Otez les systèmes de l'histoire de cette science, et ne consultez que les observateurs, vous y trouverez une suite de connaissances qui n'ont jamais varié. Les maladies décrites par Hippocrate se présentent encore aujourd'hui sous la même face; elles sont les effets réguliers de causes qu'on ne peut reconnaître que par l'étude de la nature.

Apr. J.-C. 1634. — WITTE ou WITTEN (Henning), naquit le 26 février 1634 à Riga en Livonie. Il enseigna l'éloquence et l'histoire dans le collége de cette ville, où il mourut le 22 janvier 1696. On ne fait ici mention de lui que parce qu'il a écrit sur l'histoire des médecins de son siècle. Ses ouvrages sont intitulés : — *Memoriæ medicorum nostri sæculi clarissimorum renovatæ. Decas prima. Francofurti*, 1676, in-8°. *Decas secunda. Ibidem, eodem anno et forma*. — Il ne faut point confondre ce littérateur avec Nicolas Witte de Lilienau qui était aussi de Riga. Celui-ci remplissait la charge de premier médecin de sa ville natale, lorsqu'il y mourut le 5 janvier 1688, à l'âge de 70 ans. Il a laissé quelques écrits concernant sa profession, et des poëmes latins, grecs et allemands.

Apr. J.-C. 1634. — VOLGNADIUS (Henri), ou VOLLGNAD, de Breslau, naquit de parents nobles, le 6 mai 1634. Il étudia les belles-lettres dans sa patrie avec tant de succès, qu'on prévit dès lors tout ce qu'on était en droit d'espérer de lui dans les sciences supérieures. Parmi celles-ci, il choisit la médecine, dont il commença le cours à Leipsic en mai 1655; et après cinq ans d'application autant heureuse qu'elle avait été constante, il se rendit à Altenbourg dans le cercle de la Haute-Saxe, avec l'intention de joindre la pratique à la théorie. Pour remplir cet objet important, il suivit Christophe Ausfeld, savant médecin de cette ville, qui ne négligea rien pour le mettre au fait de la cure des maladies. Vollgnad demeura chez lui jusqu'en 1662, à la réserve d'une courte absence qu'il fit en 1660, à l'occasion de la mort de son père. Mais il était temps de penser aux honneurs du doctorat, et ce fut pour les demander qu'il se rendit à Wittemberg vers le mois de novembre 1662. Sa promotion ne le décida point encore à se livrer au public; il voulut se perfectionner dans l'art important et difficile qu'il avait embrassé, avant que d'entreprendre de l'exercer. A cet effet, il parcourut l'Allemagne, l'Italie, la Suisse, les Pays-Bas, l'Angleterre, la Hollande, et il y recueillit les conseils et les instructions des plus habiles maîtres. Chargé des connaissances dont il s'était enrichi pendant ce voyage, il ne revint à Breslau en 1664 que pour se consacrer au service de ses concitoyens. Comme ceux-ci s'empressèrent de profiter de ses lumières, il ne fut bientôt parlé que de lui, et les heureux succès de ses entreprises lui assurèrent enfin la confiance de toute la ville. Son nom était déjà répandu en différentes contrées de l'Allemagne, quand il fut reçu dans l'académie des curieux de la nature en 1669, sous le nom de Sirius; mais sa réputation s'accrut tellement dans la suite, qu'elle parvint à ce point flatteur que les gens de lettres qui se piquent de sentiments, regardent comme la principale récompense de leurs travaux. Vollgnad était au comble de ses désirs à cet égard, lorsqu'il mourut le 3 janvier 1682, dans la quarante-huitième année de son âge. On n'a de lui que des mémoires adressés à l'académie impériale. Comme l'illustration de ce corps ne cessa point de l'occuper depuis sa réception, il y contribua si avantageusement du côté de la médecine et de l'histoire naturelle, qu'on a dit de lui, qu'il avait exactement rempli la devise de l'académie : *Nunquam otiosus.*

Apr. J.-C. 1634. — AMMANN (Paul), naquit à Breslau le 31 août 1634. Parvenu à l'âge de prendre son parti dans les études, il se décida pour la médecine, à laquelle il s'appliqua dans différentes universités d'Allemagne. Il voyagea ensuite en Hollande et en Angleterre, et à son retour, il prit le bonnet de docteur à Leipsic le 21 octobre 1662. L'académie des curieux de la nature ne tarda pas à le mettre au nombre de ses membres; elle se l'associa en 1664 sous le nom de Dryander. Peu de temps après, il obtint une chaire extraordinaire dans la faculté de médecine de Leipsic; mais, en 1674, on le fit monter à celle de botanique, qu'il abandonna en 1682 pour remplir la place de professeur de physiologie. Ce médecin mourut le 4 février 1691, après avoir passé les vingt dernières années de sa vie à composer les ouvrages, dont voici les titres :

Medicina critica, sive decisoria, id est, Centuria casuum in facultate Lipsiensi resolutarum variis discursibus aucta. Erfurti, seu potius, Rudolstadii, 1670, in-4°. *Stadæ,* 1677, in-4°, avec des corrections. *Lipsiæ,* 1693, in-4°. Ammann, qui était d'un esprit vif et remuant, pressa tellement Jean Michaëli, qu'il en obtint la permission d'extraire des registres de la faculté de Leipsic, les décisions qui se trouvent dans ce recueil. Mais comme il y fit entrer plusieurs histoires qui sont de vrais paradoxes, et que d'ailleurs cette édition avait été publiée sans la participation de la faculté, elle la condamna hautement par un écrit intitulé ; *Præliminaris excusatio qua casuum et responsorum suorum importunam editionem deprecatur. Lipsiæ,* 1670, in-4°. — *Parænesis ad discentes circa institutionum medicarum emendationem occupata. Rudolstadii,* 1673, in-12. *Lipsiæ,* 1677, in-12. Il s'emporte avec une sorte de fureur contre les systèmes, et surtout contre ceux de la médecine galénique; il n'y met cependant rien de sa façon qui vaille mieux que ce qu'il critique. — *Archæus syncopticus, Eccardi Leichneri Archæo syncoptico contra Parænesim ad discentes, oppositus.* 1674, in-12. — *Suppellex botanica, hoc est, Enumeratio plantarum quæ non solum in horto medico academiæ*

Lipsiensis, sed etiam in aliis circa urbem viridariis, pratis ac sylvis, etc., progerminare solent. Accessit brevis ad materiam medicam manuductio. Lipsiæ, 1675, in-8°. — *Character plantarum naturalis ab ultimo fine, videlicet, fructificatione, desumptus. Lipsiæ,* 1676, in-12. *Francofurti,* 1685, in-12. *Lipsiæ,* 1686, in-12, avec des augmentations. *Francofurti,* 1701, in-12, avec d'autres augmentations par Daniel Nebel. Elles consistent principalement dans ce qu'il a dit sur les caractères de Tournefort et d'Herman. L'auteur loue beaucoup la méthode de Morison dans la préface de son ouvrage; il rejette cependant son système qui caractérise les plantes par les feuilles, et lui préfère le sien qui établit 220 genres sur les graines. Selon lui, toutes les plantes viennent se ranger sous ces genres. — *Hortus Besianus quoad exotica solum descriptus. Lipsiæ,* 1686, in-4°. On y trouve la description de plusieurs plantes rares, qui sont distribuées suivant la méthode de Morison. Ce jardin subsiste encore aujourd'hui.

Irenicum Numæ Pompilii cum Hippocrate, quo veterum medicorum et philosophorum hypotheses in corpus juris civilis pariter ac canonici hactenus transsumptæ, a præconceptis opinionibus vindicantur. Francofurti et Lipsiæ, 1689, in-8°. Son dessein est d'examiner les lois qui sont fondées sur les sentiments d'Hippocrate et les systèmes reçus en médecine. De l'examen, il passe à la réfutation de la plupart ; mais toute juste que soit sa critique à certains égards, il y mêle des traits si mordants et des plaisanteries si peu convenables à la gravité du sujet qu'il traite, que c'est avec raison qu'on lui a fait de vifs reproches sur les défauts de cet ouvrage. — *Praxis vulnerum lethalium sex decadibus historiarum rariorum, ut plurimum traumaticarum, cum cribationibus adornata. Francofurti,* 1690, in-8°. *Lipsiæ,* 1701, in-8°. L'auteur a écrit ce recueil avec tout aussi peu de ménagement que l'ouvrage précédent. Il est rigide dans ses décisions; il est violent dans ses reproches; il est mordant dans sa critique. Il a cependant quelquefois raison de s'échauffer : spécialement lorsqu'il déclame contre les couleurs que donnent au crime, ceux qui veulent excuser les coupables.

Ap. J.-C. 1634. — DODART (Denis),

docteur régent de la faculté de médecine de Paris, était de cette ville, où il naquit en 1634 de Jean Dodart, bourgeois à son aise, et de Marie Dubois, fille d'un avocat. Il étudia la médecine par goût, et fit sa licence avec tant de succès, que Gui Patin, aussi avare d'éloges que prodigue de satires, disait de lui que c'était l'un des plus sages et et des plus savants hommes de son temps. Il l'appelait *Monstrum sine vitio*. Dodart reçut le bonnet de docteur en 1660, et ne tarda pas à être occupé dans Paris. Il devint médecin de la duchesse de Longueville, de la princesse de Conti, douairière, des princes ses enfants, et enfin du roi Louis XIV. — Après son entrée à l'académie des sciences en 1673, il s'appliqua plus que jamais à l'histoire des plantes, dont il s'était toujours fait un objet d'étude, et composa la savante préface du livre que cette académie fit imprimer à Paris en 1670, sous le titre de *Mémoires pour servir à l'histoire des plantes, folio magno*. La préface de Dodart parut séparément en 1679, in 12; il y avance tout ce qu'il peut de raisons pour encourager la recherche des vertus des plantes par l'analyse chimique. On était persuadé de son temps que c'était le moyen le plus assuré pour parvenir à cette connaissance; mais on est convaincu maintenant qu'on a peu gagné par cette manœuvre, et que c'est moins sur les principes des plantes, tirés par la force du feu, que sur l'union des éléments combinés par la main de la nature, qu'on doit juger des vertus de ces productions innombrables qu'elle a répandues sur la surface de la terre. — Dodart étudia pendant 33 ans la transpiration insensible, suivant les observations de Sanctorius. Il composa sur cette matière un ouvrage intitulé: *Statica medicina gallica*, qui fut imprimé à Paris en 1725, in-8°, par les soins de Noguez, dans un recueil de différentes pièces relatives à cet objet. Dodart trouva le premier jour de carême 1677, qu'il pesait 116 livres et une once. Il fit ensuite le carême comme il a été observé dans l'église jusqu'au douzième siècle, ne buvant et ne mangeant que sur les six heures du soir. Le samedi de Pâques il ne pesait plus que 107 livres, douze onces; c'est-à-dire, que par une vie si austère, il avait perdu, en quarante-six jours, huit livres cinq onces, qui faisaient la quatorzième partie de sa substance. Il reprit sa vie ordinaire, et au bout de quatre jours il eut regagné quatre livres. Ce fut lui encore qui observa que seize onces de sang se réparaient en moins de cinq jours dans un homme bien constitué. Il fit sur la saignée, ainsi que sur la diète et la boisson des anciens, différentes dissertations qui n'ont point été imprimées. Il avait dessein de donner l'histoire de la médecine; mais ayant été prévenu par Daniel Leclerc, il travailla à celle de la musique. Les mémoires qu'il a communiqués à l'académie sur la voix et sur les tons, en sont les préliminaires; il y compare l'organe de la voix de l'homme au tuyau d'un orgue; et ce système a été assez universellement suivi dans les écoles jusqu'en 1742, que M Ferrein prétendit que l'organe de la voix était un instrument à cordes et à vent. — Dodart mourut à Paris le 5 novembre 1707, âgé de 73 ans; il fut regretté de tous ceux qui l'avaient connu. Il était d'un caractère sérieux, dit Fontenelle, et l'attention chrétienne, avec laquelle il veillait perpétuellement sur lui-même, n'était pas propre à l'en faire sortir; mais ce sérieux, loin d'avoir rien d'austère, ni de sombre, laissait paraître assez à découvert cette joie sage et durable, fruit d'une raison épurée et d'une conscience tranquille. Ce médecin laissa un fils qui a marché sur ses traces; c'est Claude-Jean-Baptiste Dodart, qui naquit à Paris et prit le bonnet de docteur dans la faculté de médecine de cette ville en 1688. Le 3 avril 1718, il parvint à l'emploi de premier médecin de Louis XV, et mourut a Paris à la fin de novembre 1730. On a de lui des notes sur l'histoire générale des drogues de Pierre Pomet.

Apr. J.-C. 1635 *env.* — CHAMBRE (Marin CUREAU DE LA), médecin ordinaire du roi Louis XIII, était du Mans. Il fut reçu de l'académie française en 1635, et de l'académie des sciences en 1666; places qu'il mérita, au moment de l'établissement de ces deux compagnies, par l'étendue de ses connaissances dans les belles-lettres, la philosophie et la médecine. On en trouve la preuve dans les ouvrages que nous avons de lui: — *Nouvelles pensées sur la cause de la lumière et le débordement du Nil* Paris, 1634, in-4°. — *Traité de la connaissance des animaux.* Paris, 1648, 1662, in-4°. — *Specimen novæ methodi pro explanandis Hippocrate.*

et Aristotele. Parisiis, 1655, in-4°. 1668, in-12. — *Nouvelles conjectures sur la digestion.* Paris, 1636, in-4°. — *Les caractères des passions.* Paris, 1640, 1662, in-4°. Amsterdam, 1658, in-8°. En allemand, Francfort, 1672. — *Nouvelles observations sur l'iris.* Paris, 1662, in-4°. — *Recueil des épitres, lettres et préface.* Paris, 1664, in-12. — *L'Art de connaître les hommes.* Paris, in-4°, en trois parties qui ont paru en 1659, 1664, 1666. — *Le système de l'âme.* Paris, 1664, in-4°, 1665, in-12. — Cette diversité de talents le mit en grande considération, elle lui procura même l'estime du chancelier Séguier et du cardinal de Richelieu qui lui en donnèrent des marques publiques. — Ce médecin mourut à Paris le 29 novembre 1669, à l'âge de 75 ans. Il laissa deux fils qui lui ressemblèrent du côté de la science et succédèrent à sa réputation. L'aîné, François, aussi natif du Mans, prit le bonnet de docteur dans la faculté de Paris en 1656, et fut premier médecin de la reine. Le second, Pierre, étudia la médecine pendant quelque temps; mais ayant embrassé l'état ecclésiastique, il parvint à la cure de Saint-Barthélemi. Son mérite littéraire lui ouvrit l'entrée de l'Académie française en 1670, et il brilla dans cette compagnie pendant vingt-trois ans, c'est-a-dire, jusqu'à sa mort arrivée en 1693. — Suivant Germain Brice, dans sa description de Paris, on remarque sur un pilier de la nef de l'église de Saint Eustache un grand bas-relief de marbre blanc sur un fond noir, qui est l'épitaphe de Marin Cureau de la Chambre. On le voit représenté dans un médaillon que l'Immortalité tient entre ses mains; et pour le mieux faire connaître, on lit au-dessus dans un cartel :

SPES ILLORUM IMMORTALITATE PLENA EST.

Avec cette inscription :

MARINUS DE LA CHAMBRE.
ARCHIATER, OBIIT 1669, ÆTATIS 75.

Apr. J.-C. 1635 *env.* — FABRICIUS (Jacques) était de Rostock. Suivant le conseil d'Hippocrate, il joignit l'étude des mathématiques à celle de la médecine; Ticho-Brahé fut son maître dans la première science. Quant à la seconde, il s'y appliqua non-seulement dans sa patrie, mais il parcourut les Pays-Bas, l'Angleterre et l'Allemagne, pour y pro-filer de l'instruction des professeurs qui jouissaient de la plus grande célébrité. Au sortir de leur école, il se rendit à Iéna, où il donna de si belles preuves de son savoir, qu'il obtint le bonnet doctoral à l'âge de 26 ans. Les talents de ce médecin le répandirent bientôt avec tant d'avantage, qu'il fut un des plus employés dans la pratique. Il occupa même les places les plus distinguées; car on le trouve à la cour du duc de Gostrow, ensuite à Rostock en qualité de professeur de médecine et des mathématiques, et ensuite à Copenhague, où il fut premier médecin des rois Christian IV et Frédéric III. Ces emplois n'empêchèrent point Fabricius de s'occuper de l'étude du cabinet et de donner de temps en temps des ouvrages au public. On connaît les suivants, d'après Manget qui se borne à ne parler que de leurs titres :

Periculum medicum, seu, juvenilium fæturæ prores. Hagæ Saxonum, 1600, in-8°. — *Uroscopia, seu, de urinis tractatus. Rostochii.* 1605, in-4°. — *De cephalalgia autumnali. Ibidem,* 1617, in-4°. — *Institutio medici practicam aggrediens. Rostochii,* 1619, in-4°. — *Oratio renunciationi novi medicinæ doctoris præmissa, de causis cruentantis cadaveris præsente homicida. Ibidem* 1620, in-4°. — *Dissertatio de nov-antiquo capitis morbo ac dolore, cum aliis disquisitionibus medicis de difficilioribus nonnullis materiis practicis. Ibidem,* 1640, in-4°. — Fabricius mourut à Copenhague le 16 août 1652; mais comme il avait ordonné que son corps fût inhumé à Rostock, ses filles et ses gendres, parmi lesquels était le célèbre Simon Paulli, l'y firent transporter. On mit cette épitaphe sur son tombeau :

D. O. M. S.
DOCTOR JACOBUS FABRICIUS ROSTOCHIENSIS,
DEORUM POTENTISS. DANIÆ,
NORVEGIÆ REGUM,
CHRISTIANI IV ET FRIDERICI III,
NECNON ILLUSTSISS. PRINCIP.
MEGAPOLITAN. JOHANNIS ALBERTI,
AC SOPHIÆ MATRIS,
ARCHIATER.
PATRIÆ ITID. ACAD PER XL ANNOS MED.
AC MATHEM. PROFESSOR PUBLICUS,
VIRTUTE AC ERUDITIONE SUA
FAMILIÆ SUÆ PRÆLUCENS,
POSTQUAM ANNOS LXXV NATUS,
CIƆ. IƆ. CLII.

XVI. AUG. VITAM GLORIOSE
HAFFNIÆ FINIISSET,
HUC TRANSFERRI VOLUIT;
UT EADEM URNA CUM UXORE
SUA MARGARETHA MYLIA,
LIBERIS,
AC NEPOTIBUS ALIQUOT HIC
ANTEA TUMULATIS
CONDERETUR.
CUJUS HONORI AC MEMOR. ÆTERN.
HOC MONUMENTUM.
L. M. Q. STATUERE
VOLUERUNT GENERI ET FILIÆ,
D. SIMON PAUL. DANIEL SANDOVIUS.
S. R. M. DAN. ET NORV. J. U. D.,
FRIDERICI III MED. AC PRÆL. ARHUSIENS.
SOPHIA FABRICIA.
ELISAD. FABRICIA.

Apr. J.-C. 1635 *env.* — DAVISSON (Guillaume), naquit vers le commencement du dix-septième siècle dans une famille noble d'Écosse. Manget, qui le titre de conseiller-médecin du roi très-chrétien et de directeur du jardin royal des Plantes de Paris, ajoute qu'il fut ensuite premier médecin et chimiste des rois de Pologne et de Suède. Il paraît que Davisson a passé la plus grande partie de sa vie parmi les fourneaux de son laboratoire ; c'est aussi sur la chimie que roulent les ouvrages que nous avons de lui : — *Philosophia pyrotechnica, seu, curriculus chymiatricus. Parisiis,* 1635, 1657, in-8°. Jean Hellot a traduit ce traité en français, sous le titre d'*Éléments de la philosophie de l'art du feu ou chimie. Paris,* 1651, in-8°. — *Oblatio salis. Parisiis,* 1641, in-8°. — *Commentariorum in Petri Severini, Dani, ideam medicinæ philosophicæ propedi·m proditurorum, Prodromus. Hagæ Comitis,* 1660, in-4°. *Roterodami,* 1668, in-4°. Il y a joint un recueil de remèdes chimiques qu'il vante d'autant plus, qu'il assure en avoir éprouvé l'efficacité pendant quarante ans.

Ap. J.-C. 1635 *env.* — MEIBOMIUS (Jean-Henri), savant médecin de Helmstadt, voyagea en Italie dans le dessein de se perfectionner dans les sciences ; et comme il y fit de grands progrès, surtout dans la médecine, il se rendit en 1619 à Bâle, où il prit le bonnet de docteur. Il retourna ensuite dans sa ville natale qu'il ne tarda pas à enrichir de ses connaissances dans la chaire que les membres de la faculté lui accordèrent en 1620. Il continua d'enseigner dans les écoles de sa patrie jusqu'en 1626, qu'il alla s'établir à Lubeck en qualité de médecin de cette ville et de son évêque. Ce fut là qu'il mourut le 16 mai 1655. Meibomius ne s'occupa presque que de l'histoire sur la fin de sa vie; il s'attacha particulièrement à celle de la médecine, sur laquelle il laissa à son fils un manuscrit intitulé : *De vitis medicorum usque ad sæculum XV :* mais cet ouvrage n'a point été imprimé. Il en laissa d'autres, dont la plus grande partie a vu le jour de son vivant, sous ces titres :

Hippocratis Orkoe, sive, commentarius in Hippocratis jusjurandum. Lugduni Batavorum, 1643, in-4°. — *De flagrorum usu in re venerea. Ibidem,* 1643, in-4°. *Londini,* 1655, in-32. *Hafniæ,* 1669, in 8°, par les soins de Thomas Bartholin qui a compris dans cette édition ce qu'il a lui-même écrit sur cette matière. *Francofurti,* 1670, in-8°. L'usage du fouet, en vue de se rendre habile à la génération, est une pratique bien ancienne. Les dames romaines se rendaient à certaines heures dans le temple de Lucine, où, dépouillées de leurs vêtements et dévotement prosternées, elles recevaient avec docilité plusieurs coups de fouet qu'un luperque, ou prêtre de Pan, leur appliquait avec des lanières faites de peau de bouc. Si cette fustigation ne les rendait pas fécondes, elle passait au moins pour avoir la propriété de les disposer à le devenir. — *Epistola de cynophoria, seu, canis portatione ignominiosa. Helmstadii,* 1645, in-4°. — *De mithridatio et theriaca discursus. Lubecæ,* 1652, 1659, in-4°. — *Mecœnas, sive, de C. Danii Mecœnatis vita, moribus et gestis, liber singularis. Lugduni Batavorum,* 1653, in-4°. — *De cerevisiis, potibusque et ebriaminibus extra vinum aliis, commentarius. Helmstadii.* 1668, in-4°, avec le livre d'Adrien Turnebe qui est intitulé : *De vino.* — *Aurelii Cassiodori formula Comitis archiatrorum. Ibidem,* 1668, in-4°. C'est un commentaire sur la dix-neuvième lettre du VIe livre de Cassiodore.

Apr. J.-C. 1636 *env.* — ADER (Guillaume) pratiqua la médecine à Toulouse dans le dix-septième siècle, et s'y fit estimer par les ouvrages suivants : — *Enarrationes de ægrotis et morbis in Evangelio. Opus in miraculorum Christi Domini amplitudinem Ecclesiæ chris-*

tiauœ eliminatum. Tolosœ, 1620. in-4°.
—. *De pestis cognitione, prœvisione et remediis. Ibidem*, 1628, in-8°. — Le premier traité est curieux et ne manque pas d'érudition. L'auteur y examine la nature des maladies dont Jésus-Christ a guéri les hommes pendant sa vie mortelle, et ensuite il fait voir qu'elles n'ont pu être guéries que par miracle, parce qu'elles étaient au-dessus de l'art de la médecine. Mead a touché quelque chose de cette matière dans son commentaire *De morbis biblicis.*

Apr. J.-C. 1636 *env.* — BALDE BALDI ou BALDUS BALDIUS, médecin, natif de Florence, fut en estime à Rome vers le milieu du dix-septième siècle. Il y enseigna la pratique avec tant de réputation dans le collége de la Sapience, qu'il ne tarda pas à être pourvu d'un canonicat, et qu'il devint enfin médecin ordinaire d'Innocent X, qui parvint au souverain pontificat le 14 septembre 1644. Ce ne fut pas pour long-temps; car le régime qu'il tint à la cour papale, était si opposé à celui qu'il avait toujours observé, qu'il en tomba malade et mourut quelques mois après sa promotion. On a plusieurs ouvrages de sa façon : — *Prœlectio de contagione pestifera Romœ*, 1631, in 4°. — *Disquisitio iatro physica ad textum* 23 *Hippocratis de aëre, aquis et locis. Accedit, de calculorum causis et aquæ Tiberis bonitate. Romœ*, 1637, in-4°. — *De loco affecto in pleuritide disceptationes, contra Joannem Manelphium. Parisiis*, 1640, in-8°. *Romœ*, 1643, in-8°. On y a joint une lettre de René Moreau sur cette question : — *Opobalsami orientalis in conficienda theriaca Romœ adhibiti medicæ propugnationes. Romœ*, 1640, in-4°. *Noribergæ*, 1644, in-12. — *Relatione del miracolo insigne, operato in Roma, per intercessione di S. Filippo Neri.* Rome, 1644, in-4°. — *Del vero opobalsamo orientale discorso apologetico.* Rome, 1646, in-4°. Cet ouvrage est posthume.

Apr. J.-C. 1636 *env.* — BOUVARD (Charles) était de Vendôme, suivant Baron (*Notitia medic. parisiens*). Il prit le bonnet de docteur dans la faculté de médecine de Paris, en 1606, et fut le premier médecin de Louis XIII depuis 1628 jusqu'en 1643, qui est l'année de la mort de ce prince. Bouvard lui survécut jusqu'au 22 octobre 1658; il était pro-

fesseur au Collége royal de Paris depuis 1625. On a, sous son nom, une pièce en vers qui est intitulée : *Description de la maladie, de la mort et de la vie de madame la duchesse de Mercœur, décédée le* 6 *septembre* 1623, Paris, 1624, in-4°. — Amelot de La Houssaye n'a pas plus épargné Bouvard que bien d'autres médecins, contre lesquels il se déchaîne avec moins de raison que d'humeur. Il dit qu'il fit prendre à Louis XIII, en un an, 215 médecines, 212 lavements, et qu'il le fit saigner 47 fois. Si cela était vrai, il le serait encore que ce prince aurait fait son cours de médecine dans toutes les formes.

Apr. J.-C. 1636 *env.* — BOOT (Gérard) était d'une famille noble et des plus anciennes de la Hollande. Son goût le porta vers la médecine, à laquelle il s'appliqua avec tant de succès, qu'il ne lui fut pas difficile d'obtenir les honneurs du doctorat. En 1630, il était encore en Hollande, mais il passa quelque temps après en Angleterre où il pratiqua la médecine et se fit tellement considérer à Londres, qu'il parvint à la place de médecin du roi Charles Ier. Ce prince infortuné étant mort de la manière que tout le monde sait. Boot se rendit en Irlande en 1649, et mourut à Dublin en 1650. On a de lui des *Heures de récréation* en Flamand, qui parurent en 1630, in-4°. *Philosophia naturalis reformata. Dublinii*, 1641, in-4°. Son frère, dont nous allons parler, eut quelque part à la composition de ce dernier ouvrage.

BOOT (Arnould), frère puîné du précédent, fit de bonnes études, et prit tant de goût pour les langues savantes, qu'il s'appliqua tout à la fois à la latine, la grecque, l'hébraïque, la syriaque et la chaldaïque. Il passa ensuite aux écoles de médecine et se fit recevoir docteur en cette science. Mais sa promotion ne le détacha pas de ses études chéries; son goût pour les langues ne fit qu'augmenter avec l'âge. En 1630, il passa en Angleterre et pratiqua quelque temps la médecine à Londres; il y fût demeuré, si le comte de Leicestre, vice-roi d'Irlande, ne l'en eût tiré pour lui donner la place de médecin des états et des armées du pays qu'il gouvernait. Cet emploi obligea Boot à se fixer à Dublin, où il séjourna jusqu'en 1664. Mais les troubles, les guerres, et les pertes considérables qu'il venait de faire, le dégoûtèrent

tellement de l'Irlande, qu'il prit la résolution de passer en France. Il se retira à
Paris, où, plus occupé du travail du cabinet
que de la pratique de la médecine, il publia
quelques ouvrages sur l'intégrité du texte
hébreu du vieux Testament. Ce fut dans.
cette ville qu'il mourut en 1553. On n'a
de cet auteur qu'un seul traité concernant la médecine ; il est intitulé : — *Observationes medicæ de affectibus a veteribus omissis. Londini*, 1649, in-12,
Hemstadii, 1664, in-4º, avec une préface de la façon de Henri Meibomius.
Francofurti et Lipsiæ, 1696, in-8º, avec
*Historiarum et observationum medico-
physicarum centuriæ quatuor*, de Pierre
Borel.

Apr. J.-C. 1636 *env.* — MENJOT
(Antoine). natif de Paris, reçut le bonnet de docteur, en 1636, dans les écoles
de Montpellier, et prit bientôt après la
route de sa ville natale, où il obtint une
charge de médecin du roi et pratiqua
avec réputation jusqu'à l'âge de plus de
quatre-vingts ans. Quoique Menjot fût
calviniste, il affectionnait extrêmement
les Augustins déchaussés de Paris et allait souvent les voir. Quelques jours
avant sa mort, qui arriva avant l'an 1697,
il envoya à ces religieux, en présent,
deux grands volumes d'Atlas, que les
états-généraux des Provinces Unies lui
avaient donnés en 1672 — Nous avons
de la façon de ce médecin un ouvrage
imprimé à Paris en 1662, in-4º, sous le
titre d'*Historia et curatio febrium malignarum*. Il ne mit point son nom en
tête de ce traité, dans le des-ein de
pressentir le goût du public ; mais voyant
que personne n'attribuait son histoire des
fièvres , non plus que ses dissertations
pathologiques, à aucun médecin de Paris, il s'en déclara l'auteur dans les éditions qu'il publia en 1665, 1674 et 1677,
en trois volumes in-4º. Si l'on en croit
Bayle, dans ses Nouvelles de la république
des lettres, on a regardé pour un temps
Jean de Gorris, qui fut doyen de la faculté de Paris en 1548 et 1549, comme
celui à qui ces ouvrages appartenaient ;
mais ce qui démontre le peu d'exactitude
de cette supposition, c'est que le même
journaliste ajoute que Menjot, en se dé-
clarant l'auteur de ces productions, les a
dédiées à de Gorris : or tout le monde
sait que ce dernier mourut en 1577. —
Les Dissertations de Menjot sont distribuées en quatre parties, en tête desquelles on voit l'histoire et la cure des fièvres
malignes qui régnaient à Paris de son
temps. Mais ces Dissertations ne contiennent que des raisonnements pathologiques, sans diagnostic, ni pronostic, ni
vues curatives. Pour la théorie, elle y
est telle qu'on la connaissait de son
temps. Cependant ces Dissertations se
font lire avec plaisir ; elles sont très-bien
écrites et en très-bon latin ; c'est dommage qu'il y ait trop d'emphase pour des
ouvrages didactiques. Les opuscules posthumes de Menjot ont paru à Amster-
tam en 1697, in-4º. Ils sont divisés en
deux parties, dont la première traite des
choses qui ont rapport à la physique et à
la médecine ; la seconde s'attache à celles qui concernent les usages ecclésia-
stiques et la religion.

Apr. J.-C. 1637 *env.* — SEVERINI
(Marc-Aurèle), ou comme il s'appelait
lui-même, *Marcus Aurelius Severinus
Thurius Carthigena Tarsensis*, savant
médecin, était de Tarsia dans la Calabre
citérieure. Il avait d'abord eu du goût
pour la jurisprudence, mais il en abandonna l'étude pour s'appliquer à la médecine sous Jules Jassolinus, célèbre professeur de l'université de Naples, où il
fut promu au doctorat. Severini devint
lui-même un des plus grands maîtres de
cette école ; il y enseigna l'anatomie et
la chirurgie avec tant de réputation, que
les étrangers passèrent en foule à Naples
pour l'entendre. La manière dont il a
traité de la chirurgie dans ses écrits, lui
a mérité les éloges de Bartholin. Il fut
un de ces hommes hardis qui n'épargnè-
rent rien pour remettre en vigueur les
méthodes adoptées par les anciens Grecs.
Bien au-dessus des préjugés de ses contemporains, il trouva leurs manières d'o-
pérer trop molles et trop lentes, et chercha à rappeler l'usage trop négligé du
fer et du feu. Il a cependant pou-sé les
choses trop loin, surtout à l'égard du
feu : on remarque une sorte de cruauté
dans ses conseils ; il serait même dangereux de suivre la plupart des préceptes
qu'il a donnés. — Ce médecin mourut
à Naples le 15 juillet 1656, âgé de 76 ans.
Il montre, en général, beaucoup de génie dans les ouvrages qu'il a laissés, mais
on y trouve aussi des preuves de son
goût pour les paradoxes. Si l'on juge de
ses écrits par le nombre, on voit assez
qu'il aimait le travail. Voici la notice de
ceux que les bibliographes lui attribuent:
— *Historia anatomica. observatioque
medica eviscerati hominis. Neapoli*,

1629, in-4°.—*De recondita abscessuum natura libri octo.* *Ibidem*, 1632, in 8°. C'est la seconde édition, revue, corrigée et augmentée par l'auteur. *Francofurti*, 1643, in-4°, *Patavii*, 1651, 1668, in-4°. *Lugduni Batavorum*, 1724, in-4°, avec figures. Le style de cet ouvrage est dur et entortillé, mais le fonds est admirable. Severini appuie sur la nécessité de distinguer les dépôts critiques d'avec ceux qui ne le sont pas; il établit les signes qui les différencient, et fait voir l'importance de recourir aux moyens les plus efficaces pour amener les premiers à la suppuration. Cette doctrine, qui est bien déduite, lui donne sujet de s'étendre sur les métastases. — *Vipera Pythia, id est, de viperæ natura, veneno et medicina.* *Patavii*, 1643, 1651. in-4°. C'est un traité plein de questions, de controverses et de discussions assez inutiles. — *Opusculum de qualitate et natura chocolatæ. Norimbergæ*, 1644, in-12. Il est traduit de l'espagnol d'Antoine Colmenero, médecin, dont l'ouvrage avait paru à Madrid en 1631, in-4°.—*Zootomia democritea, id est. anatome generalis totius animantium opificii, libris quinque distincta. Norimbergæ*, 1645, in-4°, par les soins de Volckamer. Le grand nombre d'animaux que l'auteur a disséqués, lui a fourni beaucoup d'éclaircissements sur l'anatomie comparée; on trouve même, dans sa Zootomie, le germe de plusieurs découvertes que d'autres écrivains se sont appropriées en les mettant au jour.— *De efficaci medicina libri tres. Francofurti*, 1646, in-folio. *Parisiis*, 1669, in-4°. *Francofurti*, 1671, 1682, in-folio. En français, Genève, 1669, in-4°. C'est dans ce traité qu'il exagère les avantages du fer et du feu dans la cure des maladies tant internes qu'externes. — *De lapide fungifero, de lapide fungimappa, epistolæ duæ. Patavii.* 1649, in-4°, avec le livre *De cœna* de Baptiste Fiera. *Guelpherbyti*, 1728, in-4°. Il s'agit ici de la racine de champignon, appelée improprement *pierre à champignon;* elle se trouve en différents endroits du royaume de Naples, particulièrement dans la Pouille, et se transporte dans les pays étrangers. On a vu de ces pierres en France qui ont végété pendant quelques années. Quand elles sont couvertes d'un peu de terre, et ensuite arrosées d'eau tiède, elles produisent, au bout de quatre jours, des champignons grands, blanchâtres, poreux en dessous, dont la tête, qui est con-

vexe est soutenue par un pédicule d'environ cinq pouces de haut. — *Therapeuta Neapolitanus, sive, curandarum febrium et morborum internorum methodus. Neapoli.* 1653, in-8°, avec le traité *De pædanchone maligna*, et le commentaire de Bartholin sur ce dernier ouvrage. — *Trimembris chirurgica. Francofurti* 1653, in-4°. *Lugduni Batavorum*, 1725, in-4° — *Seilo-Phlebotome castigata, sive, de venæ salvatellæ usu et abusu censura. Hanoviæ*, 1654, in-4°. *Francofurti*, 1668, in-4°, avec les opuscules de différents anatomistes — *De aqua pericardii. cordis adipe. poris choledocis. Hanoviæ*, 1654, in-4°. Le même ouvrage avec quelques augmentations. *Hanoviæ*, 1664, in-4°. *Francofurti*, 1668, in-12. — *Antiperipatias, hoc est, adver us Aristot-leos de re piratone piscium diatriba. Neapoli*, 1659. in-folio. *Amstelodami*, 1661, in-folio. On y a joint : *Comm ntarius in Theophrastum de piscibus in sicco viventibus. Phoca anatomice spectatus. De radio turturis marini* Tout cela est du même Severini qui s'était proposé d'orner ce recueil de figures, mais la mort l'a empêché d'y faire travailler, elle ne lui a pas même permis de publier ces différentes pièces. — *Synopseos chirurgicæ libri VI. Amstelodami*, 1664, in 12. C'est apparemment un extrait de tout ce que notre auteur avait écrit sur la chirurgie.

Après J. C. 1637 env. — CATTIER (Isaac). de Paris, prit le bonnet de docteur à Montpellier en 1637. La charge de médecin ordinaire du roi qu'il obtint, l'autorisa à pratiquer dans sa ville natale, où il publia la plupart des ouvrages que nous avons de lui : — *Diffibulatoris morologia, seu, in libellum Renati Moreau academiæ Monspeliensis impugnatoris*, 1646 in-4°. — *De la nature des bains de Bourbon et des abus qui se commettent en la boisson de leurs eaux.* Paris, 1650, in 8° — *Description de la macreuse.* Paris, 1651, in-8° — *Discours sur la poudre de sympathie.* Paris, 1651, in-8°. Ce médecin réfute le sentiment des partisans de cette poudre; il traite leur opinion d'erronée, de folle et d'extravagante : mais comme Nicolas Papin réclama par un écrit public contre les assertions de Cattier, celui-ci soutint sa cause par un ouvrage intitulé : — *Réponse à M. Papin touchant la poudre de sympathie.* Paris, 1651, in 8°.

— *De rheumatismo dissertatio, de ejus natura et curatione. Simulque multa, ex occasione, de natura doloris intricatissima perspicue enodantur, novisque observationibus illustrantur. Parisiis*, 1653, in-8°. *Observationes medicæ rariores. Castris*, 1653, in-12. *Parisiis*, 1657, in-8°. *Lipsiæ*, 1670, in-8°, avec les observations de Pierre Borel. On y trouve plusieurs observations chirurgicales et anatomiques. L'auteur, qui avait fait une étude suivie des ouvrages d'Eustachi, s'est étendu sur le canal thoracique et sur la valvule qui porte le nom de ce célèbre médecin. Cattier a donné la description du cadavre d'un certain Francœur, fameux voleur que ses crimes conduisirent à la roue. Les viscères y étaient tellement transposés, que ceux qui naturellement sont du côté droit, se trouvaient à gauche. — *Lettres sur les vertus des eaux minérales de Bourbon-Lancy.* Bourbon, 1655, in-4°.

Apr. J.-C. 1637. — CESTONI (Hyacinthe), citoyen de Livourne, naquit le 13 mai 1637 dans un village de la Marche d'Ancône, appelé Santa-Maria-in-Giorgio, à peu de distance de la petite ville de Montalto. Il apprit les premiers éléments de la langue latine, mais ses parents, ne se trouvant point en état de lui faire continuer ses études, l'en retirèrent en 1648 et le mirent chez un apothicaire, où il demeura deux ans. Sur la fin de 1650, ils l'envoyèrent à Rome toujours dans le but de lui faire étudier la pharmacie ; et il demeura constamment dans cette ville jusqu'en 1656, qu'il en sortit, et s'embarqua pour Livourne. Il avait pris ce parti bien à temps ; car il n'était pas arrivé depuis deux mois à Livourne, qu'il apprit que la peste faisait de grands ravages à Rome. Heureusement échappé au danger qu'il y aurait couru, il eut tant de satisfaction dans son nouveau séjour, qu'il y demeura pendant dix ans. Au bout de ce terme, il en sortit pour se rendre à Marseille, à Lyon et à Genève ; mais après quatre mois d'absence, il retourna à Livourne, où il se fixa pour toujours, en épousant la sœur de la femme dont il tenait la pharmacie. — C'est au seul génie de Cestoni que nous devons les ouvrages qu'il a écrits. Cet homme préférait de méditer la nature en elle-même, plutôt que de lire et étudier ce que les auteurs avaient publié sur ses opérations. Sa façon de vivre était particulière ; il ne mangeait presque pas de viande, et comme les pythagoriciens, il ne se nourrissait que de fruits et de légumes. Ce régime prolongea ses jours jusqu'à l'âge de quatre-vingts ans et quelques mois, qu'il mourut de la gravelle le 29 janvier 1718. On lui fit d'honorables funérailles, et tous les médecins, chirurgiens et apothicaires de Livourne furent du cortége. Ils suivirent son corps jusqu'à la chapelle de la confrérie de Saint-Homobone, d'où il fut ensuite transporté dans celle du Crucifix qui lui est contiguë. On mit cette inscription sur son tombeau :

HYACINTHO CESTONO,
CIVI LIBURNENSI,
OPTIMO ET BENE MERENTI MEDICO
ET PHILOSOPHO,
CORPORIS INTEGRITATE ET MAGIS ANIMI
PRÆSTANTISSIMO,
NATURALIS PHILOSOPHIÆ, FALSITATE
FELICITER ABLATA, CULTORI
ET AMPLIFICATORI INCLYTO,
CONSANGUINEI HONORIS CAUSA P.
OBIIT ANNO SALUTIS MDCCXVIII,
ÆTATIS SUÆ LXXX.

Les ouvrages de Cestoni sont tous écrits en italien. Voici leurs titres : — *Osservazioni intorno a pellicelli del corpo umano, insieme con altre nuove osservazioni.* Ces observations ont été publiées en forme de lettre par Redi, sous le nom supposé du docteur Giovan Cosimo Bonomi. — *Vere condizioni della Salsa-pariglia, e il modo di conoscer la vera e di darla, come venga adulterata, ed in quali mali convenga, e in quale maniera piu efficace. Scritta al Sig. Gio. Inglisch a Roma.* — *Vero modi di dare e preparare la chinachina, etc. Partecipato al Sig. Ant. Vallisnieri nella sua felice dimora in Livorno appresso il suddetto nell' autunno dell' anno* 1705. — *Nuove e maravigliose scoperte dell' origine di molti animalucci su le foglie de' cavoli, come di molti insetti dentro gl' insetti.* Cet ouvrage, qui développe l'origine des insectes qui ravagent si souvent les feuilles des choux, a été inséré, sous la forme d'une lettre à Vallisnieri, dans un livre publié à Padoue en 1709, in-4°, sous le titre de *Trattato di rimedi per le malattie del corpo umano.* — *Dell' origine delle pulci dall' uovo, e del seme dell' alga marina.* Le docteur Vallisnieri publia cette dissertation avec un traité de sa façon imprimé à Padoue en 1713, in-4°.—*Istoria della grana del kermes, e di un' altra nera grana, che si trova negli etici delle campagne di Livorno, dè moscherini spuri della medesima, delle cimici degli agrumi, dè pidocchi dè fichi, dè ricci marini, del curcuglione o puntervolo del grano, dè tonchi o scarafagelti de legumi, e finalmente delle farfalline de Medesimi.* Cet ouvrage se trouve a la suite du même traité de Vallisnieri.

Apr. J.-C. 1637. — MAURICEAU (François), ancien prévôt de la communauté des chirurgiens de Saint-Côme, était de Paris, où il naquit en 1637. Il s'appliqua pendant plusieurs années à la théorie et à la pratique de son art; mais comme il se livra ensuite tout entier aux opérations qui regardent les accouchements, et qu'il s'y exerça même longtemps à l'Hôtel-Dieu avant de se donner au public, il acquit tant de réputation par sa probité, sa prudence et son habileté, qu'il fut bientôt à la tête de tous les opérateurs en ce genre. Quelques années avant sa mort, il quitta absolument sa profession et se retira à la campagne, pour y vivre dans la retraite et vaquer à son salut. Ce fut là qu'il mourut paisiblement le 17 octobre 1709. — Lorsque Mauriceau entreprit son grand ouvrage, les auteurs qui avaient parlé des accouchements, ne les avaient envisagés que sous un point de vue général; il s'en trouvait peu qui eussent parlé des détails de cet art où rien n'est petit, ni minutieux. Animé du zèle le plus ardent pour le bien public, il s'occupa de la lecture des plus anciens accoucheurs, profita de leurs découvertes, auxquelles il joignit les siennes, consulta l'expérience dans l'exercice de son art, et se mit enfin en devoir de faire imprimer un ouvrage qui a jeté le plus grand jour sur la pratique des accouchements trop obscurément traitée avant lui. Voici le titre et les éditions de cet ouvrage, ainsi que des autres qu'il a publiés sur la même matière : — *Traité des maladies des femmes grosses et de celles qui sont accouchées.* Paris, 1668, 1675, 1681, 1694, in-4°. Il a aussi paru en allemand, en anglais, en flamand, en hollandais, en italien et en latin. Ce traité de Mauriceau, quoique rempli de faits importants, n'eut pas une approbation générale. Viardel, Lamote, et notamment Peu, s'élevèrent contre lui, souvent même contre l'auteur, qui répondit à ce dernier pour défendre son *tire-tête*, dont il avait blâmé l'usage. Mauriceau, qui se sentait vivement offensé, accusa Peu d'avoir falsifié la plupart des observations qu'il rapporte dans son ouvrage; mais cet accoucheur lui répondit dans une dissertation qui mérita l'approbation de plusieurs médecins de la faculté de Paris. Les confrères de notre auteur ne sont point les seuls qui aient critiqué ses ouvrages; Astruc en a fait de même dans le quatrième volume de son traité des maladies des femmes. « Mauriceau, » dit-il, écrit sans ordre et sans méthode, » et c'est un guide très-infidèle quand il » se mêle de raisonner. Mais comme il » avait de l'expérience, on trouve dans » ses livres des faits de pratique, qui mé-» ritent d'être recueillis. « — *Aphorismes touchant l'accouchement, la grossesse et les maladies des femmes.* Paris, 1694, in-16. Amsterdam, 1600. — *Observations sur la grossesse et l'accouchement des femmes, et sur leurs maladies et celles des enfants nouveaunés.* Paris, 1695, 1715, in-4°. — *Dernières observations sur les maladies des femmes grosses et accouchées.* Paris, 1708, in-4°. On a donné tous ces ouvrages ensemble : Paris, 1712, 1724, 1738, 1740, in-4°, avec figures.

Apr. J.-C. 1637.—SWAMMERDAM ou SCHWAMMERDAM (Jean), célèbre anatomiste, était d'Amsterdam, où il naquit en 1637. Il commença son cours de médecine à Leyde, et, avant de l'avoir achevé, il passa en France pour se perfectionner dans l'art des dissections. Il était en 1664 à Paris avec Stenon qui avait en vue le même objet que lui. Content des progrès qu'il avait faits dans cette partie, il revint à Leyde, et il y prit le bonnet de docteur en 1667. Bientôt après, il retourna à Amsterdam et fit sa principale étude de la structure du corps de l'homme et des insectes. On lui doit l'idée d'injecter dans les vaisseaux une matière liquéfiée par la chaleur, pour qu'étant devenue solide par le froid, elle rendît ces vaisseaux plus sensibles et plus aisés a disséquer. On lui doit encore l'invention d'un thermomètre pour apprécier le degré de chaleur des malades et des animaux : Boerhaave a perfectionné cet instrument afin de le rendre utile dans la pratique de la médecine. —Swammerdam avait déjà poussé bien loin ses recherches anatomiques, lorsqu'une fièvre quarte vint interrompre ses travaux. Il changea de goût après sa convalescence, et il abandonna totalement l'étude du corps de l'homme en 1674, pour ne s'adonner qu'à celle des insectes, dans laquelle il fit de si grands progrès. Il s'en était occupé depuis long-temps : car il avait disséqué plusieurs fois à Paris sous les yeux de Thevenot, qui ne manqua pas de l'encourager et de l'aider dans ses observations sur la nature et la structure des insectes des environs de cette capitale. A son retour en Hollande il continua les mêmes recherches, et il parvint à se faire un très-riche cabinet d'histoire naturelle, qu'il mit en vente l'année de sa mort, vente qui ne fut exécutée que par ses héritiers. — La médecine pratique n'est pas le côté brillant de Swammerdam ; il ne l'aimait pas, et il la cultiva d'autant moins qu'il était tout absorbé dans ses autres études. Mais la contention d'esprit avec laquelle il avait poussé ses travaux, ne manqua pas de le jeter dans l'hypocondrie. Cet habile observateur de la nature devint si singulier, qu'à peine daignait-il répondre à ceux qui lui parlaient ; il regardait et demeurait immobile. Il était dans cet état, lorsque les sentiments d'Antoinette Bourignon, dévote fanatique de Lille en Flandre, firent une telle impression sur son esprit, qu'il adopta son nouveau système de piété mal entendue et abandonna ses opérations anatomiques, par l'idée qu'il s'était faite que Dieu en était offensé. Admirateur de cette fille illuminée qui croyait avoir reçu du ciel la commission de réformer le christianisme, il jeta le scalpel par scrupule, et courut par enthousiasme joindre cette fanatique dans le Holstein. Il revint cependant à Amsterdam, où il vécut dans la retraite jusqu'à sa mort arrivée en 1680, la même année que la Bourignon mourut à Francquer. Maigre et décharné comme un squelette, il avait à peine la figure humaine sur la fin de sa vie ; et peu de temps avant sa mort, il fut saisi d'une fureur mélancolique si violente, que dans un de ses accès il brûla tous ses écrits. Voici la notice de ceux qui nous restent : — *Tractatus physico-anatomico-medicus de respiratione, usuque pulmonum. Lugduni Batavorum*, 1667, 1677, 1679, in-8°, 1738, in-4°. La dernière édition comprend la dissertation anatomique du célèbre de Haller, qui est intitulée : *De musculis diaphragmatis*. De Graaff avait étudié l'anatomie

sous Van Horne dans le même temps que Swammerdam, mais il n'avait pas conservé pour son maître un attachement aussi respectueux que son compagnon d'école. Lorsque De Graaff mit ses découvertes au jour, Swammerdam crut avoir quelques raisons de lui en faire des reproches ; il l'accusa même d'avoir profité des recherches de leur commun maitre, et d'avoir eu le front de se les approprier comme un vrai plagiaire. De Graaff, piqué d'une accusation aussi grave, écrivit contre son adversaire, qui ne manqua pas de lui répliquer ; et cette dispute a donné occasion a plusieurs ouvrages de part et d'autre. Mais De Graaff est sorti victorieux de ce combat littéraire. — *Histoire générale des insectes.* Utrecht, 1669, in-4°, en hollandais. Dans la même ville, 1685, en français. Leyde, 1685, in-4°, en latin, avec de magnifiques figures. — *Miraculum naturæ, seu, uteri muliebris fabrica. Adjecta est nova methodus cavitates corporis ita præparandi, ut suam semper genuinam faciem servent. Lugduni Batavorum.* 1672, 1679, 1717, 1729, in-4°, avec figures. C'est le *Prodromus observationum* publié par Jean Van Horne, qui a poussé Swammerdam à donner cet ouvrage et a s'y déclarer l'auteur des expériences qu'on voulait lui enlever. — *Historia insectorum generalis ; adjicitur dilucidatio qua specialia cujusvis ordinis exempla figuris accuratissime cum naturali magnitudine, quam ope microscopii aucta, illustrantur. Lugduni Batavorum*, 1733, in-4°. C'est à Henri-Chrétien Hennius qu'on doit cette traduction de l'histoire des insectes de l'original hollandais en latin. Jérôme-David Gaubius l'a aussi traduit en latin, mais l'édition qu'il en a procurée, comprend aussi le texte hollandais, et Boerhaave y a joint une préface dans laquelle il s'étend sur la vie de l'auteur. Ce précieux ouvrage a paru à Leyde en 1747, deux volumes in-folio, grand papier, sous ce titre : *Biblia naturæ, sive, Historia insectorum in classes certas redacta, necnon exemplis et anatomico rariorum animalculorum examine, æneisque tabulis illustrata, inserti numeris rariorum naturæ observationibus.* Le livre de Swammerdam est divisé en quatre parties, suivant les quatre ordres de changement qu'il avait observés par rapport aux insectes. Dans chacune de ces parties, il commence par expliquer l'ordre de changement qui la caractérise; il fait ensuite l'énumération, et souvent l'histoire des insectes qu'il y rapporte. Il s'attache encore à réfuter les erreurs des naturalistes, et surtout celles des anciens sur la génération de ces animaux; et comme il a trouvé des insectes dans les insectes, il a donné l'histoire entière de quelques-uns de ces derniers. L'anatomie fait le grand mérite de ce bel ouvrage; Swammerdam s'y est tellement distingué, qu'il a surpassé tous ceux qui sont entrés dans la même carrière. Il a traité cette partie avec une industrie si admirable, que les viscères mêmes des abeilles sont gravés dans ses planches avec la plus grande exactitude. Réaumur, qui a écrit sur un pareil sujet, n'a pu parvenir à ce point de perfection; et désespérant d'y atteindre, il n'a pas balancé à prendre les figures anatomiques de notre auteur pour orner ses ouvrages L'abbé Pluche a aussi tiré grand parti de Swammerdam dans les endroits de son *Spectacle de la nature* où il traite des insectes.

Apr. J.-C. 1638 *environ.*—DU ROY, dit REGIUS (Henri), né à Utrecht où il florissait dès l'année 1638, étudia la médecine à Franequer, et, après avoir pris le bonnet de docteur dans cette ville, il alla exercer sa profession dans la Frise occidentale, à Naerden en Hollande, et ensuite dans sa patrie. Son habileté lui procura une chaire à Utrecht dès le commencement de la fondation de l'université de cette ville. Le 10 juillet 1638, il fut nommé professeur extraordinaire de théorie et de botanique; mais il ne tarda pas à obtenir une chaire en titre; il y parvint le 18 mars de l'année suivante, et le 2 décembre 1661, on lui donna celle de professeur primaire, qu'il remplit jusqu'à sa mort arrivée le 18 février 1679, dans la quatre vingt-unième année de son âge. — Reneri, qui enseignait la philosophie à Utrecht, avait été un des premiers disciples de Descartes en Hollande. Il se lia d'amitié avec Du Roy, et lui ayant fait connaître la philosophie de son maître, ce médecin y prit tant de goût, que son estime pour Descartes se tourna en une vraie passion. Son attachement à la doctrine de ce savant fut même poussé à un tel point, qu'il lui attira de fâcheuses affaires, et souleva contre lui Stratenus, Ravensperg, Voëtius et les autres ennemis du philosophe français, qui manquèrent lui faire perdre sa chaire. Mais si ce mé-

decin dont nous parlons fut un des premiers martyrs du cartésianisme, il en fut aussi un des premiers déserteurs; car Descartes ayant refusé d'approuver quelques sentiments particuliers que Du Roy avait avancés dans ses Fondements de physique, celui ci se brouilla avec lui, et renonça publiquement au cartésianisme en 1645. Son abjuration ne fut cependant point entière et sans réserve, puisqu'il retint la plus grande partie des idées de son maître, auxquelles il se contenta de faire quelques changements. Les ouvrages de Du Roy sont presque tous calqués sur sa nouvelle philosophie; voici les titres sous lesquels ils ont paru :

Spongia pro eluendis sordibus animadversionum Jacobi Primerosii in theses de circulatione sanguinis. Lugduni Batavorum, 1640, 1656, in-4°. C'est la réponse adressée à Primerose; il avait attaqué assez insolemment les thèses que Du Roy avait soutenues à Utrecht en faveur de la circulation. — *Physiologia, sive, cognitio sanitatis. Ultrajecti*, 1641, in-4°. — *Fundamenta physices. Ibidem*, 1647, 1661, in 4°. Ce fut au sujet de ce livre qu'il se brouilla avec Descartes. Celui ci n'avait pas tort; car on accuse notre médecin d'avoir volé au philosophe français une copie de son traité des animaux, et de l'avoir ensuite presque toute insérée dans son ouvrage. — *Fundamenta medicinæ. Ultrajecti.* 1647, in 4°. Le même sous ce titre : — *De arte medica et causis rerum naturalium. Ibidem*, 1657, 1664, 1668, in-4°. — *Hortus academicus Ultrajectinus. Ibidem*, 1650, in-8°. — *Philosophia naturalis. Amstelodami*, 1651, 1654, 1661, in-4°. Cet ouvrage a paru en français à Utrecht en 1686, in-8°. — *Praxis medica, medicationum exemplis demonstrata. Amstelodami*, 1657, in-4°. *Trajecti ad Rhenum*, 1668, in-4°. *Medioburgi*, 1686, in-4°. Théodore Craanen professeur de la faculté de médecine de Leyde, a publié des notes et des éclaircissements sur ce traité. — *Explicatio mentis humanæ, Ultrajecti*, 1659, in-4°.

Après J.-C. 1638. — MEIBOMIUS (Henri), fils du savant médecin de Helmstadt, vint au monde à Lubeck le 29 juin 1638. Après avoir fait de bonnes études à Helmstadt et en différentes universités de la Hollande, il voyagea en Italie et en France, et s'arrêta à Angers où il prit le bonnet de docteur en médecine l'an 1663. S'étant ensuite rendu en Angleterre, il repassa de là en Allemagne. Le nom de son père était encore en honneur à Helmstadt; et comme le sien ne tarda pas à s'y répandre par l'estime qu'on fit de ses talents, l'université de cette ville ne balança pas à l'inscrire parmi ses professeurs. Il fut nommé aux chaires de médecine, de poésie et d'histoire, qu'il remplit successivement; il occupait encore la dernière à sa mort arrivée le 26 mars 1700, à l'âge de 62 ans. Quelque occupé que fût Meibomius des devoirs de ses emplois académiques et de la pratique de la médecine, l'amour du travail lui fit tellement ménager son temps, qu'il en trouva non-seulement assez pour la composition des ouvrages qu'on lui doit, mais encore pour veiller à l'édition de ceux des autres. On remarque parmi ses ouvrages les suivants : — *De incubatione in fanis deorum, medicinæ causa, olim acta. Helmstadii*, 1659, in-4°. Comme les prêtres, qui s'étaient anciennement emparés du domaine de la médecine, faisaient regarder toutes les maladies comme une punition des dieux, il était dans l'ordre que les dieux guérissent les maux qu'ils envoyaient aux hommes; et voilà vraisemblablement l'origine de l'incubation dans les temples, où les malades allaient coucher pour attendre le moment favorable à la guérison de leurs maux. Mais pour que personne ne mourût entre les mains des prêtres, on n'admettait à l'incubation que des malades susceptibles d'une guérison prompte et facile; sans cette précaution, on aurait décrédité le culte de la divinité. Les malades étaient obligés de consulter d'abord le dieu dont ils imploraient le secours; et comme ses ministres en étaient l'âme et l'organe, ils dictaient les réponses à leur gré. A cette première cérémonie les prêtres en ajoutaient d'autres, auxquelles ils mettaient un appareil d'autant plus propre à en imposer au peuple, qu'il est toujours avide du merveilleux. Ces cérémonies consistaient en jeûnes, en expiations, en lustrations, en sacrifices. On s'accordait partout sur la nécessité des sacrifices: il était même défendu de rien emporter des victimes ou de ce qui avait été consacré aux dieux; mais chaque temple avait des usages différents, tant sur les manières que sur l'espèce des offrandes. La divinité avait aussi différentes façons de se communiquer dans tous les temples. Dans celui d'Athènes, elle exerçait en personne le ministère de la guérison. Quand les ablutions et les sacrifices étaient finis, les malades se couchaient, le sacrificateur éteignait les lampes et recommandait de dormir, ou du moins de garder un profond silence par respect pour le lieu : car le moindre bruit effarouchait la divinité, qui avait de bonnes raisons pour ne pas s'exposer aux regards curieux et indiscrets des profanes. Lorsque le sacrificateur croyait tout son monde endormi, il saisissait ce moment pour faire sa ronde et s'emparer des noix, des figues, des gâteaux et des autres offrandes qui avaient été transportées de l'autel sur la table sacrée, et emportait toute cette victuaille pour manger avec sa famille; car puisqu'il guérissait pour le dieu, il était juste qu'il mangeât pour lui. Vers le milieu de la nuit, lorsque tout était calme, Esculape, ou plutôt le prêtre qui en faisait les fonctions, accompagné de plusieurs femmes, qu'on faisait passer pour les filles du dieu, visitait les malades et leur ordonnait le remède qu'il jugeait convenable; un aide le préparait sur-le-champ, et le dieu en faisait l'application. Quelques-uns de ces malades guérissaient par hasard, et d'autres se croyaient guéris; ce qui revenait à peu près au même pour entretenir la crédulité du peuple et accréditer les fourberies des prêtres du paganisme.

Observationes medicæ de affectibus omissis. Helmstadii, 1664, in-4°. Ce recueil, qui est d'Arnould de Boot, avait déjà paru à Londres en 1649, in-12. Dans la préface qui est de la composition de Meibomius, on trouve plusieurs notes importantes sur les auteurs qui ont publié des consultations et des observations. — *De vasis palpebrarum novis, epistola ad Joëlem Langelottum. Helmstadii*, 1666, in-4°. On a cru mal à propos que Meibomius avait fait différentes découvertes sur les glandes et les vaisseaux des paupières. Il est vrai qu'il en a donné une description exacte; mais Casserius les avait connus longtemps avant lui. — *De ossium contusione disputatio. Ibidem*, 1668, in-4°. On peut passer sous silence quantité d'autres dissertations sur des sujets intéressants, et se borner à dire qu'elles prouvent que leur auteur avait de grandes connaissances sur l'économie animale et sur les maux qui la dérangent. — *De medicorum historia scribenda, epistola ad Georgium Hieronymum Velschium. Ibidem*, 1669, in-4°. Les difficultés qui se rencontrent dans l'histoire de la médecine des Arabes, paraissent l'avoir arrêté dans son projet; elles l'ont même empêché de publier l'ouvrage que son père lui avait laissé. — *Parentatio J. Danielis Schmidt. Dantisci*, 1687, in-4°. — *Ad Saxonicæ Inferioris historiam introductio. Helmstadii*, 1687, in-8°. — *Scriptores rerum germanicarum. Ibidem*, 1688, deux volumes in-folio. — *Valentini Henrici Vogleri introductio universalis in notitiam cujuscumque generis bonorum scriptorum. Ibidem*, 1700, in-4°, avec des augmentations de la part de l'éditeur. — Il ne faut pas confondre ce médecin avec Henri Meibomius, son grand-père, qui enseigna à Helmstadt, où il publia quelques ouvrages; ni avec Marc Meibomius, autre habile homme de la même famille, qui se consacra tout entier à l'étude de l'histoire et des belles-lettres, et qui mourut en grande réputation en 1611. On trouve encore Brandus Meibomius, professeur de médecine en l'université de Helmstadt, qui a publié quelques dissertations académiques depuis 1730.

Apr. J.-C. 1638. — RUYSCH (Frédéric), un des plus savants anatomistes, médecins et naturalistes qui aient paru en Hollande, naquit à La Haye le 23 mars 1638. Il était fils de Henri Ruysch, secrétaire des états généraux, et d'Anne Van Berghem. Sa famille était originaire d'Amsterdam, où ses ancêtres avaient occupé les places les plus honorables depuis 1365 jusqu'en 1576 que la guerre, qui s'éleva entre l'Espagne et la Hollande, occasionna une grande révolution dans les biens, la condition et la famille de Ruysch. Mais quels que soient l'éclat et l'ancienneté de sa famille, il s'est moins fait connaître de ce côté, que par son mérite, en qualité de médecin et d'anatomiste. — Il étudia à Leyde et à Franequer, où il suivit le goût qui dès sa première jeunesse l'avait porté à l'étude de la médecine. Les propriétés des plantes, la structure des animaux, les qualités des minéraux, les opérations chimiques et les dissections anatomiques, furent les premiers objets qui frappèrent son attention, excitèrent sa curiosité, et à la connaissance desquels il se livra. Il ne fut point un de ces observateurs superficiels qui, soit par préjugé, soit par indolence, effleurent les choses et glissent légèrement sur la vérité, dont la première vue les satisfait. Il commença par détacher son esprit de toutes ces préventions indignes de la raison et de la philosophie; et le travail lui donna dans la suite un tour si singulier, que les recherches les plus pénibles étaient devenues pour lui un exercice agréable et une vraie récréation.

Dans ce temps, le fameux Bilsius, qui avait fait beaucoup de bruit à Louvain par sa méthode de préparer les cadavres, vint à Leyde. Cet homme le prenait sur un ton extrêmement fier. Sylvius de Le Boë et Van Hoorne entreprirent de rabattre la vanité de ce nouveau venu, et, pour y mieux réussir, ils entraînèrent dans leur dessein le jeune Ruysch plus versé qu'eux dans les dissections délicates et minutieuses. Il combattit quelque temps en secret contre Bilsius : mais Van Hoorne et Sylvius qu'il avait si généreusement secourus contre leur adversaire, étaient trop braves pour dissimuler les obligations qu'ils lui avaient et s'approprier ce qui n'était que le résultat de l'industrie d'autrui. Ils le décelèrent donc, et dès lors la querelle devint personnelle de Bilsius à Ruysch. Celui-ci publia en 1665 un petit volume dans lequel il donna le détail de cette *contestation*; c'est le premier qui soit sorti de sa plume. — Ruysch reçut en 1664 le bonnet de docteur en médecine à Leyde. Il eut bientôt après une grande mais triste occasion, de montrer au monde combien il était digne de l'honneur qu'on venait de lui faire. La peste se répandit avec fureur dans toute la Hollande, et le nouveau docteur fut chargé de secourir tous ceux qui en furent attaqués à La Haye. Quelque gloire qui dût rejaillir de cet emploi, il faut convenir que par lui-même il était peu propre à se faire désirer. Mais une chose assez commune, c'est de voir la science et le mérite exposer les personnes, qui en sont douées, à des *dangers* dont l'ignorance ou moins de célébrité met les autres à l'abri. Ruysch était savant, et on le désigna pour être la victime du bien public, en s'exposant à tous les périls qui sont inséparables des soins qu'une telle commission exige.

La principale occupation, celle qui consumait la plus grande partie du temps de ce médecin, c'était la dissection. Comme il s'y appliqua constamment depuis l'an 1665 jusqu'en 1731, il poussa l'anatomie à un point de perfection auquel elle n'avait point encore atteint. Les anatomistes s'en étaient tenus pendant long-temps aux instruments qu'ils jugeaient nécessaires pour la séparation des parties solides, dont ils se proposaient de connaître la structure particulière et les rapports mutuels. Reinier de Graaf, intime ami de Ruysch, fut le premier qui, pour découvrir le mouvement du sang dans les vaisseaux, et les routes différentes qu'il prend pendant la vie de l'animal, inventa une seringue d'une espèce nouvelle, à l'aide de laquelle il remplit les vaisseaux d'une substance colorée qui faisait distinguer les routes qu'elle avait suivies, et celles, par conséquent, que le sang suivait à sa place, lorsque l'animal était vivant. On reçut d'abord cette découverte avec applaudissement ; mais cette invention ne tarda pas à tomber, parce que la liqueur, dont les vaisseaux étaient remplis, venant à s'évaporer, le sujet préparé ne servait plus à rien. — Jean Swammerdam s'appliqua à corriger ce défaut, et conclut fort judicieusement qu'il était absolument nécessaire de se servir de quelque substance chaude qui, se refroidissant peu à peu à mesure qu'elle coulerait dans les vaisseaux, perdît, en arrivant à leur extrémité, la nature de fluide, et pût en conséquence séjourner dans leur cavité : mais ceci jettait beaucoup de difficulté dans l'opération, en multipliant les choses auxquelles il fallait avoir une grande attention pour y réussir. On devait avoir égard à la qualité particulière de la matière à injecter, au juste degré de la chaleur qu'il fallait lui donner, et à la force avec laquelle il convenait de la pousser. C'est ainsi que Swammerdam parvint à rendre sensibles les artères capillaires et les veines du visage ; mais il abandonna bientôt l'usage et la culture de cet art naissant. Il se précipita dans une dévotion mal entendue, abandonna l'anatomie et regarda toutes ces opérations comme illicites. Swammerdam ne put cependant résister à la tentation de communiquer son secret à Ruysch, son ami, qui en fut émerveillé et qui osa le pratiquer dans la suite, sans croire que Dieu en fût offensé.

Le succès répondit à ses premiers essais, et il débuta vraisemblablement par quelque chose de beaucoup plus parfait que tout ce que Swammerdam avait obtenu de ses procédés. L'injection des vaisseaux était telle, que les parties les plus éloignées de leurs ramifications, celles qui étaient aussi déliées que les fils des toiles d'araignées, devinrent sensibles à la vue ; et ce qu'il y a de singulier, c'est qu'elles ne l'étaient quelquefois qu'à l'aide du microscope avant qu'elles fussent injectées. On découvrit par ce moyen des ramifications qu'on n'avait point encore aperçues, soit en considérant des corps vivants, soit en disséquant des corps d'hommes morts depuis peu de temps. — Des cadavres entiers d'enfants furent injectés : quant aux adultes, l'opération passa pour difficile, sinon pour impossible sur eux. Cependant il entreprit en 1666 par ordre des états généraux, d'injecter le corps de l'amiral anglais Bercley, qui fut tué le 11 juin dans une action entre les flottes anglaises et hollandaises. Ce corps, quoiqu'en fort mauvais état lorsqu'on le remit entre les mains de Ruysch, fut renvoyé en Angleterre aussi habilement préparé, que si c'eût été le cadavre frais d'un enfant. Les états généraux le récompensèrent, comme il convenait à leur grandeur et à l'habileté de l'artiste. — Chaque partie injectée conservait sa consistance, sa mollesse, sa flexibilité, et acquérait même à la longue quelque degré de beauté. Les cadavres, avec tous leurs viscères, bien loin de rendre une odeur désagréable, en prenaient une fort douce, encore qu'ils eussent été mis entre les mains de Ruysch lorsqu'ils tendaient déjà à la pourriture. Son secret empêchait les parties de se corrompre. Il eut le plaisir de voir dans le cours de sa vie, qui fut extrêmement longue, que ses préparations avaient résisté à l'injure des ans, et qu'il lui était même impossible de fixer le temps qu'elles avaient encore à durer. — Tous les cadavres qu'il a injectés avaient l'éclat et la fraîcheur de la jeunesse : on les aurait pris pour des personnes vivantes profondément endormies ; et à considérer les membres articulés, on les aurait crus prêts à marcher. Enfin on pourrait presque dire que Ruysch avait découvert le secret de ressusciter les morts. Ses momies étaient un spectacle de vie, au lieu que celles des Egyptiens n'offraient que l'image de la mort. L'homme semblait continuer de vivre dans les unes et continuer de mourir dans les autres. — En considérant les avantages du secret que Ruysch possédait, et la curiosité dont il était dévoré, on n'est plus étonné qu'il ait découvert une infinité de choses qui avaient échappé à la connaissance de ceux qui s'étaient appliqués à ce travail avant lui. Telle est l'artère bronchiale qui fournit la nourriture aux poumons, et que les anatomistes les plus éclairés n'avaient point aperçue; tel est le périoste des petits os de l'oreille interne qu'on avait regardés jusqu'alors comme nus; tels sont les ligaments placés aux articulations de ces mêmes os. Il découvrit encore que la substance corticale du cerveau n'est point glanduleuse, comme on le croyait, mais qu'elle est composée d'une infinité de ramifications de vaisseaux; et quant aux autres parties, qu'on regardait comme des corps glanduleux, que ce ne sont que des amas de simples vaisseaux qui ne diffèrent entre eux que par leurs longueurs, leurs diamètres, les détours qu'ils forment dans leur cours, et la distance de leurs extrémités au cœur; circonstances dont les différentes sécrétions et filtrations sont entièrement dépendantes. — Outre la pratique de la médecine et sa chaire d'anatomie qu'il remplissait à Amsterdam depuis 1665, Ruysch était encore chargé de l'inspection de ceux qui étaient blessés ou tués dans les querelles particulières. Pour le bien général de l'état, on l'avait aussi constitué maître des sages-femmes qui, généralement parlant, entendaient assez mal leur profession. Elles avaient surtout le défaut de se hâter trop à faire l'extraction du placenta lorsqu'il ne venait pas de lui-même; elles employaient la violence et poussaient même l'imprudence jusqu'à déchirer cette partie : ce qui causait souvent la mort aux femmes. Ruysch les détermina, mais ce ne fut pas sans peine, à attendre patiemment qu'il fût expulsé, ou à aider doucement à son expulsion, par la raison que la nature a placé à cet effet un muscle orbiculaire au fond de la matrice. Il croyait avoir découvert ce muscle, et il prétendait que sa fonction était de chasser le placenta, et qu'il avait presque toujours la force de le chasser en entier. Il a donné là-dessus une lettre en hollandais, qui parut à Amsterdam en 1725, in-8°. Elle fut traduite en latin par J. C. Bohl qui la fit imprimer dans la même ville en 1726, in-4°. Plusieurs médecins et accoucheurs ont combattu l'existence et les usages de ce muscle avec d'autant plus de raison, qu'on ne doute plus aujour-

d'hui, que, la matrice étant elle-même un muscle creux, la contraction de ses fibres suffit à l'expulsion du placenta, sans supposer au fond de ce viscère un muscle orbiculaire qu'on n'a jamais bien démontré. Comme la portion de la matrice, où le placenta est implanté, est toujours plus épaisse que les autres, cette circonstance aura pu en imposer, et faire croire que l'excédant de son épaisseur provient du muscle particulier que la nature a mis dans le fond de cet organe, qui est l'endroit le plus ordinaire de l'insertion du placenta.

Ruysch fut enfin nommé professeur de botanique, et il donna dans cette science le même essor à son génie, qu'il lui avait donné dans l'anatomie. Le commerce étendu des Hollandais lui fournit un grand nombre de plantes étrangères qu'il disséqua et qu'il conserva avec un art admirable. Il sépara adroitement leurs vaisseaux de leur parenchyme, et par ce moyen il rendit évidente la manière dont il subsistait. Les plantes furent ainsi embaumées comme les animaux, et la main de Ruysch les éternisa comme eux. — Son cabinet, qui contenait ces raretés et beaucoup d'autres, était si riche, qu'on l'aurait pris pour le cabinet d'un roi, plutôt que pour la collection d'un particulier. Outre la multitude et la variété qui y régnaient, il était embelli par un ordre et des ornements qui en relevaient infiniment la vue. Des plantes disposées en bouquets, des coquillages arrangés en dessin, étaient mêlés avec des squelettes et des membres anatomisés; et, afin qu'on n'eût plus rien à désirer, il avait animé le tout par des inscriptions placées sur chaque chose et tirées des meilleurs poètes latins. Ce cabinet était l'admiration de tous les étrangers. Les généraux d'armées, les ambassadeurs, les électeurs, les princes, les rois mêmes, ne dédaignèrent point de le visiter. Le czar Pierre, passant par la Hollande en 1698, vit le cabinet de Ruysch. Il fut tellement frappé de la beauté d'un petit enfant, en qui brillaient toutes les grâces d'un enfant vivant de son âge et qui semblait lui sourire, qu'il ne put s'empêcher de le baiser. Ce prince fut également enchanté par toutes les autres raretés de ce cabinet, il ne pouvait en sortir, ni se lasser d'y recevoir des instructions : il dînait même à la table frugale de son maître, pour passer les journées entières avec lui. A son retour en

Hollande en 1717, Pierre-le-Grand acheta cette collection et la fit passer à Pétersbourg; mais l'industrie et l'expérience de Ruysch en eurent bientôt formé une autre.

En 1727, cet homme célèbre fut reçu dans l'académie des sciences de Paris et nommé associé honoraire de celle de Pétersbourg. Il était déjà membre de la société royale de Londres, ainsi que de l'académie des curieux de la nature où il était entré en 1705, sous le nom de Philotimus. En 1728, il eut le malheur de se casser l'os de la cuisse par une chute, et il ne pouvait plus guère marcher sans être soutenu par quelqu'un; mais du reste, il n'en fut pas moins sain de corps et d'esprit jusqu'en 1731, qu'il mourut d'une fièvre le 22 février, dans sa quatre-vingt-treizième année presque accomplie. Il eut cet avantage particulier sur tous les grands hommes qui l'ont précédé, d'avoir vécu assez long-temps pour voir, avant sa mort, son mérite reconnu, et la malice, ainsi que l'envie, réduites au silence. C'est principalement de l'éloge que M. de Fontenelle a fait de ce médecin, que j'ai extrait ce que je viens d'en dire. — Ruysch a donné un grand nombre d'ouvrages différents et en différents temps, qui sont écrits avec beaucoup de simplicité, cependant avec un peu de mystère; car il a laissé aux autres le soin de tirer les conséquences qui partaient de ses découvertes. Mais il fut d'une candeur à toute épreuve, jusque-là qu'il prit sur lui-même et qu'il se fit un devoir de révéler ses fautes. Comme ses ouvrages font encore aujourd'hui l'ornement des bibliothèques, je vais passer à la notice qu'en ont donnée les historiens de l'anatomie, parmi lesquels je suivrai M. Portal qui en a parlé fort au long.

Dilucidatio valvularum in vasis lymphaticis et lacteis, cum figuris æneis. Accesserunt quædam observationes anatomicæ rariores. Hagæ Comitis, 1665, in-8°. *Lugduni Batavorum,* 1687, in-12. En hollandais, par Bidloo, On a déjà dit que Ruysch fournissait des armes à Sylvius et à Van Hoorne contre Bilsius, et c'est dans le fort de cette querelle littéraire que cet ouvrage parut. L'auteur a donné les moyens de découvrir les valvules dans les vaisseaux lactés et lymphatiques; il s'étend sur leur position qu'il assure être très irrégulière. Cependant il ne se pare pas de la découverte des valvules des vaisseaux

lymphatiques; il convient que d'autres anatomistes les avaient vues avant lui, mais il dit qu'il est le premier qui les ait démontrées, et qui ait enseigné les moyens de les découvrir. — *Observationum anatomico-chirurgicarum centuria. Accedit catalogus rariorum in Musæo Ruyschiano. Amstelodami,* 1691, in-4°. Ce recueil, qui est rempli de faits également curieux et utiles, n'est pas moins estimable par l'exactitude des figures dont il est orné. — *Responsio ad Godefridi Bidloo libellum, cui nomen Vindiciarum inscripsit. Amstelodami,* 1694, in-4°. La réputation que Ruysch s'était faite par sa nouvelle méthode d'injecter et par les découvertes qui en avaient été les suites, fit trop d'ombrage à Bidloo pour qu'il ne cherchât point à l'obscurcir. Il attaqua notre auteur sur différents points de doctrine qu'il avait établis; mais les pièces que celui-ci conservait dans son cabinet, en faisaient la preuve démonstrative. L'un et l'autre de ces anatomistes auraient dû se borner à la recherche de la vérité, et ne point s'oublier jusqu'à se dire des invectives grossières.

Joannis Gaubii epistolæ problematicæ tres ad Ruyschium, cum hujus totidem responsionibus. Amstelodami, 1696, in-4°. Dans ses réponses et les suivantes, Ruysch expose la structure de différentes parties du corps humain, et fait valoir ses opinions qu'il met dans un plus grand jour, pour dissiper les doutes et repousser les attaques de ses adversaires. — *Epistolæ anatomicæ problematicæ IV, V et VI ad eumdem, una cum hujus totidem responsionibus. Amstelodami,* 1696, in-4°. — *Epistolæ anatomicæ problematicæ VII, VIII et IX ad eumdem, cum hujus totidem responsionibus. Ibidem,* 1696, 1697, in-4°. — *Epistolæ problematicæ X, XI, XII, ad eumdem, cum responsionibus. Ibidem,* 1697, 1698, 1699, in-4°. — *Epistola anatomica problematica XIII auctore Christiano Wedelio, ad Ruyschium, cum hujus responsione de oculorum tunicis. Ibidem,* 1700, in-4°. — *Epistola anatomica problematica XIV, auctore Mauritio Van Reverhost, ad Ruyschium, cum hujus responsione de nova armum decurtandorum methodo. Ibidem,* 1701, in-4°. La quinzième lettre a paru en 1704 et la seizième en 1713. Son animosité envers Bidloo paraît dans toutes ses réponses; il relève les fautes de cet anatomiste avec une aigreur qu'il tâche de faire passer dans l'esprit de ses disciples. — *Thesaurus anatomicus primus. Amstelodami*, 1701, in-4°. Les volumes suivants de cet ouvrage qui est écrit en latin et en hollandais, furent imprimés dans la même ville, in-4°. II, 1702; III, 1703; IV, 1704: V et VI, 1705; VII, 1707; VIII, 1709; IX, 1714. Je reprends le fil des volumes. — *Thesaurus anatomicus primus. Amstelodami*, 1701, in-4°. Il y traite des vaisseaux sanguins de différentes parties du corps de l'homme. *Thesaurus secundus. Ibidem*, 1702, in-4°. Le cerveau, les yeux, quelques autres organes de la tête, le poumon, le fœtus, la graisse, sont les principaux objets auxquels il s'attache dans ce volume. *Thesaurus tertius. Ibidem*, 1703, in-4°. On y trouve des détails intéressants sur l'épiderme, les vertèbres et leurs cartilages, la structure des lèvres, celle des parties de la génération de l'homme et de la femme, l'intestin colon, les nerfs et les reins. *Thesaurus quartus. Ibidem*, 1704, in-4°. L'auteur insiste sur l'ordre que les nerfs observent en sortant du crâne; il décrit les tuniques des intestins, les vaisseaux du cœur, et dit ensuite quelque chose sur ceux du foie, du pancréas et de la rate. *Thesauri quintus et sextus. Ibidem*, 1705, in-4°. Notre anatomiste fait différentes remarques sur le plexus choroïde, sur la peau, sur les appendices vermiformes du cervelet, sur la cavité cotyloïde, sur les ligaments du foie, sur la membrane villeuse qui tapisse l'utérus de la femme enceinte, sur l'ouraque, sur le chorion, sur les ligaments larges de la matrice, sur les corps pyramidaux et olivaires de la moelle allongée, et sur quelques autres parties. Tout cela se trouve dans le cinquième Trésor. Il s'agit, dans le sixième, des sinus des narines, de la substance corticale du cerveau, de la structure du clitoris, des glandes muqueuses du nez, de la tunique celluleuse des intestins et des ovaires. *Thesaurus septimus. Ibidem*, 1707, in-4°. Il roule principalement sur la structure de la rate, sur la structure interne de l'épiploon, et sur la communication de la veine porte avec les canaux biliaires. *Thesaurus octavus. Ibidem*, 1709, in-4°. Après avoir parlé de l'altération, dont différentes parties sont susceptibles, et nié l'existence des hermaphrodites, il décrit, plus particulièrement qu'il n'a fait ailleurs, les sinus du

cerveau et ceux de la face. *Thesaurus nonus. Ibidem*, 1714, in-4° On y trouve des détails instructifs sur la structure de l'utérus et sur celle de ses ligaments pendant l'état de grossesse. Ruysch parle aussi de la marche irrégulière des vaisseaux intercostaux. — *Thesaurus animalium. Amstelodami*, 1710, in-4°, avec figures.

Thesaurus magnus et regius, qui est decimus thesaurorum anatomicorum. Ibidem, 1715, in-4°. Après avoir rendu compte de ses recherches sur les vaisseaux des dents, sur les papilles de la langue, sur les reins succenturiaux, l'auteur rapporte différentes observations relatives à la chirurgie. Les préparations anatomiques de Ruysch étaient rangées dans trois salles d'une assez vaste étendue; c'était là qu'il faisait ses démonstrations publiques, moyennant un prix réglé. — *Adversaria anatomico-chirurgico-medica*. La première décade parut à Amsterdam en 1717, la seconde en 1720, et la troisième en 1723, in-4°. Non-seulement ce médecin entre dans les détails les plus instructifs sur la structure de différentes parties, mais il rapporte encore plusieurs observations chirurgicales, et fait quantité de remarques sur l'art des accouchements. — *De fabrica glandularum ad Boerhaavium. Amstelodami*, 1722, in-4°. Le professeur de Leyde avait attaqué l'opinion de Ruysch sur les glandes, pour défendre celle de Malpighi. Ruysch nie formellement qu'il y ait des glandes dans le corps humain, telles que Malpighi les a décrites; il persiste à soutenir qu'elles ne sont qu'un composé de vaisseaux sans follicule.

Curæ posteriores, seu, Thesaurus anatomicus, omnium præcedentium maximus. Amstelodami, 1724, in-4°. On y remarque, entre autres choses, une description exacte de la veine porte et de ses rameaux. — *Curæ renovatæ, seu, Thesaurus anatomicus novus. Amstelodami*, 1728, in-4°. Il y traite principalement de l'anatomie des végétaux. — En 1721, on donna un recueil des ouvrages de Ruysch sous le titre d'*Opera omnia anatomico-medico-chirurgica*, avec figures. L'édition est d'Amsterdam, in-4°; mais on doit lui préférer celle publiée dans la même ville en 1737, cinq volumes in-4°, avec figures. — Ce médecin épousa Marie Post le 4 décembre 1661. Il en eut plusieurs filles et un fils, nommé Henri, qui prit le bonnet de docteur et se distingua pas ses talents dans l'histoire naturelle, l'anatomie et la botanique. Il mourut en 1727. Son père lui avait confié le secret de ses injections, mais il n'en découvrit rien au public. Ruysch, seul dépositaire de ce secret, après la mort de son fils, ne s'ouvrit pas davantage là-dessus ; et on lui reprochera toujours d'avoir laissé périr avec lui une invention aussi importante. Plusieurs grands hommes se sont occupés à la rechercher, mais leurs travaux ont été infructueux. — Henri Ruysch a donné au public : — *Theatrum universale omnium animalium, piscium, avium, quadrupedum, exanguium, aquaticorum, insectorum et anguium, 240 tabulis ornatum, ex scriptoribus tam antiquis quam recentioribus collectum, ac plusquam trecentis piscibus nuperrime ex Indiis Orientalibus allatis locupletatum, cum enumeratione morborum quibus medicamina ex his animalibus petuntur, ac notitia animalium ex quibus vicissim remedia possunt capi. Amstelodami*, 1718, deux volumes in-folio. Cet ouvrage passe pour une nouvelle édition de celui de Jonston, qui est intitulé : *Historia naturalis de quadrupedibus, avibus, etc.*; il lui est cependant supérieur par bien des endroits, et en particulier par les augmentations dont il est enrichi.

Après J.-C. 1638. — STENON (Nicolas), célèbre médecin, depuis évêque de Titiopolis et vicaire apostolique dans les pays septentrionaux, était de Copenhague, où il naquit le 10 janvier 1638, d'un père luthérien qui était orfèvre de Christiern IV, roi de Danemark. Il étudia la médecine sous le savant Bartholin, et s'y rendit habile, aussi bien que dans la physique et l'anatomie. Ce ne fut qu'après avoir fait de grands progrès dans toutes ces sciences, qu'il voyagea en Hollande, en France, en Allemagne et en Italie. Il était à Amsterdam en 1660, et il passa les trois années suivantes à Leyde, où il ne négligea rien pour se perfectionner. Il arriva à Paris en 1664, et au bout de deux ans il se rendit à Vienne, traversa une partie de la Hongrie, et entra en Italie par le Tyrol. Il visita les principales villes de cette belle partie de l'Europe, et, après avoir séjourné à Rome pendant quelque temps, il alla à Florence, où sa réputation parvint jusqu'à la cour de Ferdinand II, grand-duc de Toscane,

qui le nomma son médecin vers l'an 1667, et lui accorda une pension proportionnée à son mérite. Côme III honora Stenon de son estime et même de sa confiance, puisqu'il le choisit pour précepteur de son fils. Ce fut alors que ce médecin, qui avait été ébranlé à Paris par l'éloquence victorieuse du grand Bossuet, se mit à lire les livres catholiques ; la vérité éclaira son esprit, leva le reste de ses doutes pour faire place à la conviction, et le porta à abjurer publiquement l'hérésie luthérienne en 1669.

Frédéric III, roi de Danemark, rappela Stenon dans ses états sur la fin de son règne ; mais comme ce prince ne voulut point lui accorder la liberté de conscience, il ne se rendit point à ses ordres. Christiern V, son successeur, ne fut point si difficile. Notre médecin retourna à Copenhague peu de temps après l'année 1670, et il y fut nommé à la chaire d'anatomie, avec la liberté de faire les exercices de la religion catholique. Il n'eut cependant point en Danemark tous les agréments auxquels il s'était attendu, et, pour cette raison, il revint à Florence, où il continua l'éducation du jeune prince fils de Côme III. Ce fut quelque temps après son retour en Toscane qu'il prit du goût pour l'état ecclésiastique ; il l'embrassa en 1677, et Innocent XI ne tarda point à le sacrer évêque de Titiopolis en Isaurie. Jean-Frédéric, duc de Hanovre et prince de Brunswick, qui avait abjuré le luthéranisme, appela bientôt après Stenon à sa cour ; le nouvel évêque s'y rendit en qualité de vicaire apostolique dans tout le nord. Ce savant médecin devint ainsi un zélé missionnaire ; le pays de Hanovre fut le théâtre de ses courses et de ses succès. Mais Jean Frédéric étant mort en 1679, son successeur, qui était luthérien, l'obligea de sortir de ses états. Il se retira à Munster, et, après y avoir prêché l'Évangile avec tout le zèle que lui inspirait son ministère, il se trouva encore arrêté dans ses courses apostoliques. L'électeur de Cologne avait succédé à Ferdinand de Furstemberg sur le siége épiscopal de Munster ; Stenon improuva la nomination de l'électeur qui possédait déjà trois évêchés, et, sa conduite ayant été mal interprétée, il passa à Hambourg et continua de faire des missions en différentes contrées de l'Allemagne. Il vint mourir à Schwerin, dans le duché de Mecklenbourg, le 25 novembre 1686, dans la quarante-neuvième année de son âge. Son corps fut transporté à Florence et inhumé dans le tombeau des grands-ducs. — Stenon a enrichi l'anatomie de plusieurs découvertes importantes. Il est le premier qui ait aperçu les canaux qui portent à l'œil l'humidité nécessaire à la facilité de ses mouvements. Il donna en 1662 la description d'un vaisseau salivaire qui part des glandes placées aux environs des oreilles, dont personne n'avait encore fait mention. Il remarqua que les fibres musculaires du pharynx sont rangées dans un ordre double de spirales, l'un qui descend et l'autre qui monte, suivant des routes opposées et en se croisant à chaque circonvolution. Il a aussi fait des observations sur les canaux lymphatiques, et il a éclairci plusieurs autres points relativement à la structure du corps de l'homme et des animaux, comme on peut le voir dans les mémoires qu'il a communiqués à l'académie de Copenhague, et dans les ouvrages qui ont paru sous ces titres :

Observationes de oris, oculorum et narium vasis. Lugduni Batavorum, 1662, in-12. — *De musculis et glandulis observationum specimen. Hafniæ*, 1664, in-4°. *Amstelodami*, 1664, in-12. C'est le même traité, mais avec des augmentations. — *Elementorum myologiæ specimen, seu, musculi descriptio geometrica. Florentiæ* 1667 in 4°. *Amstelodami*, 1669, 1689, in-8°. Ce médecin était fort entendu dans la myologie. On voyait dans le cabinet de Ruysch deux cœurs qu'il avait préparés pour faire apercevoir la direction de leurs fibres, et dont il avait fait présent à ce célèbre anatomiste. — *De solido intra solidum naturaliter contento dissertationis prodromus. Florentiæ*, 1669, in-4°. *Lugduni Batavorum*, 1679, in-12. En anglais, Londres, 1671, in 8°. — *Discours sur l'anatomie du cerveau.* Paris, 1669, in-12. Le même en latin, sous le titre de *Dissertatio de cerebri anatome. Lugduni Batavorum*, 1671, in-12. On y trouve plus de détail sur les précautions qu'il faut prendre pour réussir dans la dissection du cerveau, que sur la structure de cet organe. — *Observationes anatomicæ, quibus varia oris, oculorum et narium vasa describuntur, novique salivæ, lacrymarum et muci fontes deteguntur, et novum Bilsii de lymphæ motu et usu commentum examinatur et rejicitur. Lugduni Batavo-*

rum, 1680, in-12. Cet ouvrage est, à peu de chose près, le même que le premier de cette notice. — *Epistolæ duæ adversariæ. Lugduni Batavorum*, 1680, in-12. — Le célèbre Winslow, petit neveu de Stenon, a glorieusement soutenu la réputation que ce savant homme s'était acquise dans l'anatomie. Le discours de son oncle, sur la dissection du cerveau, se trouve dans l'*Exposition anatomique* qu'il a publiée.

Apr. J.-C. 1638. — SHERLEY (Thomas), fils d'un chevalier de même nom, naquit à Westminster en 1638. Il étudia la médecine en France, et, après y avoir pris le bonnet de docteur, il revint en Angleterre, où il se fit tant de réputation par les heureux succès de sa pratique, que le roi Charles II le mit au nombre de ses médecins. Sherley ne poussa pas loin sa carrière, car il mourut le 5 août 1678, à l'âge de 40 ans. On a de lui un ouvrage en anglais, dont l'édition est de Londres, 1671, in-8°. Après y avoir traité de la génération des pierres en général, il explique la formation de celles-des reins et de la vessie, et se répand sur la cure des maux qu'elles occasionnent. Ce traité a paru en latin à Hambourg, 1675, in 12, sous le titre de *Dissertatio philosophica explicans causas probabiles lapidum in marrocosmo.* On a du même auteur une dissertation anglaise sur le *cochlearia*, qui fut imprimée à Londres en 1677, in-8°.

Après J.-C. 1638. — FAGON (Gui-Crescent), naquit à Paris le onzième jour de mai 1638, de Henri Fagon, commissaire ordinaire des guerres, et de Louise de La Brosse, nièce de Gui de La Brosse, médecin ordinaire de Louis XIII, qui obtint de ce prince, en 1626, la permission d'établir un jardin botanique à Paris, comme celui que Henri IV avait fait faire à Montpellier en 1598. C'est dans le jardin de Paris, dont La Brosse était intendant, que Fagon vit le jour. Il fit ses premières études en Sorbonne chez M. Gillot, célèbre docteur, qui le prit chez lui en qualité de pensionnaire et qui l'engagea à se faire médecin. Fagon montra dans la suite tant de reconnaissance pour son bienfaiteur, que, lorsqu'il le rencontrait dans les rues, il descendait de carrosse pour le saluer et le conduisait jusqu'à la maison où ce docteur se proposait d'aller. — Le jeune

Fagon fut à peine sur les bancs de l'école
de médecine de Paris, qu'il osa soutenir
dans une thèse la circulation du sang,
qui passait encore pour un paradoxe
chez les vieux docteurs. Cette thèse, qui
est de 1663, propose la question : *An
a sanguine impulsum cor salit?* Il en
défendit l'affirmative avec honneur, et
l'année suivante il fut admis au doctorat.

Le jardin botanique était tombé en
décadence depuis la mort de M. de La
Brosse ; mais Vallot premier médecin
du roi et qui par là était appelé à veiller
sur cet établissement utile, ayant entrepris de lui rendre son premier lustre,
Fagon lui offrit ses services qui furent
acceptés avec joie. Il alla à ses frais en
Auvergne, en Languedoc, en Provence,
sur les Alpes et sur les Pyrénées, d'où il
rapporta une très-riche collection de
simples. On publia, en 1663, un catalogue de toutes les plantes du jardin
royal, qui allaient à plus de 4000, sous
le titre d'*Horti regii Parisiensis pars
prior, cum præfatione Joannis Vallot.
Parisiis*, in-fol. Ce catalogue est orné
d'un petit poëme latin de la façon de
Fagon, qui non-seulement a travaillé à
cet ouvrage avec Mauvillain et Jonc-
quet, mais qui a encore eu beaucoup de
part à la seconde partie intitulée : *Horti
regii Parisiensis pars posterior, cum
appendice omissarum stirpium. Parisiis*, 1665, in-folio. Le zèle que ce médecin montra dans la publication de ce
catalogue, fut récompensé par les places
de professeur en botanique et en chimie
au jardin du Roi.—Quelque application
que ces deux emplois lui demandassent,
il n'était pas moins attaché aux exercices
de la pratique ; mais il faisait la médecine avec un parfait désintéressement et
ne voulait accepter aucun honoraire.
Comme il la faisait encore avec la plus
grande réputation, il fut choisi en 1680
pour être premier médecin de la Dauphine ; quelques mois après, on le nomma médecin de la reine ; à la mort de
cette princesse, il fut chargé du soin de
la santé des enfants de France ; enfin
Louis XIV, après l'avoir approché de
lui par degré, le déclara son premier
médecin en 1693. Il fit voir dans ce
poste qu'il ne cherchait point à thésauri-
ser, et donna à la cour un spectacle rare
et singulier de désintéressement, en diminuant les revenus de sa charge. Il se
retrancha ce que les autres médecins
subalternes de la cour payaient pour
leur serment ; il abolit des tributs qu'il

trouva établis sur les nominations aux
chaires royales de professeur en médecine dans les différentes universités.
Mais en se privant ainsi des droits qui
étaient attachés à son emploi, il redoubla d'activité pour soutenir ceux qui en
faisaient un des plus beaux priviléges.
La surintendance du jardin du Roi avait
été détachée de la place de premier médecin, pour être unie à la surintendance des bâtiments qu'avait M. Colbert.
Le premier médecin n'avait plus que la
surintendance des exercices du jardin,
sans la nomination aux places. C'est
pourquoi, quand M. de Villacerf eut
quitté la surintendance des bâtiments en
1698, Fagon sollicita et obtint du roi
que celle du jardin des Plantes serait
réunie à la charge de premier médecin,
en laissant au surintendant des bâtiments
la disposition des fonds nécessaires à l'entretien du jardin.

Ce fut pour embellir ce jardin que
Fagon inspira au roi le dessein d'envoyer Tournefort en Grèce, en Asie et
en Égypte, pour en rapporter les plantes
les plus utiles et les plus curieuses. En
1699, l'académie des sciences le choisit
pour un de ses membres ; et quoiqu'il
fût en état de faire honneur à cette compagnie par ses connaissances, les occupations de son emploi à la cour ne lui
permirent guère de l'enrichir de ses
productions. On n'a même aucun ouvrage qui soit absolument de lui, qu'un
écrit intitulé : *Les qualités du kinkina,
et la manière de s'en servir dans toutes
les fièvres, pour toute sorte d'âge, avec
des réflexions. Paris*, 1703, in-12. D'ailleurs sa santé ne s'accommodait pas avec
le travail du cabinet ; il était d'une constitution si faible, qu'il ne la soutenait
que par un régime presque superstitieux : suivant le célèbre Fontenelle,
son existence était une preuve de son
habileté. Après la mort de Louis XIV,
Fagon se retira au jardin Royal, dont il
avait conservé la surintendance. Il y
mourut le onzième jour de mars, 1718,
âgé de près de 80 ans. Outre un profond savoir dans sa profession, il avait
une érudition très-variée, et embellie
par l'heureuse facilité de parler. Son
cœur était encore au-dessus de son esprit,
humain, généreux, désintéressé. On a
gravé le portrait de Fagon, et Santeuil
a fait ces vers pour être mis au bas de
l'estampe :

Quem sibi rex legit medicis ex omnibus unum,
  Jam per vota diu publica lectus erat.

Quæ sortes, quæ fata viro concredite! Regni
Num venit, a salvo principe, tuta salus.

Fagon avait épousé Marie Nozereau, dont il a laissé deux fils. L'aîné, évèque de Lombez, puis de Vannes; mourut le 16 février 1742. Le second, conseiller d'état ordinaire et au conseil royal, et intendant des finances, mourut à Paris le 8 mai 1744, sans avoir été marié.

Apr. J.-C. 1639 *envir.* — CLEYER (André), docteur en médecine, était de Cassel dans le cercle du Haut-Rhin; il y naquit vers le commencement du dix-septième siècle. Il alla à Batavia, ville d'Asie dans l'île de Java, où il occupa la charge de premier médecin de la compagnie des Indes. Son séjour dans ce pays fut avantageux a la botanique qu'il enrichit par quantité de mémoires insérés dans les recueils de l'académie impériale des curieux de la nature, dont il était membre sous le nom de Dioscoride. Ce fut aussi dans le même pays qu'il recueillit les matériaux des ouvrages que nous avons sous son nom : — *Herbarium parvum sinicis vocabulis indicis insertis constans. Francofurti,* 1680, in-4°. La Bibliothèque botanique de Séguier en fait mention. — *Specimen medicinæ sinicæ, sive, opuscula medica ad mentem Sinensium. Francofurti,* 1682, in-4°, avec figures. La splanchnologie des Chinois est représentée dans des planches qui ne laissent aucun doute qu'elles n'aient été dessinées sur les viscères des animaux brutes. On y trouve encore beaucoup de choses sur le pouls; mais tout ce qu'on en dit est plein de subtilités et de peu d'usage dans la pratique de la médecine. Les opuscules qui entrent dans ce recueil sont :

I. *De pulsibus libri quatuor e sinico translati.*

II. *Tractatus de pulsibus ab erudito Europæo collecti.* On attribue ces traités à Guillaume Ten Rhyne qui se plaint, dans son livre *De arthritide,* de la mauvaise foi de Cleyer à qui il les avait prêtés, et qu'il accuse de les avoir envoyés en Europe à son insu.

III. *Fragmentum operis medici ibidem ab erudito Europæo conscripti.*

IV. *Excerpta ex litteris eruditi Europæi in China.*

V. *Schemata ad meliorem præcedentium intelligentiam.*

VI. *De indiciis morborum ex linguæ coloribus et affectionibus.*

Apr. J.-C. 1639 *envir.* — DAQUIN (Antoine), de Paris, était petit-fils de Philippe Aquino, juif de Carpentras, qui reçut le baptème à Aquino dans le royaume de Naples, d'où il prit son nom. Il enseigna ensuite l'hébreu à Paris et il y mourut en 1650. — Antoine alla étudier la médecine à Montpellier, où il fut promu au doctorat le 18 mai 1648. Il retourna de là dans la capitale et s'insinua si bien à la cour, qu'à la mort de François Guenaux, en 1667, il fut pourvu de la place de premier médecin de la reine Marie-Thérèse d'Autriche, femme de Louis XIV. Il dut cette charge au crédit de Vallot, dont il était allié par le mariage qu'il avait contracté avec la nièce de sa femme; mais il n'en demeura pas là, car à la mort du même Vallot, en 1671, il passa à l'emploi de premier médecin du roi. — Tout adroit courtisan que fût Daquin, il ne put pas toujours se soustraire aux désagréments qui traversent la vie des gens attachés à la cour. Un quart d'heure avant la mort de Marie-Thérèse d'Autriche, M. de Villacerf rencontra ce médecin dans l'appartement et se laissa tellement aller à la douleur, qu'il lui donna un soufflet, en lui reprochant d'avoir tué la reine par la saignée qu'il avait ordonnée contre l'avis de Fagon. Daquin se soutint cependant à la cour, quoiqu'il eût plus d'une fois lassé le roi par ses importunités et ses demandes continuelles pour sa famille.

Astruc, qui s'étend assez sur le compte de ce médecin, rapporte un fait qui prouve bien l'idée que le roi en avait. « On vint dire au roi, un matin à son lever, qu'un vieux officier que Louis XIV » connaissait et aimait, était mort dans » la nuit; sur quoi le roi répondit qu'il » en était fâché, que c'était un ancien » domestique qui l'avait bien servi, et » qu'il avait une qualité bien rare dans » un courtisan, c'est qu'il ne lui avait » jamais rien demandé. En disant ces » mots le roi fixa les yeux sur Daquin, » qui comprit bien ce que le roi voulait » lui reprocher; mais sans se déconcerter il dit au roi : *Oseroit-on, sire,* » *demander à votre Majesté ce qu'elle* » *lui a donné?* Le roi n'eut rien à répliquer, car il n'avait jamais rien donné à » ce courtisan si discret. Ainsi Daquin » sortit glorieux de cette attaque. » — On prétend cependant que ses importunités trop fréquentes rebutèrent enfin le roi et le déterminèrent à le renvoyer. L'auteur des Annales de la cour de Paris dit que ce médecin ne s'était fait chasser qu'à force de se rendre importun à Sa Majesté par ses demandes. Il ajoute qu'il avait même osé lui témoigner que ses services allaient de pair, tout au moins, avec les plus grands qu'on pouvait lui rendre : et que puisque sa vie était la chose du monde qui lui devait être la plus précieuse, celui qui la lui conservait par ses ordonnances, n'était point un homme à mépriser. De sorte qu'il prenait le chemin de faire comme Maître Jacques Cortier, qui rudoyait Louis XI, comme il aurait fait à un valet d'écurie. C'est ainsi que Philippe de Comines parle de ce dernier. — On a débité plusieurs autres causes de la disgrâce de Daquin ; mais celle qui est la plus apparente, c'est que ce médecin avait été placé par madame de Montespan qui le protégeait ; qu'ainsi son sort suivit celui de cette dame, et qu'il fallut céder la place à Gui-Crescent Fagon, médecin aimé de madame de Maintenon. Daquin fut congédié en 1693 et exilé à Moulins ; mais Louis XIV lui accorda une pension viagère de 6000 livres. Il n'en jouit pas long-temps, car il mourut en 1696. Ce fut à Vichy, où il était allé prendre les eaux pour tâcher de rétablir sa santé qui s'était considérablement dérangée depuis sa disgrâce. Il fut enterré dans l'église de cette ville, où ses enfants lui firent dresser un monument avec cette épitaphe :

D. O. M.

HIC JACET ANTONIUS DAQUIN,

COMES DE JOUI, DOMINUS DE

CHATEAU-RENARD, COMES CONSISTORIANUS,

MARIÆ AUSTRIACÆ, FRANCORUM REGINÆ,

PRIMARIUS MEDICUS,

DEINDE APUD LUDOVICUM MAGNUM

PER XXIII ANNOS ARCHIATRORUM COMES,

FORTUNA CHRISTIANE USUS,

IN PROSPERA DEUM TIMUIT,

ADORAVIT IN ADVERSA,

IN UTRAQUE REGEM HONORIFICAVIT.

POST XXXVII ANNOS AULA EXACTOS,

CUM PER TRES FERME ANNOS

SIBI ET DEO VIXISSET,

IN HAC URBE PIE OBIIT, DIE.... 1696.

MONUMENTUM HOC OPTIMO PARENTI

MOERENTES LIBERI POSUERUNT,

REQUIESCAT IN PACE.

M. Baron, dans sa Notice des médecins de Paris, cite Pierre Daqun, natif de cette ville, qui prit le bonnet de doc-

teur en 1671 et devint médecin ordinaire du roi.

Apr. J.-C. 1639. — LANGWEDEL (Bernard), médecin natif de Hambourg, exerça sa profession dans cette ville dès l'an 1623. Il est bien apparent que ce fut avec distinction, puisque Jules-Henri, duc de Saxe-Lawembourg, le prit à son service en 1639 en qualité de conseiller premier médecin. Langwedel mourut le 10 février 1656, âgé de 60 ans, et laissa des ouvrages qui font preuve de son attachement à la doctrine d'Hippocrate. — *Carolus Piso enucleatus, sive, observationes medicæ Caroli Pisonis, cer is conclusionibus physico-pathologicis comprehensæ, rationibus firmis illustratæ et in epitomen redactæ. Hamburgi*, 1639 in-8°. *Lugduni Batavorum*, 1639, in-12. — *Thesaurus hippocraticus, sive, Aphorismi Hippocratis in classes et certos titulos ordine dispositi atque suscinctis rationibus illustrati. Hamburgi*, 1639 in-12. — *Hippocratis defensio contra quoscumque petulcos ejusdem obtrectatores ac calumniatores suscepta. Lugduni Batavorum*, 1647, in-12. *Amstelodami*, 1661, in-12. C'était George-Frédéric Laurent, alors médecin à Hambourg, qu'il avait principalement en vue dans cet écrit apologétique. — *Colloquium Romano-Hippocraticum inter Marforium et Pasquinum, patricios romanos. Lugduni Batavorum* 1648, in-12. *Amstelodami*, 1661, in-12. Il continue d'y soutenir la doctrine d'Hippocrate.

Apr. J.-C. 1639. — PORTIUS (Luc-Antoine), membre de l'Académie des curieux de la nature et de celle des *investiganti*, était de Naples, où il naquit en 1639. Il enseigna la médecine à Rome vers l'an 1672, et, après s'être distingué dans cette ville, il passa à Venise. L'accueil qu'il y reçut de la principale noblesse, dont il mérita la confiance, était bien capable de le fixer ; mais Portius aimait à voyager ; il se rendit à Vienne en 1684. Comme il demeura plusieurs années dans cette capitale de l'Autriche, il se saisit de l'occasion de la guerre contre les Turcs en 1685, pour écrire son ouvrage sur l'art de conserver la santé du soldat dans les camps. Le grand nombre de personnes qu'il avait traitées au retour de la campagne et les réflexions qu'il avait eu lieu de faire sur leur état, lui firent connaître l'importance des précautions qu'il convenait de prendre pour mettre l'officier, ainsi que le soldat, à l'abri des maladies. Il forma son plan en médecin éclairé et l'exécuta si bien, que l'empereur Léopold lut le manuscrit de son traité avec beaucoup de satisfaction. L'auteur le dit ainsi dans son épître dédicatoire. — Au sortir de Vienne, il retourna à Naples. où il occupa la première chaire d'anatomie. On ne dit point en quelle année il revint dans sa patrie, mais on sait qu'il y enseignait encore en 1711. Les ouvrages de ce médecin sont les uns en italien, les autres en latin ; voici la notice des derniers :

Paraphrasis in Hippocratis librum de veteri medicina. Romæ. 1681, in-12. — *Erasistratus, sive, de sanguinis missione. Ibidem.* 1682. in-12. *Vrnctiis*, 1683, in-12. Il y rejette la saignée conformément au goût des médecins italiens de son temps. — *De militis in castris sanitate tuenda. Vindobonæ,* 1685, in-8°. *Neapoli,* 1701, 1728. in-8°. *Hagæ Comitis,* 1739, in-8°. *Lugduni Batavorum,* 1741, in-8°. En français, sous le titre de *Médecine militaire.* Paris, 1744. in-12. Ce livre est autant estimable par la solidité des maximes qu'il contient, que par la simplicité avec laquelle elles sont exposées. — *Opuscula et fragmenta varia de tumoribus. Neapoli,* 1601, in-12. — *De motu corporum et de nonnullis fontibus naturalibus. Ibidem,* 1704, in-12. — *Opera omnia medica, philosophica et mathematica in unum collecta. Neapoli,* 1736, deux volumes in 4°. — Il ne faut point confondre ce médecin avec un autre du même nom qui était aussi de Naples, mais plus ancien que lui, car tous ses ouvrages sont du seizième siècle. C'est Simon Portius qui enseigna la philosophie à Pise. et mourut à Naples en 1554, à 57 ans. Nous lui devons : — *De capitis dolore, encomion. Neapoli,* 1538, in-8°. *Florentiæ,* 1551, in-8°. — *De bonitate aquarum epistolæ. Bononiæ,* 1543, in-4°. *Romæ,* 1545, in folio. On a joint à ces deux éditions tout ce qu'André Thurinus a écrit sur cette matière. — *Aristoteles vel Theophrastus de coloribus. Florentiæ,* 1548, in-8°. *Parisiis.* 1549, in-8°. — *De coloribus oculorum. Florentiæ,* 1550, in-8°. — *Opuscula de immortalitate animæ. Neapoli,* 1578, in fol. — *De rerum naturalium principiis libri II. Marpurgi,* 1598, in-8°. — Les bibliographes citent en-

core Scipion Portius, médecin natif de Catane en Sicile, où il enseigna la philosophie pendant plus de 60 ans. Il mourut dans sa patrie en 1627, à l'âge de 90 ans. On a de lui : — *Primordia in arte dialectica erudiendis necessaria. Messanæ,* 1593, in-4°. — *Opus physiologicum, in quo varia quæsta, scituque digna, hactenus controversa, diligenter discussa elucidantur. Ibidem,* 1618, in-8°.

Apr. J.-C. 1639 *env.* — REINESIUS (Thomas), naquit à Gotha vers la fin du seizième siècle. Il se rendit très-habile dans la médecine, qu'il étudia à Wittemberg, à Iéna, à Francfort sur-l'Oder, à Padoue et à Bâle ; ce fut dans les écoles de cette dernière ville qu'il reçut le bonnet de docteur. Après ses premiers essais de pratique, il se mit au service des comtes de Reussen dans le Voigt-Land, passa ensuite à Gera dans la Misnie, où il fut professeur et inspecteur du collège, et de là à Altembourg, ville de la même province, dont il devint bourgmestre, avec le titre de conseiller de l'électeur de Saxe. Comme le train des affaires politiques dérangeait celui des études de Reinesius, on dit qu'il prit ce prétexte pour se retirer à Leipsic, où il continua de faire la médecine jusqu'à sa mort arrivée le 14 du mois de février 1667. Mais Haller, qui met la mort de Reinesius en 1761, dit qu'il fut extrêmement libre à parler sur le compte des personnes qu'il aurait dû ménager, et que sa conduite à cet égard lui ayant fait des ennemis il prit le parti de quitter Altembourg, où il s'apercevait d'ailleurs qu'il n'était plus considéré. Il méritait cependant de l'être du côté de ses talents ; car il excellait non-seulement dans sa profession, mais encore dans la connaissance des langues, de l'histoire et des antiquités : ce fut à ces différents titres qu'il eut part aux libéralités de Louis XIV qui se plaisait à récompenser les gens de mérite, en quelques pays qu'ils vécussent. — Reinesius avait eu dessein de travailler à l'histoire de la médecine ; il en était capable autant que personne, mais il en est demeuré au projet qu'il avait formé. On a de lui un grand nombre d'ouvrages en latin, comme un bon supplément au grand recueil de Gruter, sous le titre de *Syntagma inscriptionum antiquarum,* en deux volumes in-folio. Je ne m'arrêterai point à faire l'énumération de tous ses écrits ; je me bornerai à ceux qui concernent la médecine ou les matières qui ont rapport à cette science. Tels sont :

De vasis umbilicalibus eorumque ruptura observatio singularis. Lipsiæ, 1624, in-4°. — *Chymiatria, hoc est, medicina nobili et necessaria sui parte, chymia, instructa et exornat t. Geræ Ruthenicæ*, 1624, in-4°. *Ienæ*, 1678, in-4°. — *Variarum lectionum libri tres. Altenburgi*, 1640, in-4°. Cet ouvrage, qui est marqué au coin de la plus profonde érudition, contient beaucoup de choses relativement à la médecine. On y trouve, en particulier, l'interprétation de plusieurs passages obscurs et difficiles de Sylvaticus, de Gariopontus et de quelques autres médecins anciens. — *Defensio variarum lectionum. Rostochii*, 1653, in-4°. — *Epistolarum ad Nesteros, patrem et filium, Farrago, in qua varia medica et philosophica lectu digna continentur. Lipsiæ*, 1660, in-4°. *Hamburgi*, 1670, in-4°. — *Schola jure-consultorum medica, relationum aliquot libri comprehensa, quibus principia medicinæ in jus transumpta ex professo examinantur. Lipsiæ*, 1676, in-8°. C'est à tort qu'on attribue cet ouvrage à Reinesius ; il n'y a rien de lui que son nom. Il appartient à Fortunatus Fidelis, médecin sicilien qui mourut en 1630, et qui l'avait donné au public sous ce titre : *De relationibus medicorum libri quatuor.* Ceci est une petite fourberie de libraire. Ces messieurs ont le talent de rajeunir les livres, en changeant la date de l'édition ; ils en annoncent même d'autres comme nouveaux, en y mettant un autre titre, avec le nom d'un auteur plus moderne qui a eu de la réputation.

Apr. J.-C. 1640. — TOZZI (Luc), naquit vers l'an 1640 à Aversa, petite ville du royaume de Naples dans la terre de Labour. Il fit son cours d'humanités dans la capitale, et passa ensuite aux écoles de médecine, où il suivit Onuphre Riccio, célèbre professeur de ce temps-là, et prit le bonnet de docteur en 1661. Dans la suite, il fut reçu lui-même au nombre des professeurs. Il commença par enseigner les principes de la physiologie, mais sans appointements ; il suppléa encore pendant plusieurs années pour Thomas Cornelio de Cosence, que son grand âge empêchait de remplir les devoirs de ses chaires de médecine et de mathématiques. Il fut

aussi chargé de remplacer André Lamez, autre professeur que le vice-roi employait ailleurs, de sorte qu'il donnait bien souvent jusqu'à quatre leçons par jour. Tant de fatigues et d'assiduité ne pouvaient pas demeurer sans récompense ; il obtint enfin la première chaire de théorie, qu'il avait remplie si longtemps pour Cornelio. Le zèle qu'il avait mis dans ses fonctions, avant que de parvenir à la place de professeur en titre, n'était pas susceptible d'augmentation, parce qu'il avait toujours été autant actif qu'officieux. Il continua d'enseigner avec la même ardeur, mais il le fit avec plus de célébrité ; et sa réputation étant passée jusqu'à Padoue, l'université de cette ville tâcha de l'attirer dans ses écoles vers l'an 1679. Inébranlable au milieu des sollicitations les plus pressantes, Tozzi résista à toutes les tentatives qu'on fit pour l'engager à quitter Naples ; l'appas même des offres les plus avantageuses ne put le séduire, et il refusa constamment d'accepter une place qui l'aurait éloigné de sa patrie. Cet attachement à ses premiers devoirs lui mérita l'emploi de médecin de l'hôpital de l'Annonciade, et ensuite celui de proto-médecin du royaume de Naples. — Mais la mort de Marcel Malpighi, arrivée le 29 novembre 1694, fit changer de résolution à Tozzi. Le pape Innocent XII le nomma, au commencement de l'année suivante, pour remplacer Malpighi dans la charge de premier médecin de sa personne, et il ne put se refuser aux invitations de sa sainteté, qui le nomma encore à la première chaire dans le collège de la Sapience. Après la mort d'Innocent, arrivée le 27 septembre 1700, Tozzi fut choisi médecin du conclave ; mais il ne put se rendre aux vœux des cardinaux, parce qu'il fut alors appelé en Espagne de la part du roi Charles II, dont la santé était bien chancelante. Il était en chemin pour se rendre à Madrid, lorsqu'il apprit à Milan que ce prince avait succombé à la grandeur de ses maux. Cette nouvelle l'engagea à retourner à Rome pour rendre ses respects au nouveau pape Clément XI, dont il était connu et même estimé. Ce pontife lui offrit les conditions les plus avantageuses pour qu'il prît le parti de demeurer à Rome ; mais Tozzi avait pris celui de retourner dans sa patrie, d'où le duc de Medina Celi, vice-roi, ne lui permit plus de sortir. Il mourut à Naples le 11 mars 1717, à l'âge d'environ 77 ans. On a de lui quantité d'ouvrages qui ont été recueillis sous le titre d'*Opera omnia medica*, et qui ont été imprimés à Venise en 1711 et en 1728, cinq volumes in-4°. Les éditions particulières sont :

Recondita naturæ opera jam detecta, ubi circa quatuor causas observati cometæ ac mense decembris transacti anni 1664, astronomico-physice edisseritur. Neapoli, 1665, in-12. — *Medicinæ pars prior, curiosa, tum ex physiologicis, tum ex pathologicis deprompta, veterum recentiorumque medendi methodum complectens. Lugduni*, 1681, in-8°. — *Medicinæ pars altera, quæ hactenus adversus morbos adinventa sunt, luculenter et brevissime explicans. Avenione*, 1687, in-8°, deux volumes. — *In Hippocratis Aphorismos commentaria, ubi universæ medicinæ, cum theoricæ, tum practicæ celebriores quæstiones perpenduntur, atque nedum recentiorum inventis, sed et genuinæ ejusdem Hippocratis menti congruentes quam dilucide explicantur. Neapoli*, 1693, in-4°. — Ce médecin avait des opinions singulières. Il rejetait les vésicatoires, la saignée, et n'admettait aucune pléthore. Partisan de Van Helmont et de Sylvius de Le Boë, il établissait l'acide pour cause de la plupart des maladies, employait les absorbants dans la cure et se servait généralement de beaucoup de remèdes. Son spécifique dans les fièvres continues, c'est le mercure précipité qu'il adoucit en y faisant brûler de l'esprit de vin; dans la consomption, c'est l'eau distillée de serpents.

Après J.-C. 1640. — BOHN, ou BOHNIUS (Jean), naquit à Leipsic le 20 juillet 1640. Il commença ses études dans sa ville natale, et passa ensuite à Iéna, où il apprit les premiers éléments de la médecine. En 1659, il revint dans sa patrie; et il y continua de suivre les professeurs de la faculté jusqu'en 1663, qu'il prit la résolution d'aller entendre les plus célèbres maîtres des universités de l'Europe. Il voyagea en Danemark, en Hollande, en Angleterre, en France, et passa par la Suisse en retournant dans son pays, où il arriva en 1665. Son premier soin fut de se disposer au doctorat. Il prit le bonnet en 1666, et, en 1668, il obtint la chaire d'anatomie. En 1690, il fut fait médecin de la ville de Leipsic; en 1691, il monta à la chaire de théra-

peutique; en 1700, on le nomma au décanat de la faculté; et il s'acquitta avec honneur de tous de ces emplois jusqu'à sa mort arrivée le 19 décembre 1718. De dix-sept enfants qu'il avait eus d'une seule femme, avec qui il vécut pendant cinquante ans. il ne laissa qu'un fils et une fille. — Bohnius s'exerça plus à la dissection des animaux qu'à celle des cadavres humains; Malpighi fut son auteur favori en fait d'anatomie. On trouve plusieurs observations intéressantes dans ses ouvrages, et en particulier sur la bile et les canaux biliaires. Nous avons aussi une dissertation dans laquelle il rapporte un grand nombre d'expériences qui font preuve de son savoir peu commun, et d'une connaissance fort étendue des principes de la chimie. Quant à la théorie de cette science, personne n'y avait pénétré plus avant que lui, lorsqu'il écrivit son traité *De acido et alcali*, qui est excellent par les lumières qu'il a répandues sur son sujet. Il s'est encore distingué par un autre endroit, je veux dire par ce qu'il a publié sur la jurisprudence médicinale. Comme il avait été fréquemment consulté sur les questions qui sont relatives à cet objet, et que la faculté de Leipsic, à laquelle il était attaché, passait alors pour donner ses décisions, en ce genre, avec plus de précision qu'aucune autre université d'Allemagne, il a mis au jour ce qu'il avait recueilli de connaissances sur un des points les plus importants de cette jurisprudence; savoir, sur tout ce qui a rapport aux plaies qui sont mortelles par leur nature. C'est dans son traité *De renuntiatione vulnerum*, qu'il passe en revue les plaies qui sont mortelles par elles-mêmes, et qu'il les distingue de celles qui ne donnent la mort que par le concours des accidents étrangers à la nature essentielle de la partie lésée.

C'est ainsi que Bhonius a mérité l'estime de ses contemporains. Les médecins, qui l'ont suivi, ne l'ont pas moins considéré, tant pour les traits d'érudition qu'on trouve dans ses ouvrages, que pour les recherches qu'il a faites dans le dessein de chercher partout la vérité. Comme c'était là son unique but, il ne se rendait point aisément aux opinions des autres, sans les avoir soumises à l'examen le plus sévère; le pyrrhonisme, mais un pyrrhonisme raisonnable, était sa pierre de touche. Il discuta avec beaucoup d'attention les systèmes qui avaient cours de son temps, et ce fut en pesant le pour et le contre de ces hypothèses, qu'il parvint souvent à en détruire les fondements. Tel est l'esprit qui l'a conduit dans la composition des ouvrages que nous avons de lui ; voici leurs titres et leurs éditions :

Exercitationes physiologicæ XXVI. Lipsiæ 1668, in-4°. Ce recueil doit être regardé comme l'ébauche de son traité intitulé : *Circulus anatomico-physiologicus. — De alcali et acidi insufficientia pro principiorum corporum naturalium munere geren to. Ibidem.* 1675, in-8°. — *Meditationes physico-chymicæ de aëris in sublunaria influxu. Ibidem*, 1678, in-8°, 1685, in-4°. — *Circulus anatomico physiologicus, seu, œconomia corporis animalis. Lipsiæ*, 1680, 1686, 1697 710. in-4°. L'auteur y examine les différentes fonctions du corps humain. Il parle de plusieurs en physicien éclairé ; mais on ne peut lui passer certains sentiments particuliers, comme sur la nutrition du fœtus par la bouche et la destination de l'eau dans laquelle il nage dans la matrice. — *Observationes quædam anatomicæ circa structuram vasorum biliariorum et motum bilis spectantes. Ibidem*, 1682, 1683 in 4°. Il y rapporte plusieurs expériences qui tendent à prouver l'existence des conduits hépatico-cystiques. — *Observatio atque experimenta circa usum spiritus vini externum in hæmorrhagiis sistendis. Ibidem*, 1683, in-4°. Quelques modernes, peu contents de s'être approprié les raisonnements de Bohnius, ont encore osé s'attribuer la gloire de cette découverte. — *Dissertationes chymico-physicæ, chymiæ finem, instrumenta et operationes frequentiores explicantes. Lipsiæ*, 1685, in-4°, 1696, in-8°. — *De renuntiatione vulnerum, seu, vulnerum lethalium examen. Ibidem*, 1689, in-8°, 1711, in-4°, 1755, in-8°. *Amstelodami*, 1710, in-12, avec une préface de la façon d'Heister. C'est un bon ouvrage, propre à éclairer cette partie de la jurisprudence médicinale. — *De duumviratu hypochondriorum. Lipsiæ*, 1689, in-4°. Il y combat la doctrine de Sylvius de Le Boë sur l'alcali de la bile et l'acide du suc pancréatique. — *De officio medici duplici, clinici nimirum ac forensis. Lipsiæ*, 1704, in-4°. Ouvrage excellent, dans lequel il prétend que les juges ne doivent pas aisément se fixer aux rapports des chirurgiens. Ainsi pensait-on en Alle-

magne, où la chirurgie n'était point alors autant en honneur qu'en France.

Après J.-C. 1640. — HERMANN (Paul), célèbre botaniste du dix-septième siècle, était de Hall en Saxe, où il naquit le 30 juin 1640, suivant Séguier, et 1646, selon George-Mathias. Il s'appliqua avec beaucoup d'ardeur à l'étude de la médecine, dont il alla recevoir le bonnet à Padoue en 1670. Mais ayant pris la résolution de voyager pour satisfaire la vive ardeur qu'il avait de se former dans la botanique, il se rendit en Hollande, d'où il partit pour les Indes orientales. Il exerçait la médecine dans l'île de Ceylan, en qualité de médecin de la compagnie Hollandaise, lorsque les curateurs de l'université de Leyde le rappelèrent en Europe l'an 1679, et le nommèrent à la chaire de botanique dans les écoles de cette académie. Son savoir fut bientôt généralement reconnu, mais il n'empêcha pas que cet habile homme n'eût un sort malheureux. Il y fut sensible, et enfin il succomba le 29 janvier 1695. — Hermann travailla une grande partie de sa vie à la perfection de la botanique. Il cueillit des plantes au cap de Bonne-Espérance qu'il sécha sur les lieux, et dont il envoya le catalogue à Commelin. Burmann vit ces plantes avec tant de plaisir, qu'il en ajouta la description à son *Thesaurus zeylanicus*. Depuis 1670 jusqu'en 1677, Hermann n'avait, pour ainsi dire, fait autre chose que de travailler à ses collections de plantes ; il sécha toutes celles qui pouvaient se conserver, et il les arrangea dans trois gros volumes in-folio. Heureusement ce précieux recueil est tombé en de bonnes mains ; Linnæus en a fait l'acquisition avec le volume de leurs dessins. Ce médecin en a examiné les caractères, il les a confrontés avec ce que d'autres auteurs en avaient dit, et après les avoir disposés en genres et en espèces, il en a publié la description sous le titre de *Flora zeylanica*; volume in-4°, qui parut à Stockholm en 1747. Mais Hermann a publié lui-même différents ouvrages, sans compter ceux dont il a laissé les manuscrits qu'on a fait imprimer après sa mort. — *Horti academici Lugduno-Batavi catalogus exhibens plantarum omnium nomina, quibus ab anno 1681 ad annum 1686 Hortus fuit instructus. Leidæ*, 1687, in-8°. Il y donne la description de plus de cent nouvelles plantes apportées de l'Afrique et des Indes orientales. *Ibidem*, 1720, in-8°, sans le nom de l'auteur. Cette édition contient l'histoire du jardin de Leyde, qu'on a tirée de l'*Index* de Boerhaave. — *Floræ Lugduno Batavæ flores. Leidæ*, 1690, in-8° La seconde partie fut imprimée en 1695 après la mort d'Hermann, sous le titre de *Flora Leidensis secunda.* — *Paradisi Batavi prodromus. Amstelodami*, 1691, in-8°. C'est le catalogue des plantes exotiques qu'il a trouvées dans les jardins de la Hollande. — *Paradisus Batavus continens plus centum plantas affabre ære incisas et descriptionibus illustratas. Opus posthumum. Lugduni Batavorum*, 1698, 1705, in-4°, par les soins de Guillaume Sherard qui a orné cet ouvrage d'une préface de sa façon. — *Lapis materiæ medicæ lydius, seu, accuratum medicamentorum simplicium examen. Ibidem*, 1701, in-8°. Ce traité, qui fut recueilli de ses leçons par ses disciples et publié par Welschius, ne correspond point à la réputation qu'Hermann s'était acquise. — *Cynosura materiæ medicæ in lucem emissa a Joanne-Sigismondo Henningero, med. doc. et professore. Argentorati*, 1710, in-4°. En anglais, par Edouard Strother, 1727, in 8°. Cet ouvrage est le même pour le fond que le précédent. Boecler en a donné une édition plus ample. *Argentorati*, 1726, 1729, 1731, trois volumes in 4°. — *Musæi in lici catalogus. Lugduni Batavorum*, 1711, in-8°. — *Musæum zeylonicum, sive, catalogus plantarum in Zeylana sponte nascentium. Ibidem*, 1717, 1726, in-8°.

Apr. J.-C. 1640. — HAGENDORN (Erfroy), naquit le 22 janvier 1640 dans la petite ville de Wolaw en Silésie. Après avoir pris ses degrés à Iéna au mois de septembre 1668, il alla à Gorlitz, où il pratiqua la médecine. De bonnes études préliminaires et son application aux différentes parties d'un art qui est aussi vaste qu'il est important, avaient tellement multiplié ses connaissances, qu'il ne lui était rien échappé de tout ce qui sert à former un excellent médecin. C'est à ces connaissances qu'il dut une place dans l'académie des curieux de la nature, qu'il obtint en 1674 sous le nom de Pégase II. C'est encore à elles qu'il dut la charge de médecin de la cour de Saxe, qu'il remplit avec honneur sous les électeurs Jean-George II, III et IV. Le 27 février 1692, il fut attaqué d'une apoplexie si violente, qu'il mourut dans la même journée, âgé de 52 ans. Il a donné beaucoup d'observations qu'on trouve dans les Mémoires de l'académie impériale ; il a encore laissé les ouvrages suivants :

Martini Rulandi, patris, secreta spargyrica, sive, plerorumque medicamentorum Rulandarum genuinæ descriptiones, cum scholiis Ienæ, 1676, in 12. — *Tractatus physico-medicus de catechu, sive terra japonica in vulgus sic dicta. Ienæ*, 1679, in-8°. — *Cynosbatologia. Ibidem*, 1681, in-8°. Il y traite assez mal son sujet. — *Historiæ physico-medicæ. Arnstii*, 1690, in-8° — *Observationum et historiarum medico-practicarum rariorum centuriæ tres. Francofurti et Lipsiæ*, 1698, in 8°. Ses histoires ne sont point assez détaillées pour donner une idée claire des faits dont il parle. Il les gâte d'ailleurs par y mêler des traits qui sentent trop le merveilleux pour être vraisemblables. Dans la pratique, il ne peut cacher son goût pour les remèdes chauds, même dans le traitement des maladies aiguës.

Ap. J.-C. 1641 env. — VIRSUNGUS ou WIRSUNGUS (Jean-George), était Bavarois. Il se rendit à Padoue en 1629, et il y étudia la médecine sous Veslingius. La découverte du conduit pancréatique qu'il démontra en 1642, le rendit célèbre, non seulement à Padoue où il s'occupait de recherches anatomiques, mais encore par toute l'Europe. C'est de lui même qu'on apprend qu'il envoya la figure de ce conduit à Riolan le 7 juillet 1643. Différents auteurs remarquent qu'il n'est point le premier anatomiste qui ait observé cette partie ; plusieurs l'avaient vue avant lui et l'avaient prise pour une artère : on ajoute que Maurice Hoffmann l'a rencontrée dans un coq d'Inde en 1641, et qu'il l'a reconnue pour ce qu'elle est. Cependant, comme Virsungus est le premier qui ait démontré le canal pancréatique dans l'homme, cet organe est généralement connu sous son nom, et on s'accorde assez à lui laisser l'honneur de la découverte.

Le mérite de ce médecin lui suscita des ennemis ; on fit même là-dessus une histoire pour prouver que le compagnon de sa découverte l'a fait assassiner, parce qu'il s'en était attribué toute la gloire malgré la convention qu'ils avaient faite de la partager entre eux. Un Italien, dit-on, gagné par argent, le tua d'un coup de pistolet, avant qu'il pût faire imprimer l'ouvrage qu'il se proposait de donner au public. Mais le baron de Haller regarde cette histoire comme une fable; il dit tout simplement que Virsungus fut assassiné par un médecin dalmate, qui, piqué d'avoir été réduit au silence dans une dispute publique, se vengea de cet affront par la mort de son vainqueur.

Le célèbre Morgagni parle ainsi de la mort de Virsungus dans sa première lettre anatomique; 22 *Augusti illuxit fatalis dies nob. et clariss. D. Joh. Georgio Wirsung, philosophiæ ac medicinæ doctori, inclytæ nationis nostræ assessori honorando, qui circa 23 noctis horam, ex solito, sub propriæ domus janua, familiariter cum aliquibus dominis concivibus eodem contubernio utentibus, conversatus, a D. Jacobo Cambier, ob nescio quod odium privatum, sclopeto majori, quod carabine vulgo dicunt, petitus, globoque transjectus, cum sanguinis copia simul et animam fudit, hæc verba identidem repetens:* Son morto io, o Cambier! o Cambier!

Après J.-C. 1641. — **VIEUSSENS** (Raymond), naquit en 1641 dans un village du Rouergue, d'Alexandre-Henri-Louis-Gaspard de Vieussens, lieutenant-colonel du régiment de Blefois, qui laissa son fils sans fortune, ayant dépensé au service la plus grande partie de ses biens. Livré à lui-même, Raymond suivit le goût qu'il avait pour l'étude, fit sa philosophie à Rhodez, alla ensuite se mettre sur les bancs de la faculté de médecine de Montpellier, où il acheva son cours, prit ses degrés et s'établit. En 1671, il obtint la place de médecin de l'hôpital de Saint-Éloy; et il en profita pour se perfectionner dans la pratique, et pour étudier l'anatomie sur les cadavres qu'il disséqua aussi souvent qu'il le put. Il paraît cependant qu'il s'attacha plus particulièrement a la névrologie, qui, m lgré ce que Willis avait publié, était alors la partie la moins connue et la plus négligée. Ce fut après une application constante de près de dix ans, qu'il se vit en état de mettre au jour celui de ses ouvrages qui lui a fait le plus d'honneur. Il est intitulé : — *Nevrologia universalis, hoc est, omnium humani corporis nervo-*

rum, simul ac cerebri, medullæque spinalis descriptio anatomica. Lugduni, 1685, in-folio. *Francofurti* 1690, in-8°. *Lugduni,* 1761, in-folio. *Tolosæ,* 1775, in-4°. La partie anatomique de ce traité est excellente; mais la physiologie, qui comprend la moitié du volume, ne contient que des choses triviales, dont la plupart sont fausses, ou dont on fait peu de cas. Dans tous les écrits de Vieussens on ne manque jamais de reconnaître un homme instruit de la structure du corps humain, et on l'admire; il ne fait pas la même sensation lorsqu'il se mêle de raisonner, et c'est alors que le physicien nuit à l'anatomiste. — Peu d'années après, ce médecin fit imprimer un autre ouvrage qui est purement physiologique et qui porte ce titre : — *Tractatus duo. Primus de remotis et proximis mixti principiis, in ordine ad corpus humanum spectatis. Secundus, de natura, differentiis, conditionibus et causis ferm ntationis, in quo præcipua, quæ in ipsa fermentatione observantur, phænomena, explicantur. Lugduni,* 1688, 1715, in-4°. On passerait à l'auteur d'avoir été un zélé partisan de la fermentation, s'il n'avait point fondé sa pratique sur de tels principes, il paraît cependant qu'il s'est corrigé dans la suite, car on a de lui un ouvrage posthume sur la cure des maladies, où il s'attache plus aux faits qu'aux raisonnements. Les principes de la physique cartésienne sont incessamment amenés dans ces deux traités, aussi furent-ils assez mal accueillis quand ils parurent; et ils sont depuis tombés dans l'oubli, parce qu'ils ont été effacés par de meilleurs écrits.

Soit que les productions littéraires de ce médecin eussent porté sa réputation jusqu'a la cour, soit qu'il y eût trouvé quelque protecteur, il y fut appelé vers 1690 à la mort de Du Bellay. Mademoiselle de Montpensier le demanda pour en remplir la place auprès d'elle; il l'accepta avec joie, et s'y maintint jusqu'à la mort de cette princesse. Il prit alors le parti de retourner à Montpellier, où il rentra dans sa charge de médecin de l'hôpital de Saint-Éloy. Il reprit en même temps ses études ordinaires, mais il s'appliqua plus particulièrement aux recherches chimiques. Celle qui l'occupa d'abord, fut de travailler à extraire du sang un sel acide qu'on n'y a pas encore trouvé. Il crut y être parvenu en distillant par la retorte le sel fixe qu'on retire du *caput mortuum* du sang, en le mêlant avec du bol, comme on en joint au sel marin pour extraire son acide par la distillation. Il était fort douteux si l'acide qu'on tirait du *caput mortuum* était celui du sang; du moins était-il certain que la portion qu'on obtenait par la distillation était si petite, qu'elle ne devait rien changer dans l'économie des fonctions. N'importe, Vieussens enchanté de cette découverte, la répandit avec ostentation dans toute l'Europe, par des lettres circulaires envoyées en 1698 aux facultés de médecine. Celle de Leipsic publia la lettre qu'elle avait reçue sous ce titre :

Epistola de sanguinis humani cum sale fixo, tum volatili, in certa proportione sanguinis phlegma, spiritum subrufum, ac oleum fœtide ingrediente. Lipsiæ, 1698 in-4°, avec la réponse des médecins de Leipsic. — Mais Vieussens ne se borna pas à ces lettres, il publia encore sa découverte par un écrit intitulé : — *Deux dissertations. La première sur le sel acide du sang, et la seconde sur la quantité proportionnelle des principes de cette liqueur.* Montpellier, 1698, in-8°. — Il était si prévenu en faveur de cette découverte, qu'il pria ensuite la faculté de permettre qu'il en fît la démonstration en sa présence dans l'amphithéâtre des écoles. On y consentit sans peine; l'assemblée fut nombreuse : mais dans le temps qu'il s'applaudissoit du succès de son opération, Chirac, un des professeurs, se leva et réclama cette découverte comme une chose qui lui appartenait, pour l'avoir communiquée à deux étudiants en médecine, de qui il prétendit que Vieussens l'avait apprise. On peut juger de l'effet que dut avoir une pareille sortie. L'assemblée se sépara ; et comme on ne songea plus de part et d'autre qu'à préparer ses attaques et ses défenses, les écrits polémiques ne tardèrent pas à voler des deux côtés. Ils eurent le sort de tous ceux de cette espèce; autant pleins d'aigreur qu'ils étaient inutiles pour les progrès de la médecine, ils ne servirent qu'à faire tort aux deux contendants. Après beaucoup de débats, Vieussens et Chirac prirent Astruc pour arbitre ; mais son jugement ne fut favorable ni à l'un ni à l'autre : en effet, il leur démontra que la découverte n'était rien moins que réelle, et qu'il était ridicule de se disputer pour un être imaginaire, puisque tout l'acide de la distillation du *caput mor-*

tuum du sang dépendait du bol qu'on y joignait.

Las de cette contestation, Vieussens revint à son étude favorite, je veux dire à l'anatomie. Il fit imprimer un traité sous ce titre : — *Novum vasorum corporis humani systema. Amstelodami*, 1705, in-12. Cet ouvrage lui a mérité les éloges de ses contemporains. Il y parle du passage du sang dans les vaisseaux lymphatiques, et il en déduit la théorie de l'inflammation. Malpighi et Bellini avaient déjà tiré de là des conjectures qui parurent si raisonnables à Boerhaave, qu'il les proposa dans ses écrits. Vieussens, embarrassé de donner la raison de la rapidité avec laquelle les eaux minérales passent par les urines, imagina une nouvelle classe de vaisseaux destinés à porter immédiatement de l'estomac dans la vessie les boissons dont nous faisons un usage abondant. — Notre médecin avançait en âge, mais cette raison ne l'empêcha pas de continuer ses recherches et d'écrire. Il composa en français trois traités qui furent imprimés à Toulouse, 1715, en deux petits volumes in-4°. L'un, *De la structure et des causes du mouvement naturel du cœur*, est orné de treize planches assez exactes, mais qui vaudraient mieux si elles n'exprimaient point aussi grossièrement les objets. L'autre, *De la structure de l'oreille*, contient six planches si mal faites, qu'il n'est guère possible d'y reconnaître la nature Le troisième, *Des liqueurs*, c'est-à-dire, *des humeurs du corps humain*, roule en partie sur l'analyse de ces humeurs que l'auteur fait assez imparfaitement ; il en déduit toujours l'existence de l'acide du sang, qu'il s'opiniâtre à regarder comme chose démontrée.

Dès l'an 1706 on avait imprimé à Paris un écrit de Vieussens, intitulé : *Nouvelles découvertes sur le cœur*, in-12. Le célèbre Freind en parle et donne à ce livre l'épithète de *Tædii plenissimus ac frugis animo expers*. M. Senac en a porté un jugement plus étendu et plus sévère encore dans son traité du cœur. Voici comme il s'exprime : « L'esprit » d'hypothèse a surtout régné en France ; » il semble que nous ayons porté dans » la physique la même légèreté qu'on » nous reproche dans nos actions. Les » travaux de l'académie des sciences ont » pu à peine corriger notre goût dépravé. » Vieussens parut à Montpellier comme » un homme qui avait plus de zèle que

» de génie. Son ouvrage sur les nerfs
» lui mérita cependant l'estime de tous
» les médecins, excepté de ses confrères :
» leur jalousie attribua à des écoliers un
» travail qui pouvait honorer les plus
» grands maîtres ; mais l'équité du public
» l'a enfin vengé de cette injustice. Le
» nom de cet anatomiste aurait passé
» sans tache à la postérité, s'il s'était
» borné à cet ouvrage; mais il a voulu
» philosopher sur ce qu'il ignorait. Il
» attribue le mouvement du cœur à une
» force élastique, qu'il suppose dans le
» tissu des fibres du cœur, et au concours
» des esprits animaux. Tout est hypo-
» thèse dans son opinion. Comment ces
» deux causes produisent-elles la contrac-
» tion et la dilatation alternative du
» cœur? C'est ce qu'il ne saurait expli-
» quer. Il n'a d'autre mérite dans ses
» conjectures hasardées, que d'avoir épar-
» gné à ses lecteurs l'ennui de la lon-
» gueur. » — La réputation de Vieussens
a eu du haut et du bas; elle allait en
proportion de l'accueil qu'on faisait à
ses ouvrages. C'est dans les moments les
plus favorables que la société royale de
Londres le reçut dans son corps; mais
sa gloire était bien éclipsée dans les dernières années de sa vie, qu'il termina
en 1716. Voici le portrait que M. Astruc
a tracé de ce médecin dans son Histoire
de la faculté de Montpellier, d'où j'ai
tiré la plupart des choses que j'ai rapportées dans cet article. « Vieussens était
» avide de gloire et très-laborieux ; il
» aurait été loin s'il avait eu de l'esprit,
» et surtout un jugement critique pour
» discerner le bon, le vrai et le solide
» d'avec le mauvais, le faux et le médio-
» cre. Son style était long et prolixe, et
» son latin plein de gallicismes ; mais il
» était clair et on le lit sans peine. Mal-
» gré ces défauts, qui le déprécient, je
» ne crois pas qu'on puisse se dispenser,
» sans injustice, de mettre Vieussens au
» nombre des médecins illustres que la
» faculté de Montpellier a fournis. » —
Mais les ouvrages dont j'ai parlé, ne
sont pas les seuls qu'on doit à Vieussens; on lui attribue encore les suivants :

Consultations. Aix, 1691, in-12. —
Réponse à trois lettres de M. Chirac.
Montpellier, 1698, in-8°. Elles ont rapport à la contestation sur l'acide du
sang. — *Expériences et réflexions sur
la structure et l'usage des viscères.*
Paris. 1755, in-12. C'est le résultat des
injections que l'auteur a faites avec le

mercure. — *Epistola de fabrica uteri
ad Mangetum.* On la trouve dans l'édition de l'anatomie de Verheyen publiée
à Genève. — *Analyse des eaux minérales de Balaruc en Languedoc, avec
leurs propriétés et usage.* Mémoire de
Trévoux, août 1709. — *Histoire des maladies internes.* Paris et Toulouse, 1774,
1776, 4 vol. in-4°, avec un grand nombre de figures en taille-douce. Cet ouvrage posthume, auquel on a ajouté la
névrographie et le traité des vaisseaux,
présente un recueil complet des maladies
qui affligent l'humanité : on y reconnaît
l'observateur, qui était enfin parvenu à se
dépouiller de l'esprit de système, dont
une longue pratique l'avait apparemment
guéri.

Apr. J.-C. 1641. — GRIMM (Her-
man-Nicolas), dont le père était chirurgien, naquit en 1641 à Wisby dans l'île
de Gotland en Suède. Il avait quelques
principes de médecine et de chirurgie
lorsqu'il passa en Asie, où les médecins
de Batavia l'examinèrent sur son savoir
en 1662. On ne le chargea alors d'aucun
emploi relatif aux preuves qu'il avait
données de sa science; on se contenta
de l'envoyer en 1663 dans la Nouvelle-
Zemble. Mais à son retour, on lui donna
la place de chirurgien d'escadre, qu'il
remplit avec honneur. Il se mêla même
de la pratique de la médecine lorsque
la peste affligea la ville de Batavia en
1666 ; et comme il rendit de grands services en cette occasion, on chercha à le
récompenser par un emploi plus avantageux. La charge de médecin de la compagnie des Indes vint à vaquer en 1671,
et il y fut nommé. En 1680, il repassa
en Europe ; et après s'être fait recevoir
dans le collège des médecins de Nuremberg, il retourna dans les Indes en 1682.
Il n'y séjourna pas long-temps cette seconde fois, car il revint dans sa patrie
pendant le cours de l'année suivante.
Il fut d'abord médecin de la province de
Sudermanie, d'où il passa en 1685 au
service du comte d'Oost-Frise, et demeura ensuite pendant un an ou deux à
Tonningen, au duché de Sleswigh, en
qualité de médecin de cette ville et de sa
garnison. En 1706 il se rendit à Stockholm, et ne tarda pas à y obtenir le titre
de physicien ainsi que celui de médecin
du roi.

Grimm a composé plusieurs ouvrages,
parmi lesquels on compte trente et une
observations qui ont rapport à l'histoire

naturelle des Indes orientales; on les trouve dans les mémoires de l'académie impériale d'Allemagne. Mais elles ne sont pas les seules qu'il ait données sur ce sujet, car il y en a trois autres dans les Actes de la société de Copenhague. Il a aussi écrit un traité en hollandais, que Barthélemi Piélat a mis en latin, sous le titre de *Thesaurus insulæ Ceyloniæ medicus*. Amsterdam, 1679, in-12. On a encore de la façon de Grimm : — *Compendium medico chymicum, seu, accurata medendi methodus, quæ excellentissimis medicamentis tam Europæ, quam Indiæ orientali proficuis repleta, rariores præterea observationes, et curiosam optimorum medicamentorum, in libelli hujus formulis contentorum, præparationem exhibet. Bataviæ*, 1679, in-8°. *Augustæ Vindelicorum*, 1684, in-8°. Les remèdes chimiques sont les seuls que l'auteur conseille pour la cure de toutes les maladies.

Après J.-C. 1641. — GRAAF (Reinier DE), naquit à Schoonhove, ville des Provinces-Unies au comté de Hollande, le 30 juillet 1641. Corneille, son père, fut un célèbre architecte qui rendit de grands services à sa patrie par l'invention de plusieurs machines hydrauliques; Catherine Van Breennen, sa mère, était issue de bonne famille. De ce mariage naquirent trois fils, Martin, Adrien et Reinier. Celui-ci s'appliqua à la médecine sous François Dubois de Le Boë, dit Sylvius, professeur en l'université de Leyde, et il y fit tant de progrès, qu'en 1663, c'est-à-dire, à l'âge de 22 ans, il composa son traité *De succo pancreatico*, dans lequel il appuie beaucoup sur le système de son maître, touchant l'effervescence du suc pancréatique avec la bile dans le *duodenum*. Deux ans après, il alla en France, où il prit le bonnet de docteur à Angers. De là il se rendit à Paris, et donna dans cette ville des preuves si éclatantes des rares connaissances qu'il avait acquises dans la médecine, qu'il emporta l'estime des savants qui s'étaient fait un plaisir de le recevoir dans leurs assemblées. A son arrivée en Hollande, il délibéra pendant quelque temps sur le choix de l'endroit où il irait se fixer, et prit enfin le parti d'aller à Delft. Toujours laborieux et appliqué, il y continua ses études d'anatomie avec tant de succès, qu'il se trouva en état, en 1668, de donner au public son traité des organes de la génération

chez les hommes. Quatre ans après, il fit imprimer celui des organes de la génération dans les femmes; mais Jean Swammerdam, médecin d'Amsterdam et lui-même anatomiste très-éclairé, voulut lui disputer la gloire qu'il méritait par ces deux traités. Il l'accusa de plagiat par-devant le tribunal de la société royale de Londres, et lui reprocha d'avoir volé ses découvertes, ainsi que celles de Van Hoorne. Notre auteur plaida cependant si bien sa cause dans un écrit qu'il mit au jour à cette occasion, qu'il sortit victorieux de cette dispute littéraire.

De Graaf épousa en 1672 Marie Vandyck, digne compagne du meilleur des maris; mais la mort rompit bientôt les liens qui unissaient cet heureux couple. Notre médecin mourut le 17 août de l'année suivante, âgé seulement de 32 ans. Haller dit qu'il a appris que ce fut à la suite d'un accès de colère, auquel De Graaf se laissa emporter dans la chaleur de la dispute contre Swammerdam. — La faculté de médecine de Leyde rendit un témoignage si avantageux du savoir de notre jeune auteur, qu'à la mort de François de Le Boë arrivée le 14 novembre 1672, il aurait passé à la chaire vacante, si la religion romaine qu'il avait professée dès l'enfance et à laquelle il demeura constamment attaché, n'eût été un obstacle à sa promotion. — On trouve deux observations dans les Mémoires de l'académie des curieux de la nature, que De Graaf a recueillies, l'une sur l'ossification de l'artère carotide, l'autre sur une matrice monstrueuse. Ses ouvrages, en général, contiennent beaucoup de choses nouvelles sur les sujets qu'il a traités; et quoi qu'en dise Goelicke qui l'a soupçonné de les tenir en bonne partie de Van Hoorne, on a reconnu depuis que c'est à tort qu'il osa le faire passer pour un plagiaire. Une invention que personne ne lui a disputée, c'est celle de la seringue qui a donné lieu à toutes les découvertes anatomiques qui se sont faites dans la suite par le moyen des injections. Ce n'est cependant pas qu'on veuille dire que De Graaf ait tout vu, ou qu'il ait toujours bien vu dans les matières qu'il traite; il est tombé dans plusieurs fautes que les anatomistes n'ont pas manqué de relever, ainsi qu'on le verra dans la notice que nous allons donner de ses ouvrages :

Disputatio medica de natura et usu

succi pancreatici. Lugduni Batavorum,
1664, in-12. En français, Paris, 1666,
in-12. Il donna ensuite plus d'étendue à
cette dissertation, et la fit paraître sous
ce titre : *Tractatus anatomico-medicus
de succi pancreatici natura et usu.
Acc ssit epistola de partibus genitalibus muli rum. Lugduni Batavorum,*
1671, 1674, in-8°. Attaché aux sentiments de Sylvius, son maître, il dit que
le suc pancréatique est acide, et que de
cette liqueur mêlée dans le *duo lenum*
avec la bile, qui est alcaline de sa nature,
il résulte une effervescence d'où dépend la perfection du chyle. Il déduit
la cause de différentes maladies du seul
vice du suc pancréatique, et il lui attribue en particulier les fièvres d'accès,
dont il explique l intermittence par l'état
vicieux du même suc. Cette théorie n'a
pas fait plus de fortune que le système
de Sylvius, qui lui a donné naissance.
— *De virorum organis generationi inservientibus. De clysteribus et de usu
siphonis in anato mia. Lugduni Batavorum et Roterodami,* 1668, 1670,
1672, in-8°. Cet ouvrage mérite d'autant
plus d'être consulté, qu'il contient plusieurs réflexions originales, et détruit
beaucoup d'erreurs. — *Epistola de nonnullis circa partes genit les novis inventis. Lu j tum Batav rum,* 1668, in-12.
— *De mulierum organis generationi
inservien ibus tractatus novus, de-
monst ans tam ho nines et animalia
cæter a omnia quæ vivip ra dicuntur,
haud minus qu in ovipara, ab ovo originem ducere. Ibidem,* 1672, in-8°.
L'auteur s'est rendu recommandable par
ses grandes recherches sur les parties de
la génération de la femme ; il en a donné
une description beaucoup plus exacte et
beaucoup plus ample qu'on n'avait fait
avant lui, et il a découvert dans ces parties plusieurs objets nouveaux qui méritent l'attention des anatomistes. Cependant cet ouvrage de De Graaf n'est
pas sans défauts. Du Verney le blâme
d'avoir cru qu'il pouvait y avoir deux
matrices dans le corps humain; de s'être
persuadé que les sources de l'humeur
que contient l'amnios, sont différentes,
selon les temps de la grossesse ; d'avoir
pris la liqueur visqueuse qui se trouve
naturellement dans les trompes, pour la
liqueur séminale du mâle. Morgagni est
allé plus loin. Il prétend que notre auteur n'a pas connu les véritables glandes
prostates ; qu'il a donné une fausse position aux trompes de Fallope; qu'il a

représenté dans ses planches les canaux
excréteurs de quelques glandes, dont il
n'a point parlé dans sa description ; qu'il
n'a pas désigné la véritable attache des
ligaments ronds de la matrice ; qu'il a
dit sans fondement que les ligaments
s'élevaient à proportion que la matrice
était distendue. Morgagni accuse aussi
De Graaf de n'avoir pas bien connu les
sinus de la matrice, et d'avoir douté que
le fond de ce viscère pût se renverser.
— *Defens o partium genitalium. Lugduni Batavorum,* 1673, in-8°. Cet écrit
polémique est rempli de traits vifs contre Swammerdam, son adversaire. —
Opera omnia. Ibidem, 1677, in-8°.
Lugduni, 1678, in-8°. *Amstelodami,*
1705, in-8°. Les figures qu'on trouve
dans les ouvrages de ce médecin, ne sont
pas toujours rendues conformément à la
nature.

Apr. J. C. 1642. — WOFL (Jacques), docteur en philosophie et en médecine, adjoint de l'académie impériale
des curieux de la nature, sous le nom de
Socrate 1er, était de Naumbourg en
Misnie, où il naquit le 30 décembre
1642, de Jacques, savant apothicaire de
cette ville. La maison paternelle fut sa
première école : il y prit tant de goût
pour la médecine, et surtout pour la botanique, qu'après avoir achevé son cours
d'humanités, il passa à Leipsic en 1665,
pour y suivre les plus célèbres professeurs de philosophie, et se préparer par
là à l'étude de la médecine, qui était son
objet principal. Le 20 mars 1669, il
reçut le bonnet de maître ès-arts et ne
songea plus qu'à mériter celui de docteur en médecine, qu'il obtint le 24 novembre 1681. On voit par toutes ces
dates que Wolf ne faisait pas le cours
de ses études avec cette rapidité qui ne
permet guère d'approfondir les matières
auxquelles on s'applique. La maturité de
l'âge ne le rendait que plus capable
d'accélérer la marche de ses progrès;
mais les grandes dépenses qu'il fallait
faire alors a Leipsic pour obtenir le titre
de docteur, l'engagèrent à retarder son
acte, jusqu'à ce qu'il eût trouvé des
compagnons d'école, pour en partager
les frais avec lui. Il ne demeura cependant point oisif pendant le temps qui se
passa entre l'examen et la cérémonie : il
se mit à pratiquer l'art de guérir, et il
le fit avec tant de succès, que sa promotion n'ajouta presque rien à la considération que des talents sans titre, lui

avaient déjà méritée. Ce fut à ses soins que la ville d'Altenbourg en Misnie dut la conservation de ses principaux citoyens; les cures qu'il y avait faites pendant son séjour étaient si brillantes, qu'il se vit également regretté, lorsqu'il passa à Iéna en 1682 On lui avait promis la place de professeur extraordinaire dans les écoles de cette université; et après l'avoir obtenue, en 1690, il n'en fut pas moins empressé de voler au secours des habitants : il trouva la mort dans les soins charitables qu'il leur donna pendant le règne d'une fièvre épidémique. Il en fut atteint et y succomba le 25 juillet 1694. On a de lui des observations dans les Mémoires de l'académie impériale, un ouvrage en allemand qu'il fit paraître sous le titre de *Trésor de la nature* et sous le nom de Jacques Lupius, et les traités suivants : *Exercitationes de litteratorum potu, ejusque usu et abusu. Ienæ*, 1684, in-4°. Il ne manqua pas d'y parler de la bière de Hambourg. — *Scrutinium amuletorum medicum, in quo de natura et attributis illorum, ut et plurimis aliis, quæ passim in usum, tam in theoria quam praxi, vocari suerverunt. Lipsiæ et Ienæ*, 1690, in-4°. *Francofurti*, 1692, in-4°: avec l'ouvrage de Jules Reichelt qui est intitulé : *Exercitationes de amuletis.*

Apr. J.-C. 1642. — PLUKENET (Léonard), né en 1642, prit le bonnet de docteur en médecine et fut reçu de la société royale de Londres. Il était un de ces Anglais à qui le goût des sciences tourne, pour ainsi dire, en passion, et fait faire les plus grand progrès dans la partie à laquelle ils s'appliquent. La botanique occupa si sérieusement Plukenet, qu'il se procura de toutes les parties du monde une collection de plantes sèches dont il fit graver les figures, et qu'il publia différents ouvrages considérables sur cette matière. Séguier en rapporte ainsi les titres et les éditions : — *Phytographia, seu, stirpium illustriorum et minus cognitarum icones, tabulis æneis summa diligentia elaboratæ, quarum unaquæque tabulis descriptoriis et notis suis propriis et characteristicis desumptis insignita, ab aliis ejusdem sortis facile discriminatur. Pars prior. Londini*, 1691, in-fol. *tab. icon* 72. — *Pars secunda.* 1691, in-folio, *a tab.* 72 ad 120. — *Pars tertia.* 1692, in-folio, *a Tab.* 120 ad

250. — *Pars quarta.* 1696, in-folio, *a tab.* 250 ad 328. — *Almagestum botanicum, seu, Phytographiæ Pluknetianæ onomasticon, methodo synthetica digestum, exhibens stirpium exoticarum rariorum, novarumque nomina, que descriptionis locum supplere possunt, cui (ad ampliandum regnum veg. tabilium) accessere plantæ circiter* 500 *suis nominibus similiter insignitæ, que nullibi nisi in hoc opere (sex fere plantarum chiliades complectente) memorantur; adjiciuntur et aliquot novarum plantarum icones. Londini*, 1696, in-folio. *Oxonii*, 1696, in-folio, par les soins de Morison. Sloane reproche à l'auteur d'avoir supposé, dans son recueil, des plantes qui n'existent pas, et d'en avoir défiguré d'autres. C'est un grand défaut; mais on ne doit pas moins lui savoir gré, pour avoir parlé de celles qui n'étaient pas connues. — *Mantissa Almagesti botanici, plantarum novissime detectarum ultra millenarium numerum complectens. Londini*, 1700, in-4°, *cum iconibus a tab.* 328 *ad* 350. — *Amaltheum botanicum, id est, stirpium Indicarum alterum cornucopiæ millenas ad minimum et bis centum diversas species novas et indictas nominatim comprehendens, quarum sexcentæ et insuper selectis iconibus, æneisque tabulis illustrantur. Londini*, 1705, in-4°, *cum iconibus a tab.* 350 *ad* 454. — Linné, dans sa Bibliothèque botanique, parle d'une édition complète des ouvrages de Plukenet, qui parut à Londres en 1720, in-4°; mais Séguier ne l'a jamais vue.

Apr. J.-C. 1643. — NOCERA (Joseph), naquit en 1643 à Messine en Sicile. Il étudia la philosophie et la médecine avec beaucoup de succès, fut reçu docteur en l'une et l'autre de ces sciences, l'an 1664, et ne tarda pas ensuite à être fort occupé dans sa patrie. Dom François Benavides, vice-roi de Sicile, le nomma en 1679 à la charge d'assesseur du conseil de santé, et la ville de Messine le choisit pour remplir celle de son premier médecin pendant le cours de la même année. Le duc d'Uzéda, qui succéda à Benavides en qualité de vice-roi, le revêtit de l'emploi de médecin d'un régiment espagnol et de l'hôpital Royal. — On a de la façon de Nocera un ouvrage sur la saignée, en réponse à celui de Dominique La Scala qui s'était mis à la tête d'une secte qui condamnait ou-

vertement la phlébotomie. Cet ouvrage
est intitulé : — *Opus medico-physicum
contemplativum, in quo variæ medi-
cantium sectæ circa phlebotomiam et
pharmaciam discutiuntur, systema de
febribus, nendum clare divulgatum,
juxta Democriti et Epicuri dogmata
novis rationibus et experimentis propu-
gnatur. Messinæ*, 1695, in-8°.

Apr. J.-C. 1643. — PAULLINI
(Christian-François), membre de l'académie des curieux de la nature, sous le
nom d'Arion Ier, et de celle des Ricovrati, était d'Eisenach dans la Thuringe,
où il naquit le 25 février 1643. Les
villes de Kœnigsberg, de Copenhague,
de Kiell et de Rostock furent celles où
il étudia les différentes sciences qui
l'ont distingué ; il ne s'y borna cependant point, car il fut couronné poète à
Hambourg, promu à la maîtrise ès-arts
à Wittemberg, et reçu docteur en médecine à Leyde, lorsqu'il passa en Hollande au retour d'un voyage d'Angleterre. Dès qu'il eut pris le bonnet de
docteur, il parcourut encore la Norvége,
la Suède, la Courlande et la Livonie ; il
avait même formé le dessein de voir
toute l'Italie, mais il en fut empêché
par la maladie qui le retint en Allemagne. Il fit sa profession à Hambourg, à
Altena et dans tout le Holstein jusqu'en
1675 qu'il passa en France, après avoir
obtenu le titre de comte palatin en récompense de ses bons offices. A son retour de France, l'évêque de Munster le
prit à son service en qualité de premier
médecin et d'historiographe ; mais en
1689, il retourna à Eisenach, où il mourut le 10 juin 1712, après avoir été retenu chez lui pendant sept ans par une
paralysie de tout le côté droit. Ce médecin a publié beaucoup d'ouvrages, la plupart plus curieux qu'utiles ; ils sont intitulés :

*Cynographia curiosa, seu, canis de-
scriptio : accedit Joannis Caii libellus
de canibus britannicis. Norimbergæ*,
1685, in-4°. — *Theatrum illustrium
virorum Corbiæ Saxonicæ. Ienæ*, 1686,
in-4°. — *Bufo breviter descriptus. Norimbergæ*, 1686, in-4°. — *Sacra herba,
seu, nobilis Salvia descripta. Augustæ
Vindelicorum*, 1688, in-4°. — *Tractatus de anguilla. Lipsiæ*, 1689, in-12. —
*Talpa descripta. Francofurti et Lip-
siæ*, 1689, in-12. — *Lagographia curiosa, seu, leporis descriptio. Augustæ
Vindelicorum*, 1691, in-8°. — *Lyco-*

*graphia, seu, de natura et usu lupi li-
bellus. Francofurti*, 1694, in-8°. —
*Observationes physico-medicæ. No-
rimbergæ*, 1695, in-4°. *Lipsiæ*, 1706,
in-8°. — *Onographia, seu, de asino.
Francofurti*, 1695, in-8°. — *Flagellum
salutis*, en allemand. Francfort, 1698,
in-8°. — *De pagis antiquis Germaniæ
commentarius. Francofurti*, 1699, in-12.
— *Historia visbeccensis. Ibidem*, 1699,
in-12. — *De jalappa liber singularis.
Ibidem*, 1700, in-8°. — *De theriaca
cœlesti reformata. Ibidem*, 1701, in-8°.
— *De lumbrico terrestri schediasma.
Francofurti et Lipsiæ*, 1703, in-8°. —
De candore liber singularis. Lipsiæ,
1703, in-8°. — *Disquisitio curiosa, an
mors naturalis plerumque sit substantia
verminosa. Francofurti et Lipsiæ*,
1703, in-8°. — *Nucis moschatæ curiosa descriptio historico-physico medica. Ibidem*, 1704, in-8°. *Erfordiæ*,
1704, in-8°.

Ap. J.-C. 1643. — FRANCK DE
FRANCKENAU (George), était de
Naumbourg en Misnie, où il vint au
monde le 3 mai 1643, d'un père qui vivait en simple bourgeois, quoiqu'il fût
issu de parents nobles. Après avoir
achevé ses premières études à Naumbourg et à Mersebourg, il se rendit à
Iéna à l'âge de 18 ans, et ce fut là que
Christophe-Philippe Richter, comte palatin, le couronna poète, en récompense
de la grande habileté qu'il avait à faire
des vers allemands, latins, grecs et hébreux. Ces talents ne furent rien en comparaison de ceux qu'il montra pendant
son cours de médecine. Les chanoines de
Naumbourg, qui connaissaient tout le
mérite de ce jeune homme, lui donnèrent libéralement de quoi subsister dans
les universités pendant qu'il s'appliquait
à cette science. Il employa si bien leur
argent et son temps, qu'il fut jugé capable de donner des leçons de botanique,
de chimie et d'anatomie, avant d'avoir
pris le bonnet de docteur ; ce ne fut qu'a-
près cet essai qu'il le reçut à Strasbourg
en 1666.

Son assiduité à l'étude le fit marcher
à grands pas dans la science qu'il avait
embrassée ; chaque jour était marqué
par de nouveaux progrès, dont l'accroissement de sa réputation fut la récompense. Charles-Louis, électeur palatin,
le nomma en 1672 à la chaire de la faculté d'Heidelberg, qui était devenue
vacante le 1er avril 1671 par la mort de

Jean-Gaspar Fausius; et peu d'années après, il le nomma encore son médecin. Mais les troubles de la guerre obligèrent Franck à quitter Heidelberg vers 1688, et à se retirer à Francfort-sur-le-Mein. Jean-George III, électeur de Saxe, l'attira alors à son service et lui donna une place de professeur en médecine à Wittemberg, qu'il remplit avec tant de distinction, qu'on ne tarda pas à lui offrir la première chaire et le titre de doyen de la faculté de Leipsic. Mais il les refusa par les conseils de ses amis qui cherchaient à le retenir à Wittemberg. Jean-George IV et Frédéric-Auguste, son successeur, comblèrent même ce médecin de tant de grâces, qu'on ne crut pas qu'il fût possible qu'il songeât jamais à abandonner cette ville. Les offres de Christiern V, roi de Danemark, l'attirèrent cependant à Copenhague. Il y fut reçu par la famille royale de la manière du monde la plus gracieuse, et fut encore honoré du titre de conseiller aulique et de justice, que Frédéric IV lui continua après la mort de Christiern arrivée en 1699. Franck fut autant sensible qu'il pouvait l'être à toutes ces faveurs; il ne négligea rien pour en mériter de plus grandes : mais la mort l'arrêta dans cette brillante carrière le 16 juin 1704, à l'âge de 60 ans. — Ce médecin était membre de plusieurs académies, comme de la société royale de Londres, de l'académie des *Recuperati*, et de celle des curieux de la nature, dans laquelle il était entré sous le nom d'Arpus Ier. L'empereur Léopold l'avait anobli en 1692, et en 1693 il l'avait créé comte palatin sous la dénomination de Franckenau; ce prince l'avait même voulu retenir à son service, lorsqu'il s'était rendu à Vienne pour le remercier de toutes ces grâces. — Franck a écrit plusieurs ouvrages. Il serait trop long d'en rapporter tous les titres ; c'est pourquoi je me bornerai à ne citer que ceux de ses écrits qui ont été les plus répandus :

Institutionum medicarum synopsis. Heidelbergæ, 1672, in-12. — *Lexicon vegetabilium usualium. Argentorati*, 1672, in-12. *Ibidem*, 1685, in-12, *et Lipsiæ*, 1698, in-12, sous le titre de *Flora francica*. Il y a encore une édition de 1705, sous le même format, publiée par les soins de George-Frédéric Franck, son fils, qui a fait quelques augmentations à cet ouvrage. Jean-Godefroid Thile l'a traduit en allemand,

Leipsic, 1715, in-8°. Malgré toutes ces éditions, ce dictionnaire est de peu d'importance, et même plein de fautes : on l'a cependant rendu meilleur depuis 1698, tant par les additions qu'on y a faites, que par le catalogue des plantes qui croissent dans les environs de Nuremberg, qu'on y a joint. — *Bona nova anatomica. Heidelbergæ*, 1680, in-4°. — *Parva bibliotheca zootomica. Ibidem*, 1680, in-4°. — *De calumniis in medicos et medicinam. Ibidem*, 1686, in-fol. *De medicis philologis. Wittebergæ*, 1691, in-4°. — *De palingenesia, sive, resuscitatione artificiali plantarum, hominum et animalium e suis cineribus, liber singularis. Halæ Saxonum*, 1717, in-4°, par les soins de Jean-Christian Nehring. — *Satyræ medicæ XX. Lipsiæ*, 1722, in-8°, par les soins de son fils. Ces pièces avaient commencé à paraître en 1673. — George-Frédéric Franck, ce fils de l'auteur dont j'ai parlé, enseigna la médecine à Wittemberg et fut membre de l'académie des curieux de la nature, sous le nom de Philarète. On a de lui : — *De herbis circa Heidelbergam nascentibus. Heidelbergæ*, 1687, in-4°. — *Catalogus tractatuum, programmatum et disputationum Georgii Franci patris. Dresdæ*, 1692, in-4°. — *Onychologia curiosa, sive, de unguibus tractatio medico-physica. Ienæ*, 1695, in-4°. — *Anastomosis retecta. Hafniæ*, 1705, in-4°. — *Diapedesis restituta. Ibidem*, 1716, in-4°.

Apr. J. C. 1643. — BELLINI (Laurent), naquit en 1643 à Florence dans une honnête famille. Après son cours d'humanités, il se rendit à Pise pour y profiter des avantages que le grand-duc Ferdinand II faisait à ceux qui paraissaient avoir du goût et de la disposition pour les sciences. Il y étudia sous trois hommes célèbres, Oliva, Borelli et Alexandre Marchetti. Il apprit la physique sous le premier, la mécanique et l'anatomie sous le second, les mathématiques sous le dernier. Les progrès qu'il fit dans ces sciences, furent si grands et si prompts, que de bon disciple il devint en peu de temps un excellent maître. Il n'avait guère que vingt ans, lorsqu'on lui donna une chaire de philosophie à Pise; mais il ne demeura pas long-temps dans ce poste. Il était capable de plus grandes choses; et comme il avait des connaissances fort étendues sur l'anatomie, le grand-duc le chargea d'enseigne cette science. Ce prince se fit souvent un plaisir d'assister à ses leçons ; il fut même si content de son habileté, qu'il érigea pour lui en chaire ordinaire, celle qu'il ne lui avait d'abord donnée qu'à titre de professeur extraordinaire. Bellini enseignait à Pise depuis trente ans, lorsqu'il fut appelé à Florence. Il y fit la médecine avec beaucoup de succès, et parvint à la charge de premier médecin du grand-duc Côme III. Depuis long temps sa réputation était passée dans les pays étrangers : Lancisi, médecin du pape Clément XI, le fit nommer premier consulteur pour la santé de ce souverain pontife ; Archibald Pitcairn lui dédia ses Dissertations médicales, il lut même et expliqua dans les écoles d'Edimbourg les ouvrages de Bellini, du vivant de leur auteur. Telle était la haute estime dont ce médecin jouissait dans la république des lettres, lorsqu'il mourut le 8 janvier 1704. — On a plusieurs ouvrages de sa façon, mais ils roulent bien plus sur la théorie que sur la pratique de la médecine ; ils sont, pour la plupart, assez diffus, obscurs, et plus appuyés de raisonnements que d'expériences. Cet écrivain en impose par le ton admiratif avec lequel il établit ses opinions, il faut s'en méfier ; et quoiqu'il mérite bien des égards, on ne doit point croire trop facilement tout ce qu'il dit, ni adopter ses sentiments, sans les avoir examinés. Voici les titres et les éditions de différents écrits de ce médecin :

De structura renum observatio anatomica. Florentiæ, 1662, in-4°. *Argentorati*, 1664, in-8°, avec le *Judicium de usu renum* de Borelli. *Amstelodami*, 1665, in-12, avec les *Exempla monstrosorum renum ex medicorum celebrium scriptis*. par Gerard Blasius. *Patavii*, 1666, in-8°. *Lugduni Batavorum*, 1752, in-8°. Cet ouvrage contient des faits importants, mais il est dommage qu'il soit écrit avec peu d'ordre — *Gustus organum novissime deprehensum. Bononiæ*, 1665, in-12. *Leidæ*, 1711, 1726, in-4°, avec les *Exercitationes anatomicæ de structura et usu renum*, et les *Exempla monstrosorum renum* de Blasius. La vraie structure de la langue était peu connue du temps de cet auteur. Il établit l'organe du goût dans les papilles nerveuses, et prétend que les sels sont les seuls corps sapides. Malpighi a travaillé sur le même sujet ; et quoique Bellini en ait été prévenu, il

n'a pas laissé de publier ce qu'il en avait écrit.

Gratiarum actio ad Etruriæ principem. Pisis, 1670, in-12. — *De urinis, pulsibus, missione sanguinis, febribus et de morbis capitis et pectoris opus. Bononiæ*, 1683, in-4° *Lipsiæ*, 1685, in-4°. *Francofurti*, 1698, 1718, in-4°. On doit la dernière édition à Jean Bohnius qui l'a enrichie d'une préface et d'une table fort ample. *Lugduni Batavorum*, 1717, in-4°. *Lipsiæ*, 1734, in-4°, avec une préface de la façon de Boerhaave. La théorie de Bellini sur la saignée s'est assez soutenue jusqu'aujourd'hui. Il prétend que cette évacuation accélère le mouvement progressif du sang dans tout le corps, mais principalement dans l'artère qui correspond à la veine ouverte. Il prétend encore que la saignée rétablit la contractilité des fibres ; et à ce sujet, il explique comment la vélocité de la circulation augmente la force du *stimulus* qui porte les fibres à la contraction. Il loue beaucoup les frictions, et il déduit les effets du bain de la compression que fait le poids de l'eau. Dans les fièvres, c'est sur la chaleur du corps malade qu'il établit ses pronostics ; et parlant des crises, il veut qu'on s'attache moins à un nombre de jours superstitieusement composé qu'à la coction de l'humeur morbifique qui se fait en plus ou moins de temps. — *Consideratio nova de natura et modo respirationis.* On la trouve dans les Mémoires de l'académie impériale d'Allemagne, *Decade I ann.* 1, et 2. Suivant l'auteur, l'air pénètre la trachée-artère par son poids et par son élasticité ; les muscles intercostaux servent à l'inspiration, et c'est alors que le diaphragme s'aplanit en se contractant. Il admet des fibres musculeuses dans la structure des poumons. — *De motu bilis. Pistorii*, 1695, in-4°. *Lugduni Batavorum* 1696, in-4°. Il y fait des remarques sur la bile et sur les vaisseaux qui la contiennent. Suivant lui, la vésicule du fiel ne se vide que dans le temps qu'elle est comprimée par quelques corps extérieurs, comme par les intestins dilatés pendant la digestion, etc. On trouve ce traité de la bile dans ses *Opuscula ad Archibaldum Pitcairn*, qui ont paru à Leyde en 1714, in-4°. Ces opuscules roulent sur le cœur, sur les artères, la circulation, le tissu réticulaire, les glandes, les frictions, la contractilité, les effets du stimulus, le larynx, l'œuf couvé, etc. — *Discorsi di anatomia.* Florence. Pemière partie, 1742; seconde et troisième parties, 1746: in-8°. Ce sont des discours prononcés, vers l'an 1696, dans les séances de l'académie de la *Crusca;* ils sont éloquents et dans le goût des poésies bachiques. Nous en devons l'édition au célèbre Cocchi. — *Opera omnia Venetiis,* 1708, deux volumes in-4°. *Ibidem,* 1732, deux volumes, même format.

Apr. J.-C. 1644. —FORGET (Jean), premier médecin de Charles IV, duc de Lorraine, était d'Essey dans le même État. Il suivit constamment son prince dans tous ses voyages et dans toutes ses expéditions militaires; il en a même laissé des mémoires qui finissent en 1639, mais ils sont demeurés manuscrits. Chifflet parle avec éloge de cet ouvrage, et dit que son auteur est « très-expert docteur en médecine et très-attentif à faire » jouir son prince du précieux trésor de » la santé. » — Le duc Charles IV donna à Forget un congé absolu en 1644, par des lettres patentes qui rendent un témoignage honorable de sa capacité, de son zèle et de sa fidélité Le prince y fit encore insérer qu'il ne lui donnait ce congé qu'à regret, et uniquement parce que la santé de ce médecin ne lui permettait plus de continuer ses services. L'ouvrage que nous avons de la façon de Forget, fait voir qu'il était au-dessus des opinions superstitieuses de son temps. — *Artis signatæ designata fallacia, sive, de vanitate signaturarum plantarum. Nanceii,* 1633, in-8°. C'est une réfutation du système de Jean-Baptiste Porta, Napolitain, qui avait trouvé des sectateurs, malgré tout le ridicule qu'il avait fait passer dans ses écrits.

Apr. J.-C. 1644 *env.* —ZACCHIAS (Paul), proto-médecin de l'État de l'Église et médecin du pape Innocent X, était de Rome, où il se rendit célèbre dans sa profession. La vivacité de son esprit et son goût pour le travail ne lui permirent pas de s'arrêter à un seul objet; il embrassa presque toutes les sciences et les beaux arts, et se distingua en particulier dans la littérature, la poésie, la peinture et la musique. Il mourut dans sa patrie en 1659, à l'âge de 75 ans, et fut enterré dans l'église de Sainte-Marie *in Vallicella.* Ce médecin a beaucoup écrit, mais tous ses ouvrages n'ont point vu le jour; car la plupart sont demeurés entre les mains de ses héritiers, tels qu'ils les avaient trouvés à l'ouverture de sa succession. Parmi le nombre de ceux qui ont été rendus publics, soit du vivant de l'auteur, soit après sa mort, on remarque un traité italien sur la Vie quadragésimale, qui parut à Rome en 1637, in-8°; trois livres, dans la même langue, sur les maladies hypocondriaques, imprimés à Rome en 1639, 1641, 1651, in-4°, à Venise en 1665, in-4°. La traduction latine de ce dernier ouvrage a été publiée à Augsbourg en 1671, in-8°. On a encore de la façon de Zacchias un traité *De quiete servanda in curandis morbis,* un autre *De subitis et insperatis mortis eventibus.* Mais celui qui a fait le plus de bruit est divisé en sept livres qui ont paru successivement à Rome, in-4°, le premier en 1621 et le dernier en 1635, sous ce titre :

Quæstiones medico-legales, in quibus omnes eæ materiæ medicæ, quæ ad legales facultates videntur pertinere, proponuntur, pertractantur, resolvuntur. On a différentes autres éditions de cet ouvrage. *Lipsiæ,* 1630 in-8° Les sept livres ensemble : *Amstelodami,* 1651, in-folio. *Avenione, pars prima,* 1660, in-folio; *pars posterior, Lugduni,* 1661, in-folio. *Francofurti,* 1666, in-folio, en neuf livres par les soins de Jean-Daniel Horstius. *Lugduni,* 1674, 1701, 1726, in-folio. *Francofurti,* 1688, in-folio, avec la préface de George Francus. *Norimbergæ,* 1726, in-folio. *Venetiis,* 1737, in-folio. Les éditions de Francfort sont les moins estimées. Celle de Nuremberg serait plus recherchée, si l'on n'était point assujetti à partager son attention entre le texte de Zacchias et les additions qu'on a voulu distinguer de ce texte en les séparant par des crochets. L'ouvrage de notre auteur n'en vaudrait que mieux, s'il n'était pas si diffus. On y trouve beaucoup d'érudition, de jugement, de solidité; et il est autant nécessaire aux théologiens qui s'appliquent à l'étude des cas de conscience, qu'aux médecins pour leurs rapports en justice. Le troisième tome renferme plusieurs consultations et réponses touchant la jurisprudence médicale, et LXXXV décisions de la Rote que Lanfranc Zacchias, neveu de Paul, a pris soin de recueillir.

Apr. J.-C. 1644 *envir.* —SAUMAISE ou SALMASIUS (Claude), fils de Bénigne Saumaise et d'Élisabeth Virot, na-

quit à Semur en Auxois, petite ville de
Bourgogne, à la fin du seizième siècle.
Il étudia la philosophie à Paris, mais il
s'appliqua davantage à cultiver les belles-
lettres et à former des liaisons avec les
savants qui se trouvaient alors dans
cette capitale. Casaubon conçut de lui
une si grande idée, qu'il lui donna une
lettre de recommandation à son départ
pour Heidelberg en 1606. Saumaise se
rendit dans cette ville sous prétexte d'é-
tudier la jurisprudence, à laquelle son
père le destinait, et ne s'attacha pas
moins à la littérature grecque et romaine,
qui était si fort de son goût. De retour
à Dijon, où son père remplissait une
charge de conseiller, il se fit recevoir
avocat au parlement en 1610, mais il ne
fréquenta jamais le barreau. Elevé dans
les principes de la religion protestante
par sa mère, affermi dans les erreurs de
cette religion pendant son séjour à Heidelberg, il se maria, en 1622, avec Anne
Mercier, fille de Josias Mercier, protestant
fort accrédité en France. Son attachement au protestantisme lui fit manquer
la charge de conseiller au parlement de
Dijon que son père voulait lui résigner.
Déchu de ses espérances à cet égard, il
se livra avec plus d'ardeur aux belles-
lettres et à la critique; sa réputation se
répandit même si loin, que les universités de Padoue et de Bologne cherchèrent
à l'attirer dans leurs écoles. Ce fut en
vain, son ambition ne s'accommodait
pas du titre de professeur; et lorsqu'il se
rendit à Leyde, en 1632, les curateurs
de l'université de cette ville n'avaient
pas même employé le mot de *professeur
honoraire* dans la lettre qu'ils lui écrivirent, en 1631, pour l'inviter à venir les
enrichir de ses connaissances. Saumaise
passa les années suivantes, tantôt en
France, tantôt en Hollande, jusqu'en
1650 qu'il se détermina à aller à Stockholm, où Christine, reine de Suède, le
demandait. Il fit un second voyage à la
cour de cette princesse, mais il ne s'arrêta guère en Hollande à son retour en
1653; car il suivit sa femme à Spa, où il
mourut le 3 septembre de la même année. Son corps fut enterré sans cérémonie et sans épitaphe dans l'église de
Saint-Jean à Maestricht. — Si je parle
ici de ce savant, ce n'est point parce
qu'il a été médecin, comme l'a dit M. Portal dans le deuxième volume de son Histoire de l'anatomie et de la chirurgie;
mais heureusement il s'est rétracté à la
note de la page 192 du sixième. Je ne
cite Saumaise qu'en sa qualité de littérateur, et comme un écrivain qui, parmi
les nombreux ouvrages qu'il a laissés, a
quelquefois traité de certaines matières
médicales. On a de lui :

Epistola ad Joannem Beverovicium.
Dans le *Liber singularis Joannis Beverovicii de calculo renum et vesicæ.
Lugduni Batavorum*, 1638, in-16. Il
s'agit du mot *ramex* qui, selon Saumaise,
signifie une espèce de hernie. — *Interpretatio Hippocratei aphorismi 79 sectionis IV, de calculo. Additæ sunt
epistolæ duæ Joannis Beverovicii, M.
D., quibus respondetur. Lugduni Batavorum*, 1640, in-12. — *Epistola de
vitæ termino.* Dans le traité de Beverwyck sur la même matière, édition de
1641. — *Epistolæ aliquot, cur sternu-
tamentum veteribus habitum pro Deo.
De voce ramex. Refertur exemplum
calculorum e renibus, etc.* Dans *Joannis Beverovicii quæstiones epistolicæ,
cum doctorum responsis. Roterodami*,
1644, in-12. Item dans *Doctorum virorum epistolæ et responsa. Ibidem*,
1665, in-8°. — *De annis climactericis
et antiqua astrologia, diatribe. Lugduni Batavorum*, 1648, in-12. Cette
dissertation est curieuse. — *De saccharo et manna commentarius. Parisiis*, 1664, in-12, avec une préface de
Philibert de La Mare qui est l'éditeur.
— *Præfatio in exercitationes de homonymis hyles iatricæ. Ejusdem de Plinio Judicium. Divione*, 1668, petit in-
folio, par les soins de Philibert de La
Mare et de Jean-Baptiste Lantin, con-
seillers au parlement de Dijon. Saumaise
observe dans cet ouvrage avant-coureur
que Pline a rempli son Histoire naturelle de fautes grossières, pour avoir
ignoré que les mêmes mots signifiaient
souvent des choses fort différentes. Cela
prouve la nécessité de la recherche du
sens des *homonymes*, ou des termes
équivoques qui se sont glissés dans la
matière médicale. Plusieurs l'avaient entrepris, mais, au dire de notre auteur,
ils ont reculé par un lâche respect pour
les anciens. Pour lui, il ne tombe pas
dans ce défaut; il fronde hautement ceux
qui regardent comme des oracles Théophraste, Dioscoride et Pline, seuls écrivains de l'antiquité sur la science des
herbes qui soient passés jusqu'à nous.
La médecine, suivant Saumaise, ne consistait autrefois que dans la connaissance
des plantes et dans l'observation de leurs
vertus. Il se trompe, car Hippocrate

s'attachait bien plus à observer la nature dans les maladies. Le titre qu'on a donné n'est que celui de la préface d'un grand ouvrage intitulé : *Claudii Salmasii exercitationes de homonymis hyles iatricæ, nunquam antehac editæ; ut et de manna et saccharo. Trajecti ad Rhenum*, 1689, in-folio. M. Paquot, que j'ai suivi dans cet article extrait de ses *Mémoires*, ajoute que l'édition est très-belle et qu'elle est dédiée aux états de Hollande ; que l'ouvrage est savant, mais fort sec, fort pédantesque, et trop hérissé de grec pour être entendu du commun des lecteurs.

Judicium de sanguine vetito. Dans *Thomæ Bartholini Disquisitio medica de sanguine vetito. Francofurti*, 1675, in-16. Bartholin croyait que la défense de manger le sang des animaux obligeait encore. Il faisait conscience de goûter du boudin, pendant qu'il n'aurait dû le condamner que comme un aliment indigeste. — Saumaise a laissé des notes sur *Apicii Cœlii de obsoniis et condimentis, sive, de arte coquinaria, Libri decem*, et un exemplaire de Dioscoride avec des commentaires sur chaque chapitre. Gui Patin en parle dans sa lettre 23e à Charles Spon : *Il y aura*, dit-il, *beaucoup d'hebreu et d'arabe, à ce que m'a dit M. Saumaise lui-même. Il sera grec-latin, grand in-folio.* Le *Dioscorides latinus* imprimé à Paris en 1549, in-8°; les *Libri duodecim Alexandri Tralliani* publiés dans la même ville en 1515, in-folio; le *Rhases* grec sur la pestilence, in-folio ; les *Nicandri alexipharmaca, græce et latine. Paririis*, 1557, in-4°, étaient tous des ouvrages de la bibliothèque de M. de La Mare à Dijon notés de la main de Saumaise. Ils sont maintenant dans la bibliothèque du roi très-chrétien avec quantité d'autres notes de la même main, mais qui ne sont point de mon sujet.

FIN DU PREMIER VOLUME DE LA BIOGRAPHIE MÉDICALE.

TABLE DES MATIÈRES

CONTENUES

DANS CE VOLUME.

AVANT JÉSUS-CHRIST.

APRÈS JÉSUS-CHRIST.

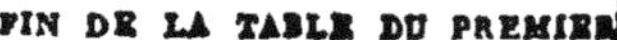

FIN DE LA TABLE DU PREMIER VOLUME.

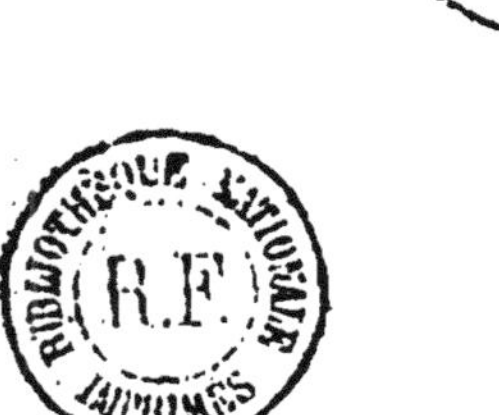